Zahnmedizinische Fachangestellte

Behandlungsassistenz und Patientenbetreuung nach Lernfeldern

von

Stefan Kurbjuhn

Dr. Andreas Messmer

Monika Schierhorn

Eike Soltau

Dr. Anke Stegherr

Sabine Werwitzke

2., überarbeitete und erweiterte Auflage

Handwerk und Technik – Hamburg

Vorwort

Dieses Buch dient der Aus- und Weiterbildung der/des Zahnmedizinischen Fachangestellten – und gleich zu Beginn möchten wir darauf hinweisen, dass fast ausschließlich die Abkürzung ZFA verwendet wird. Die Lernfelder entsprechen dem neuen Lehrplan vom 17.12.2021.

Charakteristika des Buches:

- Das Lehrbuch führt durch alle drei Ausbildungsjahre der Zahnmedizinischen Fachangestellten.
- Das wirtschaftlich orientierte Lernfeld 9 (Praxisbedarf beschaffen und verwalten) sowie die wirtschaftlichen Themen der anderen Lernfelder sind im folgenden Buch enthalten: „Praxisorganisation, Praxisverwaltung und Wirtschaftskunde für Medizinische und Zahnmedizinische Fachangestellte" (Bestell-Nr.: 5896). Auf einige ausgewählte Themen wird im vorliegenden Buch kurz eingegangen.
- Das Buch vermittelt die Lerninhalte in schülergerechter, einfacher Sprache und zugleich auf dem neuesten zahnmedizinischen Stand.
- Das lesefreundliche Layout bietet einen schnellen inhaltlichen Überblick und schafft Orientierung im Buch.
- Zahlreiche Fotos und Zeichnungen bilden komplexe Sachverhalte und Arbeitsschritte anschaulich ab. Tabellen und Diagramme erleichtern das Lernen.
- Querverweise und Definitionen in den Randspalten ermöglichen einen schnellen Zugriff auf zusätzliche Informationen sowie terminologische Erläuterungen.
- Der laufende Text enthält viele „Praxistipps", die durch einen farbigen Rahmen gekennzeichnet sind.
- Eine Zusammenfassung am Ende jedes Lernfelds gibt alle wesentlichen Inhalte in Kurzform wieder.
- Die Aufgaben am Ende jedes Lernfelds sind differenziert in Aufgaben zur „Zur Wiederholung" und „Zur Vertiefung". Letztere fordern zur kreativen Auseinandersetzung mit weiterführenden Problemstellungen auf. Fallbeispiele fördern das aktive Lernen und Lehren.
- Im Anhang finden Sie ein „Lexikon der Fachbegriffe", in dem alle im Buch verwendeten Termini noch einmal kurz erläutert werden – so haben Sie immer eine „schnelle" Informationsmöglichkeit.
- Die abrechenbaren Leistungen nach dem einheitlichen Bewertungsmaßstab zahnärztlicher Leistungen (BEMA) sind enthalten.

Autorenteam und Verlag wünschen allen Schülerinnen und Schülern, Lehrerinnen und Lehrern viel Freude und Erfolg bei der Arbeit mit dem Buch – Anregungen und Hinweise sind jederzeit willkommen.

Hinweis:

In diesem Buch ist von Patienten, Kranken und Zahnärzten die Rede und immer sind selbstverständlich weibliche und männliche Menschen gemeint. Wir sprechen von der Zahnmedizinischen Fachangestellten, weil es in der Praxis sehr viele Frauen sind, die diesen Beruf ausüben. Wir haben zugunsten der Lesbarkeit die parallele Nennung der weiblichen und der männlichen Form unterlassen. Hierfür bitten wir um Ihr Verständnis.

Lernfeldübersicht

Die für die Behandlungsassistenz relevanten Lernfelder sind grün markiert. Das weiß markierte wirtschafltiche Lernfeld 9 finden Sie ausschließlich in dem Fachbuch „Praxisorganisation, Praxisverwaltung und Wirtschaftskunde" (Bestell-Nr.: 5896). Es enthält außerdem die wirtschaftskundlichen Inhalte der Lernfelder 1, 2, 3, 8 und 13.
Die komplexen Lernfelder 2 und 10 haben wir zur besseren Übersichtlichkeit in zwei Teile (a und b) untergliedert, wobei die Vorgaben des Rahmenlehrplanes eingehalten wurden.

Inhalt

Lernfeld 6: Patienten bei chirurgischen Behandlungen begleiten 181

Lernfeld 7: Medizinische Notfälle begleiten 225

Lernfeld 10b: Patienten bei kieferorthopädischen Behandlungen begleiten 329

Lernfeld 11: Patienten bei prothetischen Behandlungen begleiten 343

Lernfeld 12: Bildgebende Verfahren und Strahlenschutzmaßnahmen anwenden 383

Lernfeld 13: Arbeitsprozesse organisieren und optimieren 409

Lernfeld 1

Die eigene Rolle im Ausbildungsbetrieb mitgestalten

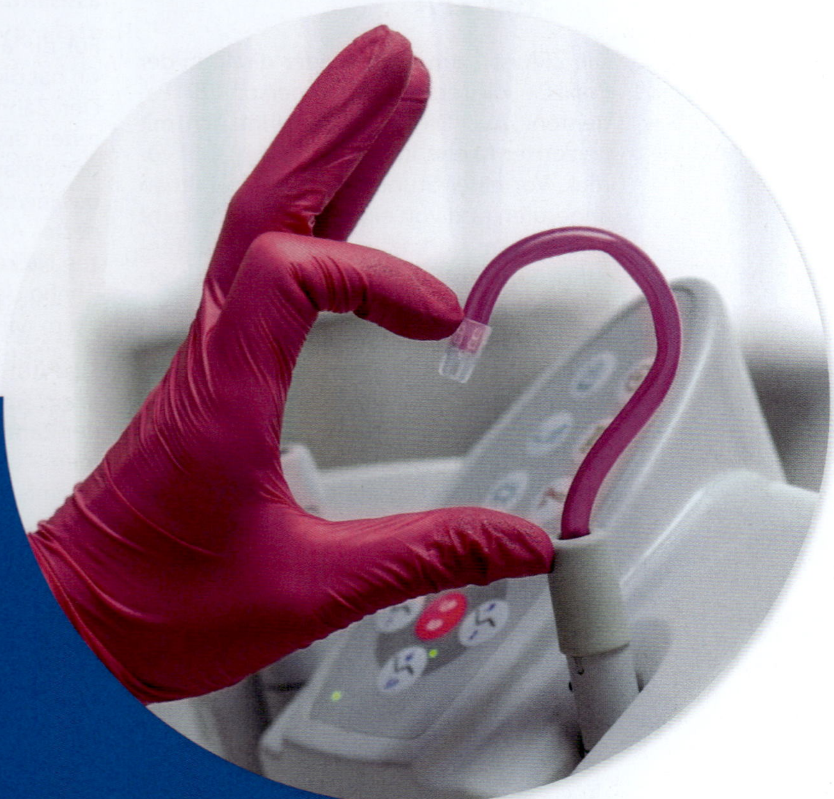

Tätigkeitsbereiche der ZFA

Gesundheitswesen

Zahnarztpraxis

Arbeitsschutz

Kommunikation

1 Die eigene Rolle im Ausbildungsbetrieb mitgestalten

1.1 Tätigkeitsbereiche der ZFA

Die ZFA ist – am Telefon oder direkt in der Praxis – die erste Kontaktperson für Patienten. „Au!" Die Patientin lehnt sich mit verzerrter Miene im Behandlungsstuhl zurück. Vor einer Stunde hatte sie bei Ihnen angerufen und von einer schlaflosen Nacht und einem stark schmerzenden Backenzahn berichtet. „Kommen Sie gleich vorbei", sagten Sie ihr, „Notfälle gehen vor!". Nun stehen Sie neben der Patientin: Serviette umbinden, Wasserbecher auffüllen, Behandlungsstuhl einstellen, beruhigen, wenn die Nerven flattern („Die Zahnärztin kommt gleich!"), vom Schmerz ablenken, wenn's weh tut. Das gehört für Zahnmedizinische Fachangestellte (ZFA) zum Berufsalltag.

In den meisten Praxen sind die Aufgaben fest verteilt: Während Ihre Kollegin an der Rezeption die Patienten empfängt und Abrechnungen mit Dentallabors und Krankenkassen erledigt, sind Sie während der Ausbildung oft im Bereich der Behandlungsassistenz tätig (Tabelle 1.1).

Für die anfangs genannte Schmerzpatientin hat die Zahnärztin keine gute Nachricht: Der Zahn muss gezogen werden! Sie bereiten die Betäubungsspritze vor. Während der Behandlung reichen Sie der Zahnärztin das jeweils benötigte Instrument. Konzentriertes Arbeiten, ein seitlicher Blick, ein kurzes Nicken, Sie wissen: Jetzt braucht Ihre Chefin den Hebel, mit der sie den Zahn lockern wird.

Sich gut zu verstehen ist wichtig. Wer vor allem am Stuhl assistiert, arbeitet direkt mit der Zahnärztin oder dem Zahnarzt zusammen – acht Stunden am Tag. Da muss die Chemie stimmen.

Sie sollten belastbar und bereit sein, auch mal zu arbeiten, wenn Ihre Freunde abends schon im Kino sitzen. Denn Sie können nicht einfach wegrennen und die Chefin oder den Chef allein lassen, wenn noch ein Patient mit Schmerzen auf dem Behandlungsstuhl sitzt.

Anamnese ▶ S. 34 ff.

Tätigkeitsbereiche	Beispiele
Patientenbetreuung	psychologische Betreuung, Beratung, Hilfestellung in besonderen Situationen
Diagnostik und Therapie	Aufnahme der ▶ Anamnese, Vor- und Nachbereitung der Behandlung, Assistenz bei der Behandlung, Röntgen
Geräte- und Instrumentenpflege	Aussortieren, Reparieren und Ersetzen von Instrumenten, selbstständige Wartung von Geräten bzw. Veranlassung der Gerätewartung
Praxishygiene	alle Tätigkeiten, die dazu dienen, eine Infektion von Personal oder Patienten zu verhindern
Verwaltungsarbeiten	Verwaltung des Lagers, Bestellungen, Ausfüllen von Vordrucken, Abrechnung
Organisation	Einbestellung der Patienten, Dienstplangestaltung (Wochenplanung, Urlaubsplanung usw.)

Tabelle 1.1 Tätigkeitsbereiche der ZFA

Handlungskompetenz. Der Beruf der ZFA ist sehr vielschichtig und erfordert Handlungskompetenz auf verschiedensten Ebenen.

Die Handlungskompetenz setzt sich aus vier untergeordneten Kompetenzen zusammen (Tabelle 1.2). Um erfolgreich im Beruf zu sein, muss man über alle vier Kompetenzen verfügen. Abhängig von der Persönlichkeit oder vom Aufgabengebiet, das einem übertragen wird, können die Kompetenzen aber unterschiedlich ausgeprägt sein.

Weiterbildung. Viele Kenntnisse und Fertigkeiten lassen sich nur durch gezielte Weiterbildung erwerben oder vertiefen, z.B. im Bereich der Chirurgie, Kieferorthopädie, Radiologie oder Hygiene in der Zahnarztpraxis.

Eine passende Weiterbildung sichert die berufliche Position oder bildet die Grundlage für berufliche Veränderungen.

Kompetenz: Fähigkeit, Eignung, Zuständigkeit

Handlungskompetenz: Fähigkeit, zur passenden Zeit, in der passenden Situation verantwortungsbewusst Aufgaben zu erfüllen und Probleme zu lösen

Handlungskompetenz				
Bezeichnung	**Fachkompetenz**	**Persönlichkeitskompetenz (Selbstkompetenz)**	**Sozialkompetenz**	**Methoden- und Lernkompetenz**
Schlagwörter	• wissen • können	• durchdenken • beurteilen	• auseinandersetzen • verständigen	• auswerten • planen • strukturieren
Erklärung	Fähigkeit, berufstypische Aufgaben selbstständig und eigenverantwortlich auszuführen. Hierfür werden entsprechende Kenntnisse und Fertigkeiten benötigt.	Persönliche Haltung zur Welt und zur Arbeit, die auf den eigenen Werten und Normen basiert. Sie spiegelt sich wider in Eigeninitiative, Aufgeschlossenheit, Belastbarkeit, Kritikfähigkeit und in der Übernahme von Verantwortung.	Fähigkeit empathisch zu sein, Konflikte auszuhalten, Kompromisse zu schließen und sich gegenüber anderen tolerant und fair zu verhalten.	Fähigkeit, sinnvolle Lösungen für Aufgaben und Probleme zu finden. Dazu gehört auch die kreative Kombination von Informationen und Lösungswegen.
Woran kann man die Kompetenz erkennen?	Die Mitarbeiterin kann bestimmte Aufgaben selbstständig planen, durchführen, das Ergebnis überprüfen und Fehler erkennen.	Die Mitarbeiterin kann sich an neue, veränderte Situationen anpassen.	Die Mitarbeiterin kann Kontakte herstellen und aufmerksam zuhören.	Die Mitarbeiterin kann komplizierte Zusammenhänge erfassen und das Wesentliche herausfiltern.
Beispiel	Die ZFA beherrscht die zahnärztliche Branchensoftware und bewältigt damit selbstständig das Abrechnungsmanagement.	Die ZFA lädt zur Teambesprechung ein, moderiert diese und schreibt anschließend ein Protokoll.	Die ZFA kann die Schmerzpatientin beruhigen. Sie sorgt dafür, dass die Patientin Verständnis für die Wartezeit hat.	Die ZFA erarbeitet ein Konzept, das es ermöglicht, Aufbewahrungsfristen und Fristen für Wartungen besser einzuhalten.

Tabelle 1.2 Erforderliche Kompetenzen der ZFA

Empathie: Bereitschaft und Fähigkeit, sich in andere Menschen einzufühlen

Konzept: Plan, Vorhaben

Wartung: Überprüfung technischer Geräte durch Fachkräfte

1.2 Das Gesundheitswesen

Das Gesundheitswesen eines Landes umfasst alle Personen, Institutionen und Vorschriften, die

- die Gesundheit der Bevölkerung fördern (Gesundheitsschutz),
- Krankheiten verhindern (Gesundheitspflege),
- Krankheiten heilen (kurative Medizin),
- Nachteile durch Behinderungen einschränken (Rehabilitation),
- Leiden lindern (palliative Medizin).

AIDS ▶ S. 79 f.

Rehabilitation: Wiedereingliederung in den Alltag

Epidemiologie: Lehre von der Häufigkeitsverteilung von Krankheiten

ambulant: nicht fest an einen Ort gebunden

1.2.1 Bereiche des Gesundheitswesens

Öffentliche, stationäre oder ambulante Einrichtungen erfüllen die genannten Aufgaben (Bild 1.1).

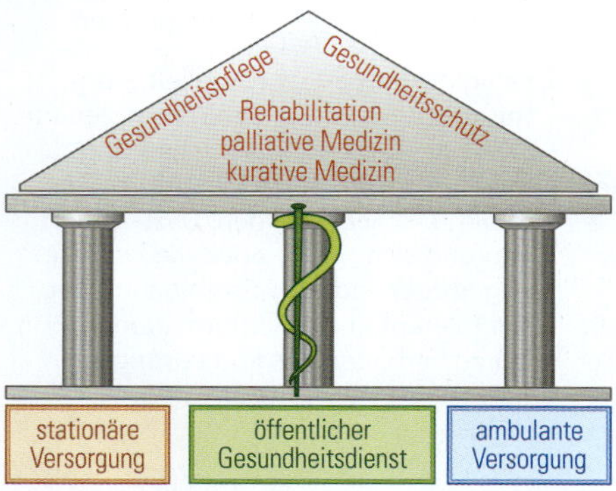

Bild 1.1 Die drei Säulen des Gesundheitswesens

Zum öffentlichen Gesundheitsdienst gehören alle öffentlichen Einrichtungen, die den Gesundheitszustand der Bevölkerung beobachten und überwachen sowie mögliche Gesundheitsgefahren erkennen und diese beseitigen.

Trägerschaft: Oberaufsicht und Geschäftsführung einer Institution

Eine besondere Bedeutung kommt dabei den Gesundheitsämtern zu. Sie werden von einer Amtsärztin oder einem Amtsarzt des Landes geleitet. Die Gesundheitsämter sind u. a. für folgende Aufgaben zuständig:

- Umsetzung des Infektionsschutzgesetzes,
- ▶AIDS-Beratung,
- Hygieneaufsicht in Zahnarztpraxen,
- schulzahnärztlicher Dienst,
- gerichtsärztlicher Dienst,
- Hilfe für psychisch kranke Menschen,
- Sammlung und Auswertung von epidemiologischem Zahlenmaterial, z.B. Coronafallzahlen.

Die oberste Gesundheitsbehörde in Deutschland ist das Bundesministerium für Gesundheit, dem fünf weitere Institute unterstellt sind (Bild 1.2).

Ambulante Versorgung meint die Versorgung von Kranken, ohne dass eine ständige Überwachung durch einen Arzt notwendig ist. Im zahnärztlichen Bereich geschieht dies z. B. durch eine reguläre Hauszahnarztpraxis, die kieferorthopädische Praxis, den zahnärztlichen Notdienst oder Ambulanzen in den Zahnkliniken. Aber auch die Apotheke kann Teil der ambulanten Versorgung von zahnmedizinischen Patienten sein.

Stationäre Versorgung. Sie kommt infrage, wenn eine ambulante Versorgung nicht angemessen oder nicht ausreichend ist, d. h. der Patient muss rund um die Uhr betreut, gepflegt und/oder behandelt werden. Zuständig sind dafür z. B. Krankenhäuser, Unikliniken oder Sonderkliniken in unterschiedlicher Trägerschaft.

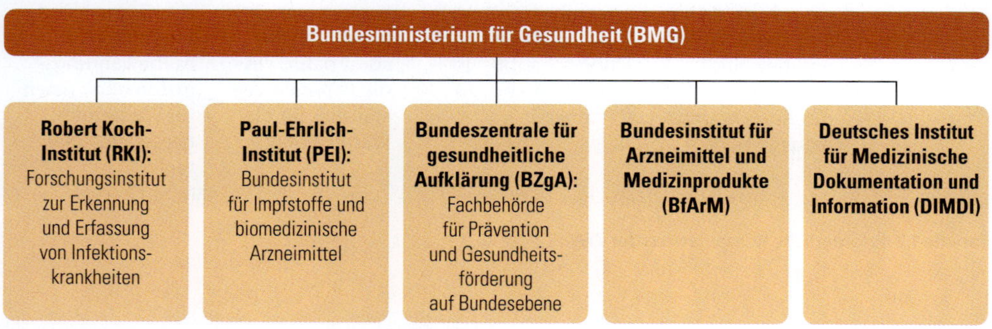

Bild 1.2 Institute des Bundesministeriums für Gesundheit

1.2.2 Berufe im Gesundheitswesen

Das Gesundheitswesen zählt zu einem der wichtigsten Beschäftigungszweige in Deutschland. Mit insgesamt 5,8 Millionen Beschäftigten in dieser Branche (Stand 2020) arbeitet heute etwa jeder achte aller Erwerbstätigen in entsprechenden Bereichen und Einrichtungen (Bild 1.3).

Die verschiedenen Gesundheitsberufe lassen sich den in Tabelle 1.3 genannten Berufsgruppen zuordnen.

Genauere Informationen zu den unterschiedlichen Berufen im Gesundheitswesen erhalten Sie auf der Homepage der Bundesagentur für Arbeit (https://berufenet.arbeitsagentur.de).

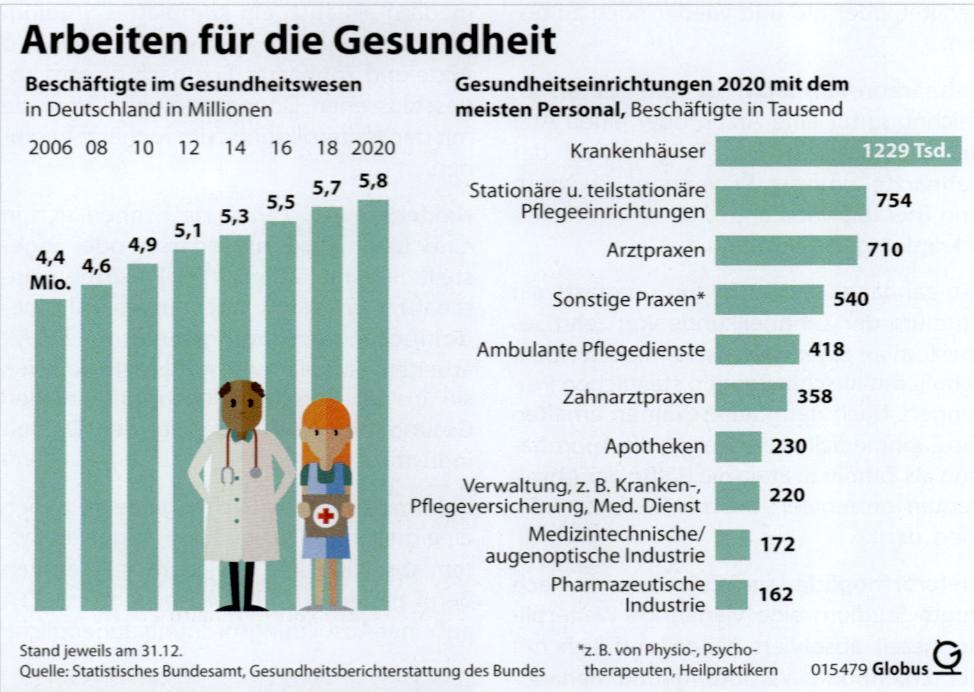

Bild 1.3 Beschäftigte im Gesundheitswesen

Berufsgruppe	Beispiele
Heilberufe	Ärzte, Zahnärzte, Tierärzte, Apotheker, Heilpraktiker (mit Einschränkungen)
Assistenzberufe	Zahnmedizinische Fachangestellte, Medizinische Fachangestellte, Tiermedizinische Fachangestellte, Pharmazeutisch-kaufmännische Angestellte
Pflegeberufe	Pflegefachmann/Pflegefachfrau
diagnostisch-technische Berufe	Medizinisch-technische Radiologieassistenten, Medizinisch-technische Laborassistenten, Pharmazeutisch-technische Assistenten
therapeutisch-rehabilitative Berufe	Physiotherapeuten, Logopäden, Diätassistenten, Ergotherapeuten, Orthoptisten
sonstige medizinische Fachberufe	Zahntechniker, Hebammen/Entbindungshelfer, Notfallsanitäter

Tabelle 1.3 Berufe im Gesundheitswesen

Bis ins 19. Jahrhundert erledigten Friseure (Barbiere) Behandlungen wie das Extrahieren (Ziehen) von Zähnen, da sie über geeignete Instrumente wie Hebel, Nadeln, Scheren und Klingen verfügten (Bild 1.4).

Implantologie ▸ S. 207 ff.

Bis 1952 gab es in Deutschland noch staatlich anerkannte Zahnbehandler ohne akademische Ausbildung, die sogenannten Dentisten. Die Bezeichnung „Dentist" ist veraltet, aber hin und wieder noch zu hören.

Dentist von dens / dentes (lat.) = Zahn / Zähne

Zahnärztin/Zahnarzt ist die Berufsbezeichnung für eine Ärztin oder einen Arzt der Zahnmedizin. Das Tätigkeitsfeld der Zahnärzte umfasst Prävention, Diagnose und Therapie von Zahn-, Mund- und Kiefererkrankungen (Bild 1.5).

Die zahnärztliche Ausbildung umfasst ein Studium der Zahnheilkunde von zehn Semestern an einer wissenschaftlichen Hochschule mit anschließenden staatlichen Prüfungen. Nach dem Staatsexamen erhalten die Zahnmediziner auf Antrag die Approbation als Zahnarzt. Etwa die Hälfte der Absolventen promoviert anschließend zum Dr. med. dent.

Approbation: Zulassung zur Berufsausübung bei Ärzten und Apothekern

Promotion: Verleihung der Doktorwürde, der Doktortitel wird dabei Teil des Nachnamens

Kieferorthopäden sind Zahnärzte, die nach ihrem Studium eine vierjährige Weiterbildungszeit absolviert haben und sich mit der Erkennung, Verhütung und Behandlung von Zahn- und Kieferfehlstellungen befassen.

Duales System: Ausbildung an zwei Lernorten (Zahnarztpraxis und Berufsschule)

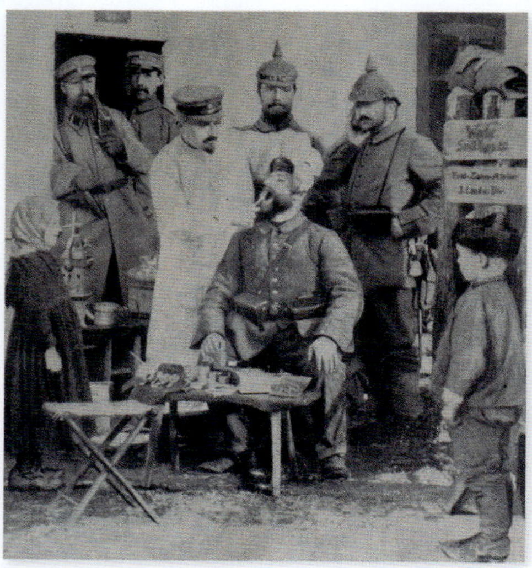

Bild 1.4 Zahnziehen früher

Oralchirurgen sind Zahnärzte, die nach ihrem Studium eine ebenfalls vierjährige Weiterbildungszeit absolviert haben. Sie verfügen über besondere Fertigkeiten und Qualifikationen in Bezug auf chirurgische Eingriffe in der Mundhöhle und in der ▸Implantologie.

Mund-, Kiefer-, Gesichtschirurgen haben sowohl ein komplettes Studium der Zahnmedizin als auch ein komplettes Studium der Humanmedizin absolviert. Sie sind also Ärzte und Zahnärzte. Erst nach diesem abgeschlossenen Doppelstudium dürfen sie mit der Weiterbildung zum Facharzt beginnen.

Niederlassung. Zahnärzte können sich in einer freien Praxis niederlassen oder angestellt in einer Zahnklinik, Praxis(gemeinschaft), Praxisklinik oder einem zahnmedizinischen Versorgungszentrum (ZMVZ) arbeiten (Tabelle 1.4). Außerdem können sie in der Forschung, dem öffentlichen Gesundheitswesen oder in der Dentalindustrie tätig sein.

Zahnmedizinische Fachangestellte haben eine dreijährige Ausbildung im dualen System absolviert. Wie bei jedem anerkannten Beruf basiert auch die Ausbildung zur ZFA auf einer Ausbildungsordnung. Jugendliche

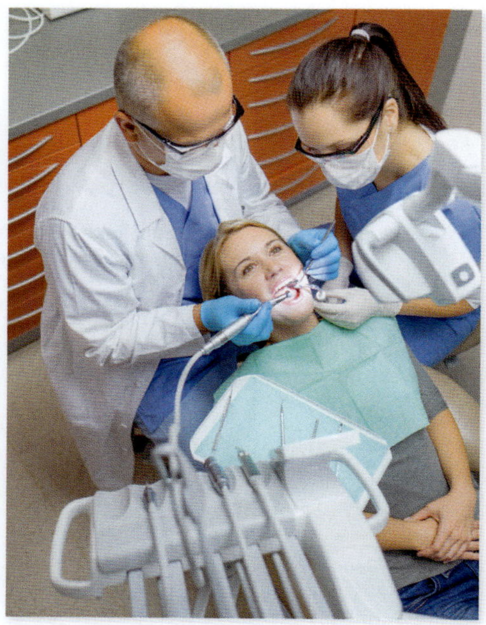

Bild 1.5 Zahnarzt während einer Behandlung

	Zahnklinik	Einzelpraxis	Berufsausübungsgemeinschaft	Praxisgemeinschaft	Zahnmedizinisches Versorgungszentrum (ZMVZ)	Praxisklinik
Kurzbeschreibung	Krankenhaus, dessen Aufgabengebiete die Zahn-, Mund- und Kieferheilkunde sind.	Eine Zahnärztin/ein Zahnarzt arbeitet selbstständig in einer Praxis.	Mehrere Zahnärzte arbeiten zusammen und teilen sich Ausgaben und Einnahmen.	Mehrere Zahnärzte nutzen und bezahlen gemeinsam Räume, Einrichtung und Personal. Die Einnahmen verbuchen die Zahnärzte unabhängig voneinander.	Von einer Zahnärztin/einem Zahnarzt geleitete Einrichtung (z. B. eine GmbH), in der Zahnärzte angestellt oder selbstständig tätig sind.	Unternehmen, das ambulante zahnärztliche Behandlungen durchführt, meistens ambulante Operationen. Patienten können über Nacht bleiben (max. eine Nacht) und werden medizinisch und pflegerisch versorgt.
ambulante Behandlung	ja	ja	ja	ja	ja	ja
stationäre Behandlung	ja	nein	nein	nein	nein	ja

Tabelle 1.4 Vergleich zwischen Praxisarten und Kliniken

unter 18 Jahren dürfen laut Berufsbildungsgesetz (BBiG) nur in Berufen mit einer Ausbildungsordnung ausgebildet werden. Die allgemeinen Bestimmungen für die betriebliche Ausbildung sind im BBiG geregelt und für alle Ausbildungsberufe des dualen Systems gleich. Die berufsbezogenen Bestimmungen für die Ausbildung zur ZFA sind in der entsprechenden Ausbildungsverordnung festgelegt. Die Ziele und Inhalte der berufsschulischen Ausbildung sind im Rahmenlehrplan verbindlich geregelt. Die Landeszahnärztekammern sind zuständig für alle Ausbildungsangelegenheiten der angehenden ZFA. Gemeinsam mit den Berufsschulen führen die Kammern die Abschlussprüfungen durch.

ZFA sind z. B. in Zahnarztpraxen, in kieferorthopädischen, in oral- und kieferchirurgischen Praxen sowie in Zahnkliniken tätig. Eine Beschäftigung im öffentlichen Gesundheitswesen, in der Dentalindustrie oder bei Krankenkassen ist ebenfalls möglich.

1.2.3 Berufsorganisationen

Für Zahnärzte gibt es zwei wichtige Berufsorganisationen:

Die Landeszahnärztekammern (LZK) sind Körperschaften des öffentlichen Rechts, in denen alle Zahnärzte Pflichtmitglieder sind.

Die LZK
- erlässt die Berufsordnung für Zahnärzte,
- überwacht die Einhaltung der Berufsordnung,
- vertritt die Berufsinteressen der Zahnärzte nach außen,
- überwacht die ZFA-Ausbildung,
- führt die ZFA-Prüfungen durch,
- bietet ▸Weiter- und Fortbildungen für Zahnärzte und ZFA an,
- fördert die Qualitätssicherung in den Praxen,
- bestellt Gutachter, die schlichten und / oder beraten,
- bietet Versicherungen für Zahnärzte an.

Die LZK sind auf Bundesebene zur Bundeszahnärztekammer zusammengeschlossen.

Die Kassenzahnärztliche Vereinigung (KZV) ist ebenfalls eine Körperschaft des öffentlichen Rechts. Sie organisiert die zahnmedizinische Versorgung der gesetzlich versicherten Patienten. Vertragszahnärzte sind Pflichtmitglieder im zuständigen Landesverband der Kassenzahnärztlichen Bundesvereinigung (KZBV).

Zahnärzte erhalten die Kassenzulassung auf Antrag nach einer mindestens zweijährigen Assistenzzeit (Vorbereitungszeit) in einer zugelassenen Praxis oder in einer Zahnklinik im Anschluss an das Studium.

Fort- und Weiterbildung ▸S. 413

Hinweis:
Die Website der Bundeszahnärztekammer (www.bzaek.de) bietet Links zu den Zahnärztekammern der Länder

Körperschaften des öffentlichen Rechts:
übernehmen in Selbstverwaltung staatliche Aufgaben

Die KZV
- sorgt dafür, dass es in allen Gebieten nicht zu wenig, aber auch nicht zu viele Vertragszahnärzte gibt,
- vertritt die Interessen der Vertragszahnärzte gegenüber den Krankenkassen,
- unterstützt die Durchführung der Abrechnung der Vertragszahnärzte,
- verteilt die Honorare der Krankenkassen an die Vertragszahnärzte,
- überprüft Zahnarztpraxen („Ist die Abrechnung korrekt?"),
- bietet Fortbildungen im Bereich der Abrechnung für Vertragszahnärzte oder ZFA an,
- organisiert den Notfalldienst (nicht in allen Bundesländern).

Gewerkschaften und Berufsverbände treten für die beruflichen Interessen ihrer Mitglieder ein. Sie arbeiten unter der Annahme, dass sich in einer Gemeinschaft mehr durchsetzen und erreichen lässt.

Für ZFA zuständig sind:
- die Gewerkschaft ver.di (www.verdi.de),
- der Verband medizinischer Fachberufe e.V. (www.vmf-online.de).

ver.di: Vereinte Dienstleistungsgewerkschaft

klinisch: die eigentliche Patientenbehandlung betreffend

Die genannten Institutionen
- wirken bei Tarifverhandlungen mit,
- fördern das Ansehen des Berufs in der Öffentlichkeit,
- engagieren sich in der Berufsausbildung,
- bieten eine kostenlose berufliche Rechtsberatung für Mitglieder an,
- gewähren kostenlosen Rechtsschutz bei Arbeitsgerichtsverhandlungen,
- bieten kostenlose Weiterbildungen für Mitglieder,
- geben Informationsmaterial und Fachzeitschriften heraus.

Nur ein geringer Anteil der Beschäftigten in medizinischen Assistenzberufen gehört einem Berufsverband oder einer Gewerkschaft an. Dies führt u. a. dazu, dass Verbesserungen der Arbeitsbedingungen schwerer durchsetzbar sind als in Bereichen mit hohem Organisationsgrad (z. B. Metallindustrie).

1.3 Die Zahnarztpraxis

1.3.1 Gestaltung einer Zahnarztpraxis

Beim Einrichten einer Praxis muss man sich normalerweise an die räumlichen Gegebenheiten anpassen. Dennoch ist in den meisten Praxen ein immer wiederkehrendes Grundmuster zu erkennen (Bild 1.6).

Die Praxen müssen über verschiedene Funktionsbereiche verfügen. Grundsätzlich unterscheidet man Funktionsbereiche in klinisch genutzte und nicht klinisch genutzte Bereiche. Diese Unterscheidung ist wichtig, weil an die verschiedenen Raumarten unterschiedliche Ansprüche gestellt werden (Tabelle 1.5).

Bei der Planung einer Zahnarztpraxis sollte immer berücksichtigt werden, dass man im Arbeitsalltag möglichst kurze Wege hat und dass es für den Patienten übersichtlich ist.

	klinisch genutzte Räume	nicht klinisch genutzte Räume
Hygiene	erhöhte hygienische Ansprüche	normale hygienische Ansprüche
Beispiele	• Behandlungszimmer • Röntgenbereich • Labor • Hygienebereich	• Büro • Anmeldung • Wartezimmer • Lager • Sozialraum
Anforderungen	• alles sollte leicht zu reinigen und zu desinfizieren sein (glatte Flächen ohne Nischen) • ausreichende Bewegungsfreiheit, aber kurze (Greif-)Wege • ergonomische Gestaltung	• innenarchitektonisch ansprechend • angenehme Atmosphäre • ergonomische Gestaltung

Tabelle 1.5 Räume in der Zahnarztpraxis

Ergonomie: Teil der Arbeitswissenschaft; versucht die Arbeitsumgebung an den Menschen anzupassen

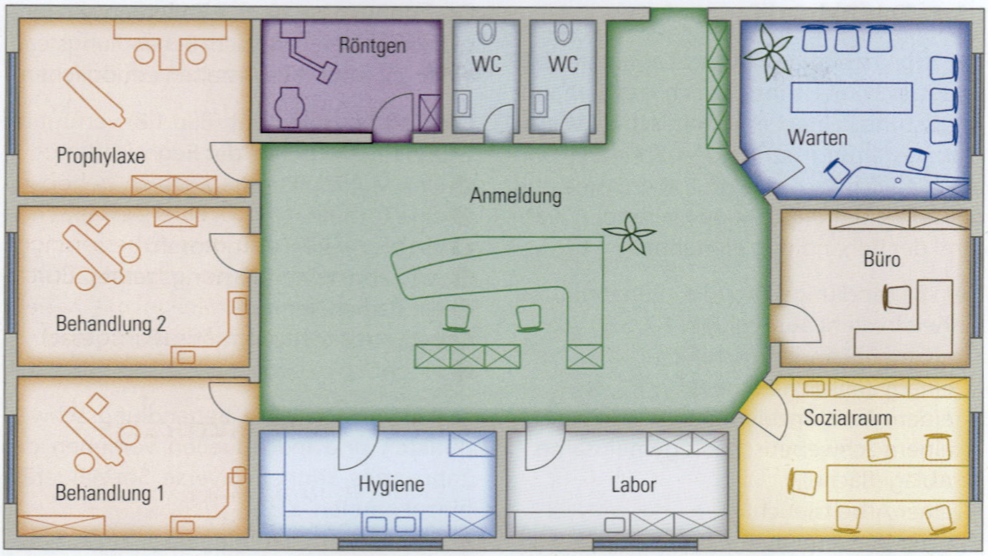

Bild 1.6 Grundriss einer Zahnarztpraxis

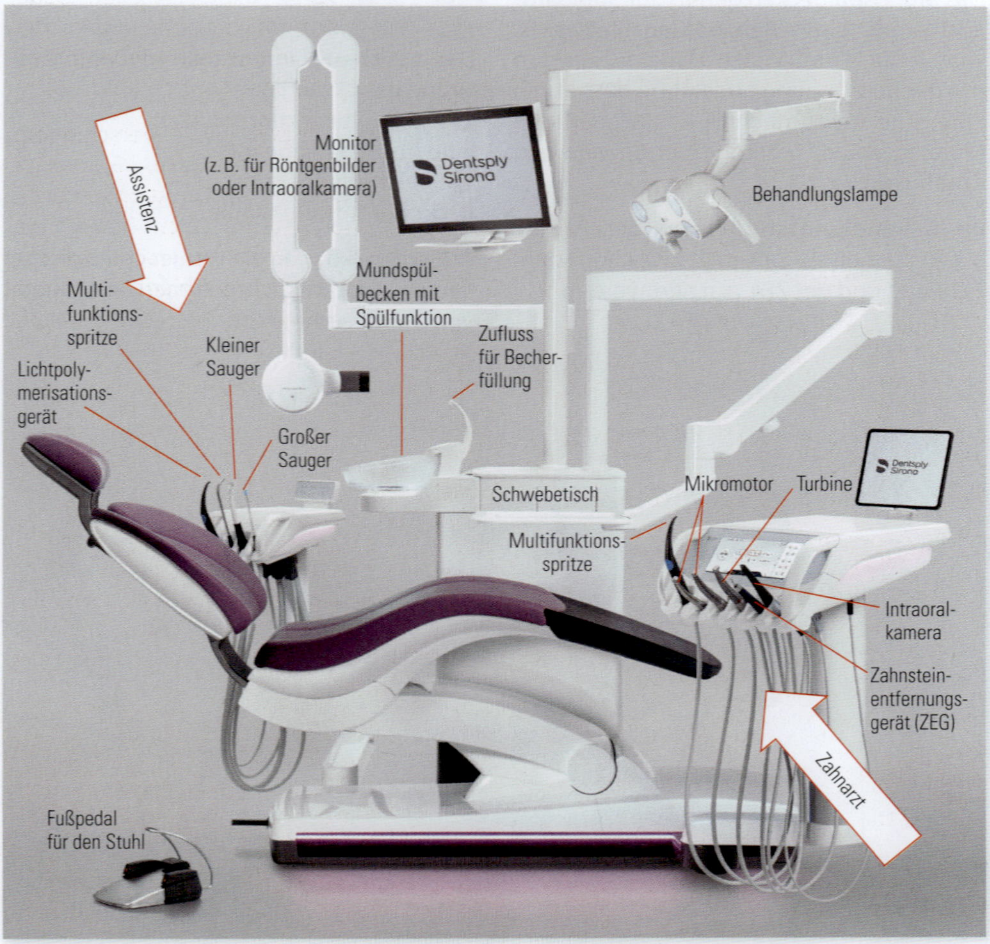

Bild 1.7 Der Behandlungsplatz

Patientenlagerung
▸ S. 36 f.

ergonomische Arbeitsplatzgestaltung ▸ S. 416 f.

Physiologie: Wissenschaft von den Funktionen und Abläufen in den Zellen, Geweben und Organen aller Lebewesen

Lichtpolymerisation
▸ S. 139

Elektrochirurgiegerät
▸ S. 191

Kariesdiagnose
▸ S. 109 ff.

1.3.2 Der Behandlungsplatz

Der Arbeitsmittelpunkt des Zahnarztes befindet sich meist im Bereich des Behandlungsstuhls. Eine ▸ergonomische Arbeitsplatzgestaltung ist für den Zahnarzt und die ZFA wichtig, da sie oft unbequeme und physiologisch ungünstige Haltungen während der Behandlung einnehmen.

Der Behandlungsplatz/die Behandlungseinheit besteht aus (vgl. Bild 1.7, S. 9)

- einem Behandlungsstuhl,
- einem Zahnarztelement,
- einem Assistenzelement,
- einem Schwebetisch (als gemeinsame Ablagefläche),
- einer Arbeitsleuchte,
- einer Wassereinheit mit Mundspülbecken.

Das Mundspülbecken gehört zur Standardausrüstung eines Behandlungsplatzes. Es wird jedoch von vielen Hygieneexperten mit der Begründung abgelehnt, dass durch eine gute Absaugtechnik das wiederholte Mundausspülen während der Behandlung überflüssig wird.

Im Behandlungsstuhl kann der Patient arbeitstechnisch optimal zwischen dem Zahnarzt und der ZFA platziert werden.

Der Stuhl muss dem ▸Patienten ein entspanntes Liegen und dem Behandlungsteam ein ergonomisches Arbeiten ermöglichen.

Das Zahnarztelement (Bild 1.8) verfügt als Grundausstattung in der Regel über

❶ eine Multifunktionsspritze,
❷ eine Turbine,
❸ ein bis zwei Mikromotoren,
❹ ein Zahnsteinentfernungsgerät (ZEG),
❺ ein Bedienelement,
❻ evtl. ein ▸Lichtpolymerisationsgerät,
❼ einen Schwebetisch.

Je nach Arbeitsweise, Behandlungsschwerpunkten und individuellen Vorlieben des Zahnarztes können diverse Spezialgeräte hinzukommen, z. B.

- ein ▸Elektrochirurgiegerät,
- ein ▸Kariesdiagnosegerät,
- ein Pulverstrahlgerät zur Zahnreinigung usw.

Das Assistenzelement (Bild 1.9) verfügt als Grundausstattung über

❽ eine Multifunktionsspritze,
eine Absauganlage mit
❾ Speichelsauger und
❿ großer Absaugkanüle.

Außerdem können ein steriler chirurgischer Sauger und ein Lichtpolymerisationsgerät vorhanden sein.

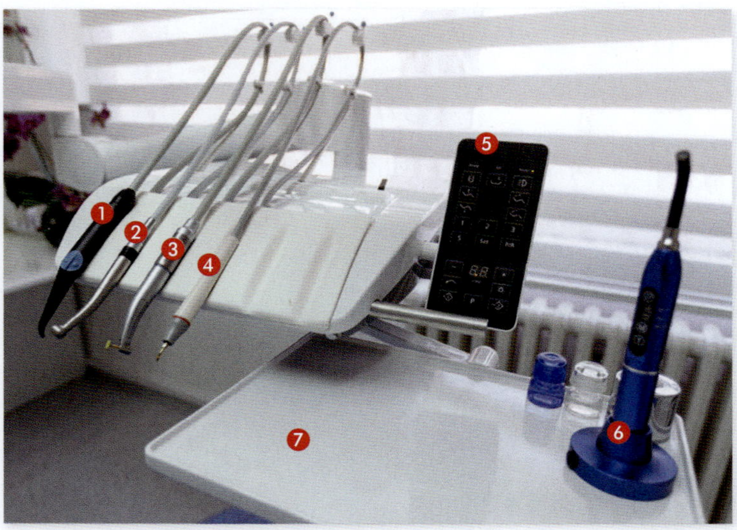

Bild 1.8 Zahnarztelement mit Schwebetisch

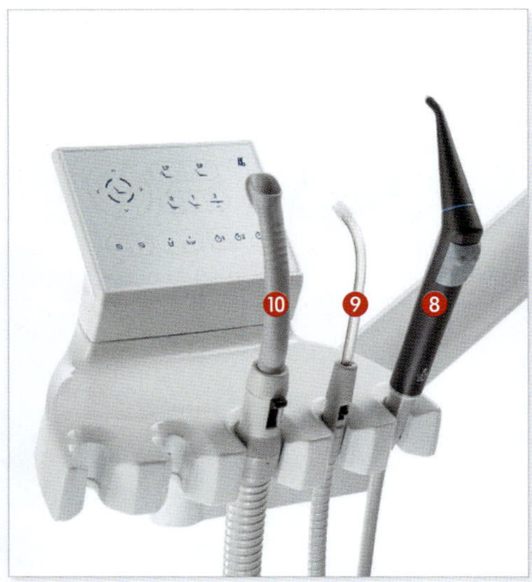

Bild 1.9 Assistenzelement

1.4 Arbeitsschutz in der Zahnarztpraxis

Der Arbeitsschutz befasst sich mit den Zusammenhängen zwischen Arbeit und Gesundheit bzw. Krankheit sowie mit dem Unfallschutz.

In Deutschland wird der Arbeitsschutz in einem dualen System überwacht:
- durch die Arbeitsschutzbehörden der Bundesländer (Gewerbeaufsichtsamt, Amt für Arbeitsschutz und Sicherheitstechnik),
- durch die Träger der gesetzlichen Unfallversicherung (Berufsgenossenschaften und Unfallkassen; für ZFA die Berufsgenossenschaft für Gesundheitsdienst und Wohlfahrtspflege).

Der Arbeitsschutz unterscheidet zwischen technischem Arbeitsschutz und sozialem Arbeitsschutz (Bild 1.10).

1.4.1 Sozialer Arbeitsschutz

Der soziale Arbeitsschutz beinhaltet allgemeine und auf bestimmte Personengruppen bezogene Vorschriften.

Das Arbeitszeitgesetz (ArbZG) schreibt die Bestimmungen für Arbeitszeiten und Pausen der Arbeitnehmer vor. Arbeitszeit ist die Zeit vom Beginn bis zum Ende der Arbeit ohne die Ruhepausen. Demnach beträgt die regelmäßige tägliche Arbeitszeit höchstens acht Stunden. Sie kann auf bis zu zehn Stunden verlängert werden, wenn dafür an einem anderen Tag entsprechend weniger gearbeitet wird. Grundsätzlich dürfen Arbeitnehmer an Sonn- und Feiertagen nicht beschäftigt werden. Ausnahmen sind z. B. für den zahnärztlichen Notdienst vorgesehen.

Das Bundesurlaubsgesetz (BUrlG) regelt, in welchem Umfang ein Arbeitgeber den Arbeitnehmern bezahlten Erholungsurlaub zu gewähren hat. Der Mindesturlaubsanspruch beträgt 24 Werktage bzw. 20 Arbeitstage bei einer Fünf-Tage-Woche. Das BUrlG gilt nicht für minderjährige Arbeitnehmer. Diese haben laut Jugendarbeitsschutzgesetz einen altersabhängigen Urlaubsanspruch zwischen 25 und 30 Werktagen.

Das Kündigungsschutzgesetz (KSchG) soll verhindern, dass ein Arbeitnehmer unvorbereitet und in unzumutbarer Weise seine Existenzgrundlage verliert.

BGW
Berufsgenossenschaft für Gesundheitsdienst und Wohlfahrtspflege

Hinweis:
in Deutschland gilt der Samstag als Werktag

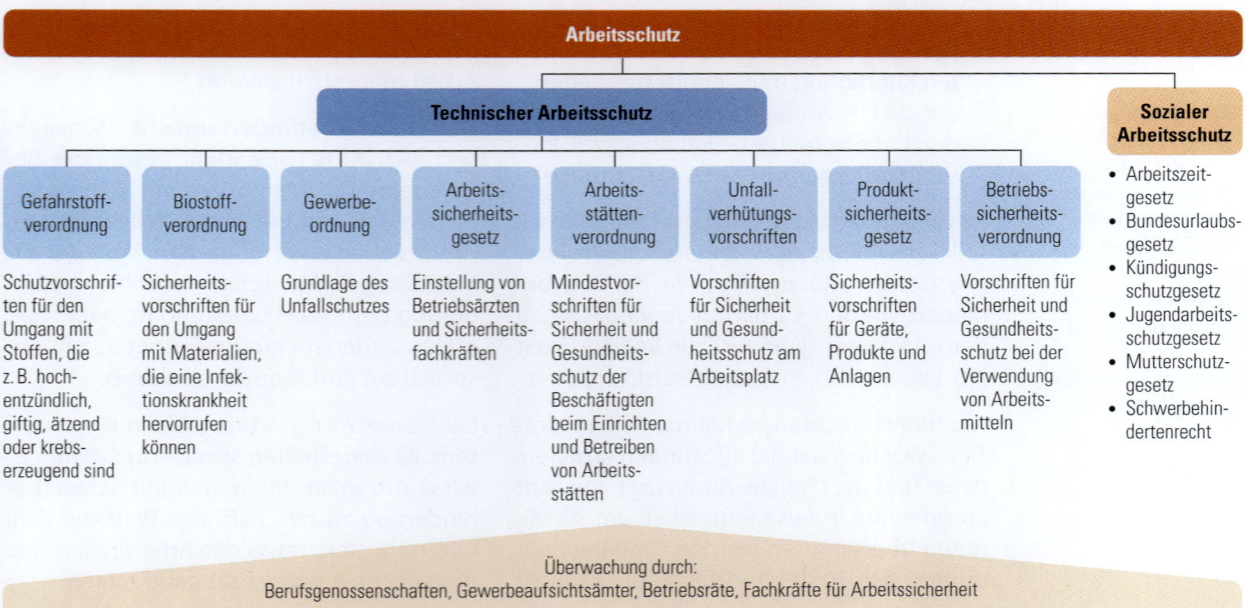

Bild 1.10 Übersicht Arbeitsschutz

Zu unterscheiden sind der allgemeine Kündigungsschutz und der besondere Kündigungsschutz:

Einen besonderen Kündigungsschutz genießen Auszubildende, Betriebsratsmitglieder, Schwangere, Menschen mit Schwerbehinderung und Wehrpflichtige. Der besondere Kündigungsschutz ist so weitreichend, dass die genannten Personengruppen gewissermaßen unkündbar sind, es sei denn, es liegt ein wichtiger Grund vor. Eine Kündigung aus wichtigem Grund kommt dann infrage, wenn es für einen der Vertragspartner unzumutbar wäre, das Arbeitsverhältnis aufrechtzuerhalten (z. B. die ZFA hat gestohlen oder der Zahnarzt hat die ZFA geschlagen).

Der allgemeine Kündigungsschutz besteht darin, dass in Betrieben mit mehr als zehn Arbeitnehmern, die Mitarbeiter nach sechs Monaten Kündigungsschutz genießen. Ein Arbeitgeber darf nach dem KSchG nur dann kündigen, wenn die Kündigung durch einen der folgenden Gründe gerechtfertigt ist:

- durch die Person des Arbeitnehmers (z. B. ist den Arbeitsanforderungen nicht gewachsen, hat zu hohe krankheitsbedingte Fehlzeiten),
- durch das Verhalten des Arbeitnehmers (z. B. Arbeitsverweigerung, häufige Unpünktlichkeit – einer verhaltensbedingten Kündigung muss mindestens eine schriftliche Abmahnung vorausgehen),
- durch die betriebliche Situation (z. B. Patientenrückgang in der Zahnarztpraxis).

Abmahnung: formale Aufforderung des Arbeitgebers, ein bestimmtes Verhalten künftig zu unterlassen

physisch: den Körper betreffend

psychisch: die Seele betreffend

Das Jugendarbeitsschutzgesetz (JArbSchG) soll verhindern, dass Jugendliche in ihrer physischen und psychischen Reifung behindert werden. Es gilt für Jugendliche ab dem 15. Lebensjahr bis zur Volljährigkeit (18. Lebensjahr). Kinderarbeit ist verboten.

Jugendliche dürfen im Rahmen einer Fünf-Tage-Woche maximal 40 Stunden arbeiten, dabei darf die tägliche Arbeitszeit von acht Stunden nur in Ausnahmefällen um 30 Minuten überschritten werden. Eine Beschäftigung nach 20 Uhr und vor 06 Uhr ist nicht zulässig (es gibt jedoch eine Reihe von Ausnahmen z. B. für Bäckereien).

Das Jugendarbeitsschutzgesetz enthält außerdem Vorschriften für den Jahresmindesturlaub, die Pausenregelung und den Berufsschulbesuch.

Das Mutterschutzgesetz (MuSchG) soll werdende Mütter und deren ungeborene Kinder vor gesundheitsschädlichen Tätigkeiten schützen.

Laut Gesetz dürfen werdende Mütter in den letzten sechs Wochen vor der Entbindung nur auf eigenen Wunsch beschäftigt werden. Nach der Entbindung besteht für die Mütter acht Wochen ein absolutes Beschäftigungsverbot. Bei Mehrlings- und/oder Frühgeburten erhöht sich die Zeit des Beschäftigungsverbots auf zwölf Wochen.

Werdende Mütter dürfen keine körperlich schweren Arbeiten verrichten und keinem Infektionsrisiko (Behandlungsassistenz) oder sonstigen Gesundheitsrisiken (Gefahrstoffkontakt) ausgesetzt werden. Das hat zur Folge, dass eine schwangere ZFA nur sehr begrenzt in der Praxis einsetzbar ist. Gelegentlich ist es einer Praxis gar nicht möglich, die Schwangere entsprechend den gesetzlichen Bestimmungen zu beschäftigen – sie muss dann für die Zeit der Schwangerschaft bei vollem Gehalt von der Arbeit freigestellt werden.

Das Schwerbehindertenrecht (Sozialgesetzbuch IX, Teil 3) enthält besondere Regelungen für Menschen mit Schwerbehinderung, um ihnen die Teilnahme am Arbeitsleben zu ermöglichen. Weil der Arbeitsalltag für Menschen mit Schwerbehinderung besonders belastend ist, haben sie, neben anderen Vergünstigungen, z. B. Anspruch auf fünf Tage Zusatzurlaub.

Laut Gesetz sind Arbeitgeber mit mindestens 20 Angestellten verpflichtet, eine gewisse Anzahl an Menschen mit Schwerbehinderung zu beschäftigen. Wird die Zahl unterschritten, muss der Arbeitgeber eine monatliche Ausgleichsabgabe zahlen.

1.4.2 Technischer Arbeitsschutz

Der technische Arbeitsschutz soll die Gesundheit der Arbeitnehmer schützen und die Arbeit menschengerecht gestalten.

Die Gefahrstoffverordnung (GefStoffV) ist eine Verordnung zum Schutz vor gefährlichen Stoffen. Ein Teil der zahnärztlichen Fürsorgepflicht besteht darin, die Mitarbeiter zu schützen, wenn sie mit Produkten umgehen, die Arbeitsunfälle verursachen oder Berufskrankheiten auslösen können. Die erforderlichen Maßnahmen sind in der Gefahrstoffverordnung geregelt. Das Gesetz regelt den Umgang mit gefährlichen Arbeitsstoffen (z. B. Röntgenchemikalien, Amalgam) und gibt Sicherheitsauflagen vor.

Die Hersteller oder Lieferanten müssen Produkte entsprechend ihrer gefährlichen Eigenschaften und gemäß den Vorgaben des Chemikaliengesetzes (ChemG) und der Gefahrstoffverordnung sicher verpacken und eindeutig kennzeichnen.

Da in der Zahnarztpraxis nicht auf Gefahrstoffe verzichtet werden kann, muss der Umgang damit wie in Bild 1.11 beschrieben geregelt werden.

❶ **Das Sicherheitsdatenblatt** (Bild 1.12) beinhaltet Informationen über eine Chemikalie, wie man es von Beipackzetteln für Medikamente kennt.

Sicherheitsdatenblatt
gemäß Verordnung (EG) Nr. 1907/2006

BEISPIEL

Handelsname :	Super Sauber I		
Überarbeitet am :	03.09.2022	**Datum des Inkrafttretens:**	03.09.2022
Version:	11.0	**Ersetzt Version :**	10.2

ABSCHNITT 1: Bezeichnung des Stoffs beziehungsweise des Gemischs und des Unternehmens

1.1 Produktidentifikator
Super Sauber I

1.2 Relevante identifizierte Verwendungen des Stoffs oder Gemischs und Verwendungen, von denen abgeraten wird
Relevante identifizierte Verwendungen
Spezialreiniger

1.3 Einzelheiten zum Lieferanten, der das Sicherheitsdatenblatt bereitstellt
Hersteller/Lieferant
Top Clean
Straße/Postfach
Hauptstraße 47
Nat.-Kenn./PLZ/Ort
DE – 59999 Musterstadt
Telefon / Telefax / E-Mail
+49 (0) 69 99 / 99 99-0 / +49 (0) 69 99 / 99 99-99 / E-Mail: Sicherheitsdatenblatt@topclean.com

1.4 Notrufnummer
Deutschland: +49 61 31 / 19 24 0
(Giftinformationszentrum der Länder Rheinland-Pfalz und Hessen, 24 h in Deutsch und Englisch)
Österreich: +43 1406 43 43 (Gesundheit Österreich GmbH, 24 h)

ABSCHNITT 2: Mögliche Gefahren

2.1 Einstufung des Stoffs oder Gemischs
Verordnung (EG) Nr. 1272/2008
Flam. Liq. 3; H226 · Eye Dam. 1; H318 · Skin. Irrit. 2; H315 · Aquatic Chronic 3; H412

2.2 Kennzeichnungselemente
Verordnung (EG) Nr. 1272/2008
Piktogramm/e und Signalwort des Produkts

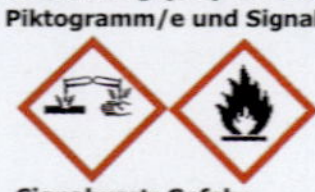

Signalwort: Gefahr
Gefahrenbestimmende Komponente/n zur Etikettierung (Produktidentifikator/en)
Oleylamin, ethoxyliert (12 EO)
Gefahrenhinweise

H226	Flüssigkeit und Dampf entzündbar.
H318	Verursacht schwere Augenschäden.
H315	Verursacht Hautreizungen.
H412	Schädlich für Wasserorganismen, mit langfristiger Wirkung.

Sicherheitshinweise

P210	Von Hitze, heißen Oberflächen, Funken, offenen Flammen sowie anderen Zündquellenarten fernhalten. Nicht rauchen.
P280	Schutzhandschuhe / Schutzkleidung / Augenschutz tragen.
P273	Freisetzung in die Umwelt vermeiden.

Bild 1.12 Sicherheitsdatenblatt (Muster)

Fürsorgepflicht:
Jeder Arbeitgeber ist gesetzlich dazu verpflichtet, Leben und Gesundheit des Arbeitnehmers zu schützen.

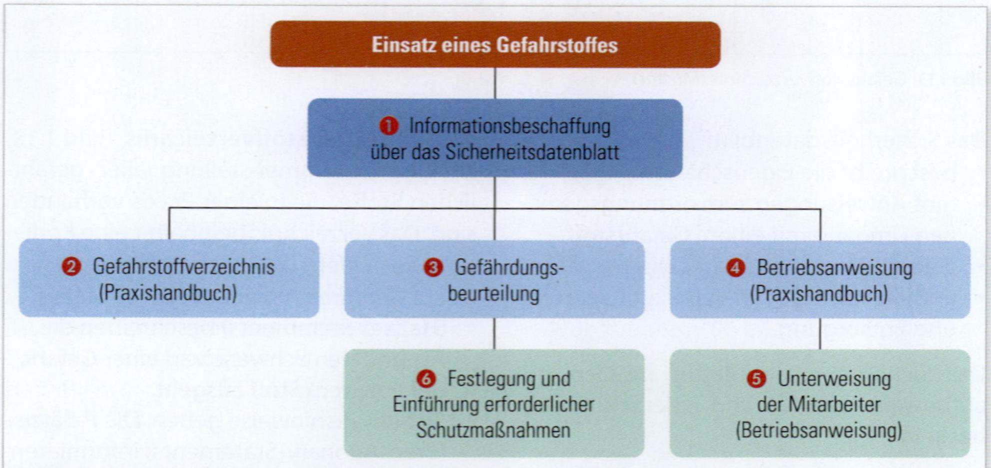

Bild 1.11 Ablaufschema zum Umgang mit Gefahrstoffen

Gefahrstoffverzeichnis

für das Jahr

Erstellt durch: Freigegeben durch:

Datum: Datum:

Zahnarztpraxis
Dr. Mustermann

Nr.	Arbeitsbereich	Produktname/ Gefahrstoff	Hersteller/ Lieferant	Gefahrenbezeichnung (H-Sätze, P-Sätze)	Aktuelles Sicherheitsdatenblatt vorhanden?	Verwendungszweck/ Arbeitsverfahren	Durchschn. verwendete Menge pro Jahr (l, kg)	Lagerort

Bild 1.13 Gefahrstoffverzeichnis (Muster)

Das Sicherheitsdatenblatt

- beschreibt die Eigenschaften der Stoffe,
- gibt Anweisungen zum ordnungsgemäßen Umgang mit einem Gefahrstoff,
- liefert Informationen zu Zwischenfällen,
- enthält wichtige Hinweise zur Lagerung und Entsorgung.

Die Sicherheitsdatenblätter müssen gut aufbewahrt werden und jederzeit einsehbar sein.

hazard (engl.) = Gefahr, Risiko

precautionary (engl.) = vorsorglich, vorbeugend

statement (engl.) = Aussage, Angabe

❷ **Das Gefahrstoffverzeichnis** (Bild 1.13) ist eine Zusammenstellung aller gefährlichen Stoffe, die in einer Praxis vorhanden sind. Das Verzeichnis beinhaltet eine Kodierung aus Ziffern und Buchstaben, die

- auf Gefahren hinweisen. Die H-Sätze (Hazard-Statements) beschreiben die Art und den Schweregrad einer Gefahr, der von dem Stoff ausgeht.
- Sicherheitshinweise geben. Die P-Sätze (Precautionary-Statements) informieren darüber, wie diese Gefahren eingeschränkt oder vermieden werden können.

Das Gefahrstoffverzeichnis muss jährlich überprüft und bei Änderungen aktualisiert werden.

❸ **Gefährdungsbeurteilungen** dienen der Sicherheit und dem Schutz der Gesundheit der Mitarbeiter. Gefährdungen sollen erkannt und beseitigt werden, bevor der Schadensfall eingetreten ist. Die Gefährdungsbeurteilung ist ein niemals endender Prozess, der sich in folgende Schritte gliedert (Bild 1.14).

1. Abhängig vom Arbeitsplatz und den Arbeitsbedingungen können Beschäftigte verschiedenen Gesundheitsgefahren ausgesetzt sein. Die Aufbereitung von Medizinprodukten bringt z. B. andere Gefahren mit sich als die die Tätigkeit in Verwaltung und am Empfang. Deshalb müssen unterschiedliche Arbeitsbereiche festgelegt werden.
2. Die Arbeitsabläufe innerhalb der Arbeitsbereiche müssen dahingehend überprüft werden, ob sie besondere Belastungen oder Gefährdungen mit sich bringen.
3. Wenn eine Gefährdung ermittelt wurde, muss sie bewertet werden, d. h., die verantwortliche Person muss entscheiden, ob die Gefährdung zumutbar ist oder ob für Abhilfe gesorgt werden muss.
4. Sind die Gefährdungen nicht zumutbar, muss darüber nachgedacht werden, wie man die Risiken minimieren oder beseitigen kann.
5. Die Veränderungen werden umgesetzt.
6. Es wird überprüft, ob die Veränderungen zu einer Verbesserung der Arbeitsbedingungen führen.
7. Der Kreislauf beginnt von vorn, weil es sich um einen kontinuierlichen Verbesserungsprozess handelt.

Der Praxisinhaber kann die Gefährdungsbeurteilung an eine fachkundige Mitarbeiterin delegieren, er trägt aber weiterhin die Verantwortung.

Der gesamte Prozess der Gefährdungsbeurteilung muss dokumentiert werden.

❹ **Die Betriebsanweisung** (Bild 1.15).
Für jeden in der Praxis verwendeten Gefahrstoff muss es eine tätigkeitsbezogene

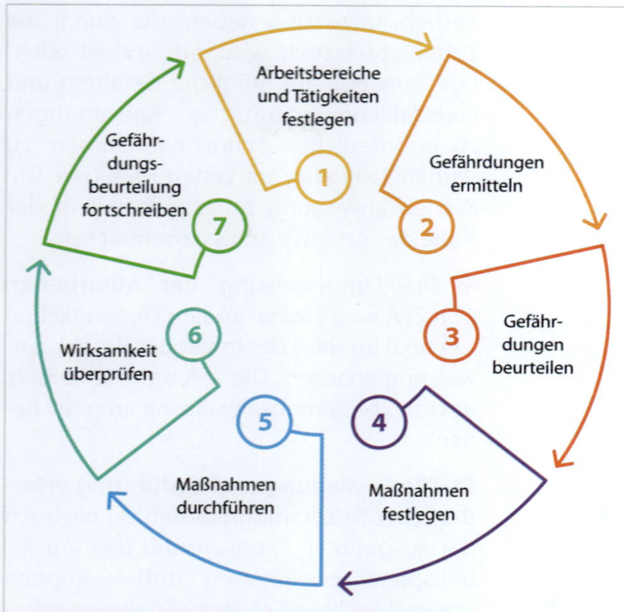

Bild 1.14 Gefährdungsbeurteilung in 7 Schritten

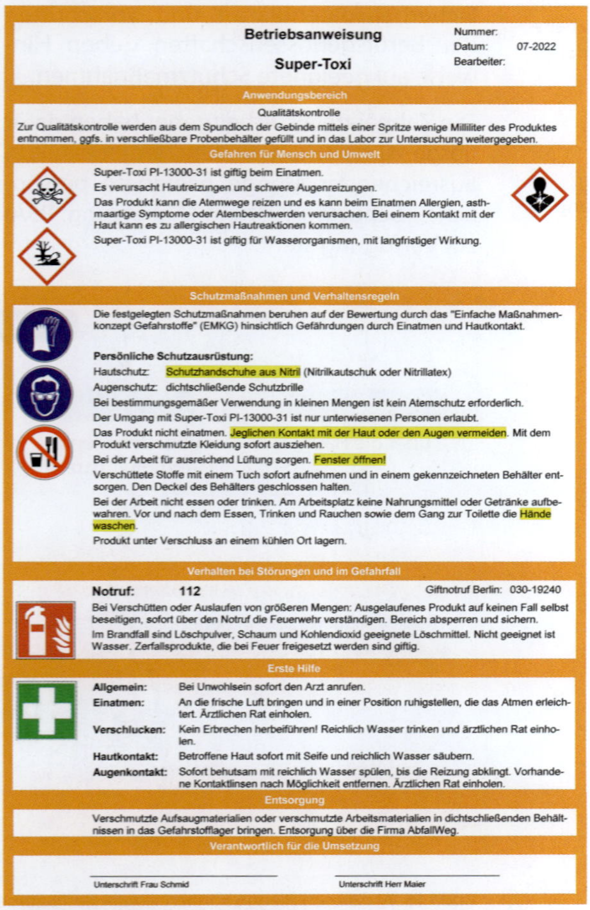

Betriebsanweisung

Super-Toxi

Nummer:
Datum: 07-2022
Bearbeiter:

Anwendungsbereich

Qualitätskontrolle

Zur Qualitätskontrolle werden aus dem Spundloch der Gebinde mittels einer Spritze wenige Milliliter des Produktes entnommen, ggfs. in verschließbare Probenbehälter gefüllt und in das Labor zur Untersuchung weitergegeben.

Gefahren für Mensch und Umwelt

Super-Toxi PI-13000-31 ist giftig beim Einatmen.

Es verursacht Hautreizungen und schwere Augenreizungen.

Das Produkt kann die Atemwege reizen und es kann beim Einatmen Allergien, asthmaartige Symptome oder Atembeschwerden verursachen. Bei einem Kontakt mit der Haut kann es zu allergischen Hautreaktionen kommen.

Super-Toxi PI-13000-31 ist giftig für Wasserorganismen, mit langfristiger Wirkung.

Schutzmaßnahmen und Verhaltensregeln

Die festgelegten Schutzmaßnahmen beruhen auf der Bewertung durch das "Einfache Maßnahmenkonzept Gefahrstoffe" (EMKG) hinsichtlich Gefährdungen durch Einatmen und Hautkontakt.

Persönliche Schutzausrüstung:

Hautschutz: Schutzhandschuhe aus Nitril (Nitrilkautschuk oder Nitrillatex)

Augenschutz: dichtschließende Schutzbrille

Bei bestimmungsgemäßer Verwendung in kleinen Mengen ist kein Atemschutz erforderlich.

Der Umgang mit Super-Toxi PI-13000-31 ist nur unterwiesenen Personen erlaubt.

Das Produkt nicht einatmen. Jeglichen Kontakt mit der Haut oder den Augen vermeiden. Mit dem Produkt verschmutzte Kleidung sofort ausziehen.

Bei der Arbeit für ausreichend Lüftung sorgen. Fenster öffnen!

Verschüttete Stoffe mit einem Tuch sofort aufnehmen und in einem gekennzeichneten Behälter entsorgen. Den Deckel des Behälters geschlossen halten.

Bei der Arbeit nicht essen oder trinken. Am Arbeitsplatz keine Nahrungsmittel oder Getränke aufbewahren. Vor und nach dem Essen, Trinken und Rauchen sowie dem Gang zur Toilette die Hände waschen.

Produkt unter Verschluss an einem kühlen Ort lagern.

Verhalten bei Störungen und im Gefahrfall

Notruf: 112 Giftnotruf Berlin: 030-19240

Bei Verschütten oder Auslaufen von größeren Mengen: Ausgelaufenes Produkt auf keinen Fall selbst beseitigen, sofort über den Notruf die Feuerwehr verständigen. Bereich absperren und sichern.

Im Brandfall sind Löschpulver, Schaum und Kohlendioxid geeignete Löschmittel. Nicht geeignet ist Wasser. Zerfallsprodukte, die bei Feuer freigesetzt werden sind giftig.

Erste Hilfe

Allgemein: Bei Unwohlsein sofort den Arzt anrufen.

Einatmen: An die frische Luft bringen und in einer Position ruhigstellen, die das Atmen erleichtert. Ärztlichen Rat einholen.

Verschlucken: Kein Erbrechen herbeiführen! Reichlich Wasser trinken und ärztlichen Rat einholen.

Hautkontakt: Betroffene Haut sofort mit Seife und reichlich Wasser säubern.

Augenkontakt: Sofort behutsam mit reichlich Wasser spülen, bis die Reizung abklingt. Vorhandene Kontaktlinsen nach Möglichkeit entfernen. Ärztlichen Rat einholen.

Entsorgung

Verschmutzte Aufsaugmaterialien oder verschmutzte Arbeitsmaterialien in dichtschließenden Behältnissen in das Gefahrstofflager bringen. Entsorgung über die Firma AbfallWeg.

Verantwortlich für die Umsetzung

Unterschrift Frau Schmid

Unterschrift Herr Maier

Bild 1.15 Betriebsanweisung (Muster)

Betriebsanweisung geben, die durch die Zahnärzte erstellt wird. Sie enthält wichtige Hinweise auf mögliche Gefahren und verbindliche schriftliche Anordnungen zu erforderlichen Schutzmaßnahmen, zu Verhaltensregeln, zur Ersten Hilfe usw. Die Betriebsanweisung muss jederzeit in der Nähe des Arbeitsplatzes einsehbar sein.

5 Die Unterweisung der Mitarbeiter. Den ZFA wird einmal im Jahr (Jugendlichen zweimal im Jahr) der Inhalt der Betriebsanweisung erläutert. Die ZFA unterschreiben, dass sie die Betriebsanweisung erhalten haben.

6 Die Festlegung und Einführung erforderlicher Schutzmaßnahmen. Je nach Art der ausgeübten Tätigkeit und den am Arbeitsplatz verwendeten Stoffen, können unterschiedliche Schutzmaßnahmen erforderlich sein (Bild 1.16).

Sicherheitsdatenblätter und Vorschriften der Berufsgenossenschaften geben Hinweise auf geeignete Schutzmaßnahmen.

Die Zahnärzte als Arbeitgeber haben dafür Sorge zu tragen, dass den ZFA jederzeit in ausreichender Menge geeignete persönliche ▶ Schutzausrüstung (Abkürzung: PSA) zur Verfügung steht.

Zur Kennzeichnung von Gefahrstoffen, wie sie in Zahnarztpraxen vorkommen, dienen bestimmte Gefahrensymbole. Über ihre Bedeutung informiert die Übersicht in Tabelle 1.6.

Die Biostoffverordnung (BioStoffV) soll die Sicherheit im Umgang mit biologischen und möglicherweise infektiösen Arbeitsstoffen regeln. In der Zahnarztpraxis denkbar sind z. B. Infektionen durch

- direkten Kontakt mit Blut, Speichel usw.,
- indirekte Übertragung (z. B. über kontaminierte Instrumente, zahntechnische Materialien oder Hände),
- Aerosolbildung während der Behandlung.

Für Tätigkeiten, die ein hohes Infektionsrisiko mit sich bringen, müssen detaillierte Arbeitsanweisungen vorliegen (▶ Hygieneplan).

Das in Bild 1.17 gezeigte Warnzeichen soll auf möglicherweise infektiöse Stoffe aufmerksam machen.

Die Gewerbeordnung (GewO) verpflichtet Zahnärzte, die Räume und Geräte so zu gestalten, dass die Arbeitnehmer möglichst gut gegen Gefahren geschützt sind.

Aerosol (in diesem Zusammenhang): kleinste Wassertröpfchen, die während der Behandlung entstehen und die lange in der Luft schweben, weil sie so klein und leicht sind

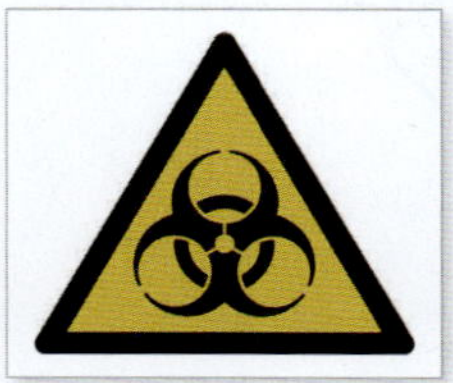

Bild 1.17 Warnzeichen für biologische Arbeitsstoffe (Biogefährdung)

Hygieneplan ▶ S. 100

Schutzkleidung/ Schutzausrüstung ▶ S. 90 f.

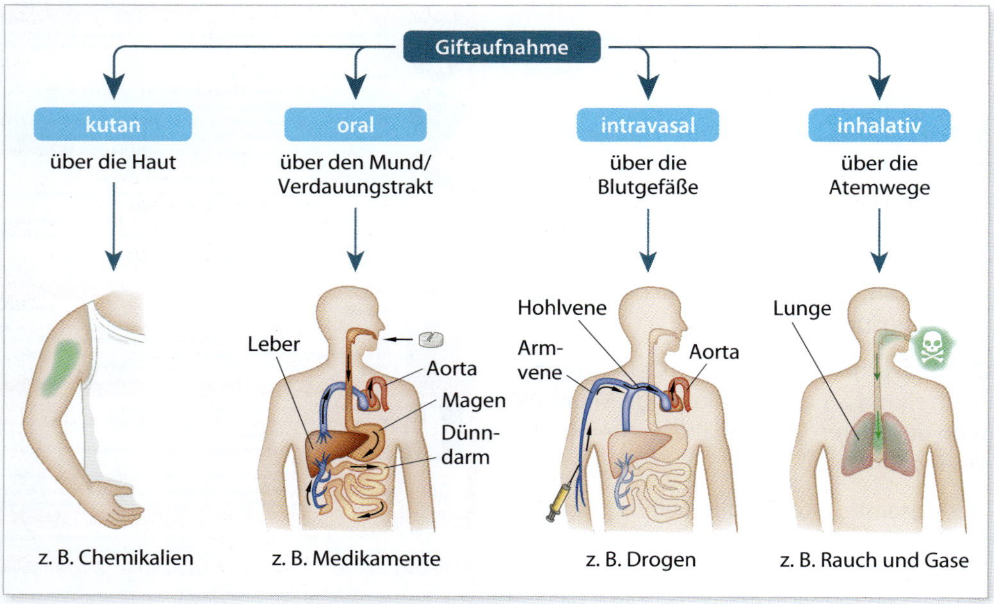

Bild 1.16 Auf diesen Wegen können Gefahrstoffe aufgenommen werden

Bezeichnung/Symbol	Wirkungsbeispiele	Stoffbeispiele	Produktbeispiele	Sicherheitshinweise
(sehr) giftig 	Können bereits in kleineren Mengen sofort zu schweren gesundheitlichen Schäden oder zum Tode führen.	• Quecksilber • Formaldehyd • Methanol • Flusssäure	• Amalgam • Frostschutzmittel • Ätzgel	• nicht einatmen, berühren, verschlucken • persönliche Schutzausrüstung (PSA) tragen • bei Vergiftung: sofort Giftinformationszentrum oder Arzt anrufen; stabile Seitenlage
reizend 	Führen zu gesundheitlichen Schäden, reizen Augen, Haut oder Atemwegsorgane. Führen in größeren Mengen zum Tode.	• Kaliumcarbonat • Natriumcarbonat • Essigsäure	• Röntgenchemikalien • Abformmaterialien • Desinfektionsmittel für Flächen und Instrumente • Entkalker • Gerätereiniger	s. o. (bei Hautreizungen oder Augenkontakt sofort mit Wasser oder geeignetem Mittel spülen)
systemische Gefährdung (schwerwiegende Gefährdung für innere Organe) 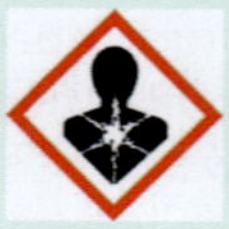	Können Allergien auslösen, Krebs erzeugen, das Erbgut verändern, die Fortpflanzung beeinträchtigen und Organe schädigen.	• Jod • Glykol	• Abformmaterialien • Desinfektionsmittel • Dentalkunststoffe	• vor der Arbeit mit solchen Stoffen gut informieren • PSA tragen
entzündlich 	Können sich selbst entzünden oder zu Explosionen führen.	• Aceton • Alkohol • Benzin	• Kunststoffe für Abformungen und Provisorien • Händedesinfektionsmittel • Kältespray	• von offenen Flammen und Wärmequellen fernhalten • Gefäße dicht verschließen • brandsicher aufbewahren
brandfördernd 	Reagieren mit Sauerstoff und verstärken Brände.	• Wasserstoffperoxid • Fluor	• Bleichmittel (Bleaching) • Desinfektionsmittel • Spüllösung • Fluoride im Bereich der Prophylaxe	• von brennbaren Stoffen fernhalten und nicht mit diesen mischen • sauber aufbewahren
ätzend 	Zerstören Metalle, verätzen Körpergewebe und können schwere Augenschäden verursachen.	• Wasserstoffperoxid • Essigsäure • Natronlauge • Flusssäure	• Desinfektionsmittel für Flächen und Instrumente • Ätzgel • Bleichmittel • Spüllösung • Entkalker • Rohrreiniger	• Kontakt vermeiden • Schutzbrille und Handschuhe tragen • bei Kontakt Augen und Haut mit Wasser spülen
umweltgefährlich 	Sind für Wasserorganismen schädlich oder giftig.	• Blei • Quecksilber	• Akkus und Batterien • Amalgam • Röntgenchemikalien	• nicht in die Umwelt gelangen lassen • als Sondermüll entsorgen (evtl. Entsorgungsbelege aufbewahren)
explosionsgefährlich 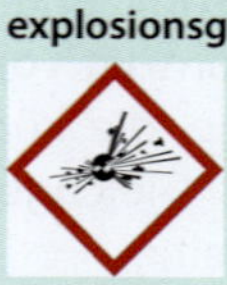	Explodieren durch Feuer, Schlag, Reibung, Erwärmung.	Alkohol	• Händedesinfektionsmittel • Anästhetika	• nicht reiben oder stoßen • Feuer, Funken und jede Wärmeentwicklung vermeiden
komprimierte Gase 	Gasflaschen unter Druck können beim Erhitzen explodieren.	Gasflaschen unter Druck	• Sauerstoff • Narkosegas • Propangas • Kältespray	• nicht erhitzen • bei kalten Gasen Schutzhandschuhe tragen

Tabelle 1.6 Gefahrensymbole und Gefahrstoffe in der Zahnarztpraxis

Das Arbeitssicherheitsgesetz (ASiG) verpflichtet jeden Arbeitgeber, Betriebsärzte und Fachkräfte für Arbeitssicherheit zu bestellen, die ihn beim Arbeitsschutz und bei der Unfallverhütung unterstützen. Der Betriebsarzt berät in allen Fragen des Gesundheitsschutzes; die Fachkraft für Arbeitssicherheit untersucht, wo mögliche Gefahren zu erwarten sind.

In der Arbeitsstättenverordnung (ArbStättV) finden sich u.a. Vorgaben zu Größe, Licht, Luft und Temperatur der Arbeitsräume, zu Fluchtwegen und zur Bereitstellung eigener Sanitär- und Pausenräume für das Personal.

DGUV
Deutsche Gesetzliche Unfallversicherung
Spitzenverband

Strahlenschutzgesetz und Strahlenschutzverordnung ▸ S. 404 ff.

Hinweis: die DGUV Vorschrift 1 kann aus dem Internet heruntergeladen werden (www.dguv.de)

Medizinprodukte: medizinische Instrumente, Apparate, Vorrichtungen und Substanzen

Die Unfallverhütungsvorschriften (UVV, heute DGUV-Vorschriften = Vorschriften der Deutschen Gesetzlichen Unfallversicherung) werden von den Berufsgenossenschaften als Trägern der gesetzlichen Unfallversicherung erlassen. Für die ZFA gilt die DGUV Vorschrift 1 „Grundsätze der Prävention". Sie zeigt, wie Arbeitsunfälle, Berufskrankheiten und arbeitsbedingte Gesundheitsgefahren vermieden werden können. Der Arbeitgeber hat seine Mitarbeiter regelmäßig und umfassend zu unterweisen.

Das Medizinproduktegesetz (MPG) regelt in erster Linie den Handel mit Medizinprodukten. Nach diesem Gesetz ist es z.B. verboten, Medizinprodukte mit abgelaufenem Haltbarkeitsdatum in den Verkehr zu bringen oder zu behaupten, dass durch ein bestimmtes Medizinprodukt eine gesundheitliche Verbesserung zu erwarten ist, wenn dies nicht der Wahrheit entspricht und nicht ausreichend belegt ist.

Das Produktsicherheitsgesetz (ProdSG) regelt den Umgang mit Geräten und Maschinen, die nicht zu den Medizinprodukten gehören. Das kann z.B. eine in der Praxis aufgestellte Waschmaschine sein. Auch diese Produkte müssen gewartet und geprüft werden.

Die Betriebssicherheitsverordnung (BetrSichV) dient dazu, die Sicherheit bei der Verwendung unterschiedlicher Arbeitsmittel zu garantieren. Sie regelt z.B. auch den Umgang mit Geräten, die mit Druck arbeiten (z.B. Autoklaven, Sauerstoffflaschen, Kompressoren, Feuerlöscher usw.).

Die ▸ Strahlenschutzverordnung (StrlSchV) schreibt u.a. vor, dass Personen, die Röntgenstrahlen anwenden, unterwiesen wurden in

- Arbeitsmethoden,
- möglichen Risiken des Röntgens und
- anzuwendenden Schutzmaßnahmen.

Die im Röntgenbereich tätigen Mitarbeiter müssen per Unterschrift bestätigen, dass die Unterweisung stattgefunden hat. Außerdem verlangt der Gesetzgeber, dass allen Personen, die Röntgengeräte betätigen, das Gerät und dessen Handhabung erklärt wurden.

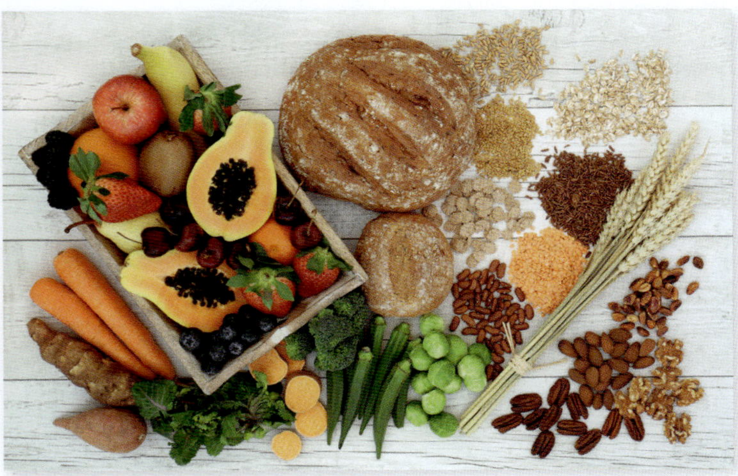

Bild 1.18 Eine gesunde Ernährung fördert die eigene Gesunderhaltung.

1.4.3 Die Erhaltung und Pflege der eigenen Gesundheit

Gesundheitspflege ist eine vielschichtige Aufgabe, denn viele Faktoren haben einen Einfluss auf die eigene physische und psychosoziale Gesundheit. Es betrifft unter anderem die Ernährung, der Konsum von Genussmitteln, die Körperpflege, die körperliche Betätigung sowie das Gleichgewicht zwischen Arbeit und Freizeit.

Eine ungesunde Ernährung kann typische Zivilisationskrankheiten wie Adipositas, Diabetes mellitus, Krankheiten des Herz-Kreislauf-Systems und Autoimmunkrankheiten hervorrufen.

Carakteristisch für eine gesunde Ernährung sind:

- mindestens fünf Portionen Obst und Gemüse am Tag, am besten roh, in allen Farben und Sorten,
- Fisch ein bis zweimal die Woche,
- viele pflanzliche Öle und Kohlenhydrate, darunter reichlich Hülsenfrüchte,
- bei Getreideprodukten am besten zur Vollkornvariante greifen,
- wenig Fleisch und Fett,
- wenig Salz und Zucker,
- Lebensmittel möglichst kurz und mit wenig Wasser und Fett garen.

Wird **Alkohol** oder **Tabak** chronisch missbraucht, sind gesundheitliche Schäden zu erwarten. Rauchen kann z. B. zu Lungenkrebs, **Arteriosklerose**, Schlaganfall und Herzinfarkt führen. Zahnmedizinisch gesehen beschleunigt Rauchen die Parodontitis. Alkohol schädigt das Nervensystem und die Leber. Je länger der Missbrauch stattfindet, desto wahrscheinlicher ist es, dass die Schäden irreparabel sind.

Bei der **Körperpflege** sollte darauf geachtet werden, dass das Wasser nicht zu heiß ist und dass ph-neutrale Waschzusätze benutzt werden, damit der Säureschutzmantel der Haut nicht zerstört wird. Wird intensiv gewaschen, trocknet die Haut aus und wird rissig. Eine trockene und spröde Haut ist anfällig für Erkrankungen.

Zahnmedizinische Fachangestellte arbeiten viel im Sitzen, insbesondere bei der Assistenz am Behandlungsstuhl kommt es zu einer ▸hohen Belastung der Wirbelsäule. **Sport und Bewegung** stärken die Muskulatur und tragen zu einer gesunden Körperhaltung bei. Ein nicht zu unterschätzender Nebeneffekt ist, dass Sport die Stimmung verbessert und den Stressabbau fördert.

Zur eigenen Gesundheitsförderung gehört es auch, **Berufliches und Privates** im Gleichgewicht zu behalten. Wenn die Freizeit und das Privatleben zu kurz kommen, kann eine Unzufriedenheit entstehen, die sich ihrerseits wieder ungünstig auf die Leistungsfähigkeit auswirkt. Wer unzufrieden ist, kann nicht produktiv arbeiten und wird im schlimmsten Fall sogar krank.

Prävention bezeichnet Maßnahmen, die Risiken und schädliche Folgen von Belastungen abschwächen bzw. verhindern sollen. Zu unterscheiden sind dabei Vorsorge- und Früherkennungsuntersuchungen.

Vorsorgeuntersuchungen nach dem Jugendarbeitsschutzgesetz. Minderjährige, die eine Ausbildung machen oder eine Berufstätigkeit ausüben wollen, sind verpflichtet sich vor Arbeitsantritt medizinisch untersuchen zu lassen.

Der Arbeitgeber darf einen Jugendlichen nur dann beschäftigen, wenn die Erstuntersuchung beim Eintritt in das Beschäftigungsverhältnis nicht länger als 14 Monate zurückliegt. Dabei wird festgestellt, ob der Jugendliche, den Belastungen der Tätigkeit physisch und psychisch gewachsen ist. Nach etwa einem Jahr findet eine Nachuntersuchung statt, bei der beurteilt wird, ob sich die Tätigkeit ungünstig auf die die Entwicklung des Jugendlichen ausgewirkt hat.

Wenn es keine Auffälligkeiten gibt, bekommt der Jugendliche eine entsprechende Bescheinigung, die er spätestens 14 Monate nach Arbeitsantritt dem Arbeitgeber oder Ausbilder vorgelegen muss.

Arbeitsmedizinische Vorsorgeuntersuchungen sollen helfen **beschäftigungsbedingte gesundheitliche Probleme** frühzeitig zu erkennen und entsprechende Gegenmaßnahmen zu veranlassen. Volljährige Zahnmedizinische Fachangestellte müssen vor Antritt ihrer Tätigkeit untersucht und anschließend in 12- bis 36-monatigen Abständen nachuntersucht werden.

Früherkennungsuntersuchungen sollen helfen Krankheiten in einem möglichst frühen Stadium zu erkennen, da Krankheiten am besten heilen, wenn sie früh behandelt werden. Verbreitete Früherkennungsuntersuchungen sind:

- Kinderfrüherkennungsuntersuchungen,
- Gesundheitsuntersuchung (auch Gesundheits-Check-up) und
- Krebsfrüherkennungsuntersuchungen.

Arteriosklerose: Gefäßerkrankung, bei der sich die Arterien durch krankhafte Ablagerungen verengen und verhärten

ergonomische Arbeitsweise ▸S. 416

1.5 Grundlagen der Kommunikation

communicatio (lat.) = Mitteilung

Kommunikation zwischen Menschen ist der wechselseitige Austausch von Gedanken und Gefühlen. Man kann über Worte (Sprache), die Stimme, Berührung und Gesten kommunizieren.

Modell der sprachlichen Kommunikation. Ein Sender muss eine Nachricht zunächst in Signale oder Worte umsetzen (kodieren). Der Empfänger muss die Nachricht aufnehmen und die Signale entschlüsseln (dekodieren; Bild 1.19).

Voraussetzung für eine erfolgreiche Kommunikation ist, dass sowohl Sender als auch Empfänger die Signale bzw. Worte in gleicher Weise verstehen. Das gelingt nicht immer, was Missverständnisse nach sich zieht.

Möchte man sichergehen, dass man die Nachricht des Senders richtig verstanden hat, sollte man dem Sender mit eigenen Worten erklären, was man verstanden hat (Feedback). Dadurch können Missverständnisse vermieden werden (Bild 1.20).

Bei Unklarheiten ist es besser nachzufragen, als zu interpretieren.

1.5.1 Verbale und nonverbale Kommunikation

verbal: mit Worten

nonverbal: ohne Worte

Da Kommunikation auch ohne Worte stattfinden kann, unterscheidet man
- verbale Kommunikation und
- nonverbale Kommunikation.

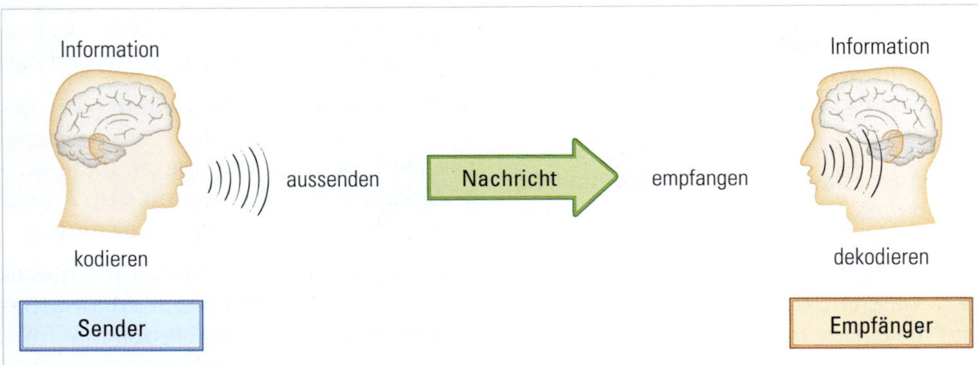

Bild 1.19 Modell der sprachlichen Kommunikation

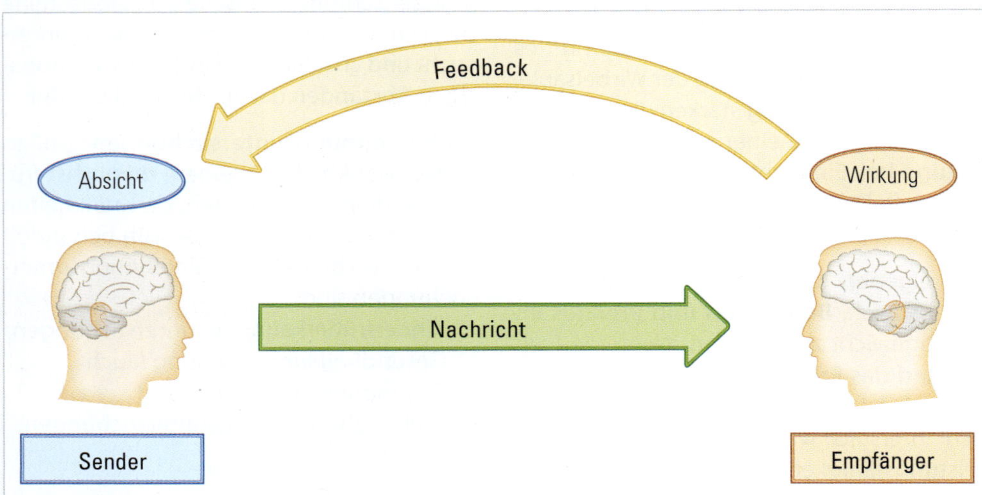

Bild 1.20 Modell eines Feedbacks

Während verbal kommunizierte Informationen in der Regel zielgerichtet und überlegt sind, erfolgt die nonverbale Kommunikation größtenteils unwillkürlich (Bild 1.21).

Bestandteile nonverbaler Kommunikation sind:

- Körpersprache (Mimik, Gestik, Körperhaltung),
- äußere Erscheinung (z. B. Kleidung, Frisur, Schmuck, Geruch),
- Verhalten (z. B. Gang, Art des Körperkontaktes = große oder geringe Distanz, Händedruck, Begrüßungsküsschen).

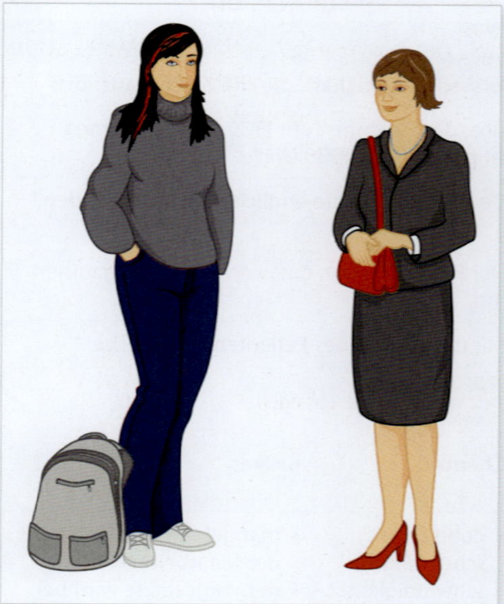

Bild 1.21 Nonverbale Kommunikation

TIPP Sie bekommen ständig nonverbale Signale von Ihren Patienten, auf die Sie dann reagieren. Auch Sie senden nonverbale Botschaften aus. Versuchen Sie, sich deshalb immer wieder zu überprüfen: Wie wirkt es beispielsweise, wenn Sie nervös mit den Fingern auf dem Schreibtisch trommeln, während die ältere Patientin in der Handtasche nach ihrem Geldbeutel sucht?

1.5.2 Kommunikationsmodell nach Schulz von Thun

Kommunikationsprozesse sind sehr kompliziert und störanfällig. Deshalb versuchen Kommunikationswissenschaftler immer wieder die Kunst des Kommunizierens zu verstehen und modellhaft zu erklären.

Eines der bekanntesten Kommunikationsmodelle stammt von Friedemann Schulz von Thun. Er hat das Vier-Seiten-Modell einer Nachricht entwickelt (Bild 1.22).

Wer sich mit dem Modell beschäftigt, hat wahrscheinlich anschließend nicht weniger private und berufliche Reibereien, aber es lassen sich für viele Kommunikationsstörungen Erklärungen finden. Im Idealfall sind diese Störungen weniger dramatisch, wenn die Betroffenen sie verstehen können.

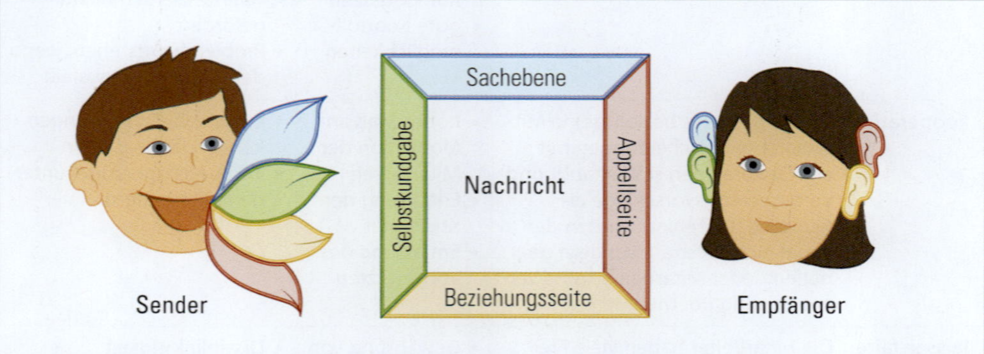

Bild 1.22 Das Kommunikationsquadrat nach Schulz von Thun

Sozialisation: Entwicklung der Persönlichkeit durch Erziehung und Umgebung

Jeder Mensch hört und spricht auf seine individuelle Weise. Entsprechend der Sozialisation oder der momentanen Stimmung beinhaltet das Gesagte immer auch versteckte Botschaften, die bei Sender und Empfänger durchaus unterschiedlich sein können (Tabelle 1.7).

Umgang mit unterschiedlichen Patientengruppen ▸ S. 30

Schulz von Thun spricht von den vier „Schnäbeln" des Senders und den vier Ohren des Empfängers. Diese „vier Seiten einer Nachricht" machen ▸zwischenmenschliche Kontakte interessant, aber auch spannungsreich und störanfällig.

1.5.3 Personalführung

Personalführung ist das Instrument, mit dem das Verhalten der Mitarbeiter gesteuert werden soll. Das Miteinander und die Atmosphäre in Zahnarztpraxen werden durch den Führungsstil der Zahnärztin oder des Zahnarztes geprägt. Es lassen sich grob die drei in Tabelle 1.8 dargestellten Führungsstile unterscheiden.

Patient zur ZFA: „Ich warte jetzt schon über eine Stunde."

Ebene	Die ZFA …	Versteckte Botschaft, die die ZFA heraushört:
Sachebene	… hört sehr sachlich.	„Aha, der Patient ist um 15:30 Uhr gekommen, dann ist es jetzt 16:30 Uhr."
Appellseite	… hört unausgesprochene Wünsche heraus.	„Der Patient möchte endlich behandelt werden."
Beziehungsseite	… nimmt den Hinweis persönlich.	„Der Patient glaubt, dass wir schlecht organisiert sind."
Selbstkundgabe	… hört heraus, wie sich der Patient fühlt.	„Mit der Geduld des Patienten ist es vorbei."

Tabelle 1.7 Die vier Seiten einer Nachricht

Führungsstil	Beschreibung	Chancen	Risiken
autoritär	Der Vorgesetzte gibt Anweisungen und verteilt die Aufgaben. Von seinen Angestellten erwartet er, dass sie diszipliniert sind und gehorchen. Fehler werden bestraft.	• hohe Entscheidungsgeschwindigkeit • übersichtliche Verteilung der Kompetenzen • gute Kontrollmöglichkeiten	• mangelnde Motivation der Mitarbeiter • der Vorgesetzte wird bei Fehlentscheidungen nicht korrigiert • Talente werden nicht gefördert • Probleme entstehen, wenn der Vorgesetzte ausfällt
kooperativ	Der Vorgesetzte bezieht seine Mitarbeiter in Entscheidungen mit ein. Diskussionen sind erlaubt und Verbesserungsvorschläge erwünscht. Bei Fehlern wird in der Regel nicht bestraft, sondern geholfen. Jeder Mitarbeiter muss Verantwortung übernehmen.	• hohes Maß an Motivation der Mitarbeiter • Entfaltung der Kreativität • Entlastung des Vorgesetzten	• Entscheidungsfindungen können lange dauern • Kompetenzgerangel unter den Mitarbeitern
laisser-faire	Die Mitarbeiter haben viele Freiheiten. Sie bestimmen ihre Arbeit, die Aufgaben und die Organisation selbst. Der Vorgesetzte greift nicht in das Geschehen ein, er hilft oder bestraft auch nicht.	• Gewährung von Freiheiten • selbstständiges Arbeiten	• Disziplinlosigkeit • keiner fühlt sich verantwortlich • Unordnung und Durcheinander

Tabelle 1.8 Führungsstile

1.5.4 Selbstreflexion

Reflektieren bedeutet, über etwas gründlich nachzudenken. Selbstreflexion meint also, **sich selbst zu beobachten** und über sich, inklusive aller Gedanken, Gefühle und Handlungen nachzudenken. Das Ziel ist es, eigene Stärken, Schwächen und Bedürfnisse zu erkennen. Vor diesem Hintergrund lassen sich leichter gute Entscheidung treffen. Ein reflektierter Mensch ist eher in der Lage passend zu reagieren und unangebrachtes Verhalten zu vermeiden, was eine gute Außenwirkung begünstigt. Diese Fähigkeit ist für den zwischenmenschlichen Umgang, vor allem bei der Konfliktvermeidung, wichtig.

Nach schwierigen Situationen sollte man noch einmal genauer nachhaken, was eigentlich passiert ist und sich fragen, warum man sich so verhalten hat, wie man es getan hat. Was hätte man anders machen können? Welche Schritte haben zum Erfolg oder Misserfolg geführt? Auf diese Weise lassen sich Erfolge leichter wiederholen und Misserfolge vermeiden. Typische Fragestellungen bei der Selbstreflexion sind:

- Was kann ich gut, was eher nicht?
- Was treibt mich an und was bremst mich?
- Welchen Anteil hatte ich an den Fehlern, aber auch an den Erfolgen der Vergangenheit?
- Was ist mir wirklich wichtig?
- Was fehlt mir im Leben? Und warum sorge ich nicht dafür, dass ich es bekomme?

1.5.5 Selbstbewusst Probleme und Konflikte ansprechen

In jeder Zahnarztpraxis kann es zu Problemen und Konflikten kommen.

Ein bestehendes Problem sollte zeitnah angesprochen werden. Das Gespräch sollte gut vorbereitet sein und an einem ungestörten Ort stattfinden. Nach einer kurzen Begrüßung geht es darum, das Thema anzusprechen.

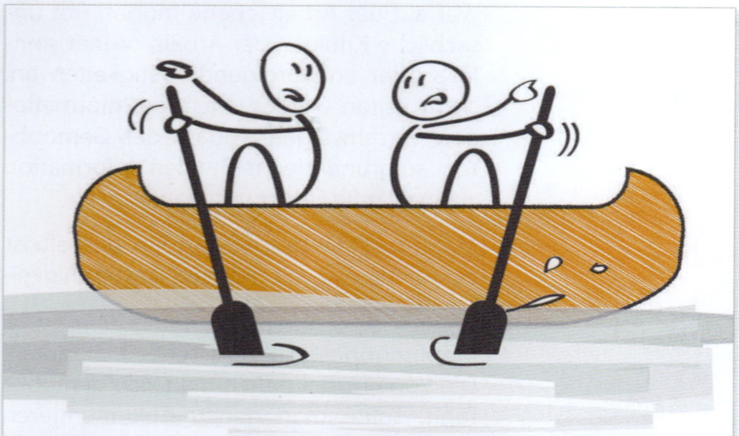

Bild 1.23 Konflikte rechtzeitig zu besprechen, hilft den richtigen Kurs zu halten

- Was ist das Problem?
- Worin liegt es begründet?
- Welche Folgen hat das?
- Was löst das an Gefühlen aus?
- Wie kann eine zufriedenstellende Lösung des Problems aussehen?

Ein wichtiger Bestandteil des Gesprächs ist die Bereitschaft einander zuzuhören und dabei freundlich zu bleiben. Wenn ein Gesprächspartner nicht sicher ist, worüber sein Gegenüber sich ärgert, sollte nachgefragt werden. Stellt sich heraus, dass ein Konfliktpartner einen Fehler gemacht hat, dann sollte er sich entschuldigen.

Wenig hilfreich sind in solchen Gesprächen Pauschalisierungen, wie „So etwas kann man doch nicht übersehen." Besser wäre hier „Es hat mich gekränkt, dass Sie nicht gemerkt haben, dass …"

Zuletzt legen beide Parteien ein Zeitfenster fest innerhalb dessen überprüft wird, ob eine Verbesserung eingetreten ist. Auch sollte man sich dafür bedanken, dass sich die andere Person die Zeit genommen hat, sich auf das Gespräch eizulassen.

Mobbing ist eine Sonderform des Konflikts. Es bedeutet, dass eine Mitarbeiterin von Vorgesetzten oder Kolleginnen systematisch schikaniert, benachteiligt, beleidigt, ausgegrenzt oder manchmal sogar körperlich attackiert wird. Charakteristisch ist, dass Mobbing systematisch und wiederholt auftritt.

Stellenbeschreibung ▶ S. 413

Wer auf der Arbeitsebene mobbt, übt unsachliche Kritik an der Arbeit, ordnet sinnlose oder entwürdigende Tätigkeiten an. Nicht selten werden wichtige Informationen verschwiegen, sodass der Gemobbten aufgrund der fehlenden Information zwangsläufig Fehler unterlaufen.

Mobbing kann bestraft werden, deshalb ist es wichtig es von normalen Unstimmigkeiten abzugrenzen.

Mobbingopfer sollten schnell handeln. Die Vorfälle, bei denen man sich gemobbt fühlt, sollte man genau dokumentieren (**Mobbing-Tagebuch**).

Darin hält man den Täter oder die Täterin, Zeugen, den Ort, die Zeit und die Situation fest. Wichtig ist auch, zwar selbstkritisch zu sein, aber die Schuld nicht bei sich selbst zu suchen.

Bringt ein klärendes Gespräch mit dem Täter keine Abhilfe, kann eine Beschwerde bei dem Arbeitgeber eingereicht werden. Aufgrund seiner Fürsorgepflicht muss dieser eine Verbesserung der Arbeitsplatzsituation sorgen.

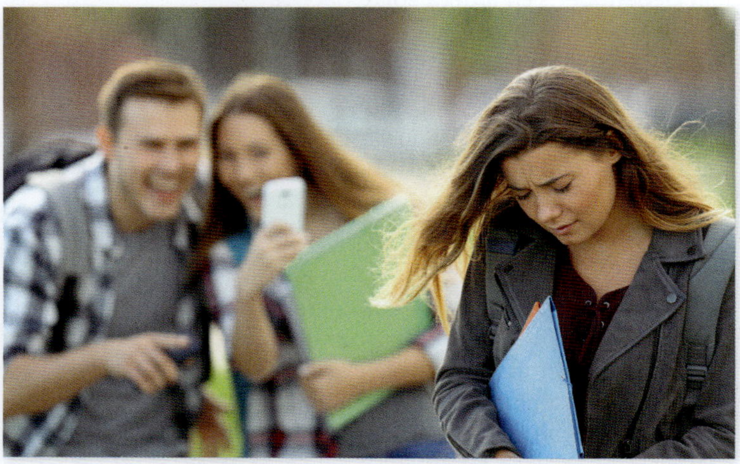

Bild 1.24 Die betroffenen Schülerinnen oder Schüler befinden sich in einer hilflosen, unterlegenen Position, aus der sie sich nicht mehr selbst befreien können.

1.5.6 Arbeiten im Team

Aufgaben und Zuständigkeiten in einer Zahnarztpraxis ergeben sich aus den ▶ Stellenbeschreibungen der Teammitglieder.

Im direkten oder indirekten Umgang mit einem Patienten sind – je nach Größe der Praxis – in der Regel mehrere Personen beteiligt. Dabei ist es sehr wichtig, dass die Teammitglieder in gutem Kontakt zueinander stehen, sich aufeinander verlassen können, sich ergänzen und sich alle für die gemeinsame Aufgabe verantwortlich fühlen.

Da sich Teams aus den verschiedensten Gründen immer wieder verändern (Vergrößerung oder Verkleinerung der Praxis, neue Zuständigkeiten, neue Dienstpläne, andere Arbeitszeiten usw.), ist auch das Miteinander ständig in Bewegung. Das kann sowohl positive Veränderungen mit sich bringen als auch zu Enttäuschungen führen („Als Kollegin XY noch in der Praxis gearbeitet hat, war alles besser…").

Folgende Regeln können neue und veränderte Teams stabilisieren:

- Klare Zielsetzung: Das Team muss sich darüber im Klaren sein, welches Ziel verfolgt wird und wie die Zusammenarbeit aussehen soll.
- Gemeinsame Werte und Kultur: Jedes Team ist individuell und hat seine eigene Art des Zusammenwirkens. Bestimmte Grundsätze und Wertvorstellungen der Teammitglieder müssen dabei übereinstimmen.
- Vertrauensvolle Zusammenarbeit: Jedes Teammitglied muss sich der Gruppe gegenüber so verlässlich und anständig verhalten, dass sich keiner in der Anwesenheit des anderen unwohl fühlt.
- Offene Kommunikation: Probleme sollten im Team geklärt werden. Das heißt, dass gemeinsam nach Lösungen und Ursachen gesucht wird. Sachliche Informationen müssen dabei genauso ernst genommen werden wie Gefühle.

- Wertschätzender Umgang mit Konflikten: Konflikte sind der Normalfall und nicht der „Unfall". Sie entstehen durch unterschiedliche Vorstellungen vom „Wer?", „Wann?", „Warum?", „Wozu?" und „Wie?". Diese unterschiedlichen Vorstellungen müssen erkannt werden, Andersdenkende müssen überzeugt werden oder es muss nach Kompromissen gesucht werden. Erweist sich ein Konflikt als schwer oder nicht lösbar, kann auch ein unabhängiger Mediator eingesetzt werden.

Regelmäßige Teambesprechungen sind sehr wichtig, um eine gute Teamkultur zu entwickeln und zu pflegen.

Mediator: hier ein nicht zum Team gehörender „Streitschlichter"

ZUSAMMENFASSUNG

- Der Beruf der Zahnmedizinischen Fachangestellten (ZFA) gehört zu den Assistenzberufen.
- Die Ausbildung zur ZFA wird an zwei Lernorten (Berufsschule und Praxis) absolviert und dauert in der Regel drei Jahre. Die Inhalte der berufsschulischen Ausbildung sind im Lehrplan vorgeschrieben.
- Die Landeszahnärztekammern sind zuständig für alle Ausbildungsangelegenheiten und für die Prüfungen.
- Am Ende einer erfolgreichen Ausbildung erhält die ZFA zwei voneinander unabhängige Abschlusszertifikate:
  - den Kammerbrief und
  - ein Abschlusszeugnis der Berufsschule.
- Die meisten ZFA arbeiten anschließend im ambulanten Bereich in Hauszahnarztpraxen als Angestellte einer Zahnärztin/eines Zahnarztes oder mehrerer Zahnärzte. In dieser Rolle werden die ZFA in der Rechtssprache als „Erfüllungsgehilfen" der Zahnärzte bezeichnet.
- Zahnärzte gehören in die Gruppe der Heilberufe.
- Für Zahnärzte und ZFA gibt es Berufsorganisationen:
  - Alle Zahnärzte sind Pflichtmitglieder in der jeweils für sie zuständigen Landeszahnärztekammer (LZK).
  - Behandeln sie gesetzlich versicherte Patienten, müssen sie zusätzlich Mitglied in der Kassenzahnärztlichen Vereinigung (KZV) sein.
  - Die Mitgliedschaft in Berufsorganisationen für ZFA (z. B. ver.di, VMF) ist immer freiwillig.
- In Deutschland bzw. in der EU gibt es zahlreiche Vorschriften und Gesetze, die die Arbeitsorganisation und -umgebung zum Schutz der Mitarbeiter regeln. Hierdurch soll verhindert werden, dass sich die Berufstätigkeit ungünstig auf die Gesundheit oder die private Situation der Mitarbeiter auswirkt.
- Das wichtigste Handwerkszeug der ZFA ist die Kommunikation mit den Patienten. Kommunikation ist aber auch wichtiger Bestandteil der Teamarbeit in der Praxis. Über eine vertrauensvolle Zusammenarbeit im Team und einen wertschätzenden Umgang miteinander kann die Praxis ihrem Leitbild und ihren Zielen nahekommen.
- Präventive Maßnahmen sollen verhindern, dass Menschen Unfälle erleiden oder durch vermeidbare Einflüsse krank werden.
- In jeder Zahnarztpraxis kann es zu Konflikten kommen. Lösungen lassen sich nur im Gespräch finden. Voraussetzung ist, dass man einander zuhört, versucht den anderen zu verstehen und kompromissbereit ist.
- Mobbing ist weit mehr als ein Streit. Es geht darum, eine Person psychisch und /oder physisch zu quälen. Systematisches Mobben ist strafbar.

ZUR WIEDERHOLUNG

1. In der modernen Zahnmedizin geht es nicht ausschließlich darum, Gebisse zu sanieren und Erkrankungen im Mund- und Kieferbereich zu behandeln. Nennen Sie zwei wichtige Bereiche der Zahnheilkunde, die nicht unmittelbar mit Heilung zu tun haben.
2. Erklären Sie den Begriff „Gesundheitswesen" mit eigenen Worten.
3. Unterscheiden Sie die Begriffe öffentliche, stationäre und ambulante Gesundheitsversorgung.
4. Wer überwacht, dass die Hygienevorschriften in den Zahnarztpraxen eingehalten werden? Nennen Sie eine Institution.
5. Was versteht man unter „Approbation"?
6. Erläutern Sie den Unterschied zwischen einem Oralchirurgen und einem Mund-, Kiefer-, Gesichtschirurgen.
7. Was ist geregelt
   a) im Berufsbildungsgesetz (BBiG)?
   b) in der Ausbildungsordnung für ZFA?
   c) im Rahmenlehrplan für ZFA?
8. Nennen Sie zwei wichtige Berufsorganisationen der Zahnärzte und ordnen Sie die jeweils wichtigsten Aufgaben zu.
9. Was ist eine Gewerkschaft bzw. ein Berufsverband? Welcher Gewerkschaft oder welchem Berufsverband könnten Sie beitreten, wenn Sie sich organisieren wollten?
10. Erklären Sie den Begriff Ergonomie.
11. Über welche Grundausstattung sollte
    a) das Zahnarztelement verfügen?
    b) das Assistenzelement verfügen?
12. Nennen Sie die für ZFA zuständige Berufsgenossenschaft.
13. Zählen Sie die Aufgaben und Leistungen der Berufsgenossenschaften auf.
14. Nennen Sie jeweils drei Bestimmungen /Gesetze, die den
    a) sozialen Arbeitsschutz sicherstellen sollen.
    b) technischen Arbeitsschutz sicherstellen sollen.
15. Beschreiben Sie beispielhaft drei wichtige Gründe, die eine Kündigung rechtfertigen würden
    a) aus Sicht des Arbeitgebers.
    b) aus Sicht des Arbeitnehmers.
16. Erläutern Sie, warum für die meisten ZFA der allgemeine Kündigungsschutz nicht gilt.
17. Darf eine schwangere ZFA in der Stuhlassistenz beschäftigt werden? Begründen Sie Ihre Antwort.
18. Sind Zahnärzte verpflichtet, Arbeitnehmer mit Schwerbehinderung einzustellen? Begründen Sie.
19. Beschreiben Sie die erforderlichen Maßnahmen beim Umgang mit einem Gefahrstoff.
20. Erläutern Sie das Vier-Seiten-Modell einer Nachricht anhand eines Beispiels.
21. Nennen und erläutern Sie drei verschiedene Führungsstile.

ZUR VERTIEFUNG

1. Stellen Sie eine Liste von Fähigkeiten und Qualifikationen zusammen, über die eine ZFA verfügen sollte, damit sie dem beruflichen Alltag gewachsen ist.

2. Nennen Sie fünf Inhalte, die nach dem Berufsbildungsgesetz (BBiG § 4) im Ausbildungsvertrag enthalten sein müssen.

3. Im Lehrplan ist die Rede von der Ausbildung zur Zahnmedizinischen Fachangestellten / zum Zahnmedizinischen Fachangestellten.
   a) Diskutieren Sie, ob die zu Aufgabe 1 aufgeführten Fähigkeiten und Qualifikationen typisch weiblich oder typisch männlich sind.
   b) Diskutieren Sie, welche Gründe es dafür geben könnte, dass ein männlicher ZFA zurzeit die absolute Ausnahme ist.
   c) Machen Sie eine Umfrage in Ihrem Bekannten- und Freundeskreis: „Was würdest du empfinden, wenn du zum Zahnarzt kommst und ein Mann die Stuhlassistenz macht?"
   d) Fragen Sie Ihre männlichen Bekannten, Freunde und Familienangehörigen, ob und unter welchen Bedingungen sie sich vorstellen könnten, als ZFA zu arbeiten.

4. Innerhalb der Zahnmedizin können Zahnärzte Schwerpunkte wählen (z. B. Kinder- und Jugendzahnheilkunde, Parodontologie, Endodontologie).
   a) Hat Ihre Ausbildungspraxis auch einen Tätigkeitsschwerpunkt? Nennen Sie diesen und beschreiben Sie ihn kurz.
   b) Kann ein Außenstehender diesen Tätigkeitsschwerpunkt beim Betreten der Praxis erkennen und wenn ja, woran?

5. Fallbeispiel: Die ZFA Ina L. hat ihre Ausbildung bereits letztes Jahr erfolgreich mit einem sehr guten Notendurchschnitt beendet. Sie überlegt, zukünftig wie ihre Chefin als niedergelassene Mund-Kiefer-Gesichtschirurgin zu arbeiten. Ina hat ein gutes Abitur. Wie verläuft die Ausbildung und wie lange dauert sie?

6. Bei einer Fußball-Europameisterschaft (EM) wurden die Fans mit folgender Empfehlung der Weltgesundheitsorganisation (WHO) konfrontiert: „Zur EM nur mit Masern-Impfung!"
   a) Was hat die „Kinderkrankheit" Masern mit einer Großveranstaltung wie der EM zu tun?
   b) „Einige Menschen können aus gesundheitlichen Gründen nicht geimpft werden. Wer gesund ist und sich nicht impfen lässt, gefährdet diese Menschen." Nehmen Sie Stellung zu dieser These und überlegen Sie, ob eine Impfpflicht eine nützliche Maßnahme zum allgemeinen Gesundheitsschutz wäre.

7. Welche stationäre Einrichtung ist in den folgenden Fällen zuständig und in welcher Trägerschaft befindet sie sich?
   a) Der 9-jährige Aaron W. ist zuckerkrank und soll eine Insulinpumpe bekommen. Dafür ist ein chirurgischer Eingriff nötig.
   b) Die 94-jährige Renate P. hatte vor einem halben Jahr einen Schlaganfall, sie ist jetzt halbseitig gelähmt und kann deshalb nicht mehr allein in ihrer Wohnung bleiben.
   c) Regina L. leidet unter starken Depressionen und muss psychiatrisch behandelt werden.
   d) Der 35-jährige Peter O. ist alkoholabhängig und möchte eine stationäre Therapie machen.

8. Fallbeispiel: Monika H. arbeitet in einer 5-Tage-Woche in einer Zahnarztpraxis. Sie möchte mit ihrer Familie für eine Woche in den Urlaub fahren. Wie viele Urlaubstage muss sie beantragen, wenn sich ihr vertraglicher Urlaubsanspruch
   a) in Werktagen berechnet?
   b) in Arbeitstagen berechnet?

9. Entscheiden Sie durch Zuordnung der Ordnungsziffern, welche Gesetze des sozialen Arbeitsschutzes die nachfolgend beschriebenen Personen betreffen.

1) Arbeitszeitgesetz (ArbZG)
2) Bundesurlaubsgesetz (BUrlG)
3) Kündigungsschutzgesetz (KSchG)
4) Jugendarbeitsschutzgesetz (JArbSchG)
5) Mutterschutzgesetz (MuSchG)
6) Schwerbehindertenrecht (SGB IX, Teil 3)

a) Die 48-jährige querschnittsgelähmte Sabine U. arbeitet als Sachbearbeiterin beim Finanzamt.
b) Der 19-jährige Jasper A. macht eine Ausbildung als Mechatroniker in einer Autowerkstatt.
c) Die 17-jährige ZFA-Auszubildende Julia K. hat vor zweieinhalb Monaten Zwillinge zur Welt gebracht.
d) Der 26-jährige Yoram L. macht nach seinem Informatikstudium ein Praktikum in einem Softwareunternehmen.
e) Die 24-jährige Dentalhygienikerin Mia S. unterstützt die drei ZFA einer Zahnarztpraxis. Sie arbeitet in Teilzeit.

10. Gegen welche Bestimmungen wird durch wen im folgenden Fall verstoßen?

Fallbeispiel: Die 17-jährige Linda L. schließt mit dem Zahnarzt Dr. Meier telefonisch einen Ausbildungsvertrag ab. Dr. Meier passt es nicht, dass montags Berufsschule ist, weil da immer besonders viel in der Praxis zu tun ist. Linda soll stattdessen lieber in der Praxis arbeiten.

An ihrem freien Nachmittag trifft sich Linda mit ihrer Freundin. Sie erzählt ihr, dass sie am Vortag ihre Social-Media-Accounts am Praxiscomputer aktualisiert hat und dabei entdeckt hat, dass ihr Chef eine E-Mail von einem Rechtsanwalt bekommen hat. Offenbar hat ihr Chef seinen Führerschein verloren.

Linda hat eine Latexallergie und benötigt Vinylhandschuhe. Die Praxismanagerin sagt ihr, wo sie diese günstig kaufen kann.

Am Ende ihrer Ausbildung bekommt Linda einen großen Blumenstrauß, aber kein Zeugnis – die Blumen seien Anerkennung genug.

11. Alina K. ist im 2. Jahr der Ausbildung zur ZFA, als sie erfährt, dass sie schwanger ist. Informieren Sie sich im Internet darüber, welche Konsequenzen dieser Umstand für ihre Ausbildung hat? Berücksichtigen Sie dabei auch folgende Fragestellungen:
- Muss sie ihre Ausbildung unterbrechen?
- Hat Alina Anrecht auf Elternzeit/Elterngeld?

12. Ein Kommunikationswissenschaftler hat folgende Behauptung aufgestellt: „Man kann nicht nicht kommunizieren". Erläutern Sie diese These.

13. In einem Sketch von Loriot mit dem Titel „Das Frühstücksei" entbrennt bei einem Ehepaar der Streit darüber, wie lange das Frühstücksei gekocht hat. Die Frau ist sehr erbost. (Den Sketch finden Sie im Internet an verschiedenen Stellen mithilfe der gängigen Suchmaschinen.)

a) Analysieren Sie das Streitgespräch dahingehend, welche versteckten Botschaften die Frau wahrnimmt. Orientieren Sie sich dabei an dem Kommunikationsmodell von Schulz von Thun.
b) An welcher Seite des Kommunikationsquadrats setzen die beiden jeweils ihren Schwerpunkt?

Lernfeld 2a

Patienten empfangen und begleiten

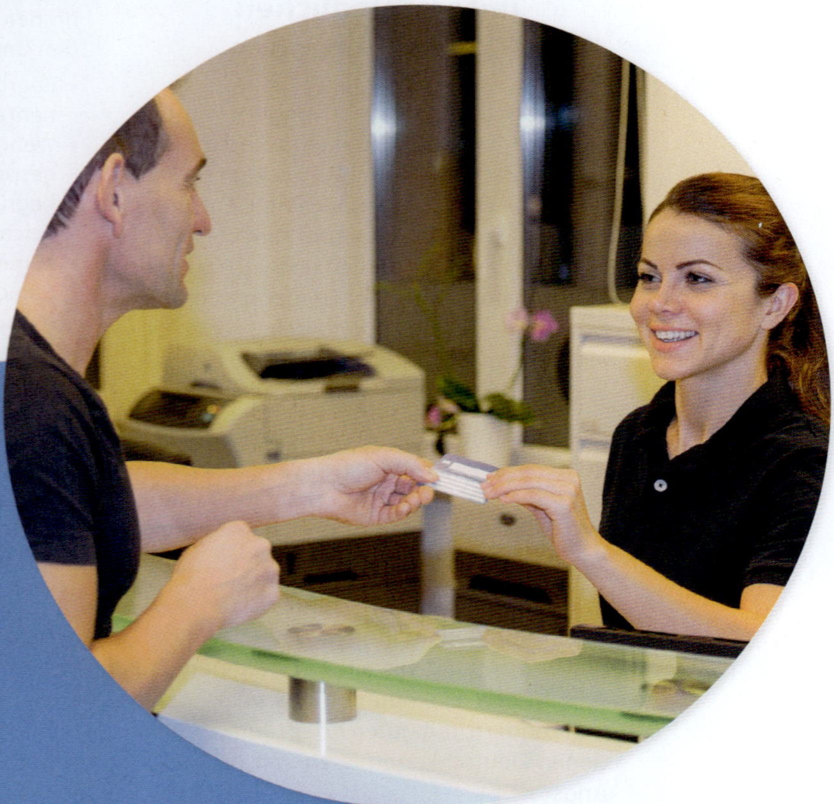

Patienten empfangen und verabschieden
Umgang mit Beschwerden
Patientendaten aufnehmen
Anamnese
Patientenlagerung
Befunderhebung
Abrechnungsgrundlagen
Datenschutz
Delegationsrahmen

2a Patienten empfangen und verabschieden

2a.1 Umgang mit unterschiedlichen Patientengruppen

Für Patienten ist es sehr wichtig, wie das Praxisteam mit ihnen umgeht. Sind die ZFA und der Zahnarzt freundlich, zeigen sie Verständnis? Die ZFA haben einen entscheidenden Einfluss darauf, ob Patienten sich in einer Praxis wohlfühlen und wiederkommen. Ein unfreundlicher Umgang ist oft ein Grund, die Praxis zu wechseln. Sogar bei einer guten Behandlung kann es zu dieser Entscheidung kommen.

Meistens findet der erste Kontakt der Patienten mit einer ZFA bei der Terminvereinbarung oder beim Betreten der Praxis statt. In diesen Situationen ist der erste Eindruck daher oft entscheidend.

Es kommen die unterschiedlichsten Menschen zur Behandlung in eine Zahnarztpraxis. Von jung bis alt, mit geringem bis sehr gutem Einkommen, aus verschiedenen Ländern, mit guten oder kaum vorhandenen Deutschkenntnissen, mit und ohne Angst …

Eine entscheidende Regel ist: ZFA behandeln alle Patienten mit dem gleichen Respekt und sind dabei patientenorientiert. Patientenorientiert bedeutet hier, dass die ZFA einfühlsam ist und herausfindet, was dieser eine Patient im Umgang mit ihm braucht. Benötigt er Hilfe, Unterstützung oder eine andere individuelle Betreuung? Das herauszufinden bedeutet, feinfühlig zu sein, sich mit den unterschiedlichen Bedürfnissen zu beschäftigen und sie zu erkennen.

Bei manchen Patienten und in manchen Situationen ist ein professionelles Verhalten der ZFA besonders wichtig.

Allgemeine Verhaltensregeln für den Empfang von Patienten und den Umgang mit Patienten

- Begrüßen und verabschieden Sie Patienten freundlich mit einem Lächeln.
- Wenn Sie z. B. wegen eines Telefongesprächs einen Patienten nicht sofort begrüßen können, geben Sie ihm ein Zeichen, dass Sie sich gleich um ihn kümmern werden.
- Sprechen Sie Patienten mit ihren Namen an.
- Halten Sie bei Gesprächen Blickkontakt und bleiben Sie immer freundlich.
- Sprechen Sie langsam, ruhig und deutlich.
- Lassen Sie Patienten ausreden.
- Begleiten Sie neue Patienten ins Wartezimmer und aus dem Wartezimmer in das Behandlungszimmer.

Angstpatienten müssen in ihrer Angst ernst genommen werden. Manchmal sagen Patienten nicht, dass sie Angst haben. Aber es gibt Zeichen dafür, die eine ZFA beobachten kann: Zum Beispiel Schwitzen, unsicherer Blick, unruhige Beine und Hände, schnelle Atmung.

TIPP Sagen Sie einem Angstpatienten auf keinen Fall: „Sie brauchen keine Angst zu haben." „So schlimm wird das bestimmt nicht." Das wird den Patienten nicht beruhigen. Unter Umständen entsteht eher der Eindruck, dass die ZFA die Angst nicht ernst nimmt.
Besser ist es, mit dem Patienten zu sprechen und ihn dadurch abzulenken. Erklären Sie den Behandlungsablauf und bieten Sie Möglichkeiten, den Stress abzubauen, zum Beispiel mit Musik oder mit einem Stressball. In manchen Fällen können Akupunktur oder Hypnose hilfreich sein.

Schmerzpatienten brauchen ein verständnisvolles und einfühlsames Verhalten des Praxisteams. Jeder Patient mit Schmerzen muss ernst genommen werden. Manchmal bringen Schmerzpatienten den Tagesablauf komplett durcheinander. Trotzdem müssen sie das Gefühl haben, willkommen zu sein und möglichst schnell Hilfe zu bekommen.

Gereizte Patienten sind manchmal eine besondere Herausforderung. Manche Patienten werden unfreundlich, wenn sie länger als gedacht warten müssen. Ihren Ärger bekommen dann meistens die ZFA zu spüren.

Wie reagiert eine ZFA in diesen Fällen professionell?

Umgang mit gereizten/verärgerten Patienten

- Bleiben Sie bei einem Konflikt ruhig und gelassen, auch wenn der Patient unfair und beleidigend wird. Je mehr Ruhe Sie ausstrahlen, umso schneller wird sich auch der Patient beruhigen.
- Lassen Sie dem Patienten Zeit, seinen Ärger zu erklären. Unterbrechen Sie ihn nicht.
- Halten Sie Blickkontakt. Damit zeigen Sie dem Patienten, dass Sie ihm zuhören und ihn ernst nehmen. Gleichzeitig strahlen Sie damit auch Sicherheit aus.
- Sagen Sie dem Patienten, dass Sie Verständnis für ihn haben. Ein „Ich kann verstehen, dass Sie verärgert sind …" wirkt manchmal schon beruhigend.
- Wenn der Patient sich im Gespräch nicht beruhigt, bitten Sie ihn möglichst in ein anderes Zimmer und verständigen Sie den Zahnarzt.

Bewegungseingeschränkte Patienten sollten im nächstgelegenen Zimmer behandelt werden, damit die Wege möglichst kurz sind. Diese Patienten benötigen häufig Gehhilfen oder Rollstühle. Zahnmedizinische Fachangestellte fragen die Patienten, ob sie Unterstützung benötigen. Auf keinen Fall drängen sie ihre Hilfe auf oder handeln, ohne gefragt zu werden oder vorher zu fragen.

Sinneseingeschränkte Patienten haben Probleme beim Hören und Sehen. Die ZFA erfragt auch hier, ob und welche Art der Unterstützung sie benötigen. Manche Menschen sprechen bei hörgeschädigten Patienten unnötig laut. Das Gesagte bekommt dadurch häufig einen unfreundlichen Ton. Bei sehbehinderten Patienten ist es oftmals sinnvoll, etwas zu beschreiben. Das Team sollte immer sagen, was als nächstes geschieht. Dann können die Patienten sich darauf vorbereiten.

TIPP Sprechen Sie bei hörgeschädigten Patienten langsam und deutlich. Schauen Sie den Patienten beim Sprechen direkt an. Das macht das Verstehen einfacher.

Die Verabschiedung von Patienten ist genauso wichtig wie der Empfang. Damit hinterlässt man einen letzten Eindruck des Zahnarztbesuchs.

Die Verabschiedung beginnt, nachdem die Behandlung beendet ist. Die ZFA im Behandlungsraum säubert, wenn nötig, das Gesicht des Patienten. Bei größeren Eingriffen fragt sie den Patienten, ob es ihm gut geht. Sie entlässt den Patienten aus dem Behandlungsraum mit einem Lächeln und eventuell mit einem Lob.

An der Rezeption fragt die ZFA einen neuen Patienten, ob er im Recall-System aufgenommen werden möchte. Stimmt er zu, lässt sie sich die Genehmigung mit einer Unterschrift bestätigen. Wenn erforderlich, werden mit dem Patienten neue Termine vereinbart. Es macht einen guten Eindruck, zu fragen, ob der Patient noch Fragen oder Wünsche für seinen nächsten Besuch hat. Auch dadurch gibt die ZFA dem Patienten das Gefühl, willkommen zu sein.

Wenn der Patient die Praxis verlässt, gilt dasselbe wie für den Empfang: Eine freundliche Verabschiedung mit einem Lächeln und die Anrede mit dem Namen gibt dem Patienten ein gutes Gefühl. Er wird sich über die persönliche Ansprache freuen. Das schafft außerdem eine Verbindlichkeit, sodass der Patient wiederkommt.

2a.2 Umgang mit Beschwerden

Zugegeben: Es ist nicht angenehm, wenn Patienten sich beschweren. Denn damit machen sie möglicherweise auf Fehler aufmerksam. Trotzdem sind Beschwerden positiv zu bewerten: Wenn Patienten sich beschweren, möchten Sie eigentlich Patient dieser Praxis bleiben. Wenn es ihnen egal wäre, würden sie einfach die Praxis wechseln.

Außerdem erkennt das Praxisteam Fehler, die vielleicht sonst nicht aufgefallen wären. Beschwerden helfen auch zu erkennen, wie sehr Patienten etwas stört.

Wenn Patienten sich direkt beschweren, sollte Ihnen vermittelt werden, dass man sich umgehend um den Grund der Beschwerde kümmern wird. Am besten ist es, ihnen mitzuteilen, in welchem Zeitraum eine Lösung des Problems erfolgen kann. Patienten merken sich, wenn das Praxisteam sich bemüht, sie zufriedenzustellen. Wenn es nicht möglich ist, ein Problem zu beseitigen, sollte der Patient darüber informiert werden.

Telematikinfrastruktur ▶ S. 33

Damit keine Beschwerde übersehen wird und damit das gesamte Team von der Beschwerde weiß, sollte das Praxisteam zum Beispiel auf Teamsitzungen darüber berichten. Beschwerden sind eine Chance, Fehler zu erkennen und Schwachstellen zu verbessern!

TIPP Fordern Sie die Patienten direkt auf, sich zu beschweren! Das hört sich zunächst erstaunlich an, ist aber sinnvoll. Der Fachbegriff dafür ist „Aktives Beschwerdemanagement“. Geben Sie den Patienten die Möglichkeit, Ihnen mitzuteilen, was sie gut finden und was sie stört. Das kann zum Beispiel mithilfe eines anonymen Fragebogens in der Praxis erfolgen. Oder Sie bitten Ihre Patienten, digital ihre Meinung zu äußern. Über die Möglichkeit der Beschwerde bzw. eines Feedbacks können Sie die Patienten bereits bei der Aufnahme oder bei der Verabschiedung nach ihrem ersten Termin informieren.

Feedback geben: Rückmeldung oder Bewertung durch eine andere Person

Die Patienten werden es mit Sicherheit wertschätzen, wenn sie bei ihrem nächsten Besuch die Veränderung bemerken.

2a.3 Aufnahme und Abgleich von Patientendaten

Zahnärzte nehmen vielfältige Daten ihrer Patienten auf. Dokumentiert werden die Personalien, die Anamnese und die Behandlungsdaten.

Elektronische Gesundheitskarte. Mithilfe der elektronischen Gesundheitskarte (eGK) werden die persönlichen Daten bei gesetzlich versicherten Patienten elektronisch aufgenommen. Sie dient als Nachweis einer bestehenden Krankenversicherung und wird zur Abrechnung benötigt. Außerdem hat die eGK noch weitere Funktionen im Rahmen der ▶Telematikinfrastruktur. Die eGK muss einmal im Quartal eingelesen werden.

Auf der Vorderseite (Bild 2a.1) enthält die eGK ab der 2. Kartengeneration mit dem Aufdruck 2.1 folgende Angaben und Daten:

1. Speicherchip
2. Vorname und Nachname des Versicherten
3. Name der Krankenkasse
4. Institutionsnummer/Kennnummer der Krankenkasse
5. persönliche Versichertennummer/Kennnummer des Versicherten
6. Foto (ab dem 15. Geburtstag notwendig)
7. CAN-Kartennummer
8. Kartenfolge-Nummer
9. Kartengeneration (z. B. G 2.1)
10. Kontaktloszeichen

Die elektronische Gesundheitskarte (eGK) ist ab Kartengeneration 2.1 mit der NFC-Technologie ausgestattet. NFC ist die Abkürzung für „Near Field Communication“ und bedeutet, dass der Datenaustausch kontaktlos erfolgen kann. Diese Funktion ist am Kontaktloszeichen auf der Vorderseite ⑩ zu erkennen. Für den kontaktlosen Zugriff wird die CAN Kartennummer ⑦ (CAN = Card-Access-Number) benötigt.

Sie muss im Lesegerät eingegeben werden, damit unbemerkte Kartenzugriffe vermieden werden.

Der Speicherchip ❶ enthält folgende Daten:
- Anschrift des Versicherten
- Versichertenstatus (1 = Mitglied, 3 = Familienangehöriger, 5 = Rentner)
- Geschlecht (männlich, weiblich, divers)
- Beginn des Versicherungsschutzes
- bei befristeter Gültigkeit der Karte das Datum des Fristablaufs
- Zuzahlungsstatus

Auf der Rückseite der eGK (Bild 2a.2) befinden sich folgende Angaben und Daten:
- ❶ Feld für die Unterschrift des Versicherten, bei unter 15-Jährigen des gesetzlichen Vertreters. Ohne eigenhändige Unterschrift ist die Karte nicht gültig.
- ❷ Kennnummer zur Identifizierung der richtigen Karte
- ❸ Gültigkeitsdatum der Europäischen Gesundheitskarte (EHIC = European Health Insurance Card)
- ❹ Geburtsdatum
- ❺ CE-Zeichen (Karte genügt den Anforderungen der EU), Entsorgungshinweis

Außerdem sind auf der Rückseite nochmals der Name, die Versichertennummer und die Institutionsnummer der Kasse aufgedruckt. Auf der Rückseite befindet sich auch die Europäische Krankenversicherungskarte (EHIC).

Telematikinfrastruktur (TI). Die Telematikinfrastruktur ist ein digitales, verschlüsseltes Kommunikationssystem.

Das System soll die Kommunikation und den Austausch von Daten zwischen Zahnärzten, Ärzten, Apotheken, Krankenhäusern und Krankenkassen erleichtern. Die elektronische Gesundheitskarte ist der Schlüssel zu den Anwendungen der Telematikinfrastruktur. Zu diesen Anwendungen gehört das Versichertenstammdatenmanagement (VSDM), mit dem online ein Abgleich der Daten auf der Karte mit den gespeicherten Daten bei der Krankenkasse erfolgt.

Medizinische Anwendungen sind der elektronische Medikationsplan/die Arzneimitteltherapie-Sicherheitsprüfung (eMP/AMTS), das Notfalldatenmanagement (NFDM) und die elektronische Patientenakte (ePA). Die Nutzung der medizinischen Anwendungen ist freiwillig und die Patienten können entscheiden, wer Zugriff haben darf. Die Daten werden von den Patienten mit einer persönlichen Identifikationsnummer (PIN) freigeschaltet. Für die Notfalldaten ist in der Regel keine PIN erforderlich.

Seit dem 1. Juli 2021 müssen alle Zahnarztpraxen die elektronische Patientenakte unterstützen, wenn die Patienten es wünschen. Die privaten Kassen stellen ihren Versicherten die ePA wahrscheinlich in 2023 zur Verfügung.

Weitere Anwendungen sind die elektronische Arbeitsunfähigkeitsbescheinigung (eAU) und das eRezept. Die eAU wird seit 01.01.2023 verpflichtend eingesetzt, das eRezept soll 2023 flächendeckend verfügbar sein.

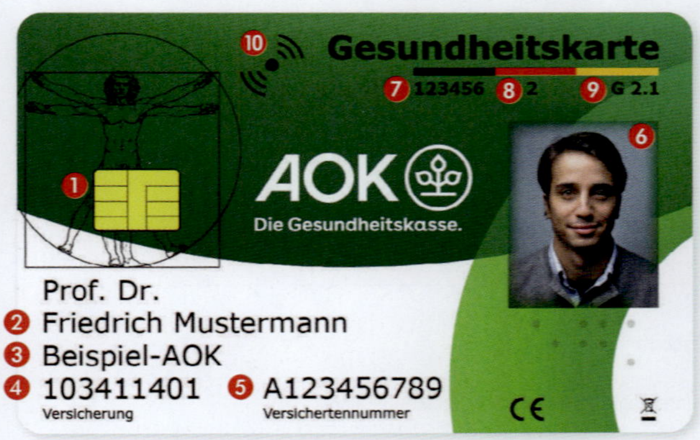

Bild 2a.1 Vorderseite der elektronischen Gesundheitskarte (eGK)

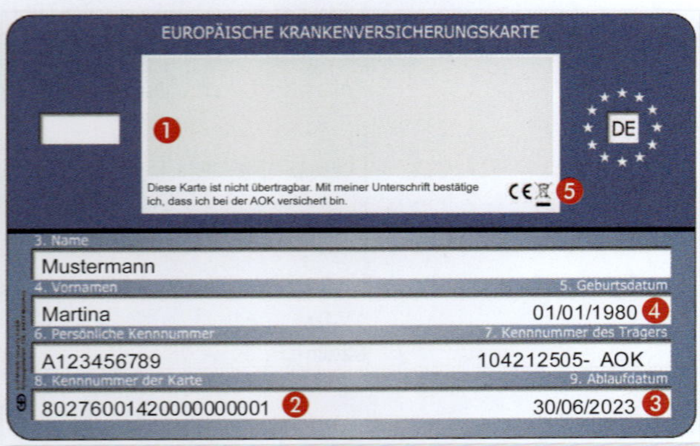

Bild 2a.2 Rückseite der elektronischen Gesundheitskarte (eGK)

Anamnese
von Anamnesis (gr.) = Erinnerung. Vorgeschichte einer Krankheit nach Angaben des Patienten

Diagnose
von Diagnosis (gr.) = Entscheidung. Erkennen und Benennen der Krankheit

2a.4 Anamnese

Vor der Behandlung eines neuen Patienten müssen eine umfangreiche Anamnese und eine Befunderhebung (Befundaufnahme) durchgeführt werden. Die dort gesammelten Informationen sind notwendige Voraussetzungen, um eine Diagnose stellen zu können und entsprechend behandeln zu können.

Man unterscheidet zwischen allgemeiner und spezieller Anamnese sowie der Familienanamnese.

Die allgemeine Anamnese (Bild 2a.3) umfasst Informationen über den allgemeinen

Patientenfragebogen

Name, Vorname ____ Geburtsdatum ____

Krankenkasse ____ Patient in unserer Praxis seit ____

Herzerkrankung / Herzfehler / Herz-OP	ja	nein	Wenn ja, welche?
Blutdruck (zu hoch / zu niedrig)	ja	nein	
Ohnmachtsneigung	ja	nein	
Blut- oder Gefäßerkrankungen	ja	nein	Wenn ja, welche?
Wundheilungsstörungen	ja	nein	
Rheuma	ja	nein	
Diabetes	ja	nein	
Schilddrüsenerkrankung	ja	nein	
Osteoporose	ja	nein	
Magen- / Darmerkrankung	ja	nein	
Lebererkrankungen	ja	nein	
Nierenerkrankung	ja	nein	
Lungenerkrankung / Asthma	ja	nein	
Epilepsie	ja	nein	
Andere medikamentenpflichtige Erkrankungen	ja	nein	Wenn ja, welche?
Sind Sie schwanger?	ja	nein	
Infektionskrankheiten (Hepatitis / HIV / Aids)	ja	nein	Wenn ja, welche?
Allergien / Unverträglichkeiten (Penicillin)	ja	nein	Wenn ja, welche?
Sind Sie Raucher?	ja	nein	Wenn ja, wie viele Zigaretten pro Tag?
Nehmen Sie regelmäßig Medikamente?	ja	nein	Wenn ja, welche?

Datum ____ Unterschrift ____

Alle Angaben unterliegen der ärztlichen Schweigepflicht.

Vielen Dank für Ihre Angaben

Bild 2a.3
Ausschnitt aus einem Anamnesebogen

Gesundheitszustand des Patienten. Es wird zum Beispiel nach Herz-/Kreislauferkrankungen und Stoffwechselerkrankungen wie Diabetes sowie nach Allergien gefragt. Gefährliche Infektionskrankheiten müssen bekannt sein, um Patienten und Praxisteam zu schützen und entsprechende Hygieneschutzmaßnahmen durchführen zu können.

Auch die Information über die Einnahme bestimmter Medikamente (z. B. gerinnungshemmende Mittel) ist notwendig für die zahnärztliche Behandlung. (Tabelle 2a.1)

Die allgemeine Anamnese wird mit einem Anamnesebogen erhoben. Der Patient füllt den Anamnesebogen aus (analog auf Papier oder digital auf dem Tablet), später muss er regelmäßig aktualisiert werden. Der Zahnarzt lernt so die medizinische Vorgeschichte des Patienten kennen. Er kann sich einen Überblick über die Krankheiten und Risikofaktoren des Patienten verschaffen.

TIPP Gehen Sie den Anamnesebogen nach dem Ausfüllen mit dem Patienten durch, damit es keine Missverständnisse gibt. Vermerken Sie wichtige Angaben auf der Karteikarte bzw. im Computer. Machen Sie sich mit dem Anamnesebogen vertraut, damit Sie Fragen des Patienten beantworten können. Es kann hilfreich sein, einen Anamnesebogen in englischer Sprache und eventuell anderen Sprachen bereitzuhalten, falls die Kommunikation auf Deutsch Probleme bereitet.

Wonach wird gefragt? (Auswahl)	Warum sind die Angaben wichtig? (Beispiele)
Herzerkrankungen/ Kreislauferkrankungen	• Wichtig für die Auswahl des Betäubungsmittels, Anästhetika mit dem Inhaltsstoff ▸Adrenalin dürfen z. B. nicht bei Patienten mit hohem Blutdruck oder Erkrankungen der Herzkranzgefäße eingesetzt werden. • Bestimmte Herzerkrankungen erfordern vor einer Behandlung eine ▸Endokarditisprophylaxe.
Diabetes (Zuckerkrankheit)	• Wichtig für die Wahl des Betäubungsmittels, weil durch bestimmte Inhaltsstoffe der Blutzuckerspiegel ansteigen könnte. • Es gibt einen Zusammenhang zwischen Diabetes und Entzündungen des Zahnhalteapparates.
Infektionskrankheiten (z. B. ▸HIV, Hepatitis)	• Schutz des Patienten, zum Beispiel müssen Medikamente aufeinander abgestimmt werden.
▸Asthma bronchiale	• Bei einer professionellen Zahnreinigung darf nicht mit Airflow gearbeitet werden. Der Pulverstrahl kann Atembeschwerden hervorrufen.
Medikamente	• Vom Zahnarzt verschriebene oder verabreichte Medikamente müssen abgestimmt sein auf Medikamente, die der Patient schon einnimmt. Einige Medikamente können sich in ihrer Wirkung gegenseitig verstärken (Wechselwirkung) oder abschwächen und behandlungsrelevante Nebenwirkungen haben. • Medikamente, die die Blutgerinnung hemmen (z. B. Marcumar/ASS), könnten bei chirurgischen Eingriffen zu starken Blutungen führen. Hier ist eine Rücksprache mit dem Hausarzt erforderlich.
Schwangerschaft	• Schwangere Frauen sollten nach Möglichkeit nicht geröntgt werden. • Die Wahl des Betäubungsmittels ist eingeschränkt. • Viele Medikamente dürfen Schwangere nicht einnehmen, bestimmte Füllungsmaterialien dürfen nicht verwendet werden oder nur in Ausnahmefällen. • Schwangere werden besonders gelagert.
Allergien	• Zur Vermeidung von allergischen Reaktionen, Patienten können auf Betäubungsmittel, Medikamente (z. B. Penicillin) oder bestimmte Materialien (z. B. Latex) allergisch reagieren.
Komplikationen bei vorangegangenen zahnärztlichen Behandlungen	• Gibt eine allgemeine Übersicht über Risikofaktoren, die nicht auf dem Anamnesebogen aufgeführt sind.

Tabelle 2a.1 Begründungen für einige Fragen der allgemeinen Anamnese

Adrenalin = Hormon ▸S. 165

Endokarditisprophylaxe ▸S. 193

HIV, Hepatitis ▸S. 76 ff.

Asthma bronchiale ▸S. 253

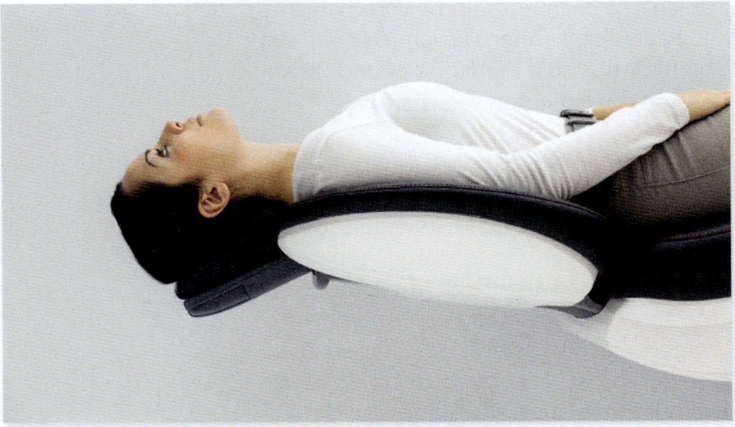

Bild 2a.4 Lagerung des Patienten bei der Behandlung im Oberkiefer (Prämolaren/Molaren)

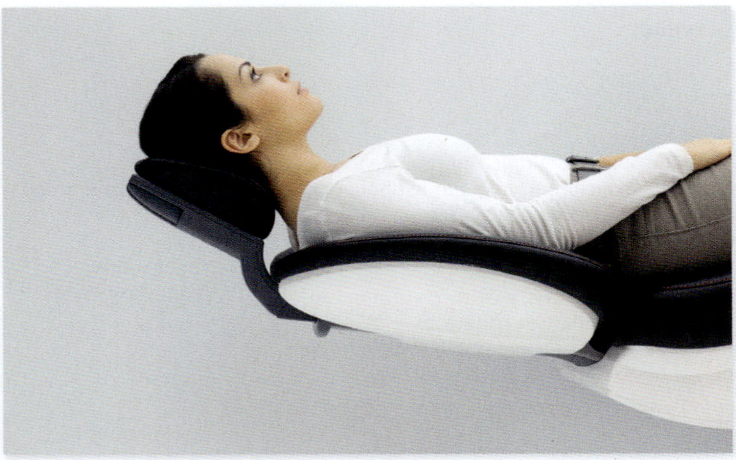

Bild 2a.5 Lagerung des Patienten bei der Behandlung im Unterkiefer

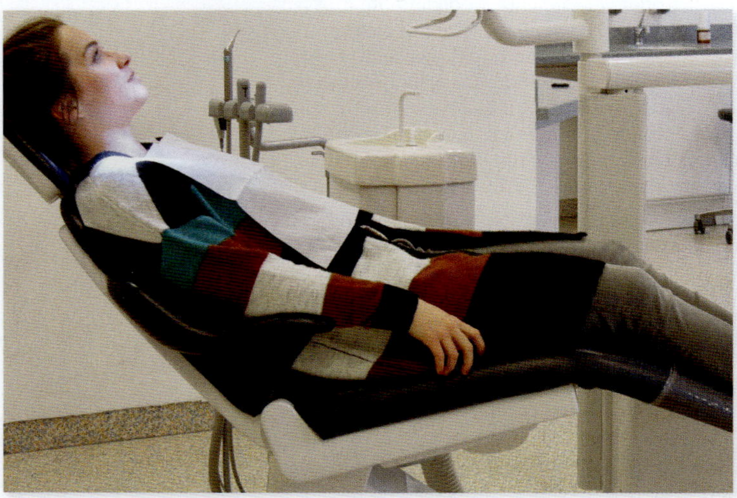

Bild 2a.6 Lagerung des Patienten bei der Behandlung im Unterkiefer mit erhöhter Rückenlehne

Die spezielle Anamnese bezieht sich auf den Grund des Zahnarztbesuches. Hier werden z.B. Beschwerden und akute Schmerzen, Mundhygienegewohnheiten, die erfolgten zahnärztlichen Behandlungen und die zahnmedizinisch bedeutsamen Lebensgewohnheiten (Stress, Ernährung usw.) des Patienten ermittelt.

Familienanamnese. Sie erfolgt, um erblich bedingte Besonderheiten erkennen zu können (z.B. Allergien, Tumorerkrankungen, Zahnunterzahl, Zahnüberzahl, echtes Diastema). Dadurch können Frühbehandlungen eingeleitet oder vorbeugende Maßnahmen ergriffen werden.

2a.5 Patientenlagerung

Die Behandlung eines Patienten soll für alle Beteiligten möglichst wenig belastend sein und entspannt durchgeführt werden können. Dabei muss auch berücksichtigt werden, wie der Patient auf dem Behandlungsstuhl gelagert wird. Zum einen soll die Lagerung auf den Patienten abgestimmt sein, damit er sich bei der Behandlung möglichst wohl und sicher fühlt. Zum anderen muss die Lagerung so erfolgen, dass der Zahnarzt und die assistierende ZFA eine gute Sicht auf den zu behandelnden Bereich haben und möglichst ergonomisch sitzen können.

Behandlung im Oberkiefer. Die Behandlung im Oberkiefer wird am liegenden Patienten durchgeführt. Der Behandlungsstuhl wird in eine waagerechte Position gebracht. Kopf und Knie des Patienten sind auf einer Höhe. Anschließend wird der Kopf des Patienten mithilfe der Kopfstütze in eine der Behandlung entsprechende Stellung gebracht (Bild 2a.4).

Behandlung im Unterkiefer. Auch die Behandlung am Unterkiefer kann am liegenden Patienten durchgeführt werden. Der Mund des Patienten zeigt dabei nach oben, dadurch ist eine gute Sicht in die Mundhöhle gewährleistet. Mithilfe der Kopfstütze wird der Kopf so positioniert, dass alle Bereiche gut zu sehen sind (Bild 2a.5).

Einige Zahnärzte bevorzugen eine andere Position des Patienten: Die Rückenlehne wird so weit nach hinten gekippt, dass der Patient in einer halbsitzenden Position ist (Bild 2a.6).

Patientenlagerung in besonderen Situationen. Grundsätzlich muss die Lagerung häufig auf den Patienten abgestimmt sein. Bei einigen Personengruppen kann die Liegeposition problematisch werden. Beispiele dafür sind: Ältere Patienten (Senioren) fühlen sich manchmal unsicher, wenn die Rückenlehne nach hinten gefahren wird. Bei Schwangeren können in den letzten Schwangerschaftsmonaten z. B. Übelkeit, Atemnot und Kreislaufstörungen in der Liegeposition auftreten (▶Vena-Cava-Kompressionssyndrom).

Deshalb wird die Patientin halb aufrecht (Bild 2a.7) bzw. auf die linke Körperseite gelagert, die rechte Hüfte ist mit einem Kissen etwas abgestützt. Beim Aufrichten muss darauf geachtet werden, dass die Patienten langsam in die Sitzposition gebracht werden. Asthmatiker und Patienten mit Herzerkrankungen werden in der Regel ebenfalls in der halbsitzenden Position behandelt.

TIPP Informieren Sie den Patienten, bevor sie die Rückenlehne nach hinten bewegen. Einige Patienten reagieren ängstlich, weil sie das Gefühl haben, vom Behandlungsstuhl zu rutschen.

Rückenprobleme sind bei zahnmedizinischen Fachangestellten verbreitet. Das Verdrehen des Rückens oder eine verkrampfte Haltung beim Assistieren können zu Verspannungen der Hals- und Rückenmuskulatur und Problemen mit der Wirbelsäule führen.

Tipp: Beugen Sie rechtzeitig vor! Achten Sie auf eine ergonomische Sitzhaltung bei der Assistenz. Bewegen Sie sich zwischendurch. Stärken Sie Ihre Rückenmuskulatur durch entsprechende sportliche Aktivitäten. Weitere Tipps bekommen Sie auch bei der für Sie zuständigen Berufsgenossenschaft, der BGW.

Diastema: erblich bedingte Lücke zwischen den mittleren Schneidezähnen, meistens im Oberkiefer

Vena-Cava-Kompressionssyndrom ▶S. 239

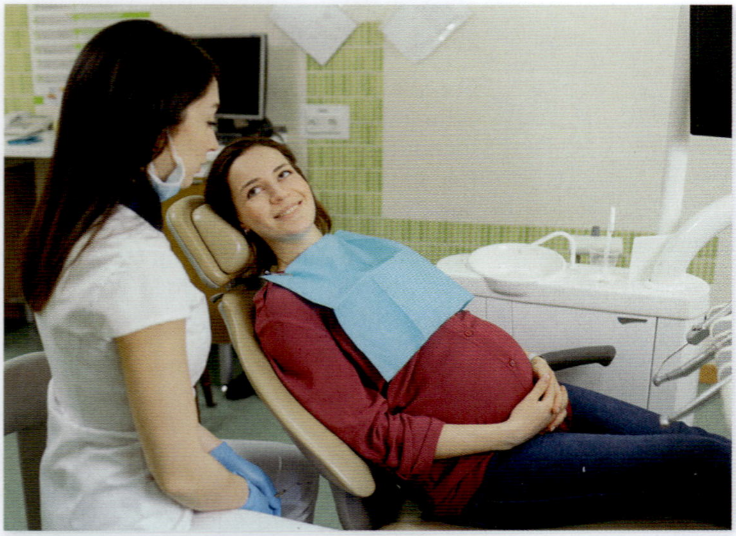

Bild 2a.7 Lagerung einer schwangeren Patientin

2a.6 Befunderhebung

BEMA ▸S. 41

Bevor die Behandlung beginnt, untersucht der Zahnarzt seinen Patienten. In der Fachsprache heißt es: Es wird ein Befund erhoben bzw. es wird eine Befunderhebung durchgeführt. Das Ergebnis der Untersuchung ist der Befund.

Man unterscheidet den Allgemeinbefund und den speziellen Befund. Beim Allgemeinbefund wird das gesundheitliche Erscheinungsbild des Patienten festgestellt. Dabei werden z. B. der allgemeine Ernährungszustand des Patienten, der Zustand der Haut und ihre Durchblutung begutachtet.

2a.6.1 Spezieller Befund

Der spezielle Befund beim Zahnarzt wird extraoral und intraoral erhoben. Die Untersuchungstechniken sind die Inspektion, die Palpation, die Perkussion und die Auskultation (Tabelle 2a.2).

extraoral
von extra (lat.) = außerhalb, äußerlich des Mundes

intraoral
von intra (lat.) = innerhalb, innerlich des Mundes;
oral = zum Mund

Trepanation ▸S. 170

Pulpa ▸S. 114

Extraorale Befunderhebung. Der Kopfbereich und Halsbereich werden von außen untersucht.

Intraorale Befunderhebung. Die ganze Mundhöhle wird von innen untersucht. Dazu gehören Mundvorhof, Lippen, Gaumen, Wangen, Zunge, Mundboden, Rachen und die Zähne. Das Untersuchungsergebnis der Zähne wird auch Zahnstatus genannt. Der Befund ist die Grundlage für den Behandlungsverlauf.

Nach der Untersuchung der Mundhöhle wird der Befund dokumentiert. Die Mindestangaben laut ▸BEMA sind:

- Zähne mit Karies werden mit einem „c" gekennzeichnet,
- zerstörte Zähne mit einem „z" und
- fehlende Zähne mit einem „f".
- Zahnstein, Mundkrankheit, Sonstiges (z. B. Fistel).

Der Befund wird im Computer in ein entsprechendes Schema eingegeben. Die Befunddokumentation in einer Karteikarte erfolgt mithilfe von eingedruckten Befundschemata, Stempeln oder Aufklebern. Zusätzlich werden z. B. die Ergebnisse einer Untersuchung des Zahnhalteapparates und prothetische Versorgungen dokumentiert.

Sensibilitätsprüfung. Ein vitaler (lebender) Zahn spürt Reize wie Wärme oder Kälte durch den Zahnschmelz hindurch. Bei der Sensibilitätsprüfung (Vitalitätsprüfung) werden einzelne Zähne Reizen ausgesetzt. Es gibt drei unterschiedliche Möglichkeiten, die Zahnsensibilität zu überprüfen:

- Reaktion auf Temperatur (Kältereize, selten Reizung mit Wärme),
- elektrische Reizung durch schwachen Strom, der sogenannte „Elektrotest" (mit einem elektrischen Pulpaprüfer),
- Reaktion auf Anbohren (Probe-▸Trepanation, „Bohrprobe", in Ausnahmefällen).

In den meisten Fällen wird die Kälteempfindlichkeit getestet, weil Kälte die ▸Pulpa im Gegensatz zu großer Wärme nicht schädigt und auch bei großen Füllungen oder Kronen noch zuverlässig funktioniert.

	Terminus	extraoral	intraoral
Betrachten	Inspektion	• Untersuchung des Kopf- und Halsbereiches, Hautfarbe, Hautveränderungen, Schwellungen, Lippenschluss, Symmetrie des Gesichts	Untersuchung der Mundhöhle
Tasten	Palpation	• Untersuchung der Lymphknoten, • Überprüfung der Kiefergelenksfunktion	Untersuchung der Zähne auf Veränderungen der Zahnhartsubstanzen, Untersuchung der Mundschleimhaut
Beklopfen	Perkussion		Untersuchung des Zahnbettes zur Diagnostizierung von Entzündungen
Abhören	Auskultation	kommt in der Zahnarztpraxis normalerweise nicht vor	

Tabelle 2a.2 Untersuchungstechniken

Zum Testen der Empfindlichkeit wird ein Wattepellet mit Kältespray angesprüht (–30 °C) und von außen an den Zahn gehalten. Dieses Verfahren gilt heute als Standard, da es an allen Zähnen (auch an Kronen und bei großen Füllungen) durchgeführt werden kann. Allerdings ist eine graduelle (unterschiedlich stärkere oder schwächere) Reizung nicht möglich.

Röntgenbefunde geben zusätzliche Informationen für einen vollständigen Befund. Um den gesamten Kieferbereich übersichtlich darstellen zu können, werden für die kieferorthopädische, chirurgische oder prothetische Planung Übersichtsaufnahmen (Panoramaschichtaufnahmen) gemacht. Für die Kariesdiagnostik im approximalen Bereich werden ▸Bissflügelaufnahmen angefertigt.

Röntgenaufnahmen ▸S. 390 ff.

2a.6.2 Das Grundbesteck

Zum zahnärztlichen Grundbesteck gehören Zahnsonde, Mundspiegel und Collegepinzette (Tabelle 2a.3). Für jede Behandlung eines Patienten muss das Grundbesteck vorbereitet und zurechtgelegt werden (Bild 2a.8). Oft wird noch eine Parodontal-Sonde dazugelegt.

Das zahnärztliche Grundbesteck wird auch zahnärztliches Trias oder Grundinstrumentarium genannt.

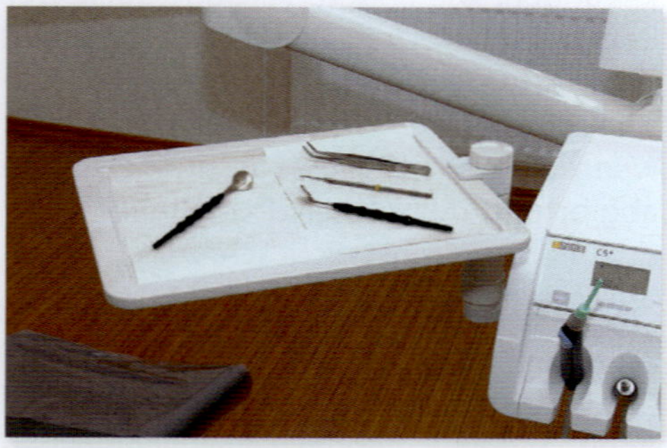

Bild 2a.8 Vorbereitetes Grundbesteck

	Spiegel	Sonden	Pinzetten
Abbildung	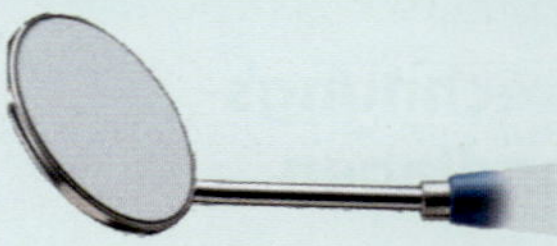	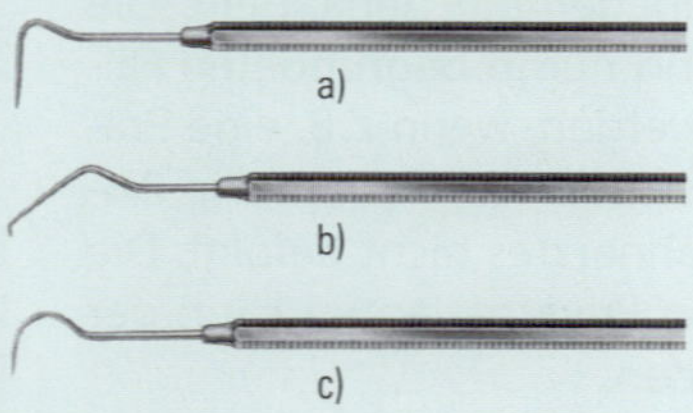	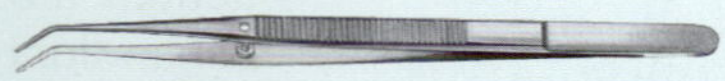
Benennung	Mundspiegel • plan (flach, eben): ohne Vergrößerung • konkav (nach innen gewölbt): Vergrößerung	a) Sondiersonde b) Häkchensonde c) Sichelsonde	Collegepinzette
Verwendung	• Abhalten von Wangen, Lippen und Zunge • Ermöglicht die Sicht in Bereiche der Mundhöhle, die man nicht direkt sehen kann • Dient als indirekte Lichtquelle (Reflektor)	Ertasten von z. B. kariösen Defekten, scharfen Kanten, Randschlüssen von Füllungen oder Kronenrändern	Greifen und Festhalten von z. B. Watterollen, Zahnteilen, Fremdkörpern etc.
Besonderes	zerkratzte Spiegel aussortieren	• stumpfe, verbogene Sonden aussortieren, • Verletzungsgefahr bedenken	• die Branchen der Collegepinzette sind sehr empfindlich; prüfen, ob die Branchen-Enden genau aufeinander treffen (Branchen: Bezeichnung für die Arme von schneidenden, fassenden oder feststellbaren Instrumenten)

Tabelle 2a.3 Das Grundbesteck

2a.7 Behandlungsvertrag und Pflichten des Zahnarztes

Die zahnärztliche Behandlung erfolgt rechtlich auf der Grundlage eines Behandlungsvertrages. Dieser Vertrag entsteht durch zwei übereinstimmende Willenserklärungen, wie andere Verträge auch. Der Behandlungsvertrag kann auf verschiedene Arten zustande kommen: Zum Beispiel durch eine Terminvereinbarung oder wenn ein Patient seine Gesundheitskarte abgibt und der Zahnarzt die Behandlung durchführt. Er muss nicht schriftlich mit Unterschriften erfolgen.

Aus dem Behandlungsvertrag ergeben sich für den Zahnarzt und seine Mitarbeiter gegenüber dem Patienten viele Pflichten, beispielsweise:

Vertragszahnarzt: Zahnarzt mit Zulassung zur Versorgung gesetzlich versicherter Patienten

Behandlungspflicht. Vertragszahnärzte müssen gesetzlich krankenversicherte Patienten (Kassenpatienten) behandeln. Die Behandlung kann nur in begründeten Fällen abgelehnt werden, wenn z. B. eine Praxis überlastet ist oder ein Patient die Anordnung des Zahnarztes nicht befolgt. Die Behandlung von Privatpatienten kann der Zahnarzt ablehnen.

In Notfällen ist ein Zahnarzt zur Behandlung verpflichtet. Kein Patient darf im Notfall abgewiesen werden.

TIPP Auch wenn es kurz vor Ende der Sprechstunde ist: Notfallpatienten dürfen nicht „abgewimmelt“ werden. Seien Sie auch in diesem Fall respektvoll und einfühlsam. Zeigen Sie Verständnis und machen Sie sich Ihre Verantwortung bewusst, einem Menschen mit Schmerzen zu helfen. Halten Sie im Zweifelsfall Rücksprache mit dem Zahnarzt.

Sorgfaltspflicht. Der Zahnarzt hat dafür zu sorgen, dass alles nach den anerkannten Fachstandards getan wird, was dem Patienten helfen kann.

Aufklärungspflicht. Der Patient muss über Art und Umfang eines Eingriffes informiert werden, um über dessen Durchführung entscheiden zu können.

Dokumentationspflicht. Alle Feststellungen (Befunde, Diagnosen) und Behandlungsmaßnahmen müssen aufgezeichnet werden.

Schweigepflicht. Als Grundlage für das Vertrauensverhältnis zwischen Zahnarzt und Patient dürfen keine persönlichen Daten und Informationen an andere Personen weitergegeben werden. Die Schweigepflicht gilt für Zahnärzte und deren Mitarbeiter.

Aufbewahrungspflicht. Der Zahnarzt muss die Patientenakte für die Dauer von zehn Jahren nach Abschluss der Behandlung aufbewahren, soweit nicht nach anderen Vorschriften andere Aufbewahrungsfristen bestehen.

2a.8 Abrechnungsgrundlagen

Kostenträger. Die Kosten für die zahnärztliche Behandlung übernehmen die Krankenkassen. Man nennt sie auch Kostenträger der Krankenversicherung. Es werden unterschieden:

- Kostenträger der gesetzlichen Krankenversicherung
  - Primärkassen, z. B. Allgemeine Ortskrankenkassen (AOK), Betriebskrankenkassen (BKK)
  - Ersatzkassen, z. B. Techniker Krankenkasse (TK), BARMER
- Kostenträger der privaten Krankenversicherung
  - private Krankenkassen

Je nach Kostenträger werden Kassenpatienten und Privatpatienten unterschieden.

Bestimmte Personen müssen keiner gesetzlichen Krankenkasse angehören. Für diese Personen übernehmen sonstige Kostenträger die Kosten der Behandlung. Sonstige Kostenträger sind z. B. die Bundeswehr und die Polizei.

Der einheitliche Bewertungsmaßstab (BEMA) ist die Grundlage für die Abrechnung von Behandlungen bei Patienten, die gesetzlich krankenversichert sind (Kassenpatienten). Im BEMA sind die Leistungen enthalten, deren Kosten von den Krankenkassen ganz oder teilweise übernommen werden. Auch sonstige Kostenträger nutzen den BEMA als Abrechnungsgrundlage. Der BEMA ist in fünf Teile gegliedert: (Tabelle 2a.4).

Jede Leistung im BEMA hat eine bestimmte Punktzahl. Die Punktzahl wird mit einem Punktwert multipliziert. Das Ergebnis dieser Berechnung ist das Honorar, das der Zahnarzt erhält (Bild 2a.9). Der Punktwert wird in jährlichen Verhandlungen zwischen den kassenzahnärztlichen Vereinigungen der Länder und den Landesverbänden der Krankenkassen verhandelt und veröffentlicht.

	Inhalt	Kürzel
Teil 1	Konservierende und chirurgische Leistungen und Röntgenleistungen	KCH
Teil 2	Behandlungen von Verletzungen des Gesichtsschädels (Kieferbruch), Kiefergelenkserkrankungen (Aufbissbehelfe) und obstruktiver Schlafapnoe (Unterkieferprotrusionsschiene)	KB
Teil 3	Kieferorthopädische Behandlung	KFO
Teil 4	Systematische Behandlung von Parodontitis und anderen Parodontalerkrankungen	PAR
Teil 5	Versorgung mit Zahnersatz und Zahnkronen	ZE

Tabelle 2a.4 Einteilung des BEMA

Leistungsabrechnung bei Kassenpatienten. Leistungen sind alle Maßnahmen/Behandlungen für einen Patienten. Die kassenzahnärztliche Vereinigung (KZV) ist zuständig für die Abrechnung der kassenzahnärztlichen Leistungen. Sie prüft die Leistungsabrechnung der Zahnärzte, fordert das Honorar von den Kassen ein und überweist es an den Zahnarzt.

Beispiel:

Sensibilitätsprüfung	Bewertungszahl: 6

Formel:

Bewertungszahl (aus BEMA)	·	aktueller Punktwert der Kasse	=	Preis der Leistungen in Euro

Berechnung:

6	·	1,2054	=	7,23 €
(Bewertungszahl)		(Punktwert)		(Honorar)

Verteilungspunktwert KCH Primärkassen ab 1.1.2022 (KZV Hamburg)

Bild 2a.9 Berechnungsformel mit Berechnungsbeispiel

Bei der Quartalsabrechnung werden die erbrachten Leistungen am Ende eines Quartals bei der KZV eingereicht (Bild 2a.10). Die Abrechnung für Behandlungen aus Teil 2 (KBR) und Teil 5 (ZE) des BEMA erfolgt monatlich. Für die Behandlungen aus Teil 4 (PAR) gilt: Ein Teil der Behandlung kann direkt nach der Durchführung der Leistungen abgerechnet werden, danach erfolgt die Abrechnung monatlich. Die Abrechnungsdaten werden mithilfe elektronischer Datenübermittlung an die KZV geschickt.

Ein Quartal ist ein Vierteljahr = 3 Monate
1. Quartal: 01.01. bis 31.03. (Januar, Februar, März)
2. Quartal: 01.04. bis 30.06. (April, Mai, Juni)
3. Quartal: 01.07. bis 30.09. (Juli, August, September)
4. Quartal: 01.10. bis 31.12. (Oktober, November, Dezember)

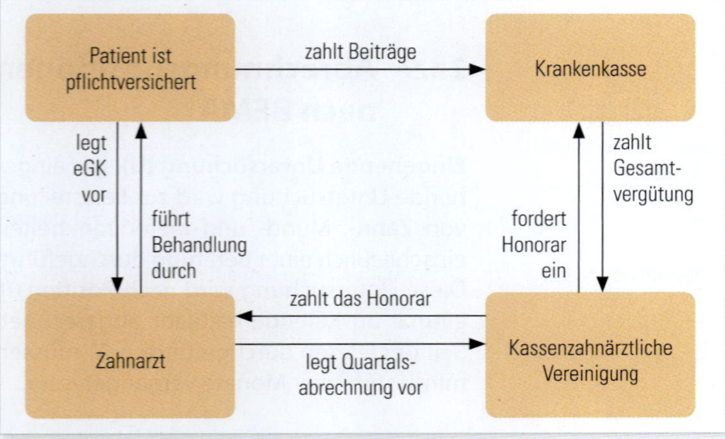

Bild 2a.10 Vorgang der Leistungsabrechnung bei gesetzlich Versicherten

Gebührenordnung für zahnärztliche Leistungen (GOZ). Für die Abrechnung von Privatleistungen gelten die Gebührenordnung für Zahnärzte (GOZ) und zum Teil die Gebührenordnung für Ärzte (GOÄ).

Privatpatienten sind in keiner gesetzlichen Krankenkasse oder über sonstige Kostenträger versichert. Sie bekommen eine Rechnung (Liquidation) und müssen den Betrag an den Zahnarzt zahlen.

Privatpatienten
- können bei einer privaten Krankenversicherung versichert sein.
- können die Kosten selbst übernehmen und auf eine Versicherung verzichten.
- erhalten – als Beamte – eine Beihilfe ihres Dienstherrn; das Restrisiko kann durch eine private Krankenversicherung abgedeckt werden.

Liquidation von liquide (lat. / fr.) = flüssig: u. a. Kostenabrechnung freier Berufe

Privatliquidation. Für die Abrechnung von Leistungen bei Privatpatienten gibt es keine vorgeschriebenen Formulare. Allerdings müssen Liquidationen laut GOZ bestimmte Angaben enthalten. Dazu gehören z. B.
- das Datum, an dem die Leistung erbracht worden ist,
- die Gebührennummer und die Bezeichnung der einzelnen berechneten Leistungen, eventuell mit einer angebenen Mindestdauer
- eine verständliche Bezeichnung des behandelten Zahnes,
- den jeweiligen Betrag und Steigerungssatz.

2a.9 Abrechnungspositionen nach BEMA

Erkrankungen des Parodontiums ▸S. 183 ff.

Fluoridlack ▸S. 303

Eingehende Untersuchung (U). Die eingehende Untersuchung wird zur Feststellung von Zahn-, Mund- und Kieferkrankheiten einschließlich einer Beratung durchgeführt. Diese Untersuchung wird nach Position 01 einmal im Kalenderhalbjahr abgerechnet. Seit der letzten durchgeführten 01 müssen mindestens vier Monate vergangen sein.

Die Daten der durchgeführten eingehenden Untersuchungen werden ab dem 18. Lebensjahr des Patienten im Bonusheft eingetragen, um die Einhaltung der regelmäßigen Vorsorgeuntersuchungen zu dokumentieren (Bild 2a.11). Die Eintragung im Bonusheft muss das Datum, die Unterschrift des Zahnarztes und den Zahnarztstempel enthalten. Seit Anfang 2022 ist es technisch möglich, das Bonusheft alternativ digital in der elektronischen Patientenakte zu führen (Bild 2a.12). Patienten mit regelmäßig durchgeführten Vorsorgeuntersuchungen haben Anspruch auf einen höheren Krankenkassenzuschuss bei prothetischen Behandlungen.

Sensibilitätsprüfung (ViPr). Durch eine Sensibilitätsprüfung kann die Empfindlichkeit der Pulpa überprüft werden. Sensibilitätsprüfungen werden nach Position 8 einmal je Sitzung abgerechnet.

Behandlung von Mundschleimhauterkrankungen (Mu). Mundbehandlungen mit einem Medikament (z. B. einer Salbe), das auf der Schleimhaut haftet und in der Praxis aufgetragen wird, sind nach Position 105 einmal je Sitzung abrechenbar. Das Behandeln von Prothesendruckstellen nach Position 105 kann nur abgerechnet werden, wenn die Prothese länger als drei Monate eingegliedert ist.

Entfernung harter Zahnbeläge (Zst). Harte Zahnbeläge sind eine Ursache für Zahnbetterkrankungen und müssen entfernt werden. Das Entfernen harter Zahnbeläge ist nach Position 107 einmal pro Kalenderjahr abrechnungsfähig.

Behandlung überempfindlicher Zähne (üZ). Bei ▸Erkrankungen des Parodontiums entwickeln sich häufig freiliegende Zahnhälse. Die Patienten verspüren dann z. B. bei Kontakt mit Heißem oder Kaltem starke Schmerzen. Die Behandlung erfolgt in der Regel durch das Auftragen von ▸Fluoridlacken. Die Behandlung von überempfindlichen Zahnhälsen wird nach Position 10 einmal je Sitzung abgerechnet.

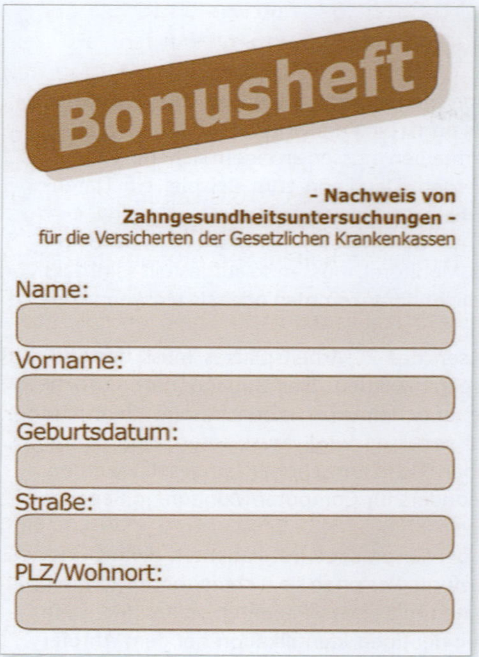
Bonusheft
- Nachweis von
Zahngesundheitsuntersuchungen -
für die Versicherten der Gesetzlichen Krankenkassen
Name:
Vorname:
Geburtsdatum:
Straße:
PLZ/Wohnort:

Bild 2a.11 Bonusheft

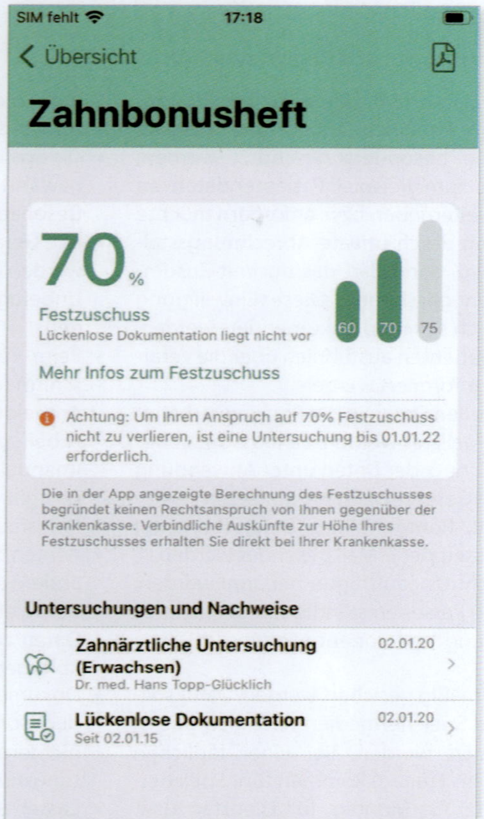
SIM fehlt
17:18
Übersicht
Zahnbonusheft
70 %
Festzuschuss
Lückenlose Dokumentation liegt nicht vor
60
70
75
Mehr Infos zum Festzuschuss
Achtung: Um Ihren Anspruch auf 70% Festzuschuss nicht zu verlieren, ist eine Untersuchung bis 01.01.22 erforderlich.
Die in der App angezeigte Berechnung des Festzuschusses begründet keinen Rechtsanspruch von Ihnen gegenüber der Krankenkasse. Verbindliche Auskünfte zur Höhe Ihres Festzuschusses erhalten Sie direkt bei Ihrer Krankenkasse.
Untersuchungen und Nachweise
Zahnärztliche Untersuchung (Erwachsen)
Dr. med. Hans Topp-Glücklich
02.01.20
Lückenlose Dokumentation
Seit 02.01.15
02.01.20

Bild 2a.12 Digitales Bonusheft in der elektronischen Patientenakte (ePA)

Beseitigung scharfer Zahnkanten, störender Prothesenränder oder ähnliches (sK). Durch Absplitterungen von Zahnkanten oder Füllungen entstehen scharfe Kanten, die die Zunge verletzen können oder ein unangenehmes Gefühl verursachen. Die Kanten werden durch Beschleifen entfernt. Das Entfernen scharfer Zahnkanten kann nach Position 106 einmal je Sitzung abgerechnet werden. Das Entfernen von störenden Prothesenrändern kann nach Position 106 nur abgerechnet werden, wenn die Prothese länger als drei Monate eingegliedert ist.

Röntgenaufnahmen (Rö). Manchmal ist für die Diagnosestellung die Anfertigung von Röntgenaufnahmen notwendig.

Für Panoramaaufnahmen wird die Ä 935d abgerechnet. Die Abrechnung von Einzelaufnahmen (laterale Aufnahmen) richtet sich danach, wie viele Aufnahmen in einer Sitzung erstellt wurden:

- 1–2 Aufnahmen: Ä 925a (Rö2)
- 3–5 Aufnahmen: Ä 925b (Rö5)
- 6–8 Aufnahmen: Ä 925c (Rö8)
- über 8 Aufnahmen: Ä 925d (Stat)

2a.10 Datenschutz in der Zahnarztpraxis

In Zahnarztpraxen werden regelmäßig persönliche Daten von Patienten bearbeitet, gespeichert und weitergeleitet. Dazu gehören auch sensible Daten wie z. B. Diagnosen, Befunde und Therapien. Seit dem 25.05.2018 muss die EU- Datenschutzgrundverordnung (EU-DSGVO) auch in Zahnarztpraxen angewendet werden. Mit der EU-DSGVO ist der Umgang mit personenbezogenen Daten durch private Unternehmen und öffentliche Stellen in der Europäischen Union vereinheitlicht. Außerdem wurde das Bundesdatenschutzgesetz (BDSG) dem EU-DSGVO angepasst. Beide Gesetze sollen dafür sorgen, persönliche Daten besonders zu schützen, Persönlichkeitsrechte zu stärken und bei Verstößen die Verantwortlichen zu bestrafen.

Einige wichtige Bestimmungen und Regeln zum Datenschutz

- Personenbezogene Daten (z. B. Name, Geburtsdatum) können bestimmten Personen zugeordnet werden. Deshalb müssen sie besonders geschützt werden. Wenn ein Zahnarzt zum Beispiel Patientendaten an eine andere Praxis weitergeben bzw. anfordern möchte oder die Abrechnung durch private Abrechnungsstellen durchgeführt wird, dann darf das nur mit Zustimmung des Patienten geschehen. Diese Einwilligung sollte immer schriftlich sein und dokumentiert werden. Vorher müssen die Patienten ausführlich über die Verarbeitung ihrer Daten informiert werden.
- Alle Vorgänge, bei denen Daten in der Praxis verarbeitet werden, müssen aufgelistet werden. Es muss beschrieben sein, was zum Schutz der Daten unter Anwendung der entsprechenden Gesetzesvorschriften getan wird.
- Sensible Daten (z. B. Röntgenbilder, Befundberichte) dürfen nur verschlüsselt per E-Mail gesendet werden.
- Es muss ein Datenschutzbeauftragter benannt werden, wenn mindestens 20 Personen ständig mit der elektronischen Verarbeitung personenbezogener Daten beschäftigt sind.
- Daten müssen regelmäßig gesichert werden. Dafür sollten immer mehrere Speichermedien (z. B. USB-Sticks) wechselweise benutzt werden. Bei einer täglichen Sicherung (Montag bis Freitag) kommen fünf Speichermedien zum Einsatz, für Montag, für Dienstag usw. Auch die Speichermedien müssen geschützt werden, zum Beispiel durch ein Kennwort.
- Die Speichermedien müssen an einem sicheren Ort aufbewahrt werden. Das kann zum Beispiel ein Datentresor außerhalb der Praxisräume sein.
- Alle Geräte, mit denen Daten sichtbar oder verarbeitet werden (z. B. Monitore), müssen so aufgestellt sein, dass Unbefugte nicht herankommen oder sie einsehen können.
- Beim Verlassen des PC-Arbeitsplatzes muss der Bildschirm gesperrt werden. Der Zugang darf nur mit Anmeldung und Kennwort möglich sein. Wenn der Arbeitsplatz verlassen wird, muss sofort eine Sperre (manuell oder Bildschirmschoner) eingesetzt werden. Das gilt besonders für Computer/Monitore in Behandlungsräumen.
- Achten Sie bei Gesprächen mit Patienten darauf, dass andere unbefugte Personen sie nicht mithören können.
- Bei Telefonaten mit einem Patienten sollten Sie seine Daten zur eindeutigen Identifikation bei dem Anrufer abfragen.
- Dokumente dürfen nicht im Hausmüll entsorgt werden, sondern nur mithilfe von zertifizierten Aktenvernichtern bzw. mithilfe von speziellen Aktenvernichtungsfirmen.
- Lassen Sie keine Dokumente offen herumliegen.

Delegation von delegare (lat.) = übertragen: eine Tätigkeit an andere übertragen

Therapie von therapeia (gr.) = Heilung, Behandlung

invasiv von invadere (lat.) = eindringen: in ein Gewebe eindringen, z. B. mit einem Schnitt bei einem operativen Eingriff

Injektion von inicere (lat.) = hineinwerfen: Einbringen einer Substanz in einen Organismus mithilfe einer Kanüle/Spritze

2a.11 Delegationsrahmen für Zahnmedizinische Fachangestellte

Besonders die Möglichkeit zur eigenständigen Arbeit mit Patienten gefällt vielen ZFA gut. Unter bestimmten Voraussetzungen und Bedingungen ist dies möglich, weil ein Zahnarzt manche Tätigkeiten an sein Team delegieren darf. Delegieren bedeutet, dass der Zahnarzt die Tätigkeit nicht selbst durchführt, sondern ein Teammitglied dies übernimmt.

Persönliche Leistungen. Was darf ein Zahnarzt an sein Team delegieren und was muss er persönlich übernehmen? Grundsätzlich müssen Zahnärzte ihren Beruf selbst ausüben. Sie sind zur persönlichen Leistungserbringung verpflichtet. Das bedeutet, dass sie Leistungen nicht von Berufsfremden ausführen lassen dürfen. Berufsfremde bedeutet: Es sind keine Zahnärzte. Dieser Grundsatz steht unter anderem im Zahnheilkundegesetz (ZHG).

Folgende Leistungen dürfen nicht delegiert werden:

- Untersuchung des Patienten
- Diagnosestellung und Aufklärung
- Therapieplanung
- Entscheidung über alle Behandlungsmaßnahmen
- invasive diagnostische und therapeutische Eingriffe
- Injektionen, zum Beispiel bei der Betäubung
- alle operativen Eingriffe

Voraussetzungen für die Delegation. Im ZHG steht aber auch, dass bestimmte Tätigkeiten unter bestimmten Voraussetzungen an dafür qualifizierte Mitarbeiter delegiert werden können.

Welche Leistungen delegiert werden dürfen, ist abhängig von verschiedenen gesetzlichen Vorgaben, der Qualifikation der Mitarbeiterin, der Art der Leistung, vom Befund und von der Diagnose sowie von der Compliance des Patienten.

Nach dem ZHG sind für eine Delegation folgende Voraussetzungen erforderlich:

- eine abgeschlossene Ausbildung im Sinn des Berufsbildungsgesetzes (BBiG), zum Beispiel die Ausbildung zur ZFA

und

- eine ausreichende Qualifikation der Mitarbeiterin für die übertragenen Arbeiten.

Je qualifizierter eine Mitarbeiterin ist, desto mehr Leistungen können an sie delegiert werden.

Die Qualifikationen können ZFA durch Aufstiegsfortbildungen erwerben, zum Beispiel zur ▸zahnmedizinischen Prophylaxeassistentin (ZMP) oder zur ▸Dentalhygienikerin (DH). Der Zahnarzt kann die ZFA aber auch selbst anlernen.

Bitte unbedingt beachten: An Auszubildende zur/zum zahnmedizinischen Fachangestellten dürfen keine zahnärztlichen Leistungen delegiert werden!

Grundsätze der Delegation.

- Die übertragenen Tätigkeiten dürfen delegiert werden, müssen also nicht persönlich vom Zahnarzt erbracht werden.
- Der Zahnarzt ist für die delegierten Leistungen persönlich verantwortlich.
- Der Zahnarzt muss sich immer davon überzeugen, dass die Mitarbeiterinnen für die an sie delegierten Aufgaben qualifiziert sind und sie wirklich beherrschen. Dies muss er regelmäßig überprüfen.
- Der Zahnarzt ordnet die konkrete Tätigkeit an. Das bedeutet, dass er zum Beispiel den Auftrag für eine professionelle Zahnreinigung gibt.
- Für jede Mitarbeiterin muss individuell festgelegt werden, welche Tätigkeiten sie übernimmt. Das sollte schriftlich dokumentiert werden.
- Die Patienten sind darüber informiert, dass eine Leistung delegiert wurde.
- Der Zahnarzt muss die Tätigkeit überwachen und kontrollieren. Er muss jederzeit für Fragen, Korrekturen oder bei Komplikationen zur Verfügung stehen.

Delegationsfähige Leistungen. Die nachfolgende Aufzählung gibt Beispiele für Leistungen, die je nach Qualifikationsstufe und unter Berücksichtigung der eben genannten Grundsätze delegiert werden dürfen (Bild 2a.13).

- Technische Erstellung von Röntgenbildern
- Teiltätigkeit bei der Kiefer▸abformung zur Erstellung von Situationsmodellen
- Trockenlegungen des Arbeitsfeldes
- Legen und Entfernen von provisorischen Verschlüssen
- Herstellung provisorischer Kronen und Brücken
- Ausligieren (Entfernen) von Bögen bei der kieferorthopädischen Behandlung
- Anfärben der Zähne
- ▸Versiegelung von kariesfreien Fissuren
- Ursachen von Karies erklären
- praktische Übungen und Motivation zur Mundhygiene
- Entfernung von weichen und harten Belägen

Eine umfassende Aufzählung gibt es auf der Internetseite der Bundeszahnärztekammer (www.bzaek.de) im „Delegationsrahmen für zahnmedizinische Fachangestellte" (Stand: Juli 2021).

Compliance: Bereitschaft eines Patienten zur aktiven Mitarbeit an therapeutischen Maßnahmen

Qualifikation: z. B. durch Ausbildung und Fortbildung erworbene Befähigung zu einer bestimmten beruflichen Tätigkeit

Abformung ▸S. 347 ff.

Zahnmedizinische Prophylaxeassistentin (ZMP) ▸S. 413

Dentalhygienikerin (DH) ▸S. 414

Versiegelung ▸S. 320

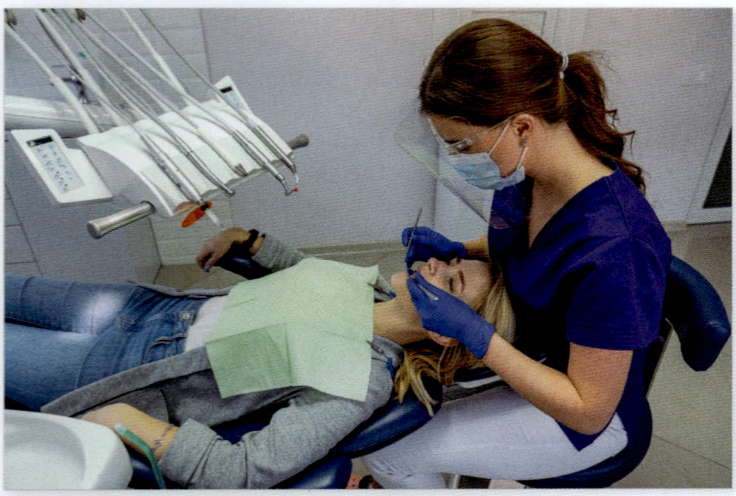

Bild 2a.13 Delegation zahnärztlicher Tätigkeiten an die ZFA

ZUSAMMENFASSUNG

- Die zahnmedizinische Fachangestellte repräsentiert die Praxis. Sie vermittelt in der Regel den ersten Eindruck. Vom Empfang bis zur Verabschiedung ist ihr Umgang mit den Patienten respektvoll und einfühlsam.
- Ein aktives Beschwerdemanagement hilft, Fehler zu entdecken und Verbesserungen vorzunehmen.
- Verschiedene Patiententypen und Situationen erfordern ein professionelles Verhalten, mit dem auf die individuellen Bedürfnisse der Patienten eingegangen wird.
- Die elektronische Gesundheitskarte (eGK) ist der Nachweis einer bestehenden Krankenversicherung. Mithilfe der eGK werden die persönlichen Daten von gesetzlich krankenversicherten Personen aufgenommen. Sie muss einmal im Quartal eingelesen werden. Die Telematikinfrastruktur ist ein digitales Kommunikationsnetz. Die eGK ist der Schlüssel dafür.
- Vor der Behandlung eines neuen Patienten wird die Anamnese durchgeführt. Man unterscheidet die allgemeine, die spezielle Anamnese und die Familienanamnese. Der Anamnesebogen muss regelmäßig aktualisiert werden.
- Die Lagerung des Patienten bei der Behandlung ist abhängig davon, ob eine Behandlung im Oberkiefer oder Unterkiefer stattfindet. In besonderen Situationen muss die Lagerung auf den Patienten abgestimmt sein, z. B. bei herzkranken Patienten und schwangeren Patientinnen in den letzten Schwangerschaftsmonaten.
- Vor der Behandlung wird eine Befunderhebung durchgeführt. Man unterscheidet den Allgemeinbefund (gesundheitliches Erscheinungsbild) und den speziellen Befund. Der spezielle Befund wird extraoral (Kopfbereich und Halsbereich) und intraoral (Zähne, Zahnhalteapparat, Mundschleimhaut) erhoben. Untersuchungstechniken sind die Palpation, Perkussion und Inspektion.
- Die Sensibilitätsprüfung gibt Aufschluss darüber, ob ein Zahn auf Reize reagiert. Es gibt verschiedene Methoden, am häufigsten wird die Sensibilitätsprüfung mit Kältespray durchgeführt.
- Röntgenaufnahmen (z. B. Panoramaaufnahmen, Bissflügelaufnahmen) geben zusätzliche Informationen für einen vollständigen Befund.
- Für die Befundaufnahme und bei jeder Behandlung wird das Grundbesteck bereitgelegt. Es besteht aus Spiegel, Sonde und College-Pinzette. Oft wird noch eine Parodontalsonde dazu gelegt.
- Die gesetzlichen Krankenkassen sind die Träger der gesetzlichen Krankenversicherung. Gesetzliche Krankenkassen werden eingeteilt in Primärkassen und Ersatzkassen. Private Krankenkassen sind Träger der privaten Krankenversicherung. Sonstige Kostenträger sind z. B. Bundeswehr und die Bundespolizei.
- Der Behandlungsvertrag ist die rechtliche Grundlage für zahnärztliche Behandlungen. Aus diesem Vertrag ergeben sich einige Pflichten für den Zahnarzt und das Praxisteam. Dazu gehören zum Beispiel die Sorgfaltspflicht, die Behandlungspflicht, die Aufklärungspflicht, die Dokumentationspflicht, die Schweigepflicht und die Aufbewahrungspflicht.
- Der BEMA (einheitlicher Bewertungsmaßstab) ist die Abrechnungsgrundlage für Behandlungen bei Kassenpatienten. Für die Abrechnung von Privatleistungen gelten die GOZ (Gebührenordnung für Zahnärzte) und die GOÄ (Gebührenordnung für Ärzte).
- Die KZV (Kassenzahnärztliche Vereinigung) prüft die Leistungsabrechnung bei Kassenpatienten, fordert das Honorar von den Kassen ein und überweist es an die Zahnärzte. Privatpatienten erhalten eine Privatliquidation (Privatrechnung).
- Persönliche Daten müssen auch in Zahnarztpraxen besonders geschützt werden. Der Datenschutz wird durch die EU-Datenschutzgrundverordnung (EU-DSGVO) und das Bundesdatenschutzgesetz (BDSG) geregelt.
- Der Delegationsrahmen für Zahnmedizinische Fachangestellte legt fest, unter welchen Bedingungen ein Zahnarzt Tätigkeiten an sein Team delegieren (übertragen) darf.

ZUR WIEDERHOLUNG

1. Warum sollten Sie einen neuen Patienten ins Wartezimmer und ins Behandlungszimmer begleiten?
2. Beschreiben und begründen Sie den professionellen Umgang mit Schmerzpatienten, gereizten Patienten und bewegungseingeschränkten/sinneseingeschränkten Patienten.
3. Wie kommt ein Behandlungsvertrag zustande?
4. Nennen Sie die Pflichten, die sich für das zahnmedizinische Personal aus dem Behandlungsvertrag ergeben.
5. Wie werden die Daten von gesetzlich versicherten Patienten aufgenommen?
6. a) Nennen Sie die Daten, die auf der elektronischen Gesundheitskarte gespeichert sind.
   b) Woran können Sie die Gültigkeit der elektronischen Gesundheitskarte erkennen?
7. Erläutern Sie die Bedeutung der allgemeinen Anamnese und Befunderhebung bei neuen Patienten.
8. Erklären Sie die spezielle Anamnese.
9. Nennen Sie die allgemeinen Untersuchungstechniken in der Zahnmedizin.
10. Nennen Sie die Mindestangaben, die für den Befund dokumentiert werden müssen.
11. Erläutern Sie die Möglichkeiten zur Überprüfung der Sensibilität eines Zahnes.
12. Nennen Sie die Instrumente, die zum Grundbesteck gehören. Beschreiben Sie Besonderheiten und wofür die Instrumente benutzt werden.
13. Wie nennt man die Gruppe von Krankenkassen, zu der z. B. Orts- und Betriebskrankenkassen gehören?
14. Nach welcher Gebührenordnung werden zahnärztliche Leistungen bei
    a) Versicherten der gesetzlichen Krankenkassen,
    b) Privatpatienten abgerechnet?
15. Benennen Sie die Inhalte von Teil 1 des BEMA.
16. Welche Aufgaben hat die KZV im Rahmen der Abrechnung?
17. Beschreiben Sie die rechtlichen Folgen, wenn eine Privatliquidation nicht den Vorschriften der GOZ entspricht.
18. a) Wie oft können Sie eine Sensibilitätsprüfung bei einem Patienten abrechnen?
    b) Nach welcher Position und wie oft können Sie die Zahnsteinentfernung abrechnen?
19. Nennen Sie die Ziele des Bundesdatenschutzgesetzes und der EU-Datenschutzgrundverordnung.
20. Erläutern Sie, welche Voraussetzungen nach dem Zahnheilkundegesetz für eine Delegation von Leistungen an Mitarbeiterinnen der Praxis erforderlich sind.

ZUR VERTIEFUNG

1. Machen Sie aus den allgemeinen Verhaltensregeln für den Umgang mit Patienten eine eigene Kompetenzliste. Prüfen Sie als erstes, welche Verhaltensweisen Sie bereits berücksichtigen und umsetzen. Schauen Sie sich danach die Verhaltensweisen an, die Sie noch nicht vollständig umsetzen. Überlegen Sie sich, wie Sie diese erlernen und trainieren können. Notieren Sie sich in Form eines Planes, wie und wann Sie mit wessen Hilfe welche Verhaltensweisen trainieren bzw. umsetzen wollen.

2. Frau Pirina, eine langjährige Patientin, ruft in der Praxis an. Sie erklärt Ihnen, dass sie Besuch von ihrem Bruder aus Italien hat und dieser seit zwei Tagen unter heftigen Zahnschmerzen leidet. Da ihr Bruder erst in zwei Wochen wieder nach Hause fährt, fragt Frau Pirina, was sie tun soll.
   a) Was antworten Sie Frau Pirina?
   b) Welchen Behandlungsausweis muss der Besuch von Frau Pirina vorlegen, damit Sie die Behandlung durchführen können?
   c) Wie rechnen Sie die erbrachten Leistungen ab?

3. Herr Lang ist neuer Patient in der Praxis und hat telefonisch für heute einen Termin zur Kontrolle vereinbart. Er ist in der AOK versichert.
   a) Welche Verwaltungsaufgaben fallen bei der Neuaufnahme von Herrn Lang an?
   b) Wie empfangen Sie Herrn Lang? Was müssen Sie beachten?
   c) Wie bereiten Sie das Behandlungszimmer vor; welche Instrumente sind notwendig?
   d) Außer der eingehenden Untersuchung wurde noch Zahnstein entfernt. Was können Sie abrechnen?

4. Auch in Zahnarztpraxen ist die Einhaltung von Bestimmungen zum Datenschutz besonders wichtig.
   a) Was muss bei der Neuaufnahme eines Patienten erfolgen, damit seine Daten verarbeitet und weitergeleitet werden dürfen?
   b) Was muss bei der Versendung von Patientendaten beachtet werden?
   c) Was muss bei der regelmäßigen Datensicherung beachtet werden?
   d) Wie muss der PC-Arbeitsplatz/Monitor geschützt sein?
   e) Was müssen Sie bei Gesprächen mit Patienten beachten?

5. Eine Zahnärztin möchte Leistungen an Praxismitarbeiterinnen delegieren. Welche Grundsätze muss sie dabei beachten?

Lernfeld 2b

Anatomische Grundlagen kennenlernen

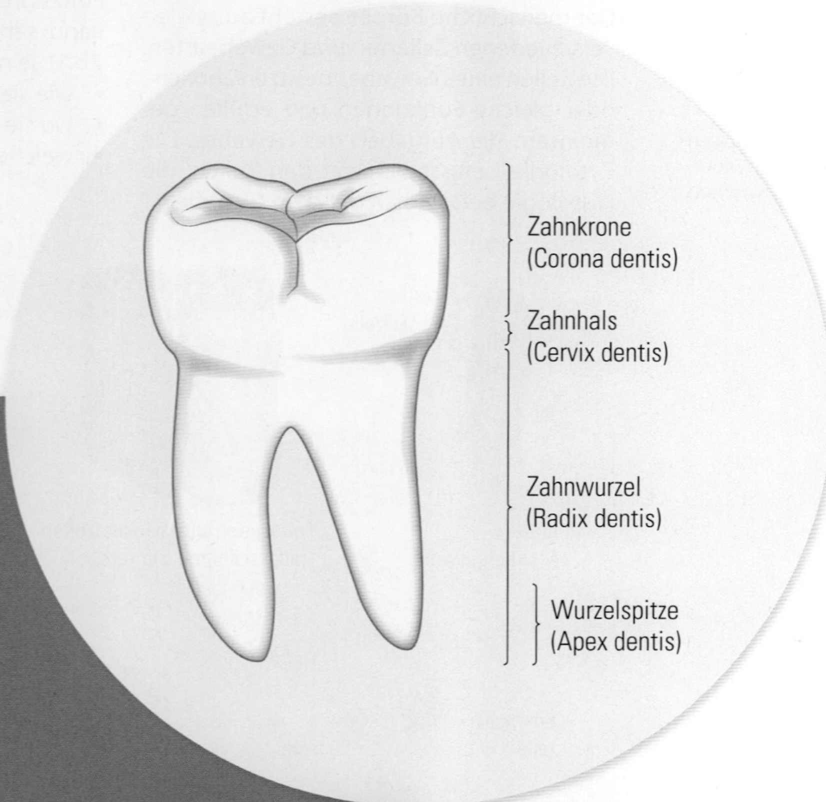

Zell- und Gewebelehre

Mundhöhle

Zähne

2b Anatomische Grundlagen kennenlernen

2b.1 Zell- und Gewebelehre

Zytologie: Wissenschaft von den Zellen

Histologie: Wissenschaft von biologischen Geweben

Der menschliche Körper besteht aus vielen verschiedenen Zellarten und Gewebearten. Die Zellen eines Gewebes besitzen ähnliche oder gleiche Funktionen und erfüllen gemeinsam die Aufgaben des Gewebes. Die Zytologie befasst sich mit den Zellen, die Histologie befasst sich mit dem Gewebe.

Die Zelle ist die kleinste selbstständige Funktionseinheit eines Organismus. Sie kann sehr unterschiedlich aussehen (Bild 2b.1), je nachdem

- wie sie spezialisiert ist,
- wo sie sich im Körper befindet und
- welche Aufgabe sie hat.

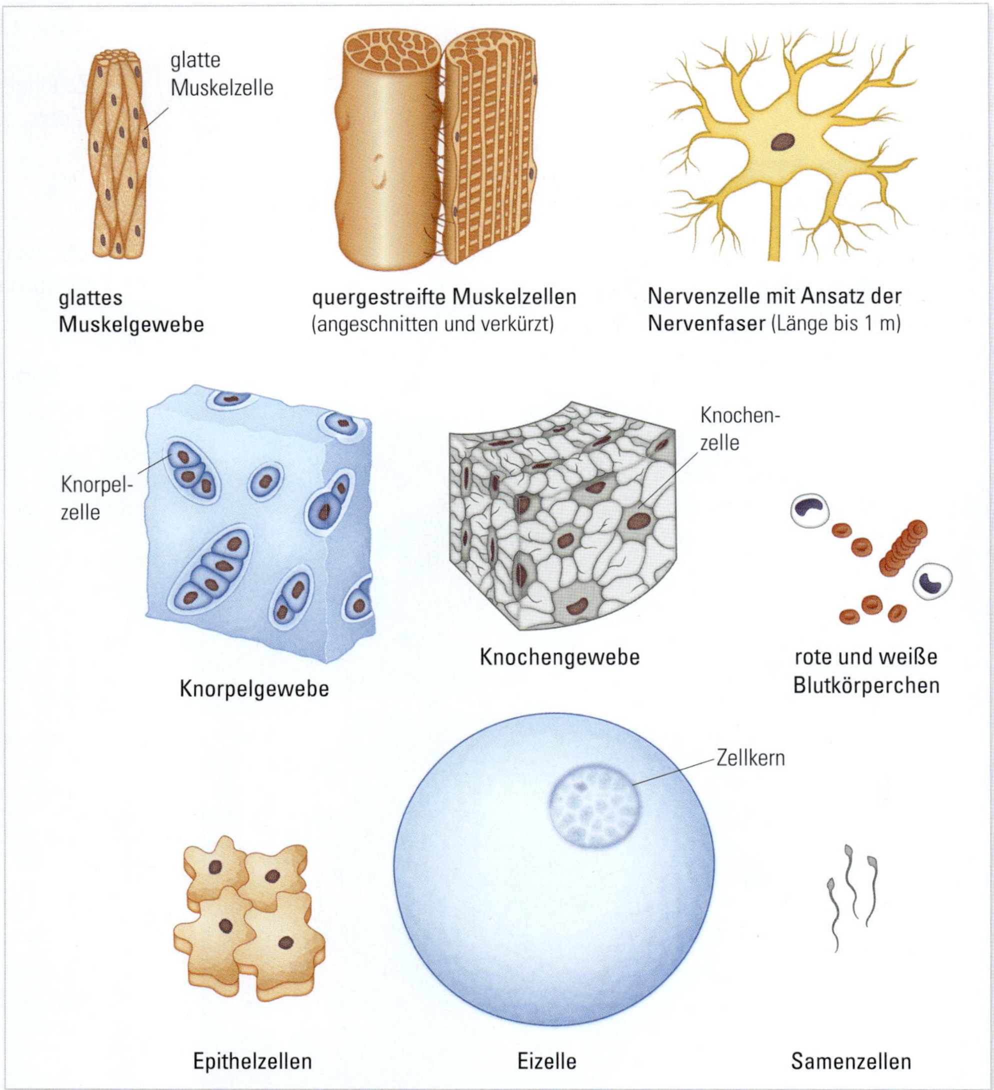

Bild 2b.1 Unterschiedlich spezialisierte Zellen

Gewebe ist eine Ansammlung gleicher Zellen mit gleicher Funktion.

Vier Grundgewebearten werden unterschieden (Tabelle 2b.1):
- Epithelgewebe (Deckgewebe),
- Binde- und Stützgewebe,
- Muskelgewebe,
- Nervengewebe.

Ein Organ ist ein spezialisierter Teil des Körpers, der aus unterschiedlichen Zellen und Gewebearten besteht. Es hat spezielle Aufgaben im Organismus. Organe sind z. B.
- die Leber,
- das Herz,
- die Lunge oder
- die Haut.

Organsystem. Ein Organsystem ist eine Gruppe von Organen, die bestimmte Aufgaben haben und zusammenarbeiten. Zum Verdauungssystem gehören z. B. alle Organe, die Nahrung aufnehmen (Lippen, Mundhöhle), zerkleinern (Zähne), transportieren (Speiseröhre), enzymatisch spalten und resorbieren (Magen-Darm-Trakt, Leber, Bauchspeicheldrüse) sowie die unverdaulichen Reste ausscheiden (Rektum, Mastdarm).

Zwischen den einzelnen Organsystemen gibt es Überschneidungen und Wechselwirkungen. So wird z. B. das Verdauungssystem mit Blut versorgt (Herz-Kreislauf-System), durch Nerven gesteuert (Nervensystem) und die Stuhlabgabe durch die Bauchmuskulatur (Bewegungsapparat) unterstützt.

Organsysteme sind z. B.
- Verdauungssystem,
- Herz-Kreislauf-System,
- Atmungssystem,
- Nervensystem.

Ein Organismus ist ein Lebewesen, das alle Kennzeichen des Lebens besitzt:
- Es hat einen eigenen Stoffwechsel, d. h. es kann Stoffe aufnehmen und verarbeiten.
- Es kann wachsen.
- Es kann sich fortpflanzen (vermehren).
- Es reagiert auf Reize.
- Es kann sich bewegen.

Resorbieren: aufnehmen von Stoffen über Haut oder Schleimhaut

Grundgewebeart	Zugehöriges Gewebe	Charakteristik	Aufgaben
Epithelgewebe (Deckgewebe)	Oberflächenepithel, Drüsenepithel, Sinnesepithel	Die Zellen liegen dicht aneinander.	Bedecken und schützen innere und äußere Oberflächen oder kleiden Hohlräume aus. Alle Nahrungsstoffe, die in den Organismus gelangen, müssen über diese Oberflächen aufgenommen werden. Manche Epithelgewebe können zusätzlich Sekrete (Drüsensäfte) absondern oder (Sinnes-)Reize aufnehmen.
Binde- und Stützgewebe	Bindegewebe, Fettgewebe (Stützgewebe), Knorpelgewebe (Stützgewebe), Knochengewebe (Stützgewebe)	Die Zellen liegen weit voneinander entfernt.	Bindegewebe besteht aus Zellen, die wie ein Netz locker in eine Grundsubstanz eingebettet sind. Bindegewebe füllen Organzwischenräume aus. Sie sind ein Haltegerüst für Blutgefäße und Nerven und enthalten Abwehrzellen. Stützgewebezellen haben ähnliche Eigenschaften wie Bindegewebezellen.
Muskelgewebe	Skelettmuskelgewebe, Eingeweidemuskelgewebe, Herzmuskelgewebe	Bestehen aus Zellen, die sich auf einen elektrischen Reiz hin kontrahieren (zusammenziehen) können.	
Nervengewebe	besteht aus Nervenzellen und besonderen bindegewebsartigen Zellen, den Gliazellen	Nervengewebe enthält Nervenzellen, die Informationen aufnehmen, verarbeiten, speichern und weiterleiten können. Die Gliazellen haben Ernährungs- und Stützfunktion.	

Tabelle 2b.1 Die vier Grundgewebearten

2b.2 Die Mundhöhle

Wenn der Patient den Mund öffnet, schaut man in die Mundhöhle. Sie hat viele Aufgaben. In der Mundhöhle beginnt zum Beispiel die Verdauung. Außerdem werden Krankheitserreger abgewehrt. Teile der Mundhöhle helfen dabei, Buchstaben und Laute zu sprechen (Sprachbildung).

Cavum (lat.) = Höhle, Hohlraum

Rezeptoren: nehmen Reize auf und leiten sie weiter

Speicheldrüsen ▸S. 53

Die gesamte Mundhöhle ist mit Schleimhaut bedeckt. Die Mundschleimhaut enthält Rezeptoren für das Temperaturempfinden, das Tastempfinden und den Geschmackssinn. Außerdem befinden sich ▸Speicheldrüsen in der Schleimhaut. Der von ihnen produzierte Speichel hat eine besondere Funktion: er bedeckt die Mundschleimhaut mit einem Flüssigkeitsfilm und schützt sie dadurch vor schädigenden Einflüssen.

Die Mundhöhle ist mit der Außenwelt verbunden und deshalb nicht keimfrei. Durch ihre gleichbleibende Temperatur, die hohe Feuchtigkeit und die vielen Nischen bietet sie hervorragende Lebensbedingungen für Mikroorganismen. Diese stehen miteinander in einem Gleichgewicht, das wichtig für die Mundgesundheit ist.

2b.2.1 Aufbau der Mundhöhle

Diastema ▸S. 204

Diastema (gr.) = Zwischenraum

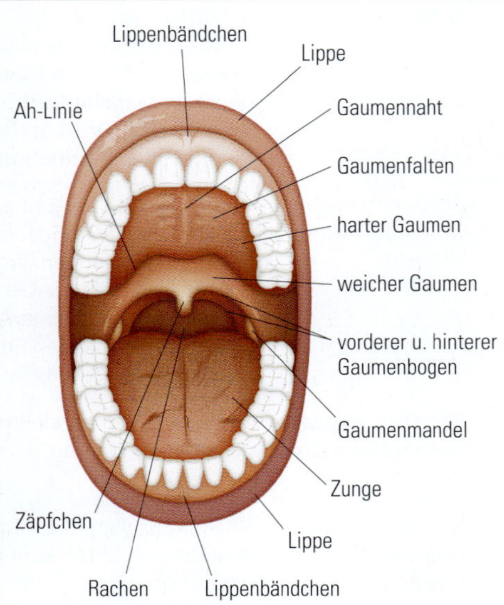

Bild 2b.2 Die Mundhöhle

Der Mund ist durch die Zahnreihen in den Mundvorhof und die eigentliche Mundhöhle (Bild 2b.2) unterteilt.

Der Mundvorhof liegt zwischen den Zahnreihen und den Lippen bzw. Wangen. Im Mundvorhof befindet sich die Umschlagfalte, der Übergang von der beweglichen Mundschleimhaut zum Zahnfleisch.

Die eigentliche Mundhöhle (Cavum oris) beginnt hinter den Zahnreihen. Sie ist folgendermaßen begrenzt: vorne und seitlich durch die bogenförmigen Zahnreihen, oben vom Gaumen, unten vom Mundboden und nach hinten vom Rachen (Pharynx). Im hinteren Teil der Mundhöhle befinden sich der hintere und der vordere Gaumenbogen. Zwischen beiden Gaumenbögen liegen die Gaumenmandeln (Tonsilla palatina, Tonsillae palatinae).

Die Lippen (Labium oris – Lippe, Labia oris – Lippen) dichten die Mundhöhle nach außen ab. Sie haben eigene Muskeln, damit sie beweglich sind. Außen sind die Lippen mit Haut, innen mit Schleimhaut bedeckt.

Die Lippenbändchen (Frenulum labii) sind Schleimhautfalten, die von der Schleimhaut der Oberlippe und Unterlippe zur Schleimhaut des Kieferknochens ziehen. Sie enden in Höhe der Schneidezähne. Die Lippenbändchen befestigen die Lippen zusätzlich. Ein zu tief ansetzendes Lippenbändchen führt zu einem ▸Diastema zwischen den mittleren Schneidezähnen.

Die Wangen (Bucca – Wange, Buccae – Wangen) begrenzen die Mundhöhle seitlich. Von der Wangenschleimhaut ziehen vereinzelte Wangenbänder zum Kieferknochen.

Der Gaumen (Palatum) bildet das Dach der Mundhöhle und den Boden der Nasenhöhle. Er wird in den harten und den weichen Gaumen unterteilt. Im vorderen Teil des Gaumendaches liegt die Schleimhaut auf einer harten Knochenplatte. Dies ist der harte Gaumen (Palatum durum). An der Oberfläche befinden sich Gaumenquerfalten und die Gaumenlängsfalte. Der hintere Teil des Gaumendaches ist weich und beweglich. Dies ist der weiche Gaumen (Palatum molle), auch Gaumensegel genannt.

Er hat die Aufgabe, die Mundhöhle beim Schlucken zur Nasenhöhle hin abzudichten. Das Ende des weichen Gaumens bildet das Zäpfchen (Uvula).

Den Übergang vom harten zum weichen Gaumen bezeichnet man als „Ah-Linie". Diese Linie bestimmt in der Prothetik, wo der ▸distale Rand einer ▸Prothese liegen darf.

TIPP Achten Sie beim Absaugen darauf, dass Sie den weichen Gaumen nicht berühren. Manche Patienten reagieren bei der Berührung empfindlich und bekommen einen Würgereiz.

Der Mundboden (Bild 2b.3) wird beim Anheben der Zunge sichtbar. Die Grundlage des Mundbodens ist die ▸Mundbodenmuskulatur.

Die Zunge (lat. = Lingua, gr. = Glossa) ist ein mit Schleimhaut überzogenes Muskelorgan. Sie ist durch das Zungenbändchen mit dem Mundboden beweglich verwachsen. Die Zunge erfüllt verschiedene Aufgaben. Sie dient

- dem Kauen,
- dem Schlucken,
- der Sprachbildung und
- der Tast- und Geschmacksempfindung.

Die Zunge gliedert sich in die Zungenspitze, den Zungenkörper und die Zungenwurzel (Bild 2b.4). Die Zungenoberfläche im Bereich der Zungenspitze und des Zungenkörpers wird Zungenrücken genannt.

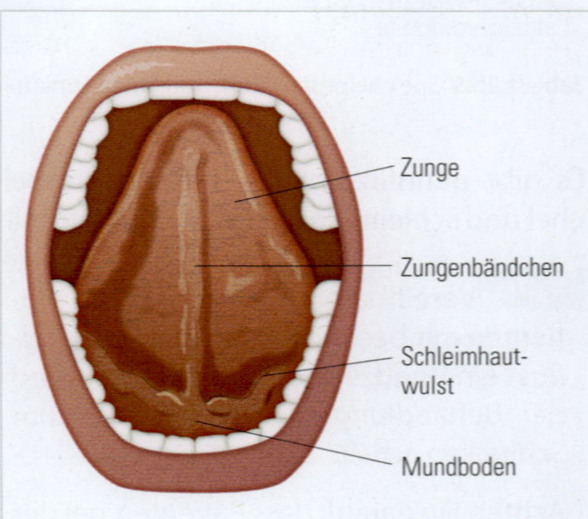

Bild 2b.3 Der Mundboden

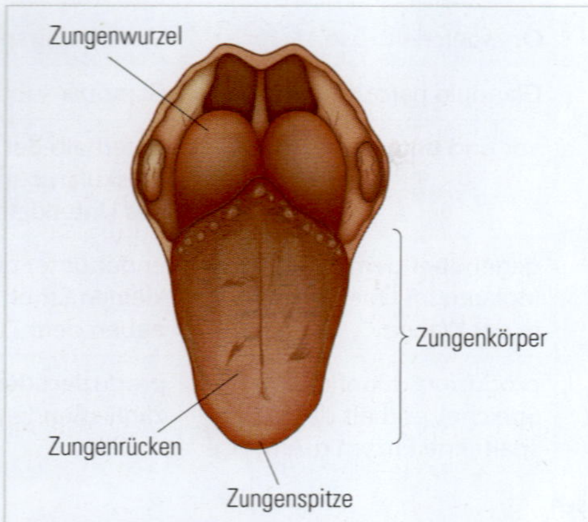

Bild 2b.4 Die Zunge

Die Schleimhaut des Zungenrückens trägt Zungenpapillen, die für die Geschmacksreize und Tastreize wichtig sind.

Mit den Rezeptoren der Geschmacksknospen kann der Mensch verschiedene Geschmacksqualitäten (Geschmacksarten) wahrnehmen: süß, salzig, sauer und bitter. Als fünfte Geschmacksrichtung ist Umami anerkannt, was so viel wie „fleischig-würzig-wohlschmeckend" bedeutet. Alle anderen Geschmacksqualitäten sind Kombinationen aus Geschmack und Geruch.

2b.2.2 Speicheldrüsen

Bei der Nahrungsaufnahme oder auch schon beim Anblick oder Geruch von Nahrung beginnt der Speichel zu fließen. Man sagt auch: Der Speichelfluss wird ausgelöst.

Die Speicheldrüsen (Glandula oris, Glandulae oris) produzieren täglich ungefähr 1 bis 1,5 Liter Speichel. Es gibt kleine und große Mundspeicheldrüsen. Die kleinen liegen in der Mundschleimhaut. Die drei großen, paarig angelegten Speicheldrüsen (Bild 2b.5, S. 54) heißen

- Ohrspeicheldrüse,
- Unterkieferspeicheldrüse,
- Unterzungenspeicheldrüse (Tabelle 2b.2, S. 54).

Der Fachbegriff für eine Entzündung der Ohrspeicheldrüse lautet Parotitis.

Ah-Linie: wenn man bei geöffnetem Mund „Ah" sagt, hebt sich der weiche Gaumen und eine Linie zwischen hartem und weichem Gaumen wird sichtbar.

distal ▸S. 60

Prothese ▸S. 366 ff.

Mundboden-muskulatur ▸S. 289

Die Wortendung **-itis** deutet auf eine Entzündung hin

	Ohrspeicheldrüse	Unterkieferspeicheldrüse	Unterzungenspeicheldrüse
Terminus (Fachbegriff)	Glandula parotis	Glandula submandibularis	Glandula sublingualis
Lage	vor und unter dem Ohr	unterhalb der Mundbodenmuskulatur an der Innenseite des Unterkiefers	liegt auf der Mundbodenmuskulatur, unter der Schleimhaut
Mündung des Ausführungsganges	gegenüber dem zweiten Molaren im Oberkiefer in der Wange	endet unter der Zunge auf einer kleinen Erhöhung rechts und links neben dem Zungenbändchen	mehrere Ausführungsgänge münden im Mundboden entlang der Zahnreihen
Sekret (Sekretion: Absonderung, Ausscheidung)	produziert dünnflüssigen Speichel, enthält das stärkespaltende Enzym α-Amylase	produziert dünnflüssigen und zähfließenden Speichel	produziert dünnflüssigen und zähfließenden Speichel

Tabelle 2b.2 Die Speicheldrüsen

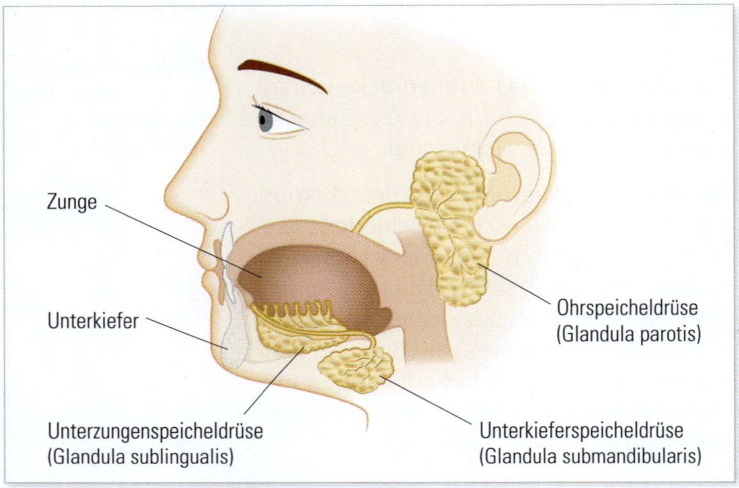

Bild 2b.5 Die drei großen Speicheldrüsen

Speichel (Saliva) besteht zu 99 % aus Wasser und zu 1 % aus gelösten Anteilen. Er reinigt die Mundhöhle und sorgt durch seine ständige Spülung dafür, dass die Anzahl der Mikroorganismen in der Mundhöhle im Gleichgewicht gehalten wird. Durch die Produktion des stärkespaltenden Enzyms α-Amylase findet in der Mundhöhle der erste Schritt der Verdauung statt.

Im Speichel befinden sich Salze. Es sind vor allem Kalksalze, die normalerweise gelöst sind. Manchmal werden sie in feste Salzkristalle umgewandelt, z. B. bei der Zahnsteinbildung. Tabelle 2b.3 zeigt die Speichelbestandteile und deren Funktionen.

pH-Wert = 7: neutral;
pH-Wert < 7: sauer;
pH-Wert > 7: basisch

Der pH-Wert des Speichels liegt bei Ruhesekretion zwischen 5,5 und 6. Wenn der Speichelfluss angeregt wird (z. B. beim Essen) steigt er auf etwa 7,6 bis 7,8 an.

Speichelbestandteile	Funktion
gesamte Flüssigkeit	Spülung, Reinigung, Nahrung gleitfähig machen, Mundschleimhaut feucht halten
Bikarbonate, Phosphate, Proteine	Pufferung von Säuren
Glykoproteine, Muzin	• Schutzschicht über den Zahnflächen und der Mundschleimhaut, • Viskosität (Zähflüssigkeit), • Bestandteil des Schmelzoberhäutchens
Fluoride, Phosphate, Calcium, Statherin	(Re-)Mineralisierung der Zahnhartsubstanz
Amylase, Proteasen	Beginn der Verdauung durch Spaltung von Kohlehydraten
Immunglobulin A (IgA), Lysozym, Laktoferrin, Laktoperoxidase	Immunabwehr

Tabelle 2b.3 Speichelbestandteile und deren Funktion

Es gibt dünnflüssigen (serösen) Spülspeichel und schleimigen (mukösen) Speichel.

TIPP Vereinbaren Sie bei einem Patienten mit besonders starkem Speichelfluss ein Handzeichen, damit er während der Behandlung die Möglichkeit zum Schlucken erhält.

Achten Sie darauf, dass Patienten bei der Behandlung durch die Nase atmen, um dem Schluckreflex vorzubeugen.

2b.3 Die Zähne

Zähne dienen zum Abbeißen und Zerkleinern der Nahrung. Außerdem sind sie an der Sprachbildung beteiligt.

2b.3.1 Aufbau des Gebisses

Im Laufe seines Lebens wächst dem Menschen zweimal ein Gebiss: das Milchgebiss und das bleibende Gebiss (erste und zweite ▸Dentition).

Das Milchgebiss (temporäres Gebiss, Bild 2b.6) besteht aus 20 Milchzähnen:

- 8 Schneidezähnen,
- 4 Eckzähnen,
- 8 Mahlzähnen (Tabelle 2b.4).

Milchzähne haben eine hellere Farbe als bleibende Zähne. Der ▸Schmelz ist nur ungefähr halb so dick und enthält weniger Mineralstoffe. Wegen dieser Unterschiede schreitet die Zerstörung der Milchzähne durch Karies schneller voran als bei bleibenden Zähnen. Die Wurzeln der Milchmahlzähne (Tabelle 2b.5) sind stärker gespreizt als die der bleibenden Mahlzähne, da sich zwischen ihnen die Zahnkeime der bleibenden Zähne befinden.

Eine wichtige Aufgabe des Milchzahngebisses ist die Platzhalterfunktion für die bleibenden Zähne. Bei einem vorzeitigen Milchzahnverlust können die Nachbarzähne in die Lücken kippen und den Durchbruch der bleibenden Zähne erschweren. Außerdem kann der Kiefer unter diesen Umständen nicht ausreichend wachsen und die bleibenden Zähne haben nicht genügend Platz im Kiefer.

TIPP Viele Eltern halten die Mundhygiene im Milchzahngebiss für nicht so wichtig, da die Milchzähne sowieso irgendwann herausfallen und ersetzt werden. Weisen Sie Eltern auf die wichtige Platzhalterfunktion der Milchzähne hin.

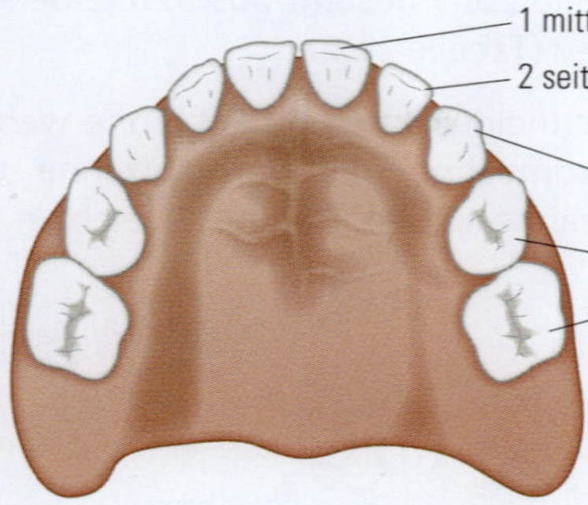

Bild 2b.6 Zähne im Milchgebiss

Das Milchzahngebiss besteht in jedem Quadranten (Bild 2b.8, S. 48) aus:			
Anzahl	**Bezeichnung**	**Terminus (Einzahl)**	**Terminus (Mehrzahl)**
2	Schneidezähne	Dens incisivus	Dentes incisivi
1	Eckzahn	Dens caninus	Dentes canini
2	Mahlzähne	Dens molaris	Dentes molares

Tabelle 2b.4 Anzahl und Bezeichnung der Milchzähne

	Anzahl der Wurzeln im OK	Anzahl der Wurzeln im UK
Schneidezähne	1	1
Eckzähne	1	1
Milchmahlzähne	3	2

Tabelle 2b.5 Anzahl der Wurzeln im Milchgebiss

Dentition ▸ S. 61

Temporär: zeitlich begrenzt

Schmelz ▸ S. 112

Dens (lat.) = Zahn; **Dentes** (lat.) = Zähne

permanent (lat.) = (an)dauernd

Das bleibende Gebiss (permanentes Gebiss, Bild 2b.7) besteht aus 32 bleibenden Zähnen (Tabelle 2b.6).

Die Schneidezähne und Eckzähne werden als Frontzähne, die Vormahlzähne und Mahlzähne als Seitenzähne bezeichnet.

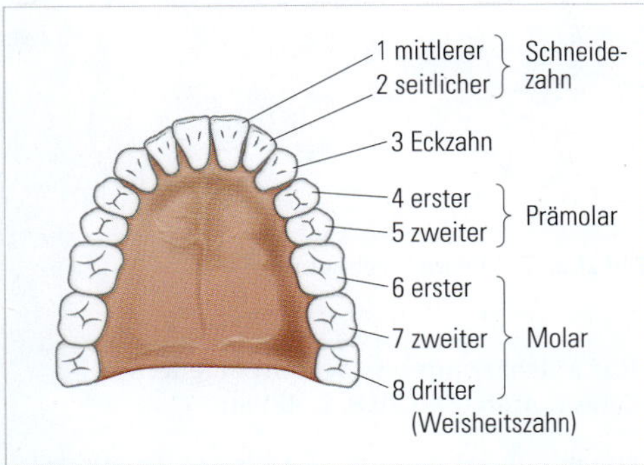

Bild 2b.7 Zähne im bleibenden Gebiss

Das bleibende Gebiss besteht in jedem Quadranten aus:			
Anzahl	**Bezeichnung**	**Terminus (Einzahl)**	**Terminus (Mehrzahl)**
2	Schneidezähne	Dens incisivus	Dentes incisivi
1	Eckzahn	Dens caninus	Dentes canini
2	Vormahlzähne	Dens praemolaris	Dentes praemolares
3	Mahlzähne	Dens molaris	Dentes molares

Tabelle 2b.6 Anzahl und Bezeichnung der bleibenden Zähne

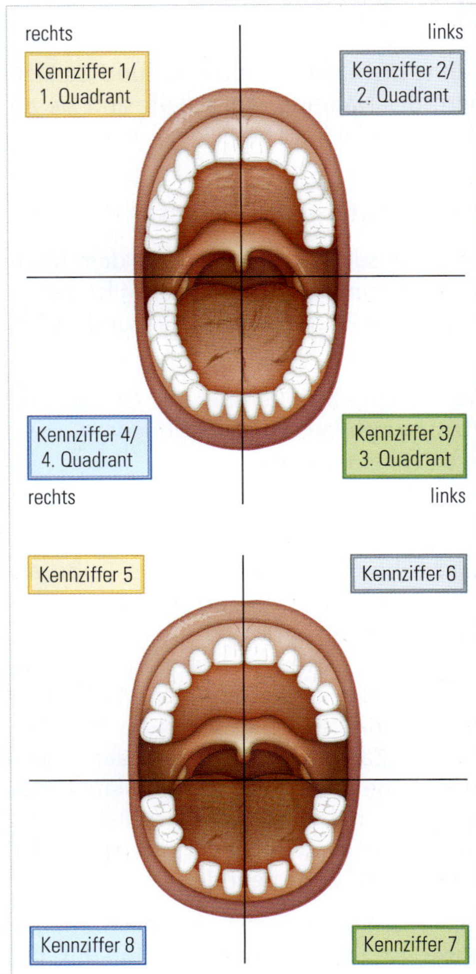

Bild 2b.8 Quadranten/Kennziffern im bleibenden Gebiss und im Milchgebiss

2b.3.2 Das FDI-Zahnschema

FDI: Fédération Dentaire Internationale (franz.) = Internationaler Fachverband der Zahnärzte

Um die einzelnen Zähne einheitlich und eindeutig benennen zu können, wird ein Zahnschema verwendet. International hat man sich auf das FDI-Zahnschema geeinigt. Dabei wird das Gebiss in 4 Quadranten unterteilt, die jeweils einer Kieferhälfte entsprechen (Bild 2b.8). Die Quadranten werden im Uhrzeigersinn mit Quadranten-Nummern/Kennziffern nummeriert (Bild 2b.9). Die Kennziffern lauten:

- im bleibenden Gebiss 1, 2, 3, 4
- im Milchgebiss 5, 6, 7, 8

TIPP Denken Sie daran, dass rechts bzw. links immer vom Patienten aus gesehen wird.

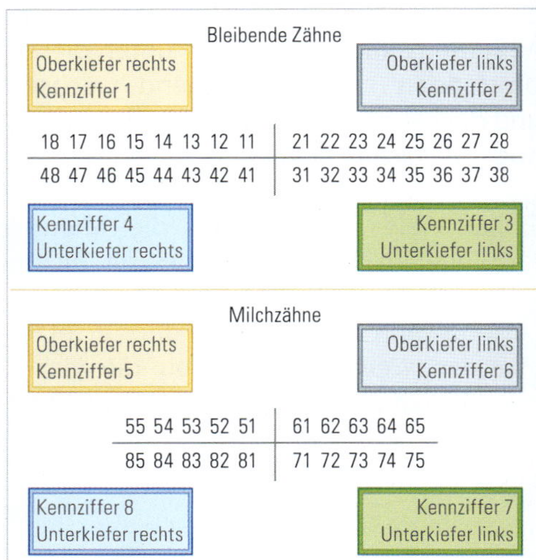

Bild 2b.9 Das FDI-Zahnschema

Hinter die Kennziffer des Quadranten wird die Ziffer für die Zähne gestellt. Auch die Zähne sind durchnummeriert. Es beginnt bei den mittleren Schneidezähnen mit der 1 und wird nach hinten fortgeführt.

Beispiele:
Der erste Molar im Oberkiefer rechts (1. Quadrant) heißt: 16 (ausgesprochen: eins-sechs).
Der mittlere Schneidezahn im Unterkiefer links (3. Quadrant) heißt: 31 (ausgesprochen: drei-eins).
Der erste Milchmolar im Oberkiefer rechts heißt: 54 (ausgesprochen: fünf-vier)

2b.3.3 Äußerer Zahnaufbau

Jeder Zahn hat eine Zahnkrone (Corona dentis) und eine oder mehrere Zahnwurzeln (Radix dentis). Die Übergangsstelle von der Zahnkrone zur Zahnwurzel nennt man Zahnhals (Cervix dentis) (Bild 2b.10).

Die Zahnkrone ist der Teil des Zahnes, der in die Mundhöhle ragt. Ihre Form hängt von der Funktion des einzelnen Zahnes ab.

Der Zahnhals ist der Übergangsbereich von der Zahnkrone zur Zahnwurzel. Normalerweise ist er vom Zahnfleisch bedeckt. Freiliegende Zahnhälse reagieren empfindlich auf Wärme und Kälte.

Die Zahnwurzeln verankern die Zähne im Kiefer. Anzahl, Stärke und Form der Wurzeln sind funktionell auf die Zahnkrone abgestimmt (z. B. sind bei starker Belastung der Zähne die Wurzeln dicker). Es gibt einwurzelige, zweiwurzelige und dreiwurzelige Zähne. Das Ende der Wurzel heißt Wurzelspitze (Apex dentis). Hier befindet sich das Wurzelspitzenloch (▸Foramen apicale).

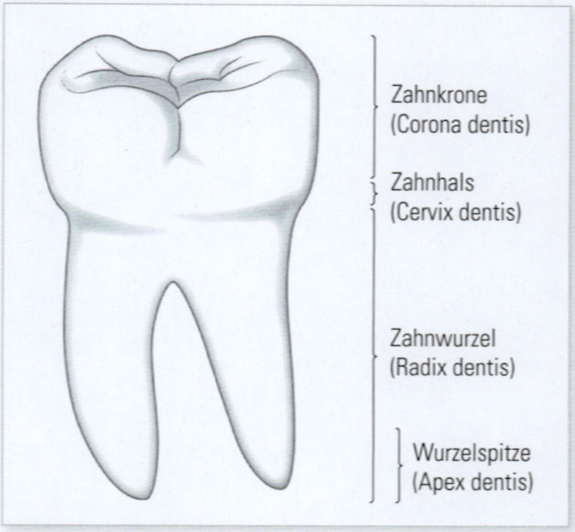

Bild 2b.10 Äußerer Zahnaufbau

Foramen ▸ S. 160 f.

2b.3.4 Zahnarten

Die Zahnform hängt von der Funktion und der Lage der Zähne im Mund ab.

Schneidezähne dienen zum Abbeißen der Nahrung. Sie sind schaufelförmig und haben eine scharfe Schneidekante. Die palatinale Seite (Rückseite) der Zahnkrone ist ausgekehlt (= wie eine Mulde geformt). Dort befindet sich am Zahnhals ein Zahnhöckerchen (Tuberkulum). Die unteren Schneidezähne sind deutlich kleiner als die Oberkieferschneidezähne (Bild 2b.11). Der obere mittlere Schneidezahn ist der größte und der mittlere untere Schneidezahn der kleinste. Sie haben eine Wurzel.

innerer Zahnaufbau ▸ S. 112 ff.

corona (lat.) = Krone
radix (lat.) = Wurzel
cervix (lat.) = Hals

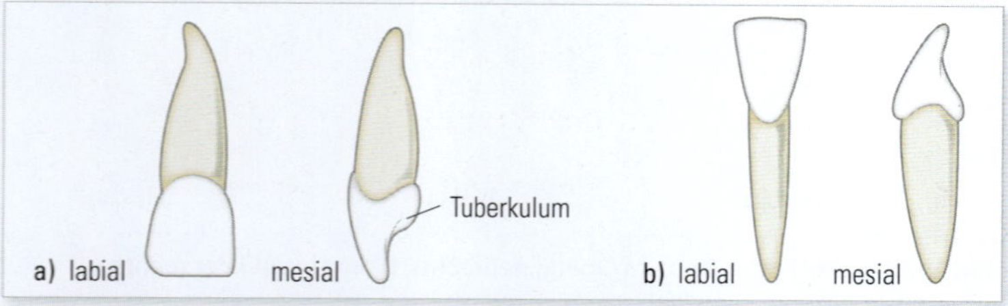

Bild 2b.11 ▸Mittlerer Schneidezahn a) im Oberkiefer rechts; b) im Unterkiefer rechts

Eckzähne halten die Nahrung. Die Eckzähne des Unterkiefers sind kleiner als die des Oberkiefers (Bild 2b.12). Man erkennt den Eckzahn gut an seiner Eckzahnspitze. Diese Spitze ist etwas nach mesial versetzt, d. h. die mesiale Schneidekante ist kürzer und verläuft flacher als die distale.
Die Eckzähne haben eine Wurzel. Die oberen Eckzähne haben die längsten Wurzeln im permanenten Gebiss.

Lage- und Richtungsbezeichnungen ▸ S. 60

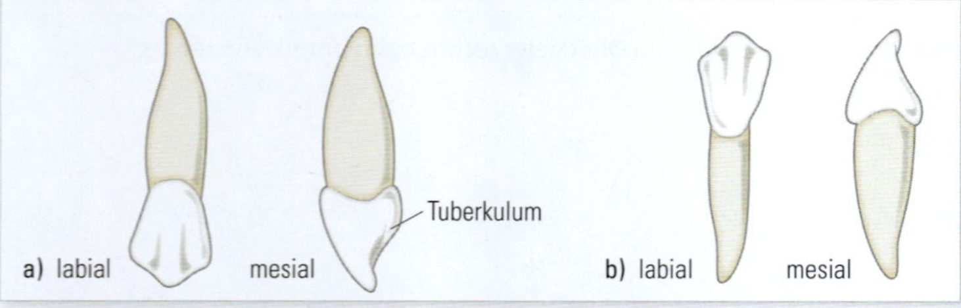

Bild 2b.12 Eckzahn a) im Oberkiefer rechts; b) im Unterkiefer rechts

Fissur (Sg.)/Fissuren (Pl.) (lat.) = Spalte Furche, Einschnitt; Fissuren (Plural)

Bifurkation (lat.) = Zweigabelung

Trifurkation (lat.) = Dreigabelung

Vormahlzähne (Prämolaren) zerkleinern die Nahrung. Sie haben zwei Höcker, einen größeren vestibulären und einen kleineren lingualen bzw. palatinalen. Die Höcker sind durch eine Fissur voneinander getrennt. Diese Fissur verläuft von mesial nach distal (Bild 2b.13). Der erste Prämolar im Oberkiefer hat zwei Wurzeln, eine vestibulär und eine palatinal. Die Stelle, an der sich die Wurzel aufgabelt, nennt man Bifurkation. Die Wurzeln können auch zu einer Wurzel verschmolzen sein. Alle anderen Prämolaren besitzen eine Wurzel.

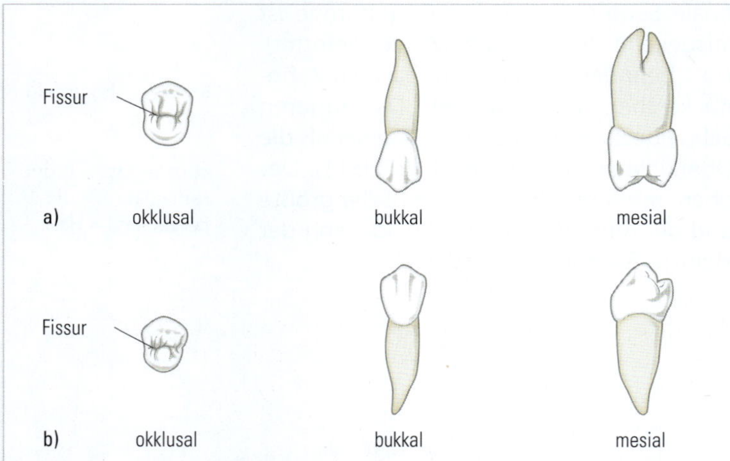

Bild 2b.13 Erster Prämolar a) im Oberkiefer rechts; b) im Unterkiefer rechts

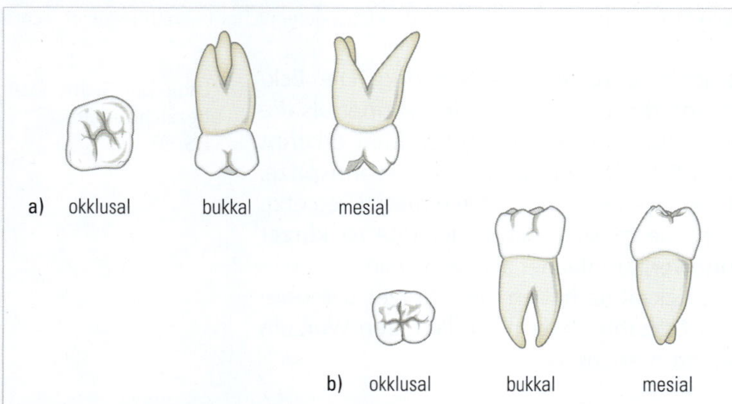

Bild 2b.14 Erster Molar a) im Oberkiefer rechts; b) im Unterkiefer rechts

Mahlzähne (Molaren) zermahlen und zerquetschen die Nahrung. Die Molaren des Oberkiefers haben eine vierhöckerige Zahnkrone. Die Fissuren bilden ein schräg liegendes „H" (Bild 2b.14).

Der erste Molar des Unterkiefers hat fünf Höcker, der zweite Molar vier Höcker. Die Fissuren bilden ein Kreuz.

Die Molaren im Oberkiefer haben drei Wurzeln, zwei vestibulär und eine kräftigere palatinal. Die Stelle der Wurzelverzweigung wird Trifurkation genannt.

Die Molaren des Unterkiefers haben zwei Wurzeln, eine mesial und eine distal.

Die 3. Molaren nennt man auch Weisheitszähne. Die Form ihrer Zahnkrone und Anzahl und Form ihrer Wurzeln kann sehr unterschiedlich sein.

2b.3.5 Allgemeine Erkennungsmerkmale

Merkmale von Zähnen ermöglichen die Bestimmung, ob ein Zahn im Oberkiefer, im Unterkiefer, in der rechten oder linken Kieferhälfte steht (Tabelle2b.7).

Diese Merkmale sind:
- das Winkelmerkmal,
- das Krümmungsmerkmal,
- das Wurzelmerkmal,
- die Kronenflucht.

Allgemeine Erkennungsmale	Beschreibung	Abbildung
Winkelmerkmal	Der Winkel zwischen der mesialen Fläche und der Schneidekante ist kleiner (spitzer) als der zwischen der Schneidekante und der distalen Fläche des Zahnes (abgerundete Ecke). Dies kann man an den oberen Schneidezähnen am deutlichsten erkennen.	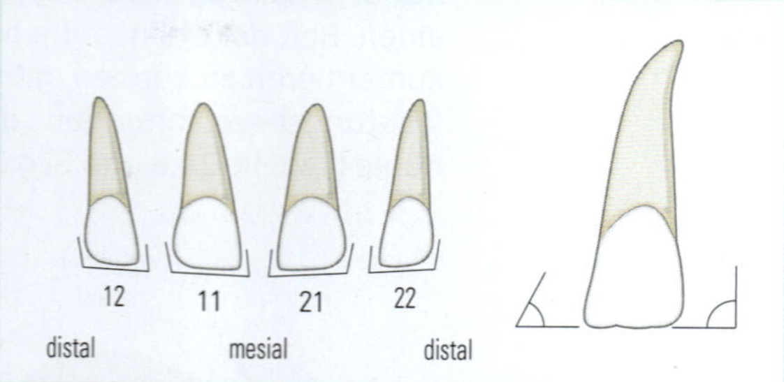
Krümmungsmerkmal	Die mesiale Kronenhälfte ist vestibulär stärker gekrümmt als die distale. Dies sieht man am deutlichsten bei Frontzähnen und Prämolaren.	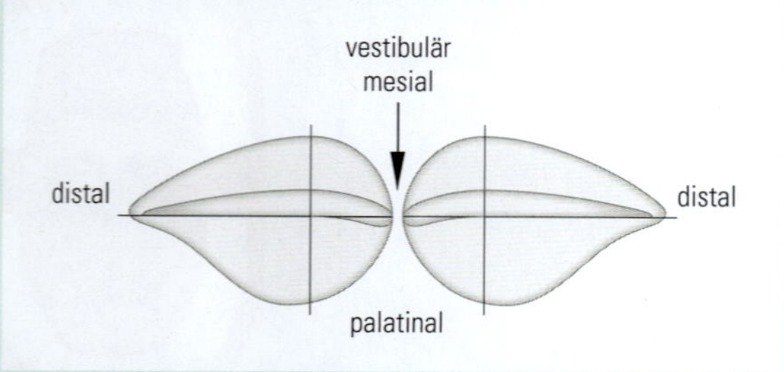
Wurzelmerkmal	Betrachtet man einen Zahn von vestibulär, ist zu erkennen, dass die Wurzelachse im Vergleich zur Zahnachse nach distal abweicht. Dieses Merkmal gilt für alle Zähne, es kann verschieden stark ausgeprägt sein.	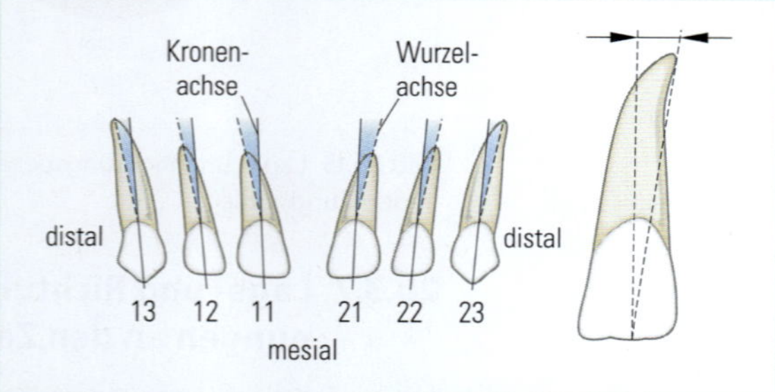
Kronenflucht	Die Achse der Zahnkrone ist gegenüber der Achse der Zahnwurzel nach lingual geneigt. Dieses Merkmal gibt es nur bei den Seitenzähnen im Unterkiefer.	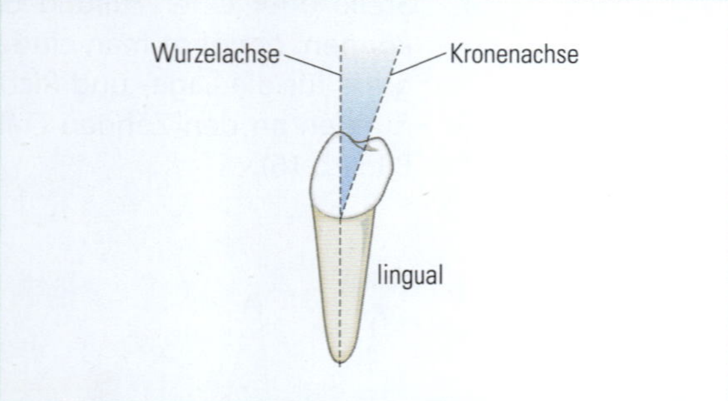

Tabelle 2b.7 Allgemeine Erkennungsmerkmale der Zähne

2b.3.6 Lage- und Richtungsbezeichnungen in der Mundhöhle

lat.: Abkürzung für lateinisch

Zur Orientierung in der Mundhöhle und um einen Befund exakt aufnehmen und dokumentieren zu können, gibt es Lage- und Richtungsbezeichnungen in der Mundhöhle (Tabelle 2b.8 und Bild 2b.15).

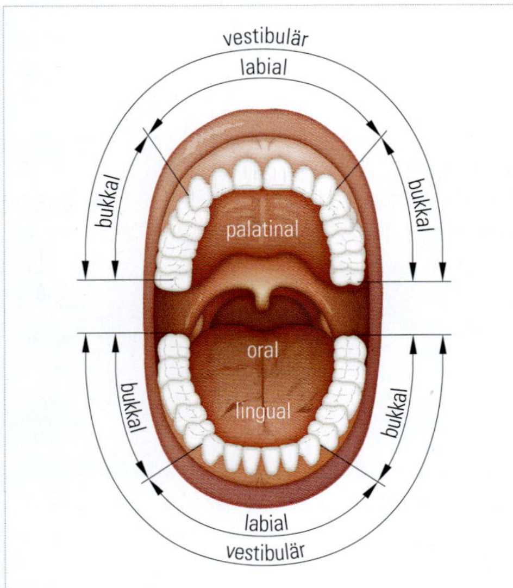

Bild 2b.15 Lage- und Richtungsbezeichnungen in der Mundhöhle

Bezeichnung	Herkunft/abgeleitet von
vestibulär – zum Mundvorhof	lat. vestibulum – Vorhof
labial – zur Lippe	lat. labium – Lippe
bukkal – zur Wange	lat. bucca – Wange/Backe
palatinal – zum Gaumen	lat. palatum – Gaumen
lingual – zur Zunge	lat. lingua – Zunge
oral – zur Mundhöhle	lat. os – Mund
approximal – zum Nachbarzahn	lat. approximare – annähern
interdental – zwischen den Zähnen	lat. inter = zwischen, dental = die Zähne betreffend

Tabelle 2b.8 Lage- und Richtungsbezeichnungen in der Mundhöhle

2b.3.7 Lage- und Richtungsbezeichnungen an den Zähnen

gr.: Abkürzung für griechisch

Um z.B. die genaue Lage einer kariösen Stelle oder einer Füllung beschreiben zu können, benötigt man eindeutige Fachbegriffe für die Lage- und Richtungsbezeichnungen an den Zähnen (Tabelle 2b.9 und Bild 2b.16).

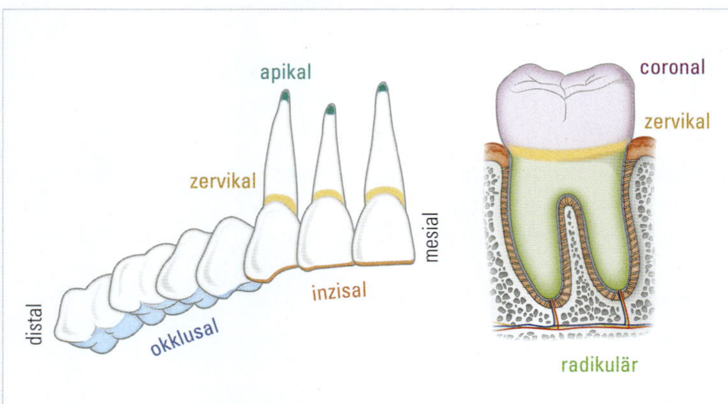

Bild 2b.16 Lage- und Richtungsbezeichnungen an den Zähnen

Bezeichnung	Herkunft/abgeleitet von
mesial – zur Mitte des Zahnbogens hin	gr. mesos – Mitte
distal – von der Mitte des Zahnbogens weg	lat. distare – entfernt sein
inzisal – an der Schneidekante	lat. incidere – einschneiden
okklusal – auf der Kaufläche	lat. occludere – verschließen
zervikal – am Zahnhals	lat. cervix – Hals
coronal – an der Zahnkrone	lat. corona – Krone
radikulär – an der Wurzel	lat. radix – Wurzel
apikal – an der Wurzelspitze	lat. apex – Spitze

Tabelle 2b.9 Lage- und Richtungsbezeichnungen an den Zähnen

2b.3.8 Dentition

Der Fachausdruck für den Durchbruch der Zähne ist Dentition. Man unterscheidet die erste und die zweite Dentition.

Die erste Dentition ist das Durchbrechen der Milchzähne. Sie beginnt in der Regel mit dem sechsten Lebensmonat (1/2 Jahr) und endet mit dem dreißigsten Lebensmonat (2 1/2 Jahre). (Tabelle 2b.10)

Wechselgebiss. Der Übergang zwischen Milchzahngebiss und bleibendem Gebiss wird als Wechselgebiss-Periode bezeichnet (Bild 2b.17). Diese Phase beginnt, wenn die Milchzahnwurzeln ▸resorbiert (aufgelöst) werden und die Milchzähne ausfallen. Sie endet mit dem Durchbruch des zweiten permanenten Molaren.

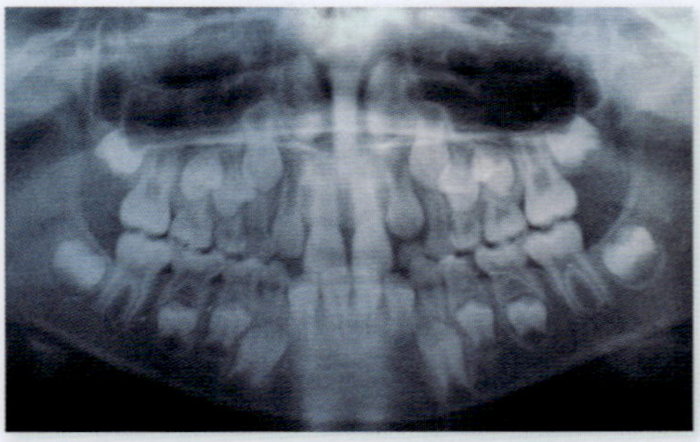

Bild 2b.17 ▸Panoramaschichtaufnahme eines Wechselgebisses

Das Wechselgebiss ist besonders kariesanfällig, weil

- die durchbrechenden Zahnkronen die Kauebene noch nicht erreicht haben. Deshalb ist die natürliche Selbstreinigung durch die Kaubelastung vermindert
- die Kariesbakterien sich in kariösen Milchzähnen besonders gut vermehren können. Dadurch sind die noch nicht ausgereiften, bleibenden Zahnkronen gefährdet.

Ersatzzähne sind die bleibenden Zähne 1 bis 5, welche die Milchzähne ersetzen.

Zuwachszähne sind die Zähne 6 bis 8, weil diese im Milchgebiss nicht vorhanden sind.

Die zweite Dentition. Die ersten Molaren sind die ersten bleibenden Zähne. Sie brechen mit dem sechsten Lebensjahr durch.

1. Mittlerer Schneidezahn	6. – 8. Monat
2. Seitlicher Schneidezahn	8. – 12. Monat
3. Erster Mahlzahn	12. – 16. Monat
4. Eckzahn	16. – 20. Monat
5. Zweiter Mahlzahn	20. – 30. Monat

Tabelle 2b.10 Durchschnittliche Durchbruchszeiten der Milchzähne

Deshalb werden sie als Sechsjahresmolaren bezeichnet (Tabelle 2b.11). Die zweite Dentition endet mit dem Durchbrechen der zweiten Molaren im Alter von 14 Jahren. Eine Ausnahme bilden die dritten Molaren (Weisheitszähne), die erst im Erwachsenenalter (bzw. im Alter von 16 – 40 Jahren) durchbrechen, wenn sie überhaupt vorhanden sind.

TIPP Viele Eltern glauben, dass der erste bleibende Molar ein Milchzahn ist. Weisen Sie Eltern darauf hin, dass der Sechsjahresmolar ein bleibender Zahn und seine Reinigung deshalb besonders wichtig ist.

1. Erster Mahlzahn	5. – 7. Jahr
2. Mittlerer Schneidezahn	6. – 8. Jahr
3. Seitlicher Schneidezahn	7. – 9. Jahr
4. Erster Vormahlzahn	9. – 12. Jahr
5. Eckzahn	9. – 12. Jahr
6. Zweiter Vormahlzahn	9. – 12. Jahr
7. Zweiter Mahlzahn	11. – 14. Jahr
8. Dritter Mahlzahn	Ab dem 16. Jahr

Tabelle 2b.11 Durchschnittliche Durchbruchszeiten der bleibenden Zähne (übliche Reihenfolge)

Dentitionsstörungen. Im Verlauf einer Dentition kann es zu Störungen kommen. Dabei wird unterschieden in:

- erschwerten Zahndurchbruch (▸Dentitio difficilis),
- vorzeitigen Zahndurchbruch (Dentitio praecox),
- verzögerten Zahndurchbruch (Dentitio tarda).

Dentition nach: dens / dentes = Zahn / Zähne

Resorbieren ▸S. 51

Panoramaschichtaufnahmen ▸S. 397

Dentitio difficilis ▸S. 203

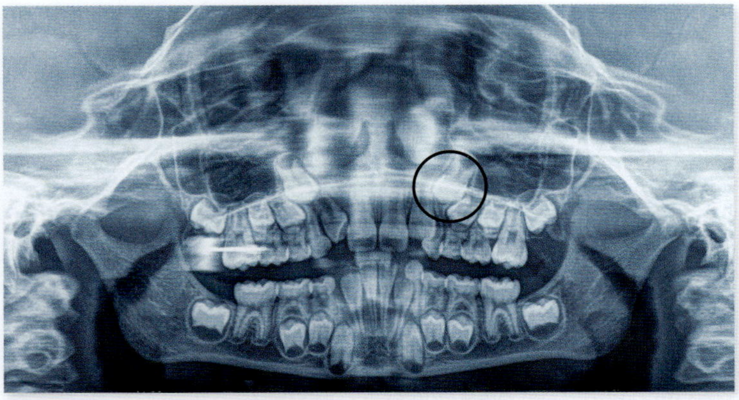

Bild 2b.18 Retinierter Eckzahn im Oberkiefer bei einem Wechselgebiss

Okklusion (lat.) = Verschluss

antagonistes (gr.) = Gegner

retiniert von retentio (lat.) = zurückhalten; hier nicht durchgebrochener Zahn

articulus (lat.) = Gelenk

gnathos (gr.) = der Kiefer

Anomalie (gr.) = Unregelmäßigkeit, Entwicklungsstörung

eu- (gr. Vorsilbe) = wohl-, gut-

dys- (gr. Vorsilbe) = bedeutet die Störung eines Zustandes

Eine weitere Form der Dentitionsstörung sind retinierte oder verlagerte Zähne.

Retinierte Zähne sind nicht durchgebrochen, sie sind nur auf dem Röntgenbild sichtbar (Bild 2b.18). Von teilretinierten Zähnen spricht man, wenn zumindest ein Teil der Zahnkrone in der Mundhöhle sichtbar ist.

Verlagerte Zähne befinden sich an der falschen Stelle und / oder in der falschen Lage im Kiefer. Die meisten verlagerten Zähne sind retiniert.

Zahnanomalien können die Anzahl der Zähne, die Zahnform oder -größe betreffen. Es wird unterschieden in:

- Hypodontie (das angeborene Fehlen einzelner Zähne),
- Oligodontie (das angeborene Fehlen mehrerer Zähne),
- Anodontie (angeborene Zahnlosigkeit),
- Hyperdontie (Zahnüberzahl),
- Makrodontie (übergroße Zähne),
- Mikrodontie (zu kleine Zähne),
- Doppel- und Mehrfachbildungen von Zähnen.

Eine Zahnanomalie des Milchzahngebisses tritt nicht automatisch auch im bleibenden Gebiss auf.

2b.3.9 Okklusion und Artikulation

Okklusion nennt man den Kontakt zwischen den Oberkieferzähnen und den Unterkieferzähnen. Die aufeinander beißenden Zähne heißen Antagonisten; man unterscheidet in Haupt-Antagonist und Neben-Antagonist (der zweite Zahn, der Kontakt hat).

Beispiele: Von Zahn 35 ist der Hauptantagonist der Zahn 25, der Nebenantagonist ist Zahn 24. Vom Zahn 16 ist der Hauptantagonist der Zahn 46, der Nebenantagonist ist der Zahn 47.

Die mittleren Unterkieferschneidezähne und die Weisheitszähne im Oberkiefer haben nur einen Antagonisten.

Artikulation ist die Gleitbewegung der Zahnreihen aufeinander beim Kauen. Diese Gleitbewegungen sind abhängig von der Zahnstellung, der Höckerform und der Gelenkbahn des Kiefergelenks.

Eugnathie (Neutralbiss). Darunter versteht man ein in Form und Funktion optimal gewachsenes Gebiss. Ein eugnathes Gebiss hat keine Entwicklungsstörungen bzw. Anomalien (Bild 2b.19). Jeder Zahn steht in einem ganz bestimmten Kontakt zu seinem Gegenzahn. So werden die Zähne senkrecht belastet und die Kaukraft wird gleichmäßig auf den Kiefer verteilt. Zwischen einer Eugnathie und einer Dysgnathie, der abweichenden Entwicklung der Kiefer, bestehen fließende Übergänge.

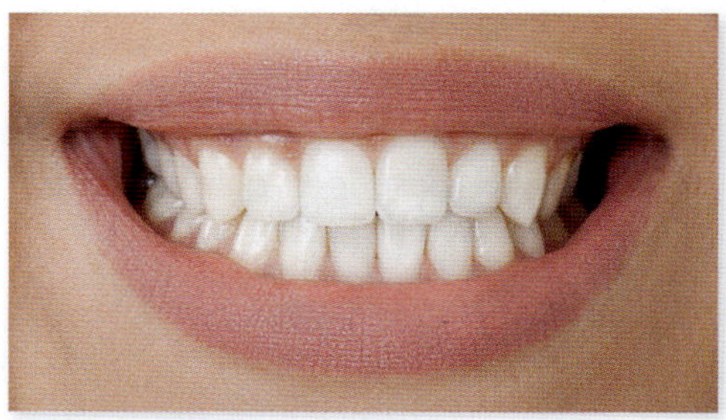

Bild 2b.19 Eugnathes Gebiss

ZUSAMMENFASSUNG

- Die Zelle ist die kleinste lebende Einheit des menschlichen Körpers. Es gibt je nach Funktion verschiedene Zellarten. Ein Gewebe besteht aus Zellen mit der gleichen Funktion (z.B. das Muskelgewebe). Verschiedene Gewebe bilden ein Organ. In einem Organsystem arbeitet eine Gruppe von Organen zusammen (z.B. im Verdauungssystem). Ein Organismus besitzt alle Kennzeichen des Lebens.
- Der Mundvorhof (vestibulum oris) liegt zwischen den Zahnreihen und den Lippen bzw. Wangen. Die eigentliche Mundhöhle (cavum oris) beginnt hinter den Zahnreihen. Nach vorn und seitlich ist sie von den Zahnreihen begrenzt, nach oben vom Gaumen, nach unten vom Mundboden, nach hinten vom Rachen.
- Die Zunge ist ein mit Schleimhaut überzogenes Muskelorgan. Sie dient dem Kauen, dem Schlucken, der Sprachbildung, der Tastempfindung und der Geschmacksempfindung.
- Der Speichel wird von Speicheldrüsen produziert. Die drei großen Speicheldrüsen sind paarig angelegt, sie heißen:
  - Ohrspeicheldrüse (glandula parotis)
  - Unterzungenspeicheldrüse (glandula sublingualis)
  - Unterkieferspeicheldrüse (glandula submandibularis)
- Speichel besteht zu 99 % aus Wasser und zu 1 % aus gelösten Anteilen.
- Das Milchgebiss (temporäres Gebiss) hat 20 Zähne: 8 Schneidezähne, 4 Eckzähne, 8 Mahlzähne. In ihrer Größe und in der Zusammensetzung der Hartsubstanzen unterscheiden sich die Milchzähne von den bleibenden Zähnen. Die Milchzähne haben eine Platzhalterfunktion und sollten bis zu ihrem natürlichen Ausfallen erhalten bleiben.
- Das bleibende Gebiss (permanentes Gebiss) hat 32 Zähne: 8 Schneidezähne (dentes incisivi), 4 Eckzähne (dentes canini), 8 Vormahlzähne (dentes praemolares) und 12 Mahlzähne (dentes molares). Schneidezähne und Eckzähne bilden den Frontzahnbereich, Prämolaren und Molaren den Seitenzahnbereich.
- Mit dem FDI-Zahnschema können Zähne eindeutig benannt werden. Das Gebiss wird dabei in vier Quadranten unterteilt, jeder Quadrant hat eine Kennziffer. Hinter der Kennziffer steht die Ziffer für die Zähne. Zum Beispiel Zahn 14: permanentes Gebiss, Oberkiefer rechts, 2. Prämolar.
- Jeder Zahn hat eine Zahnkrone und eine oder mehrere Zahnwurzeln. Der Bereich zwischen Zahnkrone und der Wurzel heißt Zahnhals. Das Ende der Wurzeln ist die Wurzelspitze. Die Form der einzelnen Zahnkronen und die Anzahl der Wurzeln sind der Funktion der Zähne angepasst.
- Die allgemeinen Erkennungsmerkmale der Zähne ermöglichen z.B. die Bestimmung, in welchem Kiefer bzw. welcher Kieferhälfte ein Zahn steht.
- Lage- und Richtungsbezeichnungen ermöglichen die Orientierung in der Mundhöhle und an den Zähnen. Sie leiten sich zum Teil von den Fachbegriffen für die Bestandteile der Mundhöhle ab. Zum Beispiel palatinal = zum Gaumen hin ist abgeleitet von palatum = Gaumen.
- Die erste Dentition ist das Durchbrechen der Milchzähne. Sie beginnt ca. mit einem halben Jahr und endet mit ca. 2 1/2 Jahren. Die Reihenfolge ist: mittlerer Schneidezahn, seitlicher Schneidezahn, 1. Milchmolar, Eckzahn, 2. Milchmolar.
- Die zweite Dentition ist das Durchbrechen der bleibenden Zähne. Sie beginnt ca. mit 6 Jahren und endet ca. mit 14 Jahren, evtl. auch später, wenn die Weisheitszähne angelegt sind. Die Reihenfolge ist: 1. Molar, mittlerer Schneidezahn, seitlicher Schneidezahn, 1. Prämolar, Eckzahn, 2. Prämolar, 2. Molar, 3. Molar (Weisheitszahn).
- Dentitionsstörungen sind Abweichungen vom normalen Zahndurchbruch. Dazu gehören dentitio difficilis (erschwerter Zahndurchbruch, meistens bei einem Weisheitszahn), frühzeitiger und verzögerter Zahndurchbruch, retinierte und verlagerte Zähne.
- Okklusion ist der Kontakt zwischen den Oberkieferzähnen und den Unterkieferzähnen. Die aufeinander beißenden Zähne heißen Antagonisten.
- Artikulation ist die Gleitbewegung der Zahnreihen aufeinander beim Kauen.
- Ein eugnathes Gebiss (Neutralbiss) hat keine Entwicklungsstörungen oder Anomalien.

ZUR WIEDERHOLUNG

1. Beschreiben Sie den Aufbau einer Zelle. Erklären Sie, was man unter einem Gewebe versteht.
2. Nennen Sie die vier Grundgewebearten.
3. Zählen Sie die fünf Kennzeichen des Lebens auf.
4. Erläutern Sie die Anatomie der Mundhöhle.
5. Welche Aufgaben hat die Zunge?
6. Welche Aufgaben hat der Speichel?
7. Nennen Sie die drei großen Mundspeicheldrüsen.
8. Vergleichen Sie Milchzähne und bleibende Zähne und nennen Sie die Unterschiede.
9. Wie viele Zähne hat das Milchgebiss? Welche Zahnarten gibt es im Milchgebiss?
10. Wie viele Zähne hat das bleibende Gebiss? Welche Zahnarten gibt es im bleibenden Gebiss?
11. Erklären Sie, warum Eltern/Erziehungsberechtigte über die Aufgaben des Milchgebisses Bescheid wissen müssen.
12. Benennen Sie folgende Zähne:
    a) 22, b) 45, c) 37, d) 63, e) 14.
13. Zeichnen Sie einen Zahn und beschriften Sie den äußeren Aufbau.
14. Erstellen Sie eine Tabelle mit den Merkmalen der Zahnarten: Welche Zahnarten gibt es? Welche Funktionen haben sie? Worin unterscheiden sie sich? Wie viele Wurzeln haben sie jeweils?
15. Erläutern Sie den Begriff „Bifurkation".
16. Beschreiben Sie die Merkmale, nach denen die Zähne einer Kieferhälfte zugeordnet werden.
17. Nennen Sie die Lage- und Richtungsbezeichnungen, die es in der Mundhöhle und an den Zähnen gibt.
18. Was versteht man unter einem Wechselgebiss?
19. Erklären Sie den Unterschied zwischen Ersatzzähnen und Zuwachszähnen.
20. Geben Sie an, wann und mit welchem Zahn
    a) die erste Dentition beginnt;
    b) die zweite Dentition beginnt?
21. Erklären Sie den Unterschied zwischen retinierten und verlagerten Zähnen.
22. Nennen Sie vier Zahnanomalien.
23. Erklären Sie den Unterschied zwischen Okklusion und Artikulation.
24. Erklären Sie den Begriff Eugnathie.

ZUR VERTIEFUNG

1. Ermitteln Sie den pH-Wert von Blut, Kaffee, Zitronensaft, Phosphorsäure, H_2O_2, Seife, Desinfektionsmittel und Speichel. Zeichnen Sie eine pH-Skala und tragen Sie alle Werte ein.
    a) Welche Aussagen können Sie treffen?
    b) Warum ist es notwendig nach dem Waschen mit Seife die Hände einzucremen?
2. Wodurch kann man anhand der Zähne und des Zahnfleisches die Erkrankung Bulimie erkennen?
3. Stellen Sie ein Gipsmodell eines Kiefers mit Zähnen her und malen Sie alle Zahnflächen farbig an. Verwenden Sie folgende Farben: mesial gelb, distal rot, okklusal blau, labial grün, buccal grau, lingual schwarz, palatinal braun. Was fällt Ihnen auf?
4. Sie haben Schnupfen und egal was Sie essen, alles schmeckt gleich. Warum können Sie keine unterschiedlichen Geschmacksqualitäten wahrnehmen?
5. Rollenspiele mit jeweils zwei Partnern:
    a) Eine ZFA erläutert der unwissenden Mutter eines 5-jährigen Kindes die Wichtigkeit der gründlichen Zahnpflege.
    b) Eine Freundin hat ein Zungenpiercing. Diskutieren Sie mögliche Schäden.
    c) Ihre Freundin Mia hat einen Bürojob. Nach einem Zahnarztbesuch will sie von Ihnen wissen, nach welchen Regeln der ZA und die ZFA einen Befund eintragen.
    d) Sie sollen zu zweit in einer Grundschulklasse einen 5-minütigen Vortrag halten über den Aufbau der Mundhöhle und des Gebisses.

Lernfeld 3

Hygienemaßnahmen organisieren und Medizinprodukte aufbereiten

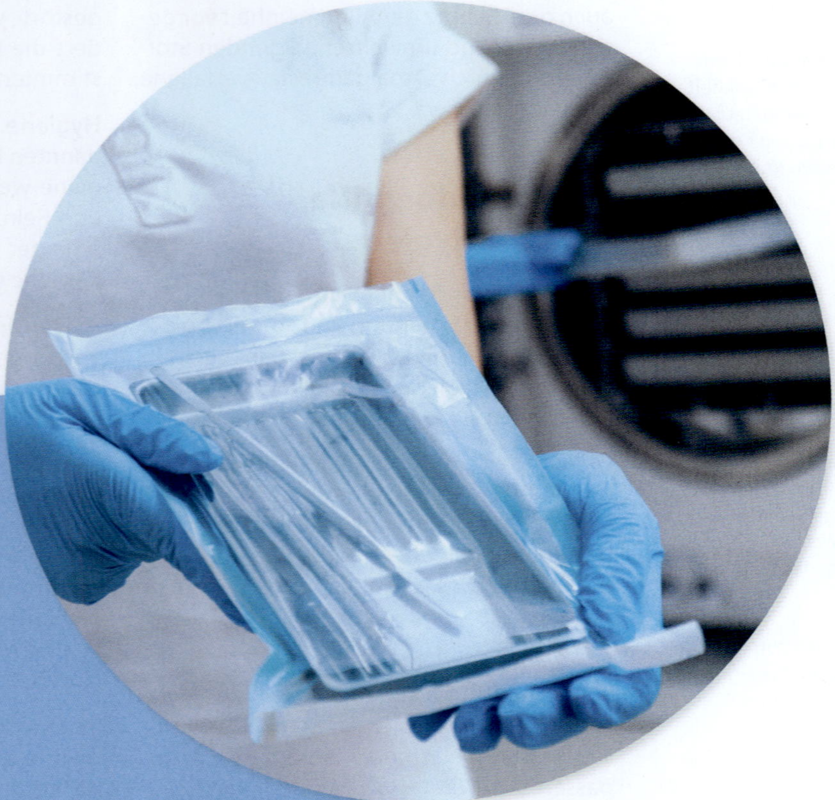

Hygiene

Krankheitserreger

Infektionskrankheiten

Infektionsschutz

Praxishygiene

3 Hygienemaßnahmen organisieren und Medizinprodukte aufbereiten

Infektion (lat.) = Ansteckung durch Krankheitserreger

Pathologie: Lehre von den Krankheiten und den daraus entstandenen Veränderungen im Körper

In der Zahnarztpraxis dienen Hygienemaßnahmen vor allem dem Schutz vor Infektionen von Praxisteam und Patienten, aber auch dem Schutz der Allgemeinheit vor gesundheits- und umweltschädigenden Stoffen (z. B. durch Amalgamreste, verfallene Arzneimittel usw.).

3.1 Grundbegriffe der Hygiene

Aus wissenschaftlicher Sicht ist Hygiene die Lehre von der Erhaltung und Förderung der Gesundheit. Umgangssprachlich versteht man unter Hygiene jedoch Sauberkeit und Reinlichkeit.

WHO = Abkürzung für World Health Organisation (engl.) = Weltgesundheitsorganisation

Prävention (lat.)/ **Prophylaxe** (gr.) = Vorbeugung

Gesundheit ist laut Definition der WHO mehr als das Fehlen einer Krankheit, nämlich der „Zustand völligen körperlichen, geistigen, seelischen und sozialen Wohlbefindens". Dies ist unbestreitbar ein theoretischer Zustand.

Deutlicher wird der Begriff „Gesundheit", wenn man ihn als die Fähigkeit des Menschen beschreibt, sich an krankheitsauslösende und belastende Situationen anzupassen.

Krankheit. Von Krankheit spricht man, wenn Organe und Organsysteme durch einen pathogenen (krankmachenden) Reiz gestört werden. Diese Störung vermindert die Leistungsfähigkeit und ist an bestimmten Symptomen zu erkennen.

Hygiene. Durch die Erläuterung der genannten Begriffe wird deutlich, dass die Hygiene weit mehr sein muss als Sauberkeit und Reinlichkeit. Aus diesem Grund unterscheidet man verschiedene Teilgebiete der Hygiene (Tabelle 3.1).

Prävention. Unter Prävention versteht man vorbeugende Maßnahmen, die verhindern sollen, dass sich der Gesundheitszustand eines Menschen verschlechtert.

Prophylaxe. Die Begriffe Prophylaxe und Prävention werden oft in einem ähnlichen Zusammenhang genutzt. Prophylaktische Maßnahmen richten sich jedoch gegen ganz bestimmte Erkrankungen (z. B. Hepatitisprophylaxe, Kariesprophylaxe), während präventive Maßnahmen allgemeiner Natur sind (z. B. Suchtprävention, Gewaltprävention).

Im medizinischen Bereich werden drei Formen der Prävention unterschieden (Tabelle 3.2).

Teilgebiet	Aufgabenschwerpunkt	Beispielhafte Fragestellung
Individualhygiene (Individuum = Einzelwesen)	befasst sich mit der Art und Weise des Umgangs mit dem eigenen Körper	Wie kann ich meine Zähne möglichst lange gesund erhalten?
Umwelthygiene (Umwelt = Lebensraum)	befasst sich mit den Einflüssen des Lebensraums auf die Gesundheit der Menschen	Welche gesundheitlichen Beeinträchtigungen sind durch eine Belastung der Gewässer mit Quecksilber zu erwarten?
Sozialhygiene (sozial = die Gemeinschaft betreffend)	befasst sich mit dem Einfluss der Gemeinschaft auf die Gesundheit der Menschen	Welchen Einfluss hat die Anzahl der Kinder einer Familie auf die Gesundheit der Kinder?
Psychohygiene (psycho = die Seele betreffend)	befasst sich mit den Auswirkungen seelischer Befindlichkeiten auf die Gesundheit	Bringt eine Trennung vom Partner gesundheitliche Nachteile mit sich?

Tabelle 3.1 Teilgebiete der Hygiene

Präventionsart	Maßnahmen	Gesundheits-zustand	allgemeines Beispiel	zahnmedizinisches Beispiel
primäre Prävention	alle Maßnahmen zur Erhaltung der Gesundheit	gesund	Nikotinverzicht	systematische häusliche Mundhygiene
sekundäre Prävention	frühestmögliche Behandlung einer beginnenden Krankheit	Frühstadium einer Krankheit	Herzkatheteruntersuchung, um die Herzkranzgefäße darzustellen und bei einer Verengung aufzudehnen	kieferorthopädische Frühbehandlung
tertiäre Prävention	• Behandlung einer Krankheit • Rehabilitation	krank	• Bypass-Operation, wenn die verengten Herzkranzgefäße nicht aufgedehnt werden können • berufliche Wiedereingliederung nach einem Herzinfarkt	offene Kürettage bei bestehender Parodontalerkrankung

Tabelle 3.2 Formen der Prävention

3.2 Krankheitserreger

Die Mikrobiologie ist die Lehre von den Kleinstlebewesen (Mikroorganismen). Die Bezeichnung klein ist jedoch keine hinreichende Größendefinition, da die Krankheitserreger sehr unterschiedlich klein sind (Bild 3.1).

Man unterscheidet
- Bakterien,
- Viren,
- Pilze,
- Parasiten (Protozoen) und
- Prionen als Sonderform.

In der zahnärztlichen Praxis spielen vor allen Dingen Bakterien und Viren eine Rolle. Pilzerkrankungen sind seltener zu beobachten. Parasiten und Prionen kommen kaum vor.

Mikroorganismen. Die meisten Mikroorganismen sind apathogen, d.h., dass sie sich nicht ungünstig auf die Gesundheit auswirken. Viele Mikroorganismen sind für die Gesunderhaltung sogar von besonderer Bedeutung. So sind z.B. in einer gesunden Mundhöhle eine Vielzahl apathogener Keime zu finden, die in einem Gleichgewicht zueinander stehen. Sie kontrollieren sich gegenseitig hinsichtlich ihrer Vermehrung und verhindern, dass „fremde", also nicht zur natürlichen Besiedelung gehörende Mikroorganismen, sich ansiedeln können.

Pathogene Mikroorganismen sind für die Entstehung von Infektionskrankheiten verantwortlich. Außer dem Ausdruck Pathogenität gibt es in der Mikrobiologie noch den Begriff Virulenz. Damit bezeichnet man den unterschiedlichen Grad der krankmachenden Wirkung eines Erregers und gibt so Auskunft über seine Gefährlichkeit.

mikros (gr.) = klein
bios (gr.) = Leben

pathogen von pathos (gr.) = Leiden: krank machend

apathogen = nicht krank machend

Virulenz von virulentus (lat.) = giftig

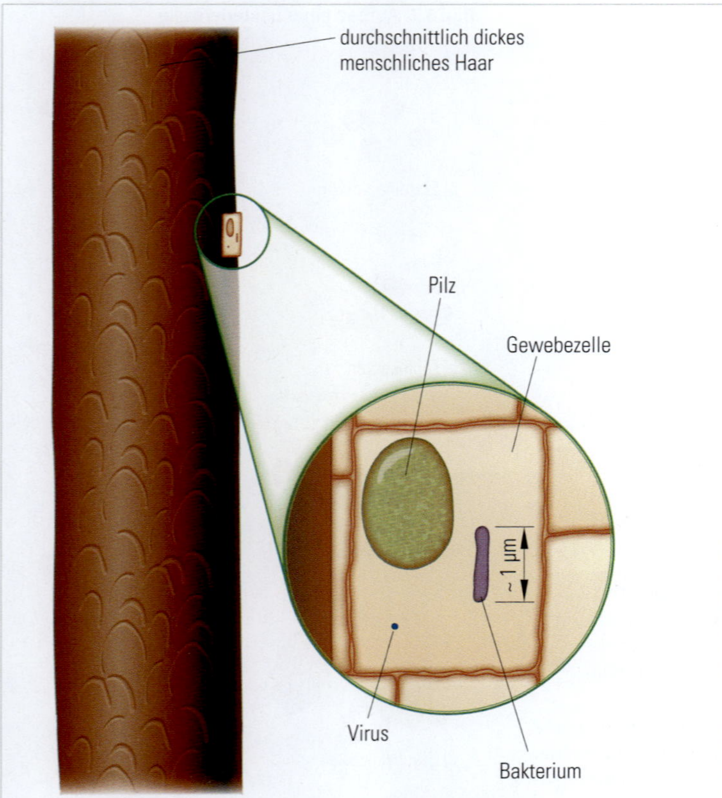

Bild 3.1 Größenvergleich Zelle, Pilz, Bakterium, Virus

3.2.1 Bakterien

Im Vergleich zu Menschen, Tieren und Pflanzen sind Bakterien einfachste Lebewesen, die aus nur einer Zelle bestehen, jedoch alle ▸Kennzeichen des Lebens zeigen.

Kennzeichen des Lebens ▸S. 51

Toxine: von Lebewesen ausgeschiedene Schadstoffe oder Gifte

Apathogene Bakterien und Menschen brauchen einander. So könnte z. B. ohne Darmbakterien keine geregelte Verdauung stattfinden.

Die pathogenen Bakterien können auf unterschiedliche Weise Schaden im Körper anrichten. Einige Bakterien verursachen unkomplizierte Erkrankungen, die relativ leicht behandelbar sind (z. B. Karies). Wesentlich gefährlicher sind Bakterien, die Toxine bilden, z. B. der Tetanuserreger. Die Wirkung der Toxine kann tödlich sein.

Hinweis:
1 µm = 0,001 mm
oder 1/1000 mm

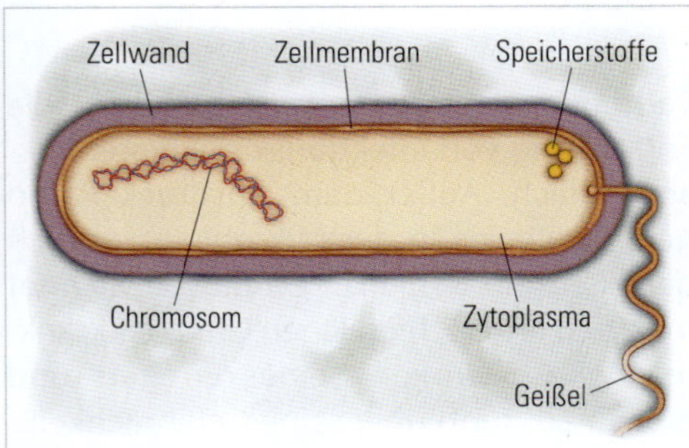

Bild 3.2 Aufbau einer Bakterienzelle

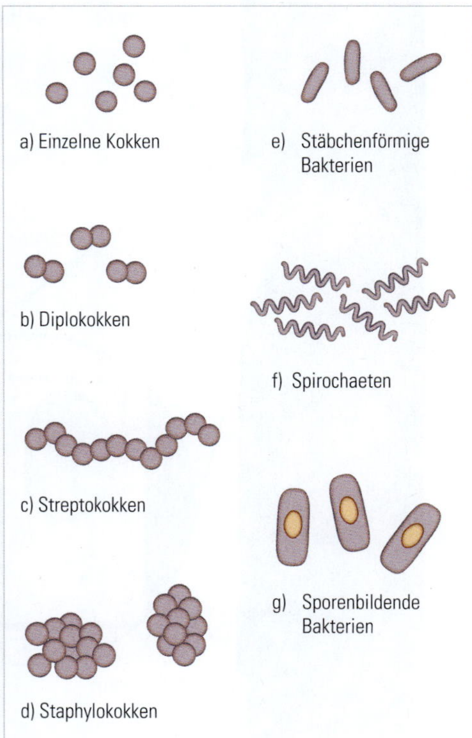

Bild 3.3 Verschiedene Bakterienformen

Einteilung. Es gibt verschiedene Möglichkeiten der Einteilung. Man unterscheidet Bakterien hinsichtlich

- der Morphologie (Gestalt, Form),
- des Anfärbeverhaltens (Gramfärbung),
- des Sauerstoffbedarfs und
- ihrer Fähigkeit zur Sporenbildung.

Eine Bakterienzelle ist in der Regel 1–10 µm groß und damit nur unter dem Lichtmikroskop sichtbar.

Ein Bakterium hat keinen Zellkern, das Erbgut (die Chromosomen) liegt frei im Zytoplasma bzw. der Zellflüssigkeit (Bild 3.2).

Die Bakterienzelle ist von einer Zellwand umgeben, die sehr unterschiedlich beschaffen sein kann. Dies hat Auswirkungen auf die Krankheitssymptome, die Antibiotikabehandlung und auf die Möglichkeiten der Anfärbung.

Einige Bakterien besitzen an ihrer Oberfläche dünne fadenartige Gebilde (Geißeln), mit deren Hilfe sie sich fortbewegen können.

Morphologie. Nach der Zellform (Bild 3.3) unterscheidet man zwischen

- Kokken (kugelförmige Bakterien):
  - Diplokokken (Doppelkokken),
  - Streptokokken (kettenartige Kokken),
  - Staphylokokken (traubenartige Kokken),
- Stäbchen (längliche Bakterien) und
- Spirochaeten (schraubenförmige Bakterien).

Anfärbeverhalten. Damit Bakterien im Mikroskop sichtbar sind, werden sie mit einem bestimmten Färbemittel angefärbt. Aus der unterschiedlichen Reaktion auf das Färbemittel kann man Rückschlüsse auf die Dicke und Struktur der Zellwand ziehen. Dieses Diagnostikverfahren wird nach dem dänischen Arzt Hans Christian Gram Gramfärbung genannt.

grampositiv: nach der Färbung erscheinen die Bakterien blau

gramnegativ: nach der Färbung erscheinen die Bakterien rot

Sauerstoffbedarf. Viele Bakterien brauchen zum Überleben Sauerstoff. Man nennt sie obligat aerob. Im Gegensatz dazu gibt es auch eine Gruppe von obligat anaeroben Bakterien. Diese Bakterien können nur unter Luftabschluss überleben. Außerdem gibt es Bakterien, die sowohl mit als auch ohne Sauerstoff leben können: die fakultativ anaeroben Bakterien.

Sporenbildung. Bestimmte Bakterienarten sind sogenannte Sporenbildner (Bild 3.3 g). Sind die Lebensbedingungen für diese Bakterien ungünstig (z. B. Hitze, Kälte, Trockenheit), bildet jede Bakterienzelle eine Spore als besonders widerstandsfähige Dauerform der Bakterienzelle. Diese Spore kann so lange überleben, bis die Lebensbedingungen wieder besser werden. Bakteriensporen haben nichts mit Pilzsporen zu tun.

Vermehrung. Bakterien vermehren sich ungeschlechtlich durch Zellteilung. Die Zeit zwischen zwei Teilungen ist häufig sehr kurz: Viele Bakterien verdoppeln sich bei günstigen Wachstumsbedingungen in 15 bis 30 Minuten (Bild 3.4). Dabei gilt: Je besser die Lebensbedingungen für die Bakterien sind, desto höher ist die Zellteilungsrate.

INFO Eine beträchtliche Zellteilungsrate findet z. B. auf einem Küchenlappen statt, da die Bakterien hier ideale Bedingungen vorfinden: Es ist feucht und warm und es gibt ausreichend Nährstoffe. Deswegen riechen Küchenlappen so schnell unappetitlich und sollten möglichst häufig ausgetauscht werden.

Behandlungsmöglichkeiten. Bakterielle Erkrankungen werden häufig mit Antibiotika behandelt. Ein Antibiotikum hemmt den Stoffwechsel der Bakterien, sodass diese sich nicht mehr vermehren können oder sogar absterben.

Einige häufige bakterielle Erkrankungen sind z. B.:

- Salmonellose,
- Tetanus,
- Scharlach,
- Bindehautentzündung des Auges,
- Harnwegsinfektion.

obligat (lat.) = unerlässlich, notwendig

aerob = mit Sauerstoff lebend (von aer [lat.] = Luft); Gegenteil: **anaerob**

fakultativ (lat.) = wahlweise, nicht zwingend erforderlich

Antibiotikum von anti (lat.) = gegen und bios (lat.) = Leben: Arzneimittel biologischen oder synthetischen Ursprungs zur Behandlung bakterieller Infektionskrankheiten

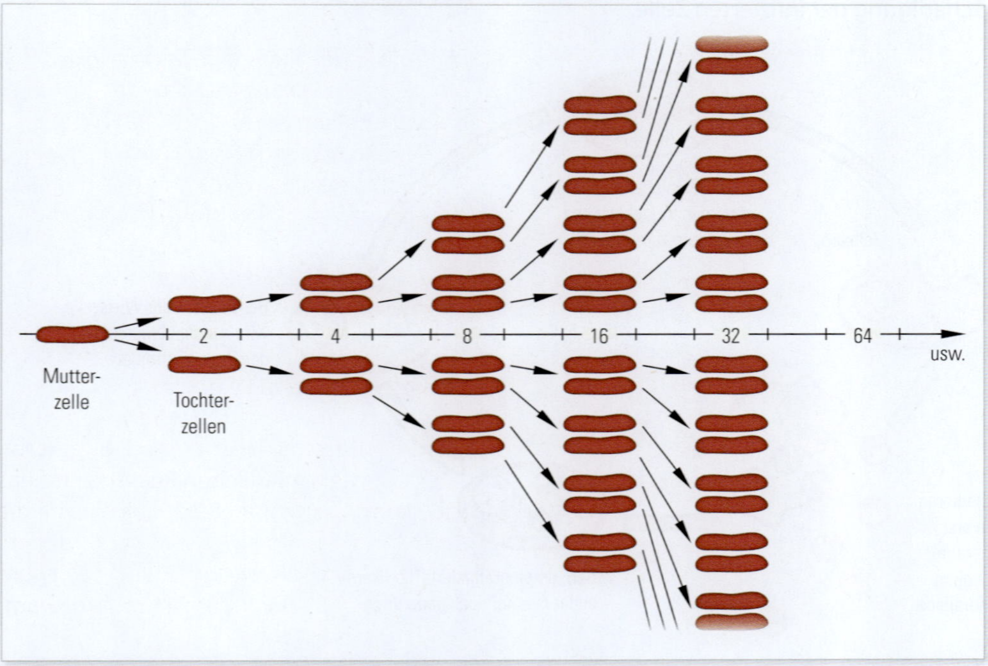

Bild 3.4 Vermehrung einer Bakterienmutterzelle

DNA (eng.) = Desoxyribonucleic Acid. Desoxyribonukleinsäure.; RNA (eng.) = Ribonucleic Acid. Ribonukleinsäure; beide sind Träger der Erbinformationen

AIDS ▶S. 79 f.

3.2.2 Viren

Viren sind die am häufigsten vorkommenden Krankheitserreger. Virusinfektionen stellen für ZFA eine wesentliche Gesundheitsgefährdung dar.

Morphologie. Viren sind viel kleiner als Bakterien, sie haben eine Größe von bis zu 0,03 µm und sind daher nur im Elektronenmikroskop sichtbar. Viren sind keine Zellen, sie können nicht wachsen, sich nicht selbstständig fortpflanzen und sie haben keinen eigenen Stoffwechsel. Sie sind somit auf sogenannte Wirtszellen angewiesen. Viren bestehen nur aus Nukleinsäuren (DNA oder RNA), die von einer Eiweißhülle umgeben sind (Bild 3.5).

Vermehrung. Um sich zu vermehren brauchen Viren lebende Zellen, die sie wie eine Fabrik zur Herstellung neuer Viren nutzen. Beim Eindringen in die Wirtszelle setzt das Virus sein Erbmaterial frei. Dadurch wird das Erbmaterial der Wirtszelle so umgewandelt, dass nur noch neue Viren gebildet werden und die Zelle zugrunde geht. Die neu gebildeten Viren wiederum befallen weitere Zellen und die Infektion breitet sich aus (Bild 3.6). Die Pathogenität der Viren entsteht hauptsächlich durch die direkte Schädigung der infizierten Zelle.

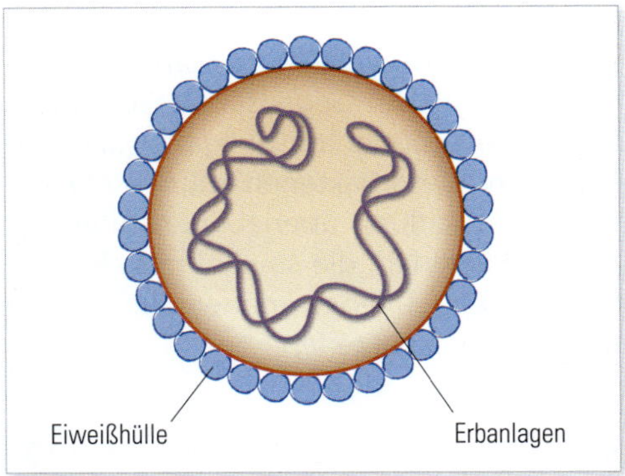

Bild 3.5 Aussehen und Aufbau eines Virus

Einige Viruserkrankungen sind z. B.:
- Masern,
- Grippe,
- SARS-CoV-2,
- ▶AIDS.

3.2.3 Pilze

Pilze (lat. Fungi) besitzen einen Zellkern und eine feste Zellwand. Sie ernähren sich von organischen Substanzen, die entweder von lebenden oder toten Organismen stammen. Die Vermehrung und Ausbreitung erfolgt durch Zellteilung (Bild 3.7) oder durch Sporen (Bild 3.8; nicht zu verwechseln mit den Bakteriensporen).

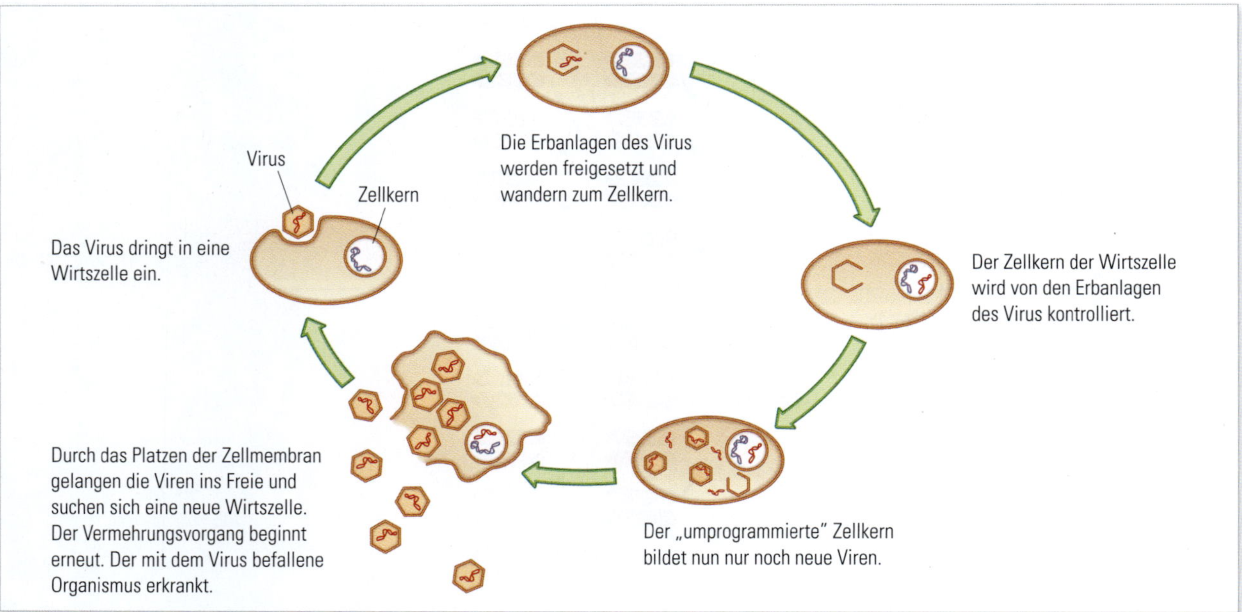

Bild 3.6 Vermehrung von Viren im menschlichen Körper

Pilze sind relativ große Krankheitserreger. Mit einer Größe von 10 bis 100 µm sind sie etwa 10-mal größer als Bakterien.

Einige häufige Pilzerkrankungen sind z. B.:
- Fußpilz,
- Nagelpilz,
- Mundpilz/Soor.

3.2.4 Protozoen

Protozoen sind Einzeller. Anders als Bakterien haben sie einen echten Zellkern, in dem das Erbgut von einer Membran umhüllt ist. Sie verfügen über einen eigenen Stoffwechsel und vermehren sich je nach Art durch Teilung oder sexuelle Fortpflanzung.

Manche Protozoen leben parasitär und lassen sich von ihrem Wirtsorganismus „durchfüttern".

Protozoen lösen unter anderem
- Toxoplasmose,
- Trichomonadeninfektion (Geschlechtskrankheit) und
- die als Reisekrankheit eingeschleppte Malaria aus.

Toxoplasmose ist eine häufig auftretende Infektionskrankheit beim Menschen, die durch den Kontakt mit Katzen und den Verzehr von rohem Fleisch übertragen wird. Eine Toxoplasmose verläuft häufig symptomlos und ist für Menschen mit intaktem Immunsystem unproblematisch. Eine erstmalige Erkrankung während einer Schwangerschaft kann allerdings zu erheblichen Schädigungen des ungeborenen Kindes führen.

3.2.5 Prionen

Prionen sind mit etwa 0,005 µm die kleinsten bisher bekannten Krankheitserreger. Prionen sind infektiöse Proteine. Prionen können sowohl beim Menschen als auch bei Tieren Erkrankungen hervorrufen.

Da es sich nicht um Mikroorganismen handelt, sind Prionen mit herkömmlichen Desinfektions- und Sterilisationsmethoden nicht unschädlich zu machen und stellen deshalb ein Gesundheitsrisiko dar.

Prionenerkrankungen sind z. B.:
- BSE (Rinderwahnsinn),
- Creutzfeldt-Jakob-Krankheit.

Soor S. 285

Parasiten: kleine Lebewesen, die sich von einem größeren Lebewesen ernähren. Das große Lebewesen (Mensch, Tier oder Pflanze) nennt man „Wirt".

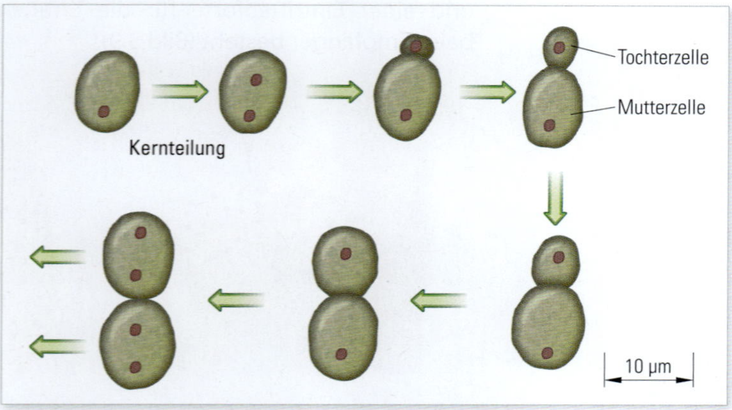

Bild 3.7 Vermehrungsstadien eines Sprosspilzes/Hefepilzes

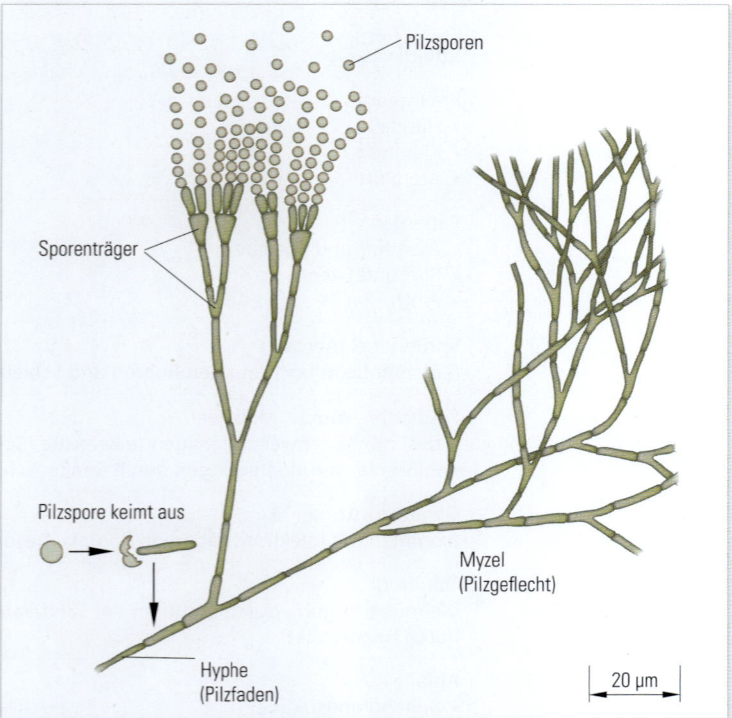

Bild 3.8 Fadenpilz (Schimmelpilz)

Protein: Eiweißmolekül

3.3 Von der Infektion zur Krankheit

3.3.1 Übertragung von Infektionskrankheiten

Infektionskrankheiten werden über eine Infektionskette übertragen, die aus Infektionsquelle, Überträger (Infektionsweg) und einer Eintrittspforte für die Erreger beim Empfänger besteht (Bild 3.9).

Infektionsquellen. Die wichtigste Infektionsquelle ist der Mensch. Jeder, der die Praxis betritt, kann Träger von Krankheitskeimen und damit Überträger von Infektionskrankheiten sein (Tabelle 3.3).

Infektionswege. Krankheitserreger können auf unterschiedlichen Wegen in den menschlichen Körper gelangen, wobei zwischen einem direkten und einem indirekten Infektionsweg unterschieden wird (Tabelle 3.4).

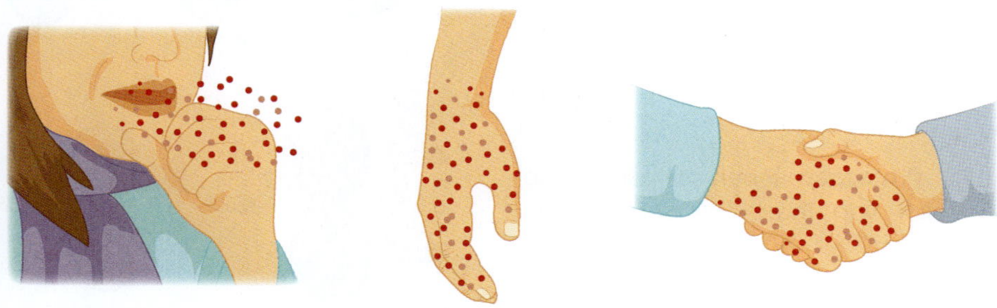

Bild 3.9 Infektionskette

Infektionsquelle	gefährdete Personen
Praxisteam • Hände • Kleidung • Atemluft	• Praxisteam • Patienten
Patienten • Atemluft und Speichel • Blut und Eiter • Prothesen	Praxisteam
Sprühnebel (Aerosol) (entsteht beim hochtourigen Bohren und Schleifen)	Behandlungsteam
Fußböden, Wände, Mobiliar • bestimmte, schwer zu reinigende Bereiche (Ecken, Ritzen) • Fußbodenverunreinigungen durch Straßenschuhe	• Praxisteam • Patienten • Reinigungspersonal
Geräte, Instrumente (kommen mit Infektionsträgern in Kontakt, besonders mit Blut und Eiter)	• Praxisteam • Patienten
Toiletten (Keimübertragung durch Berühren der Sanitärausrüstung oder durch Handtücher)	• Praxisteam • Patienten • Reinigungspersonal
Abfälle • Behandlungsräume • Labor • Pausenräume	• Praxisteam • Patienten • Reinigungspersonal

Tabelle 3.3 Infektionsquellen

	Infektionsweg	Beschreibung	Beispiel	Beispiele für Krankheiten
direkte Infektion: Erregerübertragung von Mensch zu Mensch ohne Zwischenschritte	Kontaktinfektion	Die Aufnahme des infektiösen Materials erfolgt durch Kontakt mit einem Erkrankten.	Kuss eines Menschen, der ein Herpesbläschen an der Lippe hat.	• Herpes labialis • Hepatitis B und C • HIV • Warzen • Geschlechtskrankheiten • Läuse • Pilzerkrankungen
	Tröpfchen-infektion	Infektion durch kleine, erregerhaltige Tröpfchen, die von infizierten Personen beim Husten oder Niesen ausgestoßen werden.	Ein erkälteter Patient kommt in die Praxis, er muss heftig niesen, die infektiösen Tröpfchen werden von den Anwesenden eingeatmet.	• grippaler Infekt • Influenza (Grippe) • die meisten Kinderkrankheiten • TBC • Scharlach • SARS-CoV-2
	diaplazentare Infektion (diaplazentar = durch den Mutterkuchen, die Plazenta)	Das ungeborene Kind wird durch die infizierte Mutter angesteckt.	Eine Schwangere erkrankt während der ersten sechs Wochen der Schwangerschaft an Röteln. Es besteht das Risiko, dass das Kind mit einer Behinderung zur Welt kommt.	• Röteln • Hepatitis B und C • Toxoplasmose
indirekte Infektion: Übertragung einer Krankheit mittels verschiedener Überträger (z. B. Gegenstände, Wasser, Nahrung, Insekten)	Wasser- und Nahrungsmittel-infektion	Lebensmittel sind mit Erregern kontaminiert (verunreinigt).	Ein Ei enthält Salmonellen, wird roh zu Mayonnaise verarbeitet und dann verzehrt.	• Salmonellose durch rohe Eier • Toxoplasmose durch rohes Fleisch • Creutzfeldt-Jakob-Krankheit durch z. B. Rinderhirn
	Schmierinfektion	Die Infektion erfolgt durch Berühren eines Gegenstandes, der mit infektiösen Körpersekreten, wie Speichel, Urin oder Stuhl, kontaminiert (verunreinigt) ist.	Bei einem Patienten wird ein Abszess eröffnet. Das kontaminierte Skalpell wird berührt, Erreger dringen in eine winzige Verletzung des Nagelbettes ein.	• Abszess • Herpes labialis • Kinderlähmung • Bindehautentzündung • Pilzerkrankungen
	perkutane Infektion (perkutan = durch die Haut)	Übertragung von Krankheitserregern durch Hautverletzungen.	Verletzung mit einem kontaminierten (verunreinigten) Skalpell; der Patient hat eine Hepatitis-C-Erkrankung.	• Hepatitis B und C • HIV • Krankheiten, die durch Insektenstiche oder -bisse übertragen werden
	Wasser- und Nahrungsmittel-infektion (fäkal-orale Übertragung)	Übertragung von Krankheitserregern durch unsauber zubereitete Nahrungsmittel.	Erkrankter Mensch berührt mit kontaminierten (verunreinigten) Händen Lebensmittel.	• Salmonellose • Hepatitis A • zahlreiche Durchfallerkrankungen

Tabelle 3.4 Infektionswege

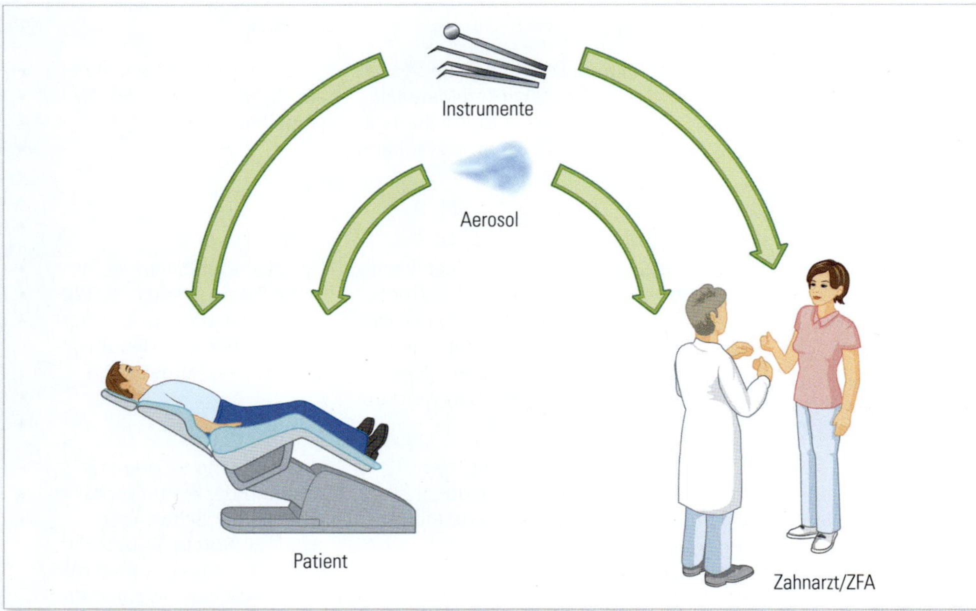

Bild 3.10 Übertragungswege von Infektionen in der Zahnarztpraxis

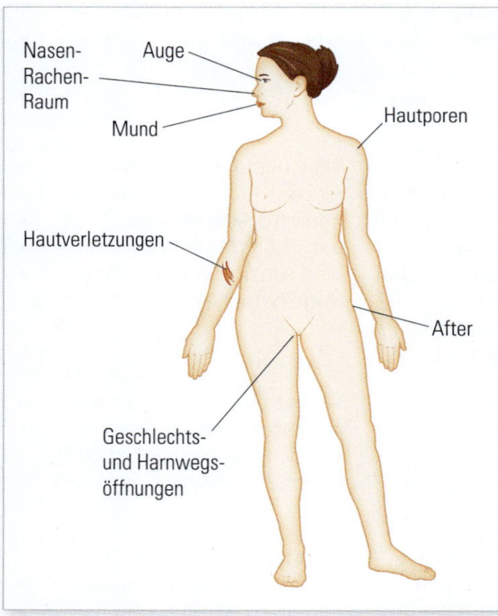

Bild 3.11 Eintrittspforten für Krankheitserreger

Mehrere Infektionswege können für ein und dieselbe Krankheit infrage kommen. In der Zahnheilkunde sind insbesondere die in Bild 3.10 dargestellten Übertragungswege von Bedeutung.

Eintrittspforten für Krankheitserreger können alle natürlichen Körperöffnungen, aber auch Haut und Schleimhaut sein (Bild 3.11).

3.3.2 Allgemeiner Verlauf einer Infektionskrankheit

Bei einer Infektion dringen Krankheitserreger in einen Organismus ein und vermehren sich dort. Die meisten Infektionen verlaufen symptomlos. Von einer Infektionskrankheit spricht man erst dann, wenn die Infektion sichtbare Krankheitszeichen nach sich zieht.

Ob eine Infektion zu einer Erkrankung führt, hängt von verschiedenen Faktoren ab:

- von der Pathogenität und Virulenz der Erreger,
- von der Menge der Erreger,
- von der Lokalisation der Erreger (z. B. Mikroorganismen, die im Darm nützlich sind, können in der Harnblase sehr schädlich sein),
- von der Abwehrfähigkeit des Körpers.

Bricht die Erkrankung aus, verläuft sie in aller Regel nach dem in Bild 3.12 dargestellten Muster.

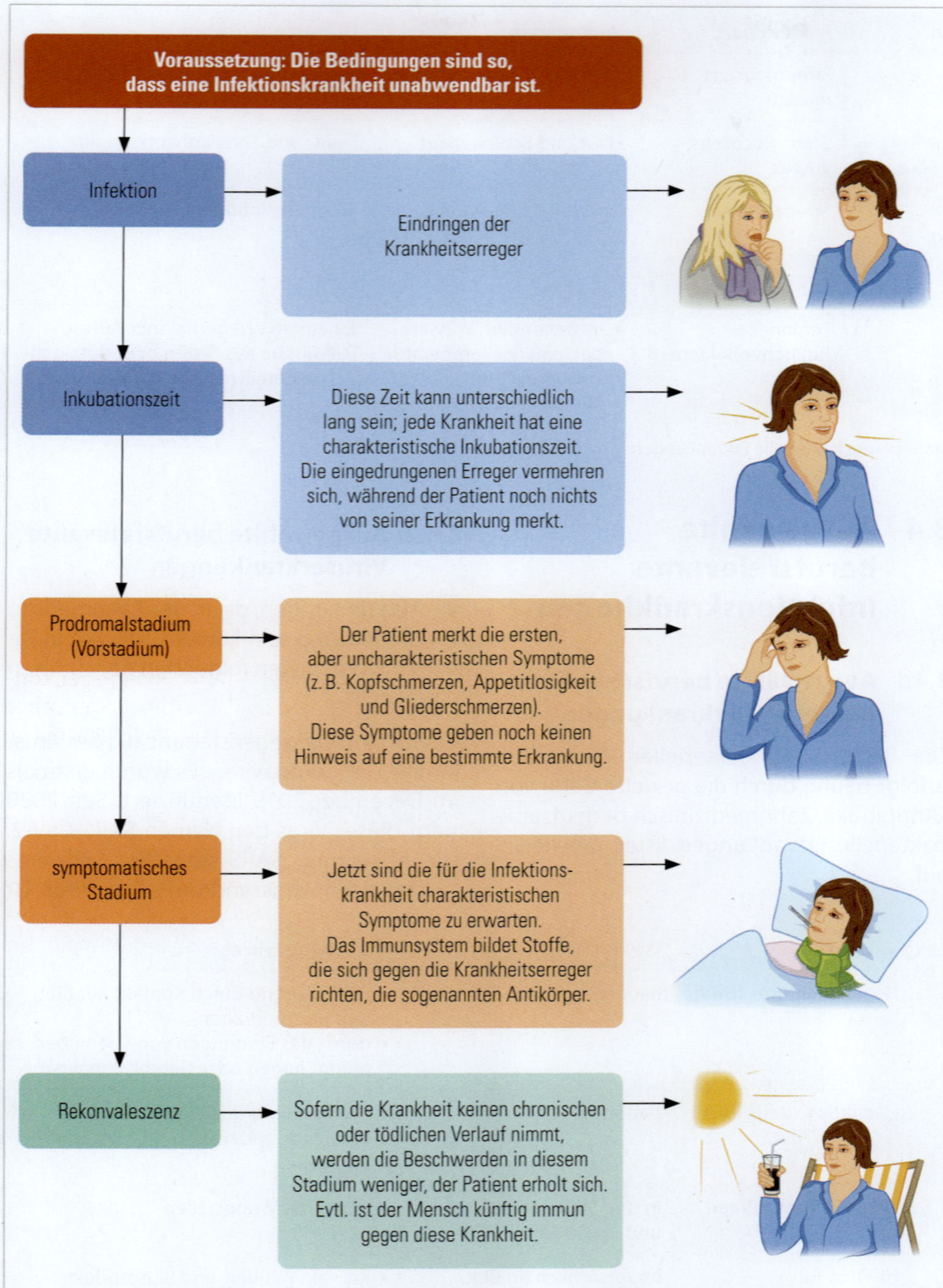

Bild 3.12 Allgemeiner Verlauf einer Infektionskrankheit

Inkubation (lat.) = „Ausbrützeit“

prodromal von prodromos (gr.-lat.) = Vorläufer

Symptom (gr.) = Anzeichen

Antikörper: Eiweiße, die der Abwehr krankmachender Stoffe dienen

Rekonvaleszenz (lat.) = Genesungszeit

Beispiele für Erkrankungen	Bakterienart	Vorkommen	Übertragungswege
Karies	Streptococcus mutans	im menschlichen Speichel	durch infizierte Bezugspersonen mittels Besteck, Schnuller oder Kuss
meist lokal begrenzte eitrige Entzündungen (z. B. Abszesse, Furunkel)	Staphylococcus aureus	Haut und Schleimhaut	Haut- und Schleimhautkontakte
• Wundinfektion • Nebenhöhlenentzündung • Bronchitis • Lungenentzündung	Streptokokken	Nasen-Rachen-Raum	Tröpfcheninfektion
Legionellose	Legionellen (Stäbchenbakterien)	• in stehendem Wasser bei mäßiger Temperatur • Luftbefeuchter • Klimaanlagen	Einatmen erregerhaltiger Aerosole (Gemische aus festen oder flüssigen Schwebeteilchen und Luft)

Tabelle 3.5 Ausgewählte berufsrelevante bakterielle Erkrankungen

3.4 Ausgewählte berufsrelevante Infektionskrankheiten

3.4.1 Ausgewählte berufsrelevante bakterielle Erkrankungen

Antibiotika ▸S. 215

Die Behandlung bakterieller Infektionen erfolgt häufig durch die gezielte Gabe von ▸Antibiotika. Zahnmedizinisch bedeutsame bakterielle Erkrankungen listet Tabelle 3.5 auf.

3.4.2 Ausgewählte berufsrelevante Viruserkrankungen

Viruserkrankungen, die in der Zahnmedizin von Bedeutung sein können, werden in Tabelle 3.6 und in den folgenden Abschnitten dargestellt.

Covid-19. Der Erreger stammt aus der Virusfamilie der Coronaviren. Es wurde erstmals im Dezember 2019 identifiziert. Seit 2020 trägt dieses Virus den Namen SARS-CoV-2. Die Abkürzung SARS steht für „Schweres Akutes Atemwegssyndrom". Das Virus ist

Beispiele für Erkrankungen	Virusart	Vorkommen	Übertragungswege
Hepatitis B	Hepatitis-B-Virus (HBV)	hauptsächlich im Blut	• überwiegend durch Kontakt mit Blut und Blutprodukten • durch das Eindringen von Viren über Mund, Augen oder Geschlechtsorgane
Hepatitis C	Hepatitis-C-Virus (HCV)	hauptsächlich im Blut	• wie bei Hepatitis-B-Virus • zusätzlich unbekannte Übertragungswege
Lippenherpes	Herpes-simplex-Viren	in den Bläschen an Lippen und im Gesicht	Kontakt mit Wundstellen
AIDS	HI-Virus (HIV)	hauptsächlich im Blut, aber auch in allen anderen Körperflüssigkeiten	• Kontakt mit Blut und Blutprodukten • Sexualkontakt • von der Mutter auf das Kind, vor allem während der Geburt
Infektionen der oberen Atemwege	• Influenzaviren • Adenoviren • Rhinoviren	Nasen-Rachen-Raum	Tröpfcheninfektion
SARS-CoV-2	Coronavirus	Nasen-Rachen-Raum	Tröpfcheninfektion, Aerosole

Tabelle 3.6 Ausgewählte berufsrelevante Viruserkrankungen

von Mensch zu Mensch übertragbar. Die Tröpfcheninfektion ist der Hauptübertragungsweg. Den meisten Kranken geht es ähnlich wie bei einer Erkältung. Sie bekommen zum Beispiel Hals-Schmerzen, Husten oder Schnupfen.

Bei ca. 20 % der Betroffenen nimmt die Krankheit einen schweren Verlauf mit schwersten Atem-Problemen und/oder Lungenentzündungen.

Eine Impfung kann die Ansteckung bzw. einen schweren Krankheitsverlauf verhindern und wird von Experten dringend empfohlen.

Die **SARS-CoV-2 Pandemie** hat die zahnärztlichen Praxen und Kliniken vor große Herausforderungen gestellt. Die WHO und das RKI bringen Behandlungen, die Tröpfchen und Aerosole entstehen lassen mit einem stark erhöhten Infektionsrisiko für die medizinischen Mitarbeiter durch SARS-CoV-2 in Verbindung.

Zum Schutz von Patienten und des Behandlungsteams vor Tröpfchen und Aerosolen werden folgende Präventionsmaßnahmen empfohlen:
- Erkennen von Verdachtsfällen und Erkrankten (z. B. Abfrage von Covid-typischen Symptomen).
- Abstand halten.
- Das Team sowie die Patienten sollten (wenn möglich) einen Mund-Nasen-Schutz tragen.
- Werden wassergekühlte Übertragungsinstrumente eingesetzt, sollte das Team FFP2-Masken tragen.
- Patienten sollten vor der Behandlung eine Mundspülung mit einer viruzider Wirkung durchführen.
- Nutzung eines Kofferdams, falls möglich.
- Konsequente Absaugung.

Hepatitis meint alle Erkrankungen, die mit einer Entzündung der Leber einhergehen. Bei mehr als 90 % der Fälle sind Viren die Ursache der Erkrankung. Andere Ursachen für eine Entzündung des Lebergewebes können Infektionen durch Bakterien und Parasiten sein oder giftige Substanzen wie Arzneimittel, Alkohol oder Lösungsmittel.

Zurzeit unterscheidet man die Hepatitisformen A, B, C, D und E. Sie sind medizinisch gut erforscht. Über weitere mögliche Formen der Virushepatitis weiß man bis jetzt nur wenig. Laut Schätzungen der Weltgesundheitsorganisation (WHO) leben weltweit ca. 354 Millionen Menschen mit chronischer Hepatitis B oder C (Stand 2022). Etwa 90 % der Betroffenen ahnen nichts von ihrer Infektion.

Für die Beschäftigten im Bereich der Zahnheilkunde besteht insbesondere die Gefahr einer Hepatitis-B- und Hepatitis-C-Infektion.

Hepatitis B gilt als Berufskrankheit der Beschäftigten im Gesundheitsdienst. In der Zahnarztpraxis wird das Virus hauptsächlich übertragen durch
- Stichverletzungen mit Injektionsnadeln,
- Schnittverletzungen mit Skalpellen,
- das Eindringen von Viren über Mund und Augen.

Das Hepatitis-B-Virus ist so infektiös, dass lediglich 0,00004 ml Blut für eine Infektion ausreichen. Über kleinste Verletzungen, die bei jedem Menschen auf Haut oder Schleimhaut vorkommen, gelangen die Erreger in den Körper.

Nach dem Verlauf unterscheidet man
- die akute Hepatitis B und
- die chronische Hepatitis B.

Nur etwa ein Drittel der Infizierten zeigt nach einer Inkubationszeit von ein bis sechs Monaten die klassischen Hepatitiszeichen wie Ikterus (Bild 3.13), dunklen Urin, Gliederschmerzen, Schmerzen im Oberbauch, Übelkeit, Erbrechen und Durchfall. Bei den häufigen asymptomatischen Verläufen verspüren die Betroffenen nur eine leichte Abgeschlagenheit.

asymptomatisch: ohne Symptome / Krankheitszeichen

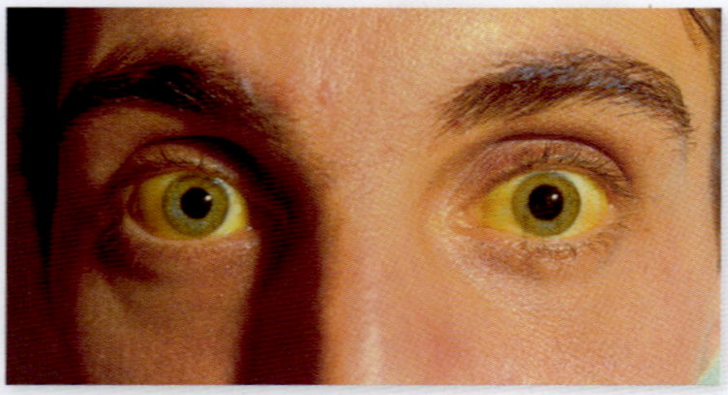

Bild 3.13 Ikterus (Gelbsucht)

Hepatitis (Sg.)/ Hepatitiden (Pl.) von Hepar (gr.) = Leber

In 5–10 % der Fälle sind nach sechs Monaten noch Hepatitis-Viren im Blut nachweisbar. Man spricht dann von einer chronischen Hepatitis. Der chronische Verlauf kann sich bei geringer Symptomatik über Jahre hinziehen. Eine chronische Hepatitis heilt möglicherweise noch nach Jahren aus. Bei einer ungünstigen Entwicklung kann es zu einer Leberzirrhose (Lebergewebe wird durch nicht funktionsfähiges Narbengewebe ersetzt) oder einem Leberkarzinom (Leberkrebs) kommen.

Die Hepatitis-B-Prophylaxe besteht in der Praxis vor allen Dingen
- aus der allen ZFA empfohlenen Impfung,
- aus sorgfältiger Praxishygiene,
- in der konsequenten Berücksichtigung der UVV,
- im Tragen von Schutzkleidung und Schutzausrüstung (bei Bedarf).

UVV ▸S. 18

Schutzkleidung und Schutzausrüstung ▸S. 90 f.

no touch (engl.) = ohne Berührung

Diskonnektierung von to disconnect (engl.) = trennen, abziehen

recapping (engl.) = wieder bedecken

Für die Entsorgung kontaminierter Kanülen sind nach den TRBA (Technische Regeln für Biologische Arbeitsstoffe) „No-Touch"-Systeme zu bevorzugen (Bild 3.14).

Bei No-Touch-Entsorgungssystemen befinden sich am Deckel eines Abwurfbehälters sogenannte Diskonnektierungshilfen, die das Abtrennen der Injektionskanülen vom Injektionssystem direkt in den Abwurfbehälter ermöglichen und dadurch ein Recapping überflüssig machen.

Einhändiges Recapping sollte nur mit geeigneten Hilfsmitteln, z. B. einem sicheren Ständer für die Schutzhüllen, durchgeführt werden (Bild 3.15). Das „zweihändige Recapping" ist grundsätzlich verboten.

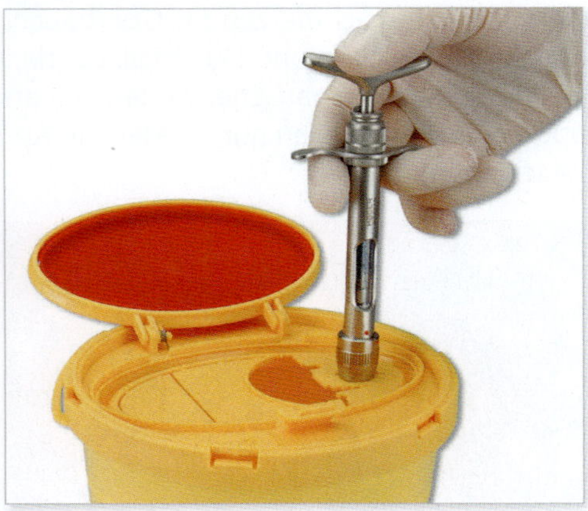

Bild 3.14 „No-Touch"-System

INFO Gemäß den Bestimmungen des Arbeitsschutzes ist der Praxisinhaber verpflichtet, die (infektionsgefährdeten) Mitarbeiter über die Hepatitis-B-Schutzimpfung zu informieren und ggf. die Kosten für die Impfung zu übernehmen.

Hepatitis C ist weltweit verbreitet. Medizinisches Personal erkrankt etwa doppelt so häufig an Hepatitis C wie der Rest der Bevölkerung. Die Übertragungswege sind mit denen der Hepatitis B vergleichbar, dennoch sind bei etwa 40 % der Erkrankten die genauen Infektionsquellen und Infektionswege unklar.

Die Inkubationszeit dauert zwei Wochen bis sechs Monate. In der Regel werden Antikörper sieben bis acht Wochen nach der Infektion messbar.

Eine Hepatitis C verläuft in 50 – 80 % der Fälle chronisch. Der Krankheitsverlauf ähnelt dem der Hepatitis B, allerdings sind die Symptome meist nur mäßig ausgeprägt, was dazu führt, dass viele Betroffene nichts von ihrer Erkrankung wissen.

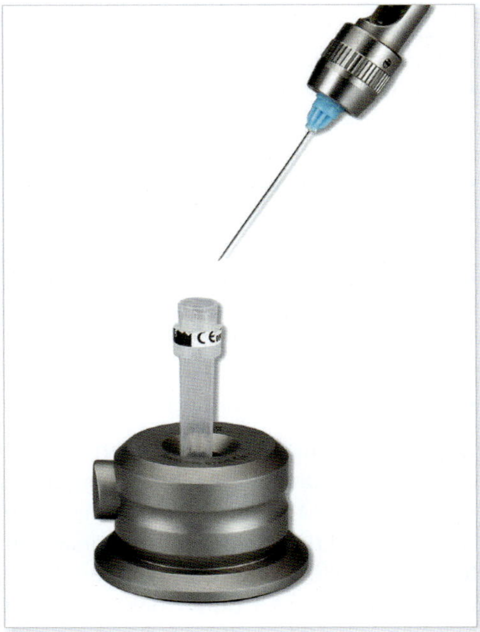

Bild 3.15 Einhändiges Recapping mit Hilfsmittel

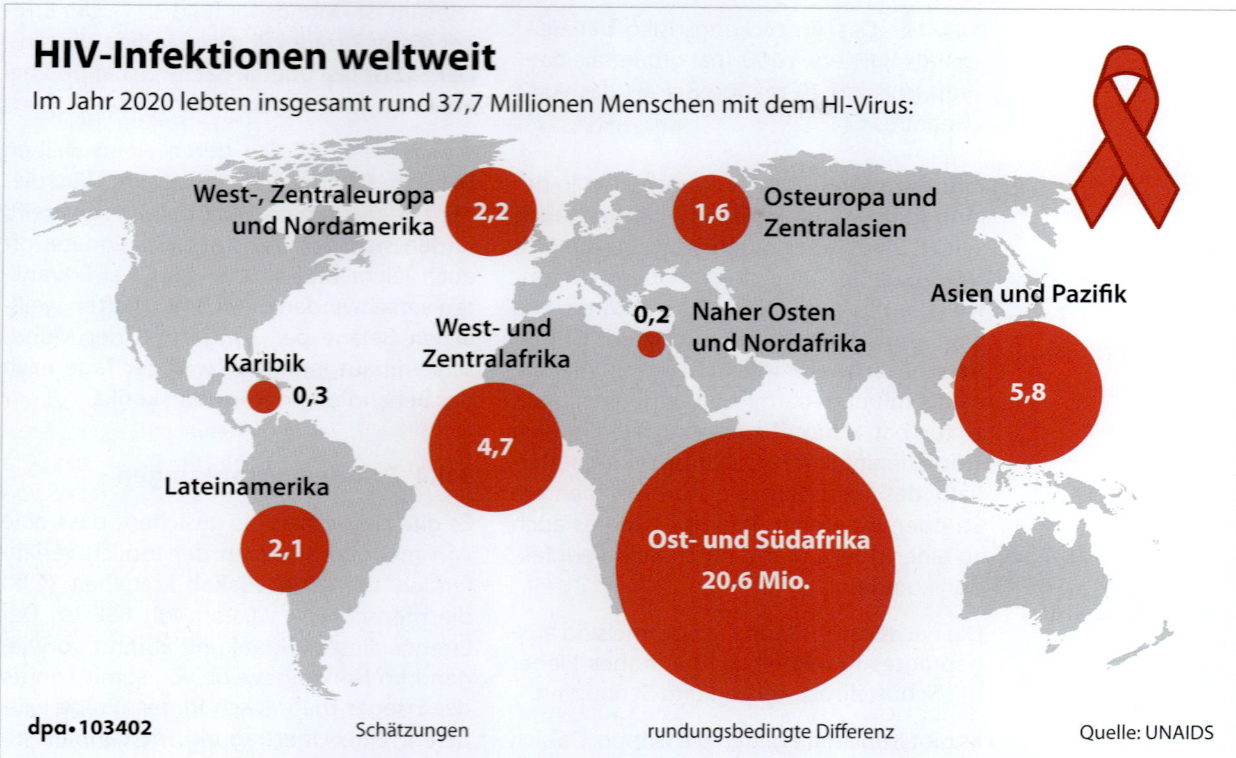

Bild 3.16
Verbreitung von HIV

Vor dem Hepatitis-C-Virus kann man sich nicht durch eine Impfung schützen. Bei etwa 25 % der Betroffenen ist mit einer deutlichen Verkürzung der Lebenserwartung durch die Erkrankung zu rechnen.

HIV-Infektion und AIDS. AIDS ist seit 1981 als eigenständiges Krankheitsbild bekannt und ist weltweit verbreitet (Bild 3.16). Es bezeichnet eine Kombination von Symptomen, die beim Menschen durch die Infektion mit dem HI-Virus auftreten. Die HI-Viren verändern und zerstören vor allen Dingen die Zellen des Immunsystems, die dafür zuständig sind, Krankheitskeime und mutierte (genetisch veränderte, entartete) Zellen unschädlich zu machen. Die Symptome bei voll ausgebrochener Erkrankung sind Sekundärinfektionen und bestimmte Krebsarten.

Die Übertragung der HI-Viren erfolgt durch Eindringen infizierter Körperflüssigkeiten (Blut, Samenflüssigkeit, Scheidensekret) in Haut- oder Schleimhautverletzungen. Die Inkubationszeit beträgt sechs Monate bis mehrere Jahre. Während der Inkubationszeit ist der Betroffene bereits infektiös.

Der Verlauf der Erkrankung wird in unterschiedliche Stadien eingeteilt, die immer wieder durch symptomfreie Phasen unterbrochen werden. Während aller Stadien gilt der Betroffene als infektiös und es besteht die Gefahr der Weiterverbreitung der Krankheit. In der letzten Phase der Erkrankung, die bis zum Tod andauert, schreitet die Schwächung des Immunsystems voran. Infektionskrankheiten, die ein gesunder Organismus gefahrlos übersteht, können für einen AIDS-Kranken in dieser Phase lebensbedrohlich sein.

Eine HIV-Infektion ist unheilbar, eine Impfung gibt es nicht. Dank der Behandlung mit entsprechenden Medikamenten kann die Vermehrung der HI-Viren im Körper jedoch verhindert werden und die Betroffenen können sehr lange mit dem Virus leben. Man geht von einer fast normalen Lebenserwartung aus.

HIV = Abkürzung für **h**uman **i**mmunodeficiency **v**irus (engl.) = menschliches Immunschwäche-Virus

AIDS = Abkürzung für **a**cquired **i**mmune **d**eficiency **s**yndrome (engl.) = erworbenes Abwehrschwächesyndrom

Sekundärinfektion: zusätzliche Infektion mit einem anderen Erreger

Soor ▸S. 285

INFO Das Ansteckungsrisiko bei Hepatitis B ist etwa 100-mal größer als das von HIV und 10-mal größer als das von Hepatitis C.

Antimykotika ▸S. 215

Influenza-Viren. Durch das Arbeiten in der Mundhöhle von Patienten können auch solche Viren übertragen werden, die sich bevorzugt im Bereich der oberen Atemwege aufhalten, z.B. Influenza-Viren, die eine Grippe verursachen können. Grippe ist eine schwere Infektionskrankheit, die nichts mit dem harmlosen grippalen Infekt zu tun hat. Hauptübertragungsweg ist eine Tröpfcheninfektion. Da Grippeviren außerhalb des menschlichen Körpers mehrere Stunden überleben können, kann es auch zu einer Übertragung durch Schmierinfektion kommen.

BSE = Abkürzung für Bovine spongiforme Enzephalopathie (Rinderwahn)

Die wichtigsten Grippesymptome sind ausgeprägtes Krankheitsgefühl, hohes Fieber mit Schüttelfrost, Husten und Schnupfen.

Pulpa ▸S. 114 f.

Es gibt Impfstoffe gegen die Grippe. Da sich das Virus von Grippewelle zu Grippewelle verändert, sollte die Schutzimpfung jedes Jahr wiederholt werden.

Mykose (gr.) = Pilzerkrankung

Antigene: körperfremde Stoffe, gegen die das Immunsystem Antikörper bildet

3.4.3 Berufsrelevante Mykosen

Unter den etwa 120 000 verschiedenen Pilzarten sind nur etwa 180 Arten für den Menschen gefährlich, insbesondere dann, wenn eine Vorerkrankung oder ein geschwächtes Abwehrsystem vorliegt. Zahnmedizinisch relevant ist ▸Mundsoor (Bild 3.17). Der Erreger dieser Pilzinfektion ist Candida albicans. Der Pilz ist fast überall nachweisbar und bei intaktem Immunsystem harmlos.

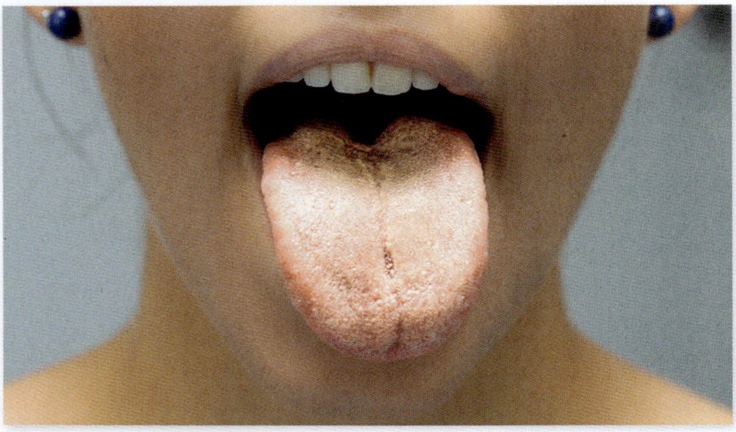

Bild 3.17 Mundsoor

Mundsoor zeigt sich durch einen weißen Belag im Mund- und Rachenraum. Wird dieser z.B. mit einem Holzspatel abgestreift, finden sich darunter rote entzündete, oft auch leicht blutende Stellen. Bei Erkrankten verschwinden die schmerzhaften weißlichen Beläge der Zunge und der Mundschleimhaut innerhalb weniger Tage nach der Behandlung mit ▸Antimykotika.

3.4.4 Prionenerkrankungen

Es gilt inzwischen als gesichert, dass eine von mehreren Formen der tödlich verlaufenden Creutzfeldt-Jakob-Krankheit (CJK) die menschliche Version von BSE ist. Der Erreger dieser Erkrankung kommt vorwiegend im Nervengewebe vor, somit könnte der Erreger theoretisch in der ▸Pulpa existieren. Eine Übertragung im Rahmen einer zahnärztlichen Behandlung ist bis jetzt nicht bekannt.

3.5 Allgemeiner Infektionsschutz

3.5.1 Infektionsschutz durch Impfungen

Während der Körper sich mit Krankheitserregern auseinandersetzt, werden Antikörper produziert, die die Erreger (Antigene) unschädlich machen sollen. Die durch die Bildung der entsprechenden Antikörper entstandene Unempfindlichkeit gegen bestimmte Antigene wird als Immunität bezeichnet.

Die das Immunsystem schützenden Eigenschaften der Antikörper werden bei Impfungen (Immunisierungen) eingesetzt. Man unterscheidet aktive und passive Immunisierung.

Aktive Immunisierung bedeutet, dass der Impfstoff in Form abgeschwächter oder abgetöteter Krankheitserreger oder deren Toxine (Gifte) in den Körper eingebracht wird. Das Immunsystem des Geimpften wird dadurch angeregt, körpereigene Antikörper zu bilden. Diese sollen zukünftig verhindern, dass der Geimpfte an dieser speziellen Infektionskrankheit erkrankt (Bild 3.18). Die aktive Immunisierung bietet einen lang anhaltenden Schutz, der allerdings erst nach einiger Zeit einsetzt.

Passive Immunisierung bedeutet, dass der Körper des Geimpften nicht selbst Antikörper bilden muss. Stattdessen wird dem Körper ein Impfstoff zugeführt, der fertige, körperfremde Antikörper enthält (Bild 3.19).

Es entsteht ein sofortiger Impfschutz, der allerdings nur bis zu drei Monate andauert. Der Körper erkennt die Antikörper als fremd und baut sie kontinuierlich ab.

Diese Art der Immunisierung wird eingesetzt, wenn zu befürchten ist, dass sich ein Mensch bereits infiziert hat. Im Idealfall kann der Ausbruch der Krankheit damit verhindert werden.

Simultanimpfung. Die Kombination von aktiver und passiver Impfung wird Simultanimpfung genannt. Dabei macht man sich die Vorteile beider Impfformen zunutze:

- sofortiger und
- lang anhaltender Impfschutz.

Das kann nützlich sein, wenn die Inkubationszeit einer Infektionskrankheit länger dauert als die maximale Schutzwirkung durch die passive Impfung anhält. Ganz vereinfacht könnte man sich die Simultanimpfung für z. B. Hepatitis B so vorstellen, wie in Bild 3.20 auf Seite 82 dargestellt.

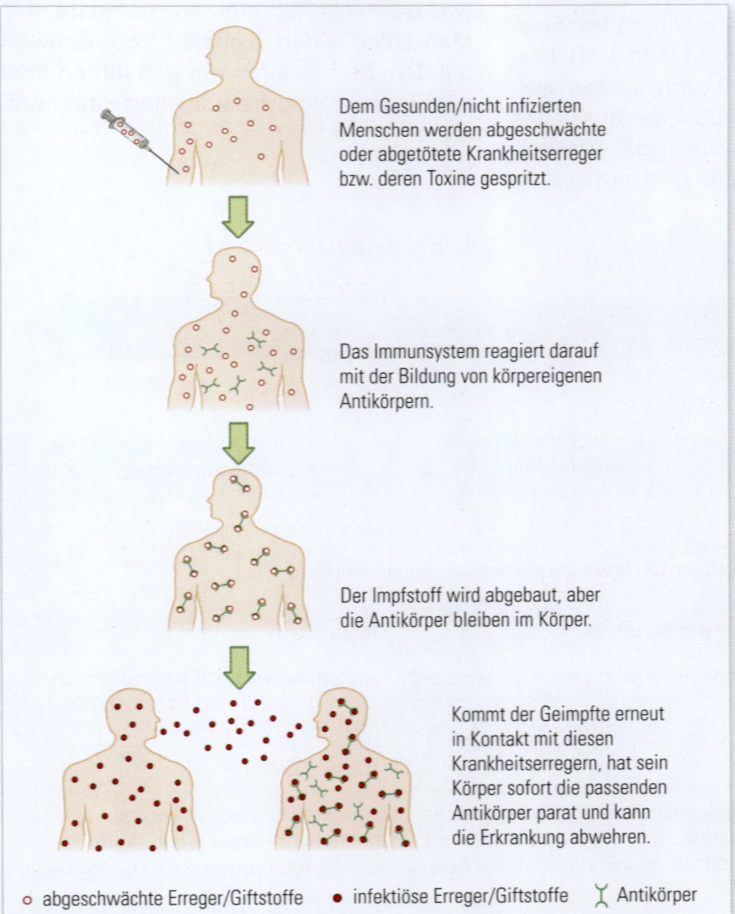

Bild 3.18 Aktive Schutzimpfung

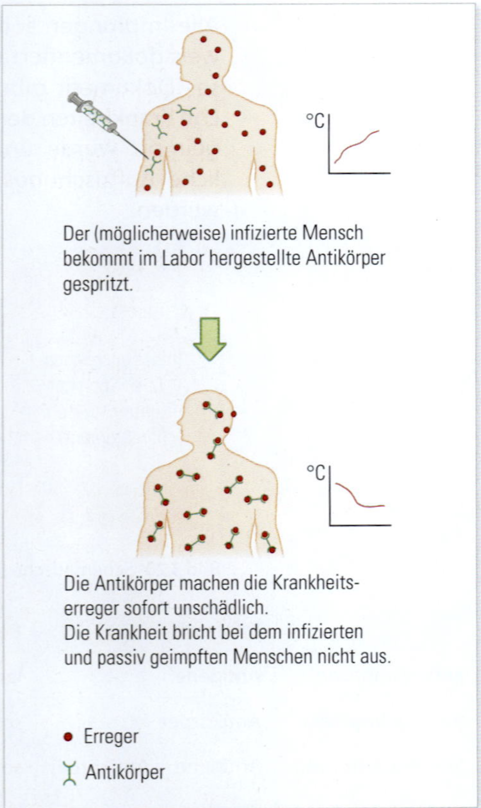

Bild 3.19 Passive Schutzimpfung

Eine Simultanimpfung wird empfohlen, wenn eine mögliche Infizierung vorliegt und der Betroffene nicht geimpft ist oder sein Impfstatus unklar ist (z. B. bei der Tetanusimpfung).

RNA = Ribonukleinsäure

MRNA-Impfstoffe speichern ihre Baupläne in Form von RNA. Bei der Impfung kommt ein kleiner Abschnitt, nämlich nur die Anleitung für das Spike-Protein, das sich an der Außenhülle des Virus befindet und keine krank machenden Eigenschaften hat. Die Zellen bilden die Spike-Proteine nach. Das Immunsystem wird aufgefordert Antikörper gegen Viren herzustellen, die mit dem bekannten Spikeprotein ausgestattet sind. Etwas vereinfacht kann man sagen, dass der Körper durch einen kleinen Trick seinen eigenen Impfstoff herstellt.

Tabelle 3.7 gibt eine Übersicht über die verschiedenen Impfformen.

Alle Impfungen sollten in einem Impfausweis dokumentiert werden (Bild 3.21). Dieses Dokument gibt Auskunft, gegen welche Krankheiten der Inhaber des Ausweises geimpft wurde und wann ggf. erforderliche Auffrischungsimpfungen notwendig werden.

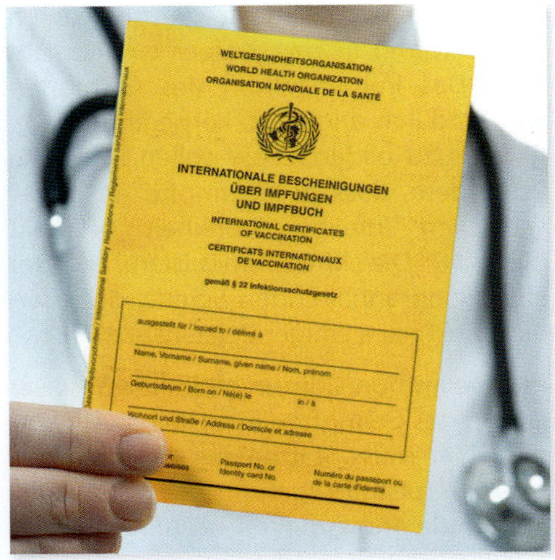

Bild 3.21 Impfausweis

Die Impfung gegen das Coronavirus wird ebenfalls im Impfpass eingetragen, wird aber als Nachweis häufig nicht anerkannt, weil sehr viele Fälschungen im Umlauf sind. Man sollte einen digitalen Impfnachweis auf dem Mobiltelefon mit sich führen oder eine in einer Apotheke ausgestellte „Impfkarte“.

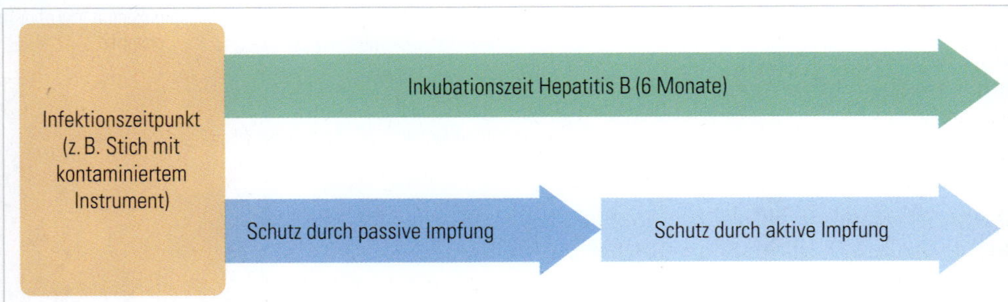

Bild 3.20 Schematische Darstellung des Impfschutzes bei der Simultanimpfung

	Impfstoff	Beginn des Schutzes	Dauer der Wirkung
aktive Impfung	Antigene	langsam einsetzend (erst nach Wochen)	lang andauernd, z. T. lebenslänglich
passive Impfung	Antikörper	sofort	meist nur wenige Wochen
Simultanimpfung	Antigene + Antikörper	sofort	lang andauernd
mRNA-Impfstoff (z. B. Spikevax® oder Comirnaty®)	Bauplan zur Herstellung von Spikeproteinen	langsam einsetzend, Impfdurchbrüche sind häufig zu beobachten; verhindert einen schweren Verlauf der Krankheit	Lässt sich zum gegenwärtigen Zeitpunkt nicht genau sagen, Auffrischungsimpfungen werden empfohlen.

Tabelle 3.7 Verschiedene Impfformen im Vergleich

3.5.2 Postexpositionsprophylaxe

Die Postexpositionsprophylaxe (PEP) wird erforderlich, wenn ein riskanter Kontakt mit möglicherweise infektiösem Material stattgefunden hat. Dabei gilt, dass man bei keinem Patienten ausschließen kann, dass er Krankheitserreger in sich trägt.

Stich- oder Schnittverletzungen. Als Sofortmaßnahme gilt:
- Wunde unter fließendes Wasser halten und gut bluten lassen, dabei aber nicht quetschen oder ausdrücken,
- Wunde mit einem Desinfektionsmittel benetzen und feucht halten (evtl. mit einer Kompresse als Depot),
- Inspektion der Verletzung und des Instruments (wichtig für den weiterbehandelnden Arzt und für den Unfallbericht).

Die Weiterbehandlung sollte ein Durchgangsarzt (D-Arzt) übernehmen. Ausnahme: Unfallverletzte, die einen Facharzt benötigen (z. B. bei Augenverletzungen, Hals-/Nasen-/Ohrenverletzungen oder Zahnverletzungen). Die Betroffenen können sich direkt bei einem entsprechenden Facharzt vorstellen. Dieser muss darüber informiert werden, dass es sich um einen Arbeitsunfall handelt.

Ein D-Arzt ist ein Facharzt aus den Gebieten Chirurgie oder Orthopädie, der von den Berufsgenossenschaften eine besondere Zulassung erhalten hat. Wenn das Risiko einer HIV-Infektion vorliegt, sollte der D-Arzt innerhalb von zwei Stunden aufgesucht werden. Es sollte eine sofortige Blutentnahme erfolgen, bei der auf Antikörper untersucht wird. Sie kann später als Beleg dafür dienen, dass eine eventuelle Infektion die Folge eines Arbeitsunfalls ist.

TIPP Kommen zu Ihnen Unfallverletzte in die Praxis, erkundigen Sie sich immer, ob es sich um einen Arbeits-, Schul- oder Kitaunfall handelt.

Kontamination unverletzter Haut. Nach direktem Kontakt mit erregerhaltigem Material (z. B. Eiter oder Blut) muss die betroffene Hautstelle

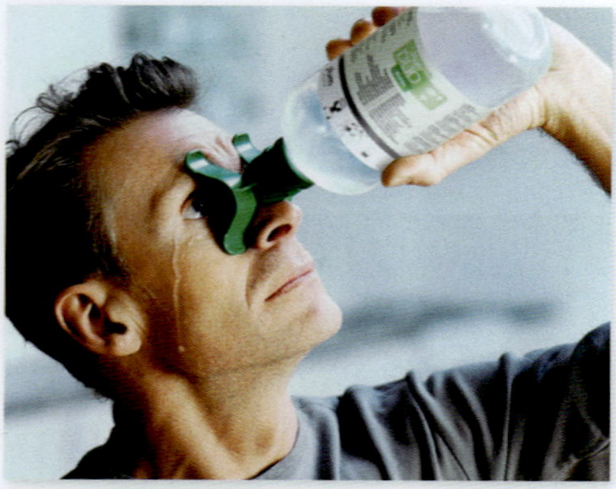

Bild 3.22 Ausspülen der Augen mit Augenspülflasche

- gründlich mit Wasser abgespült und anschließend mit einem Einmaltuch getrocknet werden,
- für mindestens 30 Sekunden mit einem mit Händedesinfektionsmittel getränkten Tuch behandelt werden, indem man das Tuch auf die Stelle legt und einwirken lässt.

Kontamination der Augen. Die Augen werden sofort mit reichlich Wasser oder Kochsalzlösung gespült. Eine Augenspülflasche kann dabei hilfreich sein (Bild 3.22).

Kontamination der Mundhöhle. Das in den Mund gelangte, möglicherweise infektiöse Material muss vollständig ausgespuckt werden. Anschließend sollte mehrfach (ca. vier bis fünf Mal) mit Wasser gespült werden. Das gleiche Vorgehen wird mit einem Desinfektionsmittel für die Mundhöhle (z. B. Chlorhexidin, Octenidin) wiederholt.

Dokumentation des Unfallgeschehens. Auch wenn die Verletzung unbedeutend erscheint, muss das Ereignis im Verbandbuch, das jede Praxis führen muss, dokumentiert werden. Zur Wahrung des Datenschutzes können die Dokumentationsbögen des Verbandbuches entweder aus dem Meldeblock entnommen und an einem sicheren Ort abgeheftet werden (Bild 3.23) oder in Form eines PDFs ausgefüllt und digital gespeichert werden.

Postexpositionsprophylaxe von post (lat.) = nach; Exposition (lat.) = Aussetzung; Prophylaxe (gr.) = Vorbeugung

Kontamination von contaminare (lat.) = beflecken, beschmutzen: unerwünschte Verunreinigung durch Mikroorganismen oder andere schädliche Stoffe

Hinweis: Das Infektionsschutzgesetz ist z. B. unter www.gesetze-im-internet.de abrufbar

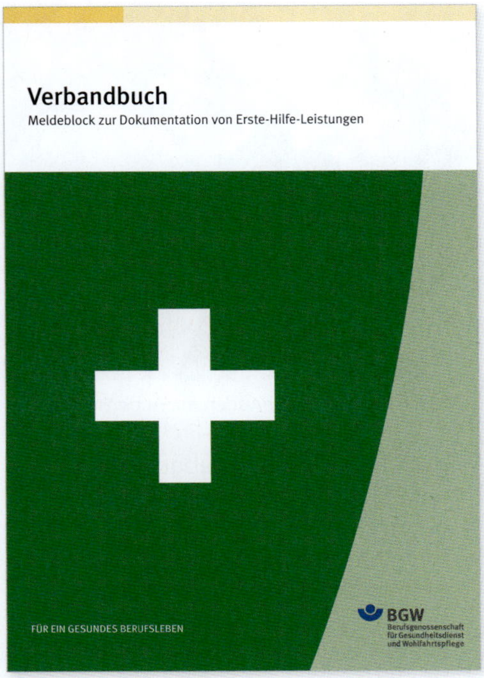

Bild 3.23 Verbandbuch der BGW (Meldeblock)

Zu dokumentieren sind:
- Name, Arbeitsbereich und Berufsgruppe des Verletzten bzw. Erkrankten,
- Ort, Datum und Uhrzeit des Zwischenfalls,
- Benennung von Zeugen,
- Unfallgeschehen (Tätigkeit, die zur Kontamination bzw. Verletzung führte),
- Art und Umfang der Kontamination bzw. Verletzung,
- Anamnese des behandelten Patienten,
- Anamnese des Verletzten (Frage nach Impfungen),
- Auflistung aller durchgeführten Maßnahmen,
- Name des Erste-Hilfe-Leistenden/Behandelnden.

Besteht der Verdacht, dass eine Infektion mit Hepatitis-B-Viren oder HI-Viren vorliegen könnte, sollte sofort gehandelt werden. Bei einer Hepatitis-B-Infektion ist eine nachträgliche Immunprophylaxe möglich. Bei einer HIV-Infektion kann eine medikamentöse Postexpositionsprophylaxe durchgeführt werden. Bei einer Hepatitis-C-Infektion ist eine wirksame Postexpositionsprophylaxe hingegen nicht bekannt.

Damit im Ernstfall keine Zeit verloren geht, empfiehlt es sich, Notfalladressen in der Praxis bereitzuhalten.

Die BGW ist immer zu informieren, wenn die/der Betroffene durch den Zwischenfall mehr als drei Tage arbeitsunfähig ist.

3.5.3 Infektionsschutzgesetz

Das Infektionsschutzgesetz (IfSG) regelt die Verhütung und Bekämpfung von Infektionskrankheiten beim Menschen mit dem Ziel, Infektionen frühzeitig zu erkennen und ihre Weiterverbreitung zu verhindern. Zu den vom Gesetz vorgesehenen Maßnahmen gehören u. a.:
- die Pflicht zur Ermittlung des Ursprungs einer Infektionskrankheit,
- Entseuchungsmaßnahmen (Desinfektion oder Vernichtung kontaminierter Gegenstände),
- eine Untersuchungs- und Behandlungspflicht für Betroffene,
- die Untersuchung der Kontaktpersonen,
- Quarantäne- und Isolationsregeln usw.

Weigert sich ein Betroffener, die notwendigen Maßnahmen zu dulden, kann er ggf. zwangsweise behandelt oder untersucht werden.

Nach § 6 des IfSG sind auch Zahnärzte verpflichtet, bestimmte ansteckende (meldepflichtige) Krankheiten dem Gesundheitsamt zu melden. Ist der Zahnarzt dazu nicht in der Lage, muss es ersatzweise eine ZFA tun. Zu den meldepflichtigen Krankheiten gehören Krankheiten mit großer Ansteckungsgefahr und sehr schwere Erkrankungen. Bei etlichen Erkrankungen ist bereits der Verdacht auf die entsprechende Krankheit meldepflichtig. Auch der Tod durch eine solche Erkrankung muss gemeldet werden. Zu den meldepflichtigen Krankheiten gehören z. B.:
- Covid-19,
- Virushepatitiden,
- Tuberkulose,
- Salmonellose und
- diverse Kinderkrankheiten.

Ohne Namensnennung der Erkrankten gemeldet werden müssen z. B. Fälle von:
- Syphilis,
- HIV/AIDS oder
- Toxoplasmose.

3.5.4 Gezielte Immunisierungsmaßnahmen für Praxispersonal

Sie sind Bestandteil einer umfassenden Infektionsprophylaxe in der Zahnarztpraxis.
- Der Arbeitgeber (Zahnarzt) ist verpflichtet, die ZFA über die Möglichkeit und den Nutzen einer Impfung sowie der Wiederholungsimpfungen gegen **Hepatitis-B** aufzuklären. Durchgeführt wird die Impfung durch einen Arbeits- oder Betriebsmediziner.
- Seit 2020 müssen alle in der Praxis Beschäftigte, die nach 1970 geborenen sind, einen Nachweis über eine **Masern**impfung oder einen Genesenenstatus vorlegen.
- Bis zum 1.1.2023 mussten Personen, die in Zahnarztpraxen tätig sind, einen Immunitätsnachweis für **SARS-CoV-2** (entweder geimpft oder genesen) vorlegen. Zu den in der Praxis tätigen Personen zählten der Praxisinhaber und seine Mitarbeiter sowie weitere dort tätige Personen wie Reinigungskräfte oder Hausmeister.
- Im Gegensatz zu den oben erwähnten Impfungen ist eine Immunisierung gegenüber Influenza-Viren nicht verpflichtend, wird aber empfohlen.

3.6 Praxishygiene

3.6.1 Arbeitsorganisatorische Hygienemaßnahmen

Ignaz Semmelweis, der Begründer der medizinischen Händedesinfektion, schrieb bereits 1861: „Es ist sicherer, den Finger nicht zu verunreinigen, als den verunreinigten Finger wieder zu reinigen."

Nichtkontamination. Die wichtigste Hygieneregel ist es, Kontaminationen (Verunreinigungen) von vornherein zu vermeiden. Dies erreicht man am ehesten durch die Optimierung von Arbeitsabläufen, z. B. durch:
- einen vollständig vorbereiteten Arbeitsplatz, damit z. B. während der Behandlung nicht mit kontaminierten Fingern in Schubladen gegriffen werden muss,
- das Abhalten von Lippe, Wange, Zunge mit geeigneten Instrumenten,
- eine wirkungsvolle Absaugtechnik,
- eine überlegte Instrumentenablage,
- die unfallsichere Entsorgung von kontaminiertem Material.

Anamnese. Im Rahmen der ▸Anamnese muss ein Patient auch nach Infektionskrankheiten befragt und die Befragung regelmäßig aktualisiert werden. Anschließend entscheidet man, ob das Risiko durchschnittlich ist, ob besondere Schutzmaßnahmen erforderlich sind oder ob es eventuell sinnvoll ist, eine aufschiebbare Behandlung zu einem späteren Zeitpunkt durchzuführen.

Anamnese ▸S. 34 ff.

Haut- und Schleimhautdesinfektionen sind insbesondere im Rahmen von ▸chirurgischen Eingriffen erforderlich. In der Mundschleimhaut apathogene Keime können in der Blutbahn durchaus pathogen wirken. Durch eine Schleimhautdesinfektion (z. B. mit Jodlösung oder Chlorhexidin) soll eine Selbstinfektion des Patienten vermieden werden.

Maßnahmen bei chirurgischen Eingriffen ▸S. 196 f.

Eine desinfizierende Mundspülung vor zahnärztlichen Maßnahmen kann die Corona Viruslast potentiell infektiöser Patienten reduzieren.

Eine Übertragung ansteckender Krankheiten von medizinischem Personal auf Patienten ist ebenfalls möglich. Grundsätzlich gilt, dass Zahnärzte und ZFA, die akut erkrankt sind, nicht behandeln dürfen. Ob medizinisches Personal mit chronischen Verläufen von Infektionskrankheiten arbeiten darf, muss im Einzelfall entschieden werden.

3.6.2 Hygienemaßnahmen für das Behandlungsteam

Persönliche Hygiene ist allein wegen der Außenwirkung unerlässlich, sie stellt aber auch einen wichtigen Beitrag zum Infektionsschutz dar. Handschmuck darf nicht

Hautflora: Gesamtheit aller Mikroorganismen (v. a. Bakterien), die die Hautoberfläche eines bestimmten Körpergebiets besiedeln

getragen werden, weil die korrekte Händedesinfektion dadurch behindert wird. Die Fingernägel sollten kurz sein, denn lange Fingernägel können nicht ausreichend gereinigt und desinfiziert werden. Darüber hinaus können sie die dünnwandigen Handschuhe perforieren. Lange Haare müssen zusammengebunden werden. Künstliche Fingernägel sowie Gel und Lack sind in der Behandlungsassistenz verboten.

Diese künstlichen Materialien weisen innerhalb kürzester Zeit Mikroperforationen auf, in denen sich Keime ansiedeln können und die nicht ausreichend desinfiziert werden können.

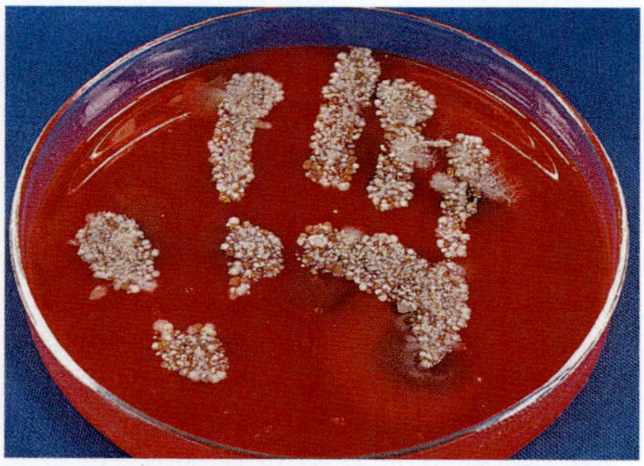

Bild 3.24 Abklatschpräparat einer nicht desinfizierten Hand

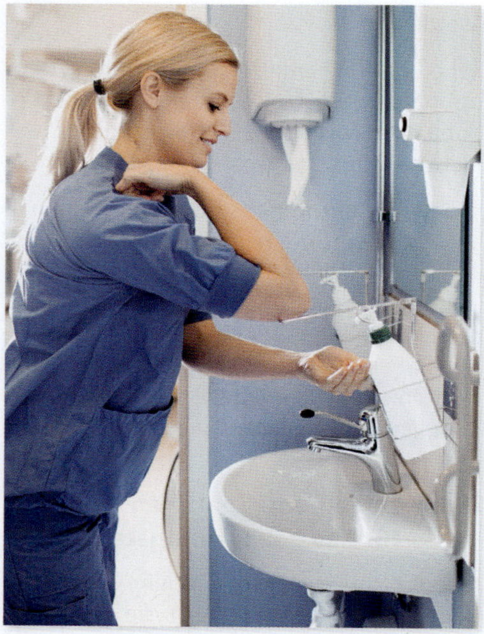

Bild 3.25 Hygienische Bedienung der Direktspender am Waschplatz

Händewaschen dient der Entfernung von sichtbarem Schmutz und reduziert die Anzahl der Mikroorganismen auf der Haut (Hautflora; Bild 3.24). Diese Keimreduktion ist allerdings für den zahnärztlichen Tätigkeitsbereich nicht ausreichend.

Händewaschen ist notwendig
- bei sichtbarer Verschmutzung,
- nach der Toilettenbenutzung oder
- nach dem Naseputzen.

Befinden sich grobe Verunreinigungen auf den Händen, werden diese vor dem Händewaschen mit Einmaltüchern entfernt. Die flüssige Seife wird aus einem Direktspender so entnommen, dass die beschmutzte Hand den Spender nicht berührt (Bild 3.25). Das Wasser sollte nicht heiß sein, um die Haut zu schonen. Zum Abtrocknen der gewaschenen Hände wird ein Einmaltuch benutzt. Zu häufiges und überflüssiges Waschen schädigt die Haut und stellt dadurch ein Infektionsrisiko dar.

Für eine wirksame Händehygiene muss der Waschplatz wie folgt beschaffen sein:
- alle Oberflächen sollten glatt und leicht zu reinigen sein,
- alle Bedien- und Spenderhebel müssen mit dem Fuß oder mit dem Ellenbogen zu bedienen sein,
- in der Nähe des Waschplatzes befindet sich ein Behälter für verwendete Handtücher,
- zur Grundausstattung gehören Flüssigseife, Einmalhandtücher, Händedesinfektionsmittel und Handpflegemittel.

Hygienische Händedesinfektion hat zum Ziel, hautfremde Keime unschädlich zu machen. Häufig werden jedoch bei der Desinfektion der Hände bestimmte Handpartien unbewusst ausgespart, etwa der Daumen und die Fingerkuppen. Die hygienische Händedesinfektion sollte nach einer der im Folgenden erläuterten Einreibemethoden durchgeführt werden.

Standard-Einreibemethode bei hygienischer Händedesinfektion gemäß DIN EN 1500. Das alkoholische Desinfektionsmittel wird ohne Berührung mit der Hand aus einem Direktspender entnommen (3 ml, entspricht 2–3 Hüben des Spenders). Anschließend wird das Desinfektionsmittel, wie in der Norm DIN EN 1500 beschrieben (Bild 3.26), über die sauberen und trockenen Hände, die Handgelenke sowie zwischen den Fingern verteilt und gründlich eingerieben, bis es vollständig getrocknet ist, mindestens aber 30 Sekunden.

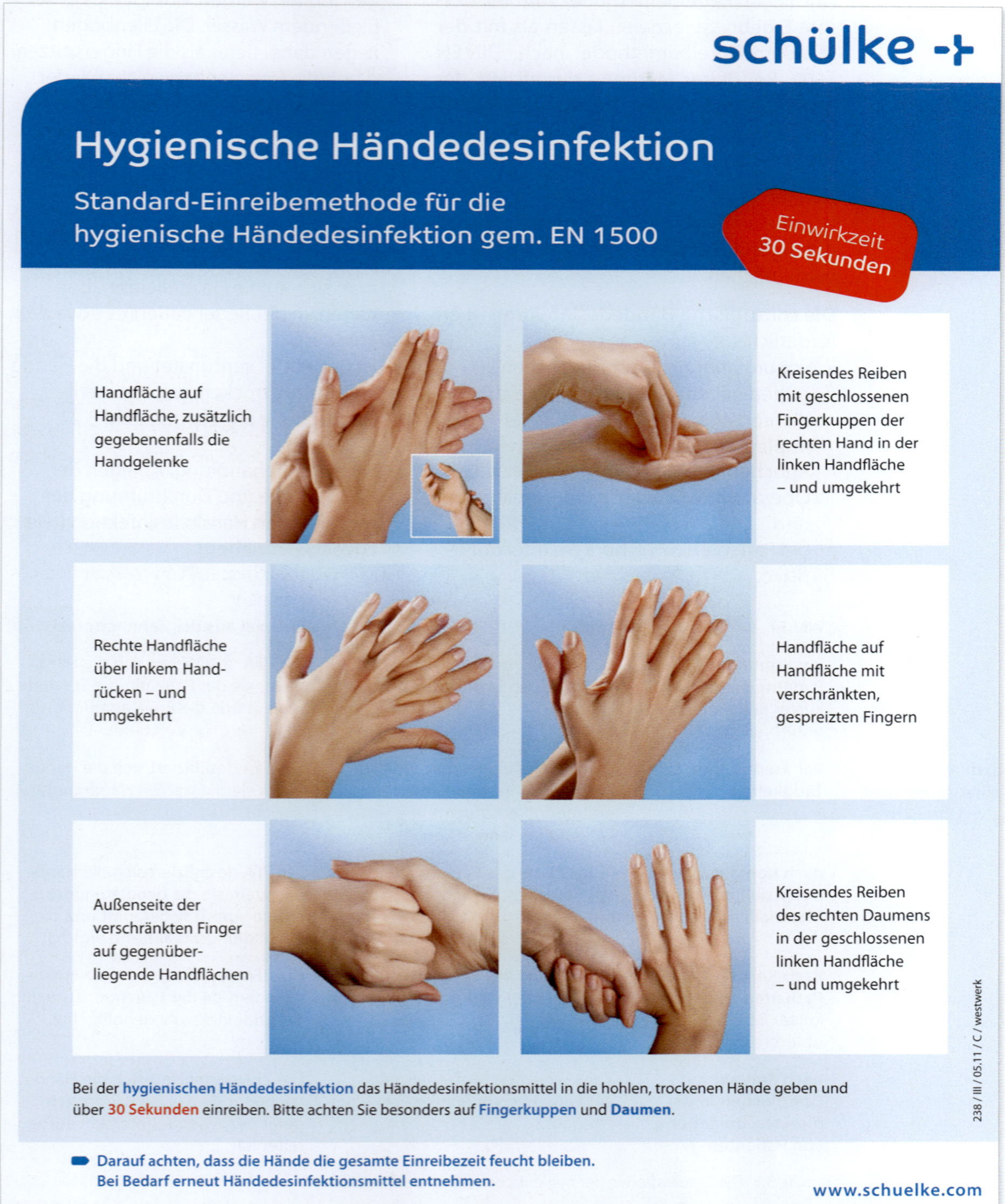

Bild 3.26 Standard-Einreibemethode für die hygienische Händedesinfektion

intuitiv: unterbewusst, auf einer Vermutung beruhend

Eigenverantwortliche Einreibemethode zur hygienischen Händedesinfektion. Allerdings hat man inzwischen festgestellt, dass sich mit der sogenannten „eigenverantwortlichen Einreibemethode“ zum Teil bessere Ergebnisse erzielen lassen als mit der Standard-Einreibemethode nach DIN EN 1500. Bei dieser Methode desinfiziert der Anwender die Hände 30 Sekunden intuitiv und nicht in einer bestimmten Reihenfolge und achtet dabei selbst auf eine vollständige Benetzung.

Wann eine hygienische Händedesinfektion durchgeführt werden muss, soll Tabelle 3.8 verdeutlichen.

Die chirurgische Händedesinfektion ist erforderlich

- vor umfangreichen chirurgischen Eingriffen mit anschließendem speicheldichten Wundverschluss (z. B. bei Implantationen, Transplantationen von Knochen oder Bindegewebe, Sinus-Lift-Operationen, Wurzelspitzenresektionen) und
- bei Patienten mit erhöhtem Infektionsrisiko.

Durchführung der chirurgischen Händedesinfektion:

- Die Hände können, müssen aber nicht, gewaschen werden. Wenn die Hände gewaschen werden, erfolgt dies unter fließendem Wasser. Die Ellenbogen liegen dabei tiefer als die Fingerspitzen, damit die Fingerspitzen nicht wieder kontaminiert werden. Beim Waschen darf keine Bürste verwendet werden.
- Die Hände werden mit einem Einmalhandtuch abgetrocknet.
- Die sauberen und trockenen Hände und Unterarme werden bis zum Ellenbogen desinfiziert. Bei der Einwirkzeit sollte man sich an die Herstellerangaben halten, in der Regel dauert es etwa drei Minuten.
- Ist das Mittel verdunstet und die Hände vollständig trocken, werden sterile Handschuhe angezogen (Bild 3.27, S. 89).
- Nach der Behandlung: Ablegen der Handschuhe und Durchführung der hygienischen Händedesinfektion (wie zuvor beschrieben).

aseptisch: keimfrei bzw. ohne die Beteiligung von Erregern

Wann?	Warum?	Beispiel aus der Zahnarztpraxis
vor Kontakt mit Patienten (auch bei kurzer Behandlungsunterbrechung)	Damit keine fremden Keime auf Patienten übertragen werden können.	Die ZFA desinfiziert sich die Hände, bevor sie der Patientin die Serviette umlegt und die Brille abnimmt.
vor aseptischen Tätigkeiten	Damit fremde oder körpereigene Keime nicht in sterile Bereiche und/oder das Körperinnere von Patienten gelangen können.	Die ZFA desinfiziert sich die Hände, bevor sie die sterilen Handschuhe anzieht.
nach Kontakt mit potenziell infektiösen Materialien	Zum Schutz des Personals und der Patienten vor krankmachenden Erregern.	Die ZFA desinfiziert sich die Hände, nachdem sie die benutzten Instrumente vom Tray geräumt und die Behandlungsabfälle entsorgt hat.
nach Kontakt mit Patienten (auch bei kurzer Behandlungsunterbrechung)	Zum Schutz des Personals und der Patienten vor krankmachenden Erregern.	Die ZFA desinfiziert sich die Hände, nachdem sie der Patientin aus dem Behandlungsstuhl geholfen hat.
nach Kontakt mit Oberflächen in der direkten Umgebung von Patienten	Zum Schutz des Personals und der Patienten vor krankmachenden Erregern.	Die ZFA desinfiziert sich die Hände, nachdem sie das Dentalröntgengerät per Wischdesinfektion aufbereitet hat.

Tabelle 3.8 Die 5 Indikationen der hygienischen Händedesinfektion

Vorgehen beim Anziehen steriler Handschuhe:

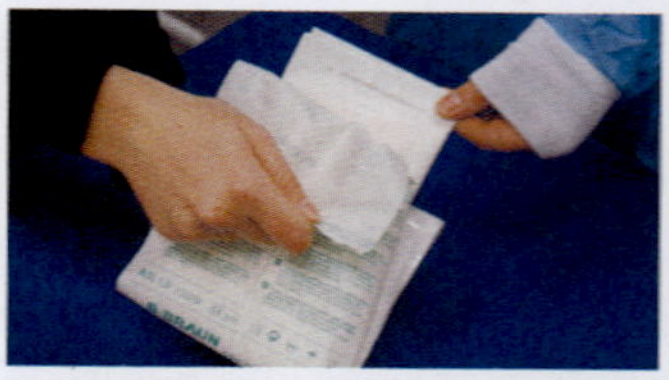

a) Die äußere Verpackung von der Assistenz öffnen lassen und die innere Papierverpackung mit den gewaschenen und desinfizierten Händen entnehmen.

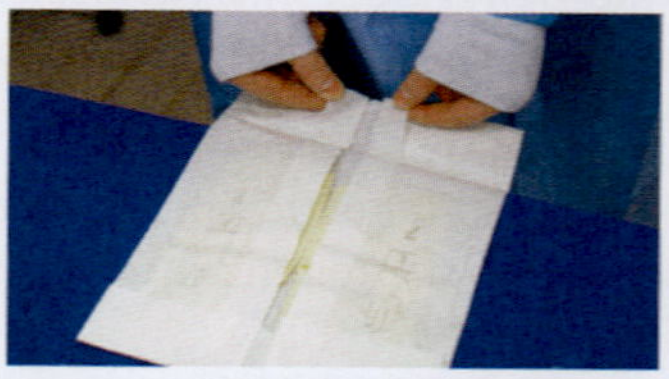

b) Die innere Papierverpackung einmal aufgeschlagen an den Tischrand legen (damit das Papier während des Anziehens nicht zusammenklappt und die Handschuhe kontaminiert) und dann auseinanderziehen, sodass die Handschuhe offen daliegen und dabei nicht berührt werden.

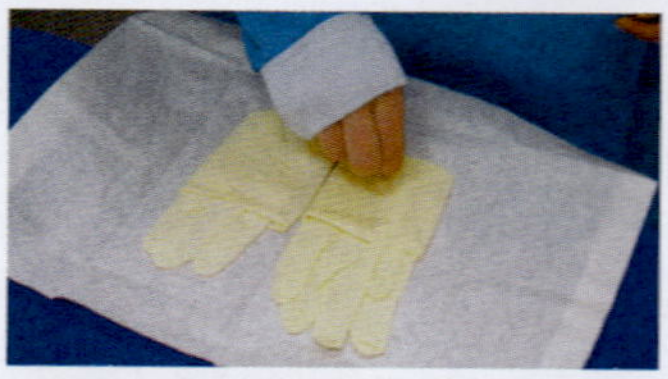

c) Mit den Fingern das umgestülpte Ende des ersten Handschuhs fassen und den Handschuh von der Papierverpackung hochheben.

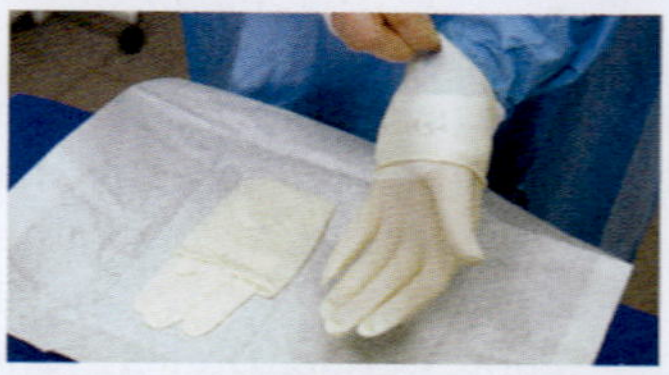

d) Mit der anderen Hand hineingleiten (Handfläche nach oben) und den Handschuh möglichst weit nach oben über den Kittel ziehen – die Krempe bleibt noch umgeklappt. Wenn der eine oder andere Finger dabei nicht gleich richtig sitzt, dies vorerst nicht korrigieren.

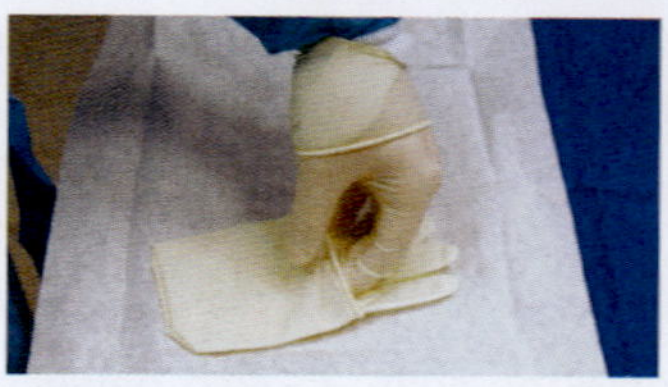

e) Mit den behandschuhten Fingern von oben unter die Stulpe des zweiten Handschuhs greifen und diesen von der Papierverpackung hochheben.

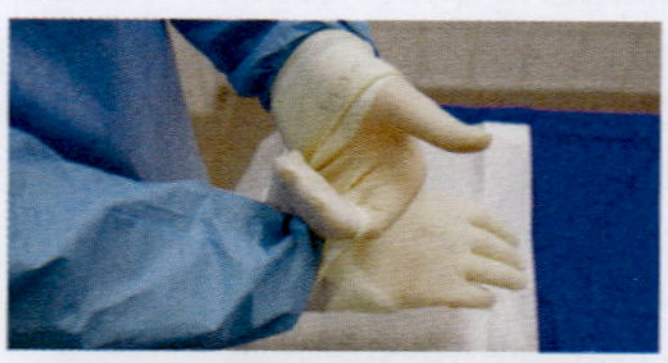

f) Mit der freien Hand in den zweiten Handschuh gleiten und diesen weit nach oben über den Kittel ziehen.

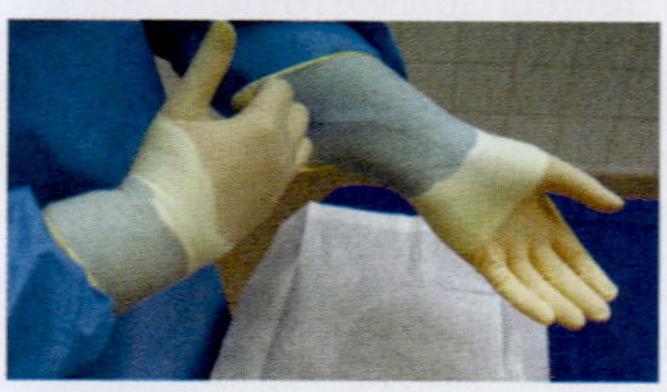

g) Mit den Fingern unter die Stulpe des zuerst angezogenen Handschuhs greifen und die noch umgeschlagene Krempe hochziehen.

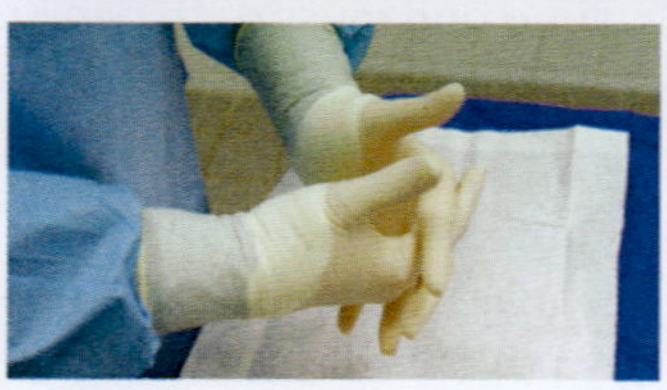

h) Abschließend können Korrekturen vorgenommen werden, indem man an den Handschuhfingern zieht, bis die Handschuhe richtig sitzen.

Bild 3.27
Anziehen steriler Handschuhe

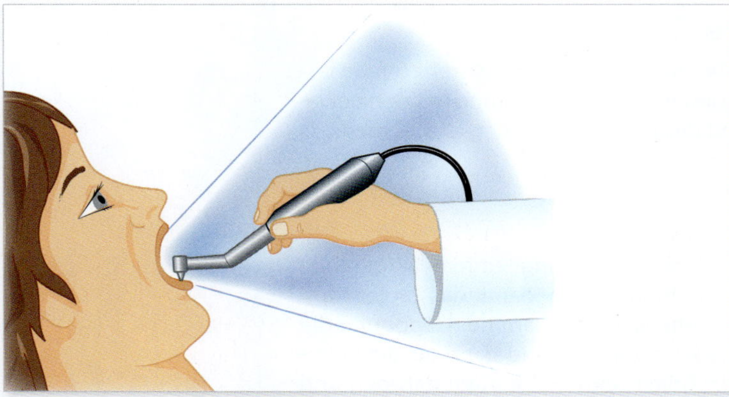

Bild 3.28 Kontamination langärmeliger Berufskleidung durch Aerosol

Gefährdungsbeurteilung ▸S. 15

multiresistente Erreger: Bakterien, die gegen die meisten Antibiotika resistent sind und deshalb schwer bis gar nicht behandelbar sind

Unfallverhütungsvorschriften ▸S. 18

Handpflege ist nicht nur eine kosmetische Frage, sondern auch ein wichtiger Beitrag zur Hygiene, denn je glatter und unverletzter die Haut ist, desto weniger Keime können haften bleiben. Handpflegemittel für das Team dürfen aus hygienischen Gründen nur aus Spendern entnommen werden.

Berufskleidung (z. B. Kittel, Hose, Kasack, T-Shirt) wird während der Routinearbeit getragen. Diese Kleidung hat jedoch nur eine eingeschränkte Schutzfunktion. Am besten eignet sich Kleidung in hellen Farben, weil Kontaminationen darauf besser erkennbar sind. Berufskleidung sollte geschlossen sein, kurze Ärmel haben (Bild 3.28) und bei mindestens 60 °C waschbar sein. Wenn dies nicht möglich ist, muss ein desinfizierendes Waschmittel eingesetzt werden.

Berufskleidung darf nur in der Praxis getragen werden und muss getrennt von der Privatkleidung aufbewahrt werden. Die ZFA sollte mindestens zweimal wöchentlich die Berufskleidung wechseln. Laut Hygienerichtlinie des Robert-Koch-Instituts (RKI) bestehen aus hygienischer Sicht jedoch keine Bedenken, wenn die Berufskleidung im privaten Haushalt gewaschen wird.

Bei Kontamination (z. B. Blut) wird die Berufskleidung wie Schutzkleidung behandelt und aufbereitet. Das heißt, dass sich die ZFA nach Beendigung der Behandlung des Patienten umziehen muss. Diese Kleidung darf nicht zu Hause gewaschen werden. Sie muss desinfiziert und professionell gereinigt werden. Bei minimaler Kontamination kann das Kleidungsstück an den betroffenen Stellen mit Flächendesinfektionsmittel behandelt werden und anschließend wie Berufskleidung gewaschen werden.

Schutzkleidung (z. B. langärmeliger Schutzkittel, flüssigkeitsdichte Schürze) soll verhindern, dass Mitarbeiter oder ihre Berufskleidung kontaminiert werden. Sie muss vom Zahnarzt gestellt werden.

Da die hygienische Aufbereitung der Schutzkleidung aufwändig ist, greifen die meisten Praxen auf Einmalartikel zurück.

Die Entscheidung, in welchem Arbeitsbereich bzw. bei welcher Tätigkeit Schutzkleidung erforderlich ist, unterliegt einer ▸Gefährdungsbeurteilung durch den Arbeitgeber. Dies kann z. B. auf die Behandlung von Patienten zutreffen, die Träger multiresistenter Erreger sind.

Die ▸Unfallverhütungsvorschriften der Berufsgenossenschaften verpflichten den Zahnarzt, den Mitarbeitern geeignete Schutzkleidung und Schutzausrüstung in ausreichender Zahl bereitzustellen und diese instand zu halten. Die Schutzkleidung sollte bei 90 °C waschbar sein und muss die Berufskleidung vollständig bedecken. Der Kittel sollte langärmelig und mit Bündchen sein.

Die Schutzkleidung sollte täglich gewechselt werden, mindestens jedoch zweimal wöchentlich. Bei sichtbarer Kontamination oder nach Behandlung eines Patienten mit Infektionsrisiko (z. B. Hepatitis-B-, Hepatitis-C- oder HIV-Infektion) muss die Schutzkleidung sofort gewechselt werden.

In vielen Zahnarztpraxen gibt es keine klare Trennung zwischen Berufs- und Schutzkleidung. Oft wird lediglich die Berufskleidung bei der Behandlung am Patienten getragen. Somit wird die Berufskleidung zur Schutzkleidung und muss nach den Kriterien der Schutzkleidung aufbereitet und gewechselt werden.

Persönliche Schutzausrüstung (PSA) wird durch den Zahnarzt bereitgestellt und muss bei allen potenziell gesundheitsgefährdenden Arbeiten und Tätigkeiten verwendet werden. Welche PSA notwendig ist, hängt von den durchzuführenden Tätigkeiten und der entsprechenden ▸Gefährdungsbeurteilung ab. Zur PSA gehören:

- dünnwandige, flüssigkeitsdichte Einmalhandschuhe für die Behandlung (siehe auch Tabelle 3.9),
- feste, flüssigkeitsdichte Handschuhe mit langem Schaft, der sich umschlagen lässt (Flüssigkeiten können in die Umschlagfalte laufen, wenn die Hände angehoben werden; Bild 3.29), z. B. für die hygienische ▸Aufbereitung von Medizinprodukten,
- Mund-Nasen-Schutz aus virendichtem Material (muss bei Durchfeuchtung ausgetauscht werden),
- FFP2 Masken schützen nicht nur den Patienten, sondern auch den Träger der Maske. Die handelsüblichen OP Masken schützen vorrangig Mitmenschen.
- Augen- und ggf. Gesichtsschutz (verhindert Kontaminationen und schützt vor umherfliegenden Zahn- oder Füllungsteilchen);
- ggf. Haar-, Gehör- oder Atemschutz.

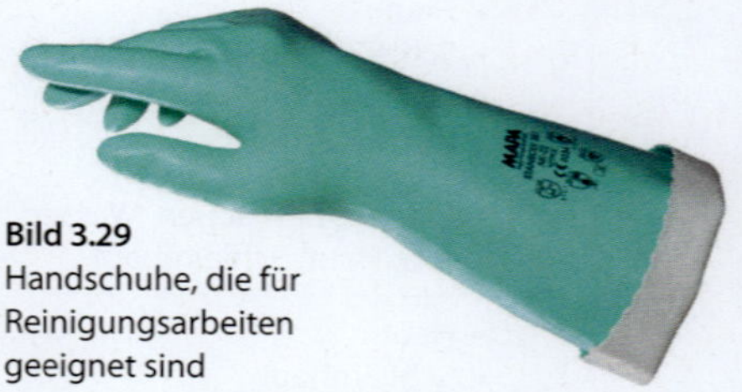

Bild 3.29
Handschuhe, die für Reinigungsarbeiten geeignet sind

TIPP

- Nach der Hygienerichtlinie des RKI müssen Sie die Handschuhe zwischen den Behandlungen verschiedener Patienten wechseln.
- Bei Behandlungsunterbrechung dürfen Sie Handschuhe nur weiterverwenden, wenn das Material wasch- und desinfizierbar ist (das ist erfahrungsgemäß bei preiswerten Handschuhen nicht möglich).
- Bei Kontakt mit Blut müssen Sie die Handschuhe nach der Behandlung auf jeden Fall wechseln.
- Wegen der Gefahr von Hautirritationen müssen Sie ungepuderte Handschuhe benutzen.

Arbeitsschuhe sollten bequem, rutschfest, vorne geschlossen, von heller Farbe und desinfizierbar sein. Die während der Arbeit getragenen Schuhe sind ausschließlich in der Praxis zu verwenden.

3.6.3 Desinfektionsverfahren

Ziel der Desinfektion ist die Keimreduktion (Antisepsis). Keimfrei (steril) werden Gegenstände nur durch die ▸Sterilisation.

Bei der Desinfektion unterscheidet man:

- chemische Desinfektionsverfahren und
- physikalische Desinfektionsverfahren.

Gefährdungsbeurteilung ▸S. 15

Aufbereitung von Medizinprodukten ▸S. 100 ff.

Antisepsis
(gr. wörtlich = gegen Fäulnis): Maßnahmen zur Verminderung infektiöser Keime

Sterilisation ▸S. 94 ff.

Einmalhandschuh (Material)	Vorteile	Nachteile
Latex	• besonders dehnbar • etwas dicker als andere Materialien • sehr strapazierfähig • hoher Tragekomfort	sehr allergenes Material (führt ggf. zu Problemen bei Mitarbeitern und Patienten)
Nitril	• deutlich weniger allergen wirkend als Latex • sehr widerstandsfähig (auch gegenüber Desinfektionsmitteln) • gutes Tastempfinden • besonders reißfest	nicht gut dehnbar
Vinyl	• sehr preiswert • sehr weich und angenehm zu tragen	• wenig dehnbar • wenig reißfest • enthält Weichmacher

Tabelle 3.9 Einmalhandschuhe aus unterschiedlichen Materialien im Vergleich

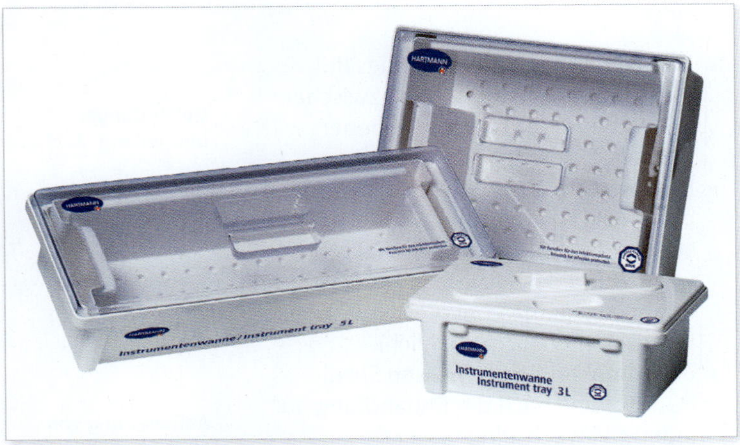

Bild 3.30 Instrumentenwannen mit Siebeinsatz

Chemische Desinfektionsverfahren. Es werden Desinfektionsmittel eingesetzt, die größtenteils in konzentrierter Form angeboten werden und für den Einsatz in der Instrumenten- bzw. Tauchwanne angemischt werden müssen (Bild 3.30). Die Desinfektion erfolgt ohne technische Hilfsmittel und wird deshalb auch manuelle Aufbereitung genannt.

manuell von manus (lat.) = Hand: mit der Hand, von Hand

Bislang gibt es noch kein ideales Desinfektionsmittel, das lückenlos alle Erreger abtöten oder inaktivieren kann. Welches Mittel am ehesten geeignet ist hängt davon ab, was desinfiziert werden soll und welche Krankheitserreger vermutlich inaktiviert werden sollen (Tabelle 3.10).

Die Wirkung eines Desinfektionsmittels wird beschrieben mit der Endung

- **-zid,** wenn Keime abgetötet werden:
  - bakterizid = Abtötung von Bakterien,
  - sporizid = Abtötung von Bakteriensporen,
  - viruzid = „Abtötung" von Viren,
  - fungizid = Abtötung von Pilzen.
- **-statisch,** wenn Keime inaktiviert werden (d. h., dass sie weder wachsen, noch sich teilen können):
  - bakteriostatisch = Inaktivierung von Bakterien,
  - virostatisch = Inaktivierung von Viren,
  - fungistatisch = Inaktivierung von Pilzen.

Desinfektionsmittel	Bakterien	Sporen	Pilze	Viren	Anwendung
Oxidationsmittel	++	++	++	++	• Haut • Schleimhaut • Oberflächen • Instrumente
Halogene (Chlor, Jod)	++	++	++	++	• Chlor: Oberflächen, Wasser • Jod: Haut, Schleimhaut
Alkohole	++	–	++	++	• Haut • Schleimhaut • Oberflächen • Instrumente
Aldehyde	++	++	++	++	• Oberflächen • Instrumente
Phenole	++	–	++	++	• Haut • Schleimhaut • Oberflächen • Instrumente
Chlorhexidin	++	–	+	+	• Haut • Schleimhaut

\+ -statisch (hemmt Wachstum und Vermehrung)
++ -zid (tötet ab)
– wirkungslos

Tabelle 3.10 Desinfizierende Wirkstoffe und ihre Anwendungsbereiche

Grundregeln der chemischen Desinfektion:

- erforderliche Schutzmaßnahmen beachten (z. B. dickwandige, flüssigkeitsdichte Handschuhe, Mund-Nasen-Schutz, Augenschutz),
- für ausreichende Raumlüftung sorgen,
- Desinfektionsmittel entsprechend dem Anwendungsbereich auswählen,
- Desinfektionslösung in der vom Hersteller angegebenen Konzentration herstellen,
- Mindesteinwirkzeit beachten,
- Haltbarkeit der angesetzten Lösung beachten (bei sichtbarer Verschmutzung muss die Lösung sofort erneuert werden).

Werden die Regeln nicht beachtet, sind eine ungenügende Desinfektion, Gesundheits- bzw. Materialschäden oder sogar Umweltschäden nicht auszuschließen.

Arbeitsablauf:

- Grobe Verschmutzungen mit Zellstoff entfernen.
- Zerlegbare Medizinprodukte auseinandernehmen.
- Medizinprodukte sofort vollständig und blasenfrei in eine reinigende Desinfektionslösung legen (so wird ein Antrocknen vermieden).
- Nach der Einwirkzeit werden die Medizinprodukte im Siebeinsatz unter fließendem Wasser abgespült und ggf. nachgereinigt (evtl. Einsatz von Ultraschall).
- Falls nachgereinigt wurde, ist eine erneute chemische Desinfektion erforderlich.
- Medizinprodukte trocknen und auf Sauberkeit und Unversehrtheit prüfen, abgenutzte oder beschädigte Medizinprodukte aussortieren (Instrumentenpflege).
- Danach erfolgt die Freigabe zur staubsicheren Lagerung oder Sterilisation mit oder ohne Verpackung.

Prüfkriterien vor der Freigabe sind:

- Entsprach die Konzentration des Desinfektionsmittels den Vorgaben?
- Wurde das Verfallsdatum der Lösung beachtet?
- Sind starke Verunreinigungen in der Lösung erkennbar?
- War die Einwirkzeit ausreichend?
- Konnte die Lösung überall einwirken (z. B. auch in Hohlräumen und Gelenken)?
- Sind die Medizinprodukte sauber und unversehrt?

Physikalische Desinfektionsverfahren. In der Zahnarztpraxis ist von den physikalischen Verfahren nur die thermische Desinfektion von Bedeutung.

Die Thermodesinfektion geschieht in Reinigungs- und Desinfektionsgeräten (RDG; Bild 3.31), die ähnlich wie Geschirrspülmaschinen funktionieren. Bei Temperaturen von etwa 93 °C wird das Material in ca. 20 Minuten gereinigt, desinfiziert, gespült und getrocknet.

Bei der Desinfektion im RDG ist zwischen einem validierten und einem nicht validierten Verfahren zu unterscheiden.

Das validierte Verfahren hat den Vorteil, dass ▸semikritische Medizinprodukte nach der Aufbereitung im RDG direkt wieder beim Patienten eingesetzt werden können.

Validierung: wiederholbarer Beweis dafür, dass ein Verfahren funktioniert

semikritische Medizinprodukte ▸S. 100

Medizinprodukt: Gegenstand, der für medizinische Zwecke verwendet wird (z. B. Instrument, Apparat, Vorrichtung)

Ultraschall: Schallwellen mit so hohen Schwingungen (hochfrequent), dass sie für Menschen nicht hörbar sind

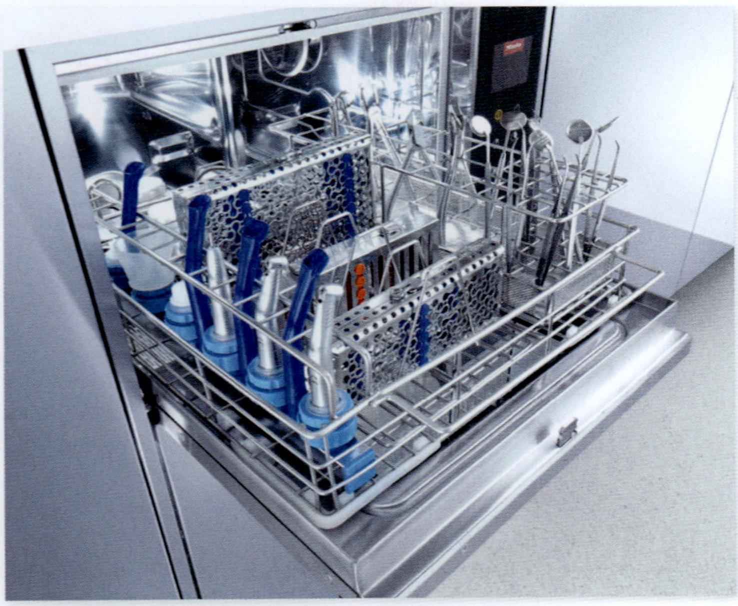

Bild 3.31 Thermodesinfektor (RDG)

Bei einem validierten Verfahren lässt sich belegen, dass beim RDG-Durchlauf folgende Punkte korrekt eingehalten wurden:
- Arbeitsschritte (Reinigung, Desinfektion, Spülung und Trocknung),
- Temperatur,
- Wassermenge,
- Zeit.

Die entsprechenden Daten des RDG-Durchlaufs können entweder über einen Protokolldrucker ausgedruckt, über ein Speichermedium gesichert oder bei netzwerkfähigen Geräten über eine Schnittstelle direkt in den PC eingelesen werden.

Grundregeln für die Thermodesinfektion (unabhängig davon, ob das Gerät validiert oder nicht validiert ist):
- beim Befüllen des Reinigungsautomaten feste Schutzhandschuhe tragen,
- kontaminierte Medizinprodukte sofort in das Gerät geben,
- Herstellerangaben beachten (nicht alles darf maschinell desinfiziert werden),
- Medizinprodukte möglichst in Containern in das Gerät geben,
- darauf achten, dass das Gerät ausreichend mit den notwendigen Chemikalien befüllt ist (z. B. Reiniger, Salz, Nachspülmittel).

Arbeitsablauf:
- Medizinprodukte werden sofort in den Automaten einsortiert (sie dürfen bis zu sechs Stunden im Gerät trocken gelagert werden).
- Zerlegbare Medizinprodukte werden auseinandergenommen.
- Medizinprodukte müssen gut umspült werden können.
- Gefäße müssen mit der Öffnung nach unten eingestellt werden.
- Medizinprodukte mit Hohlkörpern müssen auf die dafür vorgesehenen Düsen oder Adapter gesteckt werden. Die Adapter haben Filter, die regelmäßig ausgetauscht werden müssen.
- Spülarme müssen sich frei drehen können.
- Nach der Beendigung des Programms werden die Medizinprodukte geprüft. Dabei ist auf Verschmutzungen und Rückstände zu achten, was besonders bei Medizinprodukten mit Hohlräumen, Gelenken, Maulteilen, angerauten Griffen etc. der Fall sein kann.
- Anschließend werden die Medizinprodukte ggf. gekennzeichnet (wenn sie nicht beliebig oft wiederaufbereitet werden können, z. B. Wurzelkanalinstrumente), gepflegt und evtl. aussortiert (Entsorgung oder Reparatur).
- Es folgt die dokumentierte Freigabe zur staubsicheren Lagerung oder Sterilisation mit oder ohne Verpackung.

Prüfkriterien vor der Freigabe sind:
- Sind die Medizinprodukte sauber und unversehrt?
- Sind die Medizinprodukte trocken?
- Sind die Medizinprodukte frei von Rückständen von Pflege- oder Ölprodukten?
- Gab es Fehlermeldungen des Gerätes?
- Wurden die Prozessparameter dokumentiert oder elektronisch gespeichert?

Die Desinfektion im RDG ist wesentlich zuverlässiger als manuelle Desinfektionsverfahren, da Fehlerquellen weitestgehend ausgeschaltet werden. Außerdem ist das Kontaminations- und Verletzungsrisiko geringer.

3.6.4 Sterilisation

Sterilisation (auch: Sterilisierung) bezeichnet das Verfahren, mit dessen Hilfe Gegenstände komplett von Mikroorganismen befreit werden. Ziel der Sterilisation ist die Keimfreiheit (Asepsis).

Es gibt vier unterschiedliche Sterilisationsverfahren:
- Dampfsterilisation,
- Gassterilisation,
- Strahlensterilisation,
- Heißluftsterilisation.

Gassterilisation und Strahlensterilisation werden vor allem im industriellen Bereich zur Sterilisation von medizinischen Einwegartikeln eingesetzt. Die Heißluftsterilisation gilt als nicht zuverlässig für die Aufbereitung von Medizinprodukten und ist daher für Zahnarztpraxen nicht mehr zugelassen.

Stattdessen hat sich die Dampfsterilisation durchgesetzt, die im Folgenden näher beschrieben wird.

Die Dampfsterilisation wird im sogenannten Autoklaven durchgeführt. Das Gerät funktioniert im Prinzip wie ein Dampfdrucktopf in der Küche. Während des Sterilisationsvorgangs wird Wasser zum Kochen gebracht und der entstehende Dampf umgibt die zu sterilisierenden Gegenstände. Der Dampf kann nicht entweichen, weil das Gerät fest verschlossen ist und es entsteht ein Überdruck (Bild 3.32).

Dabei gilt: je höher der Druck, desto höher ist die Siedetemperatur des Wassers. Dieses physikalische Prinzip macht man sich zunutze, weil die normale Siedetemperatur des Wassers von 100 °C zur Abtötung bestimmter Krankheitserreger nicht ausreicht. Wird dagegen die Temperatur unter Verdoppelung oder Verdreifachung des Drucks auf 121 °C bzw. auf 134 °C erhöht, ist die keimabtötende Wirkung wesentlich besser (Tabelle 3.11, S. 96).

Es gibt
- N-Autoklaven,
- B-Autoklaven und
- S-Autoklaven.

Für die Zahnarztpraxis eignet sich am besten der B-Autoklav (Bild 3.33), weil dieser alle in der Zahnarztpraxis vorkommenden Medizinprodukte (einschließlich Textilien und Medizinprodukte mit Hohlräumen) sterilisieren kann.

Es ist für das Sterilisationsergebnis sehr wichtig, dass der Autoklav richtig beladen wird, deshalb müssen die Herstellerangaben (Beladungsmuster) unbedingt beachtet werden.

Für die Dokumentation und Freigabe ist es am einfachsten, wenn der Autoklav die Prozessparameter gleich ausdruckt oder sie auf einem Speichermedium bzw. einer Schnittstelle am PC abspeichert.

Grundregeln für alle Autoklaven:
- Folienverpackungen flach, mit dem Papier nach unten, auf ein perforiertes Tablett legen, damit der Dampf eindringen kann,
- Medizinprodukte nicht übereinander stapeln
- wenn mehrere Container gleichzeitig sterilisiert werden sollen, muss immer gewährleistet sein, dass die Perforationen frei bleiben.

Grundregeln für Mischchargen:
- Container kommen in den unteren Bereich,
- Folienverpackungen in die Mitte,
- Textilien nach oben.

Autoklav (gr./lat. = selbstverschließend): ein gasdicht verschließbarer Druckbehälter

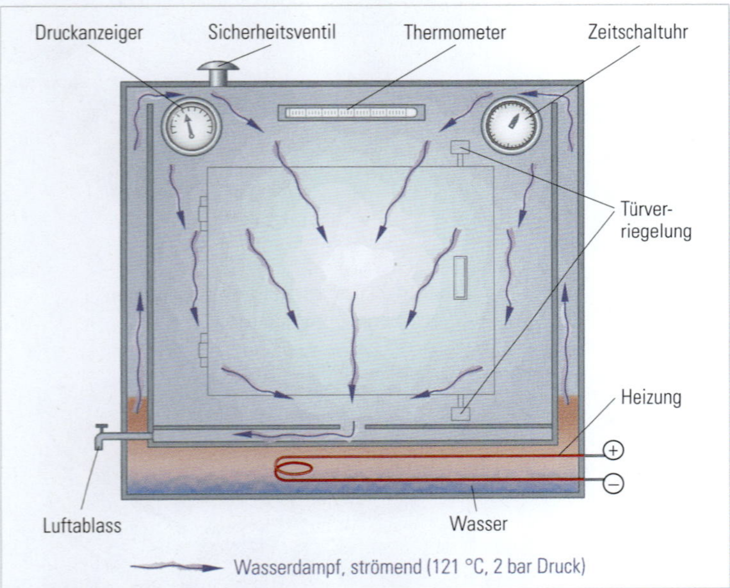

Bild 3.32 Aufbau eines Autoklaven

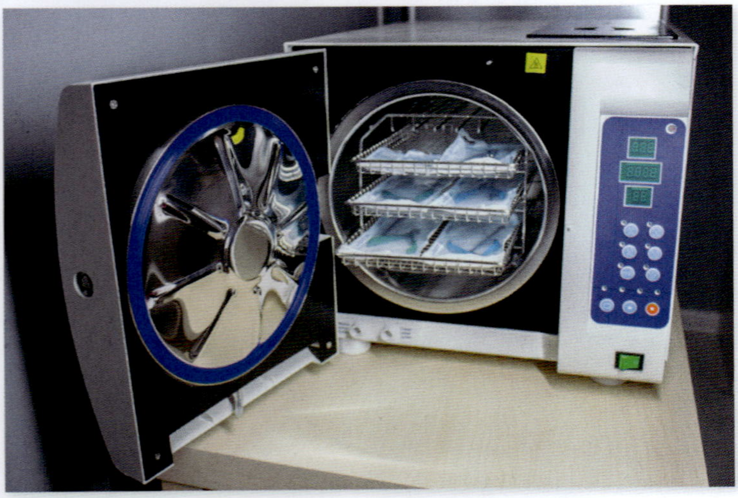

Bild 3.33 B-Autoklav

	Luftdruck in Bar (veraltete, aber gängige Einheit)	Luftdruck in Hektopascal (hPa)	Siedepunkt des Wassers	Sterilisationsdauer
Luftdruck auf Meereshöhe	1	1013	100 °C	keine ausreichende Sterilisation
doppelter Luftdruck	2	2026	121 °C	20 Minuten
dreifacher Luftdruck	3	3039	134 °C	5 Minuten

Tabelle 3.11 Zusammenhang zwischen Druck, Temperatur und Sterilisationsdauer

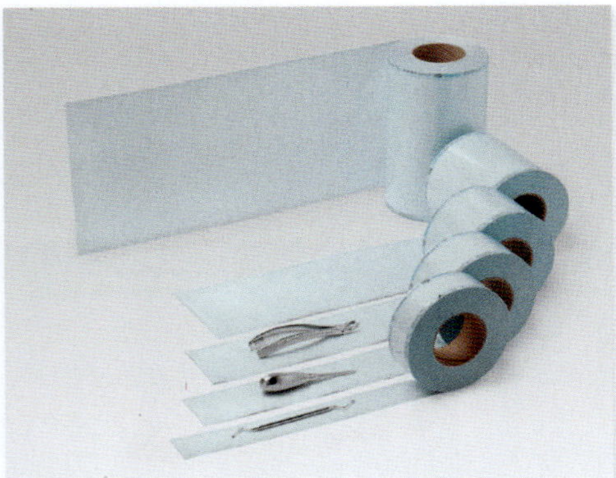

Bild 3.34 Klarsichtsterilisierverpackungen in verschiedenen Größen

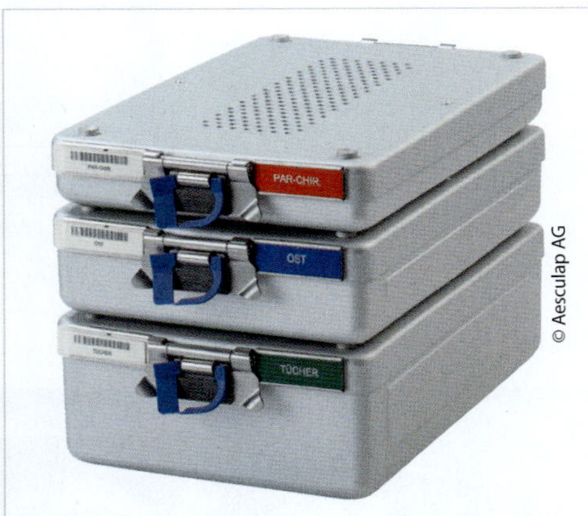

Bild 3.35 Sterilgutcontainer mit Beschriftung und Plombe

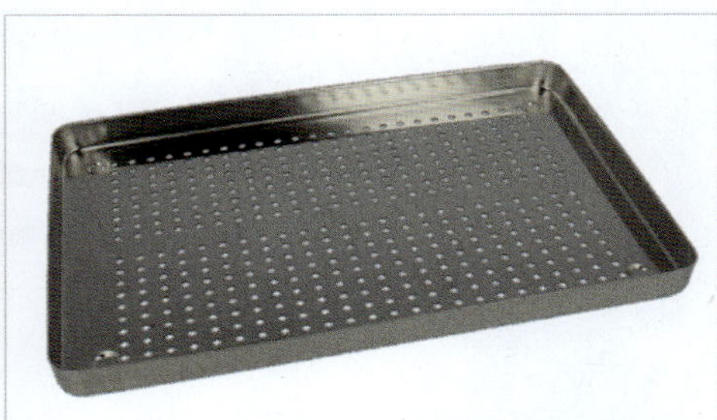

Bild 3.36 Perforiertes (dampfdurchlässiges) Normtray

Prüfkriterien beim Einsatz eines Autoklaven sind:

- Wurde das Gerät ordnungsgemäß gewartet und überprüft?
- Ist das Gerät mit ausreichend destilliertem Wasser befüllt?
- Sind die Medizinprodukte in Einzelteile zerlegt?
- Befinden sich in dem Gerät nur Medizinprodukte, die autoklaviert werden dürfen (Herstellerangaben beachten)?
- Sind die Medizinprodukte ordnungsgemäß verpackt?
- Sind die Deckel von verschließbaren Kassetten ohne Filter geöffnet?
- Vor dem Öffnen des Geräts: Ist der Überdruck entwichen, ist das Material ausreichend abgekühlt (maximal 50 °C)?

Sterilgutverpackungen sollen die sterilisierten Materialien vor Kontaminationen schützen. Medizinprodukte der Risikogruppe ▸kritisch A/B müssen verpackt sterilisiert werden.

kritisch A/B ▸S. 100

In der Zahnarztpraxis kommen folgende Verpackungen zum Einsatz:

- heiß- oder selbstsiegelfähige Klarsichtbeutel und -schläuche aus Papier und Kunststofffolie (Klarsichtsterilisierverpackung; Bild 3.34),
- wiederverwendbare Sterilisierbehälter („Container") mit Filtern oder Ventilen, die sicherstellen, dass der Dampf in den Container gelangt (Bild 3.35),
- verpackte Normtrays (Dentalkassetten), die ebenfalls dampfdurchgängig sein müssen (Bild 3.36). Da Normtrays nicht fest verschließbar sind, müssen sie in einer Sterilgutverpackung verpackt werden.

Klarsichtsterilisierverpackungen sind Einmalverpackungen aus einer Papier-Folien-Kombination in Schlauch- oder Beutelform. Sie eignen sich besonders für Einzelinstrumente und kleinere Instrumentensätze. Sie haben den Vorteil, dass die Medizinprodukte gut durch die Folie sichtbar sind.

Das Verschließen der Verpackung erfolgt mit speziellen Foliensiegelgeräten (Bild 3.37). Die Verpackungseinheiten sollten möglichst klein sein, weil die Medizinprodukte einer geöffneten Verpackung immer als unsteril anzusehen sind, unabhängig davon, ob sie eingesetzt wurden oder nicht.

Sterilisierverpackungen müssen folgende Angaben enthalten:

- Name/Kürzel der packenden Person,
- Chargenkennzeichnung/Chargennummer,
- Sterilisationsdatum/Verfallsdatum,
- Kennzeichnung „STERIL" (über die Verfärbung des ▸Prozessindikators),
- ggf. Inhalt (da er bei Containern nicht offensichtlich erkennbar ist).

Beim Einsiegeln der Medizinprodukte ist auf Folgendes zu achten:

- unversehrte Folien (keine Durchstiche oder Risse, keine Materialablösungen),
- fehlerfreie Siegelung (keine Kanalbildung, keine Falten),
- Breite der Siegelnähte mindestens 6 mm,
- unterhalb des Siegelrandes müssen mindestens 30 mm zwischen dem Sterilisiergut und der zu versiegelnden Naht frei bleiben (maximale Befüllung 75 %; Bild 3.38),
- auf die Peelrichtung achten und die Einschubrichtung anpassen (Bild 3.41, S. 98),
- wenn nicht maschinell oder digital gekennzeichnet werden kann, wird dieVerpackung mit einem Permanentfilzstift unterhalb der Siegelnaht beschriftet.

Prüfung der Siegelnähte. Bei Klarsichtsterilisierverpackungen muss die Dichtigkeit der Siegelnähte regelmäßig überprüft werden. Hierfür können Siegelgerät-Teststreifen verwendet werden (Bild 3.39).

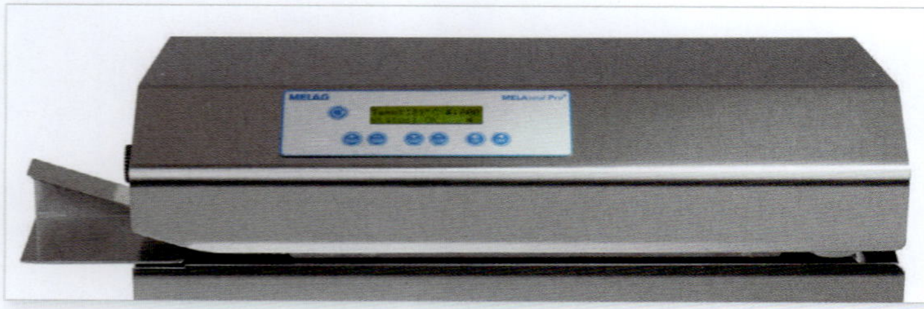

Bild 3.37 Durchlaufsiegelgerät

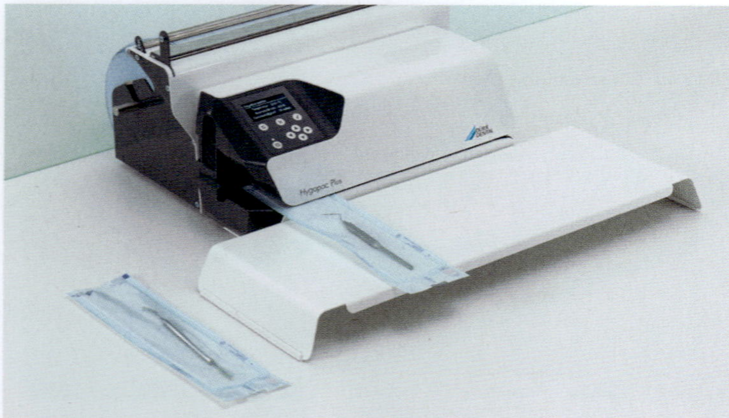

Bild 3.38 Einsiegeln von Instrumenten mit ausreichendem Abstand zur Siegelnaht

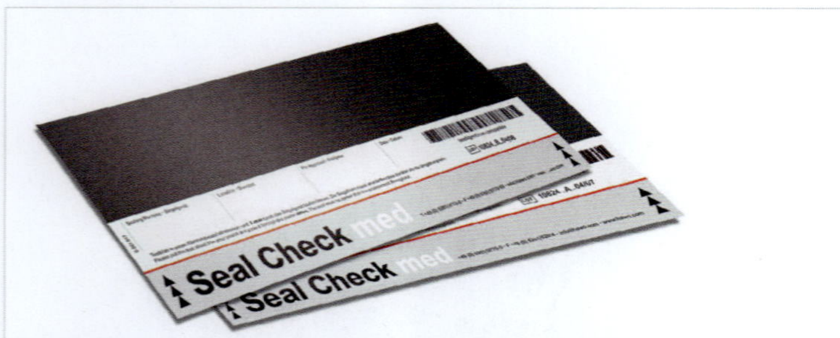

Bild 3.39 Teststreifen für Siegelgeräte

Alternativ kann die Unversehrtheit selbst erzeugter Siegelnähte auch mithilfe eines Tintentests überprüft werden. Beim Tintentest unterscheidet man die 1-Seiten-Prüfung und die 4-Seiten-Prüfung (Bild 3.40, S. 98).

Eventuell vorhandene Kanäle oder Fehlstellen an Siegelnähten werden mithilfe der dunklen Prüftinte sichtbar gemacht. Diese wird entweder mit einer Pipette in die Testverpackung eingefüllt oder aus einem Einwegtintenbeutel herausgedrückt.

Charge: Serie aus dem gleichen Produktionsgang; hier: Sterilgut desselben Sterilisationsvorgangs

Prozessindikator ▸S. 98

peel (engl.) in diesem Zusammenhang = ablösen, abziehen; **Peelrichtung** = Öffnungsrichtung

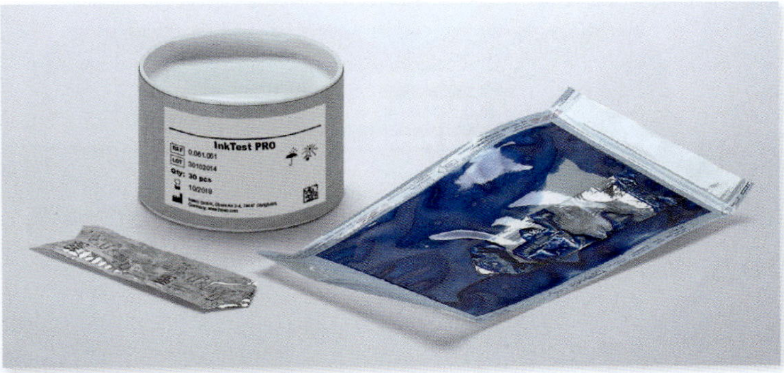

Bild 3.40 Tintentest (4-Seiten-Prüfung)

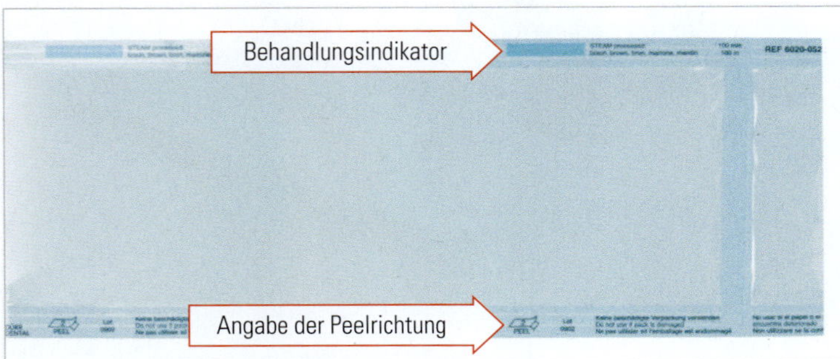

Bild 3.41 Klarsichtsterilisierverpackung mit Behandlungsindikator und Angabe der Peelrichtung

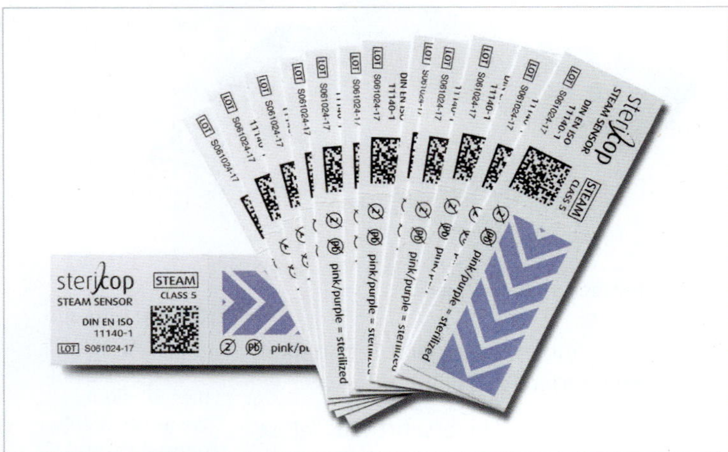

Bild 3.42 Prozessindikator für die Dampfsterilisation

Indikator
von indicare (lat.) = anzeigen

Die Haltbarkeit von Sterilgut hängt von den Lagerbedingungen ab:

- Sterilgut mit beschädigter Verpackung gilt generell als unsteril,
- bei ungeschützter Lagerung sollte das Sterilgut unmittelbar verbraucht werden,
- unter normalen Bedingungen gilt eine Haltbarkeit von sechs Monaten,
- industrielle Sterilgutlagerverpackungen haben eine Haltbarkeit bis zu maximal fünf Jahren.

3.6.5 Sterilisationskontrollen

Der Gesetzgeber schreibt vor, dass regelmäßig Sterilisationskontrollen durchgeführt werden müssen. Vor der Beladung sollte der Autoklav routinemäßig in Augenschein genommen werden. Dabei wird z. B. der Zustand der Dichtungen überprüft und der Wasserstand kontrolliert. Die wichtigsten Überprüfungen finden jedoch nach Programmende statt. Zunächst wird das Geräte-Display auf Besonderheiten hin überprüft. Die Prozessdaten (Druck, Temperatur und Haltezeit = eigentliche Sterilisationsphase bei 121 oder 134 °C) werden entweder ausgedruckt, auf einem externen Speichermedium gesichert oder über eine Schnittstelle direkt elektronisch gespeichert. Nach dem Öffnen des Gerätes finden weitere Kontrollen statt.

Prüfkriterien vor der Freigabe sind:

- Hat das Gerät Fehlermeldungen angezeigt?
- Sind die Prozessparameter dokumentiert bzw. gespeichert?
- Sind die Medizinprodukte unversehrt?
- Sind die Verpackungen unversehrt?
- Sind die Medizinprodukte trocken?
- Sind die Medizinprodukte frei von Rückständen von Pflege- oder Ölprodukten?
- Zeigen die Indikatoren einen ordnungsgemäßen Farbumschlag?

Zu unterscheiden sind folgende Indikatoren:

- **Behandlungsindikator:** Dieser „Chemoindikator Tpy 1" dient lediglich dazu, dass man unterscheiden kann, ob eine Sterilisation stattgefunden hat oder nicht (die Qualität des Prozesses wird dabei nicht berücksichtigt). Der Farbumschlag findet bereits dann statt, wenn der Indikator einmal heiß geworden ist. Diese Indikatoren sind häufig an der Seite der Sterilisierverpackungen aufgebracht (Bild 3.41).
- **Prozessindikator:** Dieser „Chemoindikator Typ 5" berücksichtigt die Qualität des Sterilisationsprozesses.

Es findet erst dann ein Farbumschlag statt, wenn Temperatur, Druck und Haltezeit eine ausreichende Sterilisation garantieren (Bild 3.42).

- **Prüfkörper:** Mit dem Helixprüfkörper soll die Sterilisation eines hohlen Medizinproduktes simuliert werden. Bei einem sehr verbreiteten Modell handelt es sich dabei um ein verschraubtes Gehäuse mit einem langen, aufgewickelten (deshalb „Helix“) Schlauch (Bild 3.43). Ein Ende des Schlauches ist auf das Gehäuse aufgesteckt, das andere Ende ist offen. Vor der Sterilisation wird das Gehäuse aufgeschraubt und ein Prozessindikator hineingesteckt; anschließend wird das Gehäuse wieder fest verschraubt. Damit sich der Prozessindikator im Gehäuse verfärben kann, muss der Dampf vom anderen Ende des Schlauches bis in das Gehäuse gewandert sein. Das ist dann der Beleg dafür, dass auch in Hohlräumen eine ausreichende Sterilisation stattgefunden hat.

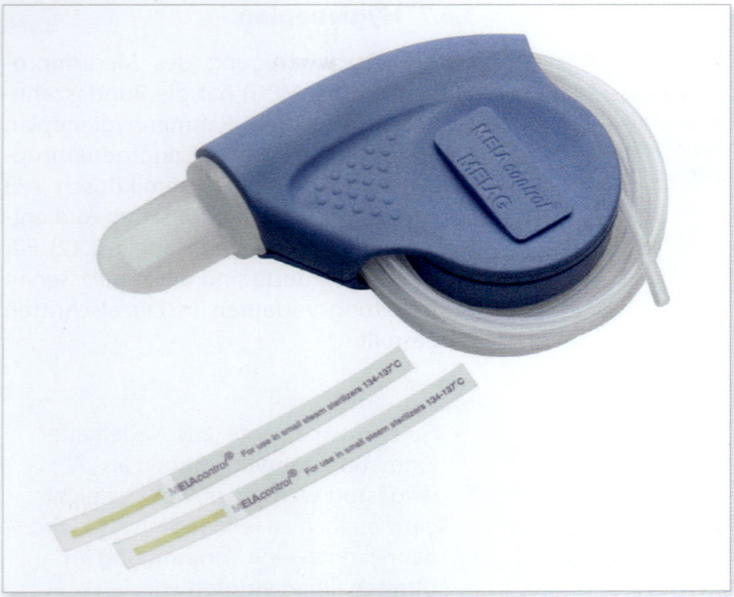

Bild 3.43 Helixprüfkörper mit Prozessindikatoren

Helix (gr.) = gekrümmt, gebogen

3.6.6 Freigabe der Medizinprodukte

Nach dem Sterilisationsvorgang muss jede Sterilisiercharge durch eine schriftlich beauftragte Person, die die entsprechende Fachkunde besitzt (keine Auszubildende), freigegeben werden. Diese Person übernimmt die Verantwortung dafür, dass das Sterilgut tatsächlich steril ist.

Der Vorgang der „Freigabe“ nach der Sterilisation erstreckt sich auf drei Bereiche:

- Freigabe des Verfahrens (Überprüfung des Gerätes),
- Chargen-Freigabe (Überprüfung des Prozesses und der Indikatoren),
- Freigabe des Sterilgutes (Überprüfung der einzelnen Verpackungen auf Beschädigung und auf Restfeuchtigkeit).

Dokumentation. Prüfergebnis, Chargennummer sowie Freigabe sind zu dokumentieren und mit dem Namenskürzel der verantwortlichen Person zu versehen. Die abschließende Sterilgutfreigabe ist in einem Kontrollbuch oder digital zu dokumentieren.

Auf der Verpackung kann die Freigabeentscheidung mittels Etikettendrucker oder handschriftlich außerhalb der Siegelnaht durchgeführt werden.

Wenn es während der Aufbereitung der Medizinprodukte zu Fehlern oder Störungen gekommen ist, muss in einem „Fehlerprotokoll“ (Negativliste) Folgendes dokumentiert werden:

- Datum,
- Art des Vorkommnisses,
- Umgang mit der Störung bzw. Art der Fehlerbehebung,
- Name der Person, die den Fehler behoben hat.

Nach der Dokumentation der Abweichung und der Behebung des Fehlers muss der fehlgeschlagene Aufbereitungsprozess wiederholt werden.

Alle Aufzeichnungen müssen fünf Jahre aufbewahrt werden, es sei denn die zuständige Landeszahnärztekammer verlangt längere Aufbewahrungsfristen.

Hinweis: Das MPG ist z. B. unter www.gesetze-im-internet.de abrufbar

3.6.7 Hygieneplan

Unter Berücksichtigung des Medizinproduktegesetzes (MPG) hat die Bundeszahnärztekammer einen Rahmenhygieneplan herausgegeben. Die Medizinproduktgruppen sind als unkritisch, semikritisch A/B und kritisch A/B zu kategorisieren und entsprechend aufzubereiten (Tabelle 3.12). Für jede Produktgruppe sind die zugelassenen Aufbereitungsverfahren in Einzelschritten dargestellt.

TIPP

- Gelenkinstrumente (z. B. Nadelhalter, Extraktionszangen) können als „A" eingestuft werden, obwohl sie nicht ganz einfach zu reinigen sind. Es wird dann jedoch eine Vorreinigung im Ultraschallbad empfohlen.
- Sehr schwer aufzubereitende Medizinprodukte (z. B. Polierbürsten und -kelche) sollten nur als Einmalprodukte angewendet werden.

Hinweis: Empfehlungen des RKI sind rechtsverbindlich

KFO = Abkürzung für Kieferorthopädie

ZEG = Abkürzung für Zahnsteinentfernungsgerät

PA = Abkürzung für Parodontaltherapie

Der Zahnarzt ist verpflichtet, in Anlehnung an den Rahmenhygieneplan, einen individuell an die Bedingungen in seiner Praxis angepassten verbindlichen Hygieneplan festzulegen. Diesen muss er seinen Mitarbeiterinnen erläutern und auf jede Erneuerung und Veränderung hinweisen. Die Unterweisungen sind in regelmäßigen Abständen zu wiederholen und zu dokumentieren.

3.6.8 Aufbereitung von Medizinprodukten

Die Anforderungen an die Aufbereitung von Medizinprodukten sind geregelt

- im Medizinproduktegesetz (MPG),
- in der Medizinprodukte-Betreiberverordnung (MPBetreibV),
- durch die Empfehlungen des Robert Koch-Instituts (RKI).

Grundsätzlich ist bei der Aufbereitung von Medizinprodukten zu berücksichtigen, dass mit ihrer Instandhaltung nur Personen beauftragt werden dürfen, die dazu ausgebildet und entsprechend unterwiesen wurden.

Bezeichnung	unkritisch	semikritisch A	semikritisch B	kritisch A	kritisch B
Hinweis zur Aufbereitung		Ohne besondere Anforderungen an die Aufbereitung.	Mit erhöhten Anforderungen an die Aufbereitung.	Ohne besondere Anforderungen an die Aufbereitung.	Mit erhöhten Anforderungen an die Aufbereitung.
Hinweis zum bestimmungsgemäßen Gebrauch	Medizinprodukte, die lediglich mit intakter Haut in Berührung kommen.	Medizinprodukte, die mit Schleimhaut oder krankhaft veränderter Haut in Berührung kommen.		Medizinprodukte, die die Haut oder Schleimhaut durchdringen und in Kontakt mit Blut bzw. inneren Geweben oder Organen kommen.	
Einsatzgebiete	Medizinprodukte, die außerhalb der Mundhöhle zum Einsatz kommen.	Medizinprodukte für konservierende, prothetische und kieferorthopädische Behandlungen.		Medizinprodukte für chirurgische, parodontologische oder endodontische Eingriffe.	
Beispiele	• extraorale Teile des Gesichtbogens • Nierenschale • Glasplatte zum Anmischen	• Mundspiegel • Pinzetten • Sonden • Heidemann-spatel • Füllungs-instrumente • Prothetik- und KFO-Zangen • Abformlöffel • Wangenabhalter	• ZEG-Ansätze • Hand- und Winkelstücke • Turbinen • Airflow-Ansatz • Ansätze Wasser-/Luftspritze • rotierende/oszillierende Instrumente • Absaugkanülen	• PA-Instrumente • scharfe Löffel • Skalpelle • Tamponadestopfer • Wundhaken • Raspatorien • Wurzelheber und Hebel • Nadelhalter • Extraktionszangen	• ZEG-Ansätze (PA) • Hand- und Winkelstücke (chirurgisch) • chirurgische Absaugkanülen • chirurgische Nadeln • chirurgische Bohrer • Wurzelkanal-instrumente • Knochenfräsen

Tabelle 3.12 Risikobewertung von Medizinprodukten (Beispiele für die Einstufung)

Die Wiederverwendung von Medizinprodukten setzt voraus, dass der Hersteller Angaben zu ihrer Aufbereitung zur Verfügung stellt (z. B. Gebrauchsanweisungen), die in der Praxis aufbewahrt werden müssen. Anhand dieser Herstellerangaben sowie anhand der Risikobewertung und Einstufung legt der Zahnarzt fest, wie die einzelnen Medizinprodukte aufbereitet werden sollen (Bild 3.44).

▸**Rotierende, oszillierende und** ▸**endodontische Instrumente** (Bohrer, Polierer, Aufsätze für das Ultraschallgerät, Endodontieinstrumente usw.) müssen zunächst hinsichtlich ihrer Verträglichkeit für das RDG überprüft werden. Sind sie geeignet, sollten sie dem RDG in einem speziellen Siebkorb zugeführt werden. Sind sie nicht für ein RDG geeignet, können sie in das Bohrerbad im Fräsator (Bild 3.45) oder unter Zugabe eines geeigneten Desinfektionsmittels in ein Ultraschallgerät gegeben werden. Das Bohrerbad bietet den Vorteil, dass die spezielle Desinfektionslösung einen Korrosionsschutz enthält.

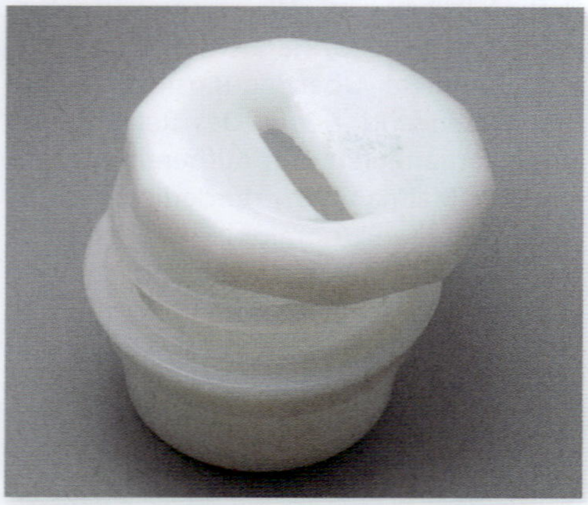
Bild 3.45 Fräsator für die Desinfektion im Bohrerbad

rotierende und oszillierende Instrumente ▸S. 123 ff.

endodontische Instrumente ▸S. 166 ff.

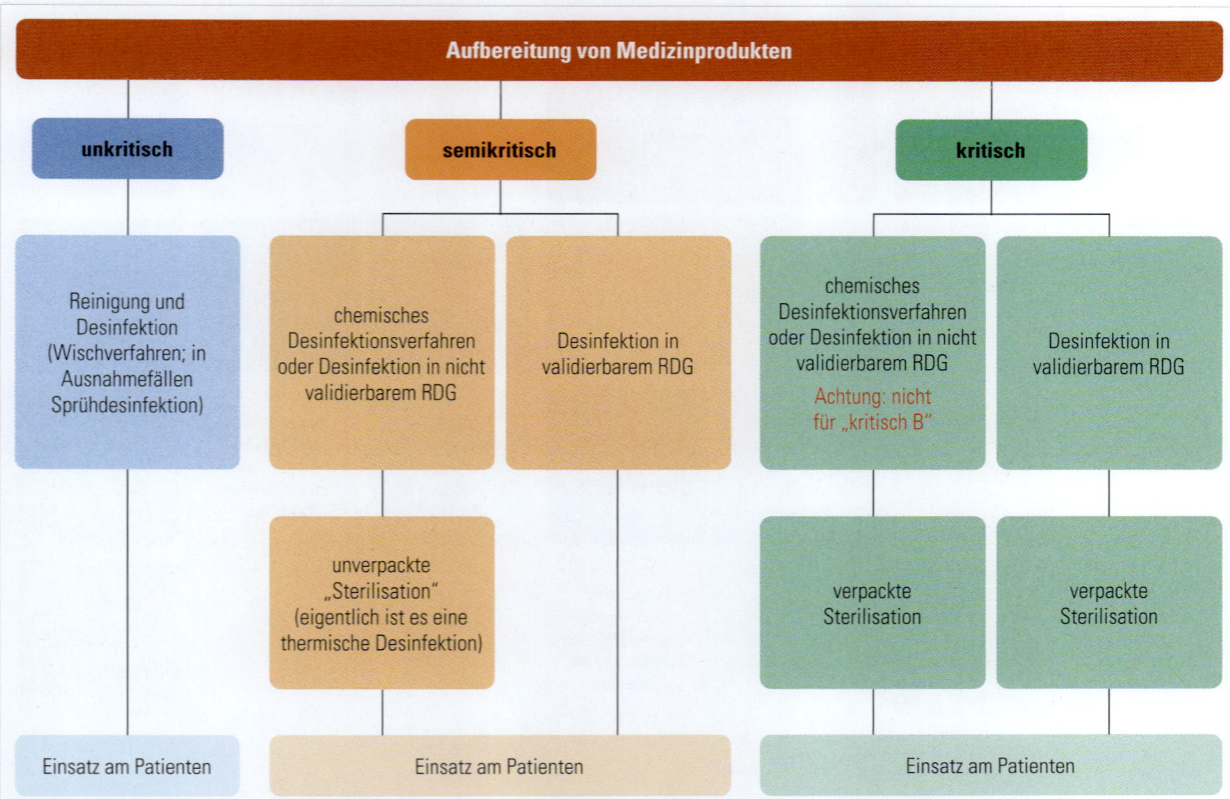

Bild 3.44 Aufbereitung von Medizinprodukten nach Risikoeinstufung

Übertragungsinstrumente ▸S. 122 f.

Reflux: Rückfluss, Rücksog

Injektor: Einspritzdüse für gründliche Hohlkörperreinigung

Aufbereitung von ▸Übertragungsinstrumenten (Turbinen, Hand- und Winkelstücke). Benutzte Übertragungsinstrumente sind außen und wegen des Reflux' auch innen kontaminiert. Zur Aufbereitung sind folgende Maßnahmen erforderlich:

- Durchspülung (unmittelbar nach der Patientenbehandlung für mindestens 20 Sekunden mit Wasser),
- Vorreinigung (Entfernen von grober Verschmutzung),
- Reinigung außen und innen,
- technische Wartung (Pflege, ölen),
- Desinfektion bzw. Sterilisation.

Zahnärztliche Übertragungsinstrumente können wie in Bild 3.46 gezeigt aufbereitet werden.

Am einfachsten ist die Aufbereitung in einem RDG mit Injektorsystem oder in einem speziellen Aufbereitungsgerät (Bild 3.47). Die maschinelle Aufbereitung im RDG oder Aufbereitungsgerät erlaubt es, Hohlkörper so zu reinigen und zu desinfizieren, dass sie ohne Sterilisation für den semikritischen Einsatz verfügbar sind.

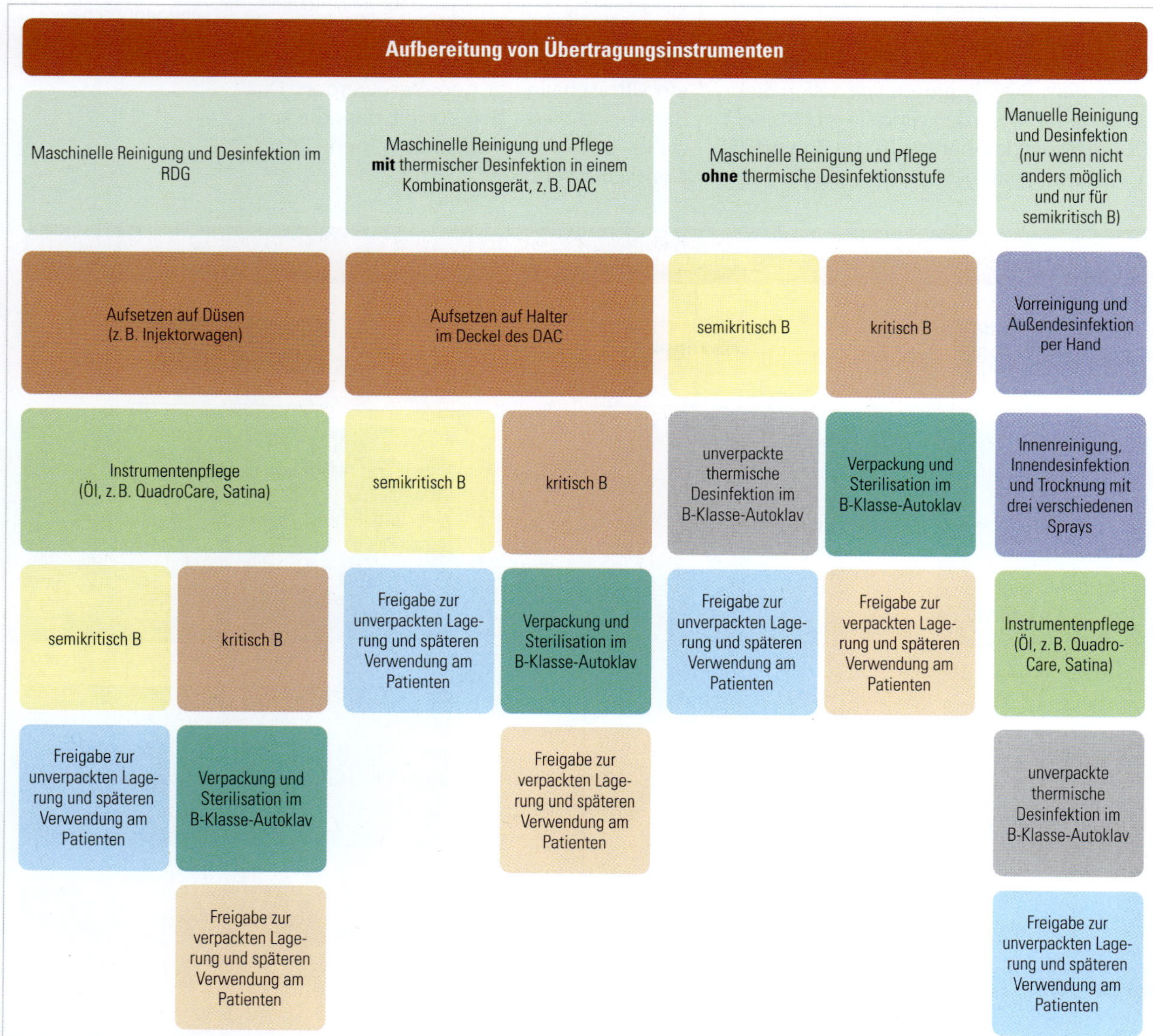

Bild 3.46 Aufbereitung von Übertragungsinstrumenten

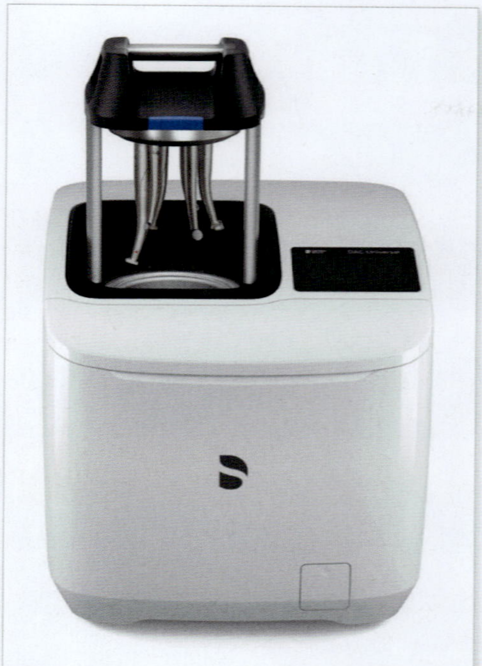

Bild 3.47 Gerät zur Desinfektion von Übertragungsinstrumenten

Ist eine maschinelle Aufbereitung nicht möglich, wird die Außenfläche des Instrumentes mit einem Desinfektionsmittel abgerieben. Die Innenreinigung und Pflege geschieht mit einem vom Hersteller angegebenen Spray oder Spraygerät.

Für die weitere hygienische Wartung ist entscheidend, ob das Instrument steril eingesetzt werden soll: dann muss es verpackt und sterilisiert werden. Ist dies nicht der Fall, wird das manuell desinfizierte Instrument unverpackt sterilisiert. Nach Entnahme aus dem Sterilisator gilt das Instrument zwar nicht als steril, aber es ist hinreichend keimarm für die nichtchirurgische Behandlung. Die Lagerung erfolgt in einer trockenen und staubdichten Schublade.

Eine Handlungsanweisung für die systematische Aufbereitung von Medizinprodukten gibt die Übersicht in Bild 3.49 auf S. 104.

3.6.9 Desinfektion von Abformungen / Werkstücken/ Prothesen/KFO-Geräten

▸Abformungen, ▸Prothesen und KFO-Geräte sind, wenn sie aus dem Mund des Patienten kommen, mit zahlreichen Keimen übersät. Die kontaminierten Materialien, Werkstücke und Hilfsmittel dürfen erst nach Reinigung und Desinfektion aus dem zahnärztlichen Bereich in das zahntechnische Labor gegeben werden. Gleiches gilt für den Weg zurück (Bild 3.48). Bei der Desinfektion dieser empfindlichen Materialien sind immer die Herstellerangaben einzuhalten.

Abformungen ▸S. 347 ff.

Prothesen ▸S. 366 ff.

KFO = Abkürzung für Kieferorthopädie

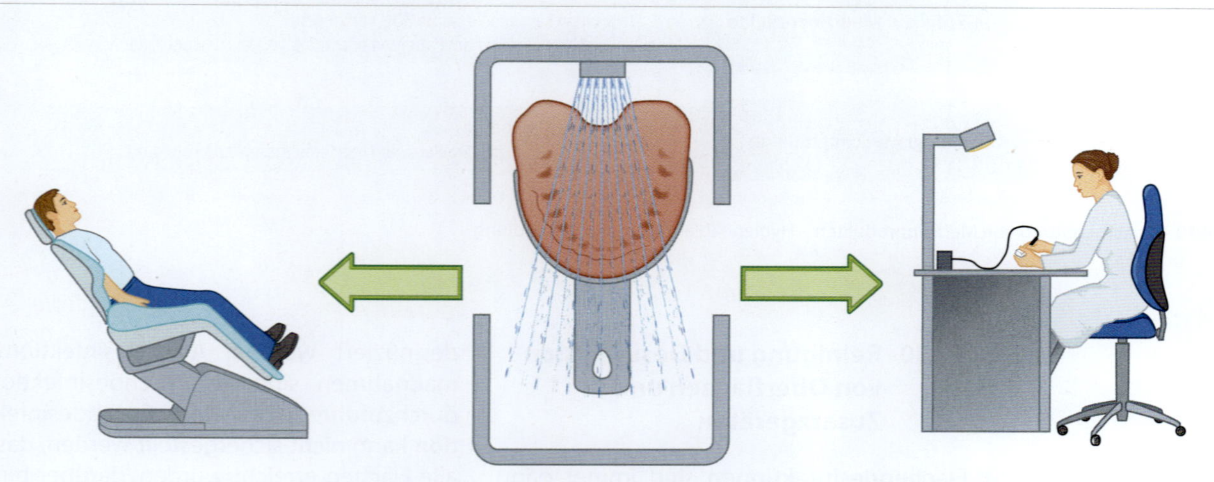

Bild 3.48 Desinfektion von Abformungen, Prothesen und KFO-Geräten

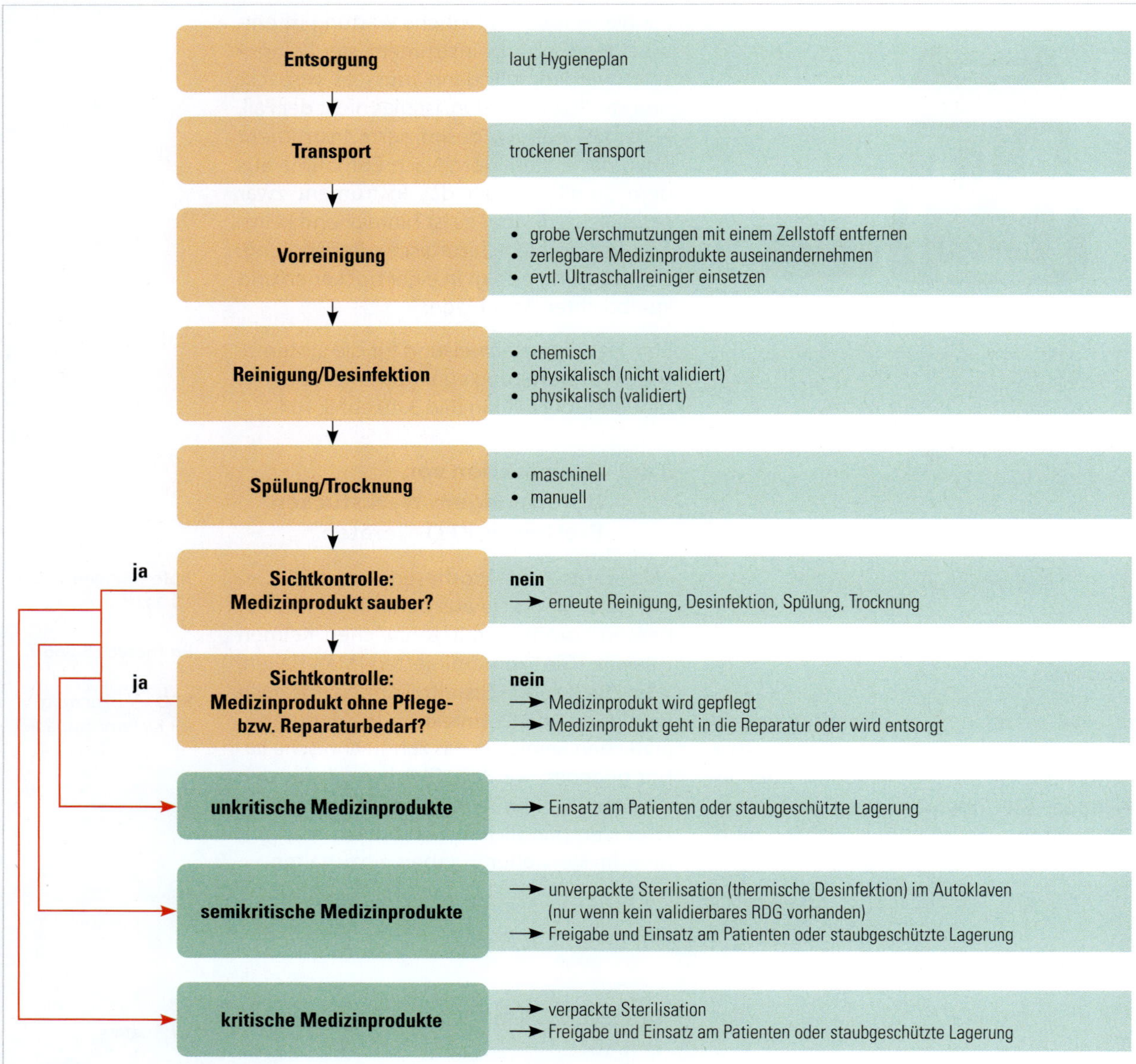

Bild 3.49 Aufbereitung von Medizinprodukten – Hygieneablauf nach der Behandlung

3.6.10 Reinigung und Desinfektion von Oberflächen und Zusatzgeräten

Flächendesinfektionen sind immer dann erforderlich, wenn Flächen durch (Hand-) Kontakt oder Aerosol kontaminiert sind. Sie müssen nach der Behandlung mit geeigneten Desinfektionsmitteln gereinigt und desinfiziert werden. Alle Desinfektionsmaßnahmen sind als Wischdesinfektion durchzuführen. Bei einer Sprühdesinfektion kann nicht sichergestellt werden, dass alle Flächen erreicht wurden, darüber hinaus können Sprühdesinfektionsmittel beim Einatmen gesundheitsschädlich wirken. Erlaubt ist die Sprühdesinfektion an schwer erreichbaren Stellen.

PC-Tastaturen im Behandlungszimmer sollten entweder desinfizierbar sein (z.B. Glastastaturen, Silikon) oder mit einer auswechselbaren Folie abgedeckt werden. Kontaminierte Teile der Röntgeneinrichtung sind nach jedem Patienten zu desinfizieren, ebenso intraorale ▸Röntgenfilme, -sensoren oder Speicherfolien nach Entnahme aus dem Mund.

Für Fußböden ist am Ende des Arbeitstages eine Feuchtreinigung ohne Zusatz von Desinfektionsmittel ausreichend, sofern es nicht zu einer sichtbaren Kontamination mit Blut, Eiter usw. gekommen ist.

Wasserführende Systeme werden z.B. für Übertragungsinstrumente, Mehrfunktionsspritzen, Ultraschall zur Zahnreinigung und Mundspülungen benötigt. Sobald das Wasser für einen längeren Zeitraum in der Leitung steht, kann es zu einer Ansiedlung und Vermehrung von Mikroorganismen kommen. Wasserführende Systeme müssen deshalb zu Beginn des Arbeitstages ohne aufgesetzte Übertragungsinstrumente für etwa zwei Minuten durchgespült werden. Gleiches gilt für den Mundspülbecher-Füller. Dadurch kann die während des Wasserstillstands entstandene Verunreinigung erheblich reduziert werden.

Nach jeder Behandlung müssen alle benutzten Wasser-Entnahmestellen für ca. 20 Sekunden durchgespült werden. So werden Patienten vor einer mikrobiellen Gefährdung durch vorhergehende Patienten geschützt.

Einige Behandlungseinheiten verfügen über eine eingebaute Desinfektionsanlage. Damit kann die mikrobielle Kontamination des Wassers reduziert werden.

Patienten sollten darauf hingewiesen werden, dass das Mundspülwasser nicht zum Trinken geeignet ist.

Um Gewissheit über die mikrobiologische Qualität des Wassers zu haben, kann die Praxis die Behandlungseinheit entsprechend überprüfen lassen. Dabei wird das Wasser durch ein externes Labor untersucht.

Die Absauganlage dient der Beseitigung von Aerosolen, Flüssigkeiten und festen Stoffen aus der Mundhöhle. Die Absaugschläuche sind stark verkeimt, deshalb muss man darauf achten, dass keine Flüssigkeit in den Mund des Patienten zurückfließt (Reflux). Dazu ist es wichtig, dass der Schlauch beim Absaugen nicht oberhalb des Patienten liegt und dass keine Weichteile wie Wange oder die Zunge angesaugt werden und die Absaugkanüle verschließen. Darüber hinaus kann der Reflux vermieden werden, indem man Absaugkanülen mit Nebenlufteinlässen verwendet.

Röntgenfilme ▸S. 391

Nach jeder Behandlung sind folgende Maßnahmen durchzuführen:

- ausreichend kaltes Wasser durchsaugen,
- die Schlauchöffnung am Absaugschlauch außen und (soweit erreichbar) innen desinfizieren,
- den Absaugschlauch im Greifbereich desinfizieren,
- das Mundspülbecken reinigen und desinfizieren,
- die Absaugkanülen und Speichelsauger auswechseln.

An die Absauganlage muss eine Abscheideeinrichtung für ▸Amalgam angeschlossen sein, welche die Amalgamreste herausfiltert und so verhindert, dass Quecksilber in das Abwasser gelangt.

Amalgam ▸S. 141

Abends nach Behandlungsende und möglichst auch zwischendurch (z.B. vor der Mittagspause), muss ein geeignetes Desinfektions- und Reinigungsmittel durch die Anlage gesaugt werden. Filter und Amalgamabscheider sind wöchentlich zu wechseln bzw. zu reinigen.

TIPP Legen Sie sich vor der Wartung der Absauganlage alle nach der Betriebsanleitung erforderlichen Materialien zurecht. Denken Sie an Handschuhe und Mundschutz.

3.6.11 Abfallentsorgung

Die unterschiedlichen Abfallarten müssen sortiert werden. Entsprechend stehen unterschiedliche Müllbehälter zur Verfügung, über die sich der Müll der Praxis sinnvoll trennen lässt. Abfälle aus dem medizinischen Bereich werden gemäß Abfallverzeichnis-Verordnung (AVV) in Abfallschlüssel kategorisiert. Diese spielen jedoch in der Zahnarztpraxis eine untergeordnete Rolle, weil von den Praxisabfällen in der Regel keine wesentliche Gefahr ausgeht. Die meisten Materialien müssen bei geringem Aufkommen nicht gesondert entsorgt werden. Allerdings sind die kommunalen Entsorgungsregeln zu beachten, die sehr unterschiedlich sein können.

Grundsätzlich gilt:

- Abfälle aus den Behandlungsräumen sind in festen Müllbeuteln zu sammeln und zu verschließen (Bild 3.50). So dürfen sie in den normalen Hausmüll gegeben werden.
- Sharps sind in verschlossenen stich- und bruchfesten Einwegbehältnissen zu entsorgen (Bild 3.51).
- Benutzte Desinfektionsmittellösungen können der Kanalisation zugeführt werden.
- Extrahierte Zähne ohne Amalgamfüllungen können über den Hausmüll entsorgt werden.

sharps von sharp (engl.) = spitz, scharf: spitze, scharfe Gegenstände

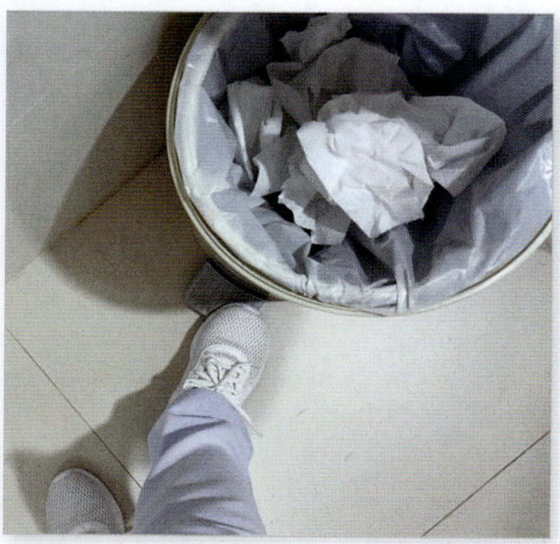

Bild 3.50 Kontaminationsloser Abwurf von Abfällen in feste Müllbeutel

Für bestimmte Abfälle gibt es behördliche Auflagen, die zu beachten sind:

- Röntgenchemikalien und Bleifolien aus Mundfilmpackungen müssen in geeigneten Behältern gesammelt und einem Entsorgungsunternehmen übergeben werden. Die Nachweisdokumente müssen abgeheftet und aufbewahrt werden.
- Amalgamreste aus Amalgamabscheidern sind in fest verschlossenen Behältern einem Entsorgungsunternehmen zu übergeben. Die Nachweisdokumente müssen abgeheftet und aufbewahrt werden.
- Sonstige Amalgamreste, auch extrahierte Zähne mit Amalgamfüllungen, müssen in dicht verschließbaren Glas- oder Kunststoffbehältern gesammelt und einem Entsorgungsunternehmen übergeben werden. Die Nachweisdokumente müssen abgeheftet und aufbewahrt werden.
- Abgelaufene, überalterte Desinfektionsmittel können verdünnt in den Ausguss gegeben werden.

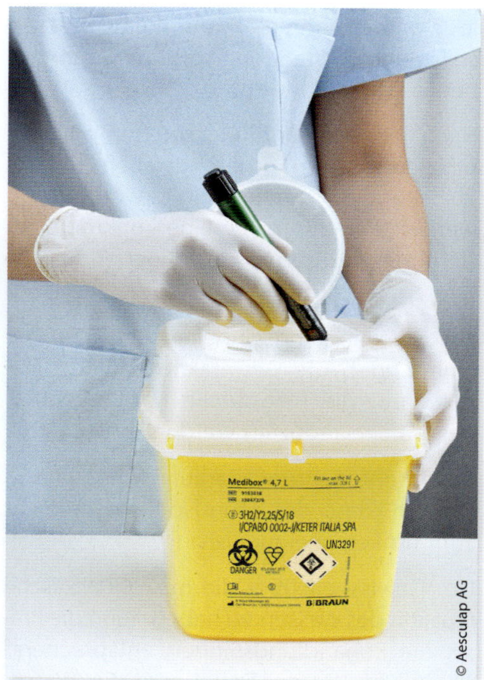

© Aesculap AG

Bild 3.51 Entsorgung von spitzen oder scharfen Praxisabfällen (Sharps)

ZUSAMMENFASSUNG

- Alle hygienischen Maßnahmen in der Praxis dienen dem Gesundheitsschutz von Patienten, Mitarbeitern und der Allgemeinheit.
- Pathogene Mikroorganismen (Bakterien, Viren, Pilze, Protozoen) können Infektionskrankheiten verursachen.
- Apathogene Mikroorganismen erzeugen keine Krankheiten, viele von ihnen sind sogar lebenswichtig (z. B. Darmbakterien).
- Die Übertragung von Infektionskrankheiten erfolgt direkt von Mensch zu Mensch (z. B. durch einen Kuss oder durch Anniesen) oder indirekt über eine Infektionskette:
  - Infektionsquelle (z. B. Hand eines erkrankten Menschen),
  - Überträger (z. B. Türklinke, die berührt wird),
  - Empfänger (z. B. gesunder Mensch berührt mit kontaminierter Hand seinen Mund).
- Infektionskrankheiten verlaufen immer in verschiedenen Stadien, die unterschiedlich lange dauern können und unterschiedlich stark ausgeprägt sein können:
  Infektion → Inkubationszeit → Vorstadium → symptomatisches Stadium → Rekonvaleszenz (sofern die Krankheit nicht chronisch oder tödlich verläuft)
- Die im zahnmedizinischen Bereich am meisten gefürchtete Infektionskrankheit ist Hepatitis B, eine Impfung dagegen ist möglich und wird dringend empfohlen.
- Die wichtigsten Hygieneregeln für das Behandlungsteam einer Zahnarztpraxis sind:
  - Kontaminationen vermeiden,
  - Schutzkleidung und persönliche Schutzausrüstung (PSA) tragen,
  - Händehygiene.
- Im Rahmen der Praxishygiene unterscheidet man:
  - Sanitation (Reinigung)
    → Ergebnis: Sauberkeit (erfolgt mit handelsüblichen Reinigungs- und Putzmitteln),
  - Desinfektion (Keimreduktion)
    → Ergebnis: Antisepsis (erfolgt manuell mit Chemikalien oder maschinell mit Hitze = Thermodesinfektion),
  - Sterilisation (Vernichtung aller Keime)
    → Ergebnis: Asepsis (erfolgt z. B. mit Dampf und Druck im Autoklaven).
- Die Aufbereitung von Medizinprodukten erfolgt nach den Vorgaben
  - des Medizinproduktegesetzes,
  - der Medizinprodukte-Betreiberverordnung,
  - des Robert-Koch-Instituts.
- Damit die richtige Methode zur Aufbereitung angewendet wird, werden die Medizinprodukte in unterschiedliche Risikoklassen (unkritisch, semikritisch A/B, kritisch A/B) eingeteilt.
- Aufbereitete Medizinprodukte müssen zur weiteren Verwendung von einer befugten Person freigegeben werden. Die Freigabe erfolgt erst nach einer gründlichen Überprüfung.
- Für die hygienische Wartung von Absauganlagen und wasserführenden Systemen sind spezielle Maßnahmen vorgesehen, die regelmäßig durchgeführt werden müssen (ggf. unter Einsatz entsprechender Desinfektionsmittel).
- Sofern keine besondere Gefährdung von Praxisabfällen ausgeht, können sie in festen und verschlossenen Müllbeuteln im Hausmüll entsorgt werden.

ZUR WIEDERHOLUNG

1. Nennen Sie die Ziele, die durch Maßnahmen der Hygiene in der Zahnarztpraxis verfolgt werden.

1. a) Erklären Sie, was man unter dem Begriff „Krankheit" versteht.
b) Wie heißt die Lehre von den Krankheiten?

2. Fallbeispiel: Die Oma von ZFA Julia hatte vor einiger Zeit einen Schlaganfall. Aktuell werden bei ihr auf ärztliche Anordnung folgende Maßnahmen durchgeführt:
- regelmäßige Blutdruckkontrolle,
- Gabe von blutgerinnungshemmenden Medikamenten („Blutverdünner"),
- Physiotherapie.

Welche dieser Behandlungen gehört zur tertiären Prävention? Begründen Sie Ihre Antwort.

3. Welche Arten von Krankheitserregern kennen Sie?
a) Erstellen Sie eine Rangfolge, indem Sie die für eine Zahnarztpraxis bedeutsamsten Erreger zuerst nennen, die unbedeutsamsten zuletzt.
b) Begründen Sie Ihre Reihenfolge.

4. Erläutern Sie die Begriffe pathogen und apathogen.

5. Finden Sie eine deutsche Begrifflichkeit für das Wort „Virulenz".

6. Finden Sie ein anderes Wort für den Begriff „Toxin".

7. Die Ursache von Mundgeruch sind häufig Bakterien, die sich in Zahnfleischtaschen oder in tieferen Ritzen der Zunge befinden. Handelt es sich dabei um aerobe oder anaerobe Bakterien? Begründen Sie Ihre Antwort.

8. Erläutern Sie, welche Eigenschaften ein Lebewesen hat und stellen Sie anhand dieser Eigenschaften dar, warum ein Virus kein Lebewesen ist.

9. Beschreiben Sie mit eigenen Worten, wie sich die Vermehrung von Viren vollzieht.

10. Nennen Sie den Fachbegriff für eine Pilzerkrankung.

11. Geben Sie die wichtigsten Informationen über die Krankheit „Toxoplasmose" wider und erläutern Sie welche Bedeutung diese Erkrankung für den Menschen hat (z.B. auch für Schwangere und immungeschwächte Menschen)?

12. Erklären Sie den Begriff „Infektionskette".

13. Wenn man sich infiziert wird man nicht automatisch krank. Wovon hängt es ab, ob man nach einer Infektion erkrankt oder nicht?

14. Welche Hepatitisformen stellen für medizinisches Personal ein besonders hohes Risiko dar. Nennen Sie Prophylaxemaßnahmen.

15. Erklären Sie den Begriff „Recapping" und problematisieren Sie das einhändige Recappen.

16. Nennen Sie Übertragungswege für HIV.

17. Grenzen Sie Grippe und einen grippalen Infekt voneinander ab.

18. Erklären Sie folgende Fachbegriffe:
a) Antikörper
b) Antigene
c) Immunität

19. Worin besteht der Unterschied zwischen einer aktiven, einer passiven und einer Simultanimpfung?

20. Nennen Sie Merkmale der Postexpositiosprophylaxe.

21. Was wird durch das Infektionsschutzgesetz geregelt?

22. Erläutern Sie den Grundsatz der Nichtkontamination.

23. Welche Bedeutung hat eine aktuelle Patientenanamnese für den Infektionsschutz?

24. Warum gilt beim Händewaschen nicht der Grundsatz: „Mehr hilft mehr"?

25. Erläutern Sie, warum der Einsatz von Handcreme Teil der Händehygiene ist.

26. Wann ist eine hygienische Händedesinfektion nicht mehr ausreichend?

27. Was unterscheidet die chirurgische Händedesinfektion grundsätzlich von der hygienischen Händedesinfektion?

28. a) Unterscheiden Sie Berufskleidung und Schutzkleidung.
b) Was gehört darüber hinaus noch zur persönlichen Schutzausrüstung einer ZFA?

29. Nennen Sie das Desinfektionsverfahren, das am besten für Ihre Zahnarztpraxis geeignet ist. Begründen Sie Ihre Entscheidung.

30. Wozu wird der Ultraschallreiniger bei der Aufbereitung von Medizinprodukten eingesetzt?

31. Wie heißt das Gerät, mit dem eine Dampfsterilisation durchgeführt wird?

32. Nennen Sie verschiedene Möglichkeiten der Sterilgutverpackung.

33. Worüber gibt die Chargennummer Auskunft?

34. Wie lange kann Sterilgut gelagert werden?

35. Welche Sterilisationskontrollen kennen Sie? Erläutern Sie diese mit eigenen Worten.

36. a) Was versteht man unter der Freigabe von Sterilgut?
b) Wer kann Sterilgut freigeben?
c) Worauf ist bei der Freigabe von Sterilgut zu achten?

37. Welche Medizinproduktegruppen werden im Rahmenhygieneplan unterschieden?

38. Erklären Sie die Abkürzung MPG und erläutern Sie, was in dieser Richtlinie geregelt ist.

39. Wie werden
a) rotierende Instrumente aufbereitet?
b) Übertragungsinstrumente aufbereitet?
c) Abformungen desinfiziert?
d) Schleimhäute desinfiziert?
e) Flächendesinfektionen durchgeführt?
f) wasserführende Systeme desinfiziert?
g) Absauganlagen gewartet?

ZUR VERTIEFUNG

1. Bereiten Sie in Gruppenarbeit jeweils einen Kurzvortrag (ca. fünf Minuten Dauer) über die nachfolgend genannten Persönlichkeiten und ihre wichtigsten Entdeckungen vor. Nutzen Sie für Ihre Recherche ein medizinisches Lexikon oder das Internet.
a) Louis Pasteur. Finden Sie zusätzlich heraus, in welchem alltäglichen Begriff sich sein Name wiederfindet.
b) Robert Koch. Finden Sie zusätzlich heraus, welches Bundesinstitut nach ihm benannt ist und nennen Sie dessen wichtigste Aufgaben.
c) Alexander Fleming.
d) Paul Ehrlich. Finden Sie zusätzlich heraus, welches Bundesinstitut nach ihm benannt ist und nennen Sie dessen wichtigste Aufgaben.
e) Ignaz Semmelweis.
f) Edward Jenner.

2. Erstellen Sie eine Tabelle mit günstigen und ungünstigen Einflüssen auf Ihr Immunsystem. Nutzen Sie bei Bedarf Fachliteratur und / oder das Internet.

stärkende Faktoren	schwächende Faktoren
• ausreichender Schlaf • …	• Schlafmangel • …

3. Früher benutzte man als Nachweis für die Funktionsfähigkeit eines Sterilisationsgerätes sogenannte „Sporenpäckchen". Diese mit Bakteriensporen kontaminierten Päckchen wurden mitsterilisiert und anschließend im Labor untersucht. Erklären Sie, warum man ausgerechnet Sporen für dieses Testverfahren benutzt hat.

4. Will man die Gefahr einer Infektion verhindern, kann man an verschiedenen Stellen ansetzen. Man kann
a) die Infektionsquelle beseitigen oder
b) den Übertragungsweg unterbrechen.
Nennen Sie für jede dieser Stellschrauben jeweils zwei Beispiele.

5. Beschreiben Sie den Verlauf einer Infektionskrankheit, die Sie selbst schon einmal durchgemacht haben. Benutzen Sie dabei die folgenden Begriffe korrekt und in der richtigen Reihenfolge:
- Prodromalstadium
- Infektionsweg
- ggf. uncharakteristische Symptome
- ggf. Komplikationen
- Rekonvaleszenz
- Immunität
- charakteristische Symptome
- Infektion
- symptomatisches Stadium
- Inkubationszeit

6. a) Erstellen Sie ein Ranking, das Auskunft darüber gibt, welche fünf Infektionskrankheiten im Vorjahr die meisten Todesfälle in Europa nach sich gezogen haben. Recherchieren Sie dabei auch die jeweilige Erregerart, mögliche Übertragungswege und besonders gefährdete Personengruppen.
b) An welchen beiden Infektionskrankheiten sterben jährlich die meisten Menschen weltweit?

7. Beschreiben Sie den Ablauf einer Grundimmunisierung gegen Hepatitis B.
a) In welchen Zeitabständen muss geimpft werden?
b) Wann sollte die Grundimmunisierung aufgefrischt werden?

8. Hausärzte werden häufig um die Verschreibung eines Antibiotikums gebeten, wenn Patienten ihren grippalen Infekt schnell wieder loswerden wollen. Nehmen Sie dazu Stellung.

9. Nehmen Sie an, es gelänge in der Zukunft alle Mikroorganismen zu vernichten. Denken Sie diese Idee zu Ende: Welche Auswirkungen hätte das?

10. Erstellen Sie eine Collage mit Bildern und Texten über Bakterien, die alltäglich vorkommen und/oder die sich der Mensch zunutze gemacht hat.

11. Nennen Sie den Unterschied zwischen HIV und AIDS.

12. Welchen Wirkstoff finden Sie in fast allen Händedesinfektionsmitteln?

13. Auf Seite 96 ist der Zusammenhang zwischen Luftdruck und Temperatur erläutert. Stellen Sie sich vor, dass Sie sich auf einer Expedition im Hochgebirge auf 7000 m über dem Meeresspiegel befinden. Sie wollen Tee kochen. Welche interessante Entdeckung können Sie machen?

14. Hygieneexperten, die Bundeszahnärztekammer und das RKI betonen, dass die maschinelle Aufbereitung von Medizinprodukten im RDG besser ist als die chemische Desinfektion.
a) Finden Sie Argumente, die diese Behauptung unterstützen.
b) Warum werden Ihrer Meinung nach die chemischen Desinfektionsverfahren weiterhin in einigen Praxen eingesetzt?

Lernfeld 4

Patienten bei der Kariestherapie begleiten

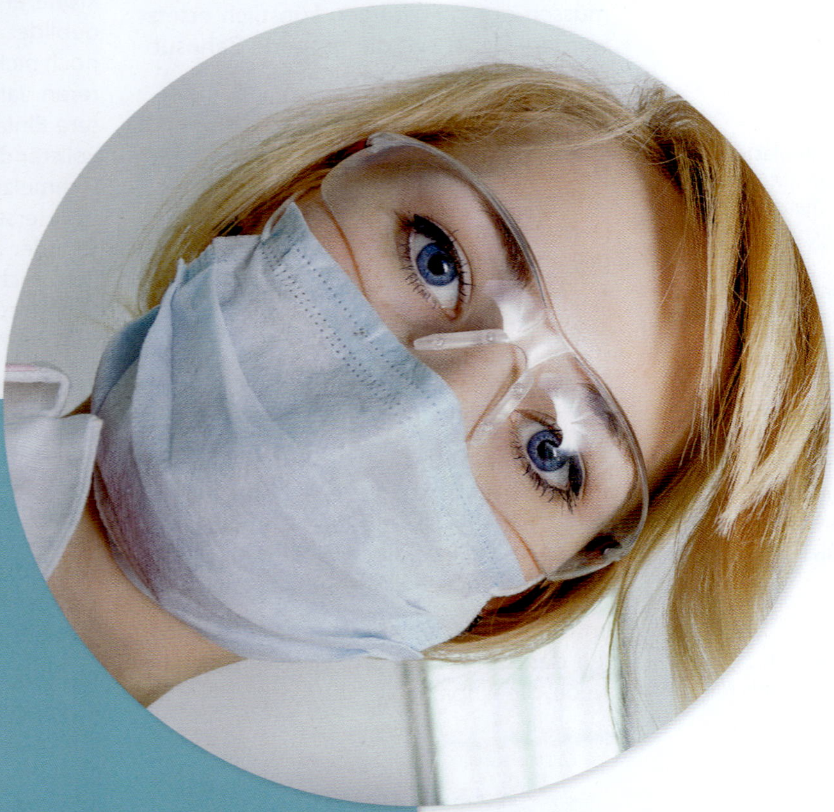

Zahnaufbau

Kariesentstehung

Befunde und Diagnostik

Kariesentfernung

Füllungstherapie

4 Patienten bei der Kariestherapie begleiten

Caries (lat.) = Fäulnis

Die häufigste Erkrankung der Zahnhartgewebe ist die Karies. Karies ist nicht heilbar, die geschädigten Zahnhartgewebe müssen durch Füllungen künstlich ersetzt werden. Dabei soll die gesunde Zahnsubstanz größtmöglich erhalten bleiben.

Ameloblasten oder Adamantoblasten: schmelzbildende Zellen

4.1 Zahnaufbau

Enamelum von Enamel (engl.) = Emaille

substantia adamantina von adamantinos (gr.) = sehr hart; harte Substanz

Cementum (lat.) = Bruchstein, Baustein

Pulpa (lat.) = Fleisch

Der histologische Aufbau zeigt vier Zahngewebe (Bild 4.1):

- Zahnschmelz (Enamelum oder substantia adamantina),
- Zahnbein (Dentinum),
- Wurzelzement (Cementum),
- Zahnmark (Pulpa).

Zahnschmelz, Zahnbein und Wurzelzement sind die Zahnhartgewebe. Je höher der Anteil an Mineralien und Kristallen ist, desto härter ist das jeweilige Hartgewebe. Mineralien sind anorganische Substanzen.

organisch: zur belebten Natur gehörend; **anorganisch:** nicht-organisch, zur unbelebten Natur gehörend

Kristall: Körper, dessen Atome oder Moleküle regelmäßig angeordnet sind (Kristallgitter)

Im Gegensatz dazu befindet sich im Inneren des Zahnes ein organisches Weichgewebe, die Pulpa.

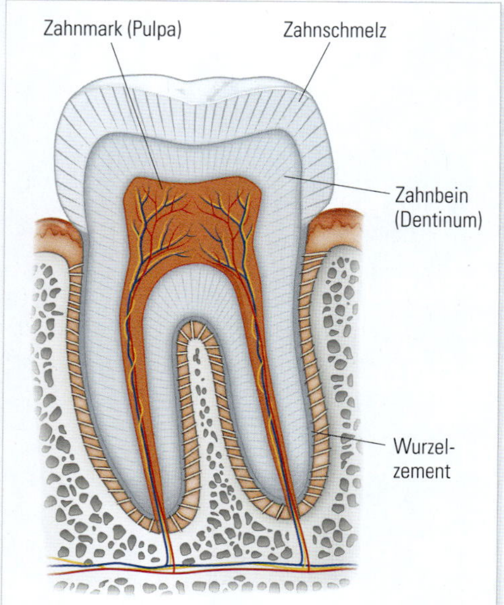

Bild 4.1 Die verschiedenen Zahngewebe

4.1.1 Zahnschmelz

Der Schmelz bedeckt die sichtbare Zahnkrone, er ist beim Zahndurchbruch voll ausgebildet. Allerdings ist er beim Durchbruch noch nicht voll ausgehärtet. Erst nach mehreren Jahren ist der Schmelz durch weitere Einlagerung von Calcium und Fluorid vollständig ausgehärtet. Die Ameloblasten (schmelzbildenden Zellen) sterben nach der Herstellung des Schmelzes ab. Verletzter oder zerstörter Zahnschmelz kann deshalb nicht neu gebildet werden. Kleinere Schmelzdefekte können heute mit Reparaturpasten aufgefüllt werden.

Chemische Struktur / Zusammensetzung. Der Zahnschmelz besteht zu 96 % aus anorganischen Verbindungen. Es sind vor allem Calcium-, Phosphor- und Fluorverbindungen: Calciumhydroxylapatit und Fluorapatit. Den Rest bilden organische Verbindungen (2 %) und Wasser (2 %). Dem Zahnschmelz fehlen Blutgefäße, Nervenfasern und Zellen, er ist ein „totes Gewebe".

Aufbau. Das Calciumhydroxylapatit liegt in Form von sechseckigen Kristallen vor (Bild 4.2). Etwa 100 Kristalle bilden zusammen eine Säule (Prisma). Die Prismen sind im Schmelz dicht aneinander gepackt. Sie verlaufen von der Schmelz-Dentingrenze senkrecht bis fast zur Schmelzoberfläche.

Aufgabe / Funktion. Zahnschmelz schützt den Zahn vor mechanischen, chemischen und thermischen Einflüssen.

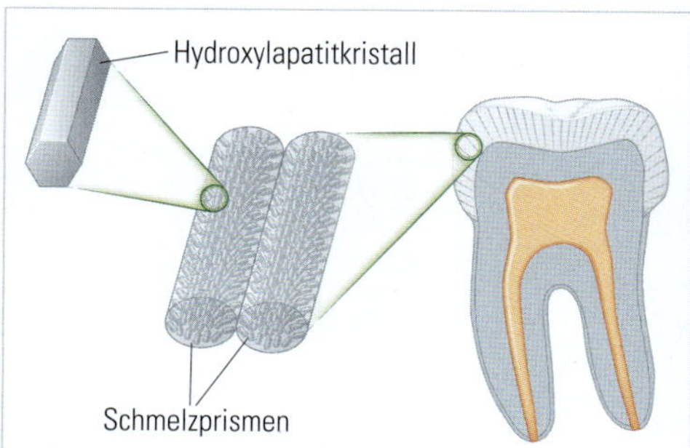

Bild 4.2 Hydroxylapatitkristalle und Schmelzprismen

Um den hohen Kaukräften standzuhalten, muss der Schmelz sehr hart sein. Dies wird durch den hohen Anteil anorganischer Verbindungen und die spezielle Anordnung der Schmelzprismen erreicht. Der Schmelz ist härter als Stahl.

Zahnschmelz ist das härteste Gewebe des menschlichen Körpers. Leider ist er dabei aber spröde und neigt zum Zerspringen, sobald die Prismen nicht senkrecht belastet werden. Ein kleines Experiment verdeutlicht dies (Bild 4.3).

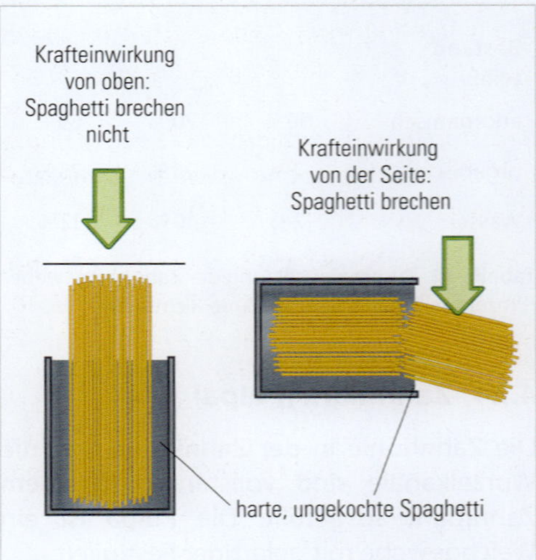

Bild 4.3 Das Spaghetti-Experiment

Der Schmelz ist gegenüber äußeren Reizen schmerzunempfindlich, da er nicht von Nerven durchzogen ist.

TIPP Je mehr Fluorapatit der Schmelz enthält, desto widerstandfähiger ist er gegen Entkalkung. Fluorid kann auch noch nach abgeschlossener Schmelzbildung im Schmelz angereichert werden. Deswegen tragen Sie in der Zahnarztpraxis auf die Zähne konzentrierte fluoridhaltige Lacke und Gele auf. Empfehlen Sie den Patienten eine Zahnpasta mit ausreichendem Fluoridanteil.

4.1.2 Zahnbein (Dentin)

Der größte Teil des Zahnes besteht aus Dentin; es umhüllt das gesamte Zahnmark. An der Krone ist das Dentin mit dem Zahn-

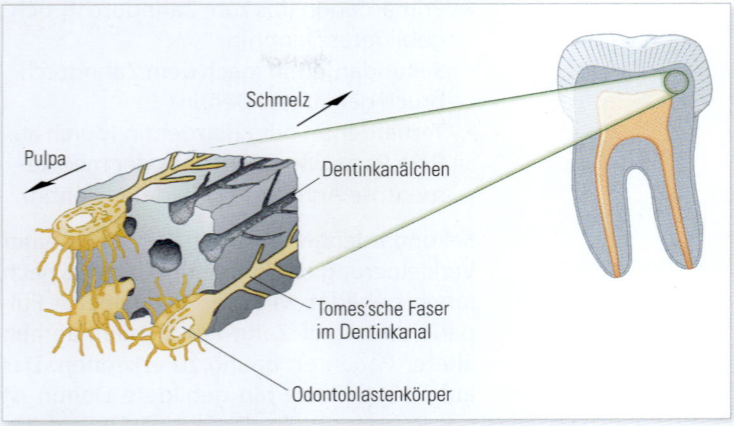

Bild 4.4 Dentingewebe

schmelz, an der Wurzel mit Wurzelzement bedeckt.

Chemische Struktur / Zusammensetzung. Dentin ist im Vergleich zum Schmelz ein weniger stark mineralisiertes Gewebe. Ca. 70 % bestehen aus anorganischen Verbindungen; wie beim Schmelz sind dies überwiegend Phosphat und Calcium. Mit ca. 20 % organischen Bestandteilen und 10 % Wasser ist das Dentin ein lebendes Gewebe. Seine Verletzung stellt eine Wunde dar und muss mit einem Wundverschluss (▸Unterfüllung) versorgt werden.

Unterfüllung ▸S. 135 f.

Aufbau. Unter dem Mikroskop erkennt man viele Kanälchen, die das gesamte Dentin von der ▸Pulpa bis zur Schmelz-Dentin-Grenze durchziehen (Bild 4.4). In den Kanälchen verlaufen in einer Gewebeflüssigkeit die Tomes'schen Fasern, dies sind die dünnen Fortsätze der dentinbildenden Zellen (Odontoblasten).

Pulpa ▸S. 114

Nur diese Fortsätze durchziehen das Dentin, die Zellkörper der Odontoblasten befinden sich im äußersten Rand der Pulpa. Dentin ist gelb gefärbt und elastisch. Es ist die zweithärteste Substanz des menschlichen Körpers und entspricht in etwa der Härte von menschlichen Knochen.

Die Odontoblasten sind mit feinen Nervenendigungen in Kontakt. Äußere Reize wie Säureeinwirkung, Kälte u. a. werden so weitergeleitet. Die Odontoblasten können ein Leben lang Dentin bilden. Man unterscheidet:

Odont-: Wortteil mit der Bedeutung Zahn
Blasten: Zellen, die Gewebe produzieren

- Primärdentin (bis zum Zahndurchbruch gebildetes Dentin),
- Sekundärdentin (nach dem Zahndurchbruch gebildetes Dentin),
- Tertiärdentin oder Reizdentin (durch äußere Reize wie z. B. Karies oder medikamentöse Anregung gebildetes Dentin).

Zahnhalteapparat ▸ S. 182 f.

Sekundärdentin führt mit der Zeit zu einer Verkleinerung der Pulpahöhle, weil es nach innen gebildet wird. Die verkleinerte Pulpahöhle ist auf Zahn-Röntgenaufnahmen älterer Patienten häufig zu erkennen. Das auf äußere Reize hin gebildete Dentin ist das Reizdentin (Tertiärdentin). So regt das Auftragen eines calciumhydroxydhaltigen Medikamentes die Tertiärdentinbildung an.

Aufgabe / Funktion. Dentin gibt dem Zahn seine Form und schützt die Pulpa.

Bohrer ▸ S. 125 ff.

TIPP Zum Bearbeiten des Dentins wird ein ▸Rosenbohrer verwendet. Seine Stahlschneiden sind hart genug. Der sehr harte Zahnschmelz muss mit einem härteren Material beschliffen werden. Hierfür werden Diamantbohrer verwendet.

4.1.3 Wurzelzement

Wurzelzement bedeckt die gesamte Wurzeloberfläche. Meist reicht das Zement bis an den Schmelz der Zahnkrone. Bei ca. 10 % der Menschen bleibt allerdings ein kleiner Dentinbereich am Zahnhals frei.

apikales Delta ▸ S. 171

Delta: gr. Buchstabe in Dreiecksform (Δ)

Chemische Struktur / Zusammensetzung. Wurzelzement ist mit einem anorganischen Anteil von ca. 65 % die am wenigsten mineralisierte Zahnhartsubstanz (Tabelle 4.1). Auch Wurzelzement besteht hauptsächlich aus Calcium und Phosphat in Form von Apatitkristallen. Die organische Substanz (ca. 23 %) enthält vor allem Kollagenfasern (zugfestes und wenig dehnbares Bindegewebe).

Aufbau. Die Kollagenfasern durchziehen mehr oder weniger stark das Zement (im apikalen Bereich stärker).

Die zementbildenden Zellen heißen Zementoblasten. Zement kann ein Leben lang nachgebildet werden, solange die Zementoblasten-Schicht auf dem Wurzeldentin nicht durch intensive Prophylaxe zerstört wird.

Aufgabe / Funktion. Das Zement schützt das Dentin vom Zahnhals bis zur Wurzelspitze. Seine Hauptfunktion ist allerdings die Verankerung der Zähne. Haltefasern ziehen sich vom Knochen zur Zahnwurzel und werden im Zement befestigt. Das Zement ist Bestandteil des ▸Zahnhalteapparates.

Zahngewebe / Bestandteile	Schmelz	Dentin	Zement
anorganisch	96 %	70 %	65 %
organisch	2 %	20 %	23 %
Wasser	2 %	10 %	12 %

Tabelle 4.1 Zusammensetzung der Zahnhartgewebe (Prozentangaben sind ungefähre Richtwerte)

4.1.4 Zahnmark (Pulpa)

Die Zahnhöhle in der Zahnkrone und die Wurzelkanäle sind vollständig mit dem Zahnmark ausgefüllt. Die Pulpa ist ein Weichgewebe mit gelartiger Festigkeit.

Ihre Form entspricht in etwa dem jeweiligen Zahnumriss (Bild 4.5). Man unterscheidet die Kronen- von der Wurzelpulpa. Die Ausweitungen der Kronenpulpa unterhalb der Zahnhöcker werden Pulpahörner genannt. Im Bereich der Wurzelspitze verzweigt sich der Wurzelkanal häufig. Diese Verzweigungen nennt man ▸apikales Delta.

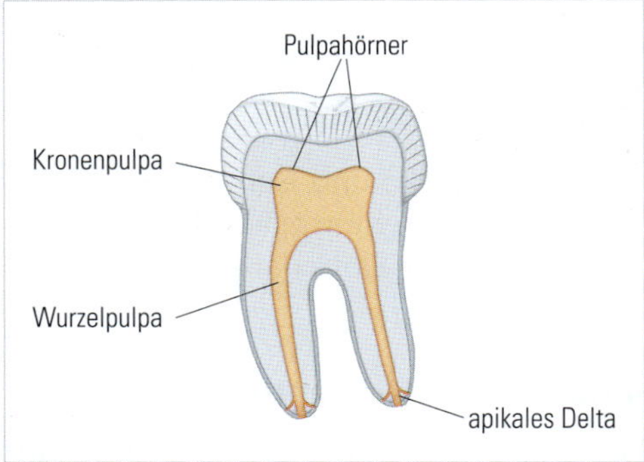

Bild 4.5 Aufbau der Pulpa

Zusammensetzung. Die Pulpa besteht aus unterschiedlichen Geweben. Die Grundsubstanz ist ein mit Fasern durchzogenes Bindegewebe mit Blutgefäßen und Nervenfasern. Odontoblasten befinden sich an der Grenzschicht zum Dentin, wo sie das Dentin bilden. Fibroblasten bilden das Bindegewebe, sie sind in der gesamten Pulpa verteilt. Die Blutgefäße und Nervenfasern treten über das Wurzelspitzenloch (Foramen apikale) in den Zahn ein.

Häufig verwenden Patienten den Begriff „Zahnnerv". Weil das Zahnmark aber aus weiteren Geweben besteht, ist diese Bezeichnung nicht richtig. In der Zahnmedizin wird daher immer die Bezeichnung „Pulpa" verwendet.

Aufgabe / Funktion. Die Pulpa ist für die Vitalität (das Leben) des Zahnes verantwortlich. Sie erfüllt mehrere Aufgaben:

- Ernährung des Zahnes,
- Versorgung des Zahnes mit Nerven,
- Abwehr von Infektionen,
- Dentinbildung.

Über die zahlreichen kleinen Blutgefäße wird die Ernährung des Zahnes sichergestellt. Die Empfindung von Zahnschmerzen liegt an den Nervenfasern der Pulpa. Weil einzelne Nervenfaserenden der Pulpa bis in das Dentin hineinreichen, kann das Bohren im Dentin Schmerzen auslösen.

4.2 Kariesentstehung

Karies ist eine lokale (örtliche) Infektionskrankheit. Die Ernährung spielt eine große Rolle bei der Entstehung. Zahlreiche Bakterien in den Zahnbelägen scheiden Milchsäure als Stoffwechselendprodukt aus. Diese Säure zerstört die Kristalle der Zahnhartsubstanzen (Bild 4.6).

4.2.1 Faktoren der Kariesentstehung

Karies ist eine Erkrankung mit unterschiedlichen Ursachen. Viele Faktoren spielen bei der Kariesentstehung eine Rolle. Man unterscheidet Hauptfaktoren und Co-Faktoren. Wenn Bakterien längere Zeit auf der Zahnoberfläche mit genügend Nahrung (Kohlenhydraten, besonders Zucker) versorgt werden, kann Karies entstehen (Bild 4.7). Sobald ein Hauptfaktor fehlt, ist nicht zu erwarten, dass es zur Karies kommt. Die anderen Faktoren wirken begünstigend.

Bakterien befinden sich überall in der Mundhöhle in einem natürlichen Gleichgewicht.

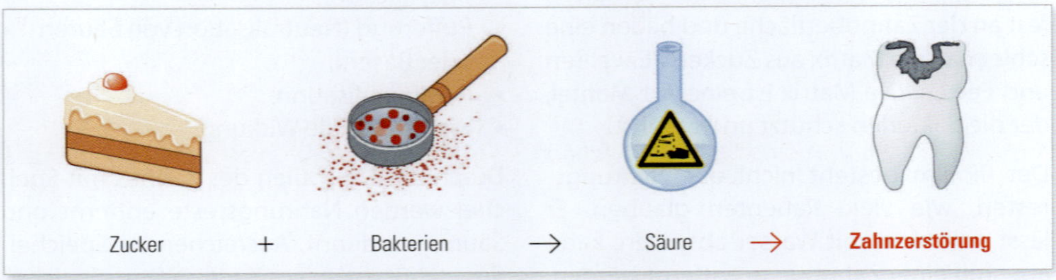

Bild 4.6 Zahnzerstörung durch Milchsäure

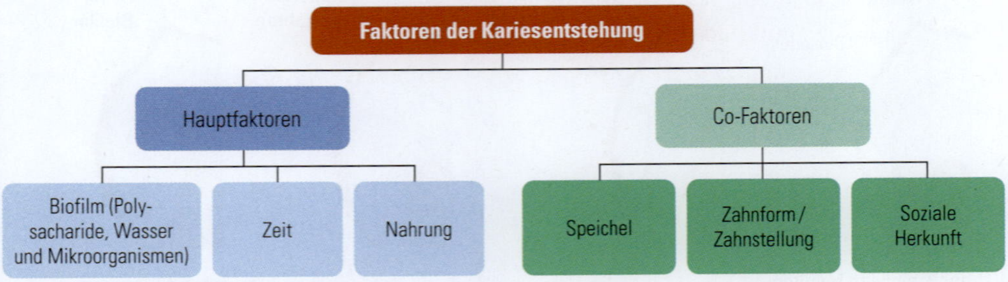

Bild 4.7 Faktoren der Kariesentstehung

Biofilm = Plaque (frühere Bezeichnung)

Eine für die Kariesentstehung hauptsächlich verantwortliche Bakterienart jedoch gehört nicht zur natürlichen Mundflora: Es ist das Kugelbakterium Streptococcus mutans. Es wird meist schon früh von den Eltern auf das Kleinkind übertragen.

Hierzu reicht z. B. das Ablecken des Schnullers durch die Mutter. Ohne eine solche Ansteckung (Infektion) gibt es keine Karies; insofern ist Karies eine Infektionskrankheit.

Streptococcus mutans ist hervorragend an die Situation auf der Zahnoberfläche angepasst:

- Es bildet selber Zucker, mit dessen Hilfe es sich gut an den Zahn anheften (kleben) kann. Selbst gebildete Zucker dienen als Nahrungsreserve.
- Streptococcus mutans kann in einer sauren Umgebung überleben (üblicherweise werden Bakterien durch Säure abgetötet).

Zucker ▸ S. 309

Ein weiteres für die Kariesentstehung bedeutsames Bakterium ist der Lactobacillus, das Milchsäurebakterium.

Biofilm / Zeit. Auf gereinigten Zahnoberflächen bildet sich schnell eine dünne Schicht aus den Eiweißen des Speichels, das Schmelzoberhäutchen (Pellikel). Innerhalb weniger Stunden sammeln sich Bakterien an und vermehren sich. Sie haften fest an der Zahnoberfläche und bilden eine schleimartige Matrix aus Zuckern, Eiweißen und Fetten. Die Matrix ist eine Art Mantel, der die Bakterien schützt und ernährt.

Speichelzusammensetzung ▸ S. 54

Matrix (lat.) = Substanz zwischen den Zellen

Der Biofilm besteht nicht aus Nahrungsresten, wie viele Patienten glauben. Er lässt sich nicht mit Wasser abspülen, kann aber mit einer Zahnbürste entfernt werden. Früher wurde der Begriff Plaque verwendet. Der Biofilm enthält die natürlich im Mundraum vorhandenen Bakterien.

Nach 48 Std. hat sich der Biofilm zu einem reifen Biofilm entwickelt und die Bakterien fangen an Milchsäure zu produzieren, die zu Karies führt.

TIPP Auf einem sauberen Zahn hat sich nach 48 Stunden der Biofilm vollständig gebildet, wenn man nicht die Zähne putzt (Bild 4.8).

Nahrung. Streptococcus mutans ernährt sich von Kohlenhydraten. Diese gelangen über die menschliche Nahrung an die Zähne. Vor allem die Zweifach- und ▸Einfachzucker gelangen schnell in den Biofilm und können dort von den Bakterien verstoffwechselt werden. Daher spielt der Zuckerkonsum eine entscheidende Rolle für die Kariesentstehung: Menschen mit hohem Zuckerkonsum haben mehr Karies als Menschen mit geringerem Zuckerkonsum.

Speichel ist ein Co-Faktor für die Kariesentstehung. Durch seine Zusammensetzung und Menge hat ▸Speichel Einfluss auf die Kariesentstehung. Speichel hat vier Schutzfunktionen:

- Spülung der Mundhöhle und der Zahnoberflächen,
- Pufferung (Neutralisation von Säuren oder Basen),
- Remineralisation,
- antibakterielle Wirkung.

Durch das Umspülen des Zahnes mit Speichel werden Nahrungsreste entfernt und Säuren verdünnt. Ausreichender Speichelfluss schützt also vor Karies. Wenig Speichel,

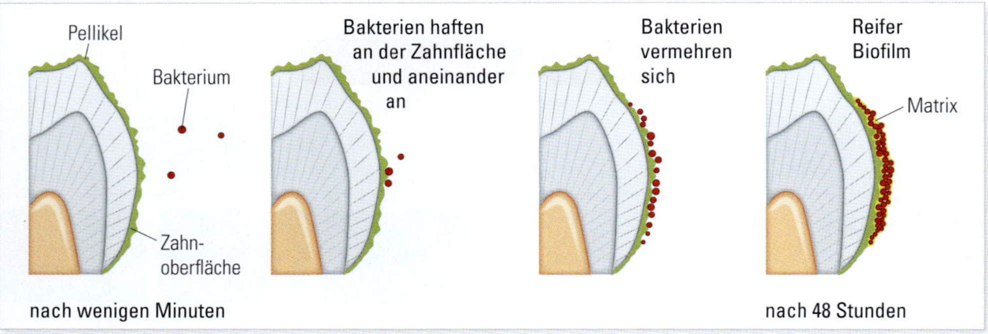

Bild 4.8 Entwicklung des Biofilms

z. B. durch Mundatmung oder Medikamente, erhöht das Kariesrisiko. Die Speichelmenge ist von Mensch zu Mensch unterschiedlich. Bei einigen Patienten muss die ZFA sehr viel absaugen, bei anderen ist die Mundhöhle eher trocken. Zur Kariesrisikobestimmung kann die Menge des Speichels bzw. dessen Fließrate bestimmt werden.

Pufferung ist die Fähigkeit des Speichels, mithilfe bestimmter Salze Säuren zu neutralisieren. Der Anteil dieser Salze ist von Mensch zu Mensch unterschiedlich. Auch die Pufferfähigkeit oder Pufferkapazität kann in der Zahnarztpraxis über den pH-Wert des Speichels gemessen werden. Sinkt der pH-Wert im Speichel auf 5,5, so ist dies für den Schmelz kritisch. Das Dentin ist schon bei einem pH-Wert ab 6,5 gefährdet.

Als Remineralisation bezeichnet man das Einbauen von Kalksalzen in das Zahnhartgewebe. Der Speichel enthält Calcium und Fluoride, die in kleinen Mengen in den Schmelz eingebaut werden können und so das Zahnhartgewebe stabilisieren.

Speichel hat außerdem antibakterielle Eigenschaften und kann so regulierend auf die Bakterien der Mundhöhle einwirken.

Zahnform und Zahnstellung. Der Biofilm bildet sich bevorzugt an allen Stellen, die schlecht zu säubern sind (Prädilektionsstellen, Bild 4.9). Dies bezieht sich sowohl auf die Selbstreinigung durch Speichel, Wangen und Zunge, als auch auf die Zahnpflege mittels Zahnbürste. Durch entsprechende ▸Zahnputztechniken lässt sich das Kariesrisiko stark einschränken. Dies gilt nicht für Fissuren und Grübchen; deren Form und Größe kann so ungünstig sein, dass selbst bei sorgfältiger Mundhygiene eine ausreichende Reinigung unmöglich ist. Auch Füllungsränder sind Prädilektionsstellen, an denen sich eine Sekundärkaries bilden kann.

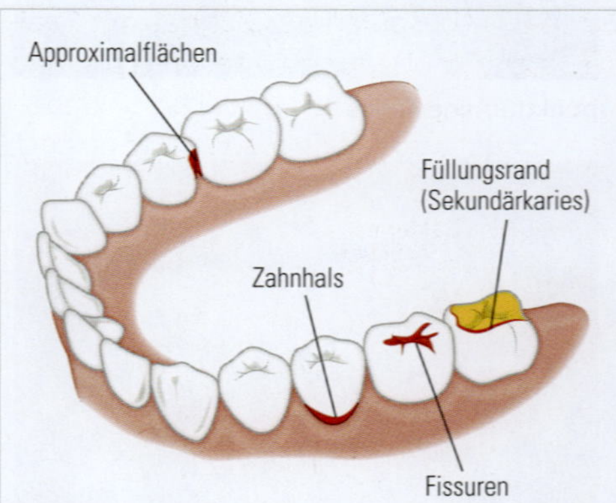

Bild 4.9 Prädilektionsstellen

Die soziale Herkunft hat Einfluss auf die Zahngesundheit. Insbesondere in Bevölkerungsschichten mit geringerer Bildung und geringerem Einkommen ist die Kariesrate höher, weil der Zuckerkonsum höher und die Zahnpflege schlechter sind. Im Jahr 2016 waren deutschlandweit 79 % der 12-jährigen Kinder kariesfrei. Die übrigen 21 % hatten mit 12 bereits Karies und es ist zu erwarten, dass bei dieser Gruppe die Krankheit mit der Zeit voranschreitet.

4.2.2 Der Zerstörungsprozess der Zahnhartsubstanzen

Schmelz und Dentin bestehen zu einem hohen Anteil aus kalkhaltigen Mineralien. Da Säuren diese Mineralien auflösen können, wird das Zahnhartgewebe immer weniger stabil, bis es schließlich Löcher aufweist und faulig zerfällt. Karies ist also eine säurebedingte Zerstörung der Zahnhartgewebe.

Obwohl die im Biofilm innehalb von 24 Stunden gebildete Säuremenge nur ca. einem Tropfen Zitronensaft entspricht, ist der angerichtete Schaden enorm. Der Biofilm ist durch seine Matrix gut geschützt. So wird verhindert, dass der Speichel an die von den Mikroorganismen direkt am Zahn gebildete Säure gelangen kann. Der Speichel kann deswegen die Säure nicht verdünnen, sie wirkt konzentriert.

TIPP An der Zahnoberfläche gibt es einen ständigen Wechsel von Demineralisation und Remineralisation. Wenn die Demineralisation überwiegt, kommt es zur Karies (Bild 4.10, S. 118).

Zahnputztechniken ▸S. 298 f.

sekundär (lat.) = zweitrangig, nachträglich hinzukommend

Prädilektionsstelle: bevorzugte Stelle für das Auftreten einer Krankheit

Vorsilben:
De- = ent
Re- = wieder

white spot (engl.): weiße Stelle, weißer Fleck

reversibel (lat.) = umkehrbar

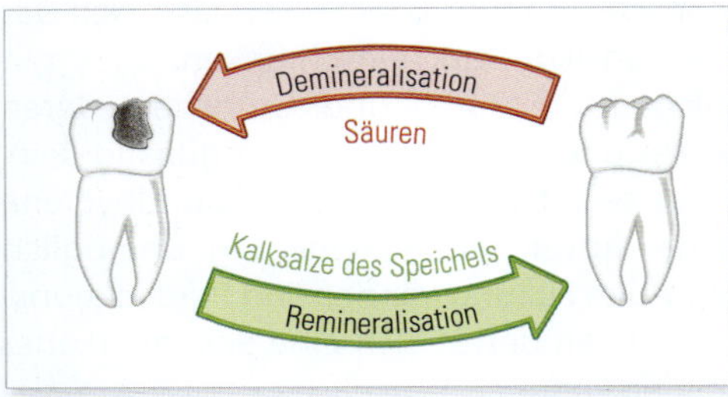

Bild 4.10 De- und Remineralisierung an der Zahnoberfläche

4.2.3 Kariesverlauf

Meist beginnt eine Karies im Schmelz und breitet sich dann weiter aus (Bild 4.11).

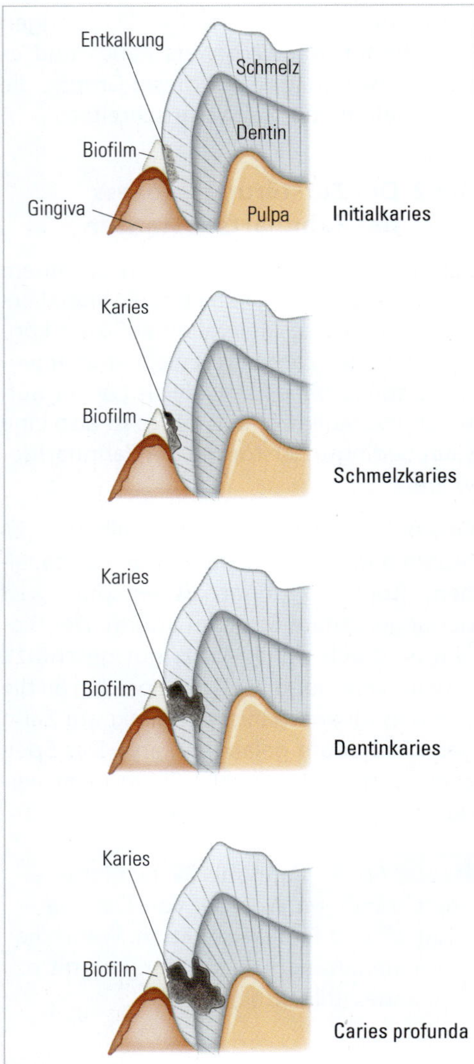

Bild 4.11 Kariesstufen

Initialkaries. Die beginnende Entkalkung betrifft zunächst die äußere Schicht des Zahnschmelzes. Es sind kreidige, weiße Flecken, sogenannte white spots, zu erkennen.

Die Schmelzoberfläche ist noch nicht verletzt. Durch intensive Fluoridierung ist es möglich, die im Schmelz entstandene Entkalkung rückgängig zu machen. Oft verschwinden die white spots vollständig (reversible Karies).

TIPP Erklären Sie Ihrem Patienten, dass eine Initialkaries bei rechtzeitigem Handeln heilbar ist, dann wird er gerne an einem 6-monatlichen Recall teilnehmen.

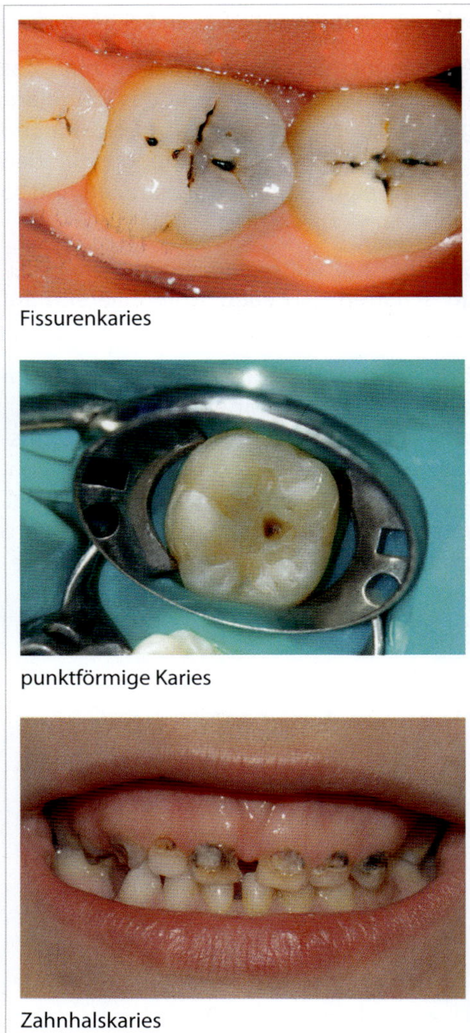

Bild 4.12 Kariöse Zähne

Schmelzkaries (Caries superficialis). Schreitet die Karies weiter fort, kommt es zu einem Einbruch der Schmelzoberfläche. Der Zahn hat jetzt eine kariöse Läsion. Weil die Zerstörung in einem „toten" Gewebe stattfindet, verursacht sie keine Schmerzen. Die Läsion ist eventuell zu sehen und mit der Zunge zu fühlen. Der Zahn ist nicht mehr glatt. Eine Heilung ist nicht möglich, die Karies muss behandelt und die Läsion gefüllt werden.

Dentinkaries (Caries media). Wird die Schmelzkaries nicht behandelt, schreitet sie weiter fort. Mit Erreichen des Dentins beginnt eine unterminierende Ausbreitung, da das Dentin weicher ist als Schmelz. Es entsteht ein Hohlraum, in den massenhaft Bakterien eindringen und sich vermehren.

Wegen der untergrabenden Ausbreitung kann ein äußerlich kleiner Schmelzdefekt eine große Karies im Dentin bedeuten.

Die Karies breitet sich vor allem entlang der Dentinkanälchen in Richtung Pulpa aus.

Insbesondere die Reize „heiß", „kalt" und „süß" können jetzt über die mit Flüssigkeit gefüllten Dentinkanälchen an die Pulpa weitergeleitet werden und entsprechend Beschwerden auslösen.

Caries profunda. Erreicht die Karies die Nähe der Pulpa, wird sie „tiefe Karies" oder caries profunda (cp) genannt. Dentin und Pulpa reagieren mit Abwehrmaßnahmen: Die Odontoblasten ziehen sich zurück und es wird Reizdentin gebildet.

Eine deutliche Schmerzempfindlichkeit weist auf eine fortgeschrittene Karies hin. Unbehandelt wird sie in die Pulpa eindringen und diese zerstören.

Von einem Kariesrezidiv spricht man, wenn die Karies unter einer Füllung nicht komplett entfernt wurde und sie sich dort erneut ausbreitet.

4.3 Befunderhebung und Kariesdiagnostik

In der (Zahn-)Medizin steht vor der Behandlung die Diagnose, welche aufgrund der unterschiedlichen Befunde durch den Arzt gestellt wird.

Die Befunde ergeben sich aus den medizinischen Untersuchungen und werden durch die Anamnese ergänzt. Die Diagnose Karies beruht nicht nur auf der Feststellung eines Loches im Zahn, sondern auch auf der Aktivität der Karies. Im Kariesverlauf gibt es Phasen mit hoher Kariesaktivität und solche mit Stillstand, in denen kein Karieswachstum stattfindet. Nur unter Berücksichtigung auch dieses Befundes kann der Zahnarzt eine sinnvolle, möglichst viel Zahnsubstanz erhaltende Behandlung planen. Die frühzeitige Kariesdiagnose ist eine schwierige Aufgabe des Zahnarztes.

Läsion (lat.) = Verletzung eines Organs

unterminieren = untergraben

4.3.1 Die Anamnese bei Karies

Aus der allgemeinen Anamnese ist z. B. zu überprüfen, ob spezielle Behandlungsrisiken durch Herz-Kreislauferkrankungen vorliegen. Dies hätte Auswirkungen auf eine eventuell notwendige ▸Anästhesie. Auch ein eventuell verminderter Speichelfluss ist festzustellen, der durch Mundatmung oder die Einnahme bestimmter Medikamente verursacht sein kann.

Anästhesie ▸ S. 161 ff.

Cp: caries profunda von profundus (lat.) = tief, tief liegend

Die spezielle Anamnese ergibt Informationen über bisherige Zahnbehandlungen (an alten Füllungen kann sich Sekundärkaries bilden), die Ernährungsgewohnheiten und die Mundhygiene. Weiterhin wichtig sind Angaben über Schmerzen. Ort und Art der Schmerzen können Hinweise auf kariöse Zähne geben.

Rezidiv (lat.) = Rückfall; Wiederauftreten einer Krankheit

4.3.2 Inspektion und Sondierung

Inspektion. Jeder Zahn wird von allen Seiten mithilfe eines Mundspiegels betrachtet, ggf. noch mit einer Lupenbrille. Die Zähne müssen zuvor von allen Verunreinigungen befreit sein.

Bissflügelaufnahmen ▶ S. 396

Fluoreszenz: Eigenschaft bestimmter Stoffe, bei Bestrahlung z. B. mit Licht selbst zu leuchten

Laser (engl.) = **L**ight **A**mplification by **S**timulated **E**mission of **R**adiation. Lichtverstärkung durch stimulierte Emission von Strahlung; stark gebündelter, energiereicher Lichtstrahl

TIPP Sie müssen während der Inspektion für eine sehr gute Ausleuchtung der Mundhöhle sorgen.

Kreideweiße Farbveränderungen sind ein Hinweis auf eine initiale Karies. Der white spot entspricht dabei der Fläche, die eine längere Zeit mit ausgereiftem Biofilm bedeckt war. Ist die Stelle matt und rau, handelt es sich um eine aktive Initialkaries, die umgehend mit Fluoridierungsmaßnahmen behandelt werden muss. Eine inaktive Initialkaries erscheint glänzend und glatt, manchmal bräunlich verfärbt (Tabelle 4.2). Diese muss durch den Patienten gut gepflegt und in der zahnärztlichen Praxis regelmäßig beobachtet werden.

Zahnhartsubstanzdefekte mit hellbrauner Verfärbung deuten auf eine aktive Karies und erfordern eine umgehende Füllungstherapie. Dunkelbraune Verfärbungen in der Kavität lassen einen z. Z. inaktiven Prozess vermuten, der weiter beobachtet werden muss. Eine Sondierung ergibt genauere Befunde.

Sondierung. Alle erreichbaren Zahnflächen werden mit einer zahnärztlichen Sonde abgetastet. Bei Verdacht auf eine Initialkaries ist besondere Vorsicht geboten. Der Schmelz unter der Oberfläche ist demineralisiert und bei zu kräftigem Sondieren kann die intakte Schmelzoberfläche durchbrochen werden. In zerstörtem Zahngewebe bleibt die Sonde „hängen". Weiches kariöses Gewebe deutet auf eine aktive Karies, harte Defekte sind wahrscheinlich inaktiv (Tabelle 4.2). Die Sondierung liefert oft keine besseren Ergebnisse als die gründliche Inspektion. Sie kann aber zu Einbrüchen demineralisierter Oberflächen führen. Daher wird inzwischen öfter auf die Sondierung verzichtet.

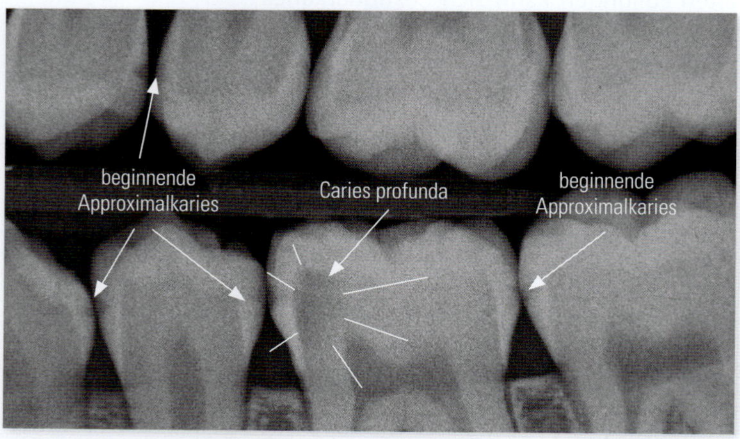

Bild 4.13 Bissflügelaufnahme mit Approximalkaries

Abrechnung. Die gesamte Befunderhebung mittels Inspektion und Sondierung ist mit der BEMA-Gebührennummer 01 (U) abgegolten.

	Aktive Karies	Inaktive Karies
Inspektion	• weiß (Initialkaries) • matt • hellbraun (im Defekt)	• glänzend • dunkelbraun (im Defekt)
Sondierung	• weich • rau	• hart • glatt

Tabelle 4.2 Befunde bei aktiver und inaktiver Karies

4.3.3 Röntgenologische Befunde

Approximale Flächen sind durch Inspektion und Sondierung nicht immer sicher zu befunden. ▶ Bissflügelaufnahmen ermöglichen die Diagnostik einer Approximalkaries. Auch Einzelaufnahmen können Informationen über das Ausmaß der inneren Zerstörung geben. Eine kariöse Entkalkung führt auf dem Röntgenbild zu einer sogenannten Aufhellung (dunkler Bereich im Zahn) (Bild 4.13). Grundsätzlich erscheint die Ausdehnung im Röntgenbild jedoch kleiner als sie tatsächlich ist.

4.3.4 Weitere Diagnosemethoden

Kariesmeter und Laser-Fluoreszenz-System eignen sich insbesondere für die Befundung der Fissuren.

Das Kariesmeter misst den elektrischen Widerstand der Zähne. Kariöse Zahnsubstanz hat einen geringeren elektrischen Widerstand als gesundes Gewebe.

Das Laser-Fluoreszenz-System arbeitet mit Laser-Licht, welches von kariösem Gewebe anders zurückgestrahlt wird als von gesunder Zahnhartsubstanz (Bild 4.14).

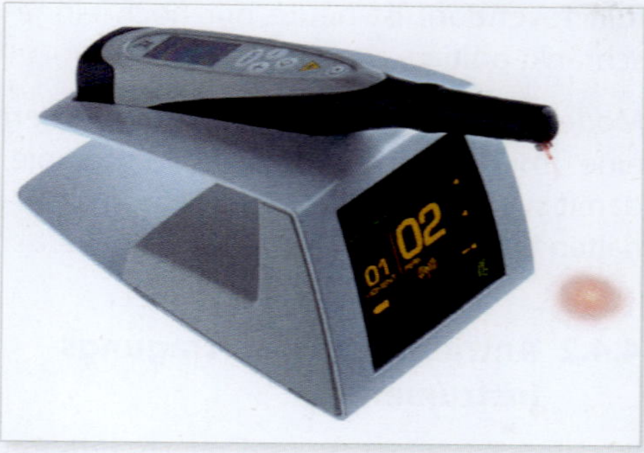

Bild 4.14 Laser-Fluoreszenz-System

Beide Verfahren geben dem Zahnarzt einen Befund in Form eines Messwertes an. Durch regelmäßig wiederholte Messungen lassen sich eine Veränderung und damit die Aktivität der Karies feststellen. Eine Beurteilung wird durch diese Systeme deutlich erleichtert.

Die **Faseroptische Transillumination (FOTI)** wird für die Diagnostik der Dentinkaries eingesetzt. Mit einem sehr starken Licht werden die Zahnhartsubstanzen durchleuchtet. Eine Karies im Dentin wird als Schatten erkennbar.

Kariesdetektoren sind Farbstoffe, die in kariöses Zahnhartgewebe eindringen. Sie sind ein zusätzliches Diagnosehilfsmittel (Bild 4.15).

Der Farbstoff wird mit einem Schaumstoffpellet in die Kavität aufgetragen und nach kurzer Einwirkzeit abgespült. Verbliebene rot gefärbte Stellen sind noch kariös. Mit Kariesdetektoren kann noch verbliebene Karies erkannt werden, die man nur durch Sondieren übersehen hätte.

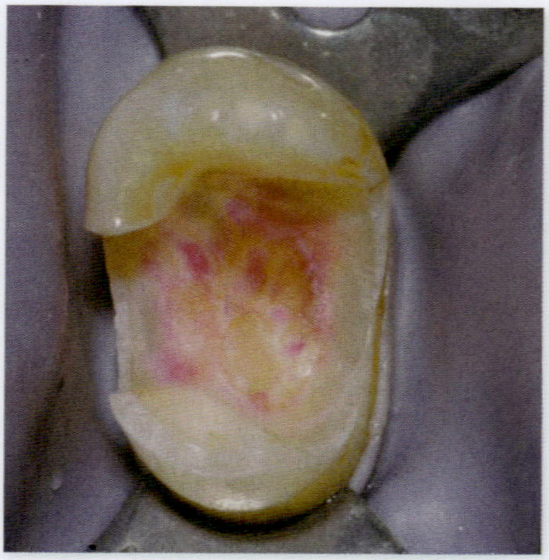

Bild 4.15 Diagnose mit einem Kariesdetektor

4.4 Kariesentfernung und Präparation

Präparatio (lat.) = Vorbereitung

Mit Ausnahme der Behandlung von Initialkaries besteht die Therapie der Karies aus folgenden Schritten:
- vollständige Entfernung des kariösen Gewebes,
- Bildung einer für die Füllung geeigneten Kavität,
- Füllen der Kavität.

Kavität: Hohlraum (von lat. Cavum = Höhle)

Sonderformen der Kariestherapie. Eine nicht aktive Approximalkaries kann mit einem flüssigen Kunststoff infiltriert werden (mikroinvasive Kariestherapie).

Bei der Photoaktivierten Chemotherapie PACT wird nach sehr vorsichtiger Exkavation ein Farbstoff aufgetragen. Dieser wird mit einem Laserlicht aktiviert. Dabei werden Bakterien abgetötet. Anschließend wird der Farbstoff entfernt und die Kavität ist für die Füllung bereit.

Detektor (lat.) = Gerät / Mittel, um etwas nachzuweisen

4.4.1 Kavitätenklassen

Die jeweiligen Füllungsmaterialien und Befestigungsarten erfordern unterschiedliche Kavitätenformen.

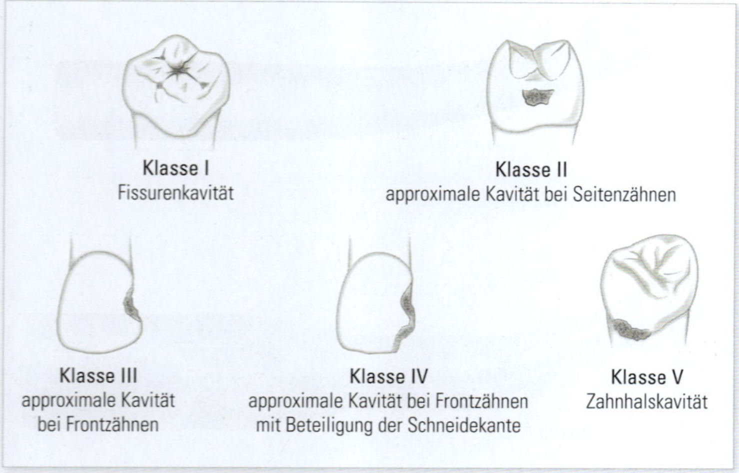

Bild 4.16 Kavitätsklassen nach Black

invasiv (lat.) = eindringen

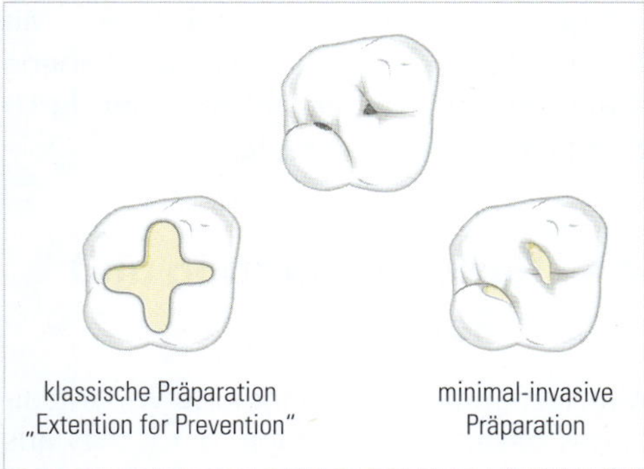

Bild 4.17 Klassische und minimal-invasive Präparation

Der amerikanische Zahnarzt Greene Vardiman Black hat 1889 eine bis heute verwendete Einteilung der Kavitäten vorgenommen (Bild 4.16, S. 121).

Black schlug vor, die Präparationsränder in die Zone der natürlichen Selbstreinigung zu legen (klassische Präparation für eine Amalgam-Füllung). Dieses Prinzip der Ausdehnung zur Vorbeugung (engl.: Extension for Prevention) ist heute nur noch eingeschränkt gültig.

Moderne Füllungsmaterialien ermöglichen eine minimal-invasive Füllungstherapie, damit so viel Zahnsubstanz wie möglich erhalten bleibt (Bild 4.17).

4.4.2 Antriebe und Übertragungsinstrumente

Für eine zeitsparende und schonende Bearbeitung der Zahnhartgewebe mit Bohrern und Schleifern sind hohe Drehzahlen notwendig. Es gibt zwei Antriebssysteme; bei beiden werden die Instrumente nicht direkt auf den Antrieb gesetzt, sondern in ein spezielles Übertragungsinstrument eingespannt:

- Mikromotor (Antrieb) mit Hand- und Winkelstücken (Übertragungsinstrument),
- Druckluft (Antrieb) mit Turbinen (Übertragungsinstrument) (Bild 4.18).

Winkelstücke haben im Gegensatz zu den Handstücken einen abgewinkelten Arbeitskopf. Sie werden auf ein Schlauchsystem gesteckt, welches mit dem Mikromotor verbunden ist. In diesem Schlauchsystem befinden sich zusätzlich eine Licht-, eine Luft- und eine Wasserleitung. Der Kopf des Winkelstücks enthält Sprühdüsen, die das Wasser direkt auf das rotierende Instrument sprühen. Kleine Lichtfenster leuchten das Arbeitsfeld gut aus (Bild 4.19). Mikromotoren haben eine maximale Drehzahl von 40.000 Umdrehungen pro Minute (min^{-1}).

Je nach Aufgabe werden unterschiedliche Drehzahlen benötigt. Durch die Verwendung verschiedener Winkelstücke mit Über- oder Untersetzung wird die Drehzahl erhöht oder verkleinert. Dadurch kann in einem „kleineren oder größeren Gang" gearbeitet werden. Die Hand- und Winkelstücke sind entsprechend gekennzeichnet:

- Grün = Untersetzung bis 5 000 min^{-1},
- Blau = keine Übersetzung, also bis 40 000 min^{-1},
- Rot = Übersetzung bis 160 000 min^{-1},
- Rot / Rot = Übersetzung bis 200 000 min^{-1} (Schnelllaufwinkelstück).

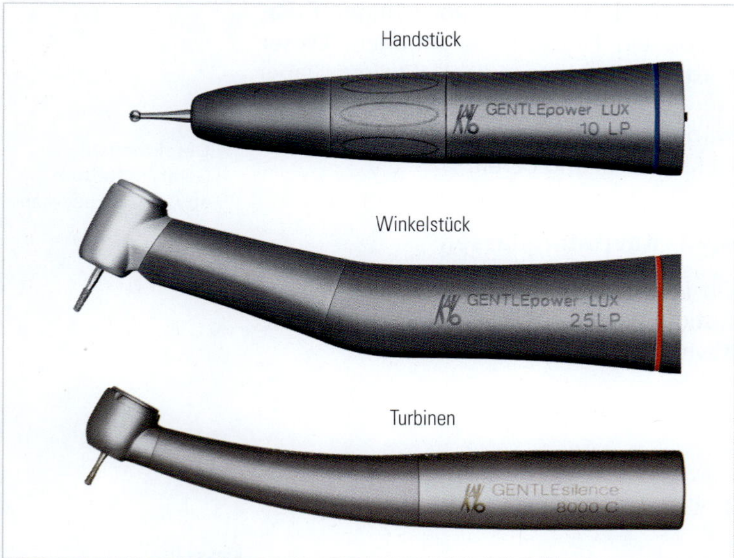

Bild 4.18 Übertragungsinstrumente

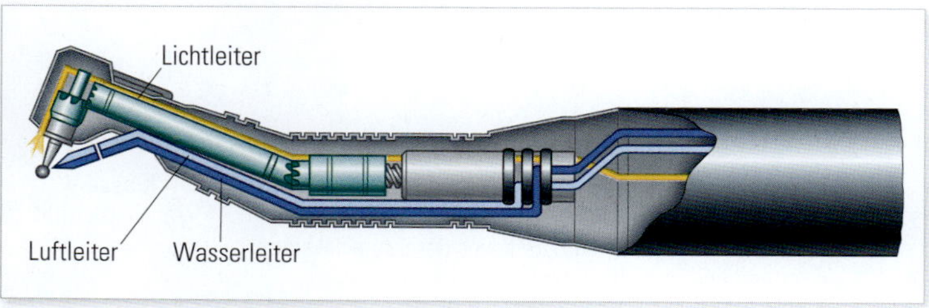

Bild 4.19 Innenansicht eines Winkelstückes

Zusätzlich kann die Umdrehungsfrequenz elektronisch über ein Bedienfeld am Behandlungselement stufenlos eingestellt werden. Damit sind alle Drehzahlen von 500 min^{-1} bis 200 000 min^{-1} möglich. Beim Mikromotor ist ein Wechsel zwischen links- und rechtsdrehendem Lauf möglich. Während der Behandlung wird er meist über einen Fußschalter bedient.

Turbinen werden ebenfalls mit dem entsprechenden Schlauchsystem des Behandlungselementes verbunden. Druckluft wird durch einen Schlauch auf kleine Propeller in der Turbine geleitet. Die entstehenden Drehbewegungen werden auf das Instrument übertragen.

Turbinen liefern Drehzahlen um 400 000 min^{-1} im Leerlauf. Durch den Anpressdruck während des Schleifens werden diese reduziert auf die Arbeitsdrehzahl von 200 000 min^{-1}. Die hohe Drehzahl der Turbine verursacht den von Patienten häufig als unangenehm empfundenen Pfeifton. Weil Zahnärzte und ZFA in unmittelbarer Nähe der Lärmquelle arbeiten, kann dies über Jahre zu Hörschäden führen. Auch Turbinen sind mit Lichtleiter und Sprühdüsen zur Kühlung ausgestattet. Der durch die Turbine erzeugte Sprühnebel ist größer als der des Winkelstücks.

Kühlung. Durch das Beschleifen entstehen Temperaturen, die Dentin und Pulpa schädigen können. Insbesondere die Pulpa reagiert empfindlich auf Hitze.

MERKE Eine ausreichende Kühlung mit 50 ml Wasser pro Minute ist bereits ab einer Drehzahl von 3 000 min^{-1} notwendig.

Die feine Kühlwasserleitung kann leicht durch Kalkablagerungen verengen. Überprüfen Sie daher die Kühlleistung regelmäßig: Nehmen Sie einen Messbecher und halten Sie das Winkelstück bzw. die Turbine bei laufendem Betrieb hinein. Nach genau 60 Sekunden schalten Sie die Antriebe aus. Es müssen sich jetzt mindestens 50 ml Wasser im Becher befinden.

Pflege und Aufbereitung. Turbinen, Hand- und Winkelstücke sind nach der Benutzung entsprechend den Herstellerangaben aufzubereiten. Wegen des komplizierten inneren Aufbaus mit Hohlräumen für Wasser- und Luftleitung besteht die Gefahr der inneren Keimbesiedlung. Eine äußere und innere Desinfektion muss deshalb sichergestellt sein.

Nach der äußeren Desinfektion werden die Übertragungsinstrumente gereinigt und gepflegt. Dafür gibt es unterschiedliche Systeme, die alle auf einer Durchspülung der Übertragungsinstrumente mit einem Reinigungs- und Pflegeöl beruhen. Einige Systeme gewährleisten bei dem Durchspülen auch gleichzeitig die innere Desinfektion. Ist dies nicht der Fall, muss eine Sterilisation im Dampfsterilisator erfolgen (Empfehlungen der Hygienekommission des Robert Koch-Instituts).

4.4.3 Rotierende Instrumente

rotieren (lat.) = um die eigene Achse drehen

Die rotierenden Instrumente unterscheiden sich je nach geplantem Einsatz stark. Allen gemeinsam ist der grundsätzliche Aufbau in Schaft und Arbeitsteil (Bild 4.20).

Der Schaft dient der Befestigung, er wird in das Übertragungsinstrument gespannt. Übertragungsinstrumente benötigen individuell passende Schäfte. Für grüne und blaue Winkelstücke hat der Schaft eine Kerbe. In diese Kerbe greift eine Verriegelung, die über einen Druckknopf am Winkelstückkopf bedient wird. Für rote Winkelstücke und Turbinen benötigt der Schaft keine besondere technische Vorrichtung. Der Bohrer hält durch einfaches Einklemmen. Ansonsten unterscheiden sich die Schäfte in Länge und Dicke (Bild 4.21, S. 124).

FG (engl.) = Friction grip: Halt durch Reibungskraft

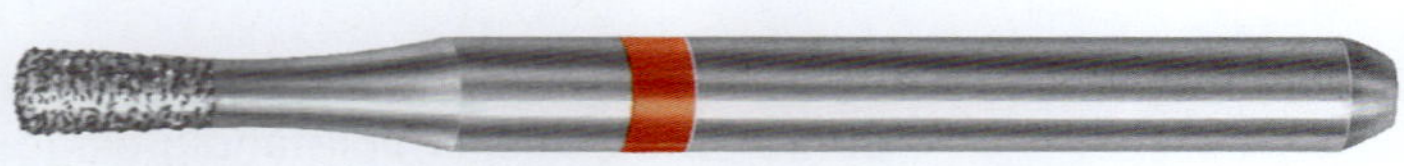

Bild 4.20 Rotierendes Instrumentmit FG-Schaft

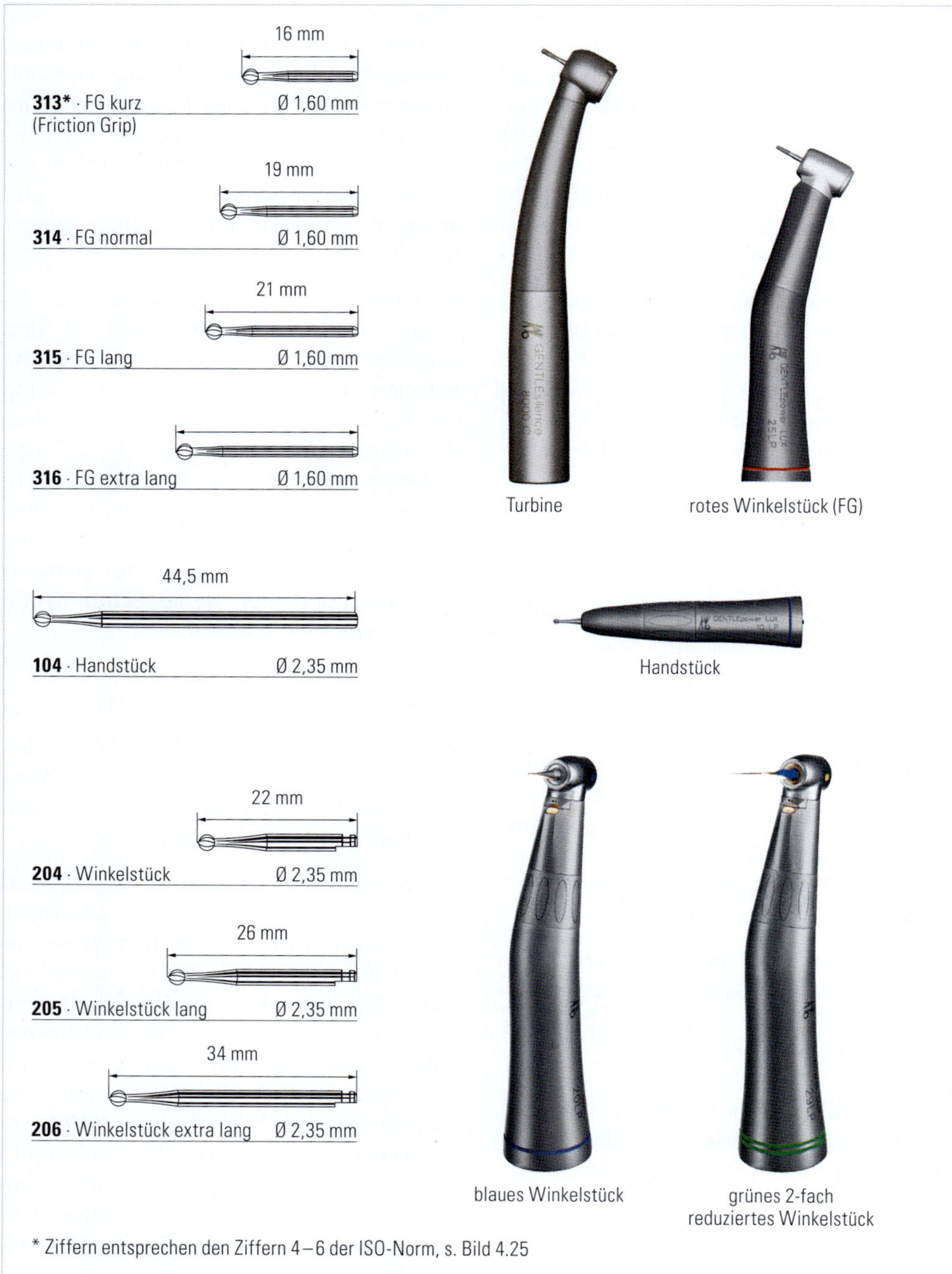

Bild 4.21 Schaftarten

TIPP Achten Sie immer darauf, dass Bohrer und Schleifer vollständig eingeschoben sind, sonst kann es während des Betriebes zu Schäden am Übertragungsinstrument kommen (Kugellagerschaden).

Größere Durchmesser des Arbeitsteils führen zu einer höheren Arbeitsgeschwindigkeit und damit auch zu mehr Hitze. Deshalb benötigen Instrumente mit einer Gesamtlänge über 22 mm oder einem Kopfdurchmesser über 2 mm eine zusätzliche Außenkühlung. Das Arbeitsende kann hier von den eingebauten Sprühdüsen nicht ausreichend mit Kühlwasser benetzt werden.

Arbeitsteil. Mit rotierenden Instrumenten wird immer (Zahn-)Substanz abgetragen. Dies geschieht auf zwei Arten, das Arbeitsteil ist entsprechend aufgebaut:
- spanartiges Abtragen mit Schneiden (es entstehen Späne),
- Schleifen mithilfe einer körnigen Oberfläche (es entsteht Schleifstaub).

Bohrer und Fräser sind Instrumente mit Schneiden. Die Schneiden bestehen aus Stahl oder Hartmetall. Statt Schneiden spricht man auch von einer Verzahnung, weil die Schneiden im Querschnitt wie Zähne eines Zahnrades aussehen. Die Schneiden können gerade, gewendelt oder über Kreuz verlaufen und Zacken aufweisen (Bild 4.22). Bohrer benutzt man zum Abtragen von Zahnsubstanz und zur Präparation. Fräser werden zum Entfernen von Amalgam- und Kunststofffüllungen und zur Bearbeitung von Kunststoffen und Metallen eingesetzt.

Finierer haben eine sehr viel feinere Verzahnung. Sie werden zum abschließenden Glätten der Präparationsflächen eingesetzt.

Schleifer sind Instrumente mit einer körnigen, rauen Oberfläche. Als Schleifkörper sind Diamantsplitter oder andere Schleifstoffe aufgebracht. Unterschiedliche Körnungen von grob bis fein ermöglichen sowohl eine grobe Präparation als auch Finieren.

Polierer sind entweder feinste Schleifer oder Instrumente, die mithilfe von Schleifpasten auf der Zahnoberfläche angewendet werden. Dazu gehören auch die Kelche und Bürsten. Mit Polierern wird eine Oberfläche abschließend geglättet und eingeebnet.

Formen von Arbeitsteilen. Abhängig von der gewünschten Präparationsaufgabe und -form am Zahn muss das Instrument unterschiedliche Formen aufweisen. Die Form des gewählten Instrumentes entspricht häufig der gewünschten Kontur am Zahn. Die gebräuchlichsten Formen zeigt Bild 4.23.

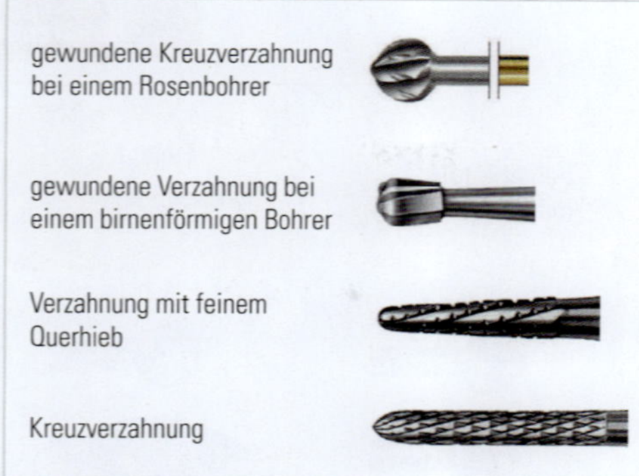

Bild 4.22 Verzahnungsarten

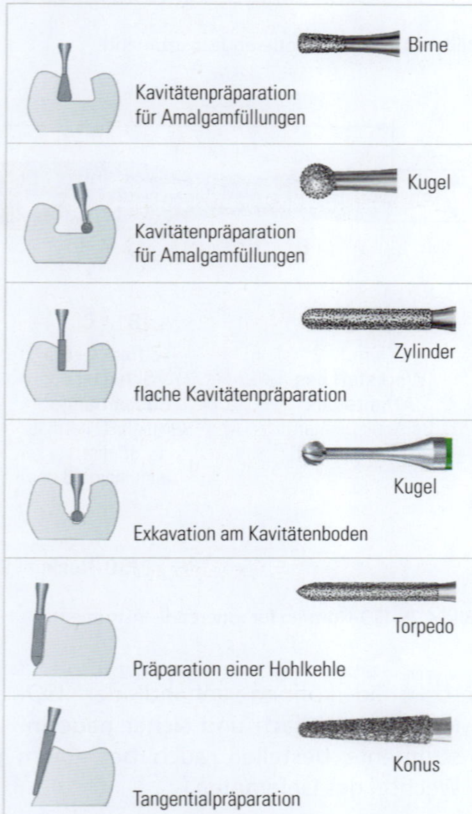

Bild 4.23 Instrumentenformen und Präparationsarten

Normierung der rotierenden Instrumente. Der Dentalmarkt bietet eine sehr große Vielfalt an rotierenden Instrumenten. Orientierung und Vergleichbarkeit werden durch verbindliche Normen erreicht. Dabei werden Schaftart/Schaftlänge, Form, Beschaffenheit und Größe des Arbeitsteils einer 15-stelligen Zahl zugeordnet (Bild 4.24 und 4.25, S. 126).

Finierer von Finish (engl.) = letzter Arbeitsgang

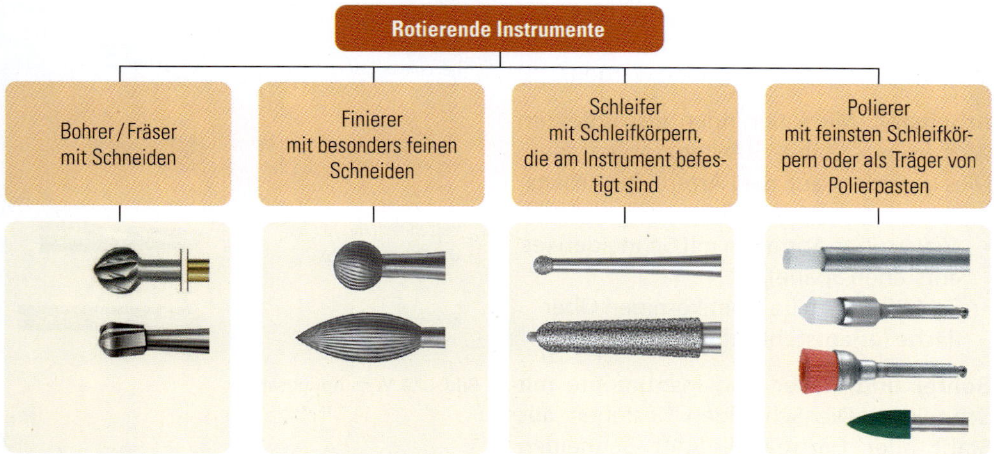

Bild 4.24 Übersicht rotierende Instrumente

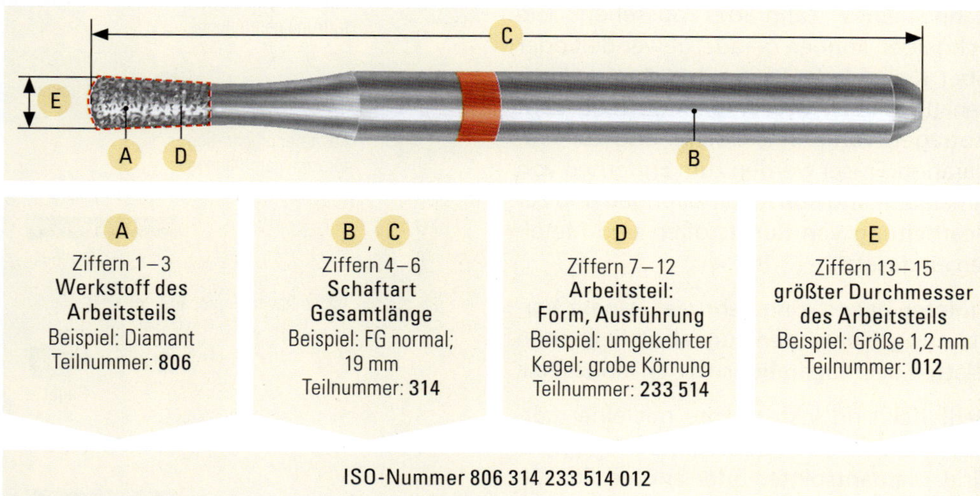

Bild 4.25 ISO-Normen für rotierende Instrumente

TIPP Sie können anhand der ISO-Nummern einfach und sicher neue Instrumente bestellen, auch bei einem Wechsel des Lieferanten.

Farbkodierung	Diamantkörnung
	Ultrafein
	Extrafein
	Fein
–	Mittel
	Grob
	Sehr grob

Tabelle 4.3 Farbkodierung der Diamantkörnungen

Die FG-Schäfte haben verschiedenfarbige Ringe. Diese zeigen die unterschiedlichen Körnungen an.

Aufbereitung rotierender Instrumente. Rotierende Instrumente sind aus unterschiedlichen Stählen hergestellt. Sie können sich verfärben, verflecken und anrosten. Die Instrumente sind nach Angaben des Herstellers aufzubereiten. Wichtige Voraussetzung für die ordnungsgemäße Desinfektion und evtl. notwendige Sterilisation ist die Reinigung und Pflege der Instrumente. Sie werden im Bohrerbad (▸Fräsator) desinfiziert, anschließend gereinigt und abschließend ggf. eingetütet und sterilisiert (für chirurgische Behandlungen).

Fräsator ▸ S. 101

Die Bohrerbadlösungen sind meist kombinierte Desinfektions- und Reinigungslösungen mit einem Korrosionsschutz. Die Reinigung kann auch im Ultraschallbad erfolgen. Viele rotierende Instrumente sind für die Aufbereitung im RDG geeignet. Die Lagerung erfolgt in hygienisch gewarteten Ständern oder Schalen. Die fachgerechte Pflege und Aufbereitung ist Aufgabe der ZFA.

TIPP Weil einige Instrumente rosten können, dürfen Sie nur für rotierende Instrumente geeignete Desinfektionslösungen verwenden. Sortieren Sie Instrumente mit Rostansatz aus. Sogenannter Flugrost könnte andere Instrumente ebenfalls rosten lassen. Auch stumpfe Instrumente werden aussortiert. Für die Reinigung der Fräser und Finierer verwenden Sie eine Bürste, für diamantierte Schleifer gibt es Reinigungssteine.

4.4.4 Oszillierende Instrumente

Bei Arbeiten im Approximalbereich können rotierende Instrumente zu Problemen führen. Die Verletzung des (gesunden) Nachbarzahnes lässt sich nicht immer vermeiden. Hier werden oszillierende Instrumente eingesetzt, die lediglich auf und ab schwingen. Sie sind auf einer Seite glatt und unbeschichtet (Bild 4.26). Ein Abtrag von Zahnhartgewebe findet nur auf der diamantierten Seite statt. Die glatte Seite ist dem Nachbarzahn zugewandt und kann ihn nicht verletzen.

Die notwendige Auf- und Abbewegung um 0,4 mm wird mit speziellen Winkelstücken oder dem Ultraschallhandstück zur Zahnsteinentfernung auf dem Turbinenanschluss erreicht. Für die approximale Füllungstherapie gibt es oszillierende Präparationsinstrumente, deren Formen genau auf vorgefertigte Keramikinserts abgestimmt sind. So ist eine minimale, zeitsparende Präparation möglich.

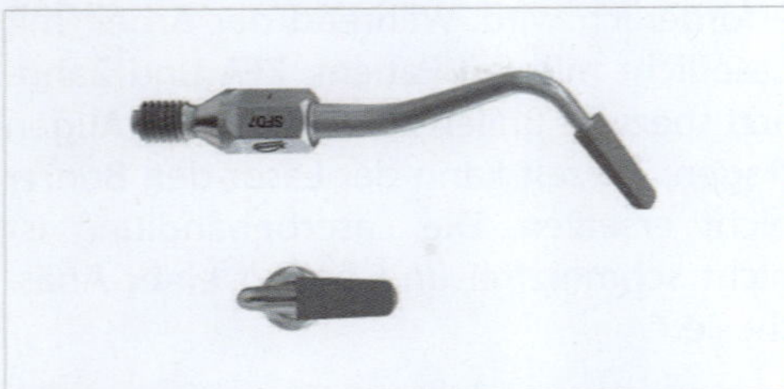

Bild 4.26 Oszillierende Instrumente

Korrosion: Zersetzung von Metallen (bei Eisen und Stahl: Rost)

4.4.5 Handinstrumente

Neben den rotierenden Instrumenten werden bei der Kavitätenherstellung einige wenige Handinstrumente eingesetzt.

Exkavatoren stehen für das Entfernen kariös erweichten Dentins zur Verfügung. Diese löffelförmigen, scharfen Instrumente erlauben die Kariesentfernung ohne die vom Patienten oft als unangenehm empfundenen Vibrationen des (langsam) drehenden Rosenbohrers.

Schmelzmesser bzw. Gingivalrandschräger dienen zum Abschrägen der Kavitätenränder anstelle eines Finierers. Diese Instrumente haben einen meißel- oder hauenförmigen Arbeitsteil. Sie sind insbesondere dort von Vorteil, wo die Gefahr besteht, dass rotierende Instrumente einen Nachbarzahn verletzen könnten (Bild 4.27).

oszillieren (lat.) = hin und her / auf und ab schwingen

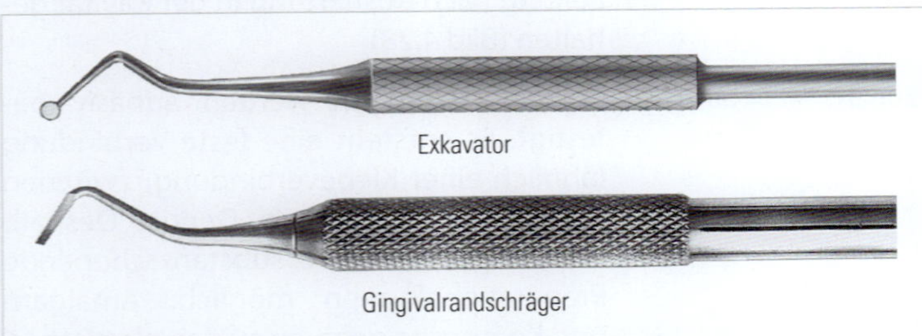

Bild 4.27 Exkavator und Gingivalrandschräger

4.4.6 Laser zur Kavitätenpräparation

Insert: von insero (lat.) = einfügen

Es gibt unterschiedliche Laserarten, wobei nur einige zum Abtragen von Zahngewebe geeignet sind. Das Abtragen mit Laser ist nicht schmerzfrei, zeitaufwändig und daher nur für kleinere Kavitäten geeignet. Nach einer Laserabtragung ist die Oberfläche sehr rau, sodass eine Nachbehandlung starre Füllungen ▸S. 128

erforderlich wird. Während der Arbeit mit Laserlicht müssen Patient, ZFA und Zahnarzt spezielle Brillen zum Schutz der Augen tragen. Zurzeit kann der Laser den Bohrer nicht ersetzen. Die Laserbehandlung ist nicht schmerzfrei und bedarf einer Anästhesie.

4.4.7 Grundsätze der Schmelz- und Dentinpräparation

Die zu bildende Kavität muss grundsätzlich so gestaltet sein, dass sie die folgenden Aufgaben erfüllen kann:

- der Füllung Halt geben,
- das verbliebene Zahngewebe vor Bruch schützen,
- die Füllung selbst durch eine geeignete Form stabilisieren,
- eine erneute Kariesbildung verhindern.

Einerseits soll die Zahnhartsubstanz möglichst geschont werden, andererseits muss man die Füllung dauerhaft befestigen können. Diese beiden Ansprüche sind in Übereinstimmung zu bringen. Dabei ist manchmal die Entfernung gesunden Zahngewebes nicht zu vermeiden.

Füllungsbefestigung. Für Amalgamfüllungen wird die Kavität in der Tiefe breiter gestaltet (unter sich gehend). So wird die Füllung nach Aushärtung in der Kavität gehalten (Bild 4.28).

adhäsiv (lat.) = anhaftend, anklebend

Kompositfüllungen werden adhäsiv befestigt. Es entsteht eine feste Verbindung (ähnlich einer Klebeverbindung) zwischen Komposit und Schmelz/Dentin. Deshalb sind hier auch andere, substanzschonende Präparationsformen möglich. Amalgam und Komposite gehören zu den plastischen Füllungsmaterialien.

plastisch: (u. a.) formbar

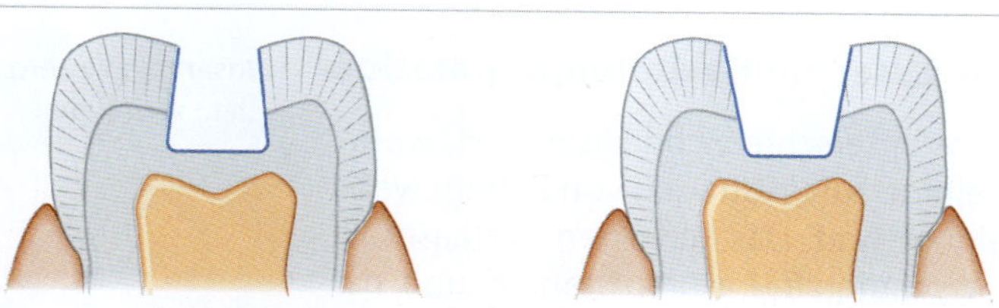

Bild 4.28 Kavitätsformen

Für ▸starre Füllungen (z. B. Inlays) muss die Kavität so geformt sein, dass das leichte Einsetzen der festen Füllung möglich ist. Die Kavität wird in der Tiefe schmaler gestaltet (Bild 4.28).

Kavitätenränder müssen so hergerichtet werden, dass der Schmelz vor Brüchen/Abplatzungen geschützt ist. Dies ist gewährleistet, wenn die Präparation weitestgehend dem Verlauf der Prismen folgt. Dadurch sind die Prismen gut abgestützt und der Schmelz kann bei Belastung nicht so leicht abplatzen. Das Prinzip der Präparation entlang des Prismenverlaufs steht oft im Widerspruch zur beschriebenen unter sich gehenden Präparation. Der Zahnarzt muss unter Berücksichtigung der gegebenen Verhältnisse im Einzelfall entscheiden.

Füllungsstabilität. Abhängig vom Füllungsmaterial sowie Lage und Größe der Kavität muss diese so gestaltet sein, dass die Füllung auch unter Kaubelastung nicht bricht. Deswegen sind z. B. dünn auslaufende Füllungsränder zu vermeiden (Bild 4.29, S. 129). Der Füllungsrand sollte nicht im Bereich des okklusalen Kontaktpunktes zum Gegenkieferzahn liegen.

4.4.8 Chemische Exkavation und Ozonbehandlung

Fortlaufend wird in der Zahnmedizin an neuen Behandlungsmethoden geforscht. Vor allem das als unangenehm empfundene Bohren soll vermieden werden.

Chemisches Exkavieren ist das medikamentöse Auflösen kariösen Gewebes mit anschließendem Entfernen durch Handinstrumente (Bild 4.30, S. 129). Auf die eröffnete Kavität werden zwei Gele aufgetragen (bestehend aus Aminosäuren, Antibiotikum und Desinfektionsmittel). Nach einer Einwirkzeit kann das infizierte Zahngewebe entfernt werden. Gesundes Zahngewebe wird nicht angegriffen. Die Entfernung geschieht ohne Bohrgeräusche, ist schmerzfrei und pulpaschonend. Ob dieses Verfahren die herkömmliche Exkavation ersetzen kann, bleibt abzuwarten. Es fehlen Langzeitstudien.

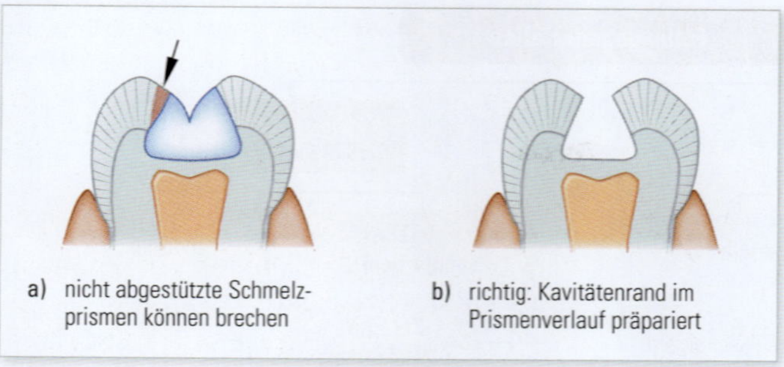

Bild 4.29 Kavitäten- und Füllungsränder

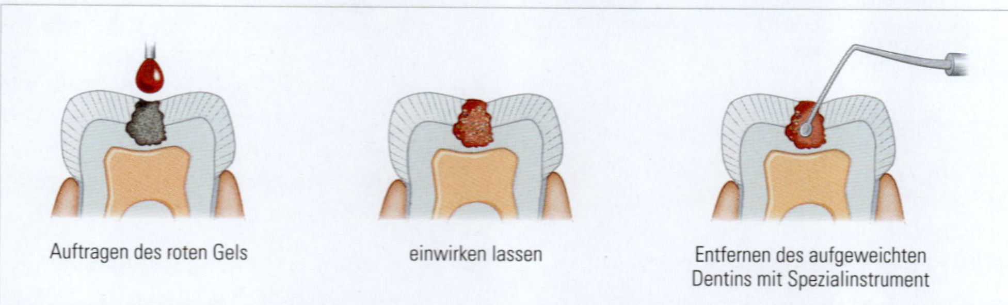

Bild 4.30 Chemische Exkavation

Ozon ist ein farbloses Gas. Wirkt das Gas für ca. 20 Sekunden auf den infizierten Zahn ein, sterben 99,9 % aller Bakterien ab. Hierzu wird das Gas über einen Schlauch auf den luftdicht abgedeckten Zahn gepumpt (Bild 4.31). Nach 10 bis 20 Sekunden wird das Gas wieder abgepumpt. Anschließend wird eine Remineralisierungslösung aufgetragen. Zurück bleibt das remineralisierte Zahngewebe. Im Gegensatz zur herkömmlichen Exkavation, bei der immer auch ein wenig gesundes Zahngewebe entfernt wird, bleibt bei der Behandlung mit Ozon das Zahngewebe unversehrt. Es findet keine Entfernung, sondern eine Inaktivierung der Karies statt.

Weil das Ozon die infizierten Stellen erreichen muss, bleibt die Ozontherapie auf Fissurenkaries, okklusale Karies (an der Grenze zum Dentin), Wurzelkaries und initiale Karies begrenzt. Eventuell wird eine kleine Zugangskavität präpariert. Eine regelmäßige Nachkontrolle mit dem ▸Laser-Fluoreszenz-System sichert den Erfolg ab. So kann häufig auf den Einsatz von Bohrern verzichtet bzw. minimal-invasiv therapiert werden. Damit ist die Anwendung von Ozon insbesondere für Kinder gut geeignet.

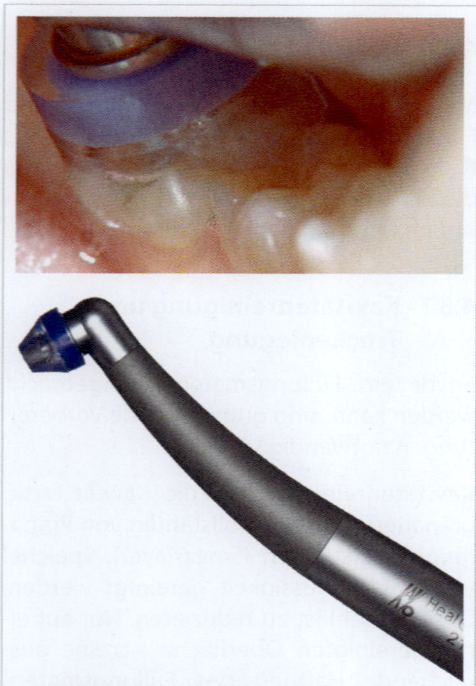

Bild 4.31 Ozontherapie

Bei oberflächlichen Läsionen kann auf eine anschließende Füllung verzichtet werden. Das verbleibende braune Zahngewebe ist zwar remineralisiert, ästhetisch aber unbefriedigend.

Laser-Fluoreszenz-System ▸ S. 120

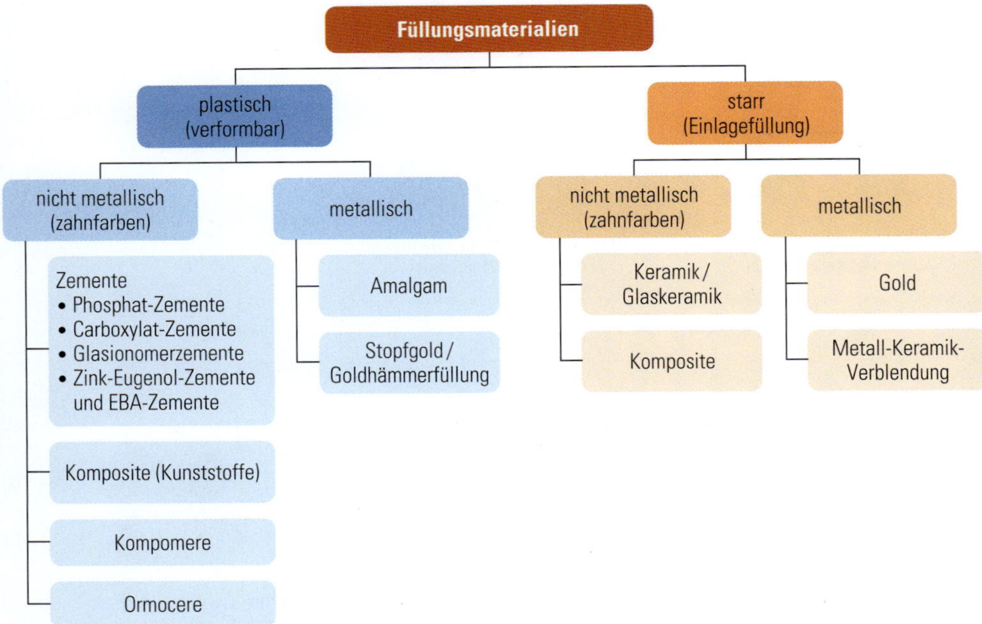

Bild 4.32 Übersicht Füllungsmaterialien

Verblendung: zahnfarbenes Material im Sichtbereich, aus optischen / ästhetischen Gründen

4.5 Füllungstherapie

Mit einer Füllung soll der Zahn in Form und Funktion wiederhergestellt werden. Für das Füllen stehen Materialien zur Verfügung, die sich in Aussehen, Haltbarkeit und Befestigung am Zahn unterscheiden.

4.5.1 Kavitätenreinigung und Trockenlegung

Bevor ein Füllungsmaterial eingebracht werden kann, sind grundlegende Vorbereitungen notwendig.

Sulkus ▸ S.182

Kavitätenreinigung. Ist die Kavität fertig präpariert, muss sie vollständig von Präparationsrückständen (Smearlayer), Speichel und ▸Sulkusflüssigkeit gereinigt werden. Die Keimzahl ist zu reduzieren. Nur auf einer gereinigten Oberfläche ist eine ausreichende Haftung des Füllungsmaterials gewährleistet. Zur Reinigung können Chlorhexidin-Lösungen (CHX), Wasserstoffperoxid-Lösungen (H_2O_2) oder Natriumhypochlorid-Lösungen (NaOCl) verwendet werden. Man bringt sie mit einem Wattepellet auf und trocknet die Kavität anschließend vorsichtig. Vor dem Zementieren von Keramik-Inlays wird die Kavität auch mit einem Pulverstrahler gereinigt.

TIPP Achten Sie darauf, dass die Kavität jetzt nicht mehr befeuchtet oder berührt wird. Jegliche Verunreinigung wird die Befestigung und damit die Haltbarkeit der Füllung beeinträchtigen.

Trockenlegung. Für die Füllungstherapie ist die Trockenlegung des Arbeitsfeldes notwendig, da die meisten Füllungsmaterialien keine Feuchtigkeit vertragen. Darüber hinaus erreicht man mit der Trockenlegung auch eine Keimreduktion und ermöglicht ein übersichtlicheres Arbeiten. Es gibt zwei Arten der Trockenlegung:

- die relative Trockenlegung und die
- absolute Trockenlegung.

Relative Trockenlegung. Für die relative Trockenlegung werden Absaugkanüle, Speichelzieher und Watterollen verwendet. Watterollen werden bevorzugt vor den Ausführungsgängen der Speicheldrüsen

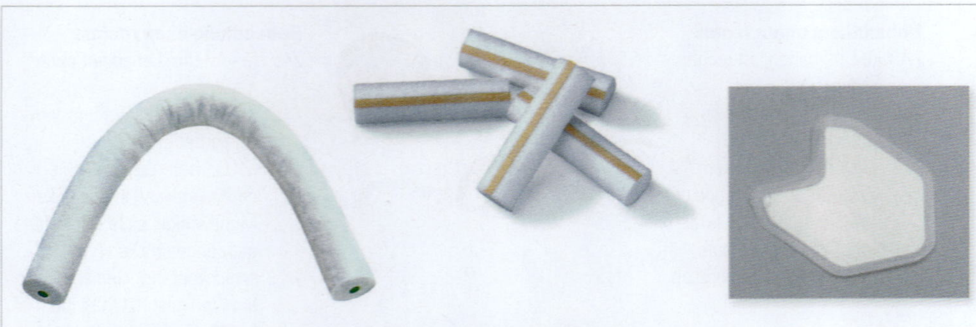

Bild 4.33 Parotisrolle, Watterollen und Parotispad

platziert. Die Parotisrollen (große Watterollen) können im Wangenbereich und lingual eingelegt werden. Sie fixieren sich aufgrund des integrierten Federstabes selbst Die Dentalhersteller bieten auch Parotispads an, die mit einem sehr saugfähigen Gel gefüllt sind (Bild 4.33).

Watterollen halten auch Zunge und Wange vom Arbeitsfeld ab. Sie können nur eine begrenzte Menge Speichel aufnehmen und müssen bei fortdauernder Behandlung ausgetauscht werden.

TIPP Entfernen Sie niemals trockene Watterollen aus der Mundhöhle. Trockene Watterollen kleben an der Schleimhaut, sodass Verletzungen entstehen können. Befeuchten Sie daher vor dem Entfernen die Watterolle mit der Mehrfunktionsspritze.

Der Speichelzieher wird so platziert, dass er an der tiefsten Stelle Speichelansammlungen aufnehmen kann. Mit der Absaugkanüle wird der Aerosolnebel abgesaugt. Es darf allerdings nicht zu dicht am behandelten Zahn abgesaugt werden, damit das Kühlspray nicht schon vor dem Zahn abgesaugt wird (mangelnde Kühlung). Gleichzeitig dient die Absaugkanüle auch dem Abhalten von Wange und Zunge. Das Festsaugen von Schleimhaut und das Auslösen eines Würgereizes müssen unbedingt vermieden werden. Dieser wird durch Berührungen am weichen Gaumen und Zungengrund besonders leicht ausgelöst. Die Absaugtechnik muss mit der Arbeitsweise des Zahnarztes eng abgestimmt sein, damit dieser ausreichend Sicht und Zugang zum Arbeitsfeld hat (Bild 4.34, S. 132). Eine gewisse Restfeuchtigkeit ist für die Mundschleimhaut wichtig. Deshalb ist darauf zu achten, dass die Mundschleimhaut nicht vollständig austrocknet.

TIPP Zu einer korrekten Absaugtechnik gehören eine richtige Sitzhaltung und das schonende Abstützen. Dies verhindert eine verkrampfte Muskulatur und schützt so Ihre Gesundheit.

Vielen Patienten bereiten die erheblichen Wasser- und Speichelmengen während der Behandlung Angst und es ist ihnen unangenehm. Häufig ist das Schlucken durch eine überstreckte Kopflagerung nur eingeschränkt möglich. Berührungen an der Schleimhaut können den Speichelfluss noch zusätzlich anregen. Eine verständnisvolle Betreuung und das Vermitteln von Sicherheit ist daher eine wichtige Aufgabe während der Füllungstherapie.

TIPP Vereinbaren Sie mit dem Patienten ein Handzeichen für den Fall, dass eine kurze Pause in der Behandlung benötigt wird.

Patienten mit besonders starkem Speichelfluss kann man eine, den Speichelfluss reduzierende Mundspüllösung anbieten.

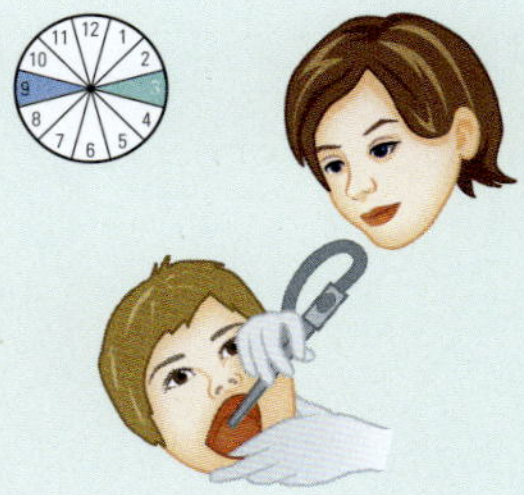

Behandlung unten rechts
ZA: (9 Uhr) behandelt rechts unten
Pat: dreht Kopf etwas zum Zahnarzt
ZFA: (3 Uhr) hält mit linkem Zeigefinger Unterlippe und Wange ab; stützt Mittel- und Ringfinger am Kinn ab; hält mit Saugkanüle Zunge ab.

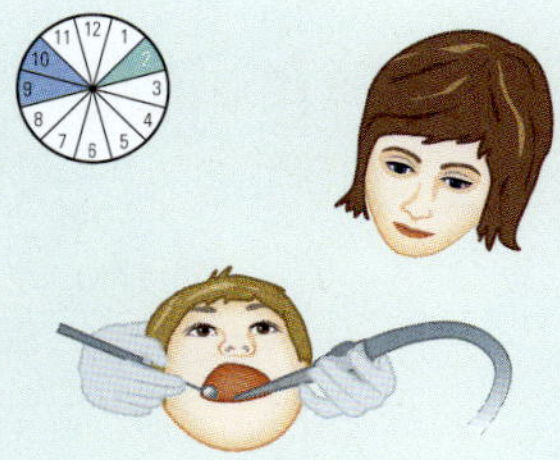

Behandlung oben rechts
ZA: (9–10 Uhr) behandelt oben 4–8
Pat: Kopf zurückgeneigt und zum ZA gedreht
ZFA: (2 Uhr) hält Absaugkanüle mit linker Hand in den linken Mundwinkel; nicht mit Kanüle auf Zunge drücken (Verschluckgefahr); kleiner Finger am Kinn gestützt; hält mit Mundspiegel in der rechten Hand die Wange ab.

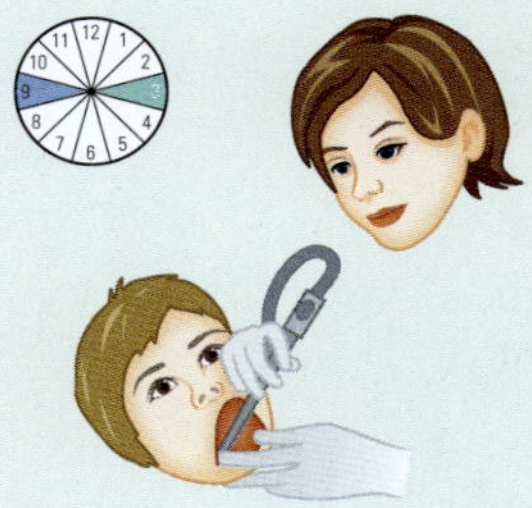

Behandlung unten Mitte
ZA: (9 Uhr) behandelt unten 3–3
Pat: dreht Kopf etwas zum Zahnarzt
ZFA: (3 Uhr) hält mit linkem Mittelfinger Lippe und rechte Wange, mit Zeigefinger und Daumen linke Wange ab; Ringfinger unter dem Kinn; Saugkanüle hinter der Zahnreihe hält Zunge ab.

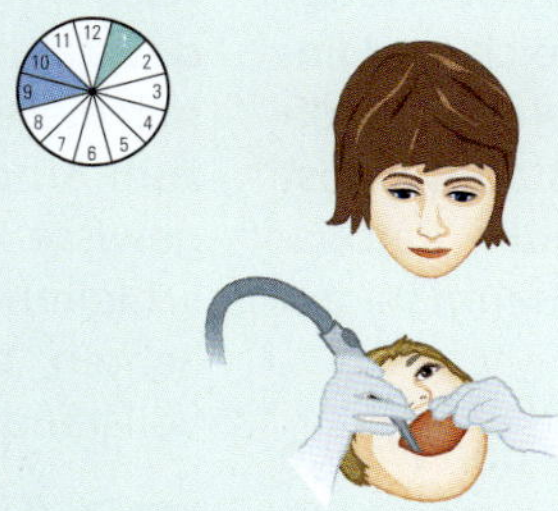

Behandlung oben Mitte
ZA: (9–10 Uhr) behandelt oben 3–3
Pat: Kopf zurückgeneigt
ZFA: (1 Uhr) führt Absaugschlauch um den Kopf herum und hält Absaugkanüle mit rechter Hand in den rechten Mundwinkel; hält mit Daumen und Zeigefinger der linken Hand die Lippe ab.

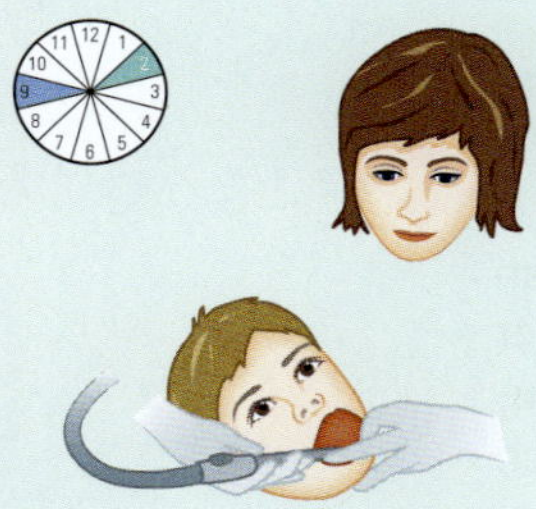

Behandlung unten links
ZA: (9 Uhr) behandelt links unten 3–6
Pat: dreht Kopf etwas zum Zahnarzt
ZFA: (2 Uhr) führt Absaugschlauch rückwärts um den Patientenkopf; hält mit linkem Mittelfinger Lippe und mit Zeigefinger Wange ab; stützt Ring- und kleinen Finger am Kinn ab; Saugkanüle hält lingual an der Zahnreihe die Zunge ab.

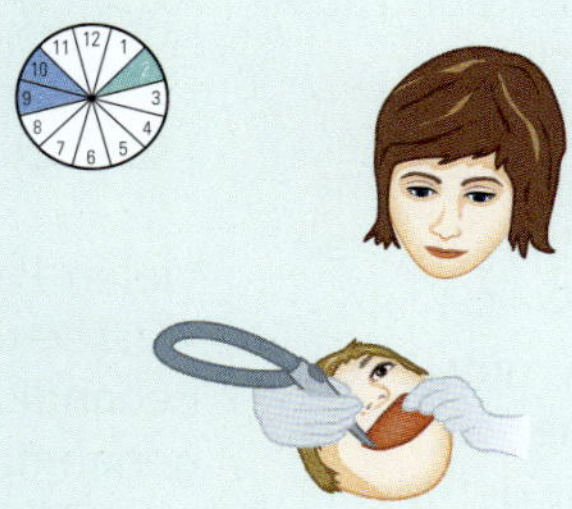

Behandlung oben links
ZA: (9–10 Uhr) behandelt links oben 4–5
Pat: Kopf zurückgeneigt und leicht zum ZA gedreht
ZFA: (2 Uhr) führt Absaugschlauch um den Kopf herum und hält Absaugkanüle mit rechter Hand in den rechten Mundwinkel; zieht mit Zeige- und Mittelfinger die Wange ab, Ring- und kleiner Finger sind abgestützt.

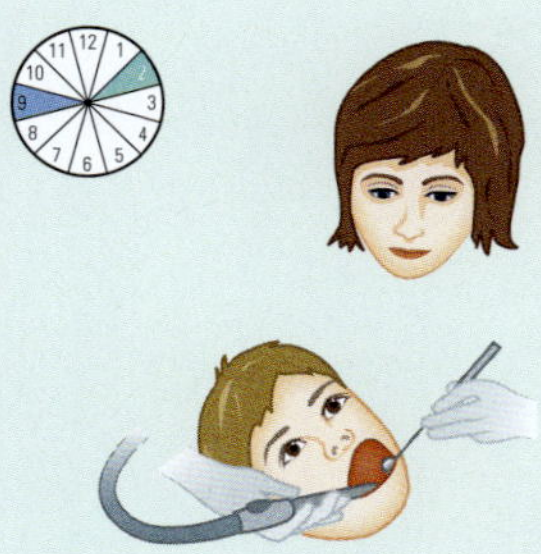

Behandlung unten links (Molaren)
ZA: (9 Uhr) behandelt links unten 6–8
Pat: dreht Kopf etwas zum Zahnarzt
ZFA: (2 Uhr) führt Absaugschlauch rückwärts um den Patientenkopf und hält die Absaugkanüle von rechts; hält linke Wange mit Mundspiegel oder Wangenhalter ab.

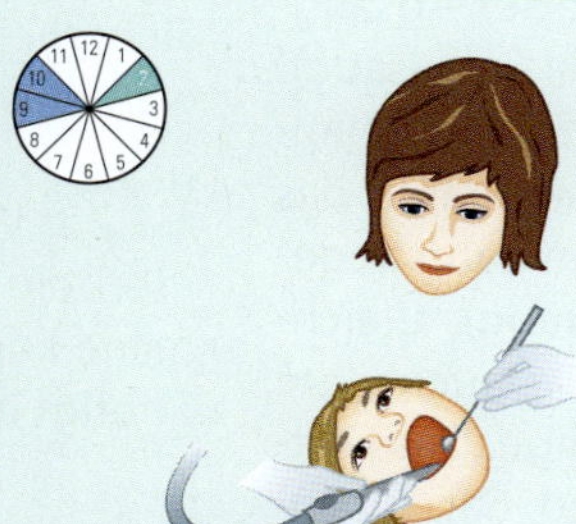

Behandlung oben links (Molaren)
ZA: (9–10 Uhr) behandelt links oben 6–8
Pat: Kopf zurückgeneigt und leicht zum ZA gedreht
ZFA: (2 Uhr) führt Absaugschlauch um den Kopf herum und hält Absaugkanüle mit rechter Hand in den rechten Mundwinkel; die Kanüle hält die Zunge ab; ZFA hält linke Wange mit Mundspiegel ab.

Bild 4.34 Absaugtechniken

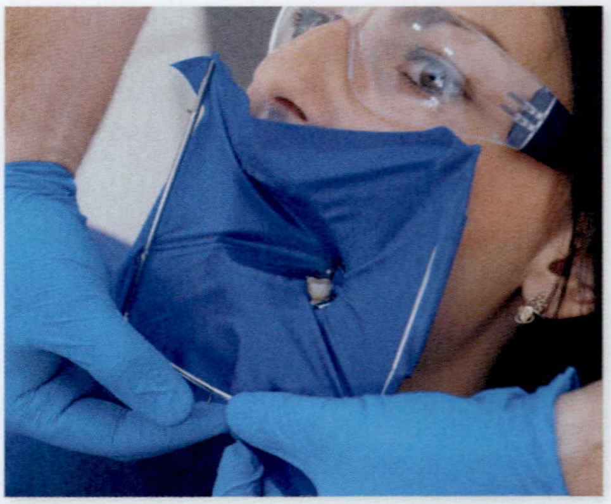
Bild 4.35 Patientin mit angelegtem Kofferdam

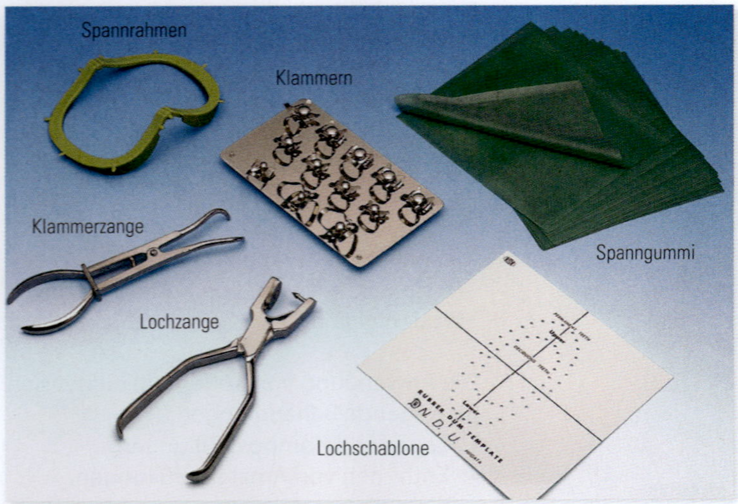

Bild 4.36 Kofferdam-Instrumentarium

Absolute Trockenlegung. Zur absoluten Trockenlegung wird die Mundhöhle mit einem Spanngummi (Kofferdamgummi) abgedeckt. Nur der zu behandelnde Zahn bzw. das Behandlungsfeld bleiben frei (Bild 4.35). Das Kofferdamgummi besteht meist aus Latex; für Allergiker gibt es auch latexfreie Spanngummis. Das Kofferdam-Instrumentarium besteht aus

- dem Kofferdam (Spanngummi),
- dem Kofferdamrahmen,
- einer Lochzange,
- verschiedenen Klammern und
- einer entsprechenden Zange (Bild 4.36).

Kofferdam wird in unterschiedlichen Dicken (das dickere Material ist dehnfähiger) und Farben angeboten. Zum Anlegen des Kofferdams gibt es verschiedene Techniken:

- Bei der direkten Methode wird das vorgelochte Gummi direkt über den Zahn gezogen und anschließend die Klammer befestigt.
- Bei der indirekten Methode wird zuerst die Klammer am Zahn befestigt und danach das Gummi über Zahn und Klammer gespannt.
- Bei der kombinierten Methode wird die Klammer mit ihren Fortsätzen mit dem gelochten Gummi verbunden. Klammer und Gummi werden dann gemeinsam über den Zahn gespannt.
- Kofferdam kann auch mit Zahnseide befestigt werden.

Die absolute Trockenlegung bietet gegenüber der relativen Trockenlegung viele Vorteile. Die Nachteile sind gering und rechtfertigen keine Ablehnung (Tabelle 4.4). Bei optimaler Aufklärung der Patienten wird der Kofferdam als angenehm empfunden, da die Patienten normal schlucken können.

Kofferdam wird unter anderem in der Füllungstherapie und in der Wurzelbehandlung zunehmend eingesetzt. Qualitätsrichtlinien und wissenschaftliche Stellungnahmen empfehlen den Einsatz. Eine getrocknete Kavität kann nicht durch Speichel, Blut und Feuchtigkeit der Atemluft kontaminiert werden.

Kofferdam: elastisches Gummituch

Vorteile	Nachteile
• keimarmes Arbeitsfeld • guter Zugang und gute Sicht • kein Abhalten von Zunge und Wange notwendig • Qualitätsverbesserung • Zeitersparnis • Schutz des Patienten (kein Verschlucken von Instrumenten, kein Kontakt mit chemischen Substanzen) • Schutz des Zahnfleisches • Infektionsschutz	• unangenehmes Gefühl durch Druckklammern • uneingeschränkte Nasenatmung muss möglich sein • Patient kann den Mund nicht schließen

Tabelle 4.4 Kofferdam – Vor- und Nachteile

Eine qualitativ hochwertige Versorgung ist in einigen Situationen auch mit einer relativen Trockenlegung zu erreichen, allerdings ist es mit Kofferdam einfacher.

TIPP Sie können als ZFA erheblich zur wirtschaftlichen Nutzung beitragen, indem Sie eine systematische Arbeitstechnik zum Anlegen erlernen. Das professionelle Anlegen von Kofferdam dauert dann ein bis zwei Minuten.

Die Anwendung von Kofferdam eignet sich für folgende Behandlungen:
- Legen von Kompositfüllungen,
- Entfernen von Amalgamfüllungen,
- Goldhämmerfüllung,
- adhäsives Befestigen von Zahnersatz,
- Wurzelkanalbehandlung,
- interne Bleichbehandlung,
- Behandlung infektiöser Patienten.

zirkulär = kreisförmig (von lat. Circulus = Kreis)

Die Akzeptanz durch die Patienten ist gut, Vorsicht ist bei Patienten mit Anfallsleiden (Epilepsie) und schweren Atemwegserkrankungen geboten.

Abrechnung. Für das Anlegen von Kofferdam kann die BEMA-Gebührennummer 12 (besondere Maßnahmen bei Füllungen, bMF) abgerechnet werden.

4.5.2 Matrizensysteme

Matrize (lat.) = Hohlform, Gussform

Matrizen werden eingesetzt beim Neuaufbau einer zerstörten Zahnwand, insbesondere im Approximalbereich. Es handelt sich dabei um ein dünnes Metall- oder Kunststoffband, welches um bzw. an den Zahn gelegt wird und so die fehlende Zahnwand nachbildet.

Meist wird die Matrize mit einem Matrizenhalter am Zahn befestigt. Eine bauchige Zahnform macht das zusätzliche Andrücken der Matrize im Zervikalbereich notwendig. Hierzu werden kleine Interdentalkeile aus Holz oder Kunststoff verwendet. Die Verkeilung dient auch der Separation (Trennung) des Kontaktes zum Nachbarzahn. Nur so kann der Kontaktpunkt korrekt geformt werden. Das Füllungsmaterial kann in die gebildete „Außenverschalung" eingebracht werden. Anschließend wird das Matrizenband entfernt.

Für Amalgamfüllungen werden Matrizen aus Metall verwendet. Die meisten Kompositfüllungen werden mit Licht ausgehärtet. Deshalb verwendet man hier hauptsächlich lichtdurchlässige Kunststoffstreifen und Kunststoffkeile, da sonst lediglich von okklusal mit Licht ausgehärtet werden kann. Keile gibt es in unterschiedlichen Größen. Matrizensysteme werden in zwei Gruppen eingeteilt:
- zirkuläre Matrizen und
- Teilmatrizen.

Zirkuläre Matrizen umfassen den Zahn ganz (Bild 4.37). Während sie zervikal gut anliegen (Keile), steht die Matrize okklusal ab und es entstehen leicht Füllungsüberschüsse. Amalgamüberschüsse lassen sich im halbfesten Zustand leicht entfernen. Kunststoffüberschüsse sind nur mit rotierenden Instrumenten entfernbar.

Gerade im Approximalraum führt dies leicht zu Verletzungen des Nachbarzahnes.

Teilmatrizen sind hier besser geeignet. Die Matrizen sind anatomisch geformt und werden mit approximalen Spannringen am Zahn befestigt. Zum Teil befinden sich an den Spannringen Haltefedern, die die Teilmatrize auch nach okklusal anatomisch korrekt an den Zahn drücken (Bild 4.38).

Abrechnung. Das Anlegen einer Matrize kann nicht abgerechnet werden (es ist in der Abrechnungsnummer für die Füllung enthalten). Werden Zähne separiert um den Kontaktpunkt aufzuheben, wird die BEMA-Gebührennummer 12 (bMF) abgerechnet.

Muss für die Füllung störendes Zahnfleisch verdrängt oder eine übermäßige Papillenblutung gestillt werden, rechnet man ebenfalls die BEMA-Gebührennummer 12 (bMF) ab.

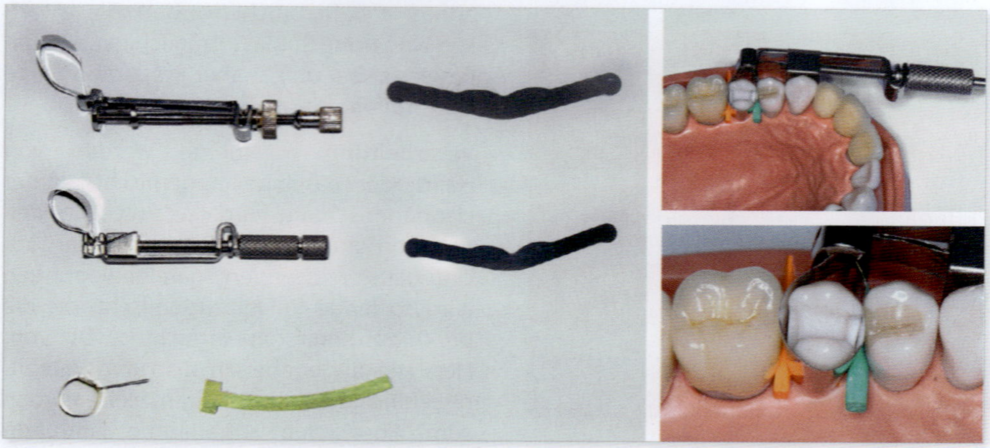

Bild 4.37 Zirkuläres Matrizensystem

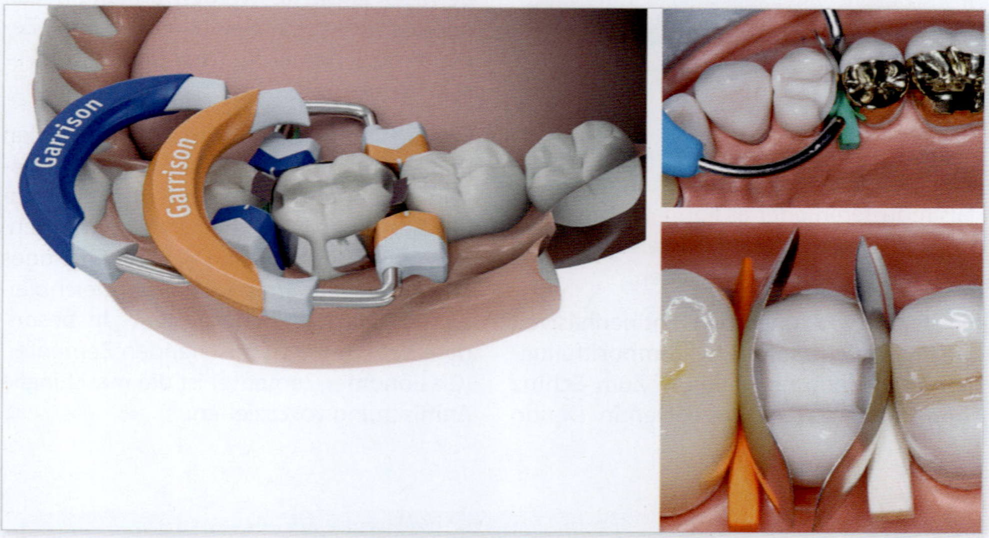

Bild 4.38 Teilmatrizensystem

4.5.3 Zemente als Unterfüllung

Eine Unterfüllung wird unter einer definitiven (endgültigen) Füllung in die Kavität eingebracht. Für eine Unterfüllung werden Zemente verwendet. Dies sind Materialien, die in Pulverform vorliegen und mit einer Flüssigkeit zu einer Paste angerührt werden, welche anschließend aushärtet.

Folgende Zemente sind für eine Unterfüllung geeignet (Bild 4.39, S. 136):

- Zinkoxid-Phosphat-Zemente,
- Carboxylat-Zemente,
- Glasionomer-Zemente,
- Zinkoxid-Eugenol-, EBA-sowie Calciumhydroxid und Mineraltrioxid-Zemente.

Aufgaben. Eine Unterfüllung leistet die notwendige Wundabdeckung des Dentins und schützt die Pulpa. Ohne Unterfüllung würden Substanzen der definitiven Füllung über die Dentinkanälchen schädigend auf die Pulpa einwirken. Eine Unterfüllung soll:

- einen mechanischen, chemischen und thermischen Schutz bieten,
- antibakteriell wirken,
- säurefest und unlöslich sein,
- selbst nicht pulpaschädigend sein,
- einen dichten Verschluss bieten.

EBA (engl.) = Ethoxy-Benzoic-Acid; Acid (engl.) = Säure

Eugenol: Hauptbestandteil des Nelkenöls, antibakterielle und lokal betäubende Wirkung

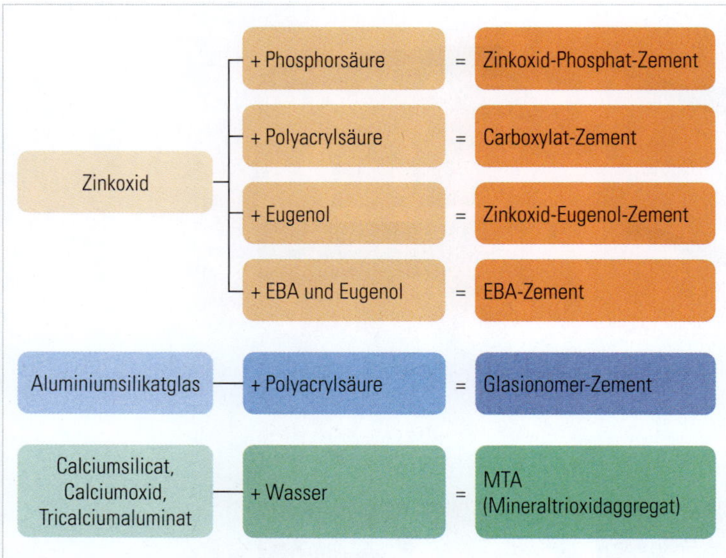

Bild 4.39 Zemente und ihre Hauptbestandteile

Zemente ▸ S. 135

Konsistenz = Art des Zusammenhalts eines Stoffes

Adhäsiv = haftende Substanz

Zusätzlich kann eine Unterfüllung die Schichtdicke des definitiven Füllungsmaterials reduzieren oder es können unter-sichgehende Stellen aufgefüllt werden und so eine starre Füllung ermöglichen.

Mit der Entwicklung von Dentinadhäsiven hat die Unterfüllung bei Kompositfüllungen an Bedeutung verloren. Zum Schutz können auf das gesamte Dentin Dentinadhäsive aufgebracht werden, diese weisen eine hohe Pulpaverträglichkeit auf. Dagegen ist bei pulpanaher Präparation eine Unterfüllung sinnvoll.

Verarbeitung. ▸Zemente werden von Hand oder maschinell angemischt. Bei der Handanmischung wird das Pulver in kleinen Portionen in die Flüssigkeit gerührt. Unter ausstreichenden Spatelbewegungen wird so lange Pulver zugemischt, bis die benötigte Konsistenz erreicht ist. Die vom Hersteller angegebenen Mischungsverhältnisse sind genau einzuhalten. Meist werden zum Anmischen sogenannte Anmischspatel verwendet (Bild 4.40) Zum Einbringen der Zemente werden abhängig von der Konsistenz ein Heidemannspantel, Zement- oder kleiner Kugelstopfer (Bild 4.41–4.43) verwendet.

Für die maschinelle Anmischung werden Pulver und Flüssigkeit vordosiert in Kapseln angeboten. Die in der Kapsel getrennten Bestandteile werden in einem Mischgerät vermengt. So sind ein stets richtiges Mischungsverhältnis und eine gleichbleibende Qualität sichergestellt. Insbesondere bei schwer zu mischenden Zementen (Glasionomer-Zemente) ist die maschinelle Anmischung vorzuziehen.

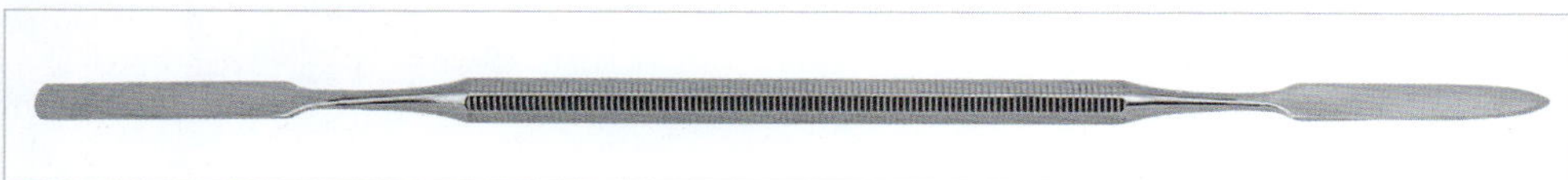

Bild 4.40 Anmischspatel

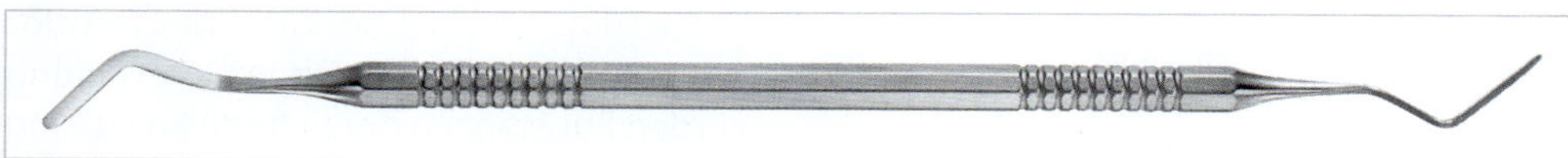

Bild 4.41 Heidemannspatel

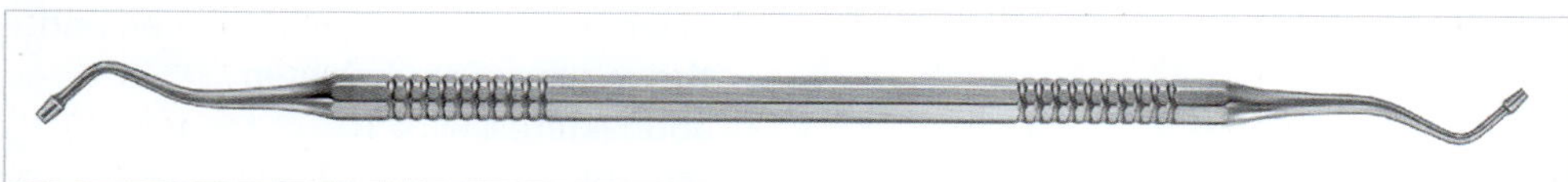

Bild 4.42 Beidseitiger Zementstopfer

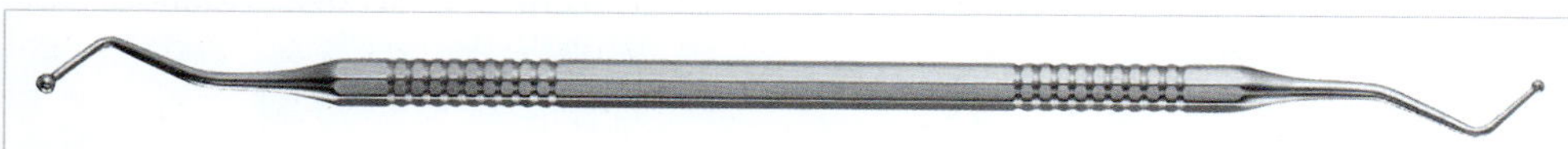

Bild 4.43 Beidseitiger Kugelstopfer

TIPP Achten Sie bei Arbeiten mit Säuren auf ausreichenden Selbstschutz (Handschuhe, Schutzbrille).

Verschließen Sie sowohl die Pulver-, als auch die Säurenbehälter nach der Entnahme sorgfältig. Die Pulver sind hygroskopisch; sie würden Luftfeuchtigkeit aufnehmen und dadurch verklumpen.

hygroskopisch (gr.) = wasseranziehend

Zinkoxid-Phosphat-Zemente haben eine hohe Druckfestigkeit und sind in ausgehärtetem Zustand in der Mundhöhle nicht löslich. Die Flüssigkeit ist pulpaschädlich. Pulverreiche Anmischungen (feste Konsistenz und nicht glänzend) sind daher pulpaschonender. Nach dem Anmischen kann es dennoch durch freie Phosphorsäure zu einer vorübergehenden Pulpareizung kommen. Vorsicht ist bei sehr tiefen Kavitäten geboten, es muss zum Schutz zunächst ein Calciumhydroxid-Präparat eingebracht werden. Beim Anmischen entsteht durch die chemische Reaktion zwischen Pulver und Säure Wärme. Hohe Temperaturen führen zu einer schnelleren Aushärtung des Zementes.

TIPP Verwenden Sie zum Anmischen gekühlte Glasplatten und streichen Sie breitflächig aus. So bleibt der Zement länger verarbeitungsfähig.

Phosphat-Zemente werden auch zur Befestigung von Kronen verwendet, hierzu werden sie sämig angerührt.

Carboxylat-Zemente sind in der Pulverzusammensetzung den Phosphat-Zementen ähnlich. Die hier verwendete Polyacrylsäure ist dickflüssiger und kann daher die Pulpa nicht so leicht erreichen und schädigen. Allerdings ist dadurch auch das Anmischen schwieriger. Carboxylat-Zementreste lassen sich schwer entfernen. Die Druckfestigkeit ist geringer und Carboxylat-Zemente schrumpfen stärker als Phosphat-Zemente.

Glasionomer-Zemente (GIZ) werden aus feinsten Glaspartikeln und Polyacrylsäure gemischt. Die Haftung am Zahn und die Pulpaverträglichkeit sind gut. Sie sind als Unterfüllung für Amalgam- und Kompositfüllungen gut geeignet. Dem Glasionomer-Zement kann Fluorid beigemengt werden, das langsam aus der Füllung in das umgebende Zahnhartgewebe abgegeben wird. Damit sind GIZ hervorragend zur Sekundärkariesvorbeugung geeignet.

Das Anmischen muss sehr genau erfolgen. Ein Abweichen vom vorgeschriebenen Mischungsverhältnis verschlechtert die spätere Festigkeit deutlich. Während der ersten 10 Minuten sind GIZ sehr feuchtigkeitsempfindlich. Glasionomer-Zemente sind zahnfarben und werden auch als definitives Füllungsmaterial eingesetzt. Hochviskose GIZ und kunststoffmodifizierte GIZ (Hybridionomere) sind Weiterentwicklungen der konventionellen GIZ. Sie werden in modifizierter Form auch zum Zementieren von Kronen verwendet.

viskos (lat.) = zähflüssig

modifiziert (lat.) = (ab)geändert

Zinkoxid-Eugenol-Zemente und EBA-Zemente dienen in erster Linie der provisorischen Füllung, werden allerdings auch als vorübergehende Unterfüllung eingesetzt (für die schrittweise Kariesentfernung). Das Eugenol soll eine beruhigende Wirkung auf die Pulpa ausüben, darf selber aber keinen Kontakt zur Pulpa haben. Beide Zemente härten auch unter Feuchtigkeit aus. EBA-Zement ist härter als der herkömmliche Zinkoxid-Eugenol-Zement. Eugenolhaltige Zemente dürfen nicht unter Kompositfüllungen verwendet werden, da Eugenol den Kunststoff aufweicht. Diese Zemente werden deshalb zunehmend nicht mehr verwendet.

Weitere Zemente ▸Calciumhydroxid-Zemente sind für Unterfüllungen im engeren Sinne nicht geeignet. In sehr tiefe Kavitäten werden sie dünn aufgetragen, um die Dentinbildung anzuregen. ▸MTA Zemente haben eine sehr gute Randdichtigkeit und geben Kalzium ab, sodass die Tertiärdentinbildung angeregt wird. Deshalb eignet sich MTA besonders als Unterfüllung bei tiefer Dentinkaries. Eine Kompositfüllung kann über den MTA-Zement sofort eingebracht werden.

Calciumhydroxid-Zemente ▸ S. 167

MTA Zemente ▸ S. 167

4.5.4 Kompositfüllungen

Der Wunsch nach zahnfarbenen Füllungen – nicht nur im Frontzahnbereich – hat die Komposite oder Kunststoffe zu einem häufig verwendeten Füllungswerkstoff gemacht. Die Entwicklung neuer Komposite verläuft rasant. Es gibt sehr viele Kompositmassen in unterschiedlichster Farbabstufung und Lichtdurchlässigkeit. Kompositfüllungen lassen sich dadurch nicht mehr von Zahnhartsubstanz unterscheiden und erfüllen höchste ästhetische Ansprüche. Komposite werden in einem aufwändigen Verfahren adhäsiv am Zahn befestigt. Sie sind auch für den kaubelasteten Seitenzahnbereich geeignet.

Zusammensetzung. Komposite sind aus mehreren Komponenten zusammengesetzt („komponiert"). Die zwei Hauptbestandteile sind

- Kunststoff und
- Füllkörper (Glas, Quarz, Siliciumoxid).

Polymerisation (gr.) = chemische Reaktion, bei der große, langkettige Moleküle entstehen (Polymere = „viele Teile")

Der Anteil der Füllkörper macht mit 70 bis 80 % die Hauptmasse der Komposite aus, von daher ist die Bezeichnung „Kunststofffüllung" nicht korrekt.

makro (gr.) = groß; **mikro** (gr.) = klein

Es gibt Makro- und Mikrofüller, die sich in der Größe der verwendeten Füllkörper unterscheiden. Makrofüller-Komposite haben gute physikalische Eigenschaften, sind aber schlecht polierbar; bei Mikrofüller-Kompositen ist es umgekehrt. Die heute verwendeten Feinhybridkomposite enthalten sowohl Makro- als auch Mikrofüller. Sie haben gute mechanische Eigenschaften und sind gut polierbar.

hybrid (lat.) = gemischt

Eine Weiterentwicklung sind die nanooptimierten Hybridkomposite. Bei ihnen werden zusätzlich noch kleinere Füllkörper im Nano-Bereich verwendet. Hierdurch kann der Kunststoffanteil im Füllungsmaterial noch weiter gesenkt werden. Dies reduziert das Schrumpfen der Füllung beim Aushärten. Komposite bestehen aus einer Vielzahl chemischer Substanzen. Einzelnen Inhaltsstoffen werden gesundheitliche Nachteile zugeschrieben. So ist z.B. eine Pulpairritation durch nicht vollständig ausgehärtete Kunststoffe und Adhäsive möglich. Allergien gegen einzelne Bestandteile sind, wenn auch selten, nachgewiesen. Wegen des Allergisierungspotenzials zählt das zahnärztliche Team zur Risikogruppe.

Nano (gr.) = Zwerg. 1 nm = 1 millardstel Meter

TIPP Vermeiden Sie jeden Hautkontakt mit Kompositen und Dentinadhäsiven. Auch Handschuhe können von Inhaltsstoffen des ungehärteten Komposits durchdrungen werden.

Füllungseigenschaften. Komposite werden in allen Zahnfarben angeboten. Feinhybridkomposite weisen eine ausreichende Festigkeit und Abriebfestigkeit auf, sodass sie auch für kleine Kauflächendefekte eingesetzt werden. Die durchschnittliche Liegedauer ist bei richtiger Anwendung mit der Haltbarkeit von Amalgamfüllungen vergleichbar.

Das Komposit muss nach dem Einbringen in die Kavität härten (Polymerisation). Dabei bildet sich ein festes Gerüst, in dem die Füllkörper festgehalten werden. Die Polymerisation führt zu einer Schrumpfung. Der größte Nachteil einer Kompositfüllung ist die aus der Schrumpfung entstehende Randspaltbildung mit der Gefahr einer Sekundärkaries. Es wird daher fortlaufend an der Verbesserung der Schrumpfungseigenschaften geforscht. Moderne Nano-Hyprid-Komposite weisen eine Schrumpfung von ca. 2 % auf.

Indikation. Die Verwendung von Kompositen ist für alle Füllungen im Frontzahnbereich seit langem Standard. Heute können sie auch zur Füllung von Klasse I und II Kavitäten im okklusalen Seitenzahngebiet eingesetzt werden.

Verarbeitung. Man unterscheidet drei Varianten der Aushärtung:

- Lichtpolymerisation (Photopolymerisation),
- Autopolymerisation (Selbstpolymerisation) und
- dualhärtend (Photo- und Selbspolymerisation).

Die meisten Komposite sind lichthärtend (Lichtpolymerisation). Hierfür wird eine Polymerisationslampe verwendet (Bild 4.44). Die Polymerisationslampe muss am Lichtaustritt sauber sein und soll einmal wöchentlich mit einem Lichtmessgerät auf ausreichende Helligkeit überprüft werden. Das Licht der Polymerisationslampe kann die Netzhaut der Augen verletzen. Deshalb werden ein orangenfarbiges Schutzschild oder eine Schutzbrille verwendet.

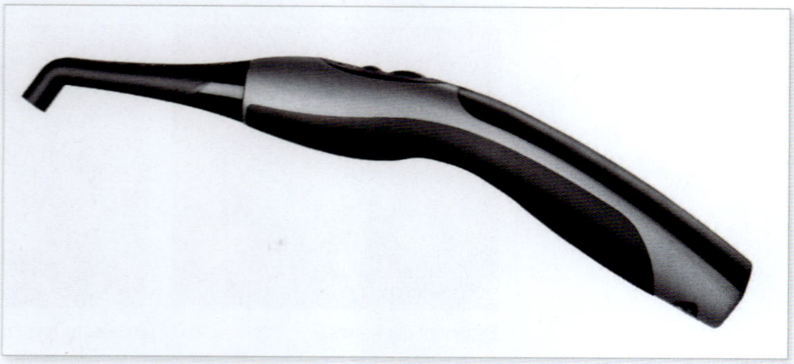

Bild 4.44
Polymerisationslampe

TIPP Schützen Sie das Komposit vor Licht. Decken Sie die Kompositmasse auf dem Tray mit einem dunklen Dappenglas ab. Achten Sie auf die Arbeitsfeldleuchte.

Selbstaushärtende Komposite (Autopolymerisation) bestehen aus zwei Komponenten, die vermischt werden und dann von selbst aushärten.

Dualhärtende Komposite werden eingesetzt, wenn ein Teil der Füllung nicht ausgeleuchtet werden kann.

Komposite lassen sich leicht verarbeiten, aber die Befestigung am Zahn ist sehr aufwändig. Weil das Komposit selber nicht am Zahngewebe hält, muss es in mehreren Schritten vorbereitet werden, damit eine mikromechanische Haftung erreicht wird. Diese Adhäsivtechnik wird auch Säure-Ätz-Technik genannt, weil das Zahnhartgewebe mit Säure angeätzt wird.

Behandlungsablauf bei lichtaushärtenden Kompositen. Nach der Exkavation der Karies muss die Farbe des Komposits bestimmt werden (vorherige Zahnreinigung). Der Zahn wird vorzugsweise mit Kofferdam trockengelegt. Ggf. werden entsprechende Matrizensysteme angelegt. Pulpanahes Dentin wird mit einer Unterfüllung abgedeckt. Die während der Präparation angeschrägten Schmelzränder werden für 30 bis 60 Sekunden mit einer Ätzlösung oder einem Ätzgel benetzt (Bild 4.45, S. 140). Das Anätzen des Schmelzes wird auch Schmelzkonditionierung genannt. Anschließend wird der Zahn abgesprayed und getrocknet.

TIPP Achten Sie bei relativer Trockenlegung beim Abspülen auf sorgfältiges Absaugen. Die Säure des Ätzmittels darf nicht auf andere Zähne oder das Zahnfleisch gelangen.

Durch das Ätzen ist der Schmelz aufgeraut und hat jetzt eine weißlich-trübe Farbe. In die aufgeraute Oberfläche dringt der anschließend aufgebrachte Haftvermittler (Bonding) ein. Hierbei handelt es sich um einen dünn fließenden Kunststoff, der nach der Einwirkzeit dünn verblasen und mit Licht ausgehärtet wird.

Bonding: Verbund- bzw. Klebemittel für Kompositefüllungen

Zuletzt wird das Komposit in einzelnen Schichten eingefüllt und jeweils mit Licht gehärtet. Eine große Portion Komposit würde bei der Polymerisation zu sehr schrumpfen. Die meisten Komposite können bei einer Schichtdicke von 1 bis 2 mm mit der Polymerisationslampe lichtgehärtet werden. Spezielle Bulk-Fill-Komposite können in Schichtdicken von 4 bis 5 mm lichtgehärtet werden und vereinfachen damit das Füllen sehr.

Zum vollständigen Aushärten muss ggf. die Matrize entfernt werden. Lichtkeile lenken das Licht auch in approximale Bereiche.

TIPP Halten Sie die Polymerisationslampe dicht an die Füllung. Unter Umständen muss von mehreren Seiten geleuchtet werden. Das vollständige Durchhärten der einzelnen Schichten ist für die Qualität der Füllung sehr wichtig.

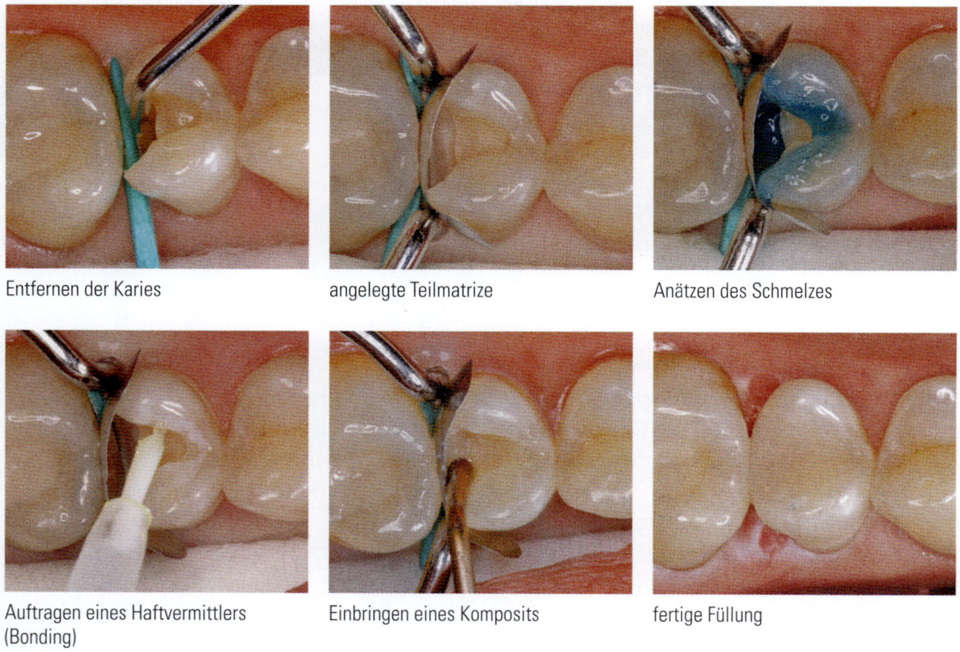

Bild 4.45 Legen einer Kompositfüllung

Die endgültige Ausgestaltung der Füllung wird am ausgehärteten Komposit mit rotierenden Instrumenten vorgenommen. Füllungsüberschüsse werden sorgfältig entfernt. Nach Okklusionskontrolle, Politur und Fluoridierung kann der Patient die Füllung sofort belasten.

Dentinadhäsivtechnik. Komposite lassen sich auch am Dentin befestigen. Hierzu ist ein zusätzlicher Schritt zwischen dem Ätzen und dem Auftragen des Haftvermittlers notwendig. Es wird ein Primer aufgetragen, der das Dentin mit den Dentinkanälchen für den Haftvermittler vorbereitet.

Primer:
Grundierung, Haftgrundmittel

TIPP Sie müssen beim Anreichen genau die Reihenfolge der Dentinadhäsiv-Komponenten einhalten. Jede Komponente wird mit einem eigenen Pinsel aufgetragen (Bild 4.46).

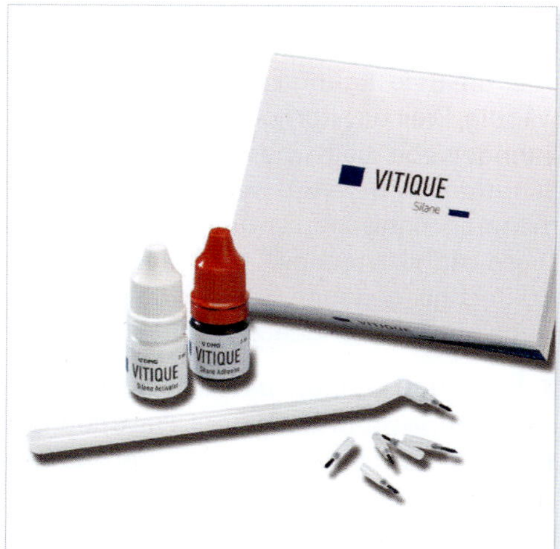

Bild 4.46 Pinselhalter für Adhäsivkomponenten

Von der Dentalindustrie werden zur Arbeitsvereinfachung „One-bottle-Systeme" angeboten. Dies sind selbstätzende Dentinadhäsive, die das Anätzen, Primen und Bonden mit nur einer Flüssigkeit erlauben.

Arbeitsschritt	womit?	weshalb?
Ätzung	Phosphorsäure als Flüssigkeit oder Gel mit Pinsel oder Kanüle	• Schmelzätzung (Bild 4.47): • Aufrauen des Schmelzes • Dentinätzung (Bild 4.48): • Freilegen des Kollagenfasernetzes und der Dentinkanälchen und Säubern des Dentins
Priming	Dentinprimer mit Pinsel	bereitet die Dentinoberfläche für den Haftvermittler vor
Haftvermittlung	Bonding mit Pinsel	dringt in die vorbereiteten, rauen Oberflächen ein und bildet Tags

Tabelle 4.5 Schmelz- und Dentinvorbereitung bei Kompositfüllung

Tags = Zapfen, die sich in den geöffneten Dentintubuli verankern

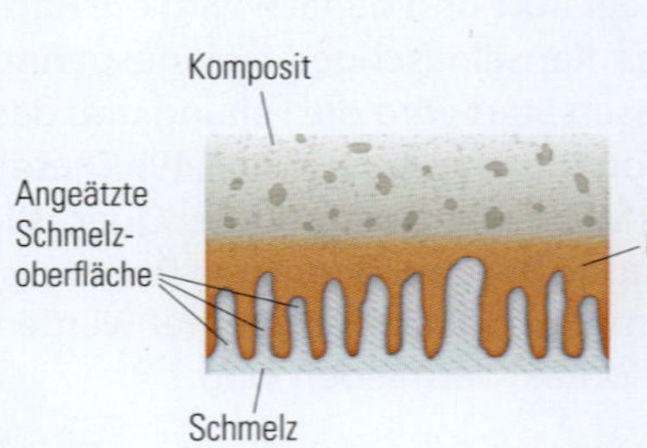

Bild 4.47 Schmelzätzung und Bonding

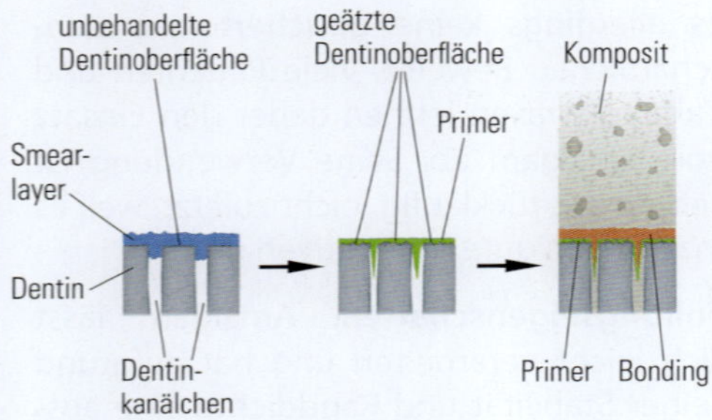

Bild 4.48 Konditionierung und fertige Füllung

Ormocere. Eine Weiterentwicklung der Komposite sind die Ormocere. Sie sind wie die herkömmlichen Komposite aufgebaut. Allerdings ist der Kunststoff durch Ormocere (organically modified ceramics) ersetzt. Dieses Material schrumpft viel weniger und kann daher in größeren Schichten bis 4 mm in die Kavität eingebracht werden. Ormocere werden wie die üblichen Komposite mit der Adhäsivtechnik am Zahn befestigt.

4.5.5 Amalgamfüllungen

Nach wie vor wird Amalgam für Füllungen im Seitenzahnbereich verwendet, allerdings mit einer sinkenden Häufigkeit. Kassenrechtlich ist es das Füllungsmaterial der Regelversorgung im Seitenzahnbereich. Ausnahmen gelten bei Patienten mit Allergien und schwere Nierenerkrankungen. Wünscht der Patient im Seitenzahnbereich ein anderes Material, muss er die ggf. höheren Kosten selber übernehmen.

Die EU Quecksilber-Verordnung regelt seit dem Jahr 2018 den Einsatz von Quecksilber, einem Bestandteil des Amalgams. Seitdem darf es nicht mehr bei der zahnärztlichen Behandlung von Milchzähnen, von Kindern unter 15 Jahren und von Schwangeren oder Stillenden verwendet werden.

Zusammensetzung. Amalgame sind Verbindungen (Legierungen) aus Quecksilber und anderen Metallen. Quecksilber ist bei Raumtemperatur flüssig, und es entweichen Dämpfe. Die anderen Metalle liegen als Pulvergemisch vor. Das Pulver wird auch „Feilung“ oder „Alloy“ genannt.

Ormocer ist eine Marke der Fraunhofer Gesellschaft zur Förderung der angewandten Forschung

Amalgam: Verbindung von Metallen mit Quecksilber

Feilung: zu Pulver gefeiltes Metall

Alloy (engl.) = Legierung, Mischung

Kontra: gegen

Trituration: Verreiben, Vermischen von Stoffen (med.)

Demenz: erworbene, auf organischen Hirnschädigungen beruhende geistige Behinderung

Indikation: Anzeige; Grund für eine Behandlung

Die Feilung besteht je nach Produkt zu 40 bis 70 % aus Silber und zu 12 bis 30 % aus Kupfer, die Reste sind Zinn und Zink. Die Feilung wird mit Quecksilber vermischt.

Amalgamfüllungen werden wegen ihres Quecksilberanteils sehr kontrovers bewertet. Quecksilberdämpfe sind gesundheitsschädlich; insbesondere bei der Verarbeitung entstehen Gefahren für das Praxispersonal. Eine ausgehärtete und polierte Amalgamfüllung gibt nachweisbar nur eine sehr geringe Menge von Quecksilber an den Organismus ab. Amalgamfüllungen stehen im Verdacht durch diese Quecksilberabgaben gesundheitliche Schäden bis hin zur Demenz zu fördern. Hierfür gibt es allerdings keine gesicherten wissenschaftlichen Beweise. Viele Patienten und Zahnarztpraxen lehnen daher den Einsatz von Amalgam ab. Seine Verwendung ist seit Jahren rückläufig, nicht zuletzt, weil es inzwischen gute Alternativen gibt.

Füllungseigenschaften. Amalgam lässt sich leicht verarbeiten und hat aufgrund seiner Stabilität und Randdichte eine ausgesprochen gute Haltbarkeit (im Durchschnitt 8 bis 10 Jahre). Amalgam ist ein guter Wärmeleiter, daher ist bei tieferen Kavitäten eine Unterfüllung notwendig. Amalgamfüllungen werden oft aus ästhetischen Gründen abgelehnt, weil sie nicht zahnfarben sind.

Indikation. Amalgamfüllungen werden hauptsächlich bei Klasse-I- und II-Kavitäten gelegt.

Kontraindikation. Amalgam darf bei Quecksilberallergie und Nierenfunktionsstörungen (Quecksilber reichert sich in der Niere an) nicht verwendet werden. Schwangere und Kinder unter 15 Jahren dürfen nicht mit Amalgam behandelt werden.

Verarbeitung. Bei der Arbeit mit Amalgam gelten für das zahnärztliche Team besondere Vorsichtsmaßnahmen (Tabelle 4.6).

Für das Mischen (die Trituration) sind Einmal-Kapselsysteme vorgeschrieben. In den Kapseln befinden sich, vordosiert und durch eine dünne Folie voneinander getrennt, Quecksilber und Feilung. Die Kapseln werden zu Beginn aktiviert. Dabei wird die Folie zerstört und danach wird die Kapsel in das Kapselmischgerät eingespannt. Nach dessen Start wird die Feilung und das Quecksilber durchmischt (Bild 4.49). Dieses Mischverfahren vermindert die Quecksilberbelastung des zahnärztlichen Personals, weil kaum Quecksilberdämpfe frei werden und ein Kontakt vermieden wird.

Das Amalgam wird in ein kleines Gefäß (Amalgambrunnen) gegeben und mit einer Amalgampistole aufgenommen und angereicht (Bild 4.50).

Behandlungsablauf. Die präparierte Kavität wird trockengelegt und ggf. mit einem Unterfüllungsmaterial versehen. Bei mehrflächigen Füllungen wird eine Matrize angelegt und verkeilt.

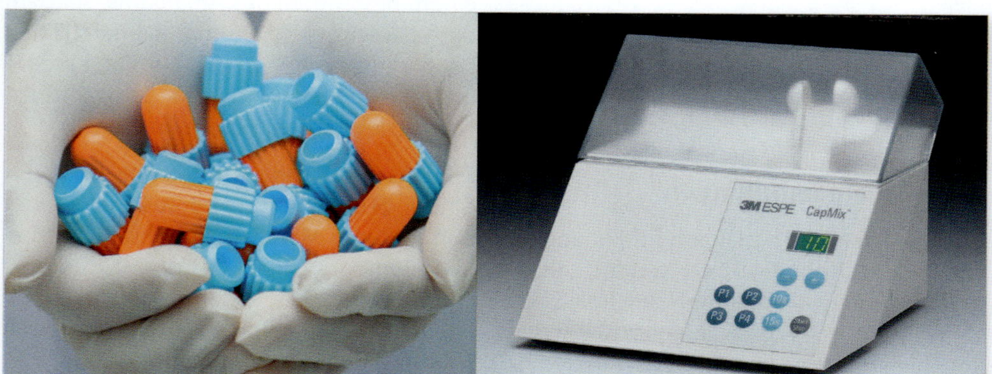

Bild 4.49 Kapseln und Mischgerät

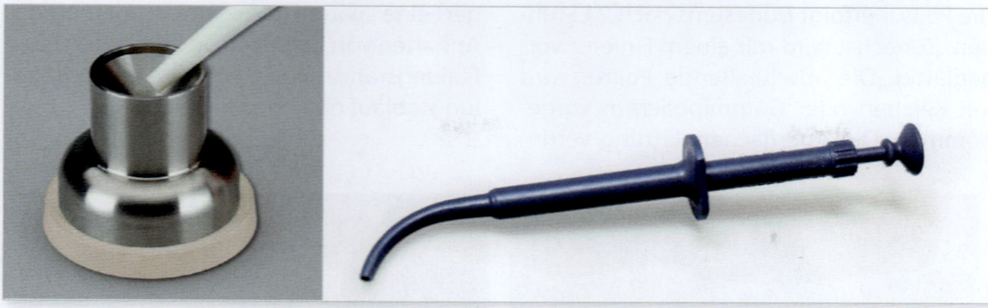

Bild 4.50 Amalgambrunnen und Amalgampistole

Das angemischte Amalgam wird portionsweise mit der Amalgampistole in die Kavität gebracht. Danach wird mit Handinstrumenten oder maschinell gestopft (kondensiert; Bild 4.51). Diese Kondensation führt zu einem dichten Kontakt zur Kavitätenwand, einem geringeren Restquecksilbergehalt und zu einer hohen Endhärte.

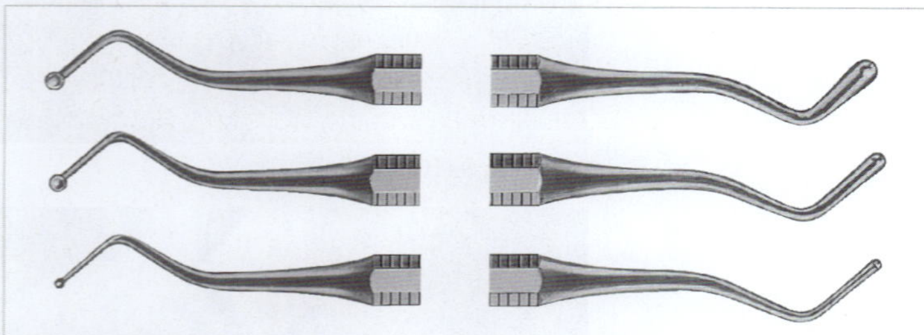

Bild 4.51 Stopfinstrumente

Kondensation:
(hier) Verdichtung

Das Amalgam wird mit Überschuss in der Kavität kondensiert, die obere quecksilberreiche Schicht wird entfernt. Anschließend wird die Okklusalfläche mit entsprechenden Schnitzinstrumenten gestaltet (Bild 4.52).

Mit der Okklusionsfolie wird der Biss auf Störkontakte überprüft und ggf. werden Korrekturen vorgenommen. Der Patient darf für ca. zwei Stunden nichts essen, weil die Füllung erst vollständig aushärten muss.

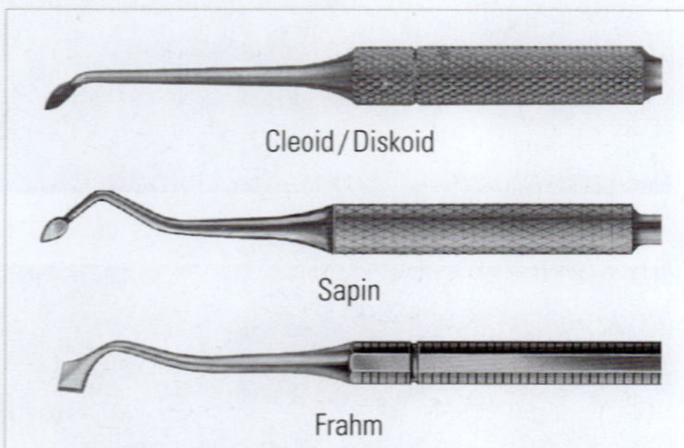

Bild 4.52 Schnitzinstrumente

Arbeitstechnik	• Kein Kontakt – „no touch"-Techniken einsetzen (Handschuhe, Instrumente zum Anreichen). • Amalgamfüllungen unter Spraykühlung und Absaugung entfernen bzw. polieren (auch bei angelegtem Kofferdam). • Sichtbar mit Amalgam kontaminierte Patientenumhänge wechseln. • OP-Mundschutz tragen. • Verunreinigungen von Arbeitsflächen vermeiden bzw. sofort entfernen.
Aufbewahren von Quecksilberresten	• Quecksilber- bzw. Amalgamreste in gekennzeichneten dicht verschlossenen Behältern sammeln. • Leere Kapseln verschließen (enthalten fast immer Amalgamreste) und in spezielle Sammelbehälter geben. • Überschussamalgam in geschlossenen Behältern sammeln. • Amalgamschlämme (Inhalte von Auffangsieben, Filtern) in Behältern sammeln. • Auch alle anderen festen quecksilberhaltigen Abfälle (z. B. kontaminierte Einwegartikel, extrahierte Zähne) getrennt vom Hausmüll in verschlossenen Behältern sammeln. • Entsorgung aller Reste und Abfälle als Sondermüll durch spezielle Firmen (Belege aufbewahren!).
Praxisorganisation	• Behandlungsräume gut und häufig lüften. • Vor dem Essen, Trinken oder Rauchen Hände von möglichen Quecksilberverunreinigungen säubern. • Beschäftigte im Umgang mit Amalgam unterweisen.

Tabelle 4.6 Vorsichtsmaßnahmen beim Arbeiten mit Quecksilber

Die Politur erfolgt frühestens nach 24 Stunden. Zunächst wird mit einem Finierer vorgeglättet. Die abschließende Politur wird mit Kelchen oder Gummipolierern vorgenommen. Die Oberflächenglättung verringert eine spätere Korrosion, vermindert das Anhaften von Bakterien und verbessert den Füllungsrand. Einen kompletten Behandlungsablauf erkennen Sie hier:

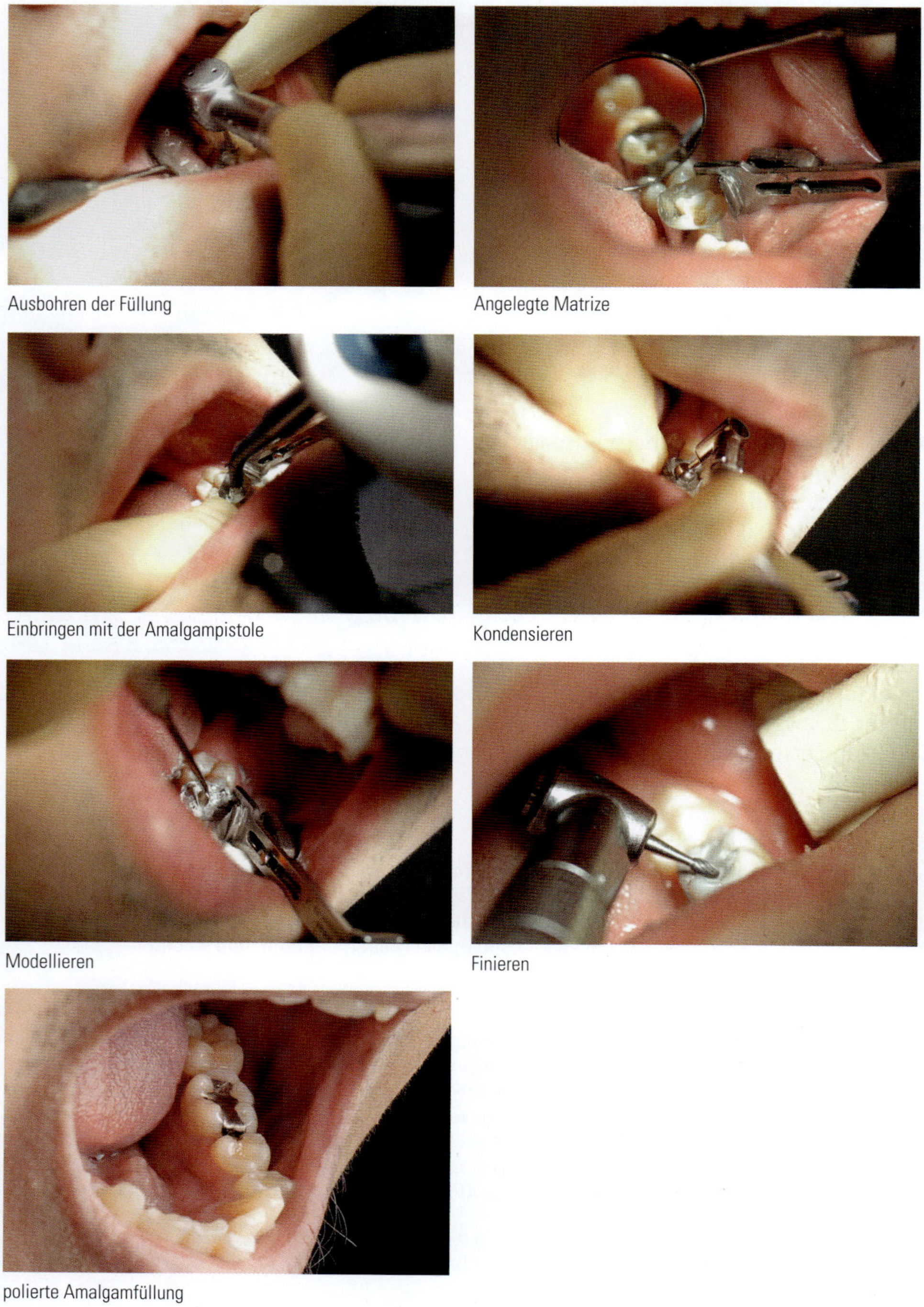

Ausbohren der Füllung

Angelegte Matrize

Einbringen mit der Amalgampistole

Kondensieren

Modellieren

Finieren

polierte Amalgamfüllung

Bild 4.53 Herstellen einer Amalgamfüllung

4.5.6 Weitere plastische Füllungsmaterialien

Für die meisten Füllungen werden Komposit- und Amalgamfüllungen verwendet. Außerdem werden noch weitere Füllungsmaterialien eingesetzt (Tabelle 4.7).

Füllungsmaterial	Inhaltsstoffe	Einsatzgebiete	Eigenschaften
Glasionomer-Zemente (GIZ)	• Aluminium-silikatglas • Polyacrylsäure	• Unterfüllung • Milchmolaren • Zahnhalsfüllungen	• gute Haftung • gute Pulpaverträglichkeit • können Fluoride abgeben • müssen sehr genau angemischt werden
Hybridionomere	• GIZ mit Kunststoff	siehe GIZ	• lichthärtend • Eigenschaften wie GIZ
Kompomere	• Kunststoff • Aluminium-silikatglas	in der Kinderzahnheilkunde	• abriebfester als GIZ • können Fluoride abgeben • lichthärtend, benötigen ein Adhäsiv
Gold	Gold und andere Metalle	mögliche Versorgungsformen siehe Bild 4.54	• sehr gute Liegedauer und Haltbarkeit • aufwändig

Tabelle 4.7 Weitere plastische Füllungsmaterialien

4.5.7 Provisorische Füllungen

Ein provisorischer Verschluss ist ein zeitweiliger Verschluss, der wieder entfernt werden soll. Hauptgründe für einen provisorischen Verschluss sind:

- Überbrückung der Zeit für die Inlayherstellung,
- vorübergehende medikamentöse Einlage bei Wurzelbehandlungen und
- schrittweise Kariesentfernung.

Zemente. Für einen provisorischen Verschluss sind alle genannten Zemente geeignet.

Fertige Pasten werden als provisorisches Verschlussmaterial angeboten. Diese haben einen guten Randschluss und sind undurchlässig für Medikamente (wichtig bei Wurzelbehandlungen). Das weitverbreiteste ist Cavit.

Guttapercha ist ein dem Kautschuk ähnliches Material. Bei ca. 50 °C wird es knetbar und kann dann in die Kavität eingebracht werden. Der Verschluss ist nicht sehr randdicht, lässt sich dafür aber leicht entfernen.

4.5.8 Starre Füllungen

Es gibt verschiedene starre Füllkörper, die mit einem Befestigungsmaterial in der Kavität gehalten werden. Sie werden meistens außerhalb des Mundes hergestellt. Man unterscheidet (Bild 4.54):

- Inlays,
- Onlays,
- Overlays,
- Inserts.

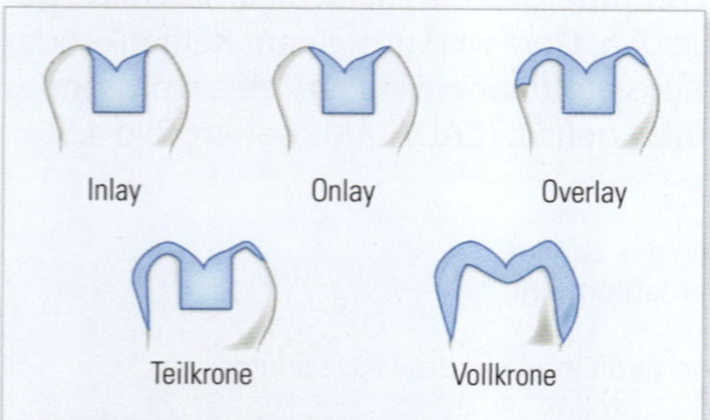

Bild 4.54 Formen starrer Füllungen

Inlays bedecken die Kaufläche nur zwischen den Höckerspitzen. Bei Onlays sind die Höckerspitzen mit einbezogen, die Overlays überdecken die Höcker komplett. Der Übergang zwischen Onlay, Overlay und Teilkrone ist fließend. Inserts sind kleine vorgefertigte keramische Füllungen.

Starre Füllungen bestehen aus
- Gold,
- Keramik oder
- Komposit.

Indikation. Inlays werden bei mittelgroßen und großen Klasse-I- und II-Kavitäten eingesetzt.

Eigenschaften. Weil starre Füllungen nicht schrumpfen, ist der Randschluss sehr gut. Die Liegedauer für Gold- und Keramikinlays beträgt 10 bis 15 Jahre, Kompositinlays sind nicht so lange haltbar. Keramik- und Kompositinlays sind zahnfarben und damit im sichtbaren Bereich beliebter (Bild 4.55). Bei den verblendeten Goldinlays ist immer ein dünner Metallrand zu sehen.

Abformung ▸S. 347 ff.

Behandlungsablauf. Nach der Präparation wird eine ▸Abformung genommen. Der Zahn wird provisorisch verschlossen. Das Inlay/Onlay wird im Labor angefertigt und in einer zweiten Sitzung einprobiert. Wenn es randdicht passt und die Okklusion stimmt, wird es definitiv befestigt. Goldinlays werden mit Zementen befestigt, Keramik- und Kompositinlays werden adhäsiv befestigt.

Chairside (engl.) = an der Stuhlseite; hier: am Behandlungsstuhl

CAD/CAM = computer-aided design/manufacturing (engl.): computerunterstützte Gestaltung/Herstellung

Chairside-Herstellung. Keramikinlays können auch in einer Sitzung angefertigt und eingesetzt werden. Die präparierte Kavität wird mit einer Spezialkamera fotografiert (gescannt) und die Daten werden an eine computergesteuerte Schleifmaschine gegeben. Dort wird aus einem Keramik- oder Kunststoffblock in kurzer Zeit ein passendes Inlay gefräst (CAD/CAM-System; Bild 4.56).

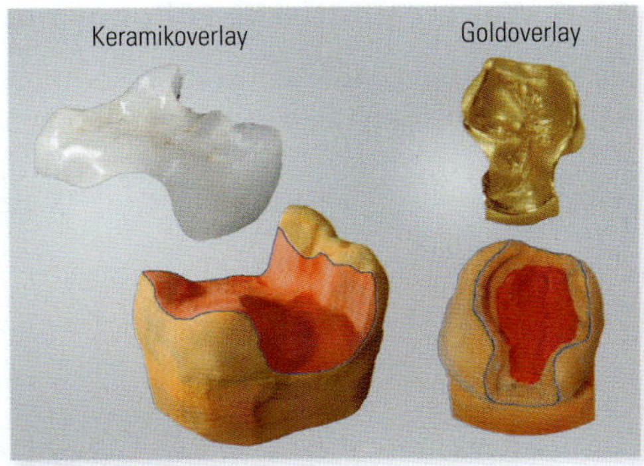

Bild 4.55 Keramik- bzw. Goldversorgung

4.5.9 Abrechnungen

Für die Füllungstherapie sieht der BEMA die Abrechnungsnummern 13a bis 13h vor. Die Unterfüllung, das Anlegen einer Matrize, andere Hilfsmittel zur Formung einer Füllung und die Politur sind in der Nummer 13 enthalten. Die Nummern 13a bis 13d werden abgerechnet für Kompositfüllungen im Frontzahnbereich (Zähne 1 bis 3) und für Amalgamfüllungen im Seitenzahnbereich:
- 13a (F1) = einflächige Füllung,
- 13b (F2) = zweiflächige Füllung,
- 13c (F3) = dreiflächige Füllung,
- 13d (F4) = mehr als dreiflächig oder Eckenaufbau im Frontzahnbereich.

Kompositfüllungen im Seitenzahnbereich (bei Amalgamallergie oder schwerer Nierenschädigung, bei Kindern bis zur Vollendung des 15. Lebensjahres, bei Schwangeren und Stillenden):

1. Sitzung	• Präparation des Zahnes • Präparationsabformung • Bissnahme • Herstellung und Einsetzen des Provisoriums
Labor	Herstellung der Einlagefüllung
2.Sitzung	• Entfernen des Provisoriums • Einprobe • Eingliederung (in Adhäsivtechnik bei Keramik- und Kunststoff-Inlays, mit Zement bei Metallinlays) • Okklusions- und Artikulationskontrolle • Politur

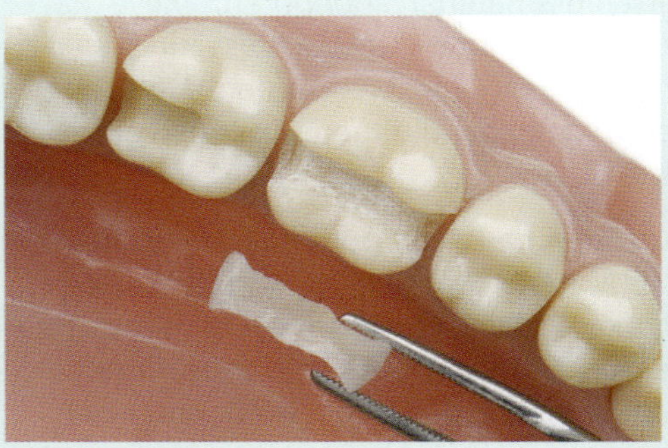

Tabelle 4.8 Herstellen und Einsetzen einer Einlagenfüllung (Inlay)

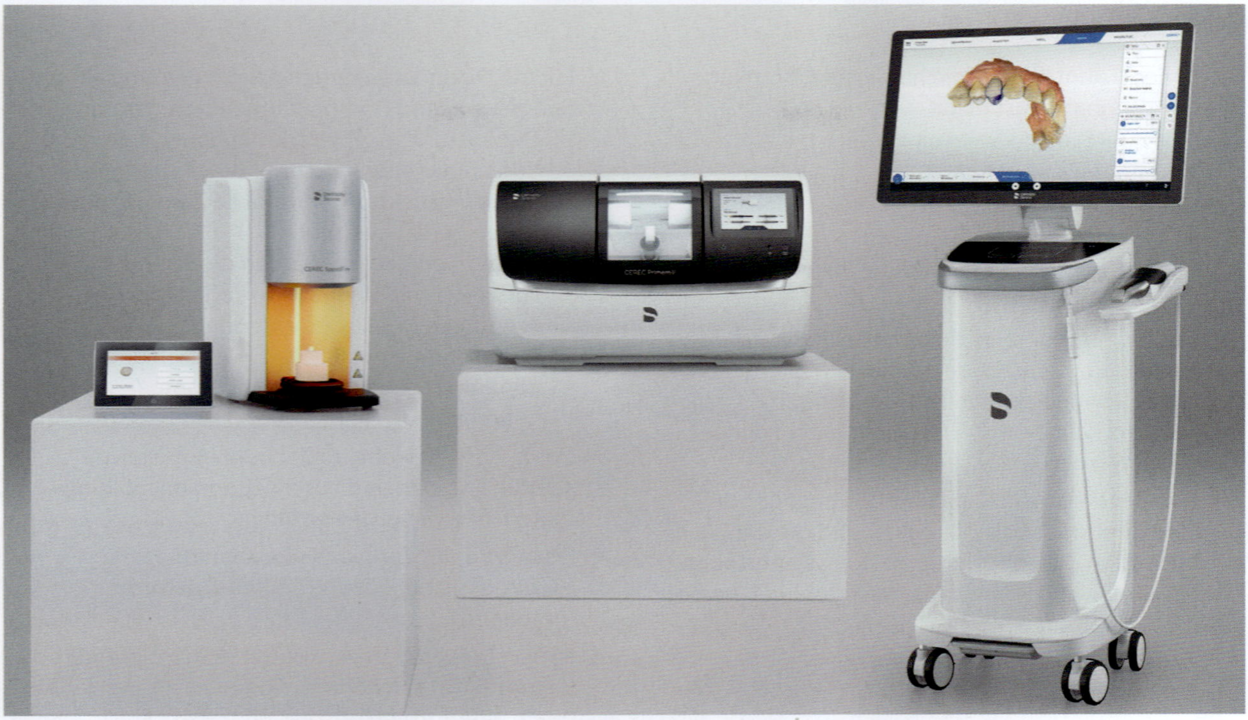

Bild 4.56 CAD-/CAM-Keramikschleifmaschine

- 13e = einflächige Füllung im Seitenzahnbereich,
- 13f = zweiflächige Füllung im Seitenzahnbereich,
- 13g = dreiflächige Füllung im Seitenzahnbereich,
- 13h = mehr als dreiflächige Füllung im Seitenzahnbereich.

Alle starren Füllungen sind Privatleistungen, von denen die Kosten einer Amalgamfüllung abgezogen werden.

Provisorische Füllungen können nur abgerechnet werden, wenn die Füllung unvollendet geblieben ist oder wenn sicher ist, dass der Patient nicht wieder erscheint. Die BEMA-Nr. ist 11 (pV).

4.6 Kariesindex DMF-T

Der DMF-T-Index sagt aus, wie viele Zähne kariös, fehlend oder gefüllt sind. Er ermöglicht eine Einschätzung des individuellen Kariesrisikos.

Die Buchstaben bedeuten:

- D decayed (engl.) – kariös
- M missing (engl.) – fehlend
- F filled (engl.) – gefüllt
- T teeth (engl.) – Zähne

Ein DMF-T-Index von 11 bedeutet, dass von den 28 bleibenden Zähnen (die Weisheitszähne werden nicht berücksichtigt) 11 Zähne entweder kariös, gefüllt oder fehlend sind.

Für Milchzähne wird der Index in Kleinbuchstaben geschrieben: dmf-t-Index.

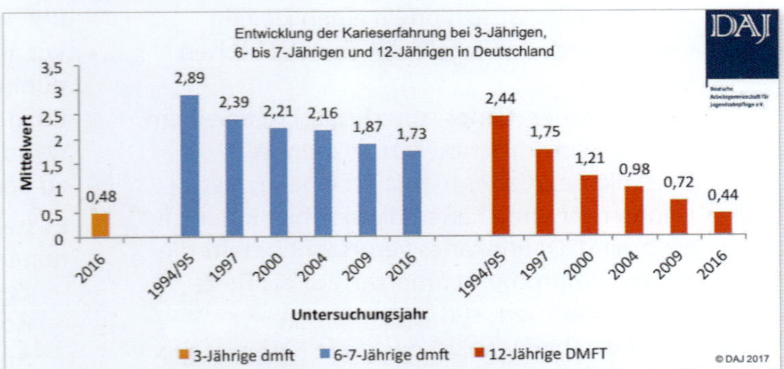

Bild 4.57 Zunahme kariesfreier Gebisse bei Kindern (12-Jährige)

ZUSAMMENFASSUNG

- Karies (Zahnfäule) ist die häufigste Erkrankung der Zahnhartsubstanzen
- Der Zahn besteht aus drei Zahnhartgeweben:
  - Zahnschmelz (Enamelum)
  - Zahnbein (Dentinum)
  - Wurzelzement (Zementum)
  - Pulpa, einem Weichgewebe im Inneren des Zahnes
- Der Zahnschmelz ist die härteste Substanz des Körpers und schützt den Zahn. Er besteht aus speziell angeordneten kalziumhaltigen Kristallen. Schmelz kann vom Körper nicht mehr nachgebildet werden.
- Das Dentin ist von Kanälchen durchzogen. In ihnen befindet sich Flüssigkeit und die dentinbildenden Zellen (Odontoblasten). Dentin kann ein Leben lang vom Körper nachgebildet werden.
- Das Wurzelzement ist für die Befestigung des Zahnes am Knochen notwendig. In ihm sind Haltefasern befestigt.
- Die Pulpa enthält Bindegewebe, Blutgefäße und Nervenfasern. Sie ist für die Lebendigkeit des Zahnes verantwortlich.
- Karies ist eine Infektionskrankheit. Zur Karies führen: 1. Spezielle Kariesbakterien (Streptokokkus mutans), 2. Kohlehydrate, vor allem Zucker und 3. Zeit.
- Bakterien ernähren sich von Zuckern und scheiden Milchsäure aus. Die Milchsäure zerstört die Zahnhartgewebe.
- Karies verläuft meist vom Schmelz über das Dentin bis in die Pulpa und führt dann zum Absterben des Zahnes. Folgende Kariesstadien können unterschieden werden:
  - Initialkaries zeigt sich durch einen kleinen weißen Fleck als Folge einer oberflächlichen Entkalkung.
  - Schmelzkaries (Caries superficialis) ist an einem kleinen Loch im Schmelz zu erkennen.
  - Dentinkaries (Caries media) ist eine in das Dentin reichende Karies, die sich hier innerlich ausbreitet. Dentinkaries verursacht bereits die ersten Symptome: Schmerzen auf die Reize „heiß", „kalt" und „süß".
  - Caries profunda (cp) ist eine tiefe Karies die bis an die Pulpa heranreicht. Der Patient hat deutliche Zahnschmerzen.
- Für die Diagnostik werden Anamnese, Inspektion, Sondierung und Röntgenaufnahmen genutzt:
  - Die Anamnese gibt Informationen über vorherige Krankheiten und über Beschwerden.
  - Bei der Inspektion werden die Zähne von allen Seiten genau betrachtet.
  - Bei der Sondierung werden die Zähne vorsichtig mit einer Sonde abgetastet um eventuelle Defekte zu erkennen.
  - Insbesondere die Flächen zwischen den Zähnen lassen sich nur durch Röntgenaufnahmen beurteilen.
- Das kariöse Gewebe im Zahn muss meist vollständig entfernt und anschließend mit Füllungsmaterialien versorgt werden.
- Dazu wird das Zahnloch (die Kavität) passend für das geplante Füllungsmaterial geformt (präpariert).
- Für die Präparation verwendet man rotierende Instrumente (z. B. Bohrer). Angetrieben werden sie durch eine Turbine und ein Winkelstück.
- Folgende rotierende Instrumente werden unterschieden:
  - Bohrer und Fräser zum Entfernen von Dentin,
  - Finnierer zum Glätten,
  - Schleifer zum Abschleifen z. B. von Schmelz und
  - Polierer zum Polieren von Füllungsoberflächen.
- Kariöses Dentin kann auch mit Handinstrumenten, den Exkavatoren, entfernt werden.
- Bevor der Zahn gefüllt werden kann, muss er gereinigt und getrocknet werden.
- Es gibt die relative Trockenlegung mit Watterollen und die absolute Trockenlegung mit einem Spanngummi, dem Kofferdam.
- Vor allem bei dreiflächigen Füllungen werden dünne Kunststoff- oder Metallstreifen (Matrizen) um den Zahn gelegt. So kann eine neue Zahnwand gebildet werden ohne den Nachbarzahn zu berühren.
- Es stehen im wesentlichen folgende Füllungsmaterialien zur Verfügung:
  - Zemente für eine Unterfüllung,
  - Komposite und
  - Amalgam

- Zemente werden aus einem Pulver und einer Flüssigkeit mit einem Spatel angerührt.
- Komposite werden in einer aufwändigen Technik schichtweise im Zahn befestigt (Adhäsiv-Technik) und mit Licht ausgehärtet.
- Amalgam wird im Zahn gestopft und muss aushärten. Es enthält Quecksilber.
- Kavitäten können auch mit starren Füllungen aus Keramik, Gold und Kunststoff gefüllt werden. Hierzu muss die Kavität abgeformt werden. Anschließend wird die starre Füllung meist als Inlay im Labor angefertigt und in einer zweiten Sitzung eingesetzt.
- Der DMFT-Kariesindex ermöglicht eine Einschätzung des individuellen Kariesrisikos.

ZUR WIEDERHOLUNG

1. Zeichnen Sie einen Zahn im Längsschnitt und beschriften Sie die Zahngewebe.
2. Das Beschleifen des Zahnschmelzes spürt der Patient nicht, dies ändert sich, sobald das Dentin eröffnet wird. Warum ist das so?
3. Erläutern Sie die Begriffe organisch und anorganisch. Nennen Sie Beispiele.
4. Wie erklären Sie die hohe Stabilität des Zahnschmelzes?
5. Was bedeutet die Aussage: „Der Zahn ist devital"?
6. Erklären Sie die Entstehung der Karies. Berücksichtigen Sie dabei die drei Hauptfaktoren der Kariesentstehung.
7. Welche Eigenschaften des Streptococcus mutans erleichtert ihm das Überleben in der Mundhöhle?
8. Biofilm entsteht auch auf einem vollständig gereinigtem Zahn. Beschreiben Sie den Entstehungsprozess.
9. Speichel kann vor Karies schützen – erläutern Sie diese Schutzwirkung.
10. Was bedeuten die Begriffe „Demineralisation" und „Remineralisation" im Zusammenhang mit Karies?
11. Karies ist eine fortschreitende Erkrankung. Fertigen Sie ein Ablaufdiagramm mit den Stadien des Kariesverlaufs an.
12. Zählen Sie die Untersuchungsmethoden zur Kariesdiagnostik auf.
13. Verdeutlichen Sie die Bedeutung einer möglichst frühzeitigen Kariesdiagnostik.
14. Warum kann sogar eine bereits bis in das Dentin fortgeschrittene Karies übersehen werden?
15. Wann kann es sinnvoll sein, eine Karies zunächst zu beobachten und nicht gleich zu behandeln?
16. Vergleichen Sie die beiden Übertragungsinstrumente Winkelstück und Turbine.
17. Weshalb muss beim Schleifen immer auf ausreichende Kühlung geachtet werden?
18. Beschreiben Sie die Besonderheiten bei der hygienischen Aufbereitung der rotierenden Instrumente.
19. Ein Patient hat sehr große Angst vor dem Bohren. Welche Informationen über Alternativen können Sie ihm geben?
20. Es gibt zwei unterschiedliche Arten der Trockenlegung. Geben Sie beide mit der jeweiligen Indikation an.
21. Manchmal werden unter der eigentlichen Füllung Unterfüllungen gelegt. Warum ist dies notwendig?
22. Weshalb werden beim Legen einer Füllung Matrizen verwendet?
23. Vergleichen Sie die Füllungsmaterialien Komposit, Amalgam und Gold, indem Sie jeweils die Vor- und Nachteile nennen.
24. Wodurch geht bei der Arbeit mit Amalgam für das Praxispersonal eine Gefahr aus? – Wie schützen Sie sich?
25. Erklären Sie die Adhäsivtechnik.

ZUR VERTIEFUNG

1. Ein Patient hat gehört, dass es vielleicht bald eine Impfung gegen Karies geben soll. Über diese Information ist er sehr überrascht. Er geht davon aus, dass Impfungen grundsätzlich immer nur Schutz vor einer ansteckenden Krankheit bieten können. – Was antworten Sie ihm?
2. Eine junge Mutter mit Karies erzählt Ihnen, dass in ihrer Familie sowieso alle Karies bekommen würden. Sie geht davon aus, dass auch ihre 2-jährige Tochter demnächst ihre ersten Löcher haben wird. – Was antworten Sie der Patientin?
3. Herr Solm berichtet nach seiner Kariesbehandlung, dass er nur gelegentlich Süßigkeiten isst. Sein Freund dagegen würde sich nur von Süßigkeiten ernähren und hat kein einziges Loch. Er fragt Sie, wie das sein kann. – Was antworten Sie ihm?
4. Welche rotierenden Instrumente werden in Ihrer Ausbildungspraxis häufig verwendet? – Listen Sie diese auf und halten Sie fest, wofür Ihr Chef/Ihre Chefin die jeweiligen Instrumente verwendet.
5. Informieren Sie sich in der Berufsschulklasse über Methoden des Absaugens. Vergleichen Sie die unterschiedlichen Absaugtechniken. Probieren Sie in Form kleiner Rollenspiele verschiedene Absaugtechniken aus. Was gefällt Ihnen, was empfinden Sie als störend?
6. Sammeln Sie die Beipackzettel der in Ihrer Ausbildungspraxis verwendeten Zemente. Ordnen Sie die gefundenen Zemente den Zementgruppen zu (siehe Bild 4.37).
7. Fertigen Sie eine tabellarische Übersicht über Zemente an. Der Tabellenkopf soll folgende Begriffe enthalten: Zementgruppe – Verarbeitungshinweise – Vorteile – Nachteile
8. Erstellen Sie eine Checkliste zur Vorbereitung einer Amalgamfüllung und einer Kompositfüllung. Die Instrumente und Materialien sollten in der Reihenfolge der Behandlung angeordnet sein.
9. Fallbeispiel:
   Peer Löbing ist mit dem E-Scooter gestürzt und kommt in die Praxis. Bereits an der Anmeldung ist der abgebrochene 22 zu erkennen. Schmerzen hat der 12-jährige nicht. Eine Röntgenuntersuchung zeigt, dass außer dem verletzten 22 alles ohne Befund ist. Auch die Pulpa ist nicht eröffnet. Ein Eckenaufbau soll durchgeführt werden.
   a) Welche Verwaltungsschritte sind erforderlich?
   b) Beschreiben Sie den Behandlungsablauf. Nennen Sie alle notwendigen Instrumente und Materialien.
   c) Welche Aufbereitungsmaßnahmen fallen nach der Behandlung an?
   d) Was rechnen Sie ab?

Lernfeld 5

Patienten bei endodontischen Behandlungen begleiten

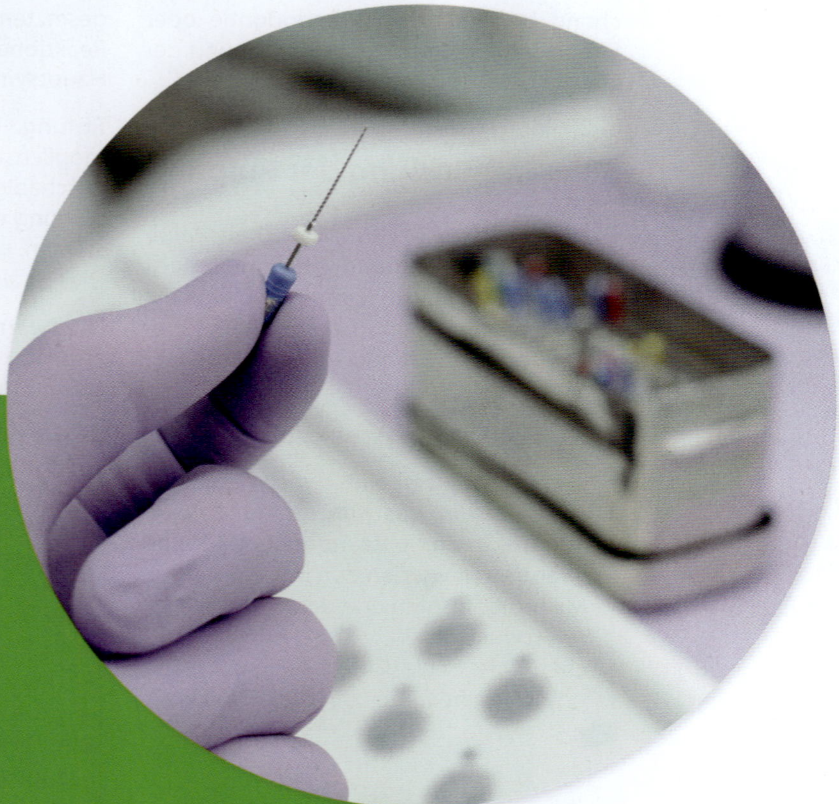

Pulpitis

Nervensystem

Schädelknochen

Anästhesie

Endodontische Behandlungen

5 Patienten bei endodontischen Behandlungen begleiten

Der Begriff „Endodont“ leitet sich aus dem Griechischen ab und bedeutet so viel wie „das sich im Zahn befindende“. Entsprechend befasst sich die Endodontie oder Endodontologie mit der Diagnose und der Therapie des erkrankten Zahninneren.

5.1 Entzündung der Pulpa

-itis (gr.) = Endung zur Bezeichnung von Entzündungskrankheiten

-itiden = Plural von -itis

Die Entzündung der Pulpa wird als Pulpitis bezeichnet. Während die Karies meist schmerzarm verläuft, kann die Pulpitis die mehr oder weniger quälenden und gefürchteten Zahnschmerzen verursachen.

5.1.1 Entzündungsreaktion

Blutplasma ▸ S. 226

Eine Entzündung ist eine örtlich begrenzte Abwehrreaktion des Körpers auf schädigende Faktoren. Entzündungen können z. B. verursacht werden durch

- Mikroorganismen und deren Stoffwechselprodukte oder
- chemische Reize (Gifte) und
- physikalische Reize (z. B. Hitze, Druck).

Durch den entzündlichen Reiz kommt es zu einer Gewebeschädigung, durch die Botenstoffe freigesetzt werden. Diese freigesetzten Stoffe lösen immer dieselben Reaktionen im Gewebe aus, die an fünf Hauptsymptomen erkennbar sind (Bild 5.1).

Rötung. Um die schädigenden Einflüsse möglichst schnell zu beseitigen und das geschädigte Gewebe durch eine gute Versorgung mit Sauerstoff und Nährstoffen zu stärken, wird die Durchblutung gesteigert. Dies ist als Rötung (lat. rubor) erkennbar.

Überwärmung. Da Blut ein Wärmetransporteur ist, kommt es zu einer örtlichen Überwärmung des Gewebes (lat. calor).

Schwellung. Weiterhin bewirken die Entzündungs- und Schmerzstoffe eine erhöhte Durchlässigkeit der Blutgefäßwände. ▸Blutplasma tritt in das umliegende Gewebe aus und dieses schwillt an. Die Schwellung (lat. tumor) ist für die Pulpa besonders problematisch. Durch die Enge der Pulpahöhle kommt es zu den typischen starken Schmerzen. Weiterhin drückt die Schwellung die Blutgefäße ab, wodurch die Pulpa sehr schnell bleibenden Schaden nimmt und abstirbt.

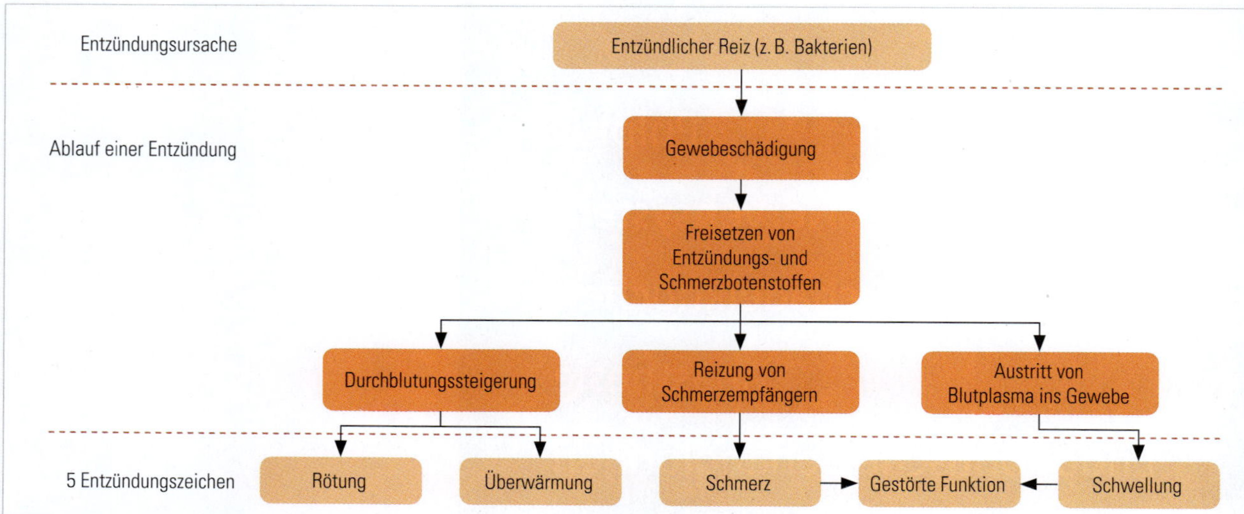

Bild 5.1 Ablauf einer Entzündung

Schmerz. Die freigesetzten Botenstoffe führen zu einer Reizung der Schmerzempfänger (Schmerzrezeptoren) in dem entzündeten Gewebe – der Patient empfindet Schmerzen (lat. dolor).

Gestörte Funktion. Schmerz und Schwellung führen zu einer gestörten Funktion des entzündeten Gewebes (lat. functio laesa).

Zu einer Eiterbildung kommt es nicht bei jeder Entzündung. Eiter entsteht, wenn bestimmte Bakterien an der Entzündung beteiligt sind.

5.1.2 Ursachen der Pulpitis

Infektiöse Pulpitis. Die häufigste Ursache für die Pulpitis ist die unbehandelte tiefe Karies (cp). Sobald die Karies das Dentin erreicht hat, gelangen die Stoffwechselprodukte der Bakterien durch die Dentinkanälchen in die Pulpa und rufen dort eine Entzündungsreaktion hervor. Im weiteren Verlauf können die Bakterien selbst Grund für die Entzündung sein.

Traumatische Pulpitis. Durch Gewalteinwirkungen z. B. durch einen Unfall können die Blutgefäße an der Wurzelspitze abgerissen werden oder die Zahnkrone bricht ab, sodass die Pulpa freiliegt.

Iatrogene Pulpitis. Insbesondere die Präparation des Zahnes kann die Pulpa durch Wärmeentwicklung schädigen. Aus diesem Grund muss während der Präparation ausreichend gekühlt werden. Vibrationen und Druck können ebenfalls eine Pulpitis auslösen.

Auch Bestandteile von Adhäsiven, Füllungsmaterialien oder Zementen wie z. B. die Phosphorsäure im Zinkphosphatzement können sich pulpaschädigend auswirken („Säureschock").

5.1.3 Erscheinungsformen der Pulpitis

Grundsätzlich werden die asymptomatische (symptomlose) und die symptomatische Pulpitis unterschieden.

Die asymptomatische Pulpitis ist die häufigste Form der Pulpitis. Als chronische Entzündung bleibt sie wegen der Symptomarmut häufig unerkannt. Sie kann jedoch bei einem erneuten schädigenden Reiz oder einer verschlechterten Abwehrlage des Körpers in eine akute Phase übertreten und Schmerzen bereiten.

chronisch = langsam verlaufend

Symptomatische Pulpitis. Bei dem akuten Geschehen der symptomatischen Pulpitis kommt es zu den typischen, nur schwer zu ertragenden pochenden oder ziehenden Zahnschmerzen.

akut = plötzlich auftretend; schnell, heftig verlaufend

Schweregrad. Man unterscheidet beim Schweregrad der Pulpitis die reversible (umkehrbare) und die irreversible (nicht umkehrbare) Form. Bei der reversiblen Pulpitis ist eine Vitalerhaltung der Pulpa möglich. Bei der irreversiblen Pulpitis hingegen ist die Pulpa nicht zu retten und eine ▸Wurzelkanalbehandlung ist erforderlich. Bei der symptomatischen Pulpitis gibt es einige Symptome, die auf den Schweregrad der Pulpitis hinweisen (Tabelle 5.1).

traumatisch = durch Verletzungen verursacht

iatrogen (gr.) = durch ärztliches Handeln verursacht

Wurzelkanalbehandlung ▸ S. 171 ff.

Eine symptomatische Pulpitis kündigt sich in der Regel an. Als erstes Warnsymptom tritt häufig eine erhöhte Empfindlichkeit auf Kälte und / oder Wärme sowie süß und/ oder sauer auf.

reversible Pulpitis	irreversible Pulpitis
Schmerzen werden durch Reize ausgelöst	Schmerzen treten auch spontan auf (z. B. in der Nacht)
Schmerzen klingen nach dem Reiz schnell ab	Schmerzen dauern deutlich länger als der Reiz
Schmerzen sind zu lokalisieren	Schmerzen strahlen aus, z. B. zur Schläfe oder zum Ohr
Zahn ist eher kälteempfindlich als wärmeempfindlich	Zahn ist eher wärmeempfindlich, Kälte wirkt lindernd
Zahn zeigt in der Regel keine Perkussionsempfindlichkeit	Zahn zeigt evtl. Perkussionsempfindlichkeit

Tabelle 5.1 Hinweisende Symptome auf eine reversible oder irreversible Pulpitis

5.1.4 Pulpanekrose

Wenn die Pulpa infolge der Entzündung abgestorben ist, spricht man von einer Pulpanekrose. Ging der Nekrose eine symptomatische Pulpitis voraus, tritt bei den Patienten häufig eine Linderung der Beschwerden ein. Ist die Pulpanekrose die Folge einer asymptomatischen Pulpitis, wird auch die Nekrose von den Patienten meist nicht bemerkt.

Erweiterung des Parodontalspalts ▸S. 184

apikale Aufhellung ▸S. 199

Nekrose (gr.) = Absterben von Gewebe

apikale Parodontitis: Entzündung des Gewebes um die Wurzelspitze (Apex)

devital (lat.) = leblos, abgestorben
vital (lat.) = lebendig

Gangrän (gr.-lat.) = bakteriell besiedelte Nekrose mit fauligem Zerfall

Anästhesie ▸S. 161 ff.

5.1.5 Apikale Parodontitis

Wenn devitale Zähne akut Schmerzen bereiten, ist das meist die Folge eines Pulpagangräns, d. h. die Pulpa ist abgestorben, bakteriell besiedelt und zerfällt faulig. Fäulnisgase entstehen, Stoffwechselprodukte der Bakterien dringen in das periapikale Gewebe ein und rufen dort eine Entzündungsreaktion hervor. Der Schmerz geht also nicht vom Zahn, sondern vom apikalen Gewebe aus. Die Symptome der Patienten sind dabei abhängig von der Stärke der Entzündung:

- Aufbissempfindlichkeit,
- Gefühl verlängerter Zähne,
- klopfende Schmerzen,
- eventuell Weichteilschwellung.

Fistel = röhrenförmiger, nicht natürlicher Gang; hier zwischen Entzündungsherd und Körperoberfläche

Durch die Entzündung kann sich eine Fistel bilden, über die Eiter und Sekret abfließen können. Durch diese Druckentlastung haben diese Patienten häufig kaum Schmerzen.

5.1.6 Diagnostik

Es ist schwierig, eine genaue Diagnose über den Zustand der Pulpa zu treffen. Folgende Mittel stehen dem Zahnarzt zur Verfügung:

- die Schmerzanamnese: wann, wie lange und wie stark der Zahnschmerz auftritt, kann bereits erste Hinweise auf den Zustand der Pulpa geben;
- die Inspektion: wichtig ist der Zustand des Zahnes, ob er bereits Füllungen hat, ob das Zahnfleisch unauffällig erscheint usw.;
- die Sensibilitätsprobe: hierdurch kann der Zahnarzt erfahren, ob der Zahn noch sensibel auf Reize reagiert;
- der Perkussionstest: eine Klopfempfindlichkeit des Zahnes lässt vermuten, dass das apikale Gewebe entzündet und die Pulpa bereits nekrotisch ist;
- Röntgenaufnahmen: im fortgeschrittenen Stadium einer Pulpitis kann es zu einer im Röntgenbild erkennbaren ▸Erweiterung des Parodontalspalts oder einer ▸apikalen Aufhellung kommen.

Aufgrund der Befunde wählt der Zahnarzt eine sinnvolle Therapie.

5.2 Das Nervensystem

Gelangt man im Rahmen zahnärztlicher Behandlungen in die Nähe der Pulpa, kann dies für den Patienten sehr schmerzhaft werden, sodass eine Betäubung (Anästhesie) erforderlich wird. Um die Wirkungsweise der ▸Anästhesie zu verstehen, muss man Aufbau und Funktion des Nervensystems kennen.

Der Mensch nimmt seine Umwelt mit allen ihm zur Verfügung stehenden Sinnen wahr, verarbeitet all diese Informationen und reagiert entsprechend. Alle Organe des Körpers arbeiten harmonisch zusammen und der Körper passt sich veränderten Anforderungen an. All dies vollbringt das Nervensystem in Zusammenarbeit mit dem Hormonsystem.

5.2.1 Die Nervenzelle

Grundbaustein des Nervensystems ist die Nervenzelle (Neuron). Sie ist eine hochspezialisierte Körperzelle.

Aufbau. Die Nervenzelle ist wie folgt aufgebaut (Bild 5.2):

- Zellkörper mit Zellkern: er bildet die Hauptmasse der Nervenzelle. Die meisten Zellkörper liegen im Gehirn und im Rückenmark.
- Dendriten: diese kurzen Fortsätze am Zellkörper nehmen Meldungen (Reize) auf und leiten sie an den Zellkörper weiter.

- Neurit: dieser lange Fortsatz leitet Reize vom Zellkörper weg. Bündel von Neuriten werden als Nervenfasern bezeichnet. Da Neuriten über einen Meter lang sein können, werden sie von Zellen umhüllt, die die Neuriten schützen, stützen und isolieren (Schwann'sche Zellen).
- Synapsen: sie sind die Kontaktstellen zwischen Nervenzellen und anderen Zellen wie Sinnes- oder Muskelzellen. An ihnen findet die Erregungsübertragung (Reizweiterleitung) von einer Zelle auf die andere statt.

Reizweiterleitung. Informationen werden von den Nervenzellen in Form von elektrischen Impulsen weitergeleitet. Der elektrische Impuls wandert durch den Neuriten bis zur Synapse. Dort werden durch diesen Impuls Überträgerstoffe (Transmitter) ausgeschüttet, die von der folgenden Nervenzelle bzw. dem entsprechendem Organ, z. B. einem Muskel, aufgenommen werden.

Viele Gifte wirken an den Synapsen. So bewirkt das Gift der „schwarzen Witwe", einer Spinnenart, eine schlagartige und irreparable Entleerung der Transmitter an den Synapsen, die an den Muskeln enden. Danach ist keine Informationsübertragung mehr möglich und man stirbt an einer Atemlähmung. Auch das Botulinumtoxin (kurz Botox), das vielfach im kosmetischen Bereich zur Faltenreduzierung eingesetzt wird, dringt in die Synapsen ein und verhindert eine Ausschüttung der Transmitter, sodass an dem Wirkort keine Muskelbewegung mehr möglich ist.

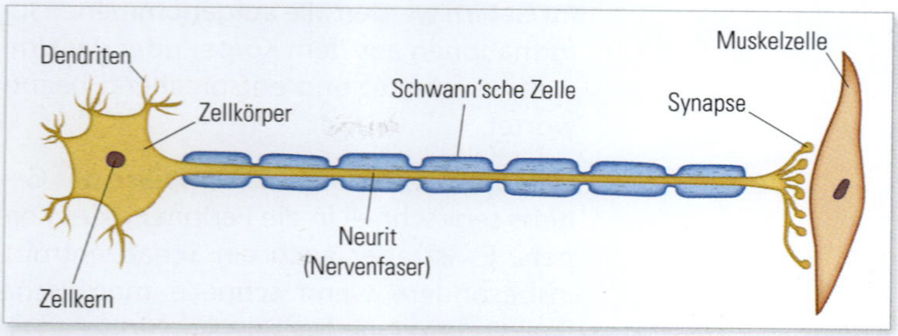

Bild 5.2 Nervenzelle mit Schwann'schen Zellen

Die in der Zahnarztpraxis gebräuchlichen Lokalanästhetika wirken nicht an der Synapse, sondern unterbrechen die Weiterleitung der Nervenimpulse dort, wo sie in Kontakt mit den Nervenfasern kommen.

Transmitter (engl.) = Umwandler, Überträger

5.2.2 Anatomischer Aufbau des Nervensystems

Anatomisch unterscheidet man zwischen dem zentralen Nervensystem (ZNS) und dem peripheren Nervensystem (Bild 5.3).

peripher (gr.-lat.) = am Rande liegend

Das zentrale Nervensystem (ZNS) besteht aus dem Gehirn mit Großhirn, Kleinhirn, Zwischenhirn, Hirnstamm, Rückenmark.

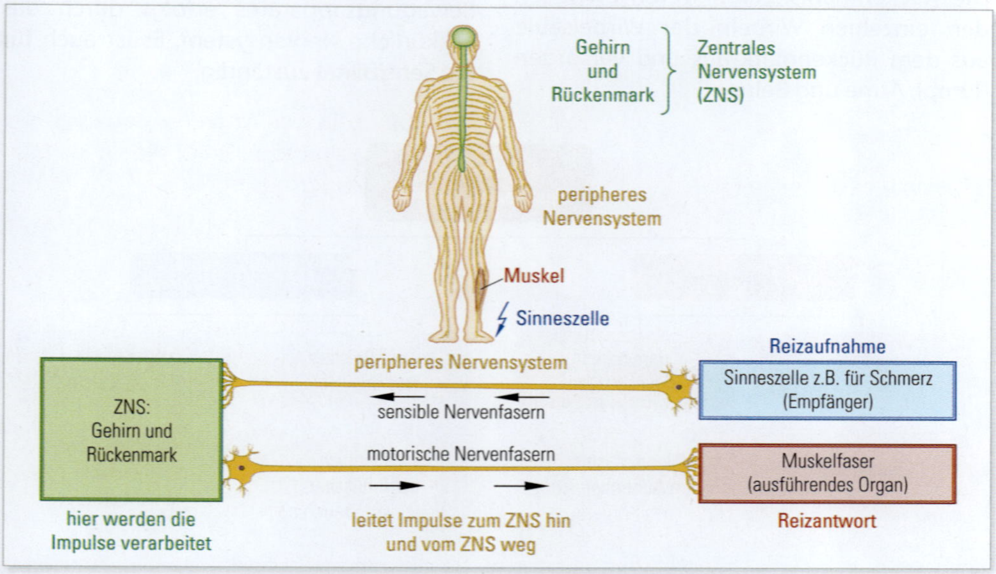

Bild 5.3 Zentrales und peripheres Nervensystem

Im Gehirn werden alle aufgenommenen Informationen aus dem Körper oder der Umwelt verarbeitet und entsprechend beantwortet.

Das Rückenmark leitet alle Impulse des Gehirns sehr schnell in die Peripherie des Körpers. Es ist aber auch ein Schaltzentrum, insbesondere wenn schnelle motorische Reaktionen ohne Nachdenken erforderlich sind. Diese werden in Form von Reflexen vom Rückenmark gesteuert, z.B. der Patellarsehnenreflex (Klopfen auf die Kniescheibensehne), das Zurückziehen der Hand beim Berühren einer heißen Herdplatte oder die Abstützreaktion der Hände beim Fallen.

Das periphere Nervensystem besteht aus 12 Hirnnerven und 31 Rückenmarksnerven. Hirn- und Rückenmarksnerven sind paarig angelegt. Die Hirnnerven verlassen den Schädel durch Öffnungen in den Schädelknochen und versorgen hauptsächlich den Kopf- und Halsbereich. Sie laufen also nicht über das Rückenmark.

funktionell (lat.) = auf die Aufgabe / Funktion bezogen

Man bezeichnet die Hirnnerven mit den römischen Zahlen I bis XII. Für den zahnmedizinischen Bereich sind der V. Hirnnerv (▸Nervus trigeminus) und der VII. Hirnnerv (▸Nervus facialis) von besonderer Bedeutung.

Nervus trigeminus ▸S. 156

Nervus facialis ▸S. 158

Die Rückenmarksnerven treten zwischen den einzelnen Wirbeln der Wirbelsäule aus dem Rückenmark aus und versorgen Rumpf, Arme und Beine.

Eine Nervenzelle funktioniert wie eine Einbahnstraße, die Nervenimpulse laufen immer nur in eine Richtung. Das periphere Nervensystem besteht deswegen aus Leitungsbahnen, die Informationen aus dem Körper oder der Umwelt zum ZNS hinleiten und aus Leitungsbahnen, die Befehle des ZNS zu den Organen senden (Bild 5.3, S. 155). Man unterscheidet also:

- hinführende oder sensible Nerven, über die Meldungen zum Rückenmark oder Gehirn geleitet werden. Leiten sie Informationen von Sinneszellen oder Sinnesorganen, heißen sie auch sensorische Nerven.
- wegführende Nerven, die Befehle vom Gehirn oder Rückenmark an die Muskeln oder Organe leiten. Versorgen diese wegführenden Nerven Muskeln, spricht man auch von motorischen Nerven.

5.2.3 Funktioneller Aufbau des Nervensystems

Funktionell unterscheidet man das willkürliche (somatische) und das unwillkürliche (vegetative) Nervensystem (Bild 5.4).

Das willkürliche Nervensystem unterliegt größtenteils dem Willen. Informationen werden z.B. durch das Auge bewusst wahrgenommen und das Bewusstsein steuert die jeweilige Reaktion. Die Steuerung des Bewegungsapparates erfolgt durch das willkürliche Nervensystem. Es ist auch für die Sensibilität zuständig.

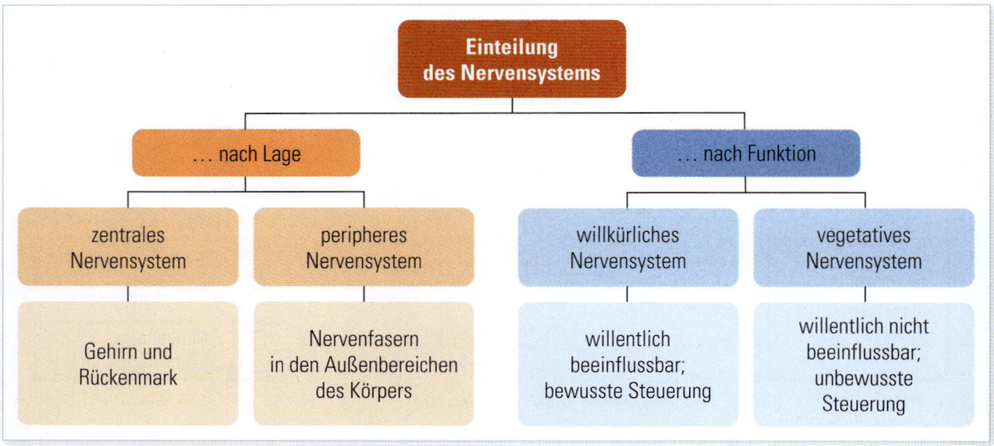

Bild 5.4 Einteilung des Nervensystems

Das vegetative Nervensystem arbeitet unabhängig vom Willen und wird daher auch autonomes Nervensystem genannt. Es arbeitet eng mit dem Hormonsystem zusammen und reguliert unbewusst lebenswichtige Körperfunktionen wie die Herztätigkeit, den Blutdruck, die Atmung, die Verdauung oder die Speichelproduktion. Hierauf kann der Mensch bewusst keinen Einfluss nehmen.

Das vegetative Nervensystem besteht aus zwei Teilsystemen: dem Sympathikus und dem Parasympathikus, die meist als Gegenspieler (Antagonisten) arbeiten (Bild 5.5).

Der Sympathikus bewirkt eine Leistungssteigerung in Bezug auf energieverbrauchende Aktivitäten wie Anspannung, Stress, körperliche Arbeit. Das Herz schlägt schneller, die Atmung wird tiefer, die Sekretion der Verdauungssäfte und des Speichels wird vermindert. Viele Menschen kennen das Phänomen des trockenen Mundes in Anspannungs- oder Stressmomenten – ein Zeichen für eine erhöhte Aktivität des Sympathikus.

Der Parasympathikus verstärkt hingegen die energieliefernden Prozesse wie Essen und Verdauen. Die Sekretion der Verdauungssäfte und des Speichels wird ebenso gesteigert wie die Bewegungen des Magen-Darm-Traktes, die Herzfrequenz nimmt ein wenig ab. Wenn einem beim Anblick köstlicher Speisen das Wasser im Mund zusammenläuft, ist dies ein Hinweis auf die Aktivität des Parasympathikus.

Das Gleichgewicht zwischen Sympathikus und Parasympathikus ermöglicht eine optimale Anpassung an die Bedürfnisse des Körpers und einen gesunden Wechsel zwischen Anspannung und Entspannung.

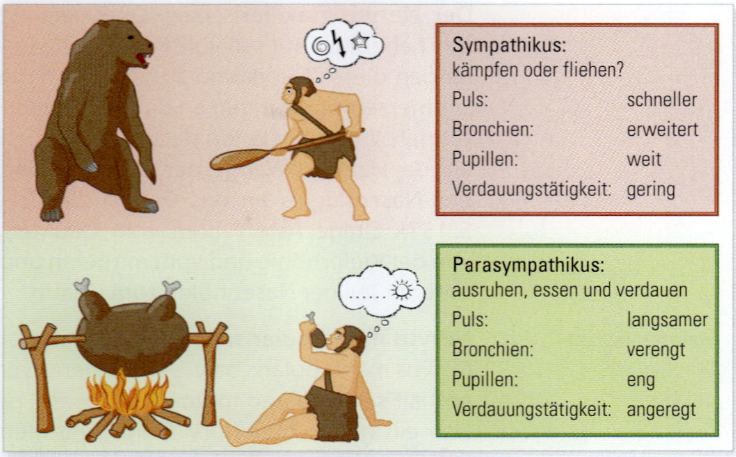
Sympathikus:
kämpfen oder fliehen?
Puls: schneller
Bronchien: erweitert
Pupillen: weit
Verdauungstätigkeit: gering
Parasympathikus:
ausruhen, essen und verdauen
Puls: langsamer
Bronchien: verengt
Pupillen: eng
Verdauungstätigkeit: angeregt

Bild 5.5 Die Funktionen von Sympathikus und Parasympathikus

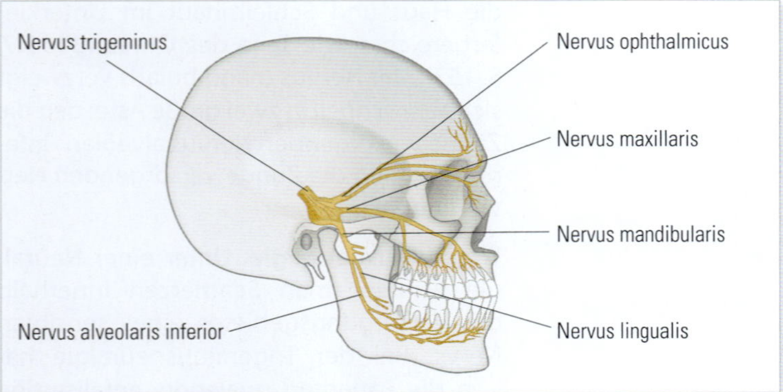

Bild 5.6 Nervus trigeminus

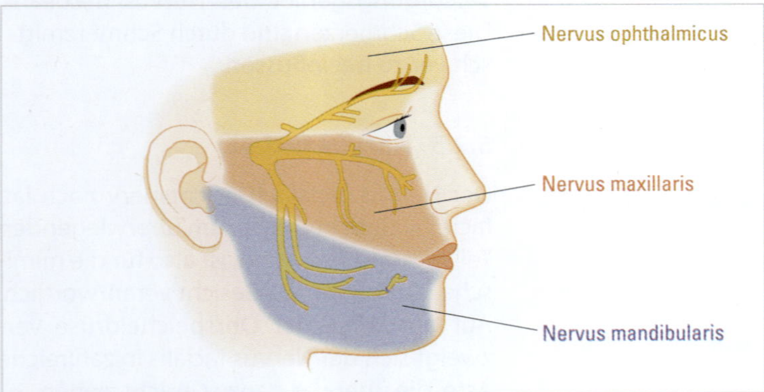

Bild 5.7 Versorgungsgebiete des Nervus trigeminus

5.2.4 Nervus trigeminus

Der Nervus trigeminus ist der V. Hirnnerv. Er besteht zum größten Teil aus sensiblen Fasern, d.h. er ist für die Empfindungen im Gesichtsbereich verantwortlich. Der Name Nervus trigeminus ergibt sich aus seiner Aufteilung in drei Hauptäste, die sich im weiteren Verlauf noch weiter verästeln (Bild 5.6).

Nervus ophthalmicus. Der erste Ast ist der Nervus ophthalmicus oder Augenast. Er führt ausschließlich sensible Fasern und versorgt vor allem den Stirn- und Augenbereich, die Schleimhäute der oberen Nasennebenhöhlen und der oberen Nasenhöhle (Bild 5.7).

trigeminus (lat.) = dreifach; **tri** = drei

ophthalmos (gr.) = Augapfel

Der Nervus maxillaris bzw. Oberkieferast führt ebenfalls nur sensible Fasern. Verästelungen dieses Nervs sind zuständig für die Schmerzempfindungen an den Oberkieferzähnen. Weiterhin leiten sie Empfindungen aus der Haut der Wange, der Oberlippe und des Nasenflügels an das Gehirn (Bild 5.7, S. 157). Einige Äste führen vom Gaumen, von der Kieferhöhle und vom mittleren und unteren Teil der Nasenhöhle zum Gehirn.

mandibula (lat.) = Unterkiefer

Nervus mandibularis. Der dritte Ast ist der Nervus mandibularis bzw. Unterkieferast. Er enthält sensible und motorische Fasern, ist also ein gemischter Nerv. Seine sensiblen Fasern versorgen alle Zähne des Unterkiefers, die vorderen zwei Drittel der Zunge, die Haut und Schleimhaut im Unterkieferbereich sowie Teile des Ohres (Bild 5.7, S. 157). Der Nervus mandibularis verzweigt sich sehr schnell in zwei große Äste: den die Zähne versorgenden Nervus alveolaris inferior und den die Zunge versorgenden Nervus lingualis.

Schlaganfall: Absterben einer Gehirnregion meist aufgrund einer Mangeldurchblutung

Neuralgie (gr.) = Nervenschmerz

Trigeminusneuralgie. Unter einer Neuralgie versteht man Schmerzen innerhalb des Versorgungsgebietes eines sensiblen Nervs. Bei der Trigeminusneuralgie haben die Patienten quälende, anfallsartige Schmerzen in einer Gesichtshälfte, meist im Versorgungsgebiet des Nervus maxillaris. Diese Schmerzen sind durch Schmerzmittel schwer zu beeinflussen.

5.2.5 Nervus facialis

Mimik = Regungen im Gesicht durch Bewegungen der Gesichtsmuskulatur

Der Nervus facialis (Gesichtsnerv nach lat. facies = Gesicht) führt zum überwiegenden Teil motorische Fasern, ist also für die mimische Muskulatur im Gesicht verantwortlich. Auf der Höhe der Ohrspeicheldrüse verzweigt sich der Nervus facialis in zahlreiche Äste, die über das ganze Gesicht ziehen.

Da der Nervus facialis ein motorischer Nerv ist, kommt es bei einer Verletzung oder einem Ausfall dieses Nervs zu einer Lähmung in der entsprechenden Gesichtshälfte (Facialisparese). Auf der betroffenen Gesichtshälfte sind dann z.B. kein Stirnrunzeln, kein Anheben der Augenbrauen, kein vollständiger Lidschluss und bei hängendem Mundwinkel manchmal sogar ein unvollständiger Mundschluss zu beobachten. Diese Gesichtslähmung tritt häufig bei Patienten mit einem Schlaganfall auf (Bild 5.8).

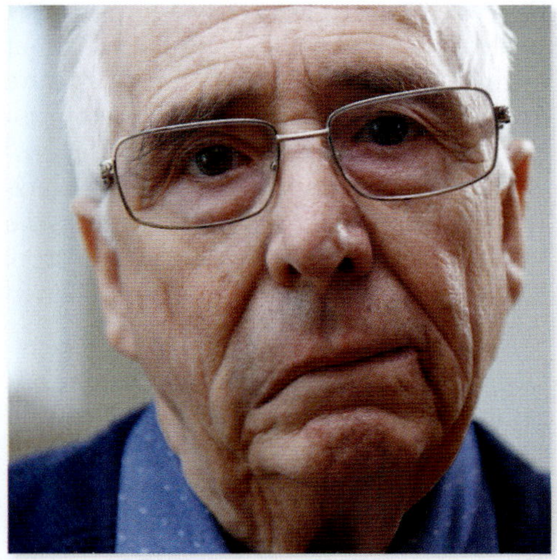

Bild 5.8 Patient mit Gesichtslähmung

5.3 Der knöcherne Schädel

Die Wurzeln der Zähne sind von Knochengewebe umgeben.

5.3.1 Knochenaufbau

peri (gr.) = um, herum

os (gr.) = Knochen

compactus (lat.) = gedrungen, dicht

Knochengewebe ist das härteste lebende Gewebe des Menschen. (Schmelz ist zwar härter als Knochen, aber kein lebendes Gewebe.) Der ausgewachsene Knochen hat einen typischen Aufbau. Er ist außen von einer derben Knochenhaut, dem Periost, umgeben. Ausgehend vom Periost wird der Knochen mit Blutgefäßen versorgt. Die äußere Schicht des eigentlichen Knochens besteht aus besonders dichtem Knochengewebe und wird Knochenrinde oder Kompakta genannt. Sie wird von kleinen Kanälen durchzogen, in denen die Blutgefäße entlang laufen (Bild 5.9).

spongia (lat) = Schwamm

Bestünde der gesamte Knochen aus diesem dichten Knochengewebe, wäre der Körper viel zu schwer. Daher befindet sich im Inneren des Knochens ein leichtes, schwammartiges Knochengewebe, die Spongiosa.

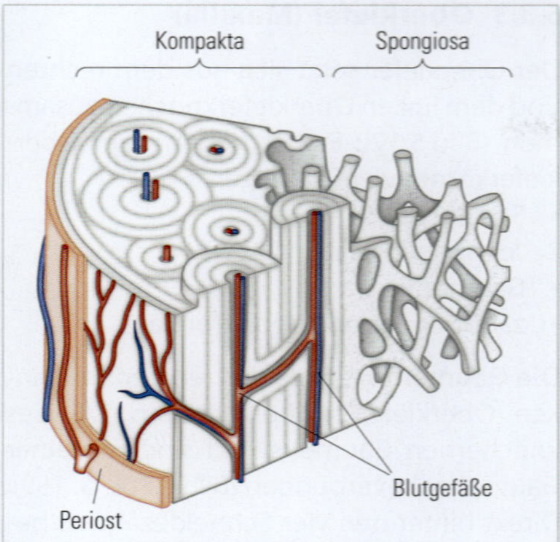

Bild 5.9 Aufbau des Knochens

Das Gerüst der Spongiosa besteht aus Knochenbälkchen, die so angeordnet sind, dass sie dem Knochen bei möglichst geringem Gewicht maximale Stabilität geben. In den Zwischenräumen befindet sich Knochenmark; hier wird das Blut gebildet (Bild 5.9).

Im Mittelteil der langen Knochen (z.B. dem Oberschenkelknochen) fehlt die Spongiosa meistens völlig. In diesem Hohlraum befindet sich ausschließlich Knochenmark; daher wird er Markhöhle genannt.

5.3.2 Der Schädel

Beim knöchernen Schädel unterscheidet man Hirnschädel und Gesichtsschädel. Die Hirnschädelknochen sind eine schützende Hülle um das Gehirn. Die Gesichtsschädelknochen formen die Gesichtszüge (Bild 5.10). Einige Schädelknochen sind paarig angelegt, das heißt, sie kommen jeweils auf jeder Schädelhälfte vor. Andere sind unpaarig angelegt, es gibt also nur einen Knochen (Bild 5.11, S. 160).

Die Knochen des Schädels sind fast alle durch fest zusammengewachsene Knochennähte verbunden. Ein besonderer Knochen ist das Zungenbein, da dieser Knochen keinen direkten Kontakt zu den übrigen Schädelknochen hat. Das Zungenbein ist nur an Muskeln und Sehnen aufgehängt. An diesem Knochen setzen die ▶Muskeln des Mundbodens an.

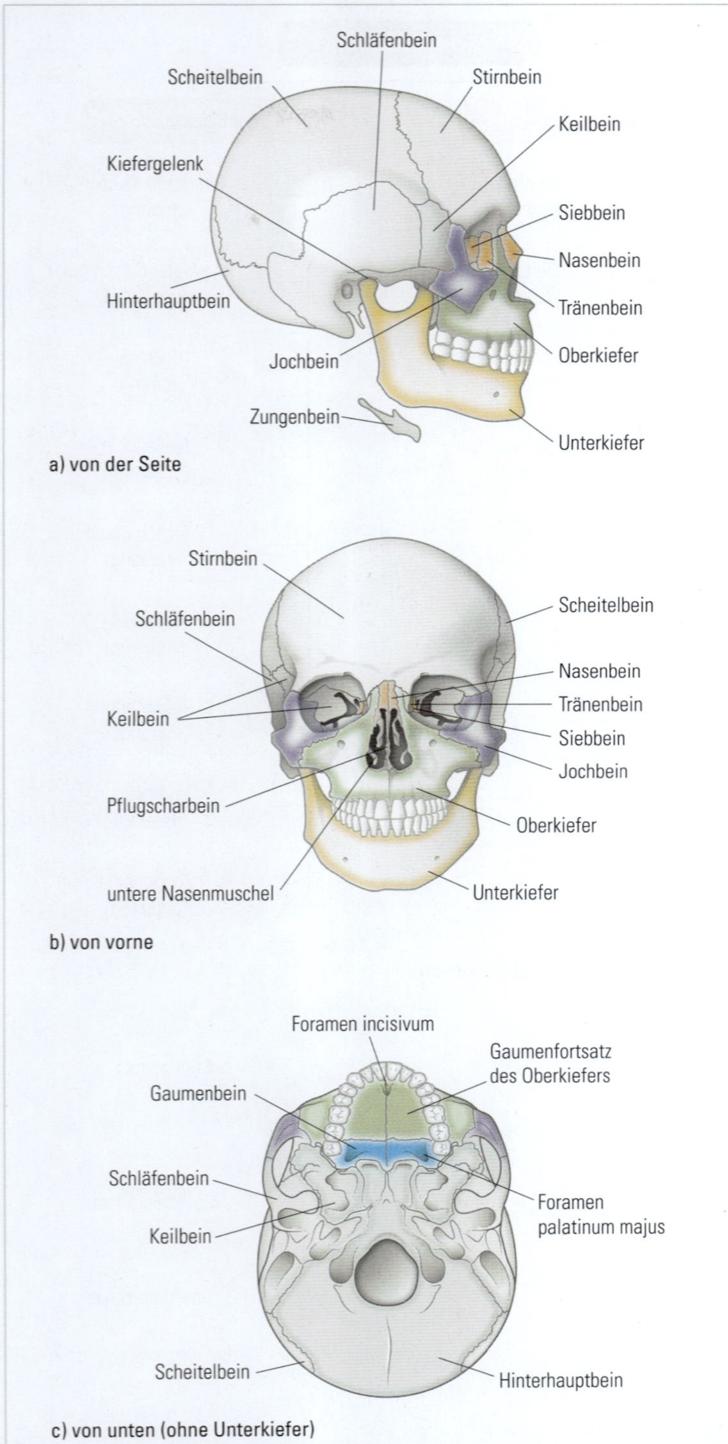

Bild 5.10 Der Schädel

Bein: altes deutsches Wort für Knochen

Mundbodenmuskulatur ▶S. 289

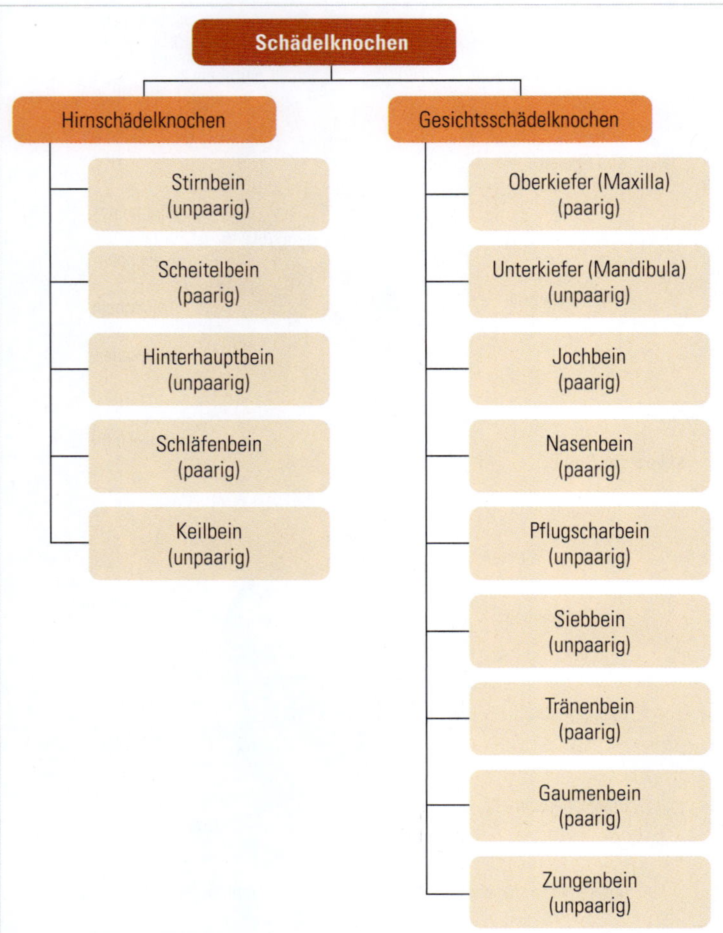

Bild 5.11 Übersicht Schädelknochen

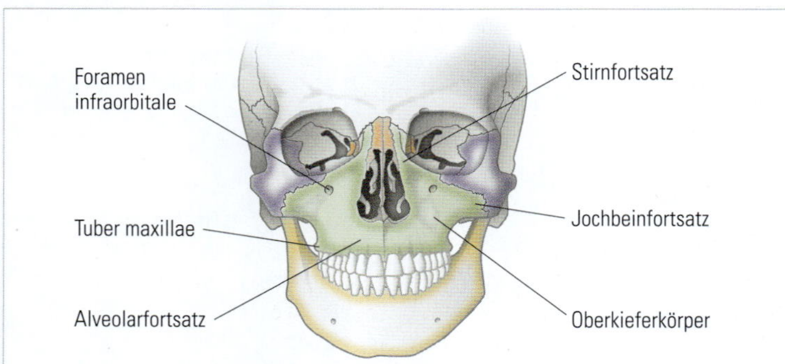

Bild 5.12 Oberkiefer von vorn

Tuber (lat.) = Höcker, Beule

Foramen (Sg.)/Foramina (Pl) (lat.) = Loch

infra (lat.) = unterhalb; **orbita** (lat.) = Augenhöhle

Septum von saeptum (lat.) = Zaun

5.3.3 Oberkiefer (Maxilla)

Der Oberkiefer setzt sich aus dem rechten und dem linken Oberkieferknochen zusammen (Bild 5.12). Er hat neben dem Oberkieferkörper vier Fortsätze:

- Stirnfortsatz,
- Jochbeinfortsatz,
- Gaumenfortsatz,
- zahntragender Alveolarfortsatz.

Die Gaumenfortsätze des rechten und linken Oberkieferknochens bilden 2/3 des knöchernen Gaumens und sind mit einer Gaumennaht verbunden (Bild 5.10c, S. 159). Direkt hinter den vier Schneidezähnen befindet sich ein kleiner Knochen, der Zwischenkieferknochen. Dieser Knochen verwächst bereits vor der Geburt mit dem Oberkiefer und wird nicht als eigener Knochen aufgeführt. Er wurde beim Menschen erstmals von Johann Wolfgang von Goethe nachgewiesen und heißt daher auch Goetheknochen.

Alveolarfortsatz. Im Alveolarfortsatz befinden sich die Zahnfächer, die bei mehrwurzeligen Zähnen durch knöcherne Scheidewände (Interdentalsepten) unterteilt werden. Am distalen Ende des Zahnbogens befindet sich ein Knochenhöcker, der als Tuber maxillae bezeichnet wird.

Foramina des Oberkiefers. Ein Foramen ist ein Knochenloch, das Ein- oder Austrittspforte für Nerven und Blutgefäße ist. Bei der Anästhesie spielen die Foramina eine wichtige Rolle. Das wichtigste Foramen des Oberkiefers ist das Foramen infraorbitale (Unteraugenloch) (Bild 5.12). Es befindet sich im Oberkieferkörper unterhalb der Augenhöhle. Aus diesem Foramen tritt ein Ast des Nervus maxillaris aus. Hinter den mittleren Schneidezähnen des Oberkiefers liegt das Foramen incisivum (Schneidezahnloch) (Bild 5.10c, S. 159).

Ein weiteres Foramen im Oberkieferbereich ist das Foramen palatinum majus (großes Gaumenloch). Es befindet sich im Gaumenbein, dem hinteren Drittel des knöchernen Gaumens, auf Höhe des Weisheitszahnes.

5.3.4 Unterkiefer (Mandibula)

Der Unterkiefer ist über das Kiefergelenk beweglich mit dem Schädel verbunden. Er besteht aus dem U-förmigen Unterkieferkörper und den aufsteigenden Ästen auf beiden Seiten (Bild 5.13). Der Bereich zwischen Unterkieferkörper und aufsteigendem Ast ist der Kieferwinkel. Der Knochen ist im Kieferwinkel besonders dick, da hier die kräftigen Kaumuskeln ansetzen.

Der Unterkieferkörper unterteilt sich in die Unterkieferbasis und den zahntragenden Alveolarfortsatz. Die aufsteigenden Äste laufen mit zwei Fortsätzen aus. Der hintere Gelenkfortsatz hat ein kleines Köpfchen, das Teil des ▸Kiefergelenks ist. Dieses Köpfchen wird als Condylus bezeichnet. Am vorderen Muskelfortsatz ist die Kaumuskulatur befestigt.

Foramina des Unterkiefers. Das wichtigste Foramen des Unterkiefers ist das Foramen mandibulae (Unterkieferloch). Es befindet sich an der Innenseite des aufsteigenden Astes und ist der Eingang in den Mandibularkanal (Bild 5.13). In diesen Knochenkanal tritt der Nervus alveolaris inferior durch das Foramen mandibulae ein. Kleine Nervenäste ziehen aus dem Kanal zu den Wurzelspitzen der Unterkieferzähne. Der Mandibularkanal hat auf der Höhe der Prämolaren eine Austrittsstelle – das Foramen mentale (Kinnloch). Hier tritt der Nervus mentalis, ein Ast des Nervus alveolaris inferior, aus dem Kanal, um die Haut um die Kinnspitze und Unterlippe herum zu versorgen.

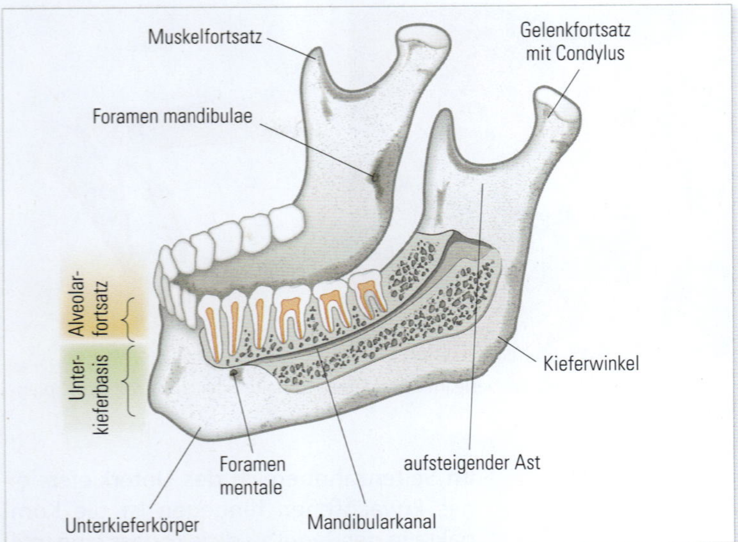

Bild 5.13 Unterkiefer mit Mandibularkanal

Kaumuskel ▸ S. 288

Kiefergelenk ▸ S. 287

kondylus (gr.) = Knöchel

5.4 Anästhesiemaßnahmen

Der Begriff Anästhesie kommt aus dem Griechischen: „anaisthesia" und bedeutet Unempfindlichkeit. Von einer Anästhesie spricht man, wenn ein Mensch aufgrund eines Betäubungsmittels (Anästhetikums) für eine bestimmte Zeit unempfindlich gegenüber Berührung, Temperatur- oder Schmerzreizen ist. Die Allgemeinanästhesie bzw. Narkose ist in der Zahnarztpraxis selten und darf nur im Beisein eines Facharztes (Anästhesist) durchgeführt werden. Die örtliche Betäubung bzw. Lokalanästhesie wird hingegen ständig in einer Zahnarztpraxis eingesetzt. Man unterscheidet folgende Methoden:

- Infiltrationsanästhesie,
- Leitungsanästhesie,
- intraligamentäre Anästhesie,
- Oberflächenanästhesie.

5.4.1 Infiltrationsanästhesie

Bei der Infiltrationsanästhesie wird das Anästhetikum in das Weichgewebe injiziert und es dringt in das umliegende Gewebe ein (infiltriert). Die Weiterleitung der Impulse wird an den dort befindlichen Nervenendigungen und kleinen Nervenfasern blockiert.

Soll ein Zahn durch eine Infiltrationsanästhesie betäubt werden, wird das Anästhetikum auf Höhe der Wurzelspitze in die Mundschleimhaut injiziert. Das Anästhetikum muss durch den Knochen infiltrieren, um zum Nervenast zu gelangen, der den Zahn versorgt (Bild 5.14, S. 162).

Eine Infiltrationsanästhesie ist nur dort möglich, wo die Kompakta des Knochens nicht zu dick und dicht ist. Das trifft für den gesamten Oberkieferbereich und für die Frontzähne des Unterkiefers zu.

Narkose (gr.) = Erstarrung

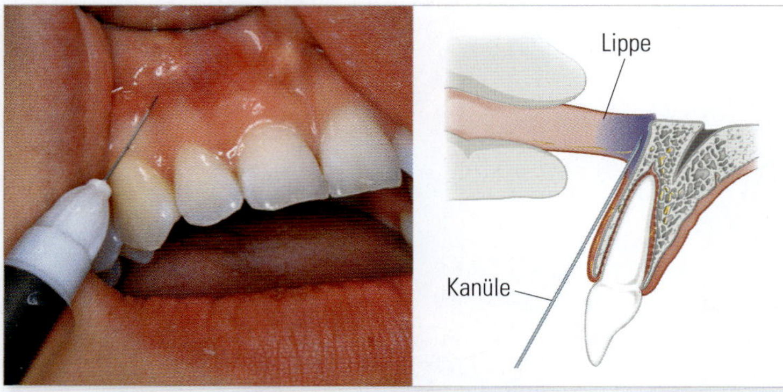

Bild 5.14 Infiltrationsanästhesie im Oberkiefer – Abhalten der Lippe mit dem Spiegel oder mit den Fingern

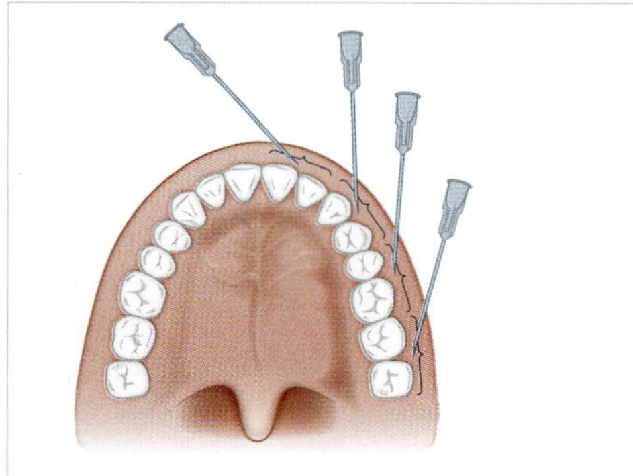

Bild 5.15 Ausschalten aller OK-Zähne eines Quadranten durch 4 Einstiche

Im Seitenzahnbereich des Unterkiefers eines Erwachsenen hingegen ist die Kompakta in der Regel zu dick, sodass eine Infiltrationsanästhesie nicht sicher ist.

Abrechnung. Die Infiltrationsanästhesie (I) hat die BEMA-Nummer 40 und gilt für zwei nebeneinanderstehende Zähne (Bild 5.15). Da sich das Anästhetikum verteilt, sind zwei benachbarte Zähne betäubt. Nur die mittleren Schneidezähne gelten nicht als nebeneinanderstehend. Bei der Anästhesie von 11, 21 oder 31, 41 wird zweimal die 40 abgerechnet.

Bei lang andauernden Behandlungen kann eine zweite Injektion abgerechnet werden. Neben einer Leitungsanästhesie kann die Infiltrationsanästhesie nur abgerechnet werden, wenn erstere nicht ausreicht.

5.4.2 Leitungsanästhesie

Bei der Leitungsanästhesie unterbricht man die Nervenleitung an einem Nervenstamm mit einem Lokalanästhetikum. Es wird in unmittelbarer Nachbarschaft zu einem Nerven eingespritzt, noch bevor dieser sich in seine Endäste verzweigt hat. Die Anästhesie entsteht nicht nur im Einstichgebiet, sondern im gesamten Versorgungsbereich dieses Nervenstamms.

Die Leitungsanästhesie kann nur dort erfolgen, wo der Nervenstamm außerhalb des Knochens verläuft bzw. nur von einer dünnen Knochenschicht überdeckt und für eine Injektionsnadel erreichbar ist.

Leitungsanästhesie im Unterkiefer. Die Leitungsanästhesie wird besonders häufig im Unterkiefer vorgenommen. Erreichbar für ein Anästhetikum ist der Nervus alveolaris inferior bei seinem Eintritt in den Unterkieferknochen – an der Innenseite des aufsteigenden Astes, dem Foramen mandibulae. Bei weit geöffnetem Mund wird mit dem Zeigefinger der vordere Rand des aufsteigenden Astes ertastet und dann etwa 1 cm oberhalb der Kaufläche der Unterkiefermolaren an der Innenseite des aufsteigenden Astes eingestochen und injiziert (Bild 5.16).

Da der Nervus alveolaris inferior alle Zähne der jeweiligen Unterkieferseite versorgt, sind alle Zähne eines Quadranten betäubt. Zusätzlich betäubt sind die entsprechende Unterlippenhälfte und die Schleimhaut im vorderen Bereich der Zunge.

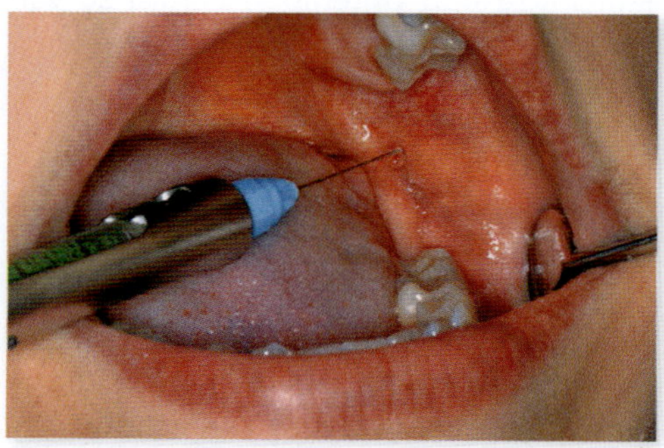

Bild 5.16 Leitungsanästhesie des Nervus alveolaris inferior am Foramen mandibulae

Die mittleren Schneidezähne werden bei der Leitungsanästhesie im Unterkiefer nicht vollständig betäubt, da sich die Versorgungsgebiete des rechten und des linken Nervus alveolaris inferior im Schneidezahnbereich überlappen. Die rechten mittleren Schneidezähne werden auch vom linken Nervus alveolaris inferior mitversorgt und umgekehrt.

Leitungsanästhesien im Oberkiefer werden wesentlich seltener vorgenommen. Es gibt mehrere Äste des Nervus maxillaris, die die Schmerzempfindlichkeit der Oberkieferzähne ausmachen und vor der Verzweigung in diese Äste ist der Nervus maxillaris für eine Injektion nicht erreichbar. Da also nur einzelne Äste zu erreichen sind, können im Gegensatz zum Unterkiefer immer nur wenige Zähne auf einmal betäubt werden.
Die Injektion eines Lokalanästhetikums am Foramen infraorbitale betäubt normalerweise vom seitlichen Schneidezahn bis zum zweiten Prämolaren. Der mittlere Schneidezahn wird nicht betäubt (Bild 5.17).

Tuberanästhesie. Zur Anästhesie der Molaren wird das Lokalanästhetikum im Mundvorhof des Oberkiefers hinter dem letzten Molaren, am Tuber maxillae, injiziert. Diese Tuberanästhesie erfasst alle Oberkiefermolaren einer Seite (Bild 5.18).

Intraoral oder extraoral. Leitungsanästhesien, ob im Ober- oder Unterkiefer, werden normalerweise von intraoral durchgeführt. In sehr seltenen Fällen können Patienten aufgrund starker Schmerzen oder einer ▸Kieferklemme den Mund nicht weit genug öffnen. Hier kann die Leitungsanästhesie auch von extraoral durchgeführt werden (Bild 5.19).

Aspiration. Bei der Leitungsanästhesie muss nach dem Einstich und vor der Abgabe des Anästhetikums eine Aspiration erfolgen, d. h., der Spritzenkolben wird leicht zurückgezogen. So kann der Zahnarzt rechtzeitig erkennen, ob eventuell ein Blutgefäß punktiert worden ist, denn dann würde Blut in die Spritze hineingezogen werden. In diesem Fall darf nicht injiziert werden, da die Injektion des Lokalanästhetikums in Blutgefäße zu lebensbedrohlichen Kreislaufsituationen führen kann.

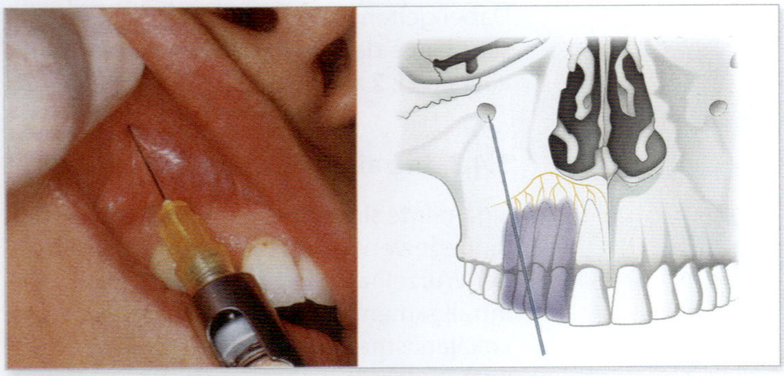

Bild 5.17 Leitungsanästhesie am Foramen infraorbitale und Wirkungsbereich

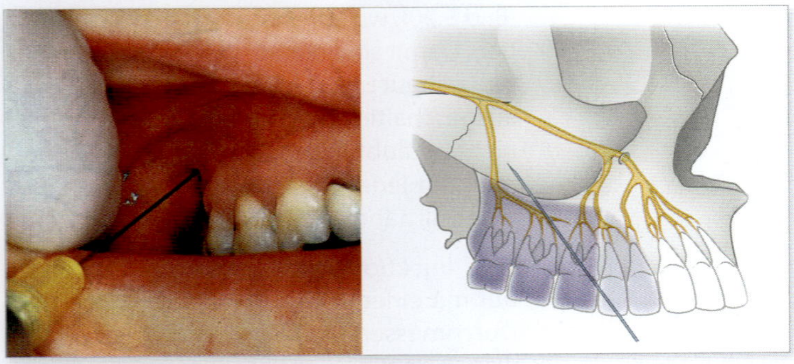

Bild 5.18 Tuberanästhesie und Wirkungsbereich

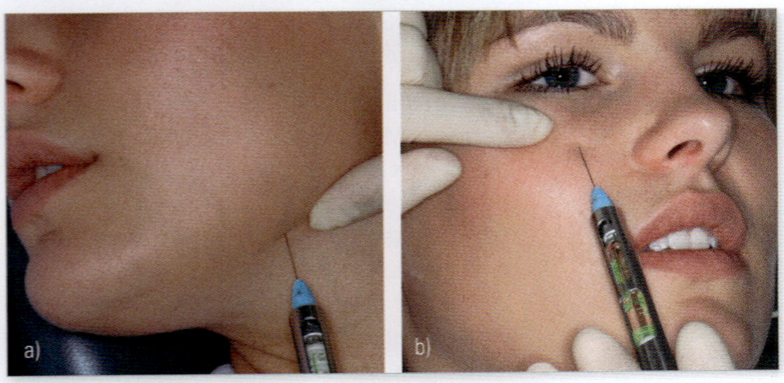

Bild 5.19 Extraorale Injektion am Foramen mandibulae (a) und am Foramen infraorbitale (b)

Abrechnung. Die Leitungsanästhesie mit der BEMA-Nummer 41 a (L 1) für die intraorale und 41 b (L 2) für die extraorale Injektion gilt im Unterkiefer für die Zähne eines Quadranten. Nur bei den Schneidezähnen kann wegen der überlappenden Versorgungsgebiete zusätzlich eine Infiltrationsanästhesie abgerechnet werden. Während die Leitungsanästhesie im Unterkiefer die Regel ist, kann sie im Oberkiefer nur bei Entzündungen und größeren chirurgischen Eingriffen abgerechnet werden.

Kieferklemme/ Kiefersperre ▸S. 288

intra = Vorsilbe für innerhalb;
extra = Vorsilbe für außer, außerhalb

Aspiration (lat.) = Ansaugen von Luft, Gasen, Flüssigkeiten

Dabei gelten 2 bis 3 Zähne als betäubt. Bei sehr lange dauernden Behandlungen kann eine L 1 / L 2 zweimal abgerechnet werden.

5.4.3 Intraligamentäre Anästhesie

Ligamente sind sehnenähnliche Bänder aus Bindegewebe. Die Sharpey'schen Fasern in der Wurzelhaut sind solche Ligamente. Die intraligamentäre Anästhesie ist also eine Lokalanästhesie, bei der das Anästhetikum in den Parodontalspalt, d. h. zwischen Zahnwurzel und Knochen, injiziert wird (Bild 5.20), wo die Sharpey'schen Fasern liegen. Damit sind die Schmerzrezeptoren der Wurzelhaut und die Nervenfasern der Pulpa ausgeschaltet, das umgebende Gewebe ist nicht betäubt. Bei mehrwurzeligen Zähnen muss an jeder Wurzel injiziert werden, um eine vollständige Anästhesie zu erreichen.

Inzision ▸ S. 197

Abformungen ▸ S. 347

Eine Injektion in den Parodontalspalt ist nur mit einer sehr dünnen Kanüle (0,3 mm Durchmesser) möglich. Außerdem muss wegen der Enge im Parodontalspalt mit hohem Druck injiziert werden. Daher ist eine spezielle Spritze erforderlich, die höhere Drücke aufbauen kann (Bild 5.21).

Der Vorteil dieser Technik ist, dass nur sehr geringe Mengen des betreffenden Anästhetikums benötigt werden. Dies kann insbesondere bei Risikopatienten von Vorteil sein. Weiterhin tritt die Anästhesie sofort ein und hält nur 30 Minuten an. Es kommt zu keiner Beeinträchtigung von Zunge, Lippe oder Wange und durch die Injektion können keine Schäden verursacht werden.

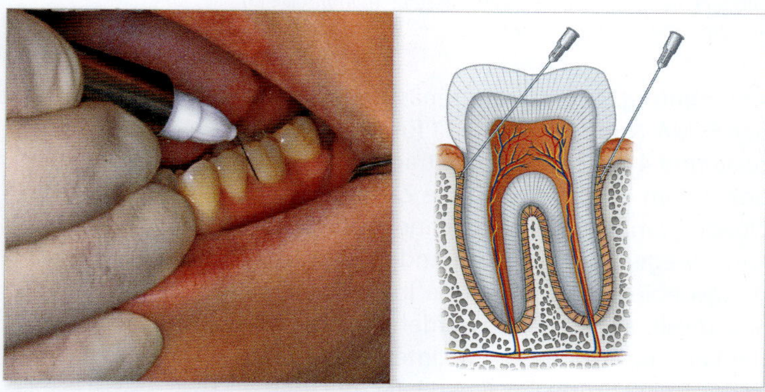

Bild 5.20 Intraligamentäre Anästhesie

Für alle kürzeren Behandlungen ist die intraligamentäre Anästhesie daher sehr gut geeignet.

Abrechnung. Die intraligamentäre Anästhesie (IA) wird ebenfalls mit Position 40 abgerechnet. Als intraligamentäre Anästhesie ist die Nummer 40 je Zahn abrechenbar.

5.4.4 Oberflächenanästhesie

Die Oberflächenanästhesie schaltet die oberflächlich gelegenen Schmerzrezeptoren durch ein Betäubungsmittel aus. Das verwendete Anästhetikum wird z. B. als Lösung auf die Schleimhaut aufgetragen oder mit einem Spray aufgesprüht (z. B. Lidocainspray). Diese Anästhesie wird in der Regel verwendet, um bei sehr ängstlichen Patienten und bei Kindern den Einstichschmerz der Spritze zu mildern, bei der Entfernung von gelockerten Milchzähnen, beim Zahnsteinentfernen, bei ▸Inzisionen kleiner oberflächlicher Abszesse oder beim Nehmen von ▸Abformungen, wenn die Patienten sehr leicht einen Würgereiz entwickeln.

Abrechnung. Die Oberflächenanästhesie ist nach BEMA nicht abrechenbar.

5.4.5 Arbeitsmittel bei der Anästhesie

Für die Anästhesie in der Zahnmedizin werden die in Bild 5.21 gezeigten Spritzen verwendet.

Die Einmalspritze ist eine sterile Kunststoffspritze, in die das Anästhetikum aufgezogen werden muss. Vor der Injektion wird eine Einmalkanüle aufgesteckt.

TIPP Stecken Sie die Schutzkappe nach der Verwendung der Einmalspritze nicht wieder auf die Kanüle, sondern entsorgen Sie alles in einem bruchfesten und durchstichsicheren Behälter.

Zylinderampullenspritze (Karpulenspritze). In der zahnmedizinischen Praxis sind Zylinderampullenspritzen weit verbreitet. In diese Spritzen aus Metall werden Zylinderampullen (Karpulen) eingespannt und mit einer speziellen Einmalkanüle versehen. Das eine Ende der Kanüle durchsticht den Gummipropfen der Ampulle, das andere Ende dient zur Injektion.

Zylinderampullenspritze vorbereiten:

1. Kolbenstange ganz zurückziehen und am Ende einen Federwiderstand überwinden.
2. Daraufhin das Vorderteil der Spritze mit der Zylinderampullenhalterung im rechten Winkel abklappen.
3. Die Zylinderampulle mit der Aluminiumkappe voraus einlegen.
4. Die Ampullenhalterung zurückklappen, dabei die Kolbenstange gegen den Federwiderstand zurückzuziehen.
5. Die Rändelschraube an der Kolbenstange ganz nach links drehen.
6. Dann die Kolbenstange bis in die Aussparung des Lochstopfens vorschieben.
7. Durch Rechtsdrehen der Rändelschraube werden die Aspirationshaken ausgefahren und verhaken sich im Lochstopfen.
8. Jetzt einmal versuchen, die Kolbenstange nach hinten zu ziehen. Dieses darf nur minimal möglich sein – Aspirationsversuch!
9. Erst jetzt die Einmalkanüle vorne auf das Gewinde aufgeschrauben.
10. Nach Ausspritzen einiger Tropfen Anästhetikum ist die Spritze gebrauchsfertig.

TIPP Bei der Zylinderampullenspritze muss die Kanüle zum Entfernen abgeschraubt werden. Um sich hierbei nicht zu verletzen, muss – anders als bei der Einmalspritze – die Schutzhülle zurückgesteckt werden. Dieses darf aber nicht zweihändig, sondern ausschließlich einhändig mit Hilfe eines ▸„No-Touch-Systems" oder eines ▸Schutzhüllenhalters erfolgen.

Druckspritzensysteme. Für die intraligamentäre Anästhesie, bei der geringe Mengen mit hohem Druck in den Parodontalspalt injiziert werden müssen, stehen spezielle Zylinderampullenspritzen zur Verfügung. Auf dem Markt gibt es Pistolengriff-Systeme und Federhaltergriff-Systeme.

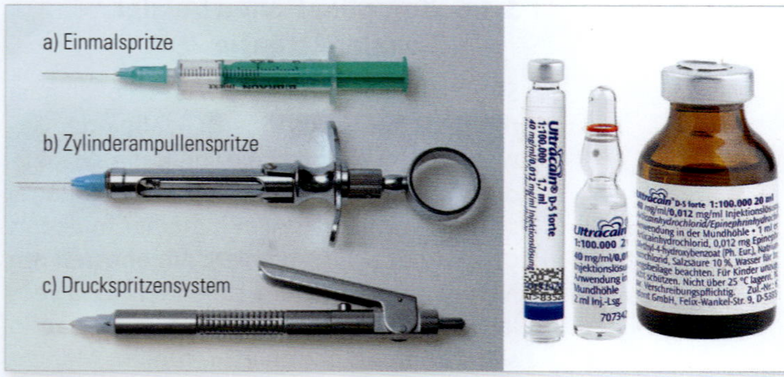

Bild 5.21 Spritzen, Zylinderampulle, Brechampulle und Mehrfachentnahmeflasche

Kanülen sind grundsätzlich Einwegmaterial und steril. Je nach Injektionsart werden die Kanülen ausgesucht:

- lange Kanülen für die Leitungsanästhesie,
- kurze Kanülen für die Infiltrationsanästhesie,
- sehr kurze und sehr dünne Kanülen für die intraligamentäre Anästhesie.

Das Anästhetikum besteht

- zu 99 % aus physiologischer Kochsalzlösung,
- aus dem betäubenden Wirkstoff (z. B. Articain als Wirkstoff in Ultracain, Mepivacain als Wirkstoff in Scandicain),
- aus gefäßverengenden Mitteln (Vasokonstringentien, z. B. Adrenalin oder Noradrenalin),
- aus Sulfatverbindungen als Konservierungsmittel (nur in Mehrfachentnahmeflaschen).

physiologische Kochsalzlösung: gleiche Salzkonzentration wie im Blutplasma = 0,9 %

Adrenalin ist ein körpereigenes Hormon, das bei Stress und Anspannung vermehrt ausgeschüttet wird. Die gefäßverengende Wirkung des Adrenalins führt zu einer relativen Blutleere im Injektionsgebiet. Gut zu sehen ist das an einer blassen Schleimhaut nach der Injektion. Durch diese Blutleere wird eine geringere Blutungsneigung erreicht und die Anästhesie wirkt länger, da das Anästhetikum nicht so rasch abtransportiert wird.

No-Touch-System ▸S. 78

Schutzhüllenhalter ▸S. 78

5.4.6 Komplikationen bei der Lokalanästhesie

Sehr selten kommt es bei der Lokalanästhesie zu Komplikationen. Gefäße oder Gewebe können durch die Injektion geschädigt werden, beides erholt sich in der Regel schnell. Werden Nerven bei einer Injektion geschädigt – dies passiert am ehesten am Nervus lingualis oder dem Nervus alveolaris inferior –, leiden die Patienten häufig sehr lange an Taubheitsgefühlen. Manchmal sind die Schäden irreversibel.

Einige Patienten reagieren auf die Konservierungsmittel allergisch, so dass es nach der Injektion zu schweren allergischen Reaktionen kommen kann. Für andere Patienten kann der Adrenalinzusatz ein Risiko darstellen. Bei diesen Patienten sollte der Einsatz von gefäßverengenden Mitteln sorgsam abgewogen werden (Tabelle 5.2). Der Zahnarzt muss den Patienten über diese Risiken aufklären.

Risikogruppe	Mögliche Nebenwirkung des Adrenalins
Patienten mit Herz-Kreislauf-Erkrankungen	• Herzrhythmusstörungen • Angina-pectoris-Anfall • Herzinfarkt • Herzinsuffizienz • Bluthochdruckkrise
Patienten mit einem Glaukom (erhöhter Augeninnendruck)	Glaukom-Anfall
Patienten mit Diabetes mellitus („Zuckerkrankheit“)	• Überzuckerung • Coma diabeticum
Patientin mit bestehender Schwangerschaft	Fehlgeburt

Tabelle 5.2 Mögliche Nebenwirkungen von Adrenalin bei Risikopatienten

5.5 Endodontische Behandlungen

Von endodontischen Behandlungen spricht man immer dann, wenn die Pulpa des Zahnes mitbetroffen ist. Das bedeutet, dass häufig Schmerzen den Patienten veranlassen, die Zahnarztpraxis aufzusuchen.

Wie Schmerz erlebt wird, ist sehr individuell. Beim Umgang mit Schmerzpatienten sollte bedacht werden, dass gerade Zahnschmerzen von einigen Menschen als sehr quälend erlebt werden. Schmerzen beeinflussen das körperliche und psychische Befinden sehr stark und diese Patienten sind dem Praxisteam gegenüber vielleicht ungeduldig oder unfreundlich. Hier ist Professionalität gefragt. Diesen Menschen sollte Aufmerksamkeit geschenkt und so viel Erleichterung wie möglich verschafft werden.

Bei den endodontischen Behandlungen werden Behandlungen unterschieden,
- die durchgeführt werden, um die Pulpa am Leben zu erhalten,
- die durchgeführt werden, wenn eine lebende Pulpa nicht mehr erhaltungswürdig, d. h. nicht mehr zu retten ist und
- die bei einer devitalen Pulpa durchgeführt werden (Tabelle 5.3).

Steriles Arbeiten. Da alle endodontischen Behandlungen unter möglichst keimarmen Bedingungen erfolgen sollten, sind sie unter absoluter Trockenlegung mit Kofferdam durchzuführen. Der Einsatz von Kofferdam
- verhindert Speichel- und Bakterienzutritt,
- schützt den Patienten vor Aspiration von Spülflüssigkeiten und endodontischen Kleininstrumenten,
- optimiert eventuell die Sichtverhältnisse.

Weiterhin werden endodontische Behandlungen mit sterilen Instrumenten durchgeführt. Alle sterilen Instrumente müssen mit einer sterilen Pinzette angefasst werden. Alle wieder zu verwendenden Instrumente werden auf einer sterilen Unterlage abgelegt. Die Endonadeln werden zwischen den Einsätzen am gleichen Zahn in einem sogenannten Interim Stand bzw. Clean Tray (Bild 5.22) abgelegt. In dem Behältnis befindet sich 3 %ige NaOCl Lösung zur Zwischendesinfektion. Auch die für das Anmischen der Wurzelzemente verwendeten Instrumente wie Glasplatte und Spatel sollten steril sein.

TIPP Um die Assistenz zu erleichtern, ist es sinnvoll, alle Instrumente, die für einen Arbeitsschritt benötigt werden, zusammen einzuschweißen und zu sterilisieren.

Behandlung einer lebenden, erhaltungswürdigen Pulpa	
Indirekte Überkappung	Versorgung eines bis in Pulpanähe reichenden Defektes bei gesunder bzw. gereizter Pulpa.
Direkte Überkappung	Versorgung eines Zahndefektes, bei dem die gesunde oder gereizte Pulpa kleinflächig eröffnet wurde.
Pulpotomie/Vitalamputation	Entfernung der koronalen Pulpa und Erhaltung der vitalen Pulpa in den Wurzelkanälen.
Behandlung einer geschädigten, nicht erhaltungswürdigen Pulpa	
Vitalexstirpation	Vollständige Entfernung der lebenden, irreversibel geschädigten Pulpa mit anschließender Wurzelkanalbehandlung.
Behandlung der devitalen Pulpa	
Trepanation eines pulpatoten Zahnes	Eröffnung eines pulpatoten Zahnes mit anschließender Entfernung der abgestorbenen, eventuell faulig zerfallenen Pulpa und anschließender Wurzelkanalbehandlung.

Tabelle 5.3 Unterschiedliche Behandlungen der Pulpa

5.5.1 Indirekte Überkappung

Behandlungen zur Erhaltung einer lebenden Pulpa bei tiefen kariösen Defekten werden Überkappungen genannt.

Die indirekte Überkappung hat das Ziel, bei einer tiefen Karies die gereizte Pulpa vital zu erhalten. Ein Überkappungsmaterial soll die ▸Tertiärdentinbildung anregen, um die Pulpa zu schützen.

Indikation. Eine indirekte Überkappung ist angezeigt, wenn bei einer Caries profunda nach der Exkavation der Karies nur noch eine dünne Schicht Dentin auf dem Kavitätenboden verbleibt und die Pulpa rosa durchschimmert. Hier ist zu befürchten, dass die chemischen Substanzen der Füllungsmaterialien aufgrund der Durchlässigkeit des Dentins die Pulpa reizen oder gar schädigen können.

Vorgehen. Nach der Exkavation der Karies und der Präparation des Zahnes wird die Kavität gereinigt und vorsichtig getrocknet. Auf den Kavitätenboden wird das Überkappungsmaterial aufgetragen.

Tertiärdentin ▸ S. 114

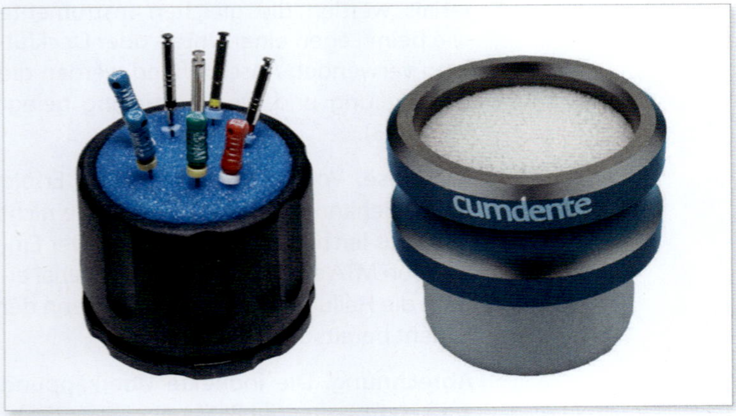

Bild 5.22 Interim Stand/Clean Tray

	Calciumhydroxid-Präparate	MTA (Mineraltrioxidaggregate)
Form	• als wässrige Lösung • als Liner bzw. Kavitätenlacke • als Zement	• Pulver und Flüssigkeit zum Handanmischen auf steriler Glasplatte • als Anmischkapsel • in lichthärtendem Kunststoff
Wirkung und positive Eigenschaften	• die Tertiärdentinbildung wird angeregt, wodurch sich die Dentinschicht über der Pulpa verdickt • die durch die Karies entstandenen Säuren im Dentin werden neutralisiert • durch eine bakterizide Wirkung wird leicht infiziertes Dentin desinfiziert.	• hat alle Eigenschaften von Calziumhydroxid-Präparaten • ist sehr verträglich (Biokompatibilität) • unempfindlich gegenüber Feuchtigkeit • verwächst über die Zeit mit dem angenzenden Dentin

Tabelle 5.4 Überkappungsmaterialien

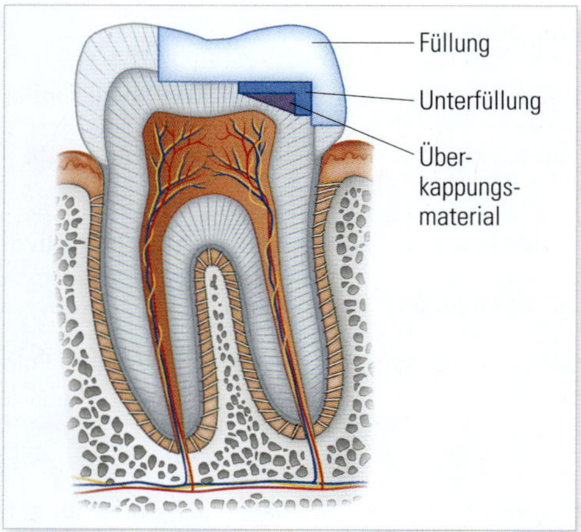

Bild 5.23 Indirekte Überkappung

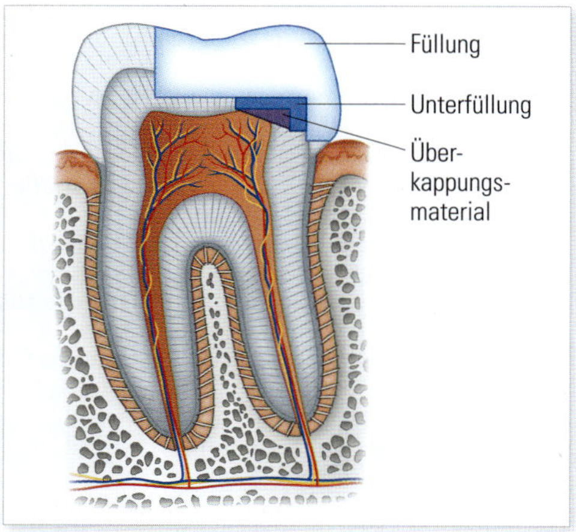

Bild 5.24 Direkte Überkappung

Überkappungsmaterialien werden auf den Kavitätenboden aufgebracht, bevor die Füllung gelegt wird. Hierbei kommen Calciumhydroxid-Präparate ($Ca(OH)_2$) und MTA (Mineraltrioxidaggregate) zum Einsatz (Tabelle 5.4, S. 167).

Zum Aufbringen des Überkappungsmaterials werden die gleichen Instrumente wie beim Legen einer Unter- oder Deckfüllung verwendet. Anschließend werden die Unterfüllung und die Deckfüllung gelegt (Bild 5.23).

Prognose. Voraussetzung für den Erfolg dieser Behandlungsmethode ist eine nicht oder nur leicht entzündete Pulpa. Der Einsatz von MTA als Überkappungsmaterial erhöht die Heilungschancen, selbst wenn der Patient bereits Schmerzen hat.

Abrechnung. Die indirekte Überkappung wird als Cp unter der BEMA-Nummer 25 abgerechnet. Der provisorische Verschluss ist inbegriffen. Die Cp wird einmal je Kavität abgerechnet, d. h. bei mehreren Kavitäten pro Zahn ist sie auch mehrmals abrechenbar. Typische Begleitleistungen sind die Sensibilitätsprüfung, die Anästhesie, das Anlegen von Kofferdam (BEMA-Nummer 12 / bMF) und eine Füllungsposition.

5.5.2 Direkte Überkappung

Bei der direkten Überkappung wird eine eröffnete Pulpa mit einem Überkappungsmaterial dazu angeregt, Tertiärdentin zu bilden und dadurch die Dentinschicht über der Pulpa zu schließen.

Indikation. Eine direkte Überkappung wird in der Regel vorgenommen, wenn die Pulpa kleinflächig im kariesfreien Dentin eröffnet wurde.

Vorgehen. Der Behandlungsablauf und die dabei verwendeten Instrumente entsprechen im Wesentlichen der indirekten Überkappung. Nach der Kariesexkavation mit Eröffnung der Pulpa wird die Blutung gestillt und die Kavität desinfiziert. Dafür wird ein mit 1%igem Natriumhypochlorit getränktes Wattepellet verwendet. Dann wird die Pulpawunde mit einem Überkappungsmaterial abgedeckt und die Kavität mit einer Unterfüllung und einer bakteriendichten Füllung versorgt (Bild 5.24).

Prognose. Der Erfolg einer direkten Überkappung hängt vom Grad der Pulpaentzündung und der Regenerationsfähigkeit der Pulpa ab, die bei jüngeren Patienten eher gegeben ist. Das möglichst keimfreie Arbeiten des Praxisteams ist ein weiterer Baustein für eine erfolgreiche direkte Überkappung.

Abrechnung. Die direkte Überkappung hat die BEMA-Nummer 26 (P). Für die P gelten folgende Abrechnungsregeln:

- nur an bleibenden Zähnen abrechenbar,
- einmal je Zahn abrechenbar,
- ein provisorischer Verschluss kann nicht extra abgerechnet werden.

P ist häufig kombiniert mit der Sensibilitätsprüfung, einer Anästhesie und dem Anlegen von Kofferdam.

5.5.3 Pulpotomie

Bei der Pulpotomie (auch Vitalamputation genannt) wird die irreversibel geschädigte Kronenpulpa ganz oder teilweise entfernt. Die gesunde oder heilungsfähige Wurzelpulpa und gesunde Teile der Kronenpulpa bleiben.

Indikation. Die Pulpotomie ist vor allem bei jungen Patienten angezeigt, bei denen durch die Fraktur eines Zahnes die Pulpa freiliegt und nur geringgradig entzündet ist. Die Pulpotomie wird auch durchgeführt, wenn bei einer tiefen Karies die Pulpa kleinflächig eröffnet wird und nur koronale Anteile der Pulpa irreversibel geschädigt sind.

Vorgehen. Nach der absoluten Trockenlegung mit Kofferdam amputiert man – möglichst schonend – teilweise oder vollständig die Kronenpulpa. Die Wunde wird solange mit 1%igem Natriumhypochlorit gespült, bis die Blutung gestillt ist. Die Wundfläche wird danach mit MTA oder einem Calciumhydroxid-Präparat überdeckt und der Zahn mit einer bakteriendichten Füllung versorgt.

Abrechnung. Die Pulpotomie (Pulp) wird als BEMA-Nummer 27 abgerechnet. Sie ist nur einmal je Zahn abrechenbar. Sie darf nur am Milchzahn und am symptomlosen bleibenden Zahn mit nicht abgeschlossenem Wurzelwachstum (bei Kindern und Jugendlichen) abgerechnet werden. Sie erscheint häufig zusammen mit Sensibilitätsprüfung und Anästhesie. Eine medikamentöse Einlage ist im Zusammenhang mit Pulp nicht abrechenbar.

5.5.4 Vitalexstirpation

Die Vitalexstirpation ist eine Behandlung, bei der die gesamte vitale Kronen- und Wurzelpulpa eines Zahnes unter lokaler Anästhesie entfernt wird.

Indikation. Die Vitalexstirpation führt man immer dann durch, wenn die Pulpa breitflächig im Kariösen eröffnet wurde oder die Pulpa aufgrund einer Entzündung irreversibel geschädigt ist. Das Ziel ist dabei die Erhaltung des Zahnes bzw. der Zahnhartsubstanz.

Vorgehen. Der Zahn wird anästhesiert und ein Kofferdam wird angelegt.

Es folgen die Exkavation der Karies und die Kavitätenpräparation. Die Kavität wird gereinigt. Das Pulpadach wird mit einem sterilen Rosenbohrer abgetragen, um dann die gesamte Kronenpulpa mit einem sterilen Exkavator zu entfernen. Um die oberen Wurzelkanaleingänge großzügig und gerade verlaufend zu erweitern, werden Gates-Bohrer eingesetzt (Bild 5.25).

Danach wird die Wurzelpulpa mit einer Endonadel oderder Exstirpationsnadel vollständig entfernt. Die Exstirpationsnadel besitzt feine Widerhaken, mit denen das Pulpagewebe aus dem Wurzelkanal herausgezogen wird (Bild 5.26).

exstirpieren (lat.) = herausziehen

Anschließend werden die ▸Wurzelkanalaufbereitung und die ▸Wurzelfüllung durchgeführt. Im Idealfall erfolgen alle Arbeitsschritte in einer Sitzung. Ob das gelingt, hängt jedoch von der zur Verfügung stehenden Zeit ab. Deshalb sollten Endo-Behandlungen zeitlich gut geplant werden.

Wurzelkanalaufbereitung ▸ S. 171 ff.

Wurzelfüllung ▸ S. 175

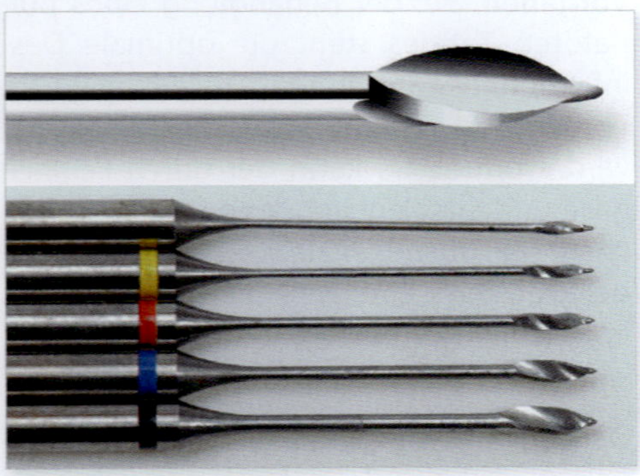

Bild 5.25 Gates-Bohrer

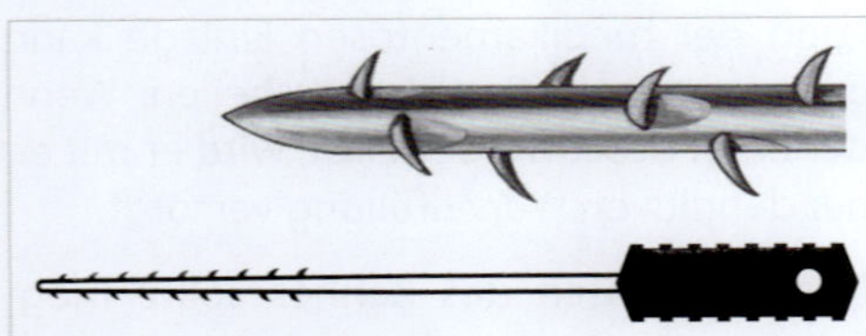

Bild 5.26 Exstirpationsnadel

exstirpieren (lat.) = herausziehen, entfernen

Abrechnung. Die Vitalexstirpation (VitE), BEMA-Nummer 28, wird je tatsächlich behandeltem Wurzelkanal abgerechnet. Dieses gilt für vitale Milch- oder bleibende Zähne. In der Regel werden in der gleichen Sitzung auch Sensibilitätsprüfung, Anästhesie, absolute Trockenlegung, Wurzelkanalaufbereitung und -füllung und die in diesem Fall erforderlichen drei Röntgenaufnahmen abgerechnet. Die Röntgenaufnahmen werden einzeln als Rö2 abgerechnet, da sie unterschiedliche Ist-Zustände abbilden (Ausgangslage, Messaufnahme, Kontrollaufnahme der Wurzelfüllung).

5.5.5 Trepanation eines pulpatoten Zahnes

Trepanation:
Eröffnen der Zahnhöhle (von trepanaitio (lat.) = Bohrer)

Bei der Trepanation eines pulpatoten Zahnes eröffnet man einen Zahn mit abgestorbener Pulpa bzw. faulig zerfallener Pulpa, um ihn durch eine Wurzelkanalbehandlung zu erhalten.

Indikation. Eine Trepanation ist immer dann angezeigt, wenn die Pulpa devital ist bzw. ein Pulpagangrän mit apikaler Parodontitis vorliegt. Diese Patienten kommen häufig mit stark klopfenden Schmerzen und manchmal sogar mit einer geschwollenen Wange in die Zahnarztpraxis.

Vorgehen. Bei der Behandlung eines pulpatoten Zahnes steht die optimale Desinfektion der gesamten Wurzelkanäle im Vordergund. Der Zahn bzw. die Pulpahöhle wird eröffnet. So kann der durch Fäulnisgase und Eiter entstandene Druck entweichen. Die Wurzelkanäle werden soweit aufbereitet, dass eine NaOCl-Spülung bis ins apikale Drittel der Wurzelkanäle möglich ist.

Danach wird eine medikamentöse Einlage gelegt und der Zahn bakteriendicht verschlossen. Durch die desinfizierende Wirkung der medikamentösen Einlage kann das periapikale Gewebe ausheilen. Wenn der Zahn beschwerdefrei ist, wird er mit einer definitiven Wurzelfüllung versorgt.

Das Offenlassen des Zahnes sollte möglichst vermieden werden, damit nicht noch mehr Keime in den Wurzelkanal gelangen. Gelingt es nicht, den Eiterabfluss zum Stillstand zu bringen, kann der Zahn für kurze Zeit offen gelassen werden. Ist die Berührungsempfindlichkeit sehr ausgeprägt, werden zusätzlich die okklusalen Kontaktpunkte abgeschliffen, um den Druck zu vermindern.

TIPP Patienten mit einem Pulpagangrän kommen oft als Schmerzpatienten in die Praxis und stellen dann ein organisatorisches Problem dar. Lassen Sie dieses die Patienten, die ohnehin einen hohen Leidensdruck haben, nicht spüren. Wenn der Patient nicht sofort behandelt werden kann, bieten Sie einen Termin im Laufe des Tages an.

Abrechnung. Die Trepanation des pulpatoten Zahnes (Trep1), BEMA-Nummer 31, ist die entsprechende Abrechnungsposition für den Beginn der Behandlung. Sie ist nur einmal je toten Zahn abrechenbar. Eine medikamentöse Einlage (Med), BEMA-Nummer 34, wird pro Zahn abgerechnet und kann insgesamt dreimal durchgeführt werden. Im Zusammenhang mit der „Trep1" kann die Med nur abgerechnet werden, wenn vorher eine Wurzelkanalaufbereitung erfolgt ist. In der Regel ist die „Trep1" in einer Sitzung gekoppelt mit der Sensibilitätsprüfung, der Wurzelkanalaufbereitung, der medikamentösen Einlage und zwei bis drei einzeln abzurechnenden Röntgenaufnahmen.

Kommt der Patient als Schmerzpatient, wird keine eingehende Untersuchung durchgeführt. In diesem Fall kann unter bestimmten Bedingungen eine Beratung (Ber), BEMA-Nummer Ä1, abgerechnet werden.

Die Ä1 kann nur abgerechnet werden
- als alleinige Leistung oder
- neben anderen zahnärztlichen Leistungen in der ersten Sitzung im Quartal, wenn die eingehende Untersuchung (01) aus dem Vorquartal oder die letzte Ä1 mehr als 18 Tage zurückliegen oder
- für telefonische Beratung oder
- für das Ausstellen eines Rezeptes.

Die Ä1 ist nicht abrechenbar neben einer eingehenden Untersuchung, für Terminvereinbarungen oder Auskünfte und Beratungen durch nichtärztliches Personal.

Kommt der Patient außerhalb der Sprechzeiten oder im Notdienst und muss eine dringend notwendige zahnärztliche Leistung erbracht werden, kann zusätzlich ein Zuschlag (Zu), BEMA-Nummer 03, abgerechnet werden. Hierfür darf der Patient nicht bestellt und erst nach Ablauf der Sprechstunde in die Praxis gekommen sein. Erfolgt die Behandlung außerhalb der Sprechzeiten, muss eine Uhrzeit angegeben werden, was bei Behandlungen an Sonn-/Feiertagen und im Notdienst nicht erforderlich ist.

5.5.6 Wurzelkanalaufbereitung

Nach Entfernen der Pulpa muss die Pulpahöhle mit einem Füllungsmaterial versorgt werden. Die Pulpahöhle im Wurzelbereich ist besonders problematisch. Die Kanäle sind im apikalen Bereich eng und verästelt (apikales Delta) und haben z.T. höher gelegene Seitenkanäle (Bild 5.27). Sie sind schlecht zu reinigen und zu desinfizieren. Damit die Zahnhartsubstanz dennoch erhalten werden kann, müssen die Wurzelkanäle in besonderer Weise mechanisch und chemisch aufbereitet werden.

Damit die Wurzelfüllung sicher bis zur Wurzelspitze reicht, müssen die teilweise sehr feinen Wurzelkanäle zuerst stark erweitert und in Form gebracht werden. Als optimal gilt ein zur Wurzelspitze leicht konisch verlaufender Wurzelkanal (Bild 5.28).

Trockenlegung. Bei der Wurzelkanalaufbereitung sollte grundsätzlich eine absolute Trockenlegung mit Kofferdam erfolgen.

Bestimmung der Arbeitslänge. Um den Wurzelkanal vollständig aufbereiten zu können, muss der Zahnarzt wissen, wie lang die Wurzelkanäle sind. Man spricht von der Arbeitslänge. Zur Messung der Arbeitslänge stehen zwei Verfahren zur Verfügung:

- die elektrische Längenmessung,
- die röntgenologische Längenmessung.

Die elektrische Längenmessung wird Endometrie genannt. Bei diesem Verfahren wird

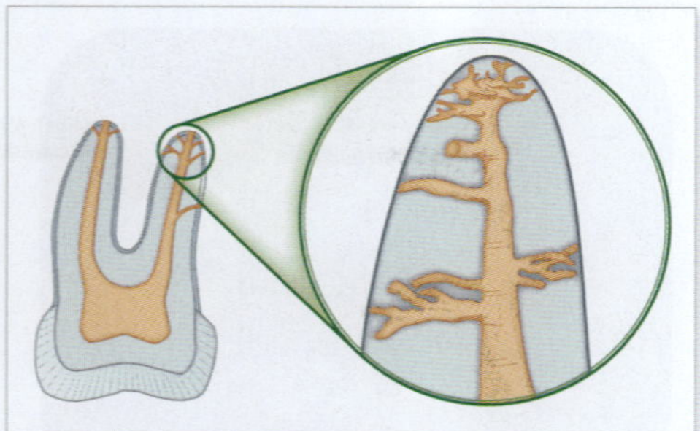

Bild 5.27 Apikales Delta und Seitenkanäle

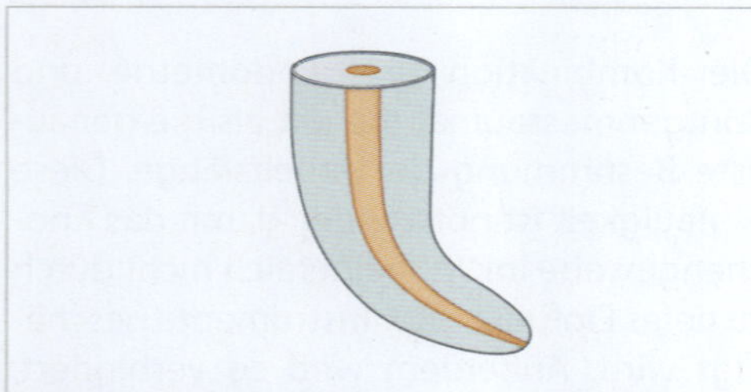

Bild 5.28 Ideale Präparation eines Wurzelkanals

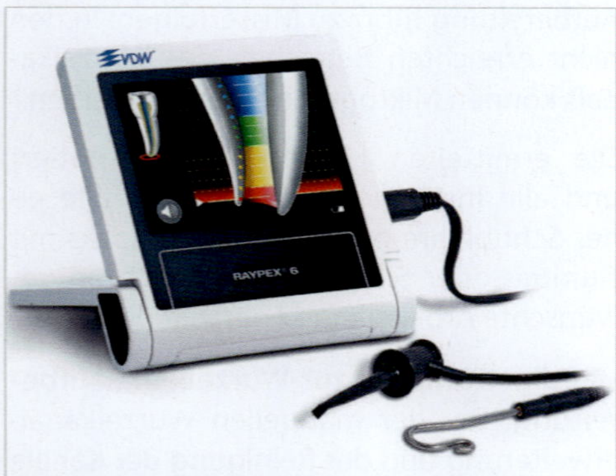

Bild 5.29 Messgerät zur Lokalisation des Apex (Apex Finder oder Apex Locator)

der elektrische Widerstand im Wurzelkanal gemessen, der beim Erreichen der Wurzelspitze stark abfällt. Dem Patienten wird hierfür eine Elektrode mit einem Lippenhaken in den Mundwinkel gelegt, eine andere Elektrode wird am Wurzelkanalinstrument angelegt. Das Messgerät gibt akustische und optische Signale und zeigt dem Zahnarzt an, wann die Instrumentenspitze den Apex erreicht hat (Bild 5.29).

Zusätzlich werden die so gemessenen Werte immer mit einer Röntgenmessaufnahme mit eingeführten Aufbereitungsinstrumenten abgesichert (Bild 5.30, S. 172).

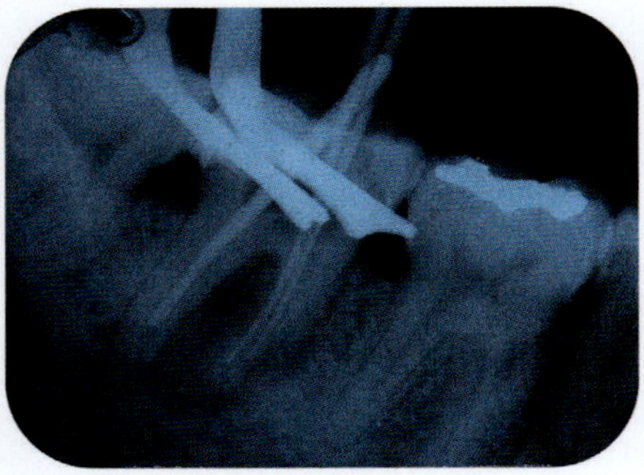

Bild 5.30 Röntgenmessaufnahme

konisch = kegelförmig

Die Kombination von Endometrie und Röntgenmessaufnahme gilt als die genaueste Bestimmung der Arbeitslänge. Diese Genauigkeit ist notwendig, damit das Knochengewebe im Wurzelbereich nicht durch zu tiefes Einführen der Instrumente geschädigt wird. Außerdem wird so verhindert, dass Keime in das periapikale Gewebe verschleppt werden. Auch eine unvollständige Aufbereitung führt zu Misserfolgen: In den nicht erreichten Bereichen des Wurzelkanals können Mikroorganismen verbleiben.

Die ermittelten Längen werden notiert und alle Instrumente werden mithilfe einer Schublehre oder eines Messblocks mit Gummi- oder Silikonstoppern auf die gewünschte Arbeitslänge gebracht (Bild 5.31).

Handinstrumente zur Wurzelkanalaufbereitung. Bei der manuellen Wurzelkanalerweiterung und der Reinigung der Kanäle von Geweberesten werden verschiedene Instrumente, sogenannte Endonadeln, eingesetzt (Bild 5.32). Es handelt sich dabei um

- Reamer: aus Stahl mit dreieckigem oder viereckigem Querschnitt und wenigen Windungen. Der Reamer ist sehr bruchstabil, aber wenig flexibel. Er wird mit einem dreieckigen Symbol gekennzeichnet.
- Kerr-Feile (K-Feile): aus Stahl mit dreieckigem oder viereckigem Querschnitt und doppelt so starker Windung. Sie ist weniger bruchstabil, aber flexibler. Die K-Feile wird unabhängig vom Durchmesser mit einem viereckigen Symbol gekennzeichnet.
- Hedström-Feile (H-Feile): Rundstahl mit eingefräster Schneide. Die Hedström-Feile ist sehr effektiv, aber deutlich bruchgefährdeter und daher weniger für stark gekrümmte Wurzelkanäle geeignet. Die Hedström-Feile erkennt man an einem kreisförmigen Symbol.

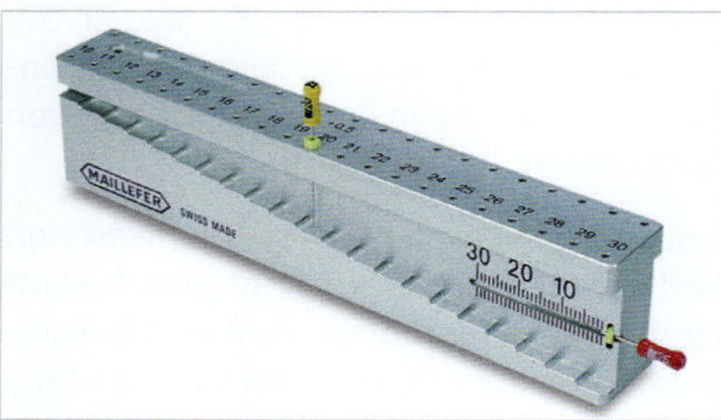

Bild 5.31 Arbeitslängenmarkierung mithilfe von Silikonstoppern und Messblock

Alle drei Instrumente haben einen leicht konischen Verlauf.

Die Endonadeln werden in unterschiedlichen Größen angeboten. Der Durchmesser der Spitze gibt die ISO-Größe vor. Ein Durchmesser von z. B. 0,15 mm entspricht der ISO-Größe 15. Endonadeln gibt es von ISO 06 bis ISO 80. Die verschiedenen Instrumentenstärken sind durch unterschiedlich gefärbte Griffe markiert (Farbkodierung, Bild 5.36), sodass sie leicht zu unterscheiden sind.

TIPP Kann zur Trockenlegung kein Kofferdam angelegt werden, müssen die Handinstrumente gesichert werden, damit sie nicht in den Rachen fallen können. Hierzu gibt es Sicherungskettchen.

Alternativ zu den Sicherungskettchen können Sie zur Sicherung der Wurzelkanalinstrumente einen ca. 50 cm langen Zahnseidefaden an den Griff des Instrumentes knoten (Bild 5.33).

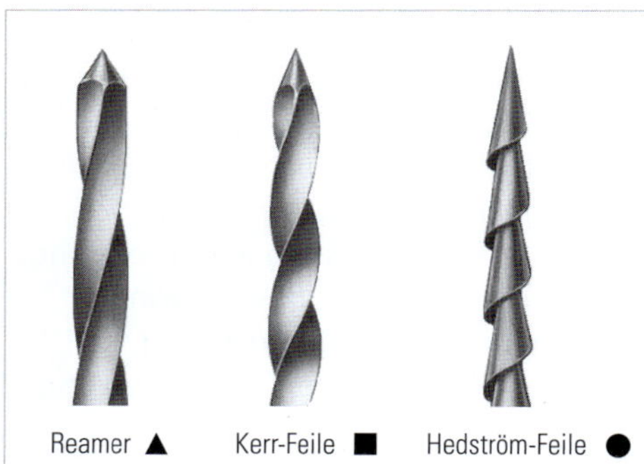

Bild 5.32 Instrumente zur Wurzelkanalaufbereitung

Instrumente für die maschinelle Wurzelkanalaufbereitung. Durch die maschinelle Aufbereitung kann gegenüber der manuellen Aufbereitung viel Zeit gespart werden. Hierfür gibt es Motoren mit niedriger Drehzahl und Begrenzung des Drehmoments. Dadurch wird das Risiko verkleinert, dass die Instrumente brechen. Neben den Systemen, die mit rotierenden Wurzelkanalinstrumenten arbeiten, gibt es auch Systeme, bei denen die Richtung der Rotationsbewegung ständig wechselt (reziprok arbeitende Systeme) (Bild 5.34).

Die eigentlichen Aufbereitungsinstrumente bestehen aus Nickel-Titan (NiTi)-Legierungen. Da diese Instrumente nicht der ISO-Norm der Handinstrumente unterliegen, unterscheiden sich Form, Länge und Kennzeichnung je nach Hersteller. Bei der Instrumentengröße wird meistens die Farbcodierung der ISO-Norm übernommen. Das Besondere an den Instrumenten für die maschinelle Aufbereitung ist, dass sie in unterschiedlichen Konizitäten (engl. Taper) angeboten werden. Bei den Handinstrumenten nimmt der Durchmesser pro Millimeter um 0,02 mm zu. Das entspricht einer Konizität von 2 %. Für die maschinelle Aufbereitung gibt es zusätzlich Instrumente mit einer Konizität von 4 % , 6 % oder 8 %. Sie lässt sich entweder an Einkerbungen oder an Farbmarkierungen erkennen (Bild 5.35 und 5.36)

Vorgehen. Der Zahnarzt beginnt mit einem dünnen Hand-Aufbereitungsinstrument und führt dieses in den Wurzelkanal ein. Damit wird der sogenannte Gleitpfad angelegt, von dem aus eine Erweiterung des Wurzelkanals erfolgt. Der Gleitpfad wird bis zur ISO-Größe 10-25 aufbereitet.

Bei der Verwendung von Handinstrumenten wird mit drehenden und nach oben ziehenden Bewegungen der Wurzelkanal erweitert. Dieser Vorgang wird mit immer größeren Instrumenten solange wiederholt, bis der Wurzelkanal bis zur Wurzelspitze weit genug für eine ausreichende Spülung und eine Füllung aufbereitet ist. Bei der maschinellen Aufbereitung wechselt neben der ISO-Größe auch die Konizität der Instrumente.

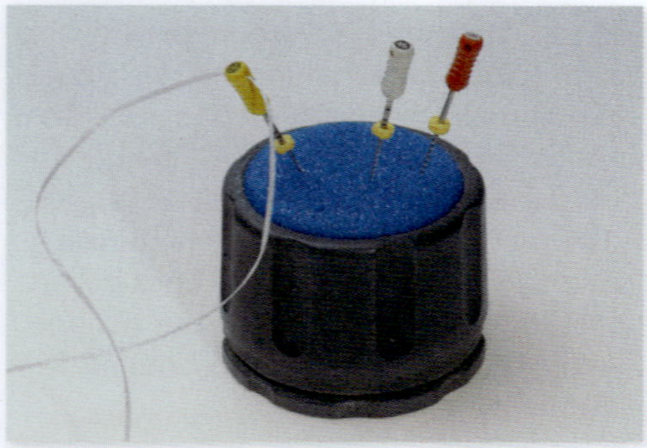
Bild 5.33 Sicherung des Wurzelkanalinstruments

Drehmoment = Kraft, die beim Drehen aufgewendet wird

reziprok = wechselseitig

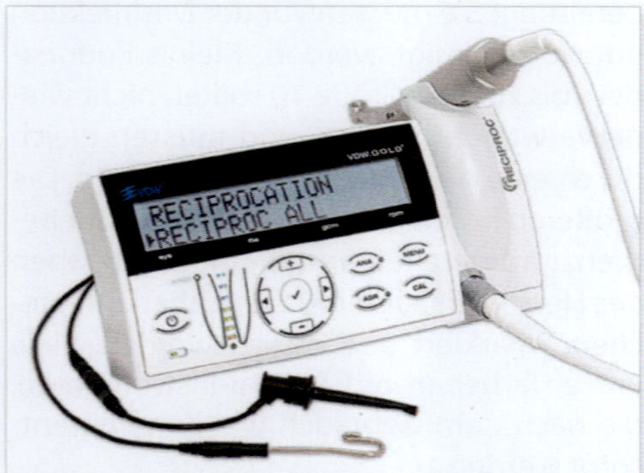

Bild 5.34 Reziprok arbeitender Motor

Konizität = Kegelförmigkeit

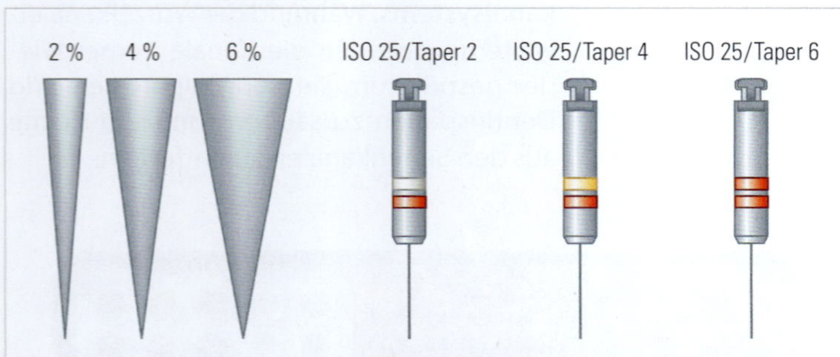

Bild 5.35 Unterschiedliche Konizitäten und mögliche Kennzeichnung

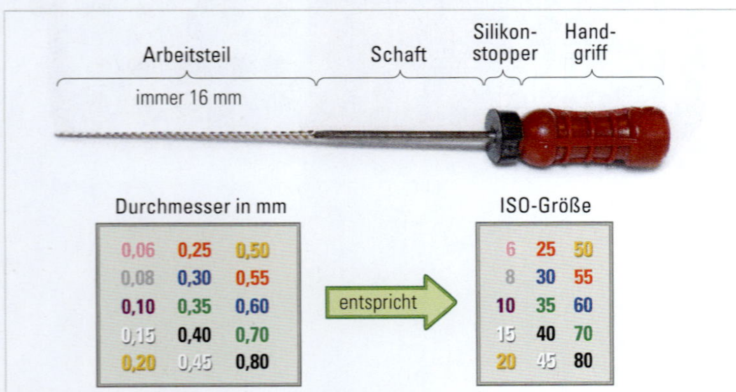

Bild 5.36 Wurzelkanalinstrument mit ISO-Nummer und Farbcode

TIPP Durch dieses Vorgehen wird bei einer Wurzelbehandlung in der Regel ein kompletter Instrumentensatz benötigt. Kleine Endoboxen, in denen vollständige Instrumentensätze sterilisiert werden, sind daher sehr nützlich (Bild 5.37). Wenn Sie diese Endoboxen bestücken, müssen Sie auf die richtige Reihenfolge achten und verbogene Instrumente aussortieren.

Endonadeln sind sehr aufwändig in der Aufbereitung: Sie müssen vor der Desinfektion gut vorgereinigt werden. Kleine Endonadeln bis zur ISO-Größe 10 sollten nicht wiederverwendet werden und müssen gleich durch eine neue Nadel ersetzt werden. Die größeren Feilen und Reamer dürfen nur begrenzt aufbereitet werden (nach Angaben des Herstellers) und müssen daher entsprechend markiert und ersetzt werden. Viele Praxen arbeiten mit Einmal-Instrumenten, die nach dem Gebrauch wie Kanülen entsorgt werden.

Spülung und Desinfektion des Wurzelkanalsystems. Während der Wurzelkanalerweiterung werden die Kanäle immer wieder gespült, um sie von Pulparesten und Dentinspänen zu säubern und um Keime aus den Seitenkanälen zu entfernen.

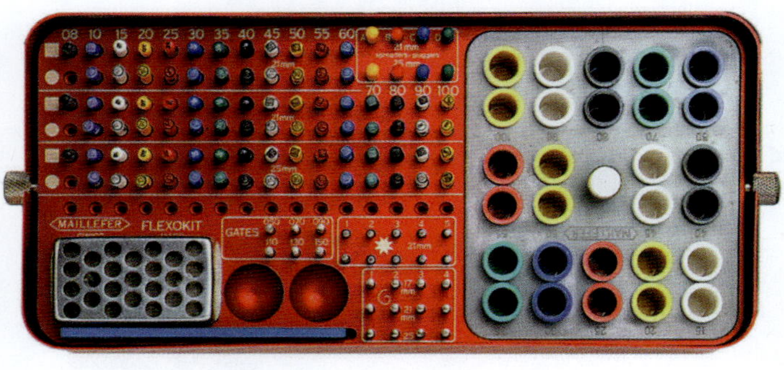

Bild 5.37 Endobox

1%ige Natriumhypochloritlösungen (NaOCl) lösen Gewebereste und die während der Aufbereitung entstehende Schmierschicht an den Kanalwänden auf und wirken desinfizierend.

TIPP Chlor ist sehr aggressiv und kann die Kleidung schädigen. Daher müssen Sie bei der Behandlung für eine ausreichende Abdeckung des Patienten sorgen. Tragen Sie eine Schutzbrille.

NaOCl kann mit sogenannten Chelatoren (z. B. EDTA – Ethylendiamintetraessigsäure) kombiniert werden, die als Gleitmittel für die Instrumente dienen. Außerdem lösen sie die Schmierschicht an den Kanalwänden auf.

Aktivierung der Desinfektionslösung. Die desinfizierende Wirkung von NaOCl kann durch Schall oder Ultraschall verstärkt werden. Dabei kommt es zu starken Verwirbelungen. Diese erhöhen die Reichweite des NaOCl bis in die Seitenkanäle hinein.

TIPP NaOCl ist sehr empfindlich und muss kühl und lichtgeschützt gelagert werden.

TIPP Bei der Vorbereitung der Wurzelbehandlung ziehen Sie NaOCl und Chelatoren in Einmalspritzen auf und stellen diese auf einem Tray zusammen mit dünnen Spülkanülen bereit. Sie müssen die Spritzen deutlich kennzeichnen, damit es später keine Verwechslungen gibt (Bild 5.38). Achten Sie unbedingt auf die richtige Konzentration des NaOCl (1 %).

Bevor eine Wurzelfüllung oder medikamentöse Einlage gestartet werden kann, müssen die Wurzelkanäle mit sterilen Papierspitzen sorgfältig getrocknet werden.

Abrechnung. Die Aufbereitung der Wurzelkanäle (WK) inklusive Spülung und Trocknung der Kanäle – BEMA-Nummer 32 – ist nur einmal je tatsächlich aufbereitetem Wurzelkanal abrechnungsfähig. Auch wenn der Kanal in mehreren Sitzungen aufbereitet wird, ist die WK nur einmal abrechenbar. Sie gilt für Milchzähne und bleibende Zähne. Die zusätzliche Anwendung elektrophysikalisch-chemischer Methoden und die elektrische Längenbestimmung werden als Privatleistung abgerechnet.

Medikamentöse Einlagen. Wurzelkanäle sind oft stark verästelt und man muss insbesondere bei der Trepanation eines pulpatoten Zahnes davon ausgehen, dass nicht das ganze infizierte Gewebe entfernt werden konnte. Um dennoch möglichst keimarme Verhältnisse herzustellen, kann vor der endgültigen Füllung eine desinfizierende medikamentöse Einlage gelegt werden. Hierzu werden Calciumhydroxidpräparate (Ca(OH)2) verwendet. Diese werden mit einem spiralförmigen Lentulo oder einer speziellen Kanüle in den Wurzelkanal eingebracht (Bild 5.39).

Um die akute Entzündungsphase zurückzudrängen, können Medikamente mit Kortison oder einem lokal wirkenden Antibiotikum eingelegt werden (z. B. Ledermix).

Der Zahn wird dann mit einer provisorischen Füllung bakteriendicht verschlossen. Treten erneut Beschwerden auf, muss die medikamentöse Einlage wiederholt werden, bleibt der Zahn mehrere Tage beschwerdefrei, erfolgt die definitive Wurzelfüllung.

Abrechnung. Die medikamentöse Einlage (Med) – BEMA-Nummer 34 – wird je Zahn, nicht je Kanal abgerechnet und ist maximal dreimal an einem Zahn möglich. Die Kanäle müssen vorher aufbereitet (WK) worden sein. Ohne WK ist keine Med abrechenbar.

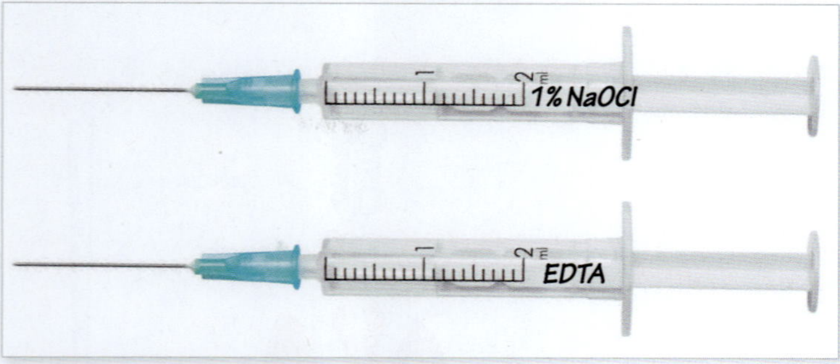

Bild 5.38 Beschriftete Einmalspritzen

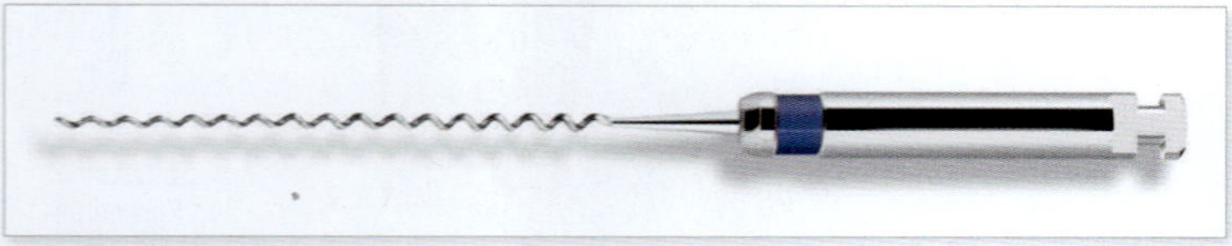

Bild 5.39 Lentulo

5.5.7 Wurzelfüllung

Die aufbereiteten Kanäle müssen mit einem geeigneten Material gefüllt werden. Dabei sind folgende Eigenschaften wichtig:
- leicht einzubringen und leicht zu entfernen,
- im Röntgenbild sichtbar,
- gewebefreundlich,
- volumenbeständig (wegen des dichten Abschlusses); d. h. sie dürfen nicht schrumpfen,
- keine Veränderung der Zahnfarbe.

Meistens wird eine Kombination von plastischen und festen Füllmaterialien verwendet. Die plastischen Materialien sind sogenannte Wurzelzemente (Sealer), als festes Material haben sich Guttaperchastifte durchgesetzt.

Sealer (engl.) = Versiegler

Das Abfüllen der Wurzelkanäle mit Guttaperchastiften kann nach verschiedenen Methoden erfolgen:
- der lateralen Kondensation/Verdichtung und
- der vertikalen Kondensation/Verdichtung.

lateral (lat.) = seitlich, von der Seite

vertikal (lat.) = senkrecht, von oben

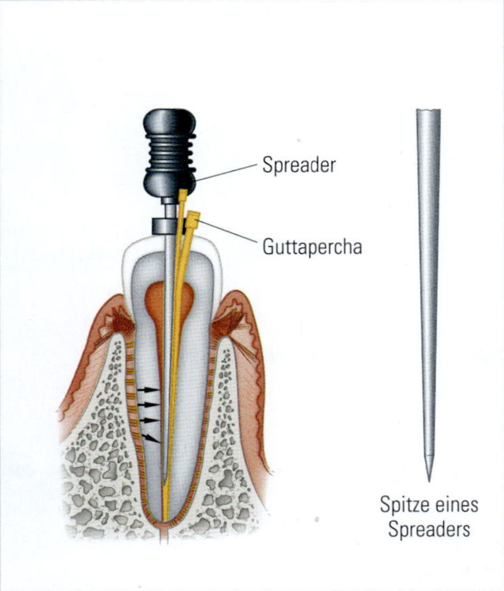

Bild 5.40 Laterale Kondensation mit Spreader

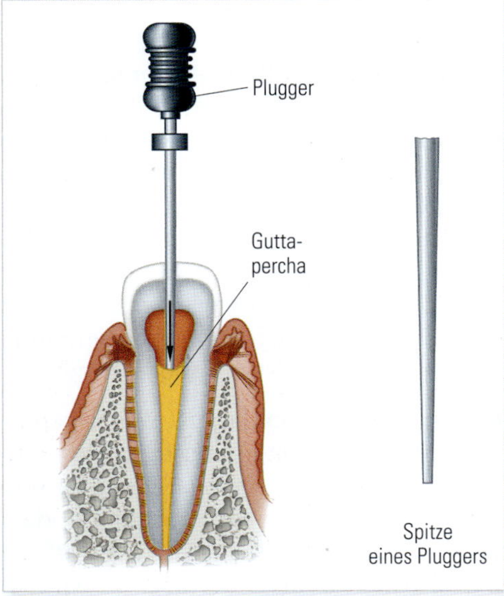

Bild 5.41 Vertikale Kondensation mit Plugger

Spreader: Spreizer von to spread (engl.) = ausbreiten, ausdehnen

Plugger (engl.) = Stopfer

Bei der lateralen Kondensation wird ein optimal in den Wurzelkanal passender Guttaperchastift (Masterpoint) mit Sealer beschichtet und in den Wurzelkanal eingeführt. Dieser Guttaperchastift wird mit einem Spreader an die Wand gedrückt und weitere Stifte werden nachgeschoben, bis der Wurzelkanal mit Guttapercha gefüllt ist (Bild 5.40).

Bei der vertikalen Kondensation wird ebenfalls ein möglichst passender Guttaperchastift mit Sealer benetzt und eingeführt. Der Guttaperchastift wird dann mit einem erhitzten Spreader erwärmt. Das jetzt weiche Guttapercha wird mit einem Plugger verdichtet und in die Seitenkanäle gepresst (Bild 5.41).

Eine weitere Methode ist die Guttapercha-Injektionstechnik. Bei dieser Technik wird das Guttapercha durch Wärme verflüssigt und direkt über eine Injektionskanüle in den Wurzelkanal eingebracht.

Nach der Wurzelfüllung wird das Ergebnis mit einer Röntgen-Kontrollaufnahme überprüft. Keine Wurzelfüllung ist in der Lage, den Wurzelkanal vollständig bakteriendicht zu verschließen. Daher ist eine Wurzelkanalbehandlung erst dann abgeschlossen, wenn die Kavität mit einem dentin-adhäsiven Füllmaterial verschlossen worden ist. Dies erfolgt idealerweise in derselben Sitzung.

Insbesondere wenn Frontzähne weitgehend zerstört sind, kann es erforderlich sein, für den Halt des koronalen Aufbaus Wurzelkanalstifte in den Wurzelkanal einzusetzen.

Abrechnung. Die Wurzelfüllung (WF) wird mit der BEMA-Nummer 35 einmal je behandeltem Wurzelkanal abgerechnet. Diese Abrechnungsposition ist an bleibenden und an Milchzähnen abrechenbar.

Eine abschließende Komposit-Füllung in Dentin-Adhäsivtechnik ist eine Privatleistung.

Komplikationen während der Wurzelkanalbehandlung können eintreten
- durch die Perforation der Zahnwurzel durch eine Endonadel oder
- durch das Abbrechen eines Wurzelkanalinstruments im Kanal (Bild 5.42).

Weiterhin ist es bei der Wurzelkanalbehandlung nicht immer leicht, das infizierte Gewebe z. B. aus Seitenkanälen oder den starken Verästelungen am Apex vollständig zu entfernen. Eine unvollständige Aufbereitung und Desinfektion kann zu einem erneuten Aufflammen der Entzündung, einem Rezidiv, führen. Die Entzündung wird ebenfalls wieder aufflammen, wenn Wurzelkanäle nicht gefunden werden. Wenn während der desinfizierenden Spülung Natriumhypochlorit über den Apex hinaus gepresst wird und in das periapikale Gewebe gelangt, kann das erhebliche Schmerzen nach der Behandlung auslösen.

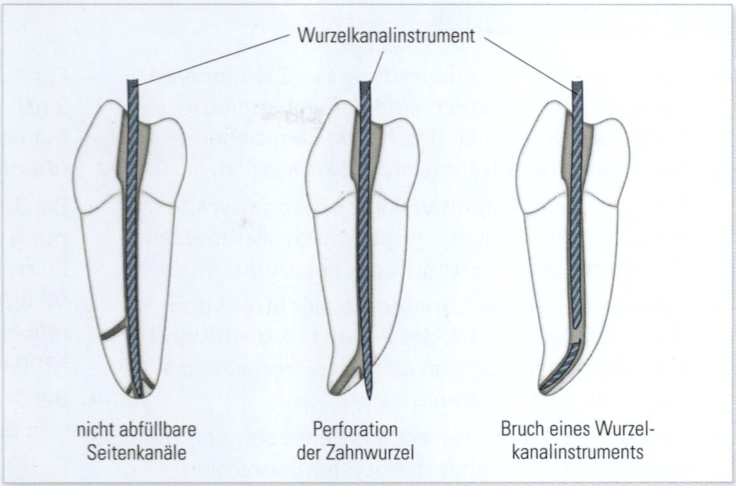

Bild 5.42 Mögliche Komplikationen bei der Wurzelkanalbehandlung

5.5.8 Endodontie im Milchgebiss

Milchzähne, insbesondere die Molaren, haben für die normale Entwicklung des permanenten Gebisses eine große Bedeutung als Platzhalter. Deshalb ist es grundsätzlich sinnvoll, Milchzähne möglichst lange zu erhalten und endodontisch zu behandeln. Die Resorption der Zahnwurzeln, die feinen, stark gekrümmten Wurzelkanäle und die bei Kindern schwierige Mitarbeit während der Behandlung müssen jedoch berücksichtigt werden. Die Wurzelbehandlung ist kontraindiziert, wenn die Wurzeln bereits zu einem Drittel resorbiert sind.

ZUSAMMENFASSUNG

- Die Pulpitis ist eine Entzündung des Zahninneren. Sie wird meistens durch eine tiefe Karies verursacht, kann aber auch durch eine Zahnbehandlung oder einem Trauma ausgelöst werden.
- Die chronische Pulpitis verläuft oft ohne Symptome, die akute Pulpitis zeigt typische Schmerzen – abhängig vom Fortschritt der Entzündung.
- Mit Hilfe der Schmerzanamnese, der Inspektion, der Sensibilitätsprobe, des Perkussionstestes und von Röntgenaufnahmen kann der Zahnarzt eine Pulpitis diagnostizieren.
- Das Nervensystem besteht aus dem zentralen und dem peripheren Nervensystem, sensiblen und motorischen Nerven.
- Der Nervus trigeminus versorgt als überwiegend sensibler Nerv das Gesicht und die Zähne, der Nervus facialis versorgt als motorischer Nerv das Gesicht.
- Der Oberkiefer besteht aus Oberkieferkörper, Jochbeinfortsatz, Alveolarfortsatz, Gaumenfortsatz und dem Tuber maxillae. Im Oberkiefer befinden sich:
  - das Foramen infraorbitale (Unteraugenloch),
  - das Foramen palatinum majus (Gaumenlöcher) und
  - das Foramen incisivum (Zwischenkieferloch).
- Der Unterkiefer besteht aus dem Unterkieferkörper, dem Kieferwinkel, dem aufsteigenden Ast und, dem Gelenk- und dem Muskelfortsatz. Am Foramen mandibulae (Unterkieferloch) tritt der Nerv in den Mandibularkanal ein und am Foramen mentale (Kinnloch) tritt ein Nervenzweig aus.
- Um Zahnbehandlungen schmerzfrei zu machen, wird die Reizweiterleitung in den sensorischen Nerven unterbrochen. Die Schmerzausschaltung erfolgt in der zahnmedizinischen Praxis meistens als lokale Anästhesie z. B. als Infiltrationsanästhesie, Leitungsanästhesie oder als intraligamentäre Anästhesie.
- Für die Anästhesie braucht man Zylinderampullenspritzen, Einmalkanülen und ein Anästhetikum mit oder ohne gefäßverengenden Substanzen (Vasokonstringentien) wie Adrenalin.
- Bei der indirekten (CP) und direkten Überkappung (P) und bei der Pulpotomie (Pulp) bleibt die Pulpa erhalten. Es wird versucht die Tertiärdentinbildung durch MTA oder Calziumhydroxid-Präparate anzuregen. Eine verstärkte Dentinschicht kann die angegriffene Pulpa schützen.
- Bei der Vitalexstirpation (VitE) und der Trepanation des pulpatoten Zahnes (Trep) wird die Pulpa restlos entfernt und der Zahn wird mit einer Wurzelfüllung versorgt.
- Bei der Wurzelbehandlung werden unter absoluter Tockenlegung die Eingänge der Wurzelkanäle erweitert. Die Wurzelkanäle selbst mit passenden Endonadeln bzw. NiTi-Instrumenten für die maschinelle Aufbereitung erweitert und geglättet. Durch Spülungen mit NaOCl und EDTA werden die Wurzelkanäle von Bakterien und Gewebsresten befreit. Nachdem die Wurzelkanäle getrocknet wurden, werden sie mit unterschiedlichen Techniken mit Guttapercha gefüllt.
- Bei schweren bakteriellen Entzündungen der toten Pulpa und des apikalen Gewebes müssen eventuell zur zur Unterstützung der Ausheilung des periapikalen Gewebes medikamentöse Einlagen eingebracht werden, bevor die Wurzelkanäle abgefüllt werden.
- Das Rezidiv ist eine häufige Komplikation bei der Wurzelkanalbehandlung. Durch Seitenäste und feine Verästelungen der apikalen Pulpa ist das entzündete Gewebe nur schwer restlos zu entfernen. Weitere Komplikationen sind die Perforation der Wurzel durch eine Endonadel, der Bruch einer Endonadel im Wurzelkanal oder das Eindringen von NaOCl in das periapikale Gewebe.

ZUR WIEDERHOLUNG

1. Nennen Sie die fünf Symptome, die bei jeder Entzündung zu finden sind.
2. Welche Symptome deuten eher auf eine reversible und welche eher auf eine irreversible Pulpitis hin?
3. Erklären Sie, warum die Entzündung der Pulpa so problematisch ist und sehr schnell zum Absterben der Pulpa führt.
4. Beschreiben Sie den Unterschied zwischen einer Pulpanekrose und einem Pulpagangrän.
5. Der Zahn ist devital und löst heftige Zahnschmerzen aus – erklären Sie die Ursache.
6. Welche diagnostischen Mittel stehen dem Zahnarzt bei Verdacht auf eine Pulpitis zur Verfügung?
7. Beim Nervensystem unterscheidet man zwischen zentralem und peripherem Nervensystem.
   a) Erklären Sie den Unterschied.
   b) Beschreiben Sie, woraus sich das zentrale und periphere Nervensystem zusammensetzt.
8. Wie heißen die drei Äste des Nervus trigeminus und welche Gesichtsbereiche werden durch sie versorgt?
9. Erklären Sie die Wirkung der in der Zahnarztpraxis üblichen Lokalanästhetika.
10. Skizzieren Sie einen Knochen und erläutern Sie den Aufbau.
11. Unterscheiden Sie, welche Knochen zum Hirnschädel und welche zum Gesichtsschädel gehören.
12. Beschreiben Sie den Aufbau von Ober- und Unterkiefer. Nennen Sie zusätzlich die Foramina.
13. Wo wird injiziert für eine
    a) Infiltrationsanästhesie,
    b) Leitungsanästhesie im Unterkiefer,
    c) Leitungsanästhesie der Molaren im Oberkiefer,
    d) intraligamentäre Anästhesie?
14. Begründen Sie, warum man beim Legen einer Leitungsanästhesie aspirieren muss.
15. Nennen Sie Patientengruppen, bei denen der Adrenalinzusatz im Lokalanästhetikum problematisch bzw. kontraindiziert ist.
16. Welche endodontischen Behandlungen sollen erreichen,
    a) dass die Pulpa vital bleibt,
    b) dass eine nicht mehr zu rettende Pulpa entfernt wird und
    c) dass eine bereits abgestorbene Pulpa entfernt wird?
17. Endodontische Behandlungen sollten nach Möglichkeit unter absoluter Trockenlegung erfolgen. Womit wird diese Forderung begründet?
18. Vergleichen Sie die indirekte und die direkte Überkappung in Bezug auf die Indikation, den Behandlungsablauf und die Prognose. Erstellen Sie eine tabellarische Übersicht.
19. Was ist eine Pulpotomie und bei welchen Patienten hat sie die beste Prognose?
20. Erklären Sie, warum die Röntgenaufnahmen während einer endodontischen Behandlung alle einzeln abgerechnet werden.
21. Erläutern Sie die Bedeutung der genauen Bestimmung der Arbeitslänge der Endonadeln für die Aufbereitung des Wurzelkanals. Welche Methoden stehen in der Zahnmedizin zur Verfügung?
22. Nennen Sie die zwei Spüllösungen , die zum Desinfizieren und Reinigen der Wurzelkanäle verwendet werden und erklären Sie, was jeweils durch sie erreicht wird.
23. Wozu wird die medikamentöse Einlage gelegt?
24. Arbeiten Sie die Unterschiede zwischen der lateralen und der vertikalen Kondensation heraus.

ZUR VERTIEFUNG

1. An welchen Stellen eines Nervs setzen die vier unterschiedlichen Methoden der Lokalanästhesie in der Zahnmedizin an? Entwickeln Sie ein Schaubild.
2. Entwickeln Sie eine Mind-Map zum Thema Arbeitsmittel der Anästhesie.
3. Recherchieren Sie in Ihrer Praxis, welche Calciumhydroxidpräparate oder MTA-Präparate bei der Überkappung benutzt werden.
4. Erstellen Sie eine Checkliste zur Vorbereitung einer Trepanation eines pulpatoten Zahnes mit anschließender Wurzelkanalaufbereitung und medikamentöser Einlage, die entsprechend dem späteren Arbeitsablauf geordnet ist.
5. Fallbeispiel:
   Frau Lindemann ist langjährige Patientin in der Praxis. Sie bittet Sie am Telefon um einen möglichst baldigen Termin, da sie an einem Zahn Schmerzen hat. Anfangs wären nur hin und wieder ganz kurze, aber stechende Schmerzen nach heißem Kaffe oder Tee aufgetreten, nun jedoch komme der Schmerz ohne Grund und halte auch deutlich länger an. Nach einer eingehenden Untersuchung zeigt das Röntgenbild an 24 eine tiefe approximale Karies, auf die Sensibilitätsprobe reagiert der Zahn positiv. Die Zahnärztin informiert Frau Lindemann darüber, dass die Pulpa wahrscheinlich irreversibel geschädigt ist und entfernt werden muss. Wenn das der Fall sein sollte, plant die Zahnärztin für diese Sitzung eine Vitalexstirpation mit anschließender Wurzelfüllung und einer definitiven Kompositefüllung.
   a) Frau Lindemann fragt Sie während die Anästhesie wirken soll, was darauf hindeutet, dass die Pulpa eventuell irreversibel geschädigt ist. Was können Sie antworten?
   b) Unterteilen Sie die Behandlung in Arbeitsschritte. Ordnen Sie den Arbeitsschritten die Instrumente und Materialien zu. Erstellen Sie ein tabellarisches Behandlungsschema.
   c) Wie werden die kontaminierten Instrumente aufbereitet? Schildern Sie stichpunktartig den Instrumentenkreislauf für die Instrumentengruppen, die hier eingesetzt werden (z. B. Handinstrumente, rotierende Instrumente, Übertragungsinstrumente).
   d) Welcher Abfall fällt bei der Behandlung an und wie wird er entsorgt?
   e) Welche Abrechnungspositionen können für diese Behandlung angesetzt werden?

Lernfeld 6

Patienten bei chirurgischen Behandlungen begleiten

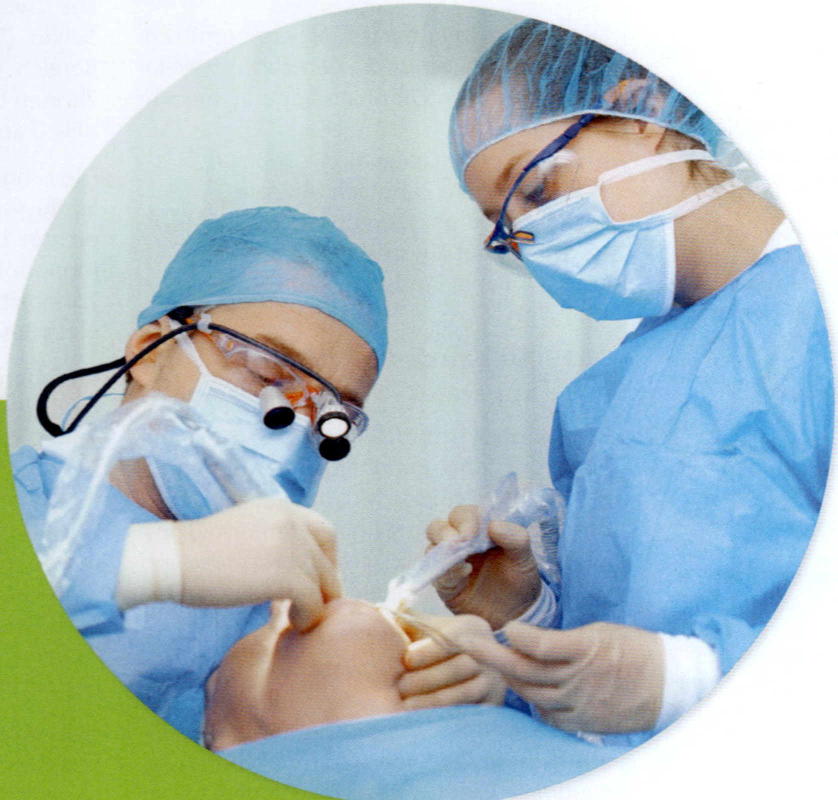

Zahnhalteapparat

Apikale Parodontitis

Chirurgische Instrumente

Chirurgische Eingriffe

Unfallbedingte Verletzungen

Implantate

Arzneimittellehre

6 Patienten bei chirurgischen Behandlungen begleiten

Alveole (lat.) = kleine Mulde, Bläschen

Septum (Sg.)/ Septen (Pl.) (lat.) = Trenn-/Scheidewand

Mukogingivallinie: hier geht die attached Gingiva in die Mukosa (bewegliche Mundschleimhaut) über

attached (engl.) = angeheftet (hier: auf dem Knochen befestigt)

propria (lat.) = eigen

marginal (lat.) = am Rande

Saumepithel: Teil der Gingiva, die mit Saugnäpfen an dem sauberen und glatten Zahn hält. Sie besteht aus einer Schicht Plattenepithel.

6.1 Zahnhalteapparat

Der Zahnhalteapparat (Parodontium) umfasst alle Strukturen, die den Zahn im Kiefer verankern. Der Zahnhalteapparat besteht aus (Bild 6.1):

- Zahnfleisch (Gingiva),
- knöchernem Zahnfach (Alveole),
- Wurzelzement (Cementum) und
- Wurzelhaut (Desmodont von desmos [gr.] = Band, Binde).

6.1.1 Aufbau des Zahnhalteapparates

Die Gingiva ist der Teil der Mundschleimhaut, der zum Zahnhalteapparat gehört. Sie reicht von der Mukogingivallinie bis zum Zahnhals, den sie girlandenförmig umfasst. Die gesunde Gingiva ist blass-rosa und oberflächlich gestippelt („Orangenhaut").

Die nicht verschiebbare, auf der Knochenunterlage haftende Gingiva bezeichnet man als attached Gingiva oder Gingiva propria bzw. befestigte Gingiva. Die attached Gingiva geht in die 1,5 bis 2,5 mm breite freie, marginale Gingiva über. Die Gingiva haftet mithilfe des Saumepithels am Zahnhals und bildet so den Abschluss.

Es bleibt eine schmale, ca. 1 mm tiefe Furche zwischen Gingiva und Zahnhals, der Sulkus (Sulcus gingivae). Den dreieckigen Bereich des Zahnfleisches zwischen den Zähnen bezeichnet man als Interdentalpapille (Papilla interdentalis; Bild 6.2).

Die Gingiva gewährt Schutz gegen äußere Einflüsse (z. B. Bakterien). Das Saumepithel dichtet den Zahnhalteapparat gegen die Mundhöhle ab. Viele Erkrankungen des Zahnhalteapparates haben ihre Ursache in einer Beschädigung dieses Verschlusses.

Knöchernes Zahnfach (Alveole). Im Alveolarfortsatz des Ober- und Unterkiefers befinden sich Fächer (Alveolen), in denen die Zähne über ihre Wurzeln verankert sind. Bei mehrwurzeligen Zähnen werden die Wurzeln in der Alveole durch Knochensepten getrennt (Bild 6.3). Die Zahnwurzel ist nicht direkt mit dem Knochen verwachsen, sondern wird über die Wurzelhaut und deren Fasern gehalten. Dies lässt sich mit einer Hängebrücke vergleichen.

Wurzelzement. Im Bereich der Wurzeloberfläche wird das Dentin von Wurzelzement bedeckt. Die wichtigste Aufgabe des Wurzelzements ist die Verankerung der Fasern des Zahnhalteapparates.

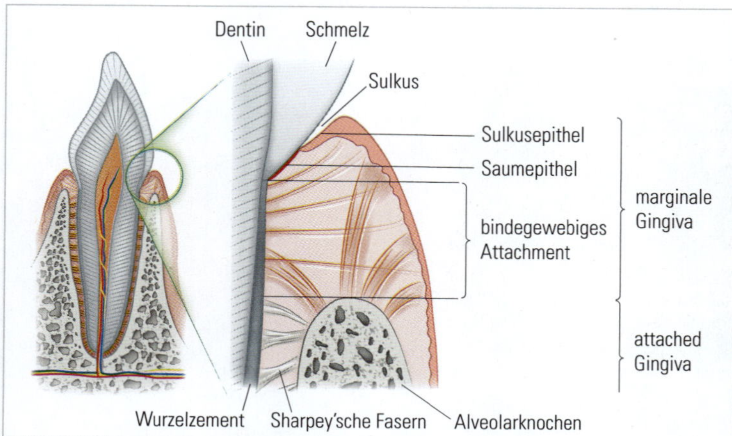

Bild 6.1 Aufbau des Zahnhalteapparates

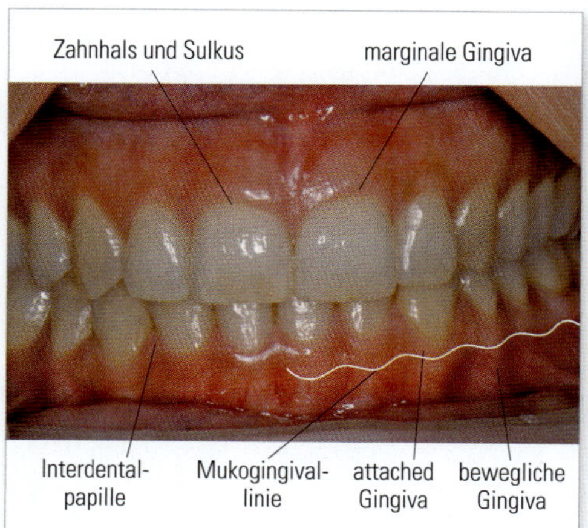

Bild 6.2 Aufteilung der Gingiva

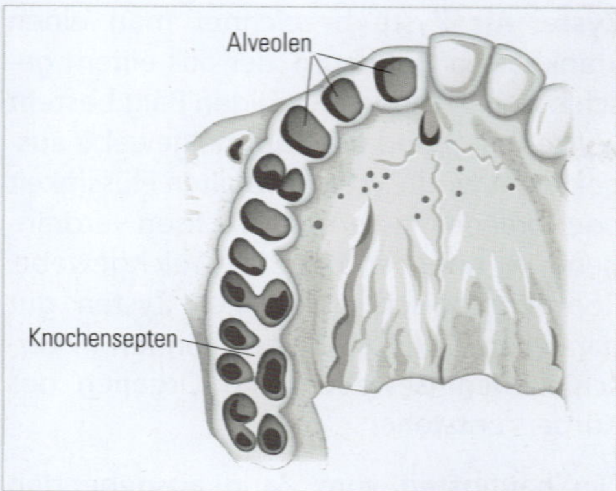

Bild 6.3 Knöcherner Anteil des Zahnhalteapparates

Wurzelhaut (Desmodont). Das Desmodont besteht aus zell- und faserreichem Bindegewebe. Es verankert den Zahn im Alveolarknochen über Bündel feiner kollagener Fasern, den Sharpey'schen Fasern (Bild 6.1). Diese Faserbündel ziehen vom Wurzelzement leicht nach oben zum Alveolarknochen und hängen den Zahn federnd in seinem Knochenfach auf. In Ruhe sind diese Fasern gewellt, bei Belastung des Zahnes kommt es zu einer Streckung der Fasern. Durch die Streckung der Fasern wird die Druckbelastung auf den Zahn in eine Zugbelastung auf den Alveolarknochen umgewandelt. Ohne diese Abfederung würden sich Alveolarknochen und Zahnwurzel durch Druckbelastung mit der Zeit abbauen (Druckresorption).

Weiter befinden sich im Desmodont Nervenfasern sowie Blut- und Lymphgefäße. Die Nervenfasern erfassen über Rezeptoren Druck und Berührung des Zahnes und geben diese Informationen an das zentrale Nervensystem weiter. Sie melden kleinste Veränderungen am Zahn. Beißt man z. B. auf einen harten Gegenstand, entsteht ein sogenannter Reflexbogen.

Dieser Reflexboden bewirkt, dass die Kontraktion der Muskulatur aufgehoben wird und man reflexartig den Mund öffnet.

6.1.2 Aufgaben des Zahnhalteapparates

Die wichtigste Aufgabe des Zahnhalteapparates ist die Verankerung des Zahnes am Knochen.

Der Zahnhalteapparat dient dem Schutz des Zahnes und des ihn umfassenden Knochens. Er soll den Zahn vor Überbelastung schützen und über Nerven Druck- und Berührungsgefühle vermitteln. Den Knochen schützt er vor übermäßiger Druckbelastung und dadurch vor Abbau.

6.2 Formen einer apikalen Parodontitis

Entzündungen des Zahnhalteapparates fasst man unter dem Begriff ▸Parodontitis zusammen. Diese Entzündungen werden oft durch Bakterien hervorgerufen. Sie können aber auch durch Fremdkörper, chemische Schadstoffe oder physikalische Einflüsse entstehen.

Entzündungen können akut oder chronisch verlaufen:

- Eine **akute Entzündung** ist meist durch schwere Symptome und einen raschen Verlauf gekennzeichnet.
- Eine **chronische Entzündung** verläuft hingegen oft symptomarm und bleibt deshalb vom Patienten häufig lange unbemerkt.

Eine Übersicht über die unterschiedlichen Erscheinungsformen einer apikalen Parodontitis bietet Bild 6.4.

Kollagen: Strukturprotein des Bindegewebes

Sharpey'sche Fasern: nach dem englischen Arzt William Sharpey

apikal: an der Wurzelspitze; von apex (lat.) = Spitze; apicale = zur Spitze hin

Parodontalerkrankungen ▸S. 260 ff.

Resorption von resorbere (lat.) = aufsaugen

Granulom ▸S. 184
Zyste ▸S. 184
Ostitis ▸S. 185
Periostitis ▸S. 185
Osteomyelitis ▸S. 185
Abszess ▸S. 185
Phlegmone ▸S. 186

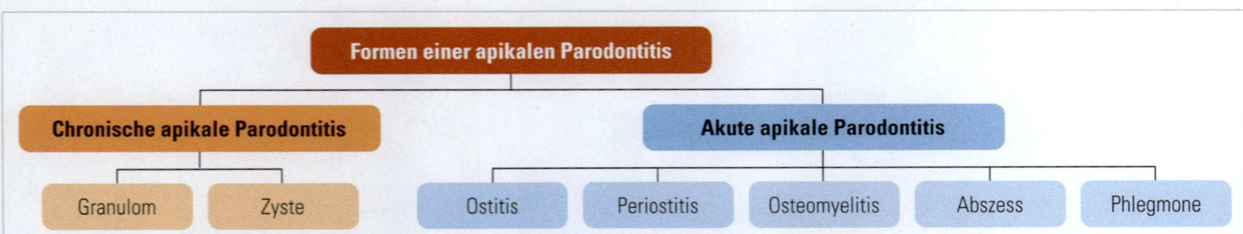

Bild 6.4 Formen einer apikalen Parodontitis (Einteilung)

6.2.1 Chronische apikale Parodontitis

Granulom von Granulum (lat.) = Körnchen

Zyste (gr.) = Blase

Epithelgewebe ▸S. 284

Apikales Granulom. Durch Karies oder Verletzungen des Zahnes können Bakterien in das Wurzelkanalsystem eindringen, wo sie eine Entzündungsreaktion an der Wurzelspitze und im umliegenden Gewebe verursachen können. Durch diese Entzündung kommt es zu einer Abwehrreaktion des Körpers; der umliegende Knochen wird abgebaut und es entsteht ein gefäßreiches Bindegewebe. Um eine Verbreitung der Infektion zu vermeiden, versucht der Körper diesen Bereich gegen das gesunde Gewebe abzukapseln, das apikale Granulom entsteht. Diagnostisch ist der Zahn ▸perkussionsempfindlich, die ▸Sensibilitätsprobe fällt negativ aus und im Röntgenbild lässt sich ein verbreiterter Parodontalspalt erkennen (Bild 6.5).

Perkussion ▸S. 38

Sensibilitätsprüfung ▸S. 38

Wurzelkanal behandlung ▸S. 171 ff.

definitiv = endgültig

Wurzelspitzen-resektion ▸S. 199 f.

Zahnextraktion ▸S. 198

radikulär = an der Wurzel
radix (lat.) = Wurzel

Follikel (lat.) = Zahnsäckchen

Schmelzbildung ▸S. 112

Histologie: Wissenschaft von den biologischen Geweben; von histos (gr.) = Gewebe und -logie = Lehre

Als Therapie ist eine ▸Wurzelkanalbehandlung mit einer ▸definitiven Wurzelkanalfüllung und einem dentinadhäsiven Verschluss angebracht.

Bleibt die Entzündung bestehen, kann der Teil der Wurzelspitze durch eine ▸Resektion entfernt werden. Führt das zu keinem dauerhaften Erfolg, muss der ▸Zahn extrahiert werden.

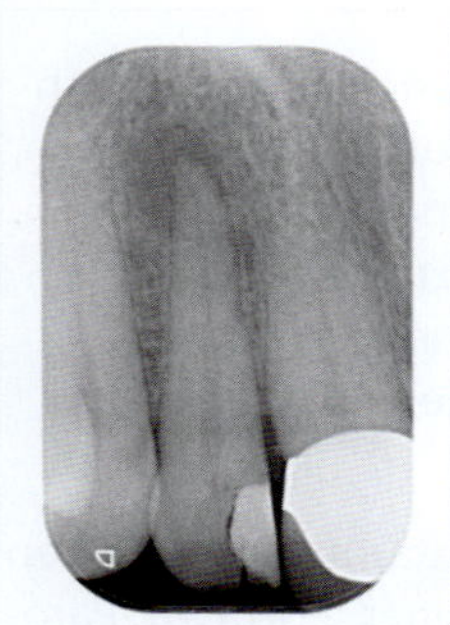

Bild 6.5 Apikales Granulom

Zyste. Als Zyste bezeichnet man einen krankhaften Hohlraum, der aus einem geschlossenen bindegewebigen Balg besteht (Zystenbalg) und von ▸Epithelgewebe ausgekleidet wird. Zysten enthalten Flüssigkeit oder breiige Massen. Sie wachsen verdrängend im Knochen oder im Weichgewebe. Röntgenologisch lassen sich Zysten gut darstellen (Bild 6.6). Zysten können in verschiedenen Geweben und Organen des Körpers entstehen.

Die häufigsten vom Zahn ausgehenden (dentogenen) Zysten sind:

- Radikuläre Zysten: Sie entwickeln sich aufgrund eines entzündlichen Prozesses an der Wurzelspitze.
- Follikuläre Zysten. Diese Art von Zysten bildet sich um einen verlagerten Zahn. Die beteiligten Zellen stammen aus dem ▸Schmelzbildungsepithel.

Wenn sich Zysten während ihres Wachstums nicht infizieren, sind sie schmerzlos und werden vom Patienten meist nicht bemerkt. Vor dem Durchbruch durch den Knochen ist beim Betasten ein typisches Pergamentknistern zu hören bzw. zu spüren. Das entnommene Zystengewebe soll zur Abklärung immer histologisch untersucht werden.

Eine Fistel entsteht meist infolge eines entzündlichen Prozesses an einer Wurzelspitze (Granulom), durch tiefe, entzündete Zahnfleischtaschen oder Einlagerung von Fremdkörpern. Eine Fistel besteht aus einer trichterförmig eingezogenen Fistelöffnung („Fistelmaul“; Bild 6.7), dem Fistelkanal und dem Fistelgrund, der Ursache für die Entstehung. Häufig lassen sich Eiter oder Flüssigkeit aus der Fistelöffnung ausstreichen.

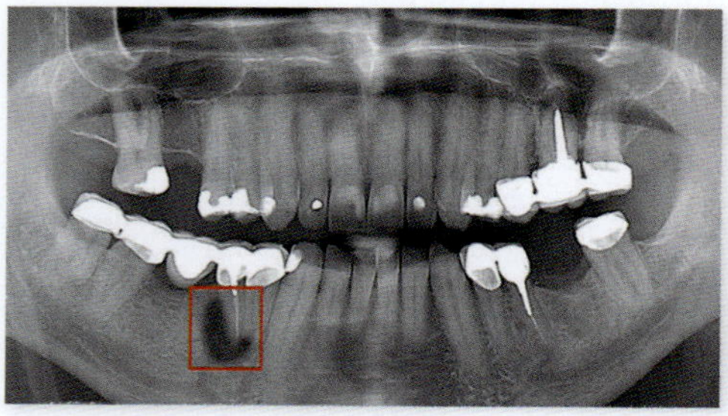

Bild 6.6 Röntgenbild einer Zyste

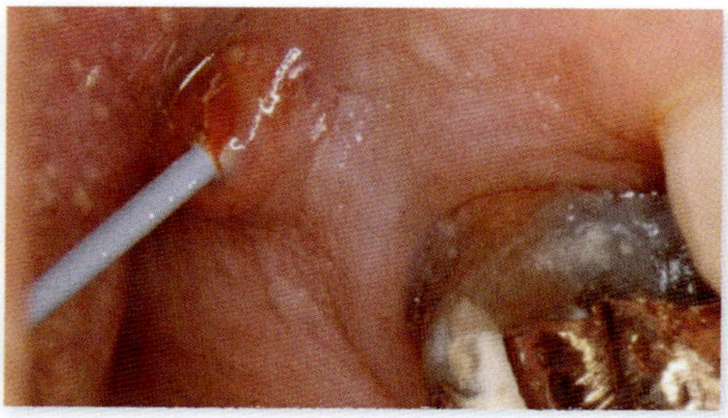

Bild 6.7 Fistelmaul mit Guttaperchaspitze

Hat man die Ursache der Entzündung beseitigt, gibt es zwei Möglichkeiten: Entweder verschwindet die Fistel durch eine Wurzelbehandlung von allein oder sie wird chirurgisch entfernt (z. B. durch eine Wurzelspitzenresektion oder die Entfernung des Zahnes).

TIPP Wenn nicht eindeutig geklärt werden kann, von welchem Zahn die Entzündung ausgeht, wird in die Öffnung des Fistelkanals eine Guttaperchaspitze gesteckt und die Region geröntgt. Die Guttaperchaspitze stellt sich im Röntgenbild gut dar und der betroffene Zahn lässt sich eindeutig bestimmen.

6.2.2 Akute apikale Parodontitis

Die Ostitis ist eine Knochenentzündung, bei der Kompakta und Spongiosa betroffen sind.

Periostitis. Der Begriff Periostitis bezeichnet eine Entzündung der Knochenhaut. Diese kann durch Krankheitserreger (z. B. Bakterien) hervorgerufen werden oder mechanische Ursachen haben (z. B. Überbelastung). Eine Periostitis ist äußerst schmerzhaft.

Die Osteomyelitis ist eine Knochenmarkentzündung, die meist eine Entzündung des Knochens selbst (Ostitis) und der Knochenhaut (Periostitis) mit einschließt. Behandelt wird eine Osteomyelitis durch weiträumige chirurgische Entfernung des Infektionsherdes und Antibiotikagabe (i. v.).

i. v. = intravenös

Ein Abszess ist eine umkapselte Eiteransammlung in einer nicht vorgeformten Körperhöhle (Bild 6.8). Meist entstehen Abszesse im Mundbereich durch Entzündungen von Zahnwurzeln oder Zahnfleischtaschen oder aufgrund eines erschwerten Zahndurchbruchs.

Man kann Abszesse nach ihrer Ursache und ihrer Lage unterscheiden (Tabelle 6.1).

TIPP Meist beschreibt Ihnen der Patient eine „dicke Wange", wenn sich ein Abszess entwickelt hat.

Kompakta/ Spongiosa S. 159

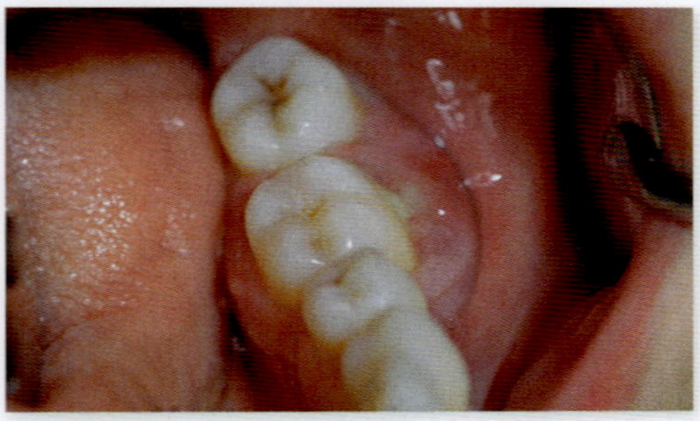

Bild 6.8 Parodontaler Abszess

Art des Abszesses	Beschreibung
dentale Abszesse	
subperiostaler Abszess	äußerst druckschmerzhafte Eiteransammlung unter der Knochenhaut
submuköser Abszess	der häufigste odontogene Abszess; liegt unter der vestibulären Schleimhaut des Ober- oder Unterkiefers und entsteht meist als Folge von nicht behandelten apikalen Entzündungen
parodontaler Abszess	entsteht als Folge einer infizierten, vertieften Zahnfleischtasche
mandibuläre Abszesse	
paramandibulärer Abszess	entsteht aus einem submukösen Abszess im Unterkiefer, der sich in die Wangenweichteile ausbreitet – außenliegend neben dem Unterkiefer
submandibulärer Abszess	liegt meist unter dem (noch tastbaren) Unterkieferrand – innenliegend vom Unterkiefer
perimandibulärer Abszess	meist odontogener Abszess, der um den Unterkieferknochen herum gelegen ist (Knochenrand des Unterkiefers ist nicht mehr tastbar) – rundherum um den Unterkiefer

Tabelle 6.1 Abszesse (Einteilung)

submukös: unter der Schleimhaut gelegen

odontogen (synonym zu dentogen): von den Zähnen ausgehend

mandibulär: auf den Unterkiefer (Mandibula) bezogen

para = neben

sub = unter

peri = rundherum

Man unterscheidet folgende Abszesse:

- Ein **akuter Abszess** ist äußerst schmerzhaft. Er bildet sich innerhalb weniger Stunden und geht meist von einer apikalen oder parodontalen Entzündung aus.
- Ein **chronischer Abszess** wird so bezeichnet, weil er langsam verlaufend ist bzw. schon länger besteht. Er ist häufig ohne schmerzhafte Reaktionen und hat sich aus einem akuten Abszess entwickelt. Es gibt jedoch auch chronische Formen, die nie ein akutes Stadium hatten und völlig unauffällig sind.

Prämolaren/Molaren ▸S. 58

Furkation: bei mehrwurzeligen Zähnen die Gabelung/Teilungsstelle der Wurzeln (vgl. S. 59)

bukkal ▸S. 60

Trepanation ▸S. 170 f.

Inzision ▸S. 197 f.

Phlegmone von phlegma (gr.) = Schleim

Die Behandlung eines Abszesses besteht neben der Ursachenbeseitigung (z. B. ▸Trepanation des Zahnes oder Reinigung der entzündeten Zahnfleischtasche) meist in seiner chirurgischen Eröffnung (▸Inzision).

Phlegmone sind eitrige, sich schrankenlos ausbreitende Infektionen der Weichteile, die meist durch Streptokokken ausgelöst werden. Sie gehen mit Fieber, Schmerzen und einer eitrigen Entzündung der betroffenen Körperstelle einher. Phlegmone sind heutzutage relativ selten, da eine frühzeitige Antibiotikagabe die Infektion meist rechtzeitig eindämmt.

6.3 Chirurgische Instrumente

6.3.1 Extraktionszangen

Extraktion von extrahere (lat.) = herausziehen, entnehmen

Der prinzipielle Aufbau aller Extraktionszangen ist gleich (Bild 6.9). Die Zange ist grundsätzlich so geformt, dass man mit ihr den zu extrahierenden Zahn gut fassen kann.

Die Extraktionszangen für Oberkiefer (OK) und Unterkiefer (UK) unterscheiden sich in der Form ihrer Arbeitsenden (Branchen) voneinander (Bild 6.10).

Oberkiefer-Zangen. Die Arbeitsenden der Oberkiefer-Frontzahnzangen sind gerade, im Gegensatz dazu sind die der OK-▸Prämolaren- und Molarenzangen über die Fläche gebogen. Zusätzlich haben die Zangen für die Entfernung von OK-Molaren auf einer Seite eine Zacke, die dazu dient in die Furkation zwischen den ▸bukkalen Wurzeln zu greifen. Die Oberkiefermolarenzangen können anhand der Zacke je nach Oberkieferseite unterschieden werden.

TIPP Der Merksatz „Zacke zur Backe" hilft Ihnen, die richtige Zange auszuwählen.

Als Sonderformen gibt es für den Oberkiefer spezielle Weisheitszahnzangen und Wurzelrestzangen (Bajonettzange).

Unterkiefer-Zangen. Im Unterkiefer sind die Arbeitsenden der Zangen über die Kante gebogen und erinnern in ihrer Form an einen Rabenschnabel. Auch hier unterscheidet man anhand der Form der Arbeitsenden Frontzahnzangen, Prämolarenzangen und Molarenzangen. Die UK-Molarenzangen haben auf beiden Seiten eine Zacke, sodass sie gut in die Furkation greifen können. Die Prämolarenzangen und Frontzahnzangen unterscheiden sich nicht in der Form, sondern nur in der Breite der Arbeitsenden und der Öffnung des Mauls voneinander. Als Sonderformen gibt es auch für den Unterkiefer Weisheitszahnzangen für links bzw. für rechts und Wurzelrestzangen.

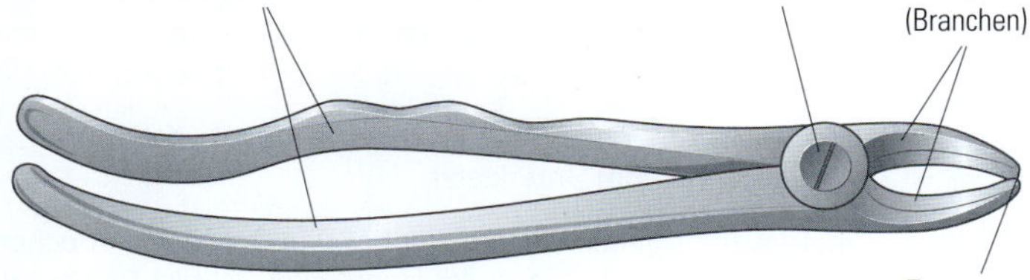

Bild 6.9 Aufbau einer Zange

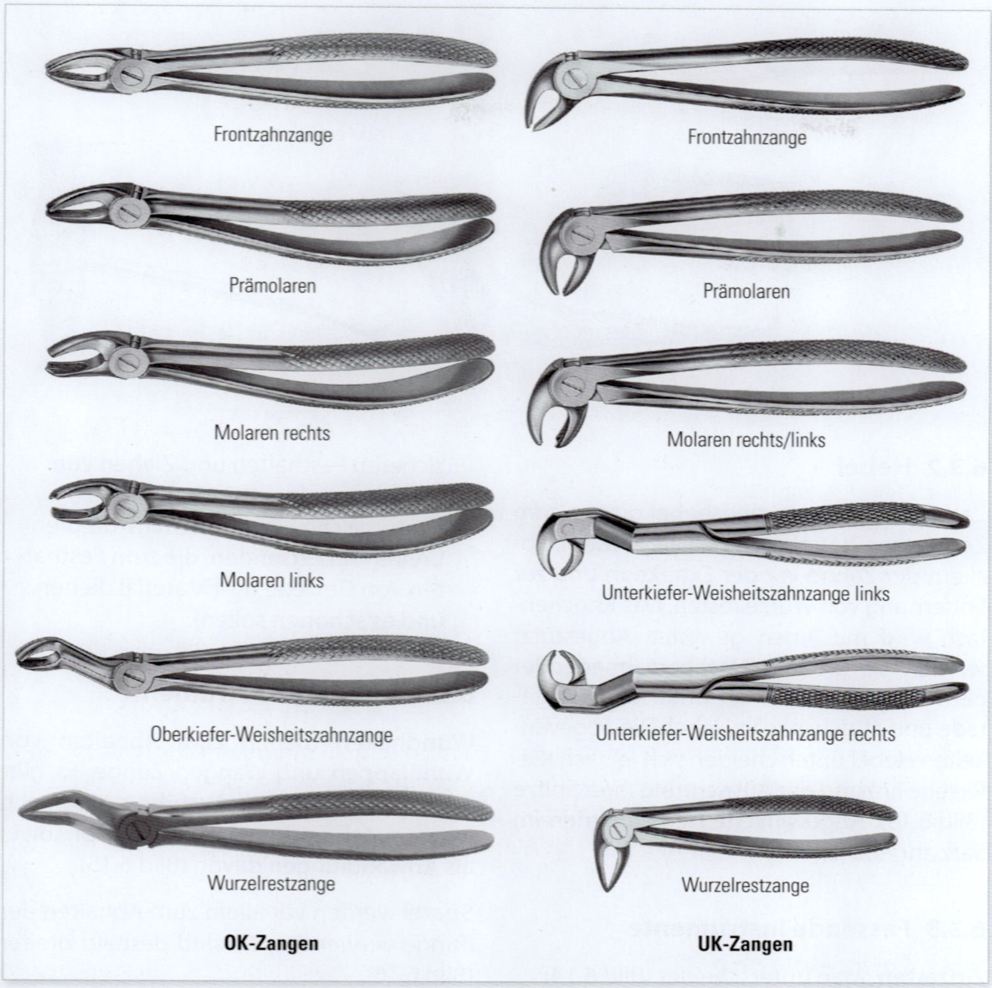

Bild 6.10 Extraktionszangen (Übersicht)

Milchzahnzangen werden speziell für die Extraktion von Milchzähnen bei Kindern eingesetzt. Sie ähneln den Zangen für Erwachsene in der Form, sind aber etwas kleiner gestaltet.

Sonstige Zangen. Neben den Zangen für die Extraktion gibt es Zangen, die andere Funktionen erfüllen:

- Hohlmeißelzange nach Luer („Knochen-Knabberzange"): mit ihr können Knochenkanten geglättet oder Granulationsgewebe entfernt werden (Bild 6.11).
- Kornzange zum Reichen von Tupfern oder Instrumenten oder zum Entfernen von Fremdkörpern (Bild 6.12).

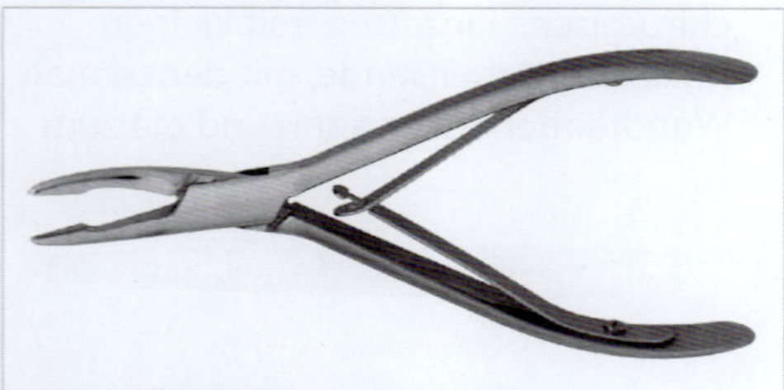

Bild 6.11 Hohlmeißelzange nach Luer

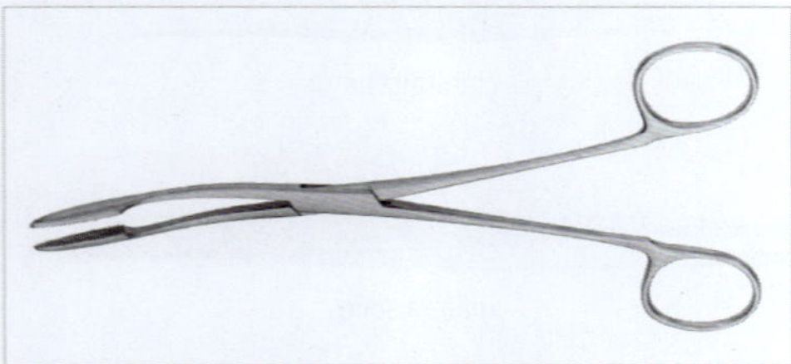

Bild 6.12 Kornzange

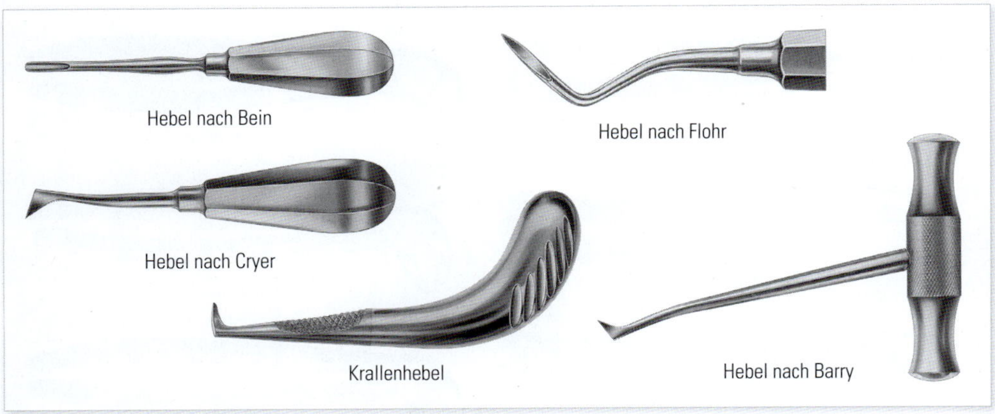

Bild 6.13 Zahnärztliche Hebel

6.3.2 Hebel

Zahnärztliche Extraktionshebel dienen zum Zertrennen der oberen Sharpey-Fasern, Lockern der Zähne vor der Extraktion und zur Entfernung von Wurzelresten. Das Knochenfach wird mit ihnen geweitet. Abgestützt werden sie an den Nachbarzähnen oder dem Knochenfach. Man unterscheidet gerade und abgewinkelte Hebel. Die abgewinkelten Hebel unterscheiden sich je nach Kieferseite anhand der Ausrichtung ihrer Spitze (Bild 6.13). Abgewinkelte Hebel werden im Satz angeboten.

6.3.3 Fassende Instrumente

Pinzetten. Man unterscheidet (Bild 6.14):

- zahnärztliche Pinzetten (mit gebogenen, leicht geriffelten Arbeitsenden),
- chirurgische Pinzetten (mit kleinen Haken am Arbeitsende, mit denen man Wundränder fassen kann und die zum sicheren Festhalten und Ziehen von Gewebe geeignet sind),
- anatomische Pinzetten (mit stumpfen breiten Arbeitsenden, die zum Festhalten von Gewebe und Material dienen und es schonen sollen).

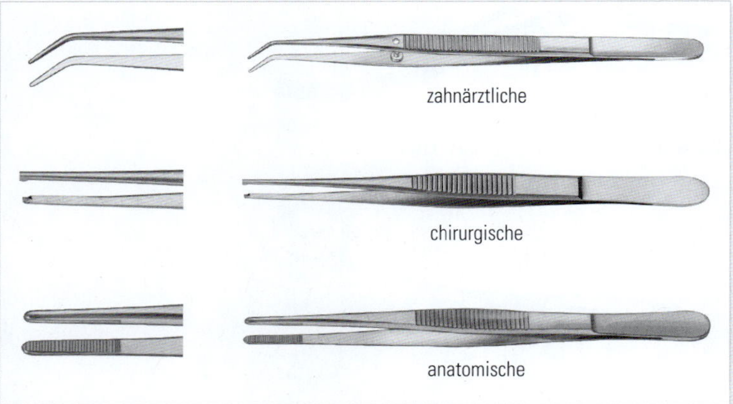

Bild 6.14 Pinzetten

6.3.4 Haltende Instrumente

Wundhaken dienen zum Abhalten von Wundlappen und Wangen/Zunge. Es gibt sie in verschiedenen Ausführungen: nach Langenbeck und nach Middeldorpf sowie als Abwandlungen davon (Bild 6.15).

Spatel werden vor allem zum Abhalten der Zunge verwendet, sie sind deshalb breiter (Bild 6.16).

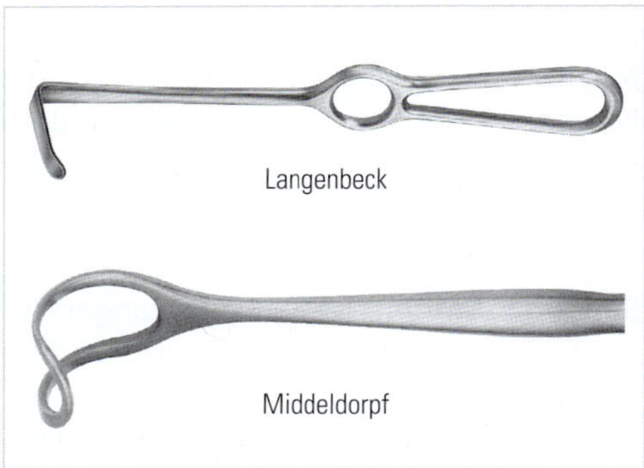

Bild 6.15 Wundhaken

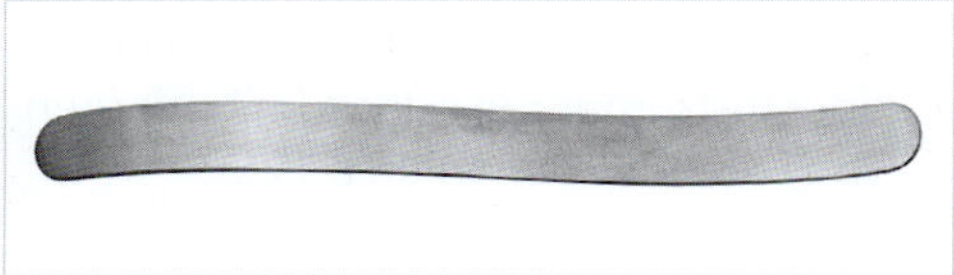

Bild 6.16 Zungenspatel

6.3.5 Schabende Instrumente
(Bild 6.17)

Das Elevatorium ist ein stumpfes chirurgisches Instrument, das man zum Abheben des Muko-Periost-Lappens (Knochenhaut-Lappens) vom Knochen benutzt.

Das Raspatorium besitzt ein scharfes breiteres Ende, das zum Ablösen des Muko-Periost-Lappens von der knöchernen Unterlage dient.

Das Elevatorium und Raspatorium können auch zum Abhalten von Wundrändern verwendet werden, z. B. bei einer Wurzelspitzenresektion oder 8er Osteotomie.

Das Periotom ist ein dünnes Instrument, mit dem sich vor der Extraktion die Fasern im Parodontalspalt durchtrennen lassen. So kann der Zahn gewebeschonend entfernt werden.

Der scharfe Löffel ist ein löffelartiges Instrument mit scharfen Rändern zum Auskratzen von entzündlichem Gewebe aus der Alveole.

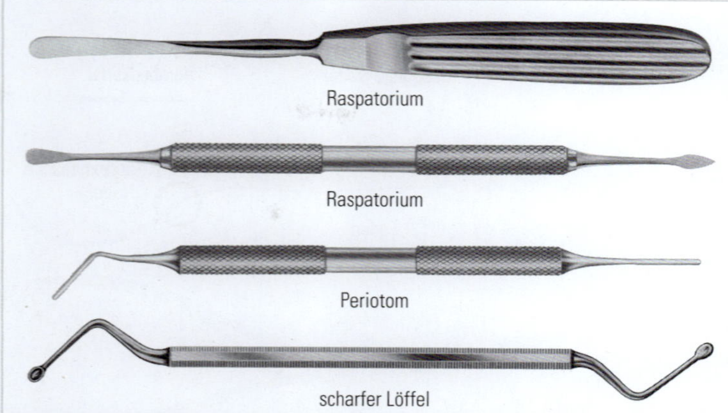

Bild 6.17 Schabende Instrumente

Elevatorium von elevare (lat.) = (ab-/an-)heben

Raspatorium von raspare (lat.) = raspeln, schaben

Periotom von Periost (Knochenhaut)

6.3.6 Schneidende Instrumente

Scheren gibt es gebogen oder gerade mit stumpfen oder spitzen Enden (Bild 6.18). Mit Scheren kann man Wundränder versäubern und Nahtmaterial durchtrennen.

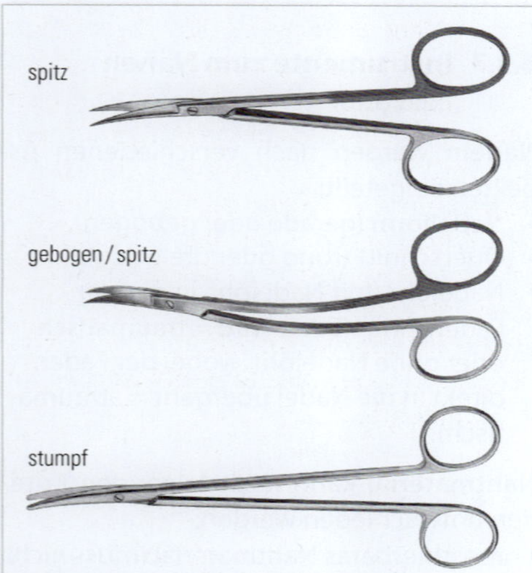

Bild 6.18 Scheren

Skalpelle. Als Skalpell wird ein chirurgisches Messer bezeichnet. Der Griff besteht entweder aus sterilisierbarem Metall oder bei Einmalskalpellen aus Kunststoff. Die Klingen gibt es in verschiedenen Ausführungen (Bild 6.19).

TIPP Vorsicht beim Wechsel der Klinge: Die Skalpellklinge sollte immer mit einem Instrument (z. B. Nadelhalter) festgehalten werden und nie mit der Hand, um Schnittverletzungen zu vermeiden.

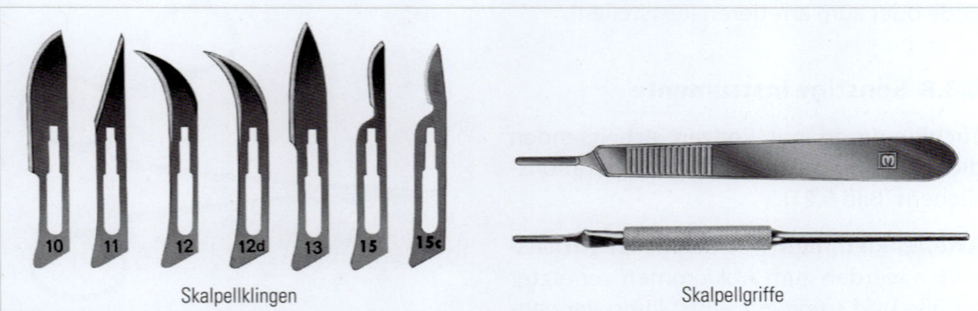

Bild 6.19 Skalpelle

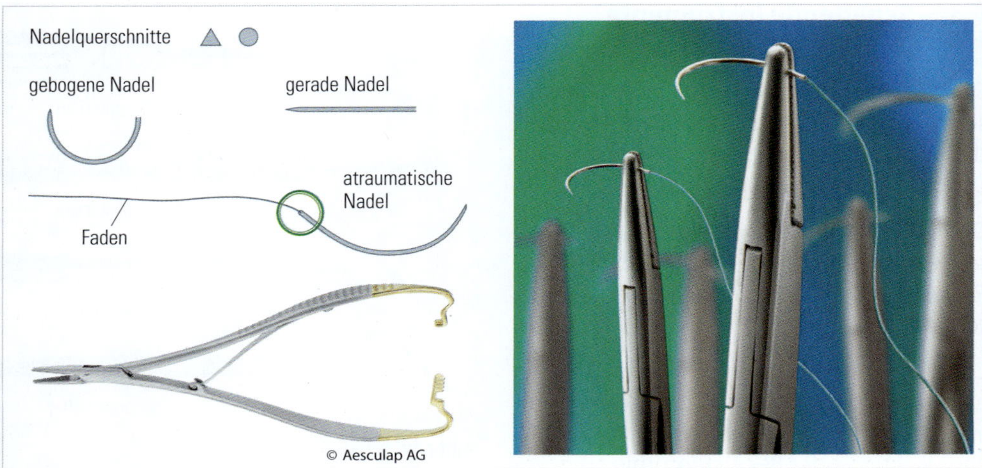

Bild 6.20 Nadeln, Nahtmaterial und Nadelhalter

6.3.7 Instrumente zum Nähen (Bild 6.20)

Nadeln werden nach verschiedenen Aspekten eingeteilt:

- Nadelform (gerade oder gebogen),
- Querschnitt (rund oder dreieckig),
- Nadelöhr (mit Nadelöhr, in das der Faden eingefädelt wird = traumatisch oder ohne Nadelöhr, wobei der Faden direkt in die Nadel übergeht = atraumatisch).

Nahtmaterial kann nach folgenden Kriterien unterschieden werden:

- resorbierbares Nahtmaterial (muss nicht entfernt werden, weil es im Körper aufgelöst wird),
- nicht-resorbierbares Nahtmaterial (muss nach ca. 7 Tagen entfernt werden),
- geflochtenes (polyfiles) / ungeflochtenes (monofiles) Nahtmaterial.

polyfil = aus mehreren Fäden

monofil = aus einem Faden

Nadelhalter. Mit dem Nadelhalter wird die Nadel gehalten, es gibt ihn mit offenem Ende oder zum arretieren (feststellen).

6.3.8 Sonstige Instrumente

Tuchklemmen mit spitzen Arbeitsenden dienen zum Befestigen von Operationstüchern (Bild 6.21).

Arterienklemmen mit schmalen Arbeitsenden werden zum Abklemmen verletzter Gefäße und somit zur Blutstillung verwendet (Bild 6.21).

Chirurgische Sauger sind Sauger aus Metall, die sterilisierbar sind, oder aus Kunststoff zur Einmalverwendung.

rotierende Instrumente ▸ S. 123 ff.

Bohrer/Fräser ▸ S. 125

▸**Rotierende zahnärztliche Instrumente.** In der zahnärztlichen Chirurgie werden spezielle sterile Knochenfräser für das Hand- und Winkelstück verwendet, z. B. Lindemannfräser (Bild 6.22), ▸Rosenbohrer und diamantierte Fräser.

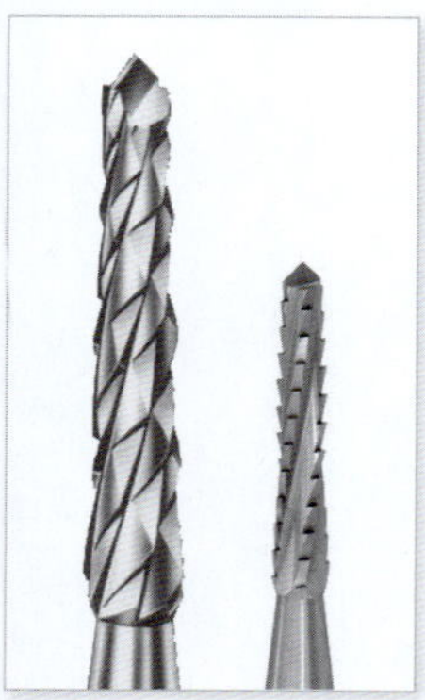

Bild 6.22 Lindemannfräser

Osteotome dienen zum Bearbeiten von Knochen (Bild 6.23). Es gibt sie als konische oder zylindrische Instrumente. Ein Osteotom kann klopfend mit einem Hammer zum Durchtrennen, Erweitern oder Verdichten des Knochens verwendet werden (z. B. beim ▸internen Sinuslift).

interner Sinuslift ▸ S. 209

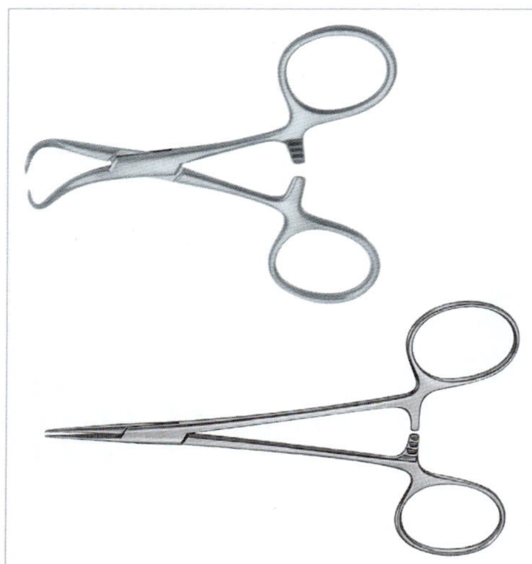

Bild 6.21 Tuchklemme und Arterienklemme

Eine Knopfsonde wird zum Austasten der Extraktionswunde verwendet (Bild 6.24).

Tamponadenstopfer nach Luniatschek dienen zum Einbringen von Tupfern oder Streifen in Wunden (Bild 6.25).

Elektrochirurgiegeräte arbeiten mit hochfrequentem Strom und können so Gewebe abtragen und schneiden oder durch Koagulation Blutungen stillen. Ein wesentlicher Vorteil von Elektrochirurgiegeräten gegenüber dem Skalpell ist, dass eine Blutungsstillung durch den Verschluss der betroffenen Gefäße erfolgen kann.

Piezochirurgiegeräte bearbeiten Knochen schonend. Der piezoelektrische Effekt beruht auf Oszillationen, die nach Anlegen einer Spannung hervorgerufen werden.

Das Piezochirurgiegerät besteht aus einem Handstück mit verschiedenen diamantierten oder titanbeschichteten Aufsätzen (Bild 6.26). Es kann in verschiedenen Frequenzbereichen betrieben werden. Vorteil ist die äußerst schonende Knochenbearbeitung ohne Verletzung von Weichgeweben.

Piezochirurgiegeräte werden z. B. bei der Präparation eines Knochendeckels zum Eingang in die Kieferhöhle bei einer Sinus-Lift-OP verwendet.

Chirurgiemotoren sind spezielle mobile Motoren, deren Handstück über einen Schlauch mit Kunststoffbeuteln oder Flaschen physiologischer Kochsalzlösung verbunden werden kann, was sterile Kühlung ermöglicht. Oft ist bei diesen Motoren eine Drehzahlregelung möglich.

Laser werden im dentalen Bereich in der Chirurgie, Parodontologie, Endodontie und zur Kariesentfernung verwendet (Bild 6.27).

Laser arbeiten mit kurzwelliger energiereicher Lichtstrahlung einer bestimmten Wellenlänge. Abhängig von der Wellenlänge können sowohl Hart- als auch Weichgewebe (Schleimhaut, Zahnhartsubstanz, Knochen etc.) bearbeitet werden.

In der Chirurgie können mithilfe eines Lasers Gewebe geschnitten und entfernt sowie Blutungen gestillt werden.

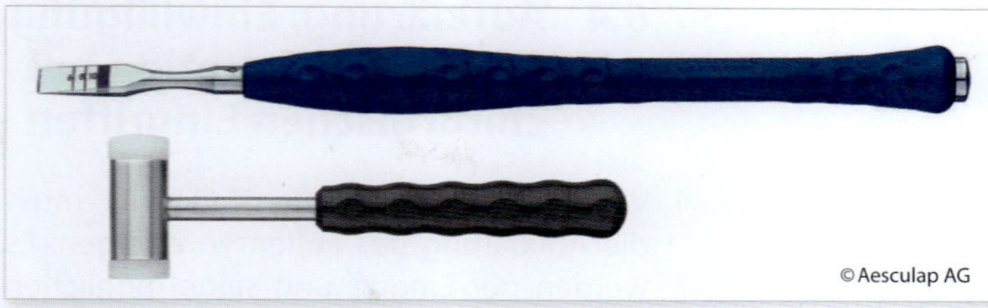

Bild 6.23 Osteotom und Hammer

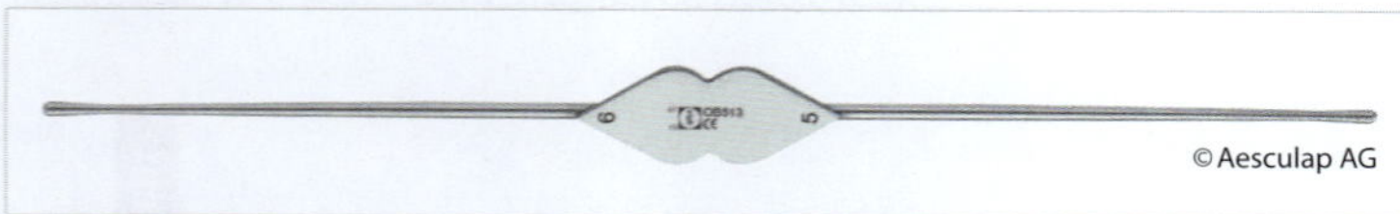

Bild 6.24 Knopfsonde

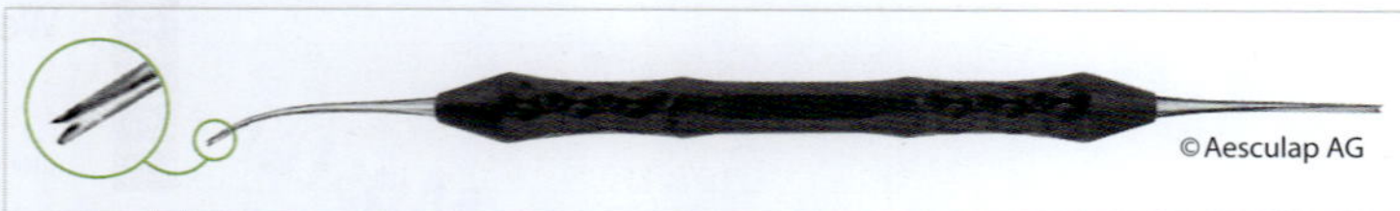

Bild 6.25 Tamponadenstopfer nach Luniatscheck

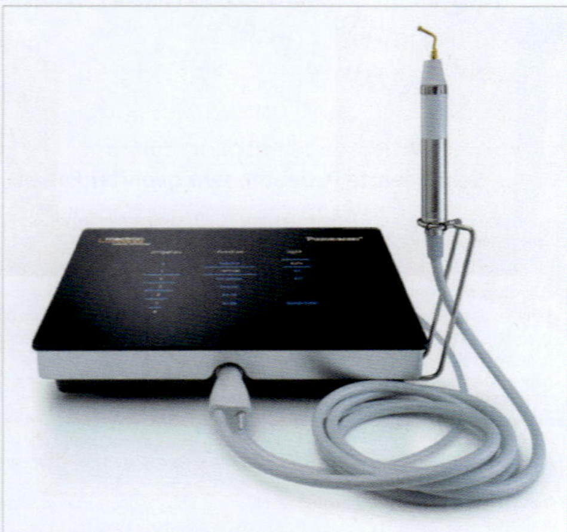

Bild 6.26 Piezochirurgiegerät

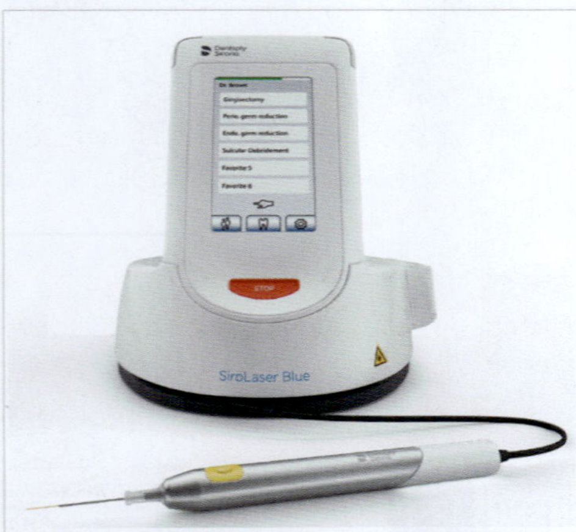

Bild 6.27 Laser (SiroLaser Blue)

Koagulation (lat.) = Gerinnung, Zusammenballung

Oszillation von oscillare (lat.) = schwingen

6.4 Aufklärung, Einwilligung und Dokumentation bei chirurgischen Eingriffen

Vor jedem chirurgischen Eingriff muss die Aufklärung des Patienten erfolgen. Es werden der Eingriff und seine möglichen Risiken erklärt. Diese Aufklärung muss schriftlich erfolgen und wird von dem Patienten unterschrieben. Hierdurch willigt der Patient in diese Behandlung ein. Die Dokumentation ist auch die Grundlage für die Abrechnung der erbrachten Leistungen.

Inhalt und Umfang. Die Behandlungsvorgänge müssen objektiv wiedergegeben werden. Im Einzelnen sind schriftlich zu dokumentieren:

Krankenkasse bzw. Kostenträger:

Name, Vorname des Versicherten

geb. am

Kassen-Nr. | Versicherten-Nr. | Status

Betriebsstätten-Nr. | Arzt-Nr. | Datum

Patientin / Patient

Aufklärungs-, Anamnese- und Einwilligungsbogen

Operative Weisheitszahnentfernung

Bitte vor dem Arztgespräch sorgfältig lesen, Fragen notieren

Fall-Nr: | Patienten-Nr. (ID) | Behandlungsdatum

Zu benachrichtigende(r) Angehörige(r):

Beziehung zum Patienten /Verwandtschaftsgrad:

Entscheider Tel.-(Handy-)Nr. | Entscheider E-Mail-Adresse

Sehr geehrte Patientin, sehr geehrter Patient, liebe Eltern und Sorgeberechtigte,

bei Ihnen /Ihrem Kind soll ein Weisheitszahn operativ entfernt werden.

Vorgesehenes Eingriffsdatum: ______

Dieser Patientenaufklärungsbogen dient der Grundinformation über den vorgeschlagenen Eingriff, über den Ihre Ärztin / Ihr Arzt vorher mit Ihnen noch sprechen wird, und der Aufklärungsdokumentation. Typische Risiken und Folgen sowie mögliche Alternativen müssen Sie kennen, damit Sie sich entscheiden und wirksam in den Eingriff einwilligen können. Notieren Sie am besten zur Vorbereitung Ihres Arztgesprächs alle Fragen, die nach dem Lesen dieses Bogens bleiben und über die Sie vor einer Entscheidung noch mit Ihrer Ärztin / Ihrem Arzt sprechen wollen, auf der vorletzten Seite.

Basisinformationen

Weisheitszähne brechen normalerweise zwischen dem 16. und 20. Lebensjahr sowohl im Ober- als auch im Unterkiefer durch. Vielfach ist jedoch nicht ausreichend Platz im Kiefer vorhanden, damit sich die durchbrechenden Weisheitszähne in die Reihe der anderen Zähne einstellen können. Daher verursachen Weisheitszähne

Abb. 1: Lageanomalien von Weisheitszähnen im Unterkiefer

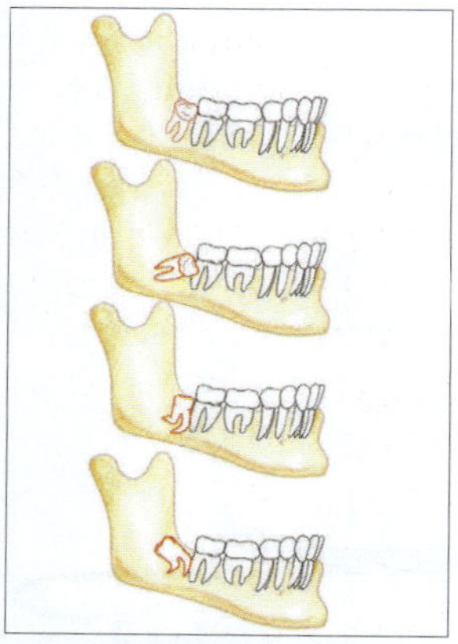

Abb. 2: Zahnschema zum Einzeichnen des kranken Zahnes
1 = Oberkiefer • 2 = Unterkiefer
3 = rechte Seite • 4 = linke Seite

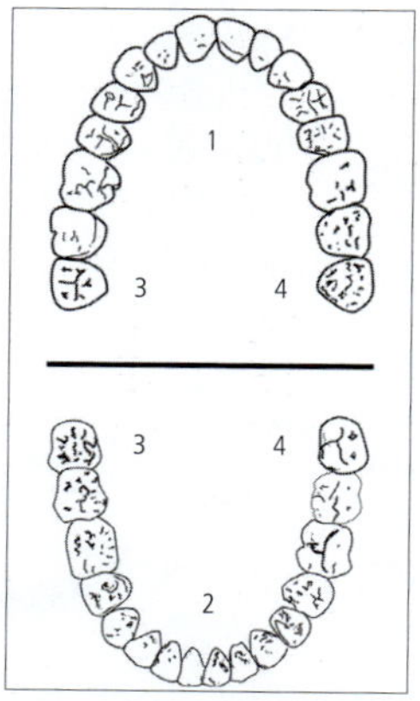

Abb. 3: Verlauf der Nerven im Ober- und Unterkiefer
1 = Kieferhöhle • 2 = Oberkiefernerv
3 = Unterkiefernerv

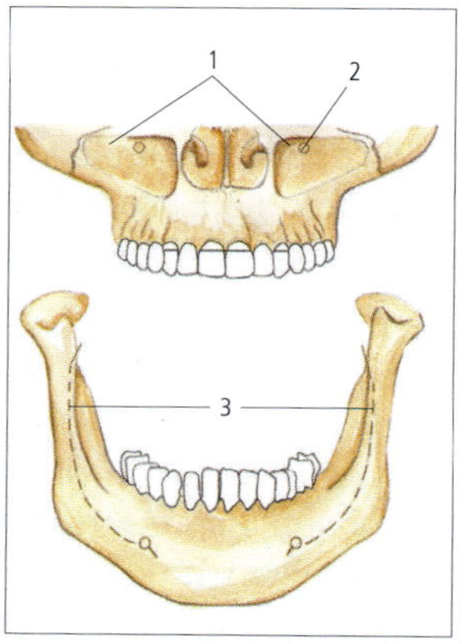

peri med | fach buch
perimed Patientenaufklärung • Herausgeber: perimed Fachbuch Verlag Dr. med. Straube GmbH
©1979-2022 perimed Fachbuch Verlag Dr. med. Straube GmbH • **Flugplatzstr. 104 • D - 90768 Fürth** • www.perimed.de
Tel: +49 (0)911 50 722-130 • Fax: +49 (0)911 50 722-139 • service@perimed.de
Jurist. Beirat: Rechtsanwälte Broglie, Schade & Partner GbR • Wiesbaden-Berlin-München • www.arztrecht.de
Kopieren und Nachdruck verboten - Kopie des ausgefüllten Bogens zur Abgabe an Patientin/Patienten gem. PRG gestattet
Bogen-Code: **MkOp025De**
Edition
14-22-07_06-LD
4250112707045

Bild 6.28 Beispiel eines Aufklärungsbogens (Auszug)

- Anamnese
- Diagnose
- Röntgenindikation / Röntgenbefunde
- Beschwerden / Schmerzen des Patienten
- Therapievorschläge und Therapie
- Art und Dosierung einer Medikation
- Verlaufsdaten
- Besonderheiten / Komplikationen
- Zahnbezug / Region
- Aufklärung (z. B. Zeitpunkt, Umfang etc.)

Die Aufklärung umfasst Diagnose, Therapieverlauf, Risiken sowie Behandlungsalternativen und eine Information über eventuell entstehende Behandlungskosten. Sie muss zeitlich so erfolgen, dass der Patient genug Bedenkzeit hat. Bei kleineren, ambulanten Eingriffen ist die Aufklärung am Tag des Eingriffes ausreichend.
Die Aufklärung erfolgt durch den Zahnarzt. Sie muss so formuliert werden, dass der zahnärztlich unkundige Patient sich eine Vorstellung von dem Schweregrad der Behandlung und von den Belastungen und Risiken des Eingriffes machen kann.

Einwilligung des Patienten. Nach der Aufklärung sollte der Patient eine schriftlich niedergelegte Einwilligungserklärung unterschreiben, in der stichpunktartig die Diagnose, die Therapie sowie die möglichen Komplikationen und Risiken aufgeführt sind. Bei Minderjährigen müssen die Eltern bzw. die Erziehungsberechtigten in die Behandlung einwilligen.
Vorgedruckte Aufklärungsbögen und Einwilligungsbögen, mit der Möglichkeit, Patientendaten zu ergänzen, können von verschiedenen Verlagen bezogen werden (Bild 6.28).

Dokumentation der Hygiene bei chirurgischen Eingriffen. In einem ▸Hygieneplan sind die Maßnahmen zur Infektionsvermeidung festzuhalten. Die Mitarbeiter sollten regelmäßig in den Maßnahmen unterwiesen werden. Die Unterweisung muss schriftlich dokumentiert und unterschrieben werden.

Dokumentation verwendeter Materialien. Es müssen die Chargennummern des verwendeten sterilen Instrumentariums, der Implantate und ▸Augmentationsmaterialien patientenbezogen dokumentiert werden.

6.5 Maßnahmen bei chirurgischen Eingriffen

6.5.1 Präoperative Patientenvorbereitung

Zu den patientenbezogenen Vorbereitungsmaßnahmen eines chirurgischen Eingriffs gehören:

- die ▸allgemeine Anamnese,
- ggf. eine Endokarditisprophylaxe,
- die Durchführung einer antiseptischen Mundspülung,
- die persönliche Vorbereitung des Patienten auf den Eingriff.

Allgemeine Anamnese. Vor einem chirurgischen Eingriff wird noch einmal genau die allgemeine Anamnese des Patienten abgefragt. Bestimmte Erkrankungen und Medikamente erfordern Maßnahmen vor dem operativen Eingriff, da sie sonst lebensbedrohlich werden können.

Besonders zu achten ist auf:

- Blutgerinnungsstörungen,
- die Einnahme gerinnungshemmender Medikamente,
- Zuckererkrankungen,
- Herzerkrankungen / Operationen am Herzen.

Eventuell müssen Patienten vor dem Eingriff ihre Medikamente absetzen oder auf andere Medikamente umgestellt werden. Dies geschieht in Absprache mit dem behandelnden Hausarzt.

Endokarditisprophylaxe. Patienten mit fehlerhaften oder künstlichen Herzklappen müssen prophylaktisch vor dem Eingriff Antibiotika einnehmen. Dadurch wird verhindert, dass Bakterien aus der Mundhöhle durch den Blutkreislauf zum Herz transportiert werden. Dort können sie eine Entzündung verursachen.

allgemeine Anamnese ▸S. 34 f.

Endokarditis: Entzündung der Herzinnenhaut

Hygieneplan ▸S. 100

Augmentationsmaterial ▸S. 208

Antiseptikum:
Medikament zur Verhinderung einer Infektion / Entzündung (Sepsis)

Operateur:
Arzt, der eine Operation durchführt

Erstassistenz ▸S. 196

chirurgische Händedesinfektion ▸S. 88

Anziehen steriler Handschuhe ▸S. 89

hygienische Händedesinfektion ▸S. 86 f.

Schutzkleidung/PSA ▸S. 90 f.

Durchführung einer antiseptischen Mundspülung. Es wird empfohlen, Patienten vor einem chirurgischen Eingriff mit einem oralen Antiseptikum spülen zu lassen, um die orale Keimflora zu reduzieren. Bei bestimmten Eingriffen ist auch die Verwendung eines Schleimhautantiseptikums sinnvoll.

Persönliche Vorbereitung des Patienten. Um den Eingriff für den Patienten so angenehm wie möglich zu gestalten, sollte der Ablauf vorher noch einmal kurz erläutert werden. Angenehm ist es für viele Patienten, wenn sie zur Entspannung Musik hören oder einen Film anschauen können.

6.5.2 Hygienemaßnahmen/ Einhaltung der Sterilität

Chirurgische Eingriffe erfordern ein gezieltes Hygienemanagement zur Verminderung der Infektionsgefahr und somit zum Schutz des Patienten und des Behandlungsteams. Kleinere chirurgische Eingriffe (z. B. Extraktionen) benötigen keine sterile Schutzkleidung oder Abdeckung, eine ▸hygienische Händedesinfektion und unsterile Handschuhe reichen aus. Die während des chirurgischen Eingriffes verwendeten Instrumente müssen jedoch steril sein (z. B. Extraktionszange). Wenn es bei chirurgischen Eingriffen zu einer Verunreinigung mit Krankheitserregern kommen kann, wird das Tragen von ▸Schutzkleidung/PSA empfohlen.

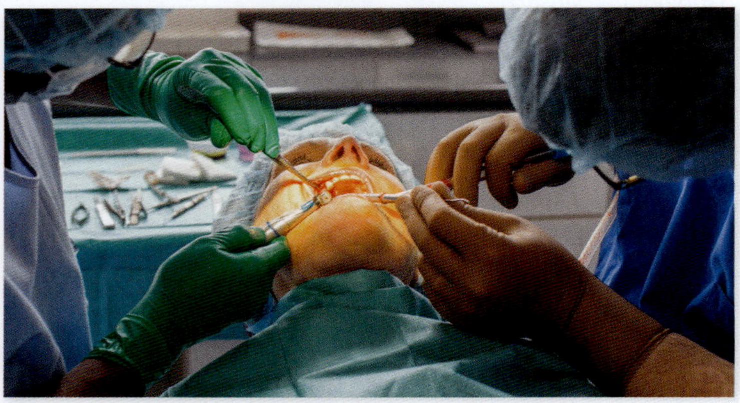

Bild 6.29 Zahnärztlich-chirurgischer Eingriff unter sterilen Bedingungen

Bei größeren chirurgischen Eingriffen oder in Zahnarztpraxen, die über einen speziellen OP-Saal mit Schleuse verfügen, erfolgt die Operation unter sterilen Bedingungen (Bild 6.29). Dazu gehören

- das Tragen steriler Schutzkleidung/PSA,
- die chirurgische Händedesinfektion,
- die sterile Vorbereitung des OP-Arbeitsplatzes,
- das sterile Abdecken des Patienten.

Tragen steriler Schutzkleidung. Der Operateur und die ▸Erstassistenz sind steril gekleidet (sterile Handschuhe, sterile Kleidung, sterile Haube, Mund- und Nasenschutz, Schutzbrille).

Chirurgische Händedesinfektion. Vor chirurgischen Eingriffen mit anschließendem speicheldichten Wundverschluss und bei Patienten mit erhöhtem Infektionsrisiko muss eine ▸chirurgische Händedesinfektion angewendet werden. Nach der chirurgischen Händedesinfektion werden zum Eingriff ▸sterile Handschuhe angezogen.

TIPP Bei der chirurgischen Händedesinfektion gilt:
- erst waschen,
- dann desinfizieren und
- sterile Handschuhe anziehen.

Vorbereitung des sterilen OP-Arbeitsplatzes. Die Vorbereitung einer OP erfolgt, bevor der Patient in das Behandlungszimmer gebracht wird. Nicht benötigte Gegenstände werden entfernt, um möglichst wenig Kontamination zu verursachen und um mehr Bewegungsfreiheit für den Eingriff zu schaffen. Anschließend werden sämtliche Arbeitsflächen gezielt desinfiziert.

Alle verwendeten Instrumente und Materialien müssen steril sein, ebenso das Kühlwasser der rotierenden Instrumente.

Steriles Abdecken des Patienten. Der Patient sollte mit einem sterilen Tuch abgedeckt sein und seine Hände unter dem Tuch lassen.

6.5.3 Maßnahmen nach einem chirurgischen Eingriff

Je nach Art des chirurgischen Eingriffes wird der Patient anschließend gebeten, für ca. 15 Minuten auf einen sterilen Tupfer zu beißen. Durch den Druck wird die Wunde komprimiert und die Blutung gestoppt.

Bei Bedarf erhält der Patient ein Rezept für ein Schmerzmittel oder Antibiotikum. Muss sich der Patient einige Tage nach dem Eingriff schonen, wird ihm eine Arbeitsunfähigkeitsbescheinigung ausgestellt. Der Patient muss mündlich über das Verhalten nach der Operation aufgeklärt werden. Zusätzlich ist es sinnvoll, ihm ein Merkblatt mitzugeben, auf dem alle wichtigen Verhaltensmaßnahmen nach einem operativen Eingriff erläutert werden (Bild 6.30).
Der Patient sollte für den Fall einer Komplikation eine Notfall-Telefonnummer erhalten.

Verhaltensregeln nach operativen Eingriffen im Mund- und Kieferbereich

- Nach einer örtlichen Betäubung und durch die Belastung des chirurgischen Eingriffes kann Ihre Reaktionsfähigkeit – insbesondere auch bei aktiver Teilnahme am Straßenverkehr – für mehrere Stunden vermindert sein. Sie sollten sich daher am besten nach Hause fahren lassen.
- Bis zum Abklingen der Betäubung wegen der Verletzungsgefahr bitte nichts essen und nichts Heißes trinken.
- Zum Schutz der Wunde und für eine möglichst ungestörte erste Blutgerinnung beißen Sie bitte 1 bis 2 Stunden auf den eingelegten Tupfer. Danach können Sie ihn vorsichtig entfernen.
  Bei einem angelegten Druckverband richten Sie sich bitte nach unseren speziellen Empfehlungen. Sollte wider Erwarten eine Nachblutung auftreten, beißen Sie erneut für eine halbe Stunde auf ein sauberes, frisch gebügeltes und angefeuchtetes Stofftaschentuch. Falls die Blutung nicht gestoppt wird, suchen Sie bitte die Praxis auf.
- Um eine größere Schwellung im Operationsgebiet zu vermeiden, sind feucht-kalte Umschläge bis zur folgenden Nacht hilfreich. Verwenden Sie keine Eispackungen direkt auf der Haut.
  Wenn Sie sich zu Hause ausruhen möchten, legen Sie sich bitte ein dickes Kissen unter den Kopf; vermeiden Sie eine Flachlage.
- Nach dem Abklingen der Betäubung sollten Sie in den nächsten Tagen weiche, nicht zu heiße Kost zu sich nehmen. Schonen Sie beim Kauen die behandelte Seite.
- In den nächsten 24 Stunden sollten Sie weder Alkohol noch Kaffee, schwarzen Tee oder Cola trinken. Verzichten Sie auch auf das Rauchen! Hierdurch verringern Sie die Gefahr einer Nachblutung und tragen zu einer besseren Wundheilung bei. In den ersten Tagen nach der Operation sollten Sie keine Sauna besuchen.
- Eine leichte Einschränkung der Mundöffnung in den ersten Tagen nach der Behandlung muss Sie nicht beunruhigen. Bemerken Sie jedoch eine starke Kieferklemme, anhaltende Gefühlsstörungen und wieder stärker werdende Schmerzen, kommen Sie bitte sofort zu uns.
- In der ersten Woche nach dem Eingriff sollten Sie körperliche Anstrengungen vermeiden. Dies gilt insbesondere dann, wenn eine Arbeitsunfähigkeitsbescheinigung ausgestellt wurde.
- Putzen Sie regelmäßig Ihre Zähne (auch mit einer elektrischen Zahnbürste möglich) und evtl. vorhandene Prothesen. Sparen Sie das Operationsgebiet dabei jedoch aus und vermeiden Sie heftiges Spülen. Mundduschen wenden Sie bis zur abgeschlossenen Ausheilung besser nicht an.
- Wenn Ihnen Medikamente verordnet wurden, halten Sie sich bitte exakt an die Einnahmevorschriften. Insbesondere bei Schmerztabletten ist auf die Höchstdosierung zu achten. Nehmen Sie keine zusätzlichen Medikamente nach eigenem Ermessen!
- Bei ungestörtem Heilungsverlauf ist die nächste Kontrolluntersuchung vorgesehen am

  ----

- Besondere Verhaltensmaßnahmen:
  - ☐ Schnäuzverbot
  - ☐ Inhalation
  - ☐ Antibiotikaeinnahme: alle … Stunden … Tabletten
  - ☐ Schmerzmittel nach Bedarf; max. … / 24 Std.
  - ☐ Chlorhexidinlösung 3 x 2 min (ab 3. Tag nach der OP)

Wir wünschen Ihnen gute Besserung!

Bild 6.30 Verhalten nach einem operativen Eingriff

6.6 Aufgaben der ZFA bei chirurgischen Eingriffen

Bei einem chirurgischen Eingriff umfassen die Aufgaben einer ZFA:

- die Vorbereitung des Eingriffes (Patientendokumentation und OP-Arbeitsplatz),
- die präoperative Patientenbetreuung,
- die persönliche Vorbereitung,
- die Begleitung des Operateurs bzw. die Beobachtung des Patienten während des Eingriffes,
- die postoperative Patientenbetreuung,
- die Nachbereitung des Behandlungsplatzes.

Man unterscheidet in der Behandlung eine Erst- und eine Zweitassistenz.

Die Erstassistenz ist die Assistenz, die den Eingriff am Stuhl mit begleitet. Sie ist wie der Operateur steril gekleidet (Bild 6.31).

Die Zweitassistenz (auch Springer genannt) wird notwendig, wenn der Eingriff unter sterilen Bedingungen stattfinden soll. Sie übernimmt alle Aufgaben, die unsteril im Rahmen eines Eingriffes zu erledigen sind:

- sie reicht der steril gekleideten Erstassistenz die steril verpackten Instrumente an (dabei fasst sie nur die äußere, unsterile Verpackung an und öffnet diese so, dass die sterile Innenverpackung bzw. das sterile Instrument von der assistierenden ZFA entnommen werden kann),
- sie holt ggf. fehlende Instrumente,
- sie kümmert sich um die Behandlungsdokumentation,
- sie ist zuständig für die Nachbereitung (z. B. Anfertigung von Röntgenbildern, Ausstellung eines Rezeptes).

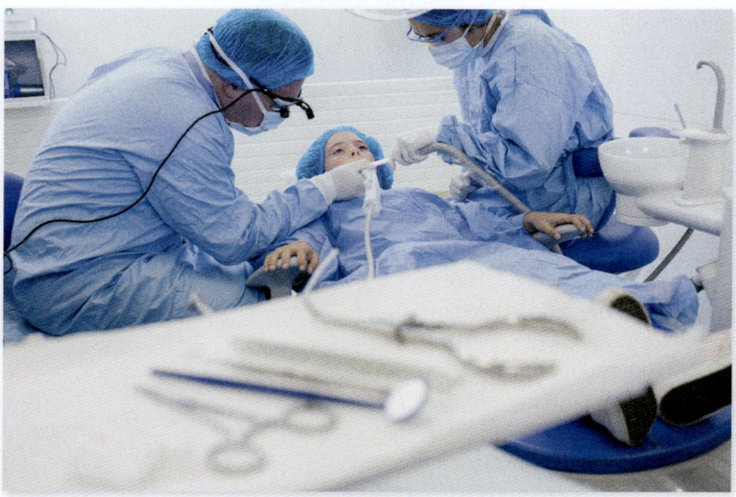

Bild 6.31 Operateur und Erstassistenz während eines chirurgischen Eingriffes

6.6.1 Aufgaben der ZFA vor und während eines chirurgischen Eingriffes

Vorbereitung der Patientendokumentation. Zur Vorbereitung eines chirurgischen Eingriffes müssen alle erforderlichen, den Patienten betreffenden Unterlagen durch die ZFA bereitgestellt werden. Dazu gehören die aktuelle Anamnese, Röntgenaufnahmen sowie eventuell vorhandene Arzt- oder Krankenhausberichte. Es ist sinnvoll, Rezepte, AU-Bescheinigungen und Anweisungen zur Medikamenteneinnahme für den Patienten vorzubereiten. Alle Anweisungen sollten schriftlich erfolgen. Auch Termine zur Nachbehandlung können schon vor dem Eingriff ausgemacht werden.

Vorbereitung des sterilen OP-Arbeitsplatzes. Der Instrumenten- und Schwebetisch sowie weitere benötigte Ablagen und Trays werden mit Tüchern steril abgedeckt. Die Instrumente werden steril angerichtet, d. h., sie dürfen nicht mit unsterilen Handschuhen in Berührung kommen. Die Zweitassistenz reicht der steril gekleideten Erstassistenz die Instrumente so, dass diese sie mit den sterilen Handschuhen aus der Verpackung nehmen kann und die Sterilität gewährleistet bleibt.

TIPP Holen Sie den Patienten erst in das Behandlungszimmer, wenn alle Instrumente vorbereitet und wieder abgedeckt sind.

Präoperative Patientenbetreuung. Nach Abschluss aller Vorbereitungen wird der Patient von der ZFA in den OP-Raum bzw. in das Behandlungszimmer begleitet und dort von ihr betreut.

TIPP
- Stellen Sie sich dem Patienten mit Namen vor und wirken Sie ggf. beruhigend in einem Gespräch auf ihn ein.
- Achten Sie auf eine bequeme ▸Lagerung des Patienten.

Persönliche Vorbereitung. Je nach Art des chirurgischen Eingriffes und Übernahme der Erst- oder Zweitassistenz ist eine hygienische oder chirurgische Händedesinfektion durchzuführen und ggf. entsprechende (sterile) Schutzkleidung anzulegen.

Die Stuhlassistenz während des chirurgischen Eingriffes wird von der steril gekleideten Erstassistenz durchgeführt.

TIPP
- Arbeiten Sie unbedingt vorausschauend und flüssig.
- Gehen Sie mit Gewebe und Weichteilen schonend um. Achtung: beim Abhalten auf den Nervus mentalis achten!
- Sorgen Sie durch professionelles Absaugen und Abhalten für ein freies Sichtfeld.
- Sprechen Sie mit der unsterilen Zweitassistenz eine für den Patienten neutrale (nicht angsteinflößende) Wortwahl ab.

Patientenbeobachtung. Während der Behandlung muss der Patient ständig beobachtet werden. Insbesondere ist auf Hautfarbe und Schmerzsignale zu achten. Notfalls muss ein Eingriff unterbrochen werden; ggf. wird noch einmal ▸anästhesiert.

6.6.2 Aufgaben der ZFA nach einem chirurgischen Eingriff

Postoperative Patientenbetreuung. Nach der Operation sollte das Befinden des Patienten erfragt und sein Kreislauf kontrolliert werden. Bei Bedarf kann das Gesicht des Patienten vorsichtig gereinigt werden.

TIPP Geben Sie dem Patienten in Absprache mit dem Zahnarzt etwas zum Kühlen/Abschwellen (z. B. eine Kältekompresse), ggf. auch ein Schmerzmittel.

Der Patient sollte bei gutem Befinden langsam aus dem Behandlungsstuhl aufstehen. Vor dem Aufstehen des Patienten sollten angsteinflößende Instrumente und kontaminierte Abdeckungen von der Zweitassistenz entfernt werden. Wenn der Patient sich wohlfühlt, können postoperative Röntgenbilder angefertigt werden. Anschließend wird der Patient an die Rezeption begleitet.

Patientenlagerung ▸S. 36 f.

TIPP
- Nach einem operativen Eingriff sollte kein Patient ohne Betreuung bleiben (bestellen Sie ggf. ein Taxi oder rufen Sie die Angehörigen an).
- Fragen Sie nach dem chirurgischen Eingriff abends telefonisch beim Patienten nach, ob es ihm gut geht.

Nachbereitung des Behandlungsplatzes. Nach dem Eingriff werden die verwendeten Einmalartikel ▸entsorgt und die benutzten Instrumente und Geräte hygienisch ▸aufbereitet. Alle Oberflächen und die Behandlungseinheit werden mit entsprechenden Desinfektionsmitteln ▸gereinigt und desinfiziert. Die ▸Absauganlage sollte mit Wasser durchgespült und desinfiziert werden.

Abfallentsorgung ▸S. 106

Aufbereitung von Medizinprodukten ▸S. 100 ff.

Reinigung/Desinfektion von Oberflächen und Zusatzgeräten ▸S. 104 ff.

Reinigung/Desinfektion der Absauganlage ▸S. 105

6.7 Chirurgische Eingriffe

6.7.1 Inzision / Exzision

Inzision bezeichnet ganz allgemein den Schnitt in ein Körpergewebe mit einem Skalpell (Bild 6.32). Das operative Verfahren zur Eröffnung eines Abszesses wird auch als Inzision bezeichnet. Durch diesen Schnitt kann der Eiter abfließen.

Inzision (lat.) = Einschneiden

Anästhesiemaßnahmen ▸S. 161 ff.

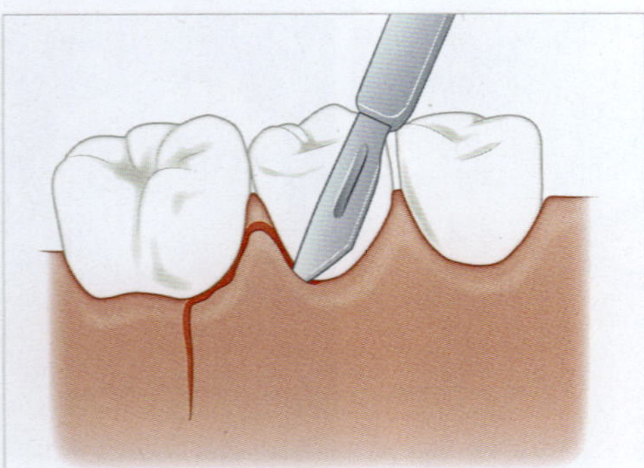

Bild 6.32
Inzision

Anschließend sollte die Abszesshöhle gründlichst gespült werden und durch Einlage einer Drainage (z. B. Gazestreifen oder Kunststofflasche) offen gehalten werden. Durch die Drainage kann der Abszess besser abheilen. Zur Spülung eignen sich Wasserstoffperoxid oder eine antiseptisch wirkende Lösung. Das Prinzip der Spülung und der Drainage ist, Sauerstoff in die Abszesshöhle zu bringen, damit die anaeroben Bakterien ohne Gabe eines Antibiotikums absterben.

anaerob ▸S. 69

Exzision (lat.) = (Her-)Ausschneiden

Raspatorium/ Periotom ▸S. 189

Piezochirurgiegerät ▸S. 191

Luxation (lat.) = Aus-, Verrenkung; hier: hebelnde und kippende Bewegung

Sharpey'sche Fasern ▸S. 182

Exzision. Als Exzision wird die chirurgische Entfernung von Gewebe mithilfe einer Schere oder eines Skalpells bezeichnet. Verdächtig aussehendes oder verändertes Gewebe wird durch eine Probeexzision entnommen und zur diagnostischen Klärung an ein pathologisches Institut geschickt (Bild 6.33). Dort wird das Gewebe auf Erreger oder Tumorzellen untersucht.

Abrechnung. BEMA Ä161 (Inz1): Eröffnung eines oberflächlichen Abszesses
BEMA-Nr. 49 (Exz1): Exzision von Mundschleimhaut oder Granulationsgewebe für das Gebiet eines Zahnes
BEMA-Nr. 50 (Exz2): Exzision einer Schleimhautwucherung (z. B. lappiges Fibrom, Epulis)

6.7.2 Extraktion

scharfer Löffel ▸S. 189

Lockerungsgrad III/ Zahnbeweglichkeit ▸S. 267

MAV ▸S. 203

Eine Extraktion ist die Entfernung eines Zahnes mit speziellen Zahnzangen und / oder Hebeln aus seinem Alveolarfach.

Mögliche Gründe für eine Extraktion sind:

- stark parodontal geschädigte Zähne (▸Lockerungsgrad III),
- stark kariös zerstörte Zähne,
- Zahnwurzel- oder Zahnfrakturen,
- Zähne mit wiederkehrenden Wurzelentzündungen, die endodontisch oder chirurgisch nicht therapierbar sind,
- Perforation der Zahnwurzel bei einer Wurzelbehandlung,
- bei Kieferfrakturen Zähne, die im Bruchspalt liegen,
- Zahnüberzahl,
- aus kieferorthopädischer Sicht bei Platzmangel.

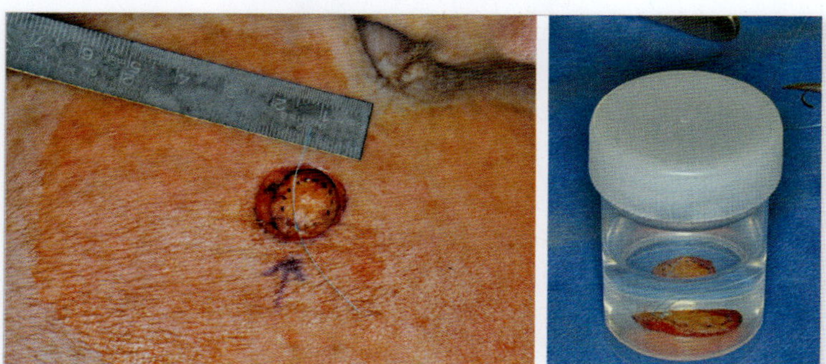

Bild 6.33 Exzision mit Behälter für die histologische Untersuchung

Ablauf einer Extraktion. Nachdem der betroffene Zahn anästhesiert wurde, wird das Zahnfleisch vorsichtig mit einem ▸Raspatorium / Periotom um den Zahn herum abgelöst. Dann kann der Zahn mit einem Hebel (oder mithilfe eines ▸Piezochirurgiegerätes) langsam aus seinem Knochenfach herausgehebelt werden (Luxation), dabei wird der Hebel an den Nachbarzähnen oder im Knochenfach abgestützt. Die Bewegung wird kontrolliert ausgeführt, um den Nachbarzahn nicht zu beschädigen. Durch diese hebelnde Bewegung reißen die ▸Sharpey'schen Fasern und das Knochenfach wird leicht gedehnt. Jetzt lässt sich der Zahn mit der entsprechenden Zange fassen – dabei sollten die Arbeitsenden der Zange so weit wie möglich nach subgingival geschoben werden – und durch eine rotierende Bewegung aus dem Alveolarfach entfernen (Bild 6.34). Die ZFA unterstützt den Ablauf durch entsprechende Hilfestellungen (Bild 6.35).

Das Auskratzen der Alveole mit einem ▸scharfen Löffel erfolgt, um eventuell vorhandenes Granulationsgewebe zu entfernen und eine Blutung zu verursachen, sodass ein Blutpfropf entstehen kann. Zusätzlich kontrolliert man, ob der Zahn vollständig entfernt wurde und kein Wurzelrest mehr in der Alveole steckt. Ebenso sollte im Oberkieferseitenzahnbereich kontrolliert werden, ob die Kieferhöhle eröffnet wurde (▸MAV).

Bei geringer Blutung reicht es, den Patienten 15 Minuten fest auf einen Tupfer beißen zu lassen. Bei Bedarf wird die Wunde mit einer Naht verschlossen.

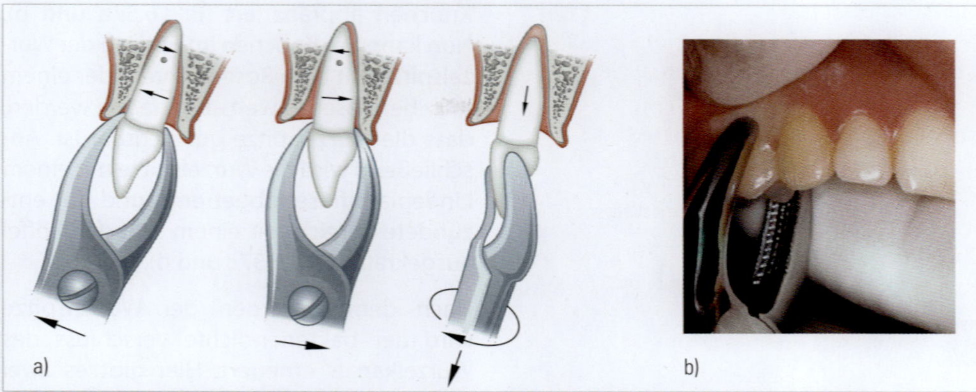

Bild 6.34 a) Zange angesetzt mit Bewegungsrichtung; b) Zange greift Zahn tief

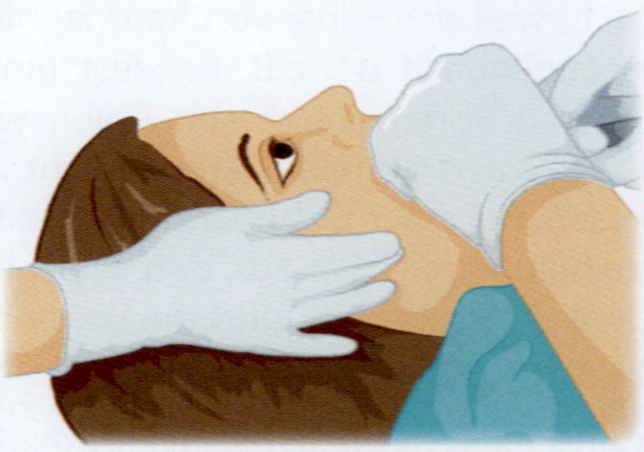

a) Abstützen und Halten des Kopfes im Schläfenbereich (zurückgebeugter, flach gelagerter Kopf)

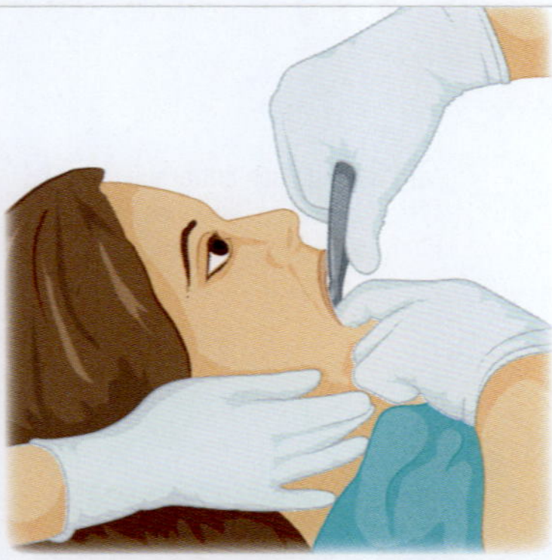

b) Abstützen und Halten des Kiefers im Kieferwinkelbereich (erhöht gelagerter Kopf)

Bild 6.35 Assistenz bei Extraktion im a) Oberkiefer und b) Unterkiefer

Wichtig ist, dass der Patient das Blutkoagulum (Blutpfropf) nicht aus der Wunde herausspült. Es dient als natürlicher Wundverschluss und die Wunde kann besser heilen.

Abrechnung. BEMA-Nr. 43 (X 1): Entfernen eines einwurzeligen Zahnes einschließlich Wundversorgung. Als einwurzelige Zähne gelten bei den bleibenden Zähnen alle Frontzähne, Eckzähne sowie im OK die Zähne 15/25, im UK 34/44/35/45 und bei den Milchzähnen alle Frontzähne.

BEMA-Nr. 44 (X 2): Entfernen eines mehrwurzeligen Zahnes einschließlich Wundversorgung. Als mehrwurzelige Zähne gelten alle Molaren sowie die Zähne 14/24 und die Milchmolaren.

BEMA-Nr. 45 (X3): Entfernen eines tieffrakturierten Zahnes einschließlich Wundversorgung.

6.7.3 Wurzelspitzenresektion

Eine Wurzelspitzenresektion (WSR) dient zur Erhaltung wurzelbehandelter Zähne, bei denen ein entzündlicher Herd an der Wurzelspitze bestehen bleibt (Bild 6.36).

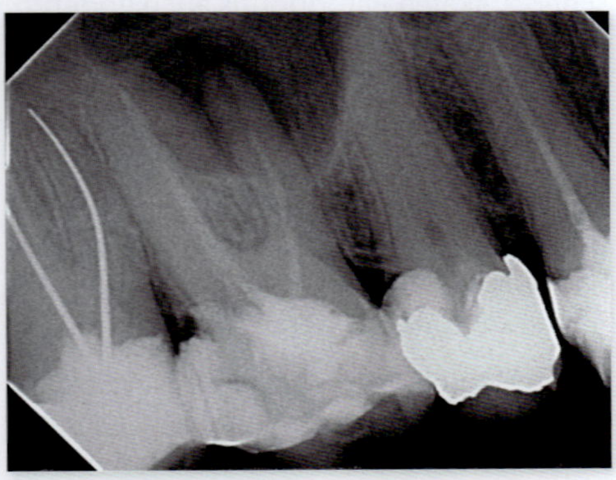

Bild 6.36 Apikale Aufhellung an wurzelbehandeltem Zahn

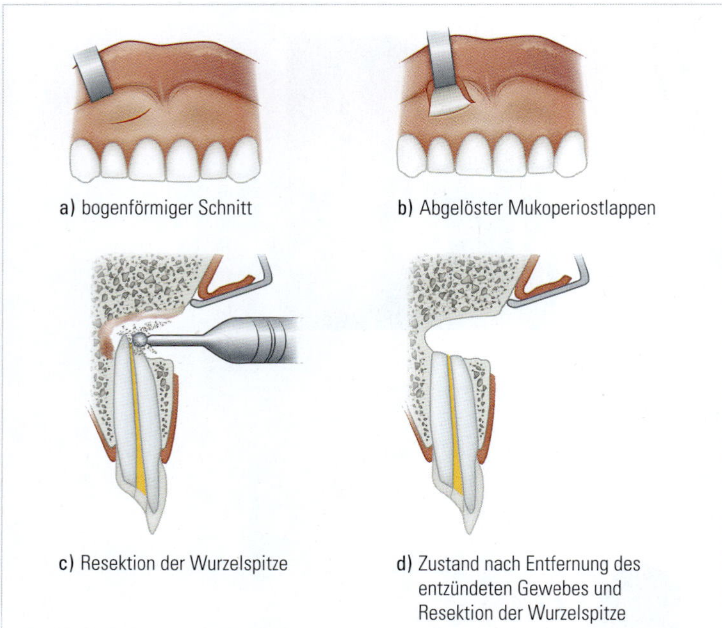

Bild 6.37 Ablauf einer WSR

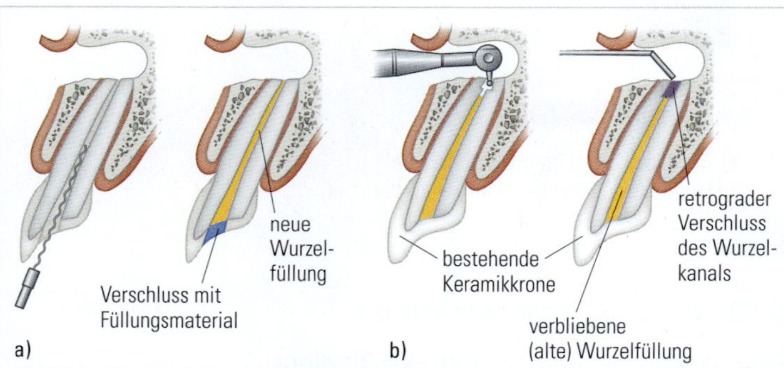

Bild 6.38 a) orthograde Wurzelfüllung; b) retrograde Wurzelfüllung

orthograd = von der Krone aus

retrograd = von apikal

Dr. Partsch: Breslauer Kieferchirurg (1855–1932)

Mukoperiostlappen: Mundschleimhautlappen, der mit dem Periost (Knochenhaut) fest verbunden ist

Ursachen für die andauernde Entzündung können neben einer akuten oder chronischen apikalen Parodontitis auch abgebrochene Instrumente oder Wurzelfrakturen im Bereich der Wurzelspitze sein. Bei der WSR wird die entzündete Wurzelspitze entfernt, wobei man davon ausgeht, dass sich im apikalen Bereich der Wurzel Seitenäste befinden. Hier können nach der Wurzelkanalaufbereitung Bakterien verbleiben, die für die Entzündung verantwortlich sind.

Ablauf einer Wurzelspitzenresektion. In der anästhesierten Schleimhaut wird ein bogenförmiger Schnitt auf ungefähr halber Länge der Wurzel gemacht und anschließend ein Mukoperiostlappen bis auf den Knochen abpräpariert (Bild 6.37a und b). Nun kann der Knochen im Bereich der Wurzelspitze mit dem Rosenbohrer oder einem Knochenfräser so weit abgetragen werden, dass die Wurzelspitze gut sichtbar ist. Anschließend wird die Wurzelspitze mit einem Lindemannfräser abgetrennt und der entzündete Bereich mit einem scharfen Löffel ausgekratzt (Bild 6.37c und d).

Nach dem Entfernen der Wurzelspitze wird der bakteriendichte Verschluss des Wurzelkanals erneuert. Hier gibt es zwei Möglichkeiten: Die Wurzelfüllung kann während der Operation wie bei einer konservierenden endodontischen Wurzelbehandlung von orthograd erneuert werden (Bild 6.38a). In manchen Fällen ist das nicht möglich, weil der Kanal von koronal nicht mehr zugänglich ist, z.B. bei fest einzementierten Stiften. In diesen Fällen wird der Kanal von retrograd bakteriendicht verschlossen. Bei einer bestehenden, intakten Wurzelfüllung reicht es aus, den Verschluss von apikal zu erneuern und die Wurzelfüllung sonst zu belassen (Bild 6.38b).

Zum Abschluss der Wurzelspitzenresektion wird die Wunde zugenäht.

Abrechnung. BEMA-Nr. 54a (WR1): an einem Frontzahn
BEMA-Nr. 54b (WR2): an einem Seitenzahn, einschließlich der ersten resezierten Wurzelspitze
BEMA-Nr. 54c (WR3): am selben Seitenzahn je weitere Wurzelspitze, sofern durch denselben Zugang erreichbar

6.7.4 Zystenoperationen

Da eine Zyste sehr langsam und schmerzlos wächst, wird sie oft durch Zufall im Röntgenbild entdeckt. Die Behandlung erfolgt mit einer Zystektomie oder Zystostomie.

Zystektomie. Bei dieser Methode, auch Partsch II genannt, wird der Zystenbalg vollständig ausgeschält. Anschließend wird die Operationsöffnung mit dem Muko-Periost-Lappen verschlossen (Bild 6.39). So kann der Knochen unter dem Schutz der Schleimhaut ausheilen.

Zystostomie. Diese Methode wird auch Partsch I genannt; sie wird meist bei sehr großen Zysten angewendet. Die Zyste wird großflächig eröffnet, nur zum Teil entfernt und offen gelassen. So wird sie zur Nebenbucht der Mundhöhle, Kieferhöhle oder Nasenhöhle gemacht (Bild 6.40).

Wird die Zyste zur Mundhöhle hin eröffnet, muss sie durch eine Verschlussplatte (einen sogenannten Obturator) aus Kunststoff oder Gaze offen gehalten werden. Ziel dieser Methode ist die Ausheilung aus der Tiefe durch Knochenneubildung und damit eine Abflachung der Zyste.

Durch modernes ▸Knochenersatzmaterial kann der Hohlraum im Knochen gut aufgefüllt werden, sodass eine Zystostomie nur noch selten durchgeführt wird.

Knochenersatzmaterial ▸S. 208 f.

Abrechnung. BEMA-Nr. 56a (Zy1): OP einer Zyste durch Zystektomie
BEMA-Nr. 56 b (Zy2): OP einer Zyste durch orale Zystostomie

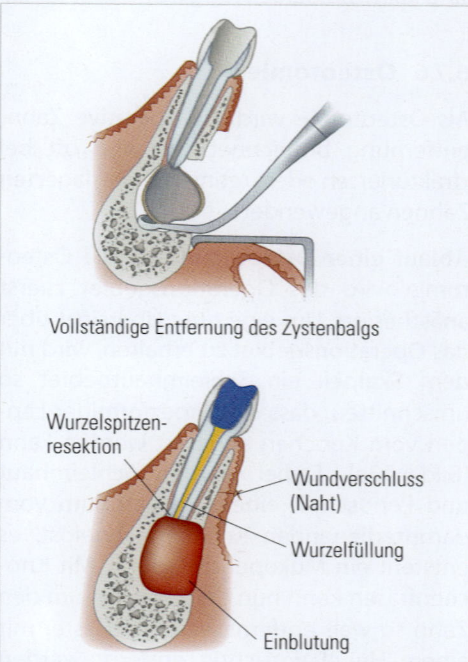

Bild 6.39 Zystektomie

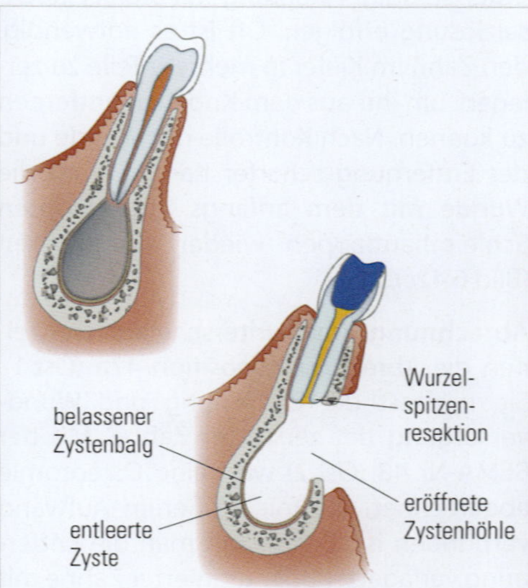

Bild 6.40 Zystostomie

6.7.5 Hemisektion/Prämolarisierung/Wurzelamputation

Hemisektion. Bei einer Hemisektion wird eine entzündete oder nicht erhaltungswürdige Zahnwurzel eines mehrwurzeligen Zahnes entfernt. Man kann sagen, der Zahn wird halbiert, um den Verlust des ganzen Zahnes zu vermeiden (Bild 6.41).

Hemisektion von hemi (gr.) = halb und sectio (lat.) = zerschneiden, teilen

Eine Hemisektion kann bei starken vertikalen Knocheneinbrüchen an einer der Wurzeln oder einer misslungenen Wurzelfüllung an nur einer Wurzel notwendig werden. Vor der Hemisektion muss an der verbleibenden Wurzel eine Wurzelkanalbehandlung durchgeführt worden sein.

Ablauf einer Hemisektion. Nach der Anästhesie wird vestibulär des betroffenen Zahnes ein Mukoperiostlappen abpräpariert. Anschließend wird der bereits wurzelgefüllte Zahn mit einer Fräse so geteilt, dass die erkrankte Zahnhälfte entfernt werden kann.

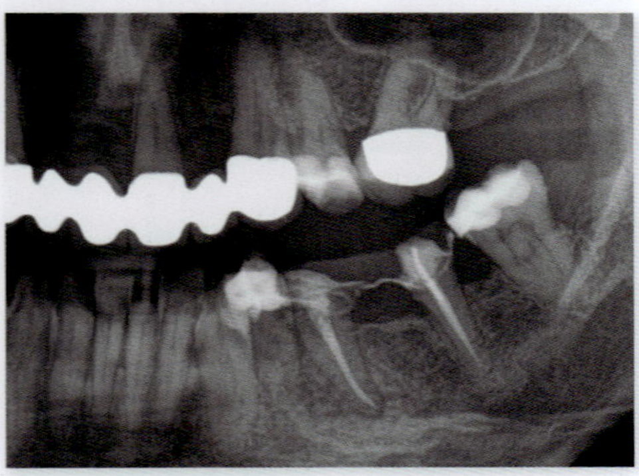

Bild 6.41 Hemisezierter Zahn

Nach Glättung der Knochenkanten und Auskratzen der Wunde mit einem scharfen Löffel kann die Wunde mit dem zurückgeklappten Lappen zugenäht werden. Die belassene Zahnhälfte kann später beschliffen und mit einer Krone oder Brücke versorgt werden.

Prämolarisierung. Ein Molar wird im Furkationsbereich getrennt, beide Wurzelanteile bleiben bestehen – es entstehen zwei einwurzelige Zähne. Eine Prämolarisierung wird so genannt, weil die verbleibenden Zahnanteile in Form und Größe einem Prämolaren ähneln. Anschließend müssen die beiden Anteile mit einer Krone versorgt werden.

Zahnfrakturen ▸S. 206

retinierte/verlagerte Zähne ▸S. 62

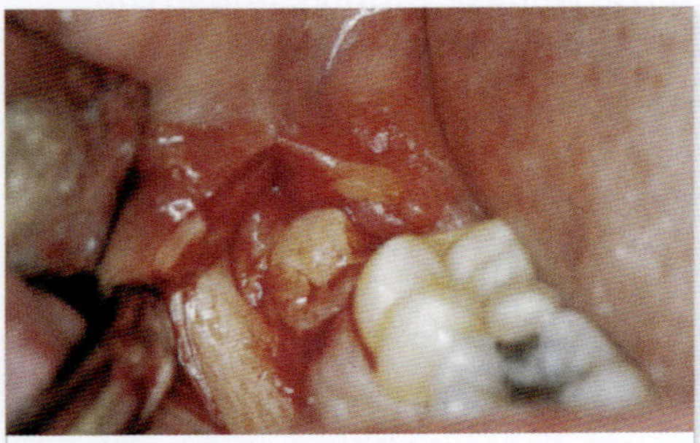

a) Freilegung des Weisheitszahnes

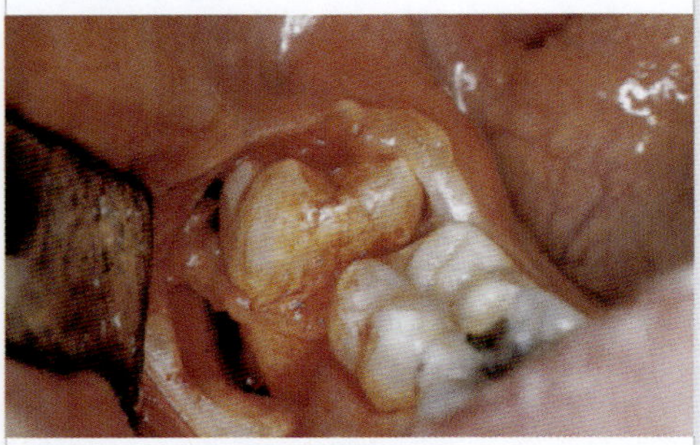

b) Entfernung des Knochens um den Zahn

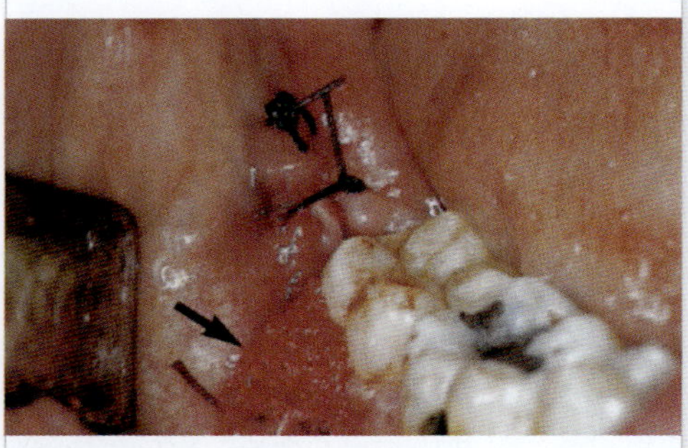

c) mit Naht verschlossene Wunde

Bild 6.42 Osteotomie eines Weisheitszahnes

Wurzelamputation. Bei einer Wurzelamputation wird unter Lokalanästhesie die betroffene Wurzel bis in den Furkationsbereich abgetrennt und geglättet, die klinische Krone bleibt komplett erhalten.

Abrechnung. BEMA-Nr 47b (Hem): Hemisektion und Teilextraktion eines mehrwurzeligen Zahnes.
Wurzelamputation und Prämolarisierung sind keine Kassenleistungen.

6.7.6 Osteotomie

Als Osteotomie wird die operative Zahnentfernung bezeichnet. Sie wird oft bei ▸frakturierten oder ▸retinierten/verlagerten Zähnen angewendet.

Ablauf einer Osteotomie. Für die Osteotomie wird das Operationsgebiet zuerst anästhesiert. Um eine gute Übersicht über das Operationsgebiet zu erhalten, wird mit dem Skalpell ein Schleimhautgebiet so umschnitten, dass ein trapezförmiger Lappen vom Knochen abgelöst werden kann (Bild 6.42a). Dabei werden Schleimhaut und Periost mit einem Raspatorium vom darunterliegenden Knochen abgelöst, es entsteht ein Mukoperiostlappen. Mit Knochenfräsen kann nun der Knochen um den Zahn so weit entfernt werden, dass er mit einem Hebel vorsichtig entfernt werden kann (Bild 6.42b). Dies sollte niedrigtourig unter ständiger Kühlung mit steriler Kochsalzlösung erfolgen. Oft ist es notwendig, den Zahn im Kiefer in mehrere Teile zu zerlegen, um ihn aus dem Knochen entfernen zu können. Nach Kontrolle der Wunde und der Entfernung scharfer Kanten, wird die Wunde mit dem anfangs abgeklappten Schleimhautlappen wieder verschlossen (Bild 6.42c).

Abrechnung. Man unterscheidet zum einen die Abrechnungsposition 47a (Ost 1). Sie umfasst die Entfernung und Wundversorgung tief zerstörter Zähne. Mit der BEMA-Nr. 48 (Ost 2) wird eine Osteotomie abgerechnet, die mit größerem Aufwand verbunden ist. Dazu zählt man die Entfernung verlagerter oder retinierter Zähne mit anschließender Wundversorgung.

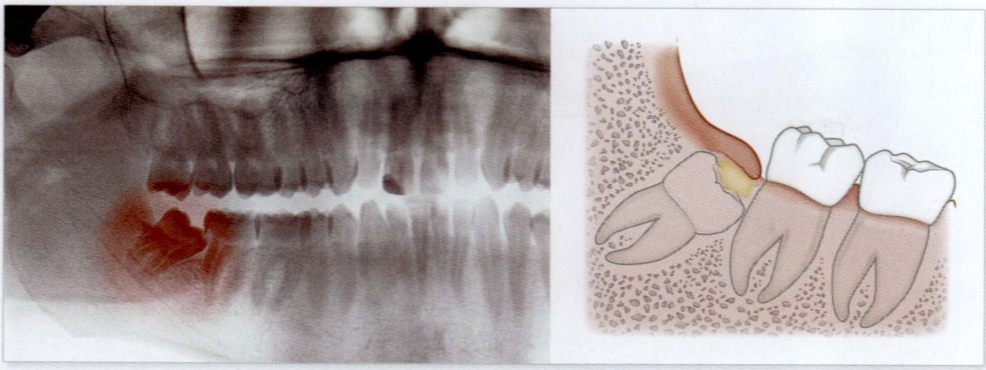

Bild 6.43 Dentitio difficilis

Grundlage jedes chirurgischen Eingriffes ist die Anästhesie, diese wird mit den BEMA-Nrn. 40 (I), 41a (L1) oder 41b (L2) abgerechnet. Dabei können bei größeren chirurgischen Eingriffen Infiltrations- und Leitungsanästhesie nebeneinander abgerechnet werden.

Bei einer Osteotomie (Ost I/II) kann es zur Eröffnung der Kieferhöhle kommen (▸MAV). Ebenso können Zystenentfernungen in Verbindung mit einer Osteotomie abgerechnet werden. Wundreinigung und Wundversorgung sind mit den Gebühren der chirurgischen Leistungen abgegolten.

Germektomie. Unter einer Germektomie versteht man die operative Entfernung eines meist überzähligen, verlagerten Zahnkeims. Das Vorgehen entspricht dem einer Osteotomie.

6.7.7 Behandlung eines „Dentitio difficilis"

Wenn ein Zahn zum Teil durchgebrochen ist und zum Teil unter einer Zahnfleischkapuze liegt, spricht man von einem erschwerten Durchbruch. Speisereste und Bakterien können leicht eindringen und in diesem Schlupfwinkel eine Infektion hervorrufen (Bild 6.43). Es kann zu einer starken Entzündung mit Anschwellen der Zahnfleischkapuze kommen. Meistens werden solche Infektionen bei unteren Weisheitszähnen beobachtet, weil hier oft nicht genügend Platz für den Durchbruch des Zahnes vorhanden ist.

Die Behandlung solcher Infektionen besteht aus folgenden Schritten:

- Zahnfleischkapuze aufspreizen,
- die so entstandene Tasche spülen,
- eine Drainage einlegen (z. B. einen Gazestreifen) bis die Infektion abgeklungen ist.
- Abschließend sollte der Weisheitszahn entfernt werden, wenn nicht mit einem kompletten Durchbruch des Zahnes zu rechnen ist.

6.7.8 Verschluss einer Mund-Antrum-Verbindung (MAV)

Oft stehen die Oberkiefermolaren mit ihren langen Wurzeln in der Kieferhöhle (Bild 6.44, S. 204). Bei der Entfernung solcher Zähne oder Teilen dieser Zähne kann es passieren, dass eine Verbindung zwischen der Mundhöhle und der Kieferhöhle entsteht, eine sogenannte Mund-Antrum-Verbindung (MAV, Bild 6.45, S. 204). Aus diesem Grund sollte nach jeder Operation im Oberkiefer überprüft werden, ob die Kieferhöhle geschlossen ist.

Als Kontrolle kann der Nasenblasversuch gemacht werden: Die Nase wird zugehalten und der Patient wird gebeten, Luft in die Nase zu pressen. Durch den so entstehenden Druck in der Nase entweicht die Luft im Falle einer Mund-Antrum-Verbindung durch die Extraktionswunde im Oberkiefer. Es sind dann Blasen in der ▸Alveole zu sehen. Alternativ kann man die Wunde vorsichtig mit einer ▸Knopfsonde aussondieren.

MAV ▸S. 203

antrum (lat.) = Höhle, Grotte

difficilis (lat.) = schwer

Alveole ▸S. 182

Knopfsonde ▸S. 191

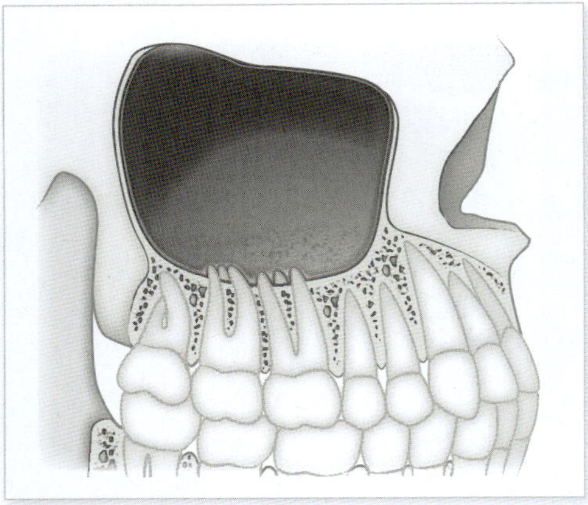

Bild 6.44 OK-Wurzeln und Kieferhöhle

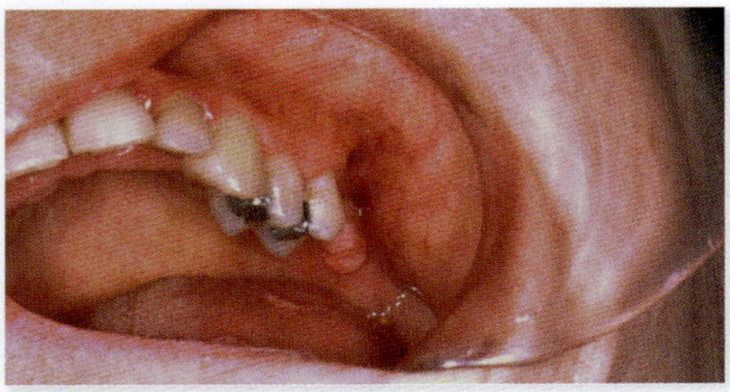

Bild 6.45 Mund-Antrum-Verbindung

Ist die Kieferhöhle eröffnet, muss sie plastisch gedeckt werden. Das ist wichtig, da ansonsten eine chronische Kieferhöhlenentzündung (Sinusitis) entstehen kann oder Nahrungsbestandteile in die Kieferhöhle gelangen können.

Plastisch gedeckt bedeutet, dass die Kieferhöhle dicht mit einem Mukoperiostlappen verschlossen wird. Das Periost ist im Gegensatz zur Schleimhaut nicht dehnbar, der Lappen kann aber durch Schlitzen der Knochenhaut länger gezogen und so über die Wunde geklappt werden (Bild 6.46). Nach dem Verschluss einer MAV wird immer ein Antibiotikum gegeben.

Abrechnung. BEMA-Nr. 51a (Pla 1): plastischer Verschluss einer eröffneten Kieferhöhle durch Zahnfleischplastik als selbstständige Leistung oder in Verbindung mit einer Extraktion.
BEMA-Nr. 51b (Pla 0): Plastischer Verschluss einer eröffneten Kieferhöhle in Verbindung mit einer Osteotomie.

6.7.9 Chirurgische Maßnahmen bei kieferorthopädischer Behandlung

Vorbereitend oder begleitend zur kieferorthopädischen Behandlung werden folgende chirurgische Eingriffe in der Praxis vorgenommen:

- Durchtrennung des Lippenbändchens und des Knochenseptums bei einem tief zwischen die mittleren Schneidezähne reichenden Lippenbändchen zum Verschluss eines Diastemas (Bild 6.47).
- Entfernung überzähliger Zahnkeime oder Zähne aufgrund von Platzmangel.
- Freilegung retinierter/verlagerter Zähne, um sie in den Zahnbogen einzureihen.

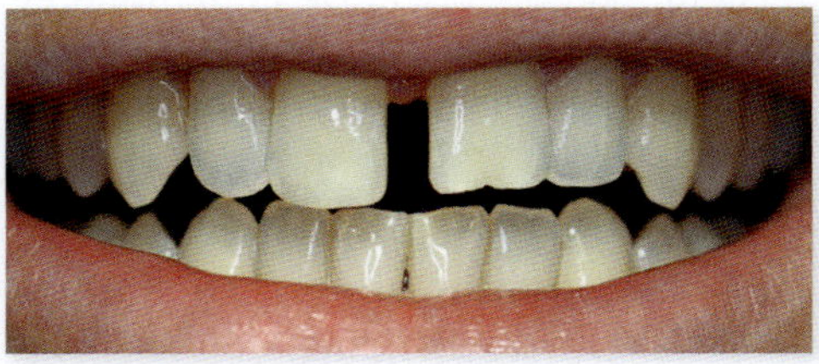

Bild 6.47 Diastema

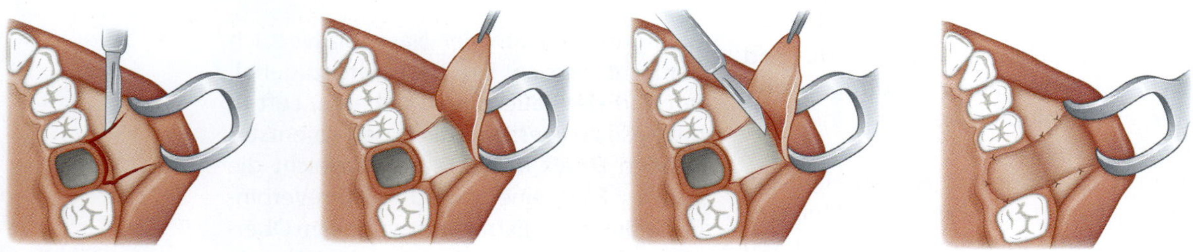

a) Schnittführung
b) Bilden und Ablösen eines Mukoperiostlappens
c) Schlitzen des Periosts zur Verlängerung des Lappens
d) plastischer Verschluss

Bild 6.46 Plastischer Verschluss einer Mund-Antrum-Verbindung

Komplexere Fälle, die größere Eingriffe erfordern – wie die Behandlung einer ▸Prognathie – werden von Mund-/Kiefer- und Gesichtschirurgen ausgeführt. Dabei werden ganze Knochenstücke entfernt oder verschoben, um anschließend eine optimale Bisssituation zu erhalten.

Abrechnung. BEMA-Nr. 57 (SMS): Beseitigen störender Schleimhautbänder oder Muskelansätze im Frontzahnbereich oder in einer Kieferhälfte, je Sitzung.

6.7.10 Präprothetische Chirurgie

Zur präprothetischen Chirurgie gehören alle chirurgischen Maßnahmen, die zu einer Verbesserung des Tragekomforts von Prothesen beitragen:

- die Beseitigung störender Schleimhautbänder, die Prothesen abhebeln könnten,
- die Beseitigung von Schlotterkämmen, die den Halt der Prothese beeinflussen,
- Mundboden- und Vestibulumplastiken, um die Randgestaltung zu optimieren,
- die Glättung scharfer Knochenkanten,
- der Aufbau von Kieferkämmen mit eigenem Knochen oder Knochenersatzmaterialien,
- die Entfernung von Teilen des Zahnfaches bzw. die Abtragung des Alveolarfortsatzes (Alveolotomie),
- die Entfernung von Osteomen im Unterkiefer.

6.7.11 Komplikationen bei chirurgischen Eingriffen in der Zahnarztpraxis

Jeder operative Eingriff ist mit Risiken verbunden und auch kleinere Eingriffe in der Mundhöhle können für den Patienten lebensbedrohlich werden.

Nachblutungen sind die häufigsten Komplikationen nach chirurgischen Eingriffen. Man kann sie durch Kompression der Wunde stillen (starkes Aufbeißen auf eine Druckkompresse).

Empfindungsstörungen (Nervläsion). Bei einem Eingriff im Unterkieferseitenzahnbereich kann es zu einer mechanischen Schädigung des Unterkiefernervs mit vorübergehenden, selten dauerhaften Funktionsstörungen des Nervs kommen. Meist bemerkt der Patient längere Zeit ein Taubheitsgefühl an der Unterlippe, wobei die Beweglichkeit der Lippe nicht eingeschränkt ist.

Auch der an der Innenseite des Unterkiefers verlaufende Zungennerv kann betroffen sein, meist infolge der Injektion zur Anästhesie oder infolge eines operativen Eingriffes. Die Folgen sind ebenfalls ein Taubheitsgefühl und Geschmacksstörungen im Bereich der betreffenden Zungenhälfte.

Infektion und Wundheilungsstörungen. Grundsätzlich besteht die Gefahr einer Wundheilungsstörung bzw. einer Wundinfektion bei jedem Patienten. Meist bemerkt der Patient eine ausgeprägtere Weichteilschwellung, Schluckbeschwerden oder einen unangenehmen Geschmack (Eiter). Auch Fieber ist ein Zeichen für eine Infektion.

Schmerzen nach Zahnextraktionen (Dolor post extractionem). Wird der Blutpfropf aus der Wunde gespült oder zerfällt er, können sich Bakterien in der Wunde ansiedeln, die eventuell eine Entzündung mit starken Schmerzen hervorrufen. Durch intensives Spülen mit H_2O_2 und die Einlage medikamentöser Streifen soll Beschwerdefreiheit erreicht werden.

Abrechnung. BEMA-Nr. 46 (XN): Chirurgische Wundrevision (Glätten des Knochens, Auskratzen, Naht) als selbstständige Leistung in einer besonderen Sitzung je Kieferhälfte oder Frontzahnbereich.

Unterkieferfraktur. In seltenen Fällen kommt es während der Operation zur Fraktur des Unterkiefers.

Prognathie ▸S. 332

Schlotterkamm: Abbau des knöchernen Kieferkamms und als Folge eine verschiebbare, „schlotternde" Form von Bindegewebe

Vestibulumplastik: operative Vertiefung des Mundvorhofes

Dolor post extractionem: Schmerzen nach der Extraktion durch Entzündung in der Alveole

Osteom: gutartiger Knochenwulst lingual im Unterkiefer

Fraktur: Knochenbruch

6.8 Unfallbedingte Verletzungen

Im Schädel-Gesichtsbereich unterscheidet man verschiedene Arten von Verletzungen:

- Zahnverletzungen,
- Weichteilverletzungen,
- Knochenbrüche,
- Gelenkverletzungen.

devital: leblos, abgestorben

Wurzelbehandlung ▸S. 171 ff.

6.8.1 Zahnverletzungen

Als Zahnluxation wird die gewaltsame Lockerung eines Zahnes bezeichnet. Die Therapie richtet sich nach dem Schweregrad der Luxation. Ist der Zahn noch erhaltungswürdig, schiebt man ihn in seine ursprüngliche Lage zurück (reponieren) und fixiert ihn in dieser Stellung durch Schienung.

adhäsive Füllungstechnik ▸S. 140 f.

prothetische Versorgung von Implantaten ▸S. 374 f.

Selbst bei vollständig aus dem Zahnfach ausgeschlagenen Zähnen, kann man den Versuch unternehmen, den Zahn zu erhalten. Man spricht dann von einer Reimplantation. Bis zum Zeitpunkt der Reimplantation sollte der Zahn in der Umschlagfalte im eigenen Mund (Speichel) feucht gehalten werden. Auch isotonische Kochsalzlösung ist geeignet. Es gibt für solche Fälle Zahnrettungsboxen mit speziellen Zellnährlösungen in der Apotheke, die sogenannten Dentosafe®-Boxen (Bild 6.48). Sie sind vor allem für Kindergärten und Schulen sinnvoll. Der ausgeschlagene Zahn darf auf gar keinen Fall mechanisch mit einer Zahnbürste oder einem Taschentuch gesäubert werden.

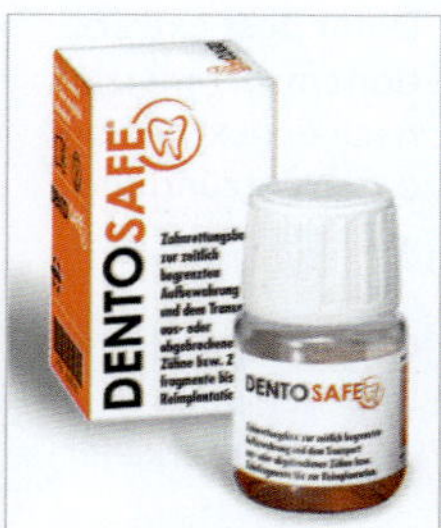

Bild 6.48 Zahnrettungsbox Dentosafe®

In der Praxis wird der Zahn vorsichtig mit steriler Kochsalzlösung abgespült, um die Wurzelhautfasern auf der Wurzeloberfläche nicht zu beschädigen. Anschließend wird er vorsichtig in seine Alveole zurückgesteckt.

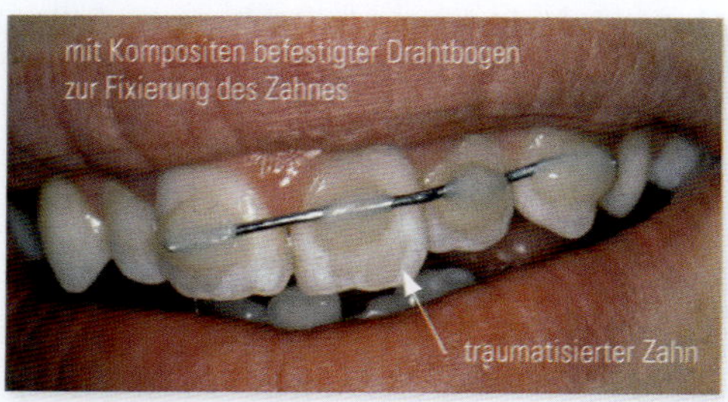

Bild 6.49 Geschienter Zahn

Um den Zahn in der richtigen Position zu fixieren, befestigt man ihn mit Kunststoff und Draht an den Nachbarzähnen (Schienung, Bild 6.49). Im Anschluss ist der Tetanus-Schutz zu überprüfen!

In den meisten Fällen bleibt der Zahn nach einer Luxation devital, weil feinste Blutgefäße an der Wurzelspitze abgerissen sind. Der Zahn färbt sich dann mit der Zeit dunkel und muss ▸wurzelbehandelt werden.

Vollständig luxierte Milchzähne werden nicht wieder eingesetzt.

Zahnfrakturen. Kleinere Schmelz- oder Dentin-Absprengungen können mit ▸adhäsiver Füllungstechnik wieder aufgebaut werden (Bild 6.50). Ist die Pulpa mit betroffen, muss der Zahn vorher wurzelbehandelt werden. Ist die gesamte Zahnkrone abgesprengt, muss nach endodontischer Behandlung eine ▸prothetische Versorgung erfolgen.

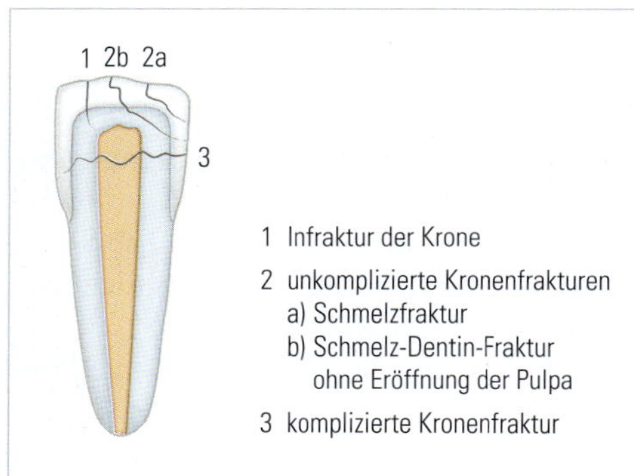

Bild 6.50 Kronenfrakturen

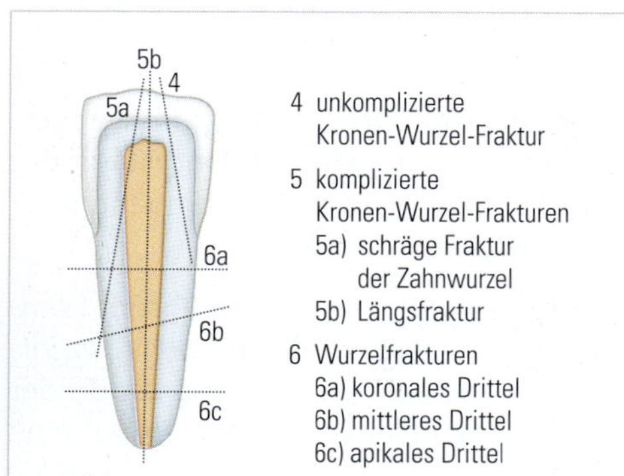

Bild 6.51 Wurzelfrakturen

Bei Wurzelfrakturen richtet sich die Therapie nach der Höhe der Frakturlinie (Bild 6.51). Liegt diese sehr weit apikal, kann das Frakturstück durch eine ▸Wurzelspitzenresektion entfernt werden. Liegt es im oberen oder mittleren Drittel der Wurzel, ist eine Ausheilung durch Schienung möglich. Gelingt die Ausheilung nicht oder verläuft der Frakturspalt schräg, muss der Zahn entfernt werden. Längsfrakturen sieht man nicht immer auf Röntgenbildern.

6.8.2 Weitere Verletzungen

Weichteilverletzungen. Kleinere Weichteilverletzungen können in der zahnärztlichen Praxis versorgt werden. Schwerere Fälle sollten in eine Klinik überwiesen werden.

Schnitt- und Platzwunden zählen zu den offenen Weichteilverletzungen und können in den meisten Fällen – wenn überhaupt erforderlich – mit Nähten versorgt werden. Quetschungen und Prellungen entstehen meist durch stumpfe Gewalteinwirkung auf Gewebe. Zur Linderung der sich daraus ergebenden Schwellungen und Blutergüsse reichen meist Kühlung und Schonung aus.

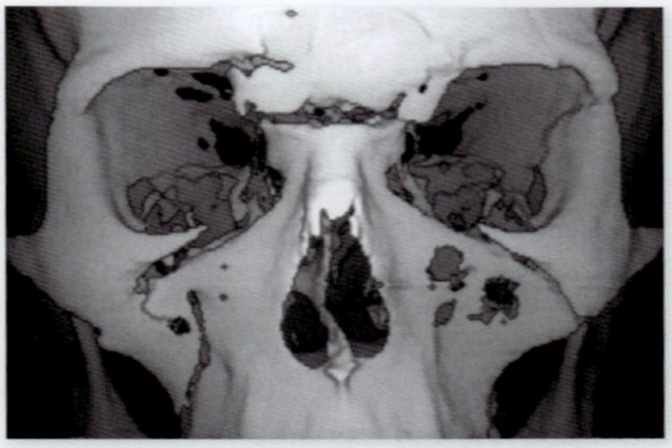

Bild 6.52 Fraktur des Mittelgesichtes (CT-Aufnahme)

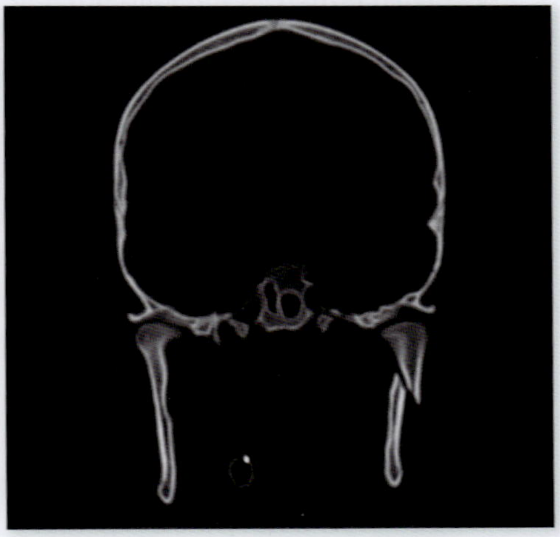

Bild 6.53 Fraktur des linken Unterkiefergelenks

Wurzelspitzenresektion ▸ S. 199 f.

Knochenbrüche sind schwerwiegende Verletzungen mit großen Folgen für das Kauorgan (Bild 6.52). Diese Patienten sollten von einem Spezialisten versorgt werden, z. B. einem Kiefer- und Gesichtschirurgen.

Gelenkverletzungen. Auch im Bereich des Kiefergelenkes kann es zu Prellungen, Zerrungen, Verrenkungen oder Brüchen kommen. Meist reicht bei einer Verrenkung oder Zerrung die Ruhigstellung als Therapie aus. Kiefergelenkbrüche müssen chirurgisch in einer Klinik für Mund-, Kiefer- und Gesichtschirurgie versorgt werden (Bild 6.53).

6.9 Implantate

6.9.1 Verwendung und Aufbau von Implantaten

Verwendung. Implantate sind künstliche Zahnwurzeln, die in den Knochen eingeschraubt werden. Sie dienen zur Verankerung von Kronen und Brücken oder verbessern den Halt von Prothesen und Epithesen.

Epithese: Prothese zum Ersatz von Körper- und Gesichtsteilen

Aufbau. Implantate haben meist eine konische oder zylindrische Form. Sie bestehen aus Titan oder Zirkonoxidkeramik (Bild 6.54). Beide Materialien sind sehr gewebeverträglich (biokompatibel).

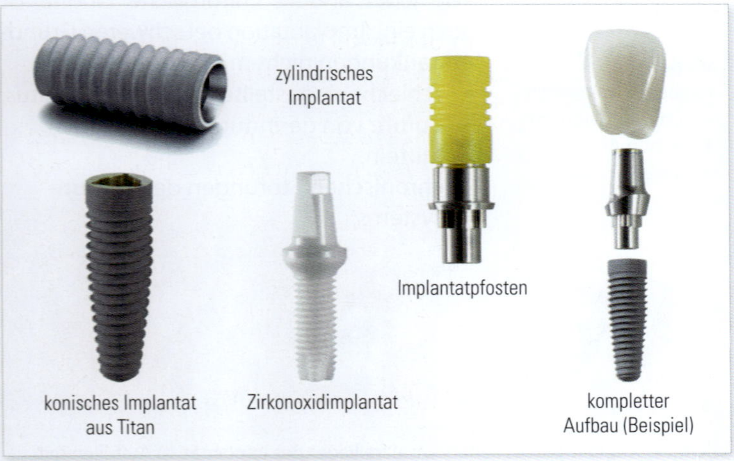

Bild 6.54 Verschiedene Implantattypen

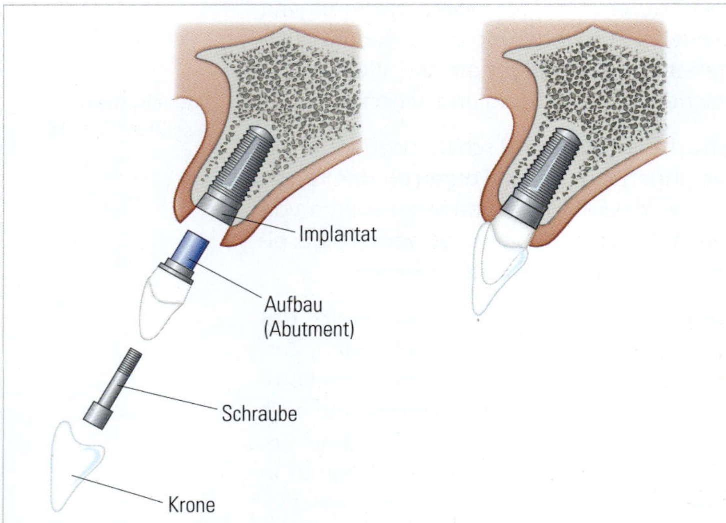

Bild 6.55 Aufbau und Einbau eines Implantates

augmentativ von augmen (lat.) = Zuwachs, Vergrößerung

bone (engl.) = Knochen

splitting (engl.) = Spaltung

Sinuslift von Sinus maxillaris (lat.) = Kieferhöhle und to lift (engl.) = anheben

autogen (gr.) = vom genetisch gleichen Individuum stammend

allogen (gr.) = von einem genetisch anderen Individuum derselben Art stammend

Im Bereich des Zahnfleisches sind Implantate glatt poliert, um die Anhaftung von Bakterien zu verhindern. In Bereichen, in denen das Implantat Kontakt zum Knochen hat, ist die Oberfläche speziell beschichtet und rau. Diese Oberfläche ermöglicht es, dass eine feste Verbindung zwischen dem Implantat und dem Knochen entsteht (Osseointegration).

Die meisten verwendeten Implantate sind sogenannte enossale Implantate, sie werden in ein vorbereitetes Knochenfach bzw. eine Extraktionsalveole eingebracht (Bild 6.55).

6.9.2 Voraussetzungen für eine Implantation

Wie jeder andere chirurgische Eingriff ist auch eine Implantation bei schweren Grunderkrankungen nicht möglich, z. B. bei:

- schlecht eingestelltem Diabetes mellitus,
- Zufuhr von gerinnungshemmenden Mitteln,
- chronischen Störungen des Immunsystems,
- schlechtem allgemeinen Körperzustand,
- Alkohol-, Nikotin- und Drogenmissbrauch,
- Osteoporose (Knochenschwund, erhöhte Frakturanfälligkeit).

Zahnmedizinische Voraussetzungen für Implantate. Aus zahnmedizinischer Sicht müssen folgende Voraussetzungen für eine Implantation erfüllt sein:

- genügend Kieferknochen,
- eine ausreichende Qualität des Knochens,
- entzündungsfreie und ausreichend dicke, befestigte Gingiva,
- gute Mundhygiene.

Implantate bei Jugendlichen können erst eingebracht werden, wenn das Schädel- und Kieferwachstum abgeschlossen sind. Eine Implantation sollte daher nicht vor dem 21. Lebensjahr durchgeführt werden.

6.9.3 Augmentative Verfahren

Nach Zahnverlust baut sich der Knochen in den nicht mehr belasteten Bereichen ab (Resorption). Um ein Implantat einbringen zu können, muss ausreichend Knochen vorhanden sein. Verfahren, die den fehlenden Knochen ersetzen, bezeichnet man als augmentative Verfahren (Bild 6.56).

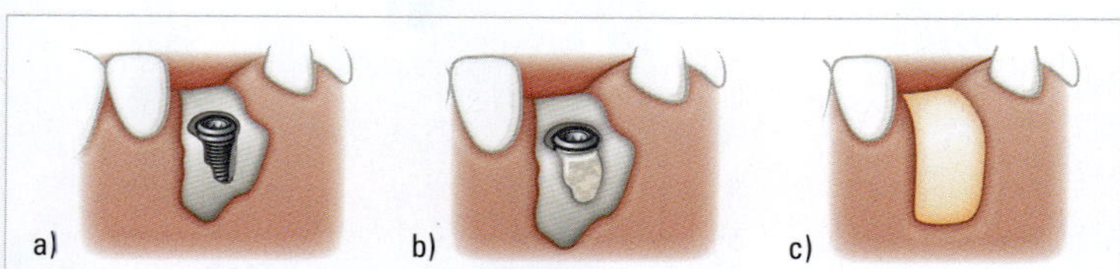

Bild 6.56 Augmentatives Verfahren: a) freiliegendes Implantat; b) Auffüllen mit Knochenersatzmaterial; c) Abdeckung mit Membran

Für den Aufbau des fehlenden Knochens gibt es unterschiedliche Möglichkeiten:

- Knochenersatzmaterialien,
- autogener Knochenblock,
- Knochendistraktion,
- Knochenspreizung (Bone-Splitting),
- Sinuslift.

Knochenersatzmaterialien werden nach der Herkunft des Knochens unterschieden:

- **Autogenes Knochenersatzmaterial.** Hier wird eigener Knochen des Patienten verwendet. Es gilt als das beste Transplantationsmaterial, weil keine Abstoßungsreaktion des Körpers eintritt. Auch eine Infektionsübertragung besteht bei eigenem Knochen nicht.
- **Allogenes Knochenersatzmaterial.** Dieser speziell vorbehandelte Knochen stammt, ähnlich einer Blutkonserve, von anderen Menschen. Ein Risiko beim Einsatz von allogenem Knochen besteht in

der Übertragung von Infektionskrankheiten und der Abstoßung des Fremdmaterials im Rahmen einer Immunreaktion.

- **Xenogenes Knochenersatzmaterial** stammt von Tieren, meist vom Rind. Es wird erst nach geeigneter Vorbehandlung eingesetzt. Auch hier wird die Übertragung von Infektionskrankheiten auf den Menschen diskutiert. Die Vermarktung fällt unter das ▸MPG. Dieses sieht eine strenge Kontrolle der Sicherheitsmaßnahmen zum Ausschluss von Infektionsrisiken vor.
- **Alloplastisches Knochenersatzmaterial** wird synthetisch oder halbsynthetisch aus xenogenem Knochen oder Algen gewonnen (Hydroxylapatit) bzw. als „bioaktive Keramik" hergestellt (Tricalciumphosphat).

Autogener Knochenblock. Wird ein größeres Stück Knochen benötigt, kann dieses beim Patienten an anderer Stelle (Kinn, Beckenkamm) entnommen werden. Der entnommene Block wird im benötigten Bereich direkt auf den Kiefer aufgeschraubt. Diese Operationsmethode ist sehr aufwändig und kann mit einem stationären Aufenthalt des Patienten verbunden sein.

Knochendistraktion bezeichnet die Dehnung des Knochens mithilfe besonderer Apparaturen, den sogenannten Distraktoren. Durch diese Apparatur wird ein vorher ausgesägter Knochenblock in die gewünschte Richtung verschoben. Im Spalt zwischen Knochen und beweglichem Knochenblock entsteht erst Kallus (neu gebildetes Gewebe nach einem Knochenbruch), der sich dann in festen Knochen umbaut.

Knochenspreizung (Bone-Spreading). Hierbei wird der Alveolarfortsatz längs gespalten und anschließend durch Dehnung mit Osteotomen erweitert. Anschließend kann ein Implantat gesetzt werden.

Sinuslift. Man unterscheidet den internen und den externen Sinuslift:

- Beim **internen Sinuslift** wird der Kieferhöhlenboden über das Bohrloch des Implantates mithilfe von ▸Osteotomen vorsichtig nach oben geklopft (Bild 6.57). Dadurch wird der knöcherne Kieferhöhlenboden ohne Verletzung der Kieferhöhlenschleimhaut nach oben geschoben. Nach Einbringen von Knochenspänen oder Knochenersatzmaterial erhöht sich so lokal das Knochenangebot.
- Beim **externen Sinuslift** wird ein Knochenfenster in die seitliche Kieferhöhlenwand präpariert (Bild 6.58). Durch diesen Zugang zur Kieferhöhle kann vorsichtig die Schleimhaut vom Kieferhöhlenboden angehoben werden. In den so entstandenen Hohlraum wird Knochen und/oder Knochenersatzmaterial eingebracht.

xenogen (gr.) = von einer fremden Art stammend

MPG ▸ S. 18
Osteotom ▸ S. 190 f.

Bild 6.57 Sinuslift intern

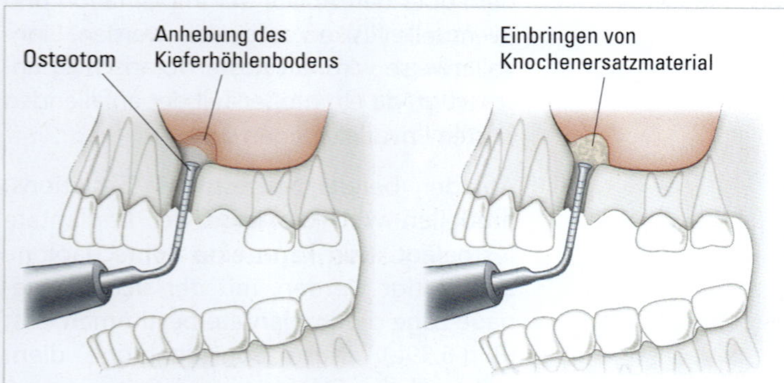

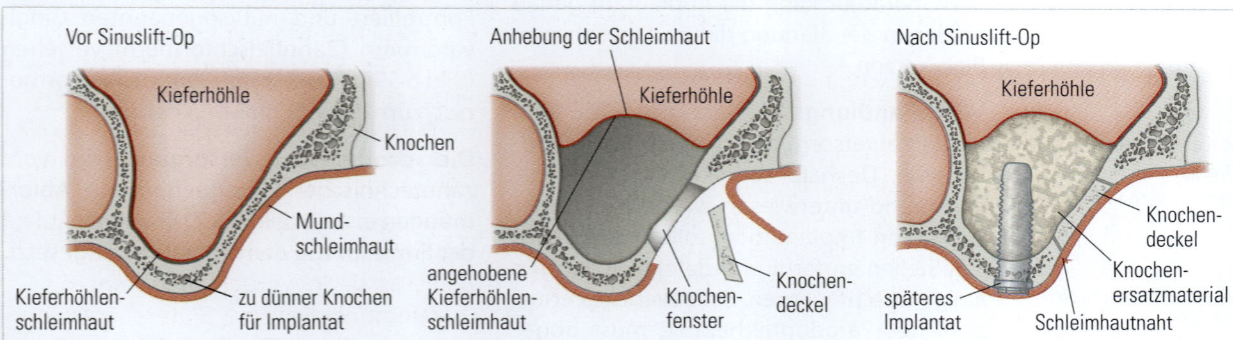

Bild 6.58 Sinuslift extern

Anästhesiemaßnahmen ▸S. 161 ff.

Rosenbohrer ▸S. 125

DVT = digitale Volumentomographie: dreidimensionales Röntgenbild

Abformungen ▸S. 347 ff.

prothetische Versorgung von Implantaten ▸S. 374 f.

Parodontaltherapie ▸S. 271 ff.

6.9.4 Behandlungsablauf bei der Implantation

Eine Implantation beinhaltet die folgenden Behandlungsschritte:

- Befunderhebung,
- Planung und Beratung,
- Vorbehandlung,
- Implantation,
- Einheilung,
- Freilegung,
- prothetische Versorgung.

Befunderhebung. In der ersten Sitzung sollten neben der allgemeinen Anamnese und des zahnärztlichen Befundes ein DVT und Ausgangsfotos vom Patienten angefertigt werden. Es ist sinnvoll, ▸Abformungen für Situationsmodelle zu machen.

Planung und Beratung. Anhand der angefertigten Materialien lässt sich die neue Versorgung planen. Der Zahnarzt kann die geplante Vorgehensweise nun mit dem Patienten besprechen. Er muss alternative Versorgungsmöglichkeiten neben der Implantation aufzeigen und ihre jeweiligen Vor- und Nachteile erläutern. Der Patient muss außerdem über den Ablauf der Implantation und eventuelle Risiken aufgeklärt werden. Sinnvollerweise wird ein Kostenvoranschlag angefertigt, da ein großer Teil der anfallenden Kosten Privatleistungen sind.

Auf den bereits hergestellten Situationsmodellen wird die Lage der Implantate festgelegt. Nun kann eine Bohrschablone angefertigt werden, mit der sich die genaue Lage der Implantate bestimmen lässt (Bild 6.59a). Diese Bohrschablone dient während der Operation zur Orientierung: der Operateur kann die Implantate genau an den in der Planung dafür vorgesehenen Platz setzen.

Vorbehandlung. Voraussetzung für eine Implantatversorgung ist eine gute Mundhygiene. Deshalb sollte der Patient entsprechend unterwiesen werden. Vor einer geplanten Implantation sollten alle kariösen Stellen entfernt und defekte Füllungen ausgetauscht werden. Eine eventuell erforderliche ▸Parodontaltherapie muss abgeschlossen sein. Nicht erhaltungswürdige Zähne müssen entfernt worden sein.

Implantation. Meist erfolgt die Implantation unter ▸Lokalanästhesie. Um das Implantat in den Knochen einzubringen, muss ein Knochenfach für seine Aufnahme vorbereitet werden. Zuerst wird ein Mukoperiostlappen gebildet und abgeklappt. Der Knochen wird so weit freigelegt, dass das Operationsgebiet gut einzusehen ist. Die Position der Implantate lässt sich mithilfe der Bohrschablone festlegen. Die Stelle, an der das Implantat später sitzen soll, wird mit einem ▸Rosenbohrer markiert. Dann wird mit speziellen Implantatbohrern die Bohrung vorgenommen (Bild 6.59b–d). Anschließend schraubt man das Implantat langsam und kontrolliert ein (Bild 6.59e und f).

Die Einheilung des Implantats kann offen oder geschlossen stattfinden:

- Bei der geschlossenen Einheilung vernäht der Zahnarzt die Schleimhaut dicht über dem Implantat. So kann es geschützt unter der Schleimhaut einheilen (Bild 6.59g).
- Bei der offenen Einheilung ragt die direkt aufgeschraubte Einheilkappe durch die Schleimhaut in die Mundhöhle und ist somit sichtbar. Der Vorteil der offenen Einheilung besteht darin, dass kein zweiter Eingriff zur Implantateröffnung nötig ist.

Die Einheilphase hängt von der Qualität des Knochens ab, ist aber im Unterkiefer meist kürzer. Die Implantate müssen drei bis vier Monate einheilen.

Freilegung. Nach drei bis sechs Monaten wird das Implantat mit einem kleinen Schleimhautschnitt freigelegt (Bild 6.59h), kontrolliert und mit sogenannten Gingivaformern (Zahnfleischformern) versehen (Bild 6.59i). Das Zahnfleisch wächst harmonisch um diese Schrauben herum.

Die ▸prothetische Versorgung wird vom zahntechnischen Labor anhand der Abformungen erstellt (Bild 6.59j) und nach Ablauf der Einheilphase dem Implantat aufgesetzt.

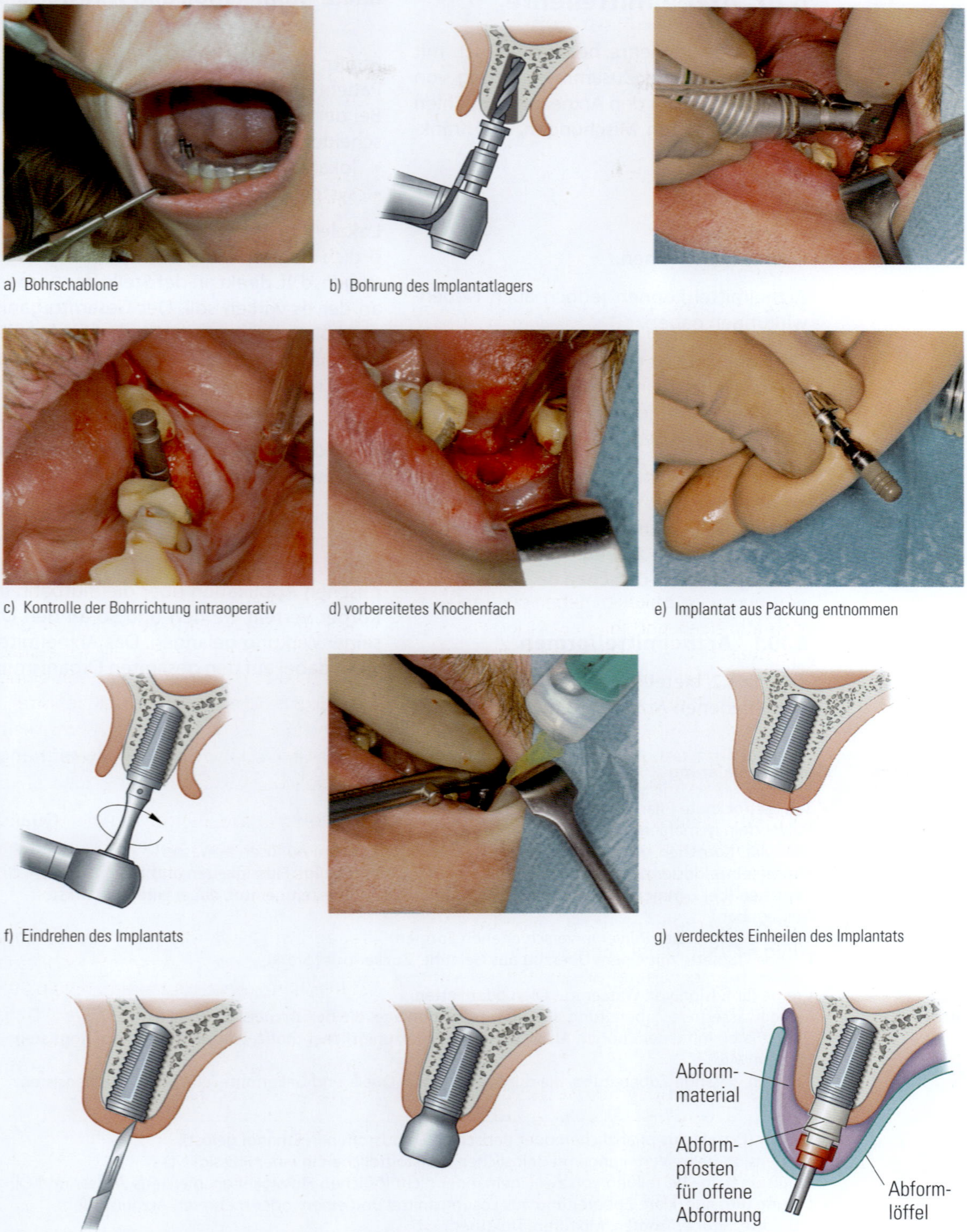

a) Bohrschablone
b) Bohrung des Implantatlagers
c) Kontrolle der Bohrrichtung intraoperativ
d) vorbereitetes Knochenfach
e) Implantat aus Packung entnommen
f) Eindrehen des Implantats
g) verdecktes Einheilen des Implantats
h) Eröffnung des Implantats mit Skalpell/Laser
i) Implantat mit Gingivaformer
j) Abformung des ▸Abutments

Bild 6.59 Ablauf einer Implantation

Abutment ▸S. 375

6.10 Arzneimittellehre

applicare (lat.) = verwenden, auftragen

Die Arzneimittellehre beschäftigt sich mit der Wirkung und Zusammensetzung von Arzneimitteln. Zu den Arzneimitteln zählen Stoffe und deren Mischungen, die Krankheiten

- lindern,
- heilen,
- verhüten oder
- erkennen können.

Arzneimittel können jedoch auch Nebenwirkungen haben.

Die **Rote Liste** ist ein Arzneimittelverzeichnis für Deutschland in Buchform oder digital, das heute jedoch kaum noch in der Zahnarztpraxis genutzt wird.

Heute gibt man den Namen eines Medikaments bei Google ein, um etwas über seine Wirkweise, Einnahme und Nebenwirkungen zu erfahren, z. B. auf der Internetseite www.apotheken-umschau.de.

6.10.1 Arzneimittelformen

Tabelle 6.2 bietet eine Übersicht über die verschiedenen Arzneimittelformen.

6.10.2 Applikation und Wirkweise von Arzneimitteln

Es gibt verschiedene Möglichkeiten, einem Patienten ein Arzneimittel zu verabreichen. Bei der Verabreichung (Applikation) unterscheidet man zwei Arten (Bild 6.60):

- lokale Applikation,
- systemische Applikation.

Lokale Applikation. Das Arzneimittel wird örtlich begrenzt angewendet oder aufgetragen, d. h. direkt an der Stelle des Körpers, an der es wirken soll. Der Gesamtorganismus bleibt weitgehend unbelastet. Lokal appliziert werden z. B. Lokalanästhesie, Salben, Cremes oder Pflaster.

Systemische Applikation. Bei dieser Applikationsart gelangt das Arzneimittel über den Blutkreislauf in den gesamten Körper.

Ist eine lokale Applikation nicht durchführbar oder in der Wirkweise nicht ausreichend, kann das Arzneimittel bei der systemischen Applikation über die Blutbahn im Körper verteilt werden und so an den Ort seiner Wirkung gelangen. Das Arzneimittel wirkt dabei auf den gesamten Organismus.

Arzneimittelform	Beispiele/Erklärung
fest	• Tee (getrocknete Pflanzenbestandteile) • Pulver (fein gemahlene Arzneistoffe) • Granulat (Körnchen, oft unregelmäßig in ihrer Form, meist zum Auflösen in Wasser) • Kapsel (einzeldosierte Arzneiform, die Pulver, Granulate und ölige Flüssigkeiten enthält) • Zäpfchen (bei Zimmertemperatur fest; schmilzt erst bei Körpertemperatur, dabei wird der Wirkstoff freigegeben) • Tablette (gepresstes Pulver in verschiedenen Formen) • Dragee (Tablette mit einem Überzug aus Gelatine, Zucker oder Stärke)
halbfest/ streichfähig	• Creme (Emulsion von Wasser mit Ölen oder Fetten) • Salbe (wasserfreie Zubereitung aus einer Fettgrundlage, die den Arzneistoff enthält) • Paste (Salbe mit einem hohen Anteil pulverförmiger, unlöslicher Stoffe, wodurch eine feste Konsistenz erreicht wird) • Gel (rein wässrige Zubereitung, die durch Zusatz von Quell- und Geliermittel eine halbfeste Konsistenz erhält)
flüssig	• Tinktur (Extrakt aus pflanzlichen oder tierischen Grundstoffen in Ethanol gelöst) • Suspension (feine Verteilung von unlöslichen Feststoffteilchen in einer Flüssigkeit) • Emulsion (feine Verteilung von zwei ineinander nicht löslichen Flüssigkeiten, meistens Wasser und Öl) • Lösung (flüssige, klare Zubereitung aus Lösungsmittel und einem oder mehreren Arzneistoffen, z. B. Säfte, Sirupe, Tropfen, Mixturen, Tinkturen)
gasförmig	• Gas (z. B. Lachgas zum Ausschalten der Schmerzempfindlichkeit) • Aerosol (feine Verteilung von festen oder flüssigen Teilchen in einem Gas, z. B. Spraydosen)

Tabelle 6.2 Formen von Arzneimitteln

Bei einer dauerhaften bzw. hochdosierten lokalen Anwendung von Medikamenten, kann eine systemische Wirkung nicht ausgeschlossen werden. Höhere Wirkstoffmengen gelangen in den Blutkreislauf und führen zu systemischen Wirkungen und Nebenwirkungen.

Bei der systemischen Applikation kann die Zufuhr auf zwei Wegen erfolgen (Bild 6.60):
- enterale Applikation,
- parenterale Applikation.

Enterale Applikation. Bei der enteralen Applikation erfolgt die Aufnahme des Arzneistoffes über die Mund- oder Darmschleimhaut und gelangt auf diesem Weg in den Blutkreislauf. Folgende enterale Applikationsformen sind möglich:
- Orale Gabe (über den Mund): Das Arzneimittel wird geschluckt. Die Wirkstoffe werden im Magen-Darm-Trakt über die Magen-Darm-Schleimhaut aufgenommen und gelangen von dort ins Blut. Bei Durchfall oder Erbrechen kann die Wirkung vermindert sein, da das Arzneimittel zu schnell ausgestoßen wird. Bei der Einnahme bestimmter Arzneimittel kann es zu Reizungen der Magenschleimhaut kommen. In diesem Fall können andere Arzneimittel zusätzlich als Magenschutz eingenommen werden.
- Linguale Gabe (über die Zunge): Das Arzneimittel wird von der Mundschleimhaut aufgenommen und gelangt in den Blutkreislauf.
- Rektale Applikation (über den After): Die Wirkstoffe des Arzneimittels gelangen über die Schleimhaut des Mastdarms in den Blutkreislauf und entfalten so ihre Wirkung (z. B. Zäpfchen).

Parenterale Applikation. Das Arzneimittel wird unter Umgehung des Verdauungstraktes verabreicht. Dadurch wirkt es besonders schnell und wird nicht von den Verdauungssäften geschädigt.

enteron (gr.) = Darm

parenteral von para (gr.) = vorbei, neben

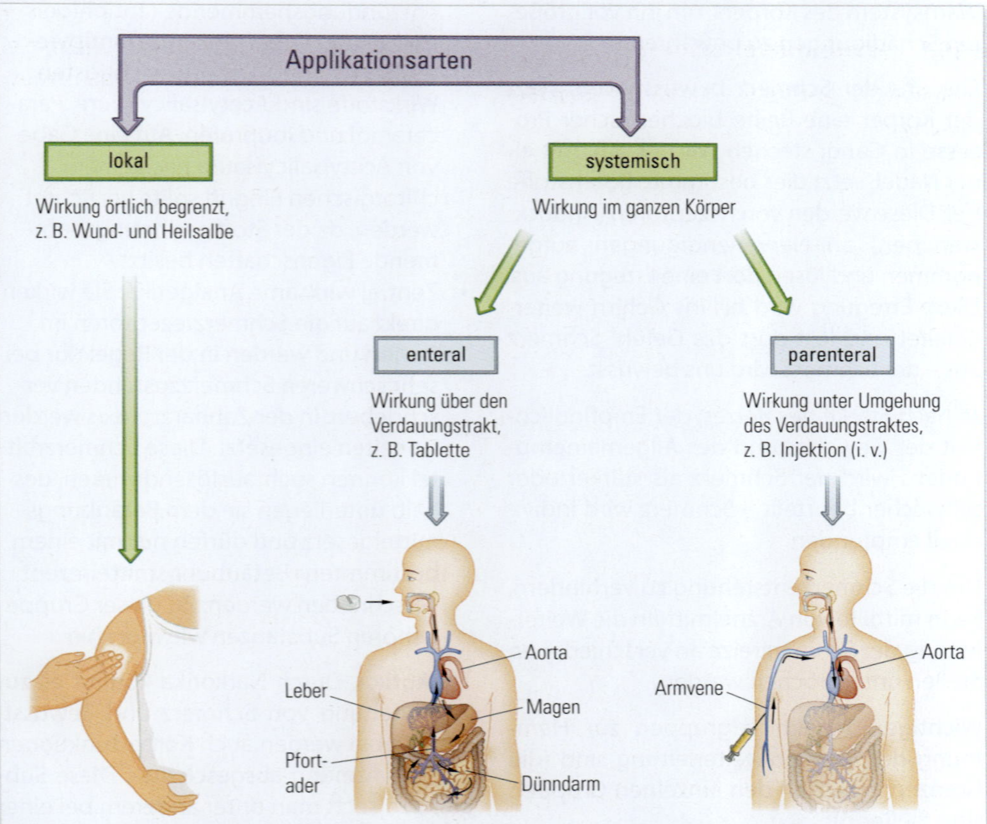

Bild 6.60 Applikationsarten von Arzneimitteln

Anästhetikum (Sg.)/ Anästhetika (Pl.): Wirkstoffe, die lokal oder den gesamten Körper betreffend einen Zustand der Empfindungslosigkeit (Anästhesie) auslösen

Analgetikum (Sg.)/ Analgetika (Pl.) nach an-algos (gr.) = kein Schmerz

perkutan von per (lat.) = durch; cutis (lat.) = Haut

Man unterscheidet folgende parenterale Applikationsformen:
- Injektion (Einspritzung): Das Arzneimittel wird in eine Vene (intravenös), einen Muskel (intramuskulär) oder in die Haut (intrakutan / subkutan) gespritzt. Durch die Gabe in ein Blutgefäß tritt die Wirkung sehr schnell ein.
- Inhalation (Einatmung): Die Wirkung wird direkt über die Aufnahme in der Lunge erzielt, indem kleinste Arzneimittelbestandteile als Gase eingeatmet werden.
- Perkutane Applikation (über die Haut): Die Aufnahme der Wirkstoffe erfolgt über die unverletzte Haut (z. B. mithilfe eines wirkstoffhaltigen transdermalen Pflasters).

6.10.3 Arzneimittel zur Linderung von Schmerzen

Bevor Schmerzen medikamentös behandelt werden, sollte zuvor nach ihrer Ursache geforscht werden. Schmerzen sind ein Warnsystem des Körpers, um ihn vor größeren Schädigungen zu bewahren.

Ehe uns der Schmerz bewusst wird, setzt der Körper eine Reihe biochemischer Prozesse in Gang: stechen wir uns z. B. mit einer Nadel, setzt dies bestimmte Botenstoffe frei. Diese werden von Rezeptoren (Andockstationen) an Nervenendigungen aufgenommen und lösen dort eine Erregung aus. Diese Erregung wird bis ins Gehirn weitergeleitet und löst dort das Gefühl Schmerz aus – der Schmerz wird uns bewusst.

Je nach Stärke des Reizes, der Empfindlichkeit des Gewebes und des Allgemeinempfindens wird der Schmerz als stärker oder schwächer beurteilt – Schmerz wird individuell empfunden.

Betäubungsmittelrezept ▸ S. 220

Um die Schmerzentstehung zu verhindern, kann mithilfe von Arzneimitteln die Weiterleitung der Schmerzreize an verschiedenen Stellen unterbrochen werden.

Narkotikum (Sg.)/ Narkotika (Pl.) von narkotikos (gr.) = betäubend

Wichtige Arzneimittelgruppen zur Hemmung der Schmerzweiterleitung sind (die Grenzen zwischen den einzelnen Gruppen sind fließend):
- Anästhetika
- Analgetika
- Narkotika

Anästhetika. Durch Anästhetika kann die Schmerzweiterleitung örtlich begrenzt und bereits in der Peripherie gehemmt werden. Sie haben eine schmerzausschaltende Wirkung ohne dabei euphorisierend oder suchterzeugend zu sein. In der Zahnarztpraxis werden Lokalanästhetika eingesetzt.

Analgetika. Ein Analgetikum ist ein Stoff, der schmerzstillend wirkt. Es unterdrückt die Schmerzempfindung, ohne das Bewusstsein, die sensorische Wahrnehmung und andere wichtige Funktionen des Zentralnervensystems zu beeinflussen.

Folgende Analgetika werden unterschieden:
- Peripher wirksame Analgetika: Sie hemmen nicht die Bildung von schmerzauslösenden Stoffen, sondern erhöhen die Erregungsschwelle der Rezeptoren und verhindern so die Reizweiterleitung. Dadurch kommt es meist nicht zu einer vollständigen Schmerzausschaltung. Oft haben Analgetika neben der schmerzstillenden Wirkung noch eine entzündungshemmende (antiphlogistische) und fiebersenkende (antipyretische) Wirkung. Die drei wichtigsten Wirkstoffe sind Acetylsalicylsäure, Paracetamol und Ibuprofen. Auf eine Gabe von Acetylsalicylsäure nach einem chirurgischen Eingriff sollte verzichtet werden, da der Stoff gerinnungshemmende Eigenschaften besitzt.
- Zentral wirksame Analgetika: Sie wirken direkt auf die Schmerzrezeptoren im Gehirn und werden in der Regel nur bei sehr schweren Schmerzzuständen verschrieben. In der Zahnarztpraxis werden sie selten eingesetzt. Diese Schmerzmittel können suchtauslösend wirken, deshalb unterliegen sie dem Betäubungsmittelgesetz und dürfen nur mit einem bestimmten ▸Betäubungsmittelrezept verschrieben werden. Zu dieser Gruppe gehören Substanzen wie Morphin.

Narkotika. Durch Narkotika kommt es zur Ausschaltung von Schmerz und Bewusstsein. Dabei werden auch Körperfunktionen wie die Atmung ausgeschaltet. Diese Substanzen setzt man unter anderem bei einer Vollnarkose ein.

6.10.4 Arzneimittel zur Behandlung von Infektionen

Als ▸Infektion bezeichnet man das Eindringen von Krankheitserregern (z. B. Bakterien, Pilze, Viren) in einen Organismus sowie die Ansiedlung und Vermehrung der Erreger.

Davon zu unterscheiden sind Bakterien und Pilze, die für den Körper sinnvoll und nützlich (▸apathogen) sind, wie z. B. die Mikroorganismen der Mundhöhle, des Magen-Darm-Trakts und der Haut. Eine solche Standortflora hält häufig krankmachende Erreger fern und übt so eine Schutzfunktion vor schädlichen (pathogenen) Mikroorganismen aus. Bei geschädigter Haut, Schleimhaut oder bei Immunschwäche können auch diese nützlichen Mikroorganismen eine Infektion verursachen (endogene Infektion), die aber relativ harmlos verläuft.

Die wichtigste Funktion des Mikrobioms der Mundhöhle und des nachfolgenden Verdauungs-Trakts ist die Abspaltung der Nahrung in ihre Einzelteile, sodass sie vom Körper aufgenommen werden können.

Antibiotika werden zur Behandlung bakterieller Infektionen eingesetzt. Ursprünglich sind Antibiotika natürlich gebildete Stoffwechselprodukte von Pilzen oder Bakterien, die schon in geringer Menge das Wachstum von anderen Mikroorganismen hemmen oder diese abtöten. Penicillin ist das erste Antibiotikum, das 1928 von Alexander Fleming entdeckt wurde. Heute können Antibiotika auch synthetisch hergestellt werden.

In der Zahnarztpraxis werden Antibiotika heute nur noch sehr selten verschrieben, z. B. als Endokarditisprophylaxe vor einer Prophylaxemaßnahme, bei operativen Eingriffen oder schwerer Parodontitis.

Resistenz/Multiresistenz. Multiresistenz bedeutet, dass Keime (Bakterien oder Viren) gegen **mehrere verschiedene** Antibiotika beziehungsweise Virostatika unempfindlich geworden sind. Die Ursache liegt darin, dass zu häufig Antibiotika verschrieben werden oder die Einnahmedauer vom Patienten nicht eingehalten wurde. So überleben einige Erreger/Keime. Diese Keime sind die widerstandsfähigsten. Sie vermehren sich und geben diese Resistenz-Eigenschaft an ihre Nachkommen weiter.

TIPP Machen Sie dem Patienten klar, wie wichtig die vorgeschriebene Einnahme eines Antibiotikums ist, auch wenn die Symptome bereits wieder abgeklungen sind. Es können sich sonst resistente (widerstandsfähige) Bakterienstämme bilden.

Antimykotika sind Arzneimittel gegen Pilzinfektionen. Häufig wird bei einer Anwendung von Antibiotika im dentalen Bereich die natürliche Mundflora zerstört und es kommt zu einer Besiedelung der Mundhöhle mit Pilzen, meist Candida albicans. Gegen diese Pilze wird ein Antimykotikum eingesetzt, das flüssig oder als Creme lokal auf die erkrankten Stellen aufgetragen wird. Es kann auch als Lutschtablette verabreicht werden.

Virustatika. Medikamente zur Behandlung von Virusinfektionen werden Virustatika genannt. In der Zahnmedizin sind es meist Herpes-Erkrankungen (Herpes labialis), bei denen z. B. der Wirkstoff Aciclovir eingesetzt wird.

6.10.5 Arzneimittel zur Behandlung von Entzündungen

Eine Entzündung ist eine Abwehrreaktion des Körpers gegen einen schädigenden Reiz. Dabei können verschiedene Faktoren als Reiz wirken: Krankheitserreger, physikalische oder chemische Faktoren, allergische Reaktionen oder allgemeine Erkrankungen.

Antiphlogistika wirken entzündungshemmend und lindern dabei auftretende Schwellungen. Dazu gehören unter anderem Kortikoide, peripher wirkende Analgetika und pflanzliche Stoffe wie Kamille. Kortikoide sind Stoffe, die sich von den Hormonen der Nebennierenrinde ableiten lassen (z. B. Kortison) und die in Form von Tabletten, Salben und Pasten verwendet werden. Im Notfall werden sie als Injektion bei einem anaphylaktischen Schock/Asthmaanfall verabreicht.

Infektionskrankheiten ▸S. 72 ff.

apathogene und pathogene Mikroorganismen ▸S. 67

Antimykotikum (Sg.)/Antimykotika (Pl.) von anti (gr.) = gegen und mykes (gr.) = Pilz

Mikrobiom: Gesamtheit der Mikroorganismen, die ein Lebewesen natürlicherweise besiedeln, ohne eine Krankheit auszulösen

mikro (gr.) = klein

bios = Leben

Virustatikum (Sg.)/Virustatika (Pl.) von virus (lat.) = Schleim, Gift und stasis (gr.) = Stillstand

Antibiotikum (Sg.)/Antibiotika (Pl.) von anti (gr.) = gegen und bios (gr.) = Leben

Antiphlogistikum (Sg.)/Antiphlogistika (Pl.) von anti (gr.) = gegen und phlogosis (gr.) = Entzündung

Resistenz: Widerstandsfähigkeit

6.10.6 Antikoagulanzien und Hämostyptika

Antikoagulanzien reduzieren bzw. verhindern die Blutgerinnung. Sie werden als Tabletten eingenommen, um Lungenembolien, Herzinfarkte oder Schlaganfälle zu vermeiden. Wenn Patienten Antikoagulanzien einnehmen, kann es bei chirurgischen Eingriffen zu starken Nachblutungen kommen.

ASS = **A**cetyl-**S**alicyl-**S**äure; eigentlich ein Schmerzmittel, hemmt aber auch die Blutgerinnung

Die Antikoagulanzien ASS und Marcumar werden seit langer Zeit eingesetzt. ASS kann vor einem chirurgischen Eingriff weiter eingenommen werden. Marcumar wird mehrere Tage vor dem chirurgischen Eingriff abgesetzt. Sonst könnte es zu sehr starken Nachblutungen kommen. Während dieser Zeit bekommt der Patient bzw. gibt sich der Patient Heparin-Spritzen in die Bauchdecke.

Heparin verhindert, dass das Blut im Körper gerinnt. Es wird vom Körper auch selbst gebildet

Neuere Antikoagulanzien, wie zum Beispiel Pradaxa, Eliquis oder Xarelto, können vor einer Extraktion weiter eingenommen werden. Sie werden nur noch bei großen chirurgischen Eingriffen 12–24 Stunden vorher abgesetzt.

Sedativum (Sg.)/ Sedativa (Pl.) von sedare (lat.) = beruhigen, sinken lassen

Der **Quick-Wert** oder der **INR-Wert** sind ein Maß dafür, wie lange es dauert, bis das Blut gerinnt. Sie werden vor Operationen oder zur Kontrolle von gerinnungshemmenden Medikamenten durchgeführt. Normalerweise liegt der INR-Wert bei 1. Bei Menschen, die Gerinnungshemmer nehmen, ist der INR-Wert höher, denn bei ihnen dauert es länger, bis das Blut gerinnt.

INR = International Normalized Ratio

Hämostatika sind Medikamente, die Blutungen stillen, also genau das Gegenteil von Antikoagulanzien bewirken.

Man unterscheidet:

- flüssige Vasokonstriktoren (gefäßzusammenziehend) zur lokalen Anwendung. Zum Beispiel Silbernitrat ($AgNO_3$) und Aluminiumchlorid ($AlCl_3$). Sie werden beide zum Tränken von Retraktionsfäden oder direkt zum Einmassieren in den Sulkus genutzt. So kann die Abformung nach einer Präparation blutungsfrei erfolgen.
- blutstillende Wundauflagen als resorbierbare Kollagen- bzw. Gelatineschwamm (z. B. Gelastypt). Sie werden direkt in die Extraktionsalveole eingebracht und aktivieren die natürliche Blutgerinnung.
- Fibrinkleber zum Verkleben von zwei Wundhälften. So muss man nicht nähen. Er funktioniert wie Sekundenkleber.

6.10.7 Arzneimittel zur Behandlung von Angstzuständen

Im Bereich der zahnärztlichen Praxis ist es oft sinnvoll, dem Patienten die Angst vor der Behandlung zu nehmen. Spezielle Medikamente können muskelentspannend, beruhigend und angstlösend wirken. In diese Gruppe gehören die

- Sedativa,
- Hypnotika und
- Psychopharmaka.

Sedativa. Diese Medikamente haben eine dämpfende Wirkung auf das zentrale Nervensystem. Bei größeren diagnostischen oder therapeutischen Eingriffen kann es sinnvoll sein, den Patienten vor dem Eingriff zu sedieren, um die Stressbelastung zu reduzieren und seine Ansprechbarkeit dennoch zu gewährleisten. Zum Schutz des Patienten sollten Vorsichtsmaßnahmen getroffen werden, da Komplikationen, wie ein plötzlicher Bewusstseinsverlust oder Kreislauf- und Atemprobleme, auftreten können.

Hypnotikum (Sg.)/ Hypnotika (Pl.) von hypnos (gr.) = Schlaf

Prämedikation: medikamentöse Vorbehandlung

Hypnotika werden hauptsächlich als Schlafmittel eingesetzt, haben in geringen Mengen jedoch auch eine beruhigende Wirkung. Oft werden sie zur Prämedikation vor zahnärztlichen Eingriffen verwendet. Der Patient fühlt sich müde, entspannt und ist angstfrei.

Psychopharmakon (Sg.)/Psychopharmaka (Pl.) von psyche (gr.) = Seele und pharmakon (gr.) = Arzneimittel

Tranquilizer von tranquillare (lat.) = beruhigen

Psychopharmaka wirken auf die Psyche des Menschen symptomatisch ein (d. h. sie beseitigen nicht die Ursache) und werden vorwiegend bei der Behandlung psychischer Störungen und neurologischer Krankheiten verwendet. In der Zahnheilkunde dienen sie als Narkosemittel oder in Form von Tranquilizern zur Entspannung.

Tranquilizer wirken angstlösend und beruhigend. Über längere Zeit eingenommen verändern sie die Persönlichkeit.

6.10.8 Nebenwirkungen und Wechselwirkungen

Nebenwirkungen sind Wirkungen eines Arzneimittels, die nicht zu seinen beabsichtigten oder erwünschten Wirkungen gehören.

Zu den unerwünschten Nebenwirkungen von Arzneimitteln zählen z. B.:

- Allergien,
- Magen-Darm-Beschwerden,
- Herz-Kreislauf-Störungen,
- Schädigung von Niere oder Leber,
- Blutgerinnungsstörungen,
- Schädigung des Embryos in der Schwangerschaft,
- Schädigung des Kindes in der Stillzeit,
- Mundtrockenheit/Speichelreduktion.

Medikamente können außerdem zu einer Beeinträchtigung der Verkehrstüchtigkeit führen.

Jedem Arzneimittel liegt eine Gebrauchsinformation bei (Beipackzettel), auf der alle bisher bekannten Nebenwirkungen aufgelistet sind. Ebenso sind die Wechselwirkungen mit anderen Arzneimitteln vermerkt. Die Gebrauchsinformation sollte sorgfältig gelesen und aufbewahrt werden.

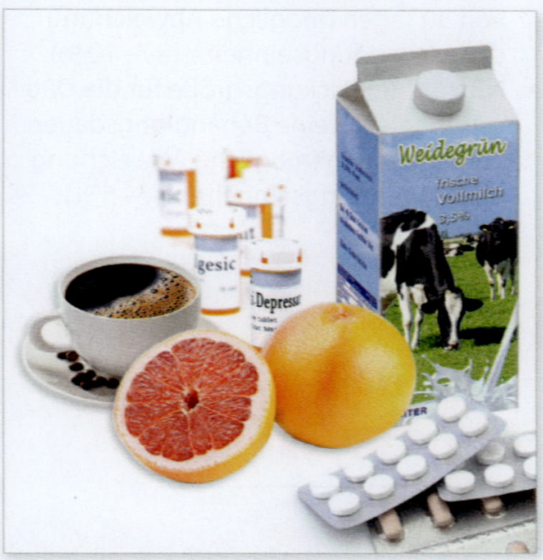

Bild 6.61 Wechselwirkungen

Wechselwirkungen können bei der gleichzeitigen Einnahme verschiedener Arzneimittel auftreten. Eine Veränderung der Wirkung eines Arzneimittels durch die gleichzeitige Gabe eines anderen ist möglich. Sind die einzunehmenden Arzneimittel nicht optimal aufeinander abgestimmt, besteht die Gefahr, dass sich die Wirkstoffe beim Abbau und bei der Ausscheidung wechselseitig beeinflussen. Beispielsweise können Antibiotika die Wirkung von Ovulationshemmern (Anti-Baby-Pille) herabsetzen, was zu einer ungewollten Schwangerschaft führen kann.

Wechselwirkungen sind nicht nur mit anderen Arzneimitteln, sondern auch mit bestimmten Nahrungsmitteln möglich (Bild 6.61). Dazu gehören z. B.:

- alkoholhaltige Lebensmittel,
- koffein- und gerbstoffhaltige Lebensmittel (z. B. Kaffee, Grün- und Schwarztee),
- Milch- und Milchprodukte,
- citrathaltige Lebensmittel (z. B. Zitrusfrüchte),
- Grapefruitsaft (enthält Naringenin),
- Lakritze (enthält Glycyrrhizin),
- tyraminhaltige Lebensmittel (z. B. Sauerkraut, bestimmte Käsesorten),
- Vitamin-K-haltige Lebensmittel (z. B. grüne Blattgemüse, Kohlarten).

Einige Medikamente können im Zusammenhang mit Sonnenlicht zu Nebenwirkungen führen.

Alkohol sollte während der Einnahme von Arzneimitteln grundsätzlich vermieden werden, da er häufig die Wirkung der Arzneistoffe verlängert oder verstärkt.

Der Grund dafür ist, dass sowohl der Alkohol als auch viele Arzneimittel in der Leber abgebaut werden. Die Leber muss den Alkohol abbauen und kann nicht gleichzeitig die Arzneistoffe verstoffwechseln. Durch die verringerte Abbaurate des Arzneimittels verlängert sich bei der vorgegebenen Dosierung die Wirkung.

6.10.9 Arzneimittelabgabe und Verschreibung

Die Abgabe von Arzneimitteln ist in Deutschland gesetzlich geregelt. Man unterscheidet (Bild 6.62):

- Frei verkäufliche Arzneimittel: Diese sind rezeptfrei und für jeden erhältlich, müssen jedoch nicht zwingend in einer Apotheke verkauft werden (Verkauf z. B. auch in Drogerien).
- Apothekenpflichtige Arzneimittel: Hier unterscheidet man rezeptfreie Arzneimittel, die jedoch nur in einer Apotheke verkauft werden und verschreibungspflichtige Arzneimittel, die nur nach der Verordnung eines Arztes / Zahnarztes in einer Apotheke erhältlich sind.

Betäubungsmittel ▸S. 220

Die Betäubungsmittel (BTM) nehmen eine Sonderstellung bei den apothekenpflichtigen Arzneimitteln ein.

Rezeptfreie Arzneimittel und sogenannte Mundhygieneartikel dürfen nicht verordnet werden.

Verschreibungspflichtige Arzneimittel müssen von einem approbierten Arzt oder Zahnarzt verschrieben werden. Diese Verschreibung nennt man Rezept. Es dient als schriftliche Anweisung an den Apotheker, dem Patienten eine bestimmte Menge eines bestimmten Arzneimittels auszuhändigen.

Mit der Einführung der elektronischen Krankenversicherungskarte soll das Rezept auf Papier durch ein digitales Rezept (eRezept) ersetzt werden.

Auch die Arbeitsunfähigkeitsbescheinigung soll durch eine digitale Variante ersetzt werden.

Aus rechtlicher Sicht muss das Rezept folgende Angaben enthalten:

- Name, Adresse, Geburtsdatum des Patienten
- Name, Adresse, Telefonnummer und Berufsbezeichnung des Arztes/Zahnarztes
- Angaben über das verordnete Arzneimittel: Name, Dosierung, Frequenz der Einnahme, z. B. 1-0-1 und die Packungsgröße N1, N2 oder N3
- Datum und Unterschrift des Arztes/Zahnarztes

Soll der Patient das Arzneimittel abweichend von der normalen Dosierung einnehmen, kann der Arzt/Zahnarzt dies zusätzlich auf dem Rezept vermerken. Diese Ergänzung auf dem Rezept nennt man Signatur (S).

Packungsgrößenkennzeichnung für Arzneimittel. Bei Fertigarzneimitteln gibt es drei verschiedene Normpackungsgrößen, die sich nach der Therapiedauer bzw. der Anzahl der einzelnen Anwendungseinheiten richten, die in der Packung enthalten sind. Die Größeneinteilung entspricht den folgenden Vorgaben:

- **N1:** (kleine) Packungsgröße für die Akuttherapie oder zur Therapieeinstellung für eine Behandlungsdauer von zehn Tagen (mögliche Abweichung der Anwendungseinheiten +/– 20 %),
- **N2:** (mittlere) Packungsgröße für die Dauertherapie mit besonderer ärztlicher Kontrolle für eine Behandlungsdauer von 30 Tagen (mögliche Abweichung der Anwendungseinheiten +/– 10 %),
- **N3:** (große) Packungsgröße für die Dauertherapie für eine Behandlungsdauer von 100 Tagen (mögliche Abweichung der Anwendungseinheiten +/– 5 %).

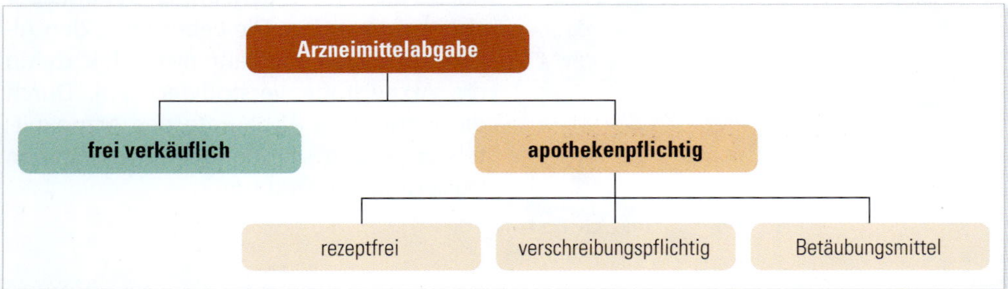

Bild 6.62 Arzneimittelabgabe (Einteilung)

Kassenzahnärztliches Rezept. Gesetzlich versicherte Patienten erhalten ihre Arzneimittel über spezielle Rezeptvordrucke (Bild 6.63). Diese können bei der ▸Kassenzahnärztlichen Vereinigung (KZV) angefordert werden (Muster 16). Nach offizieller Einführung des eRezepts (Bild 6.64) wird das bisherige Papierrezept entfallen. Ein offizieller Einführungstermin des eRezepts steht noch nicht fest (Stand Januar 2023)

KZV ▸ S. 7f.

Mithilfe der ▸elektronischen Gesundheitskarte (eGK) können die Patientendaten in den Computer eingelesen und direkt auf das vorbereitete Rezept gedruckt werden.

eGK ▸ S. 32

Ein vollständig ausgefülltes Papierrezept (Bild 6.63) enthält folgende Angaben:

- (1) Gebühr frei – Gebührenpflichtig: nicht zuzahlungspflichtig – zuzahlungspflichtig
- (2) Noctu: Abholung während des Notdienstes
- (3) Sonstige: andere Kostenträger
- (4) Unfall/Arbeitsunfall
- (5) Aut idem: preisgünstigeres, wirkstoffgleiches Medikament ausgeschlossen, wenn angekreuzt
- (6) Anspruchsberechtigte: besondere Berechtigung
- (7) Hilfsmittel
- (8) Impfstoff
- (9) Sprechstundenbedarf
- (10) Begründungspflicht: Kennzeichnung zahnärztlicher Verordnungen
- (11)–(18) Versicherten-Stammdaten (Krankenkasse bzw. Kostenträger (11)), WOP-Kennzeichen ((12)), Name, Vorname sowie Anschrift des Versicherten ((13)), Geburtsdatum des Versicherten ((14)), Gültigkeit der eGK (optional) ((15)), Kostenträgerkennung 9-stellig ((16)), Versichertennummer ((17)) und Status ((18)): 1 = Mitglied, 3 = Familienangehöriger, 5 = Rentner
- (19), (23), (25) Betriebsstätten-Nummer der Praxis
- (20) Arzt-Nummer des unterschreibenden Arztes
- (21) Datum
- (22) Verordnungsfeld (Packungsgröße, z. B. N1, N2, N3. Dosierung: Angabe zur Dosierung hinter verschreibungspflichtigen Arzneimitteln (z. B. >>1-0-1<<). Beim Vorliegen eines Medikationsplans ist statt des Dosierungsplans die Angabe „Dj" möglich (Dosierungsanweisung vorhanden: ja). Die Angabe der Dosierung wird auch für nicht verschreibungspflichtige Produkte empfohlen.)
- (23) Stempel
- (24) Unterschrift des Zahnarztes

Das ausgefüllte Kassenrezept hat eine Gültigkeit von 28 Tagen. Dies gilt auch bei Quartals- und Jahreswechsel.

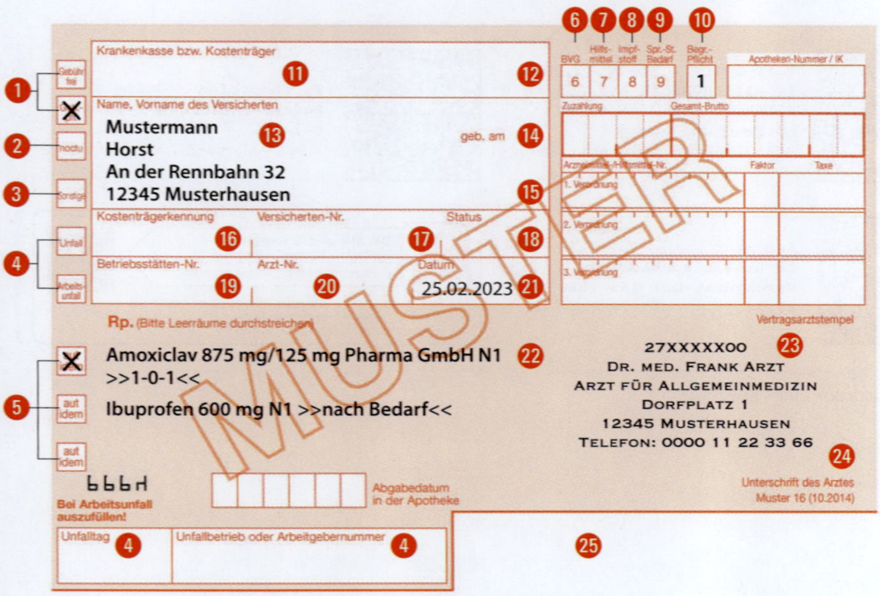

Bild 6.63
Ausgefülltes Rezept

Das **elektronische Rezept (eRezept)** (Bild 6.64) ist die digitale Version der medizinischen Verordnung. Sie soll erstmal ausschließlich für Kassenpatienten für verschreibungspflichtige Medikamente gelten.

Auf dem eRezept befindet sich ein digitaler Schlüssel als QR-Code. Dieser Rezeptcode ist einzigartig und enthält alle für das Rezept wichtigen Informationen. Sie entsprechen den Angaben auf dem Papierrezept. Zusätzlich enthält das eRezept eine digitale Unterschrift des Arztes.

Diese digitale Unterschrift befindet sich auf dem elektronischen Heilberufsausweis (eHBA), der zum Ausstellen des eRezepts ins Kartenlesegerät gesteckt werden muss.

Der QR-Code wird dem Patienten auf eine spezielle Smartphone- beziehungsweise Tablet-App („Das eRezept") geschickt oder wird ihm in der Zukunft auf seine eGK geschrieben. Das Rezept kann aber auch ausgedruckt und dem Patienten mitgegeben werden. Der Patient zeigt sein eRezept über den QR-Code in der Apotheke vor.

Betäubungsmittelrezept. Die Indikation zur Verschreibung von Betäubungsmitteln ist sehr streng geregelt. Generell sind beim Umgang mit Betäubungsmitteln das Betäubungsmittelgesetz (BtMG) und die Betäubungsmittel-Verschreibungsverordnung (BtMVV) zu beachten. Betäubungsmittelrezepte sind spezielle dreiteilige Amtsformulare, die beim Gesundheitsamt angefordert werden müssen. Um Missbrauch zu vermeiden, sind diese Rezeptvordrucke diebstahlsicher aufzubewahren. Diese Rezepte sind nicht als eRezepte ausstellbar.

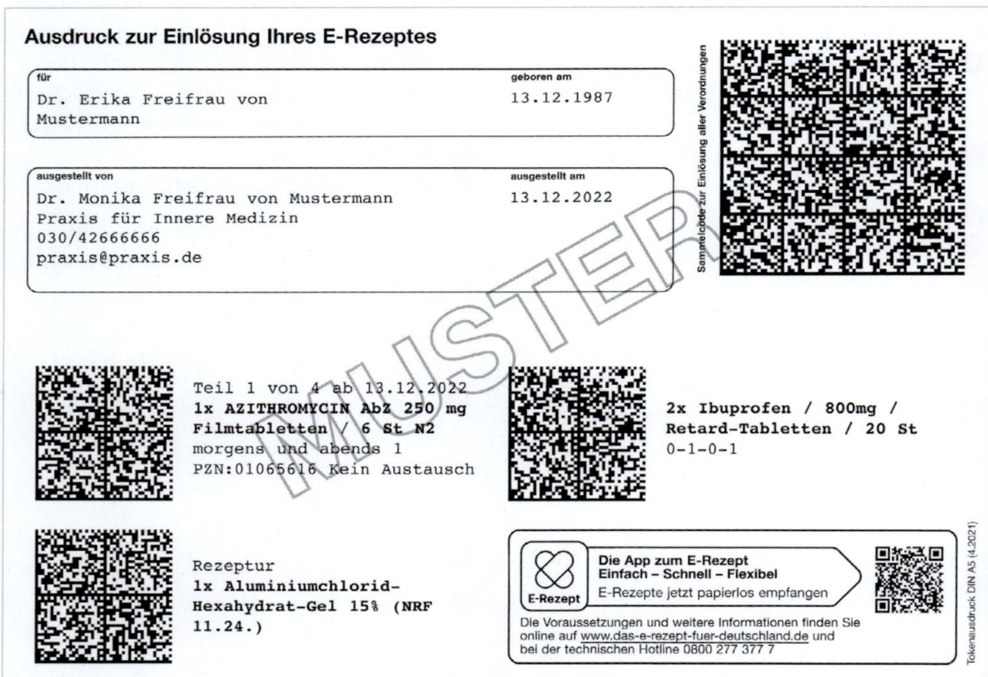

Ausdruck zur Einlösung Ihres E-Rezeptes

für
Dr. Erika Freifrau von Mustermann

geboren am
13.12.1987

ausgestellt von
Dr. Monika Freifrau von Mustermann
Praxis für Innere Medizin
030/42666666
praxis@praxis.de

ausgestellt am
13.12.2022

Sammelcode zur Einlösung aller Verordnungen

MUSTER

Teil 1 von 4 ab 13.12.2022
1x AZITHROMYCIN AbZ 250 mg Filmtabletten / 6 St N2
morgens und abends 1
PZN:01065616 Kein Austausch

2x Ibuprofen / 800mg / Retard-Tabletten / 20 St
0-1-0-1

Rezeptur
1x Aluminiumchlorid-Hexahydrat-Gel 15% (NRF 11.24.)

E-Rezept
Die App zum E-Rezept
Einfach – Schnell – Flexibel
E-Rezepte jetzt papierlos empfangen
Die Voraussetzungen und weitere Informationen finden Sie online auf www.das-e-rezept-fuer-deutschland.de und bei der technischen Hotline 0800 277 377 7

Tokenausdruck DIN A5 (4.2021)

Bild 6.64 Ausdruck eines eRezepts

Verordnung von Sprechstundenbedarf. Es gibt Verordnungen zwischen den Kassenzahnärztlichen Vereinigungen und den Landesverbänden der Krankenkassen, in denen geregelt ist, welche Arzneimittel und Medizinprodukte in welchem Umfang als sogenannter Sprechstundenbedarf verordnet werden dürfen.

Der Sprechstundenbedarf gilt nur für Versicherte der gesetzlichen Krankenversicherung und umfasst bestimmte Arzneimittel und Medizinprodukte, die ein Arzt oder Zahnarzt in seiner Praxis (bzw. bei Hausbesuchen) für den Verbrauch an mehr als einem Patienten oder zur Notfallbehandlung vorhalten muss.

Diese Regelungen werden regelmäßig als Merkblatt (Sprechstundenbedarfsvereinbarung) herausgegeben; sie sind je nach Bundesland verschieden.

Lagerung und Entsorgung von Arzneimitteln. Bei der Lagerung von Arzneimitteln sind Temperatur, Licht und Luftfeuchtigkeit zu beachten. Hinweise zur korrekten Aufbewahrung befinden sich auf der Umverpackung der Arzneimittel und in den Gebrauchsinformationen.

Bestimmte Präparate müssen im Kühlschrank oder vor Licht geschützt gelagert werden. Besonders bei steril verpackten Flüssigkeiten (z. B. Kochsalzlösungen) oder Stechampullen ist auf einen unversehrten Verschluss zu achten, da sonst Mikroorganismen eindringen können.

Arzneimittel können im Hausmüll entsorgt werden.

Verfallsangaben. Das Verfallsdatum muss unbedingt beachtet werden, da es nach Ablauf dieses Datums zu Veränderungen des Präparates und zu einer Beeinträchtigung der Wirkung kommen kann.

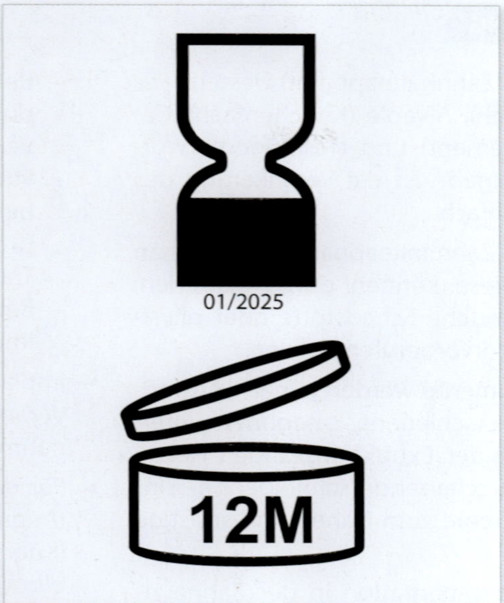

Bild 6.65 Angabe des Verfallsdatums auf Medikamenten in Verbindung mit Symbolen

Verfallsdaten werden mit Text oder mit Symbolen und Text (Bild 6.65) gekennzeichnet:

- mindestens haltbar bis …
- verwendbar bis …
- Datum, z. B. 01/2025
- Symbol Sanduhr mit Datumsangabe
- Symbol offene Dose, z. B. mit 12 M Aufdruck = haltbar 12 Monate nachdem das Gebinde geöffnet wurde

TIPP Sortieren Sie Arzneimittel mit kurzem Verfallsdatum immer vorne in den Schrank ein, sodass sie zuerst entnommen werden.

ZUSAMMENFASSUNG

- Das Parodontium (Zahnhalteapparat) besteht aus Gingiva (Zahnfleisch), Alveole (Knochenfach), Cementum (Wurzelzement) und Desmodont (Wurzelhaut). Seine Aufgabe ist die Verankerung des Zahnes im Knochenfach.
- Entzündungen des Zahnhalteapparates nennt man Parodontitiden. Diese können durch Bakterien, Fremdkörper, chemische Schadstoffe oder physikalische Einflüsse hervorgerufen werden.
- Chirurgische Instrumente werden je nach Anwendungsbereich in verschiedene Kategorien unterteilt. Man unterscheidet: Extraktionszangen, Hebel, fassende/haltende/schabende/schneidende Instrumente, Instrumente zum Nähen und sonstige Instrumente.
- Die schriftliche Dokumentation in der Zahnarztpraxis ist eine wichtige Grundlage für die Behandlung. Sie umfasst neben den Patientendaten und der Anamnese u.a. auch Diagnose, Therapie, Medikation, Behandlungsablauf, Besonderheiten/Komplikationen und die Aufklärung des Patienten.
- Vor einem chirurgischen Eingriff sind eine aktuelle Anamnese und die Aufklärung des Patienten über den Ablauf des Eingriffes, die möglichen Risiken und Komplikationen unerlässlich.
- Chirurgische Eingriffe finden fast ausschließlich unter Einhaltung der Sterilität statt. Dazu gehören das Tragen steriler Schutzkleidung/Schutzausrüstung, die chirurgische Händedesinfektion, die sterile Vorbereitung des OP-Arbeitsplatzes und das sterile Abdecken des Patienten.
- Zu den in einer zahnärztlichen Praxis stattfindenden chirurgischen Eingriffen zählen:
  - Inzision
  - Exzision
  - Extraktion
  - Wurzelspitzenresektion
  - Zystenoperation
  - Hemisektion
  - Prämolarisierung
  - Wurzelamputation
  - Osteotomie
  - Behandlung eines Dentitio difficilis
  - plastischer Verschluss einer Mund-Antrum-Verbindung (MAV)
  - vorbereitende oder begleitende Maßnahmen bei kieferorthopädischer Behandlung
  - präprothetische Chirurgie zur Verbesserung des Tragekomforts von Prothesen
  - Behandlung unfallbedingter Zahnverletzungen
  - Implantatoperationen
- Implantate sind künstliche Zahnwurzeln, die zur Verankerung von Kronen/Brücken oder herausnehmbarem Zahnersatz dienen.
- Für den Aufbau von abgebautem Kieferknochen (Augmentation) gibt es verschiedene Materialien (Knochenersatzmaterialien, autogener Knochenblock) und chirurgische Möglichkeiten (Knochendistraktion, Bone-Spreading, Sinuslift).
- Die Behandlungsschritte einer Implantation gliedern sich in Befunderhebung, Röntgen, Planung, Beratung, Vorbehandlung, Implantation, Einheilung, ggf. Freilegung und prothetische Versorgung.
- Arzneimittel sind Stoffe, die durch ihre Wirkung Krankheiten lindern, heilen, verhüten oder erkennen können.
- Die Applikation (das Verabreichen) eines Arzneimittels kann lokal, enteral oder parenteral erfolgen.
- Die Wirkung eines Arzneimittels entfaltet sich systemisch oder lokal.
- Nebenwirkungen sind unbeabsichtigte und unerwünschte Wirkungen eines Arzneimittels. Die Verkehrstauglichkeit nach der Einnahme eines Medikaments ist zu beachten.
- Wechselwirkungen können durch die gleichzeitige Gabe eines anderen Arzneimittels, durch bestimmte Nahrungsmittel oder Sonneneinwirkung auf den Körper entstehen und die eigentliche Wirkung der Arzneistoffe verändern.
- Die Arzneimittelabgabe wird unterteilt in frei verkäufliche Arzneimittel, apothekenpflichtige Arzneimittel (rezeptfrei oder verschreibungspflichtig) und Betäubungsmittel.

ZUR WIEDERHOLUNG

1. Beschreiben Sie alle Strukturen des Parodontiums.
2. Welche Aufgaben hat das Parodontium?
3. In welche Bereiche unterteilt man die Mundschleimhaut?
4. Erläutern Sie, was man unter fortgeleiteten Parodontitiden versteht.
5. Nennen Sie den Unterschied zwischen einer akuten und einer chronischen Parodontopathie (Erkrankung des Zahnhalteapparates)?
6. Wodurch unterscheiden sich Zyste und Fistel?
7. Zählen Sie mindestens vier Arten von Abszessen auf und beschreiben Sie ihre jeweilige Lage.
8. a) Worin unterscheiden sich Oberkiefer- und Unterkiefer-Zangen?
   b) Welche Sonderformen für Zangen gibt es?
9. Nennen Sie schabende Instrumente, die in der Chirurgie eingesetzt werden. Beschreiben Sie außerdem deren Zweck.
10. Beschreiben Sie die Vorteile einer atraumatischen Nadel.
11. Welchen Einsatzbereich haben Piezochirurgiegeräte?
12. Vor einem chirurgischen Eingriff müssen bestimmte Formalitäten erfüllt sein. Welche sind das und warum sind sie so wichtig?
13. Schreiben Sie in Stichworten auf, was eine Patientenaufklärung vor einem chirurgischen Eingriff unbedingt beinhalten muss.
14. Beschreiben Sie die Aufgaben der Erst- und der Zweitassistenz bei einem chirurgischen Eingriff.
15. Sie bereiten das Behandlungszimmer für die Extraktion eines Weisheitszahnes vor:
    a) Welche unterschiedlichen Eingriffe können sie erwarten?
    b) Was müssen Sie vorbereiten?
    c) Welche Komplikationen können bei diesem chirurgischen Eingriff auftreten?
16. Erläutern Sie die Begriffe Inzision und Exzision.
17. a) Beschreiben Sie das Verfahren der Zystektomie.
    b) Wie wird das Verfahren noch genannt?
18. Wie kann eine Mund-Antrum-Verbindung intraoperativ (während eines chirurgischen Eingriffes) festgestellt werden?
19. Wie entlassen Sie einen Patienten nach einem chirurgischen Eingriff? Was haben Sie bereits vorbereitet?
20. Wie muss ein chirurgischer Eingriff dokumentiert werden?
21. a) Welche Formen von Zahnverletzungen gibt es?
    b) Was machen Sie, wenn der Zahn vollständig ausgeschlagen ist?
22. Erläutern Sie den Behandlungsablauf einer Implantation in Stichpunkten.
23. Nennen Sie unterschiedliche Knochenersatzmaterialien. Geben Sie auch den Ursprung der einzelnen Materialien an.
24. Nennen Sie unterschiedliche Arzneimittelformen und geben Sie jeweils ein Beispiel an.
25. Welche Formen der Applikation von Arzneimitteln gibt es?
26. Welche Arzneimittelgruppen helfen bei der Linderung von Schmerzen?
27. Mit welchen Arzneimitteln behandelt man Infektionen?
28. Beschreiben Sie den Unterschied zwischen Nebenwirkungen und Wechselwirkungen.
29. In welche Kategorien werden Arzneimittel bei der Arzneimittelabgabe eingeteilt?

ZUR VERTIEFUNG

1. Üben Sie mit Ihren Kolleginnen, wie Sie sich am Telefon / an der Rezeption verhalten, wenn ein Patient nach einer Operation anruft / in die Praxis kommt und über Probleme klagt.

2. Welche Arzneimittel werden in Ihrer Ausbildungspraxis am häufigsten verschrieben? Ordnen Sie diese den Arzneimittelgruppen zu.

3. Ihre Chefin/Ihr Chef hat ein Rezept ausgestellt und dem Patienten
   - ein Antibiotikum,
   - ein Analgetikum und
   - ein Antiphlogistikum verschrieben.

   a) Welches Arzneimittel hat welche Wirkung und wann wird es verschrieben?
   b) Nennen Sie jeweils ein gängiges Produkt.

4. Fallbeispiel: Frau Ehrenfeld soll nach der Entfernung eines Zahnes ein Rezept über Ibuprofen 600 mg (N1) bekommen. Sie möchte, dass Sie ihr zusätzlich noch eine Mundspüllösung auf das Rezept schreiben.
   a) Welche Daten müssen auf dem Rezept stehen, damit es gültig ist?
   b) Wie lange gilt das Rezept?
   c) Dürfen Sie das Rezept selbst unterschreiben?
   d) Können Sie die Mundspüllösung auf Rezept verschreiben? Begründen Sie Ihre Antwort.

5. Fallbeispiel: Timo, 16 Jahre, möchte seine Weisheitszähne entfernen lassen. Die Zahnärztin hat ihn ausführlich über alle Risiken und Komplikationen aufgeklärt. In der Panoramaschichtaufnahme ist erkennbar, dass bei Timo vier Weisheitszähne angelegt und retiniert sind.
   a) Über welche Komplikationen muss Timo im Aufklärungsgespräch informiert werden?
   b) Timo erhält den vorgedruckten Aufklärungsbogen und ist verwirrt vom Umfang. Besorgen Sie sich einen gängigen Aufklärungsbogen und markieren Sie die wichtigsten Punkte. Erläutern Sie Timo (z. B. in einem Partnergespräch mit Ihrer Sitznachbarin/Ihrem Sitznachbarn) diese Punkte mit eigenen Worten.
   c) Darf Timo die Einverständniserklärung selbst unterschreiben?
   d) Wie bereiten Sie den Behandlungsplatz für die Entfernung der Weisheitszähne vor? Welche Gegenstände (Instrumente etc.) müssen Sie bereitlegen?
   e) Timo hat nun doch etwas Angst vor der Operation. Er ist nervös und fragt Sie nach dem Ablauf. Versuchen Sie, Timo zu beruhigen und erklären Sie ihm den Ablauf des Eingriffes (z. B. als Rollenspiel mit Ihrer Sitznachbarin/Ihrem Sitznachbarn).
   f) Welche Komplikationen können während der Operation auftreten? Wie muss auf solche Komplikationen reagiert werden?
   g) Welche Komplikationen können nach der Operation auftreten? Welche Verhaltensmaßnahmen geben Sie Timo mit auf den Weg?
   h) Erläutern Sie den weiteren Verlauf der Behandlung (Nachsorgetermin).
   i) Welche BEMA-Positionen können für den kompletten Eingriff abgerechnet werden?

6. Fallbeispiel: Bei einem Fahrradsturz hat sich die 7-jährige Anna einen bleibenden Frontzahn ausgeschlagen und Teile eines seitlichen Schneidezahnes abgebrochen. Sie kommt mit ihrem Vater blutend in die Praxis.
   a) Wie verhalten Sie sich im ersten Moment?
   b) Welche Fragen stellen Sie dem Vater?
   c) Welche anamnestischen Punkte sind wichtig für die weitere Behandlung?
   d) In welcher Flüssigkeit kann ein luxierter Zahn aufbewahrt werden?
   e) Wie können die Zähne wiederhergestellt werden?
   f) Was würde passieren, wenn die Zähne noch Milchzähne wären?

7. Bei einem 45-jährigen Patienten steht eine Implantation an.
   a) Was gehört zur präoperativen Vorbereitung dieses Patienten?
   b) Welche Erkrankungen sind vor einem chirurgischen Eingriff wichtig zu erfragen und warum?
   c) Wie wird der Arbeitsplatz vorbereitet? Welche Geräte/Instrumente müssen Sie vorbereiten?
   d) Wie muss sich die Erstassistenz persönlich auf den Eingriff vorbereiten?

8. Vergleichen Sie eine Wurzelspitzenresektion mit einer Implantation: Welche Instrumente sind für beide Eingriffe gleich vorzubereiten, welche werden extra benötigt? Erstellen Sie eine Tabelle.

Lernfeld 7

Medizinische Notfälle begleiten

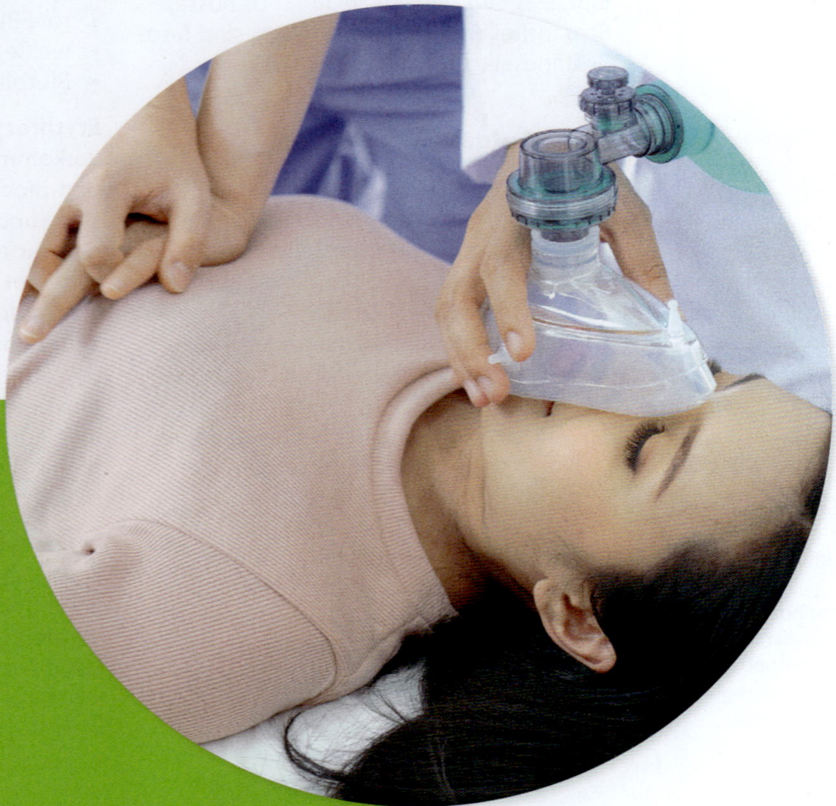

Blut- und Blutgefäße

Herz- und Herzkreislaufsystem

Lymphatisches System

Atmung und Atmungssystem

Notfälle

7 Medizinische Notfälle begleiten

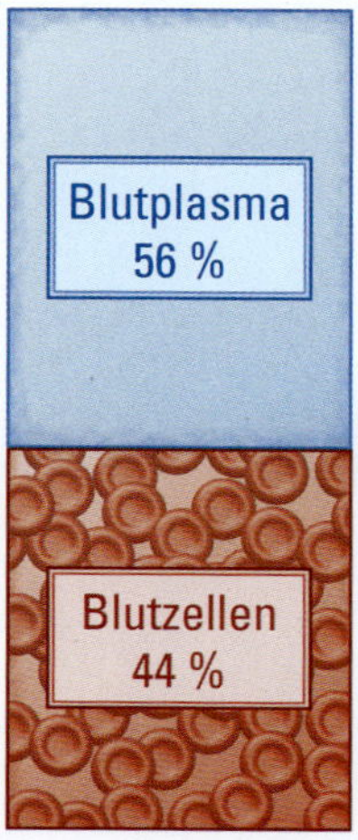

Bild 7.1 Blutbestandteile

$1\,\mu l = \frac{1}{1\,000\,000}$ Liter

Hämoglobin
(gr.-lat.) = roter Blutfarbstoff

Lymphozyten:
hauptsächlich aus den Lymphbahnen in das Blut abgegebene weiße Blutkörperchen; Abwehrzellen

7.1 Das Blut

Der erwachsene Mensch besitzt 5 bis 6 Liter Blut. Das Blut besteht zu 56 % aus flüssigen Bestandteilen (Blutplasma), 44 % sind feste Bestandteile (Blutzellen; Bild 7.1).

7.1.1 Aufgaben des Blutes

Das Blut erfüllt folgende Aufgaben:
- Transport von Sauerstoff, Nährstoffen und Hormonen zu den Zellen bzw. Abtransport von Kohlendioxid und Stoffwechselprodukten.
- Abwehr von Krankheitserregern, körperfremden Stoffen und veränderten Körperzellen.
- Wärmeregulation; durch eine ständige Blutzirkulation erhält der Körper eine gleichbleibende Temperatur von ca. 37 °C.
- Abdichten von Gefäßverletzungen durch die Blutgerinnung.
- Pufferung von Schwankungen des pH-Wertes; der Körper benötigt für den Stoffwechsel einen stabilen pH-Wert von ca. 7,4.

7.1.2 Blutkörperchen

Im Blut befinden sich drei unterschiedliche Arten von Blutkörperchen (Bild 7.2):
- rote Blutkörperchen (Erythrozyten),
- weiße Blutkörperchen (Leukozyten) und
- Blutplättchen (Thrombozyten).

Erythrozyten sind die häufigsten im Blut vorkommenden Zellen; in 1 µl Blut befinden sich 4,5 bis 6 Millionen. Erythrozyten sind runde scheibenförmige Zellen mit einer Eindellung in der Mitte. Sie können sich sehr gut verformen und passen deshalb auch durch kleinste Blutgefäße. Rote Blutkörperchen transportieren Sauerstoff von den Lungen zu den Geweben und Kohlendioxid von den Geweben zu den Lungen. Ihr Hauptbestandteil ist das Eiweiß Hämoglobin. Dieses kann Sauerstoff und Kohlendioxid binden.

Leukozyten sind weniger häufig als die Erythrozyten im Blut vorhanden; in 1 µl Blut finden sich 4000 bis 10 000 Leukozyten. Es werden drei Arten von Leukozyten unterschieden:
- Granulozyten,
- Monozyten und
- Lymphozyten.

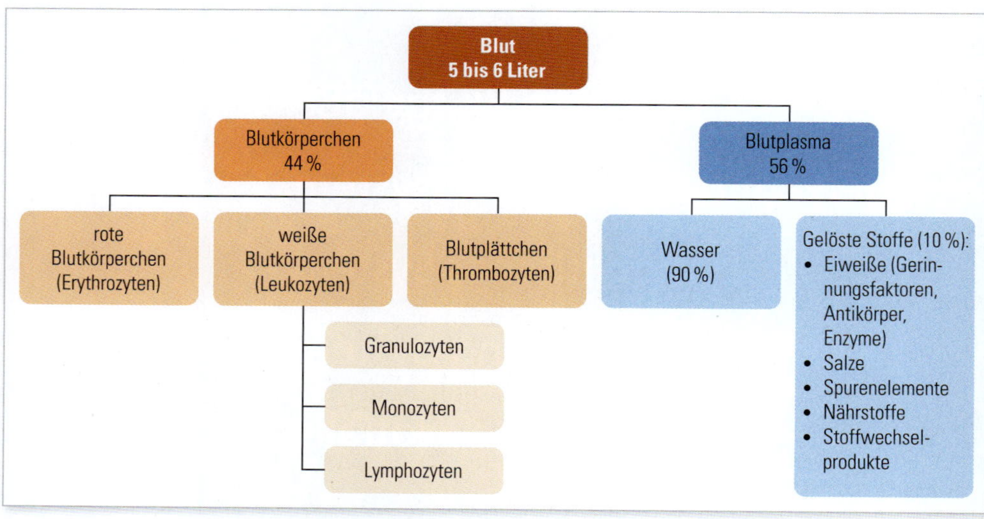

Form und Größe sind unterschiedlich. Alle dienen der körpereigenen Abwehr von Krankheitserregern und Fremdstoffen. Hierzu werden entweder die Krankheitserreger von den Leukozyten aufgenommen und aufgelöst (Fresszellen: Granulozyten und Monozyten) oder ▸Antikörper ausgeschüttet (Lymphozyten).

Als Reaktion auf eine Infektion steigt die Zahl der Leukozyten im Blut an, aber auch viele andere Krankheiten verändern die Leukozytenzahl im Blut.

Thrombozyten sind unregelmäßige, kantige Zellbruchstücke, die vielfach in Gruppen zusammenliegen (Bild 7.2). In 1 µl Blut befinden sich 300 000 bis 600 000 Thrombozyten. Sie haben die Aufgabe, verletzte Blutgefäße zu verschließen und die Blutgerinnung einzuleiten.

7.1.3 Blutplasma

Entfernt man alle Blutkörperchen aus dem Blut, bleibt das Blutplasma übrig. Es besteht aus:

- Wasser (90 %) mit darin gelösten
- Eiweißen (8 %; Gerinnungsfaktoren, Antikörper, Enzyme), sowie
- Salzen, Spurenelementen, Nährstoffen und Stoffwechselprodukten (2 %).

Die Bluteiweiße erfüllen unterschiedliche Aufgaben, z. B. die Regulation des Wasserhaushaltes oder die Abwehr von Krankheitserregern.

7.1.4 Blutstillung und Blutgerinnung

Einerseits soll das Blut in den Gefäßen ungehindert fließen, andererseits darf es bei einer Verletzung nicht zu großen Blutverlusten oder gar zum Verbluten kommen. Komplexe Mechanismen sorgen deshalb bei einer Verletzung für die Gerinnung des Blutes und einen Wundverschluss. Vereinfacht sind es drei Vorgänge, die gleichzeitig ablaufen:

- Gefäßverengung (Vasokonstriktion),
- Blutstillung und
- Blutgerinnung (Bild 7.3).

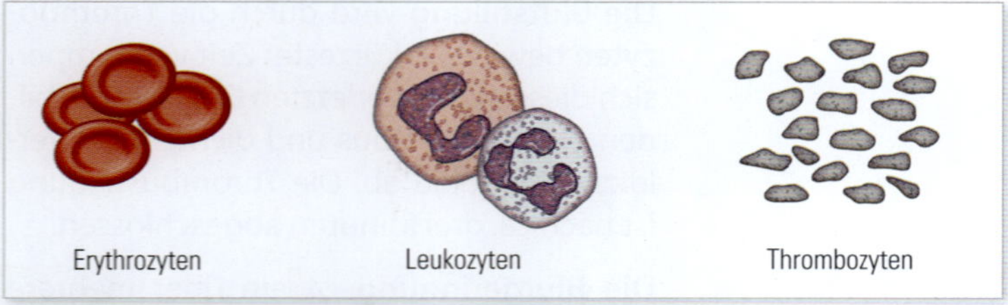

Bild 7.2 Blutkörperchen

Die Gefäßverengung wird sofort durch eine krampfartige Kontraktion der Gefäßmuskulatur am Ort der Verletzung ausgelöst. Dabei wird der Blutfluss verringert oder sogar vorübergehend ganz gestoppt. Insbesondere das Stresshormon Adrenalin löst die Vasokonstriktion nach einer Verletzung aus, sie kann bis zu einer halben Stunde anhalten.

Antikörper ▸S. 75

Vasokonstriktion
von lat. vas = Gefäß und lat. constringo = zusammenschnüren

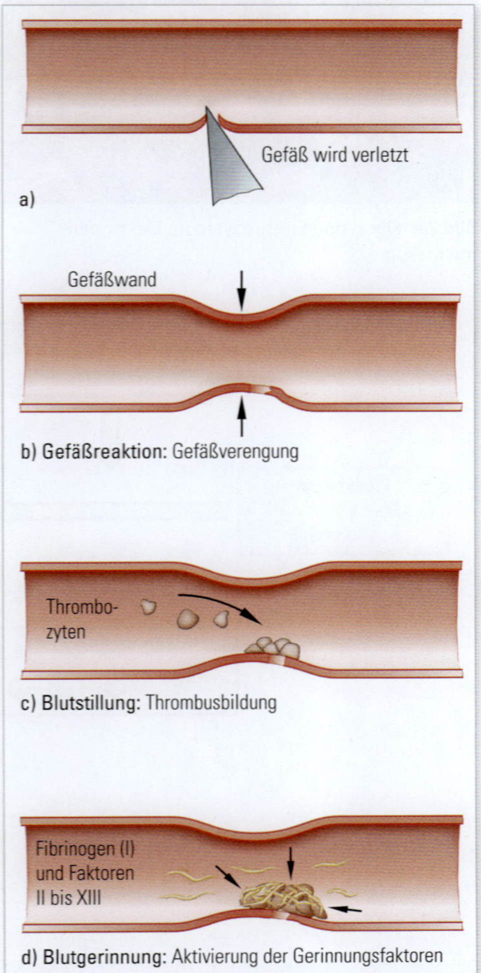

Bild 7.3 Abdichtung eines verletzten Gefäßes

Die Blutstillung wird durch die Thrombozyten bewirkt. In kürzester Zeit verklumpen sich diese an der verletzten Gefäßwand, bilden einen Thrombus und dichten das verletzte Blutgefäß ab. Die Thrombusbildung ist nach ca. drei Minuten abgeschlossen.

Thrombus: Blutgerinnsel, Blutpfropf

Die Blutgerinnung ist ein über mehrere Stufen ablaufender Vorgang (Bild 7.5). Die verklumpten Thrombozyten setzen Gerinnungsfaktoren frei, die die Umwandlung des im Blut gelösten Fibrinogens in unlösliches Fibrin bewirken. Die entstehenden Fibrinfäden durchziehen den Thrombus wie ein Netz und geben ihm Festigkeit (Bild 7.4). Das entstandene feste Blutgerinnsel enthält weitere Blutkörperchen. Die Blutgerinnung dauert ca. 6 bis 7 Minuten.

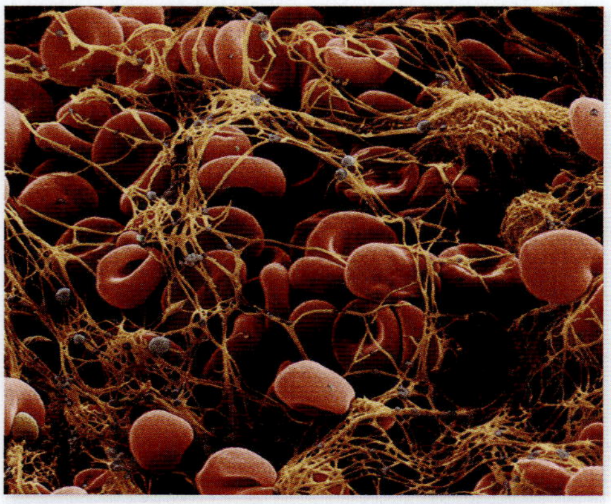

Bild 7.4 Fibrin und Erythrozyten im Elektronenmikroskop

Innerhalb von 7 bis 10 Tagen wird das Blutgerinnsel in Bindegewebe umgebaut, es entsteht eine Narbe.

TIPP Es gibt Medikamente mit Gerinnungsfaktoren, die nach einem chirurgischen Eingriff in die Wunde gebracht werden, um die Gerinnung zu beschleunigen.

7.1.5 Abwehrsysteme

Infektionskrankheiten ▶ S. 72

Die Umwelt enthält Millionen von Mikroorganismen, von denen die meisten für den Menschen harmlos oder sogar nützlich sind. Einige Mikroorganismen sind gefährlich und verursachen ▶Infektionskrankheiten, die tödlich verlaufen können. Die Atemwege, der Verdauungstrakt und verletzte Haut/Schleimhaut sind die Eintrittspforten der Krankheitserreger.

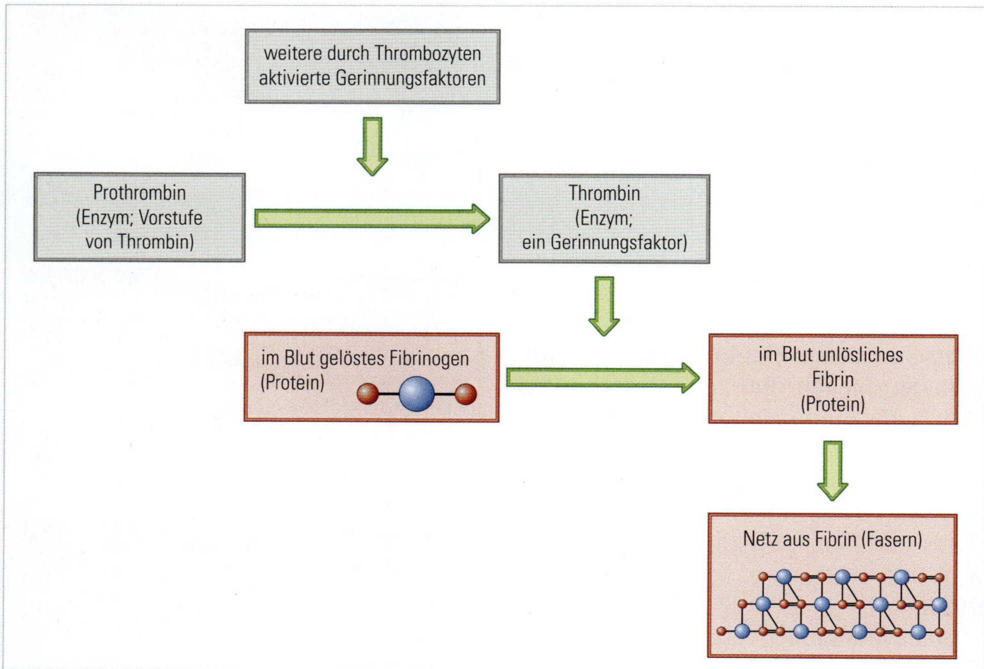

Bild 7.5 Schema der Blutgerinnung

Äußere Schutzsysteme. Der menschliche Organismus schützt sich vor dem Eindringen der Krankheitserreger durch äußere Schutzbarrieren auf der Haut und Schleimhaut. So werden z.B. eingeatmete Krankheitserreger durch die Schleimhaut und Flimmerhärchen der Atemwege herausgefiltert. Das Enzym Lysozym des Speichels tötet Keime bereits in der Mundhöhle ab und verhindert so das weitere Eindringen. Auch der Säureschutzmantel der Haut ist eine Barriere für viele Krankheitserreger (Bild 7.6).

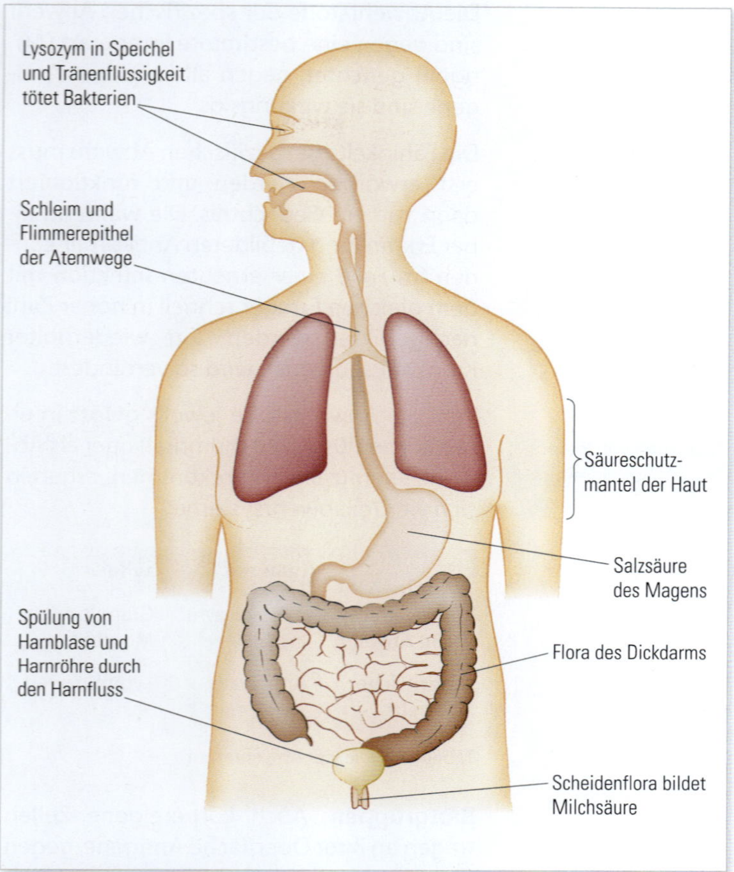

Bild 7.6 Äußere Schutzhülle

An der äußeren Schutzhülle des Organismus findet eine ständige Verteidigung gegen die Angriffe der Mikroorganismen statt. So wird bereits im Ansatz eine Infektion verhindert. Gelingt es den Keimen dennoch in den Körper einzudringen, übernimmt das Immunsystem die weitere Abwehr.

Immunsystem. Fresszellen und Antikörper des Immunsystems versuchen alle eingedrungenen Keime und Fremdkörper unschädlich zu machen. Man unterscheidet

- die spezifische Abwehr und
- die unspezifische Abwehr.

Die unspezifische Abwehr ist die erste Abwehr; sie wirkt generell gegen Krankheitserreger und Fremdkörper. Sie reagiert sehr schnell und ist ein von Geburt an vorhandener allgemeiner Schutz gegen Infektionen. Sobald ein Erreger erkannt ist, werden die Fresszellen (Granulozyten und Monozyten) aktiv. Sie umschlingen den Erreger und lösen ihn dann auf. Gleichzeitig bilden die Fresszellen Eiweißstoffe, die weitere Abwehrzellen anlocken und die Zellwände der Erreger zerstören. Weil die Abwehr nicht auf eine Erregerart spezialisiert ist, heißt sie unspezifische Abwehr.

Nicht immer reicht die unspezifische Abwehr aus, um Krankheitserreger unschädlich zu machen. Hier setzt die spezifische Abwehr ein. Sie braucht länger als das unspezifische Abwehrsystem, kann aber sehr sicher Krankheitserreger vernichten. Wichtigste Zellen der spezifischen Abwehr sind die Lymphozyten. Einzelne von ihnen sind auf bestimmte Erregertypen spezialisiert. Sie reagieren auf das entsprechende ▸Antigen und zerstören dann den Erreger. Zusätzlich produzieren umgebildete Lymphozyten Antikörper, die speziell gegen die zu bekämpfenden Krankheitserreger (Antigene) wirken. Dazu docken sich die im Blut schwimmenden Antikörper an die Antigene an. Sie passen wie ein Schlüssel in ein Schloss und es entstehen Antigen-Antikörper-Komplexe. Damit sind die Erreger unschädlich gemacht (Bild 7.7).

Antigen ▸ S. 81

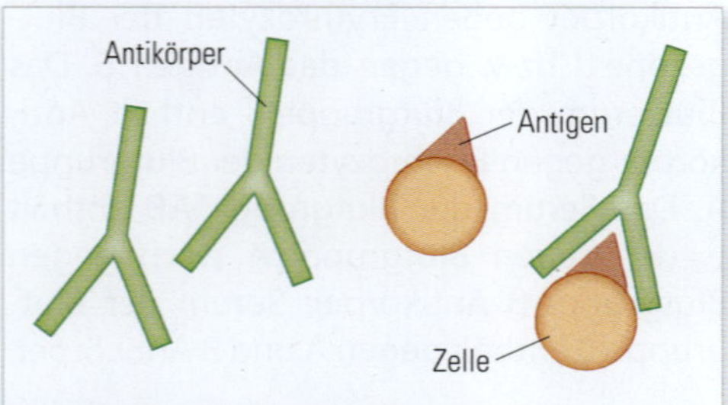

Bild 7.7 Antigen-Antikörper-Komplex

spezifisch: gezielt
unspezifisch: ungezielt

Die Abwehrstoffe der spezifischen Abwehr sind gegen eine bestimmte Erregerart (Antigen) gerichtet, gegen alle anderen Antigene sind sie wirkungslos.

Die Fähigkeit zur spezifischen Abwehr muss erst erworben werden und funktioniert dann wie ein Gedächtnis. Die während einer Erkrankung gebildeten Antikörper können im Falle einer erneuten Infektion mit dem gleichen Erreger schnell in hoher Zahl nachgebildet werden. Ein wiederholter Krankheitsausbruch wird so verhindert.

humoral: von humor (lat.) = Flüssigkeit, Feuchtigkeit

Weil die Abwehrstoffe jeweils gelöst in einer Körperflüssigkeit (humoral) oder als Abwehrzellen (zellulär) vorkommen, ergeben sich vier Teilabwehrsysteme:

	humoral	zellulär
unspezifische Abwehr	z. B. Lysozym im Speichel	Granulozyten, Monozyten
spezifische Abwehr	Antikörper	Lymphozyten

Tabelle 7.1 Die vier Abwehrarten

Thrombose: ein Blutpfropf in einem Blutgefäß

Blutgruppen. Auch körpereigene Zellen tragen an ihrer Oberfläche Antigene, gegen diese reagiert das Abwehrsystem jedoch nicht. Da auch Erythrozyten Antigene tragen, kann eine Blutübertragung mit fremdem Blut eine Abwehrreaktion auslösen. Erythrozyten enthalten

Lungenembolie Embolie (gr.) = Verstopppfung eines Blutgefäßes

- das „A“ genannte Antigen oder
- das „B“ genannte Antigen oder
- die Antigene „A“ und „B“ oder
- kein Antigen (0).

Im AB0-Blutgruppensystem ergeben sich aus deren Vorhandensein oder Fehlen die vier Blutgruppen: Gruppe A, B, AB und 0.

Das Blutserum der Blutgruppe A enthält Antikörper gegen Erythrozyten der Blutgruppe B bzw. gegen das Antigen B. Das Blutserum der Blutgruppe B enthält Antikörper gegen Erythrozyten der Blutgruppe A. Das Serum der Blutgruppe AB enthält weder gegen Blutgruppe A noch gegen Blutgruppe B Antikörper. Serum der Blutgruppe 0 enthält gegen A und B Antikörper.

Antikoagulanzien (gr.) = Gerinnungshemmer

Einzahl: Antikoagulans

Immer wenn Blut zweier unverträglicher Blutgruppen zusammenkommt, reagieren die Serum-Antikörper der einen Blutgruppe mit den Antigenen der Erythrozyten der anderen Blutgruppe und das Blut verklumpt. Daher muss bei einer Bluttransfusion immer auf eine Übereinstimmung bzw. Verträglichkeit der Blutgruppen geachtet werden.

Störungen der Blutgerinnung Aus verschiedenen Ursachen kann es zu Störungen der Blutgerinnung kommen. Zu unterscheiden sind die erhöhte Gerinnungsneigung und die erhöhte Blutungsneigung (Tabelle 7.2).

Erhöhte Gerinnung Eine erhöhte Gerinnungsneigung des Blutes kann angeboren, krankheitsbedingt oder eine Nebenwirkung von bestimmten Medikamenten sein. Auch Hormonveränderungen können sich auf die Gerinnung auswirken. Bei einer erhöhten Gerinnungsneigung besteht die Gefahr der Thrombose. Die Blutkörperchen verklumpen und können so ein Gefäß verstopfen. Am häufigsten passiert dies in den Venen der Unterbeine. Schmerzen, Druck und Wärme – zum Beispiel an den Waden – sind typische Symptome. Lebensgefährlich wird es, wenn der Thrombus sich löst und über das Blut bis zur Lunge gelangt und dort eine Lungenembolie auslöst.

Erhöhte Blutungsneigung Am bekanntesten ist die sogenannte Bluterkrankheit. Hier handelt es sich um eine angeborene, vererbbare Krankheit. Den Betroffenen fehlt ein bestimmter Gerinnungsfaktor. Bluterkranke erhalten diesen Gerinnungsfaktor als Medikament und können so nahezu beschwerdefrei leben. Weil einige Gerinnungsfaktoren in der Leber gebildet werden, können auch Lebererkrankungen zu einer erhöhten Blutungsneigung führen.

Für die Behandlung in der Zahnarztpraxis ist die Gruppe der sogenannten künstlichen Bluter von Wichtigkeit. Diese Patienten erhalten aus unterschiedlichen Gründen Medikamente zur Senkung der Gerinnung. Gerinnungshemmende Medikamente sind zum Beispiel Acetylsalicylsäure (ASS) als Plättchenhemmer sowie Phenprocoumon (Marcumar) und Warfarin als Vitamin-K-

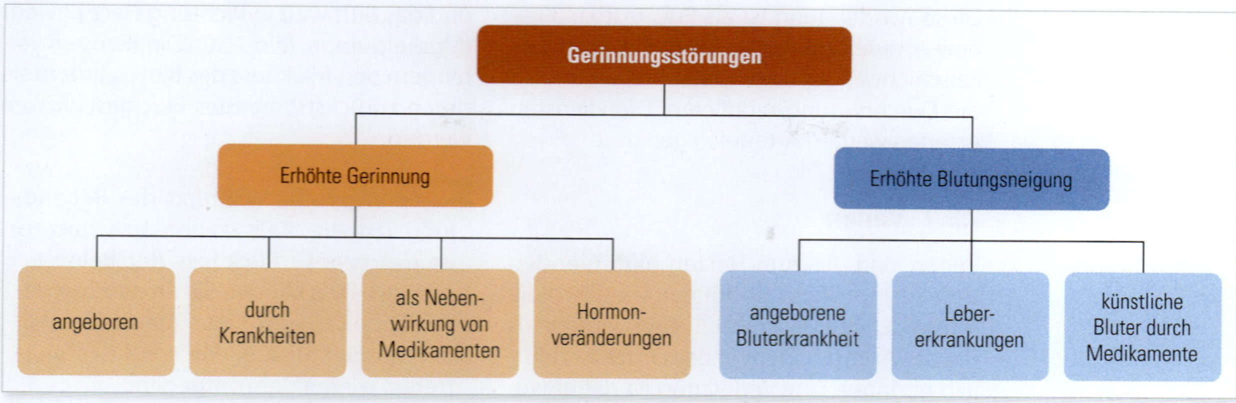

Tabelle 7.2 Störungen der Blutgerinnung

Antagonisten. Pradaxa®, Xarelto® und Eliquis® sind neuere Blutgerinnungshemmer, die gezielt die Funktion einzelner Gerinnungsfaktoren hemmen. Vor größeren operativen Eingriffen muss in Absprache mit dem behandelnden Hausarzt die Blutgerinnung eingestellt werden. Ansonsten kann es zu nicht stillbaren Blutungen kommen.

7.2 Blutgefäße

Die Blutgefäße sind Transportröhren für das Blut. Ihr verzweigtes Netz aus Arterien, Kapillaren und Venen bildet zusammen mit dem Herz das ▸Herzkreislaufsystem. Die Gefäße sind entsprechend ihrer Funktion aufgebaut. Arterien und Venen bestehen aus drei Schichten:

- innere Schicht (elastische Haut),
- mittlere Schicht (Muskelschicht, elastische Fasern),
- äußere Schicht (Bindegewebe, elastische Fasern) (Bild 7.8).

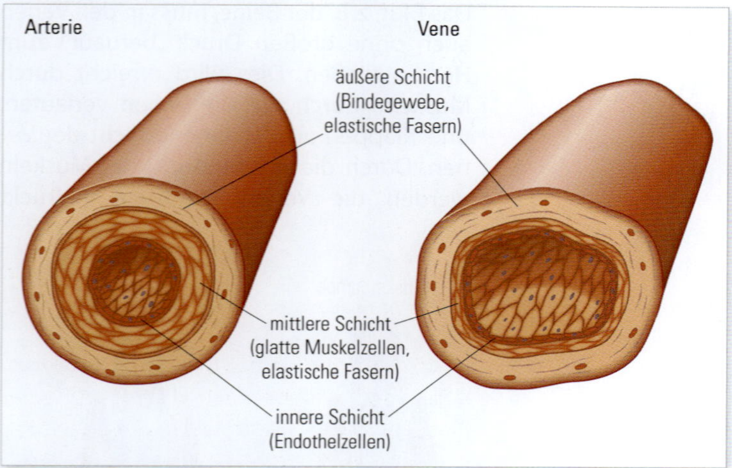

Bild 7.8 Blutgefäße im Querschnitt

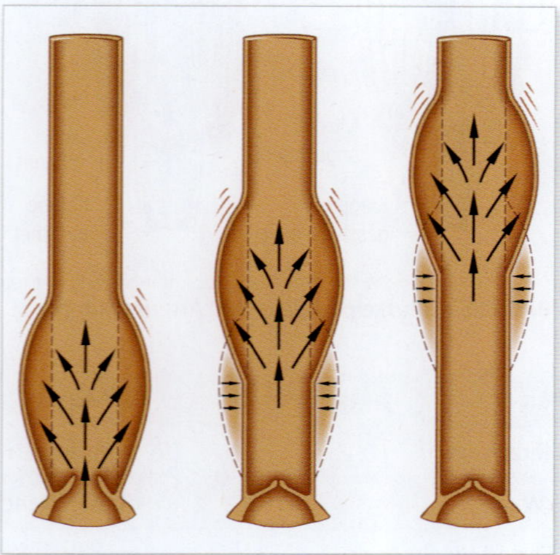

Bild 7.9 Windkesselfunktion

Herzkreislaufsystem
▸S. 239

7.2.1 Arterien

Alle Gefäße, die Blut vom Herzen wegführen, sind Arterien. Sie liegen meist geschützt in der Tiefe des Körpers, denn aufgrund ihres hohen Innendruckes würde eine Verletzung zu einer starken Blutung führen. Nur an einigen Stellen verlaufen sie oberflächlich und ermöglichen hier das Tasten des Pulses. Die Muskelschicht der Arterienwand ist stark ausgebildet. Die großen Arterien sind so elastisch, dass sie sich ausdehnen, wenn das Herz Blut in sie hineinpumpt (Bild 7.9). Dadurch wird die Druckspitze nach einem Herzschlag abgedämpft (Windkesselfunktion).

Diese Ausdehnung ist als Puls tastbar. Kleinere Arterien können sich mithilfe ihrer Muskelschicht enger oder weiter stellen und so die Durchblutung regulieren. Die kleinsten Arterien werden Arteriolen genannt.

7.2.2 Venen

Venen sind die zum Herzen hinführenden Gefäße. Ihre Wand ist dünner, vor allem die Muskelschicht ist schwächer ausgeprägt als die der Arterien. Der venöse Druck ist deutlich geringer. Eine Verletzung ist daher weniger gefährlich.

Arterie: vom Herzen wegführendes Blutgefäß

Vene: zum Herzen hinführendes Blutgefäß

Das Blut, z.B. der Beine, muss in den Venen auch ohne großen Druck „bergauf" zum Herzen fließen. Dies wird erreicht durch Muskeln, durch die die Venen verlaufen, und Klappen an der Innenschicht der Venen. Durch die Anspannung der Muskeln werden die Venen zusammengedrückt und das Blut wird in Richtung Herz bewegt (Muskelpumpe, Bild 7.10). Die Klappen verhindern den Rückfluss des Blutes, indem sie durch zurückströmendes Blut geschlossen werden.

TIPP Wenn Sie während der Behandlung längere Zeit stehen bzw. sitzen, ist der venöse Rückfluss der Beine erschwert. Dies können Sie an geschwollenen Füßen spüren. Bewegungen der Wadenmuskulatur, z.B. durch auf der Stelle treten, wirken dem entgegen.

Häufig verläuft eine Vene in direkter Nachbarschaft einer Arterie. Die Pulswelle der Arterie drückt dann auf die Vene und befördert so das venöse Blut (Arterienpumpe, Bild 7.10).

Die kleinsten Verzweigungen der Venen heißen Venolen.

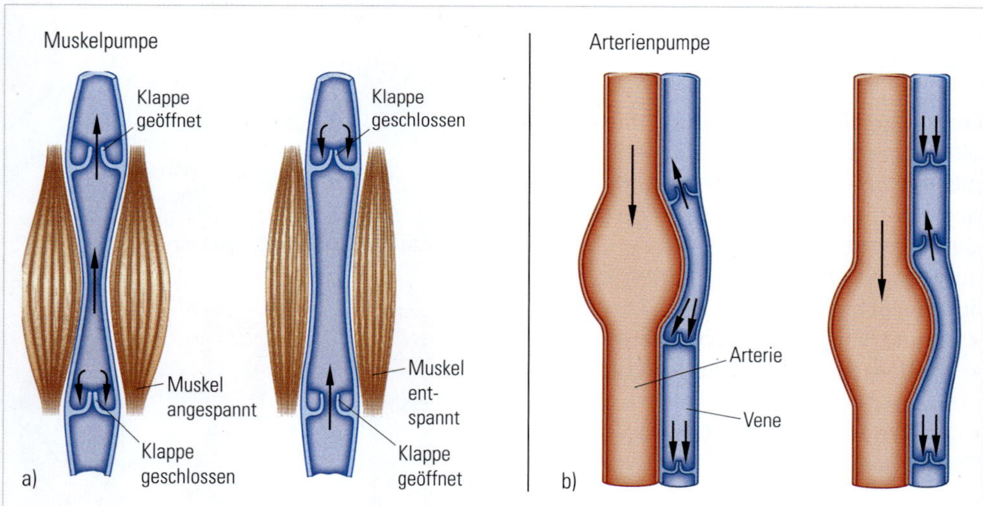

Bild 7.10 a) Muskelpumpe und b) Arterienpumpe

	Arterien	Venen	Kapillaren
Fließrichtung	vom Herzen weg	zum Herzen hin	Übergang zw. Arterien und Venen
Gefäßwand	starke Wand	dünne Wand	sehr dünne Wand
Besonderheiten	große Arterien: elastisch kleine Arterien: können sich eng stellen	enthalten Klappen	Stoffaustausch durch die Gefäßwand ist möglich
Druck	hoher Druck	niedriger Druck	minimaler Druck

Tabelle 7.3 Blutgefäße

7.2.3 Kapillaren

Die kleinsten Blutgefäße sind die Kapillaren. Ihre Wände sind dünn und erlauben den Austausch von Nährstoffen, Sauerstoff und Kohlendioxid. Kapillaren bilden ein feines verzweigtes Netz und sind die Verbindungsstelle zwischen Arteriolen und Venolen.

TIPP Kommt es während eines chirurgischen Eingriffes zur Verletzung eines Blutgefäßes, können Sie eine Arterienverletzung durch den stoßweisen Austritt hellroten Blutes erkennen.

7.3 Das Herz

Das Herz ist die Pumpe unseres Blutkreislaufs. In Ruhe schlägt es beim Erwachsenen ca. 60 bis 80 mal in der Minute und bewegt dabei einmal die vollständige Blutmenge des Körpers (ca. 5 Liter). Bei körperlicher und psychischer Belastung kann das Herz sehr viel schneller schlagen. Eine Unterbrechung des Herzschlags führt innerhalb kürzester Zeit zu lebensbedrohlichen Zuständen.

7.3.1 Form und Lage des Herzens

Das Herz ist etwas mehr als faustgroß und wiegt ca. 300 g. Durch körperliches Training kann das Herz vergrößert sein, ohne dass eine krankhafte Veränderung vorliegt. Das Herz liegt schräg zwischen den Lungen etwas links von der Brustkorbmitte. Nach unten grenzt es an das Zwerchfell. Die Herzspitze zeigt nach links vorne und liegt an der Brustwand an (Bild 7.11).

7.3.2 Aufbau des Herzens

Damit das Herz seine Pumpfunktion wahrnehmen kann, muss es Blut aufnehmen, sich zusammenziehen und Ventile haben, die das Blut nur in eine Richtung fließen lassen. Deshalb

- besteht das Herz überwiegend aus Muskelgewebe,
- enthält es Hohlräume,
- hat es Gefäße; diese münden in das Herz und führen weg vom Herzen,
- verhindern Klappen einen Blutrückfluss,

Die **Herzwand** (Bild 7.12) besteht von außen nach innen aus drei Schichten:

- Herzbeutel (Perikard) mit innerem und äußerem Blatt,
- Herzmuskelschicht (Myokard) und
- Herzinnenhaut (Endokard).

Perikard (gr.)
peri = um, herum

Myokard (gr.)
Mys = Muskel

Endokard (gr.)
Endo = Innen und
Kardi = Herz

Der **Herzbeutel** umschließt das gesamte Herz. Er ist nicht fest mit dem Herzen verwachsen, so dass eine kleine Gleitschicht entsteht. Diese macht die Herzbewegungen möglich.

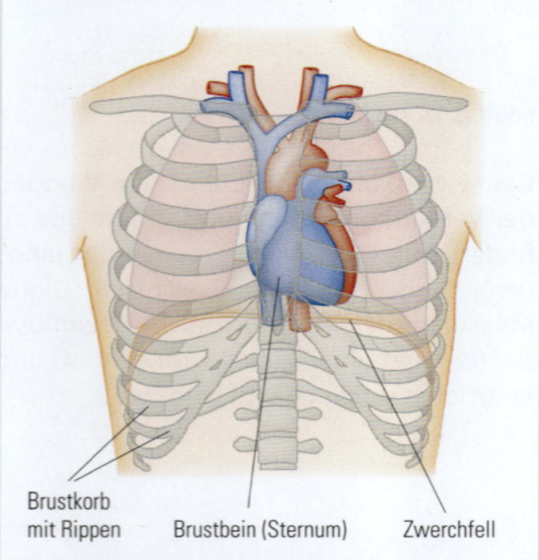

Bild 7.11 Die Lage des Herzens

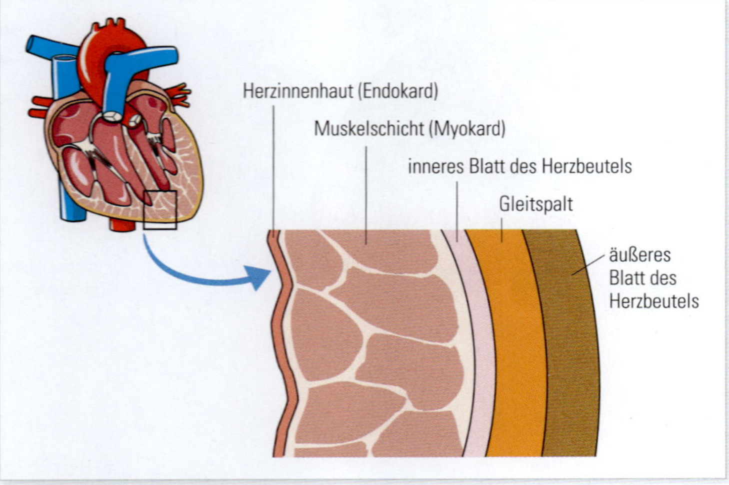

Bild 7.12 Aufbau der Herzwand

Das Muskelgewebe des Menschen wird unterschieden in
- glatte Muskulatur,
- quergestreifte Muskulatur und
- Herzmuskulatur (Bild 7.13).

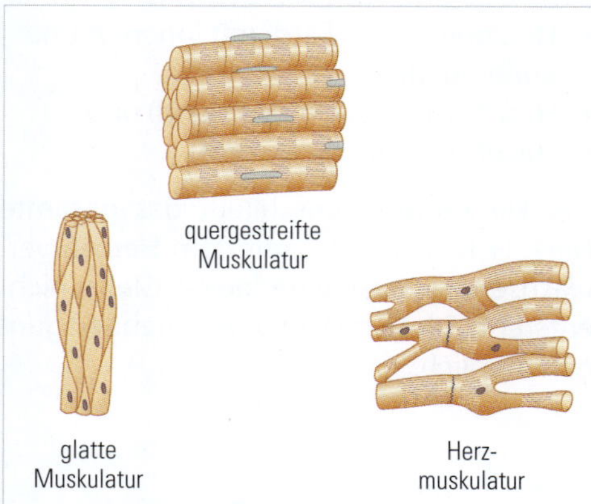

Bild 7.13 Muskulatur

Glatte Muskulatur ist z.B. in den Wänden der Verdauungsorgane und Blutgefäße zu finden. Unter dem Mikroskop werden längs verlaufende Myofibrillen sichtbar. Glatte Muskulatur ist willentlich nicht beeinflussbar (es wirkt unwillkürlich, unbewusst) und es arbeitet schwach und langsam.

Myofibrillen:
bilden die Fasern des Muskelgewebes

Quergestreifte Muskulatur ist die Skelettmuskulatur, sie ist für unseren Bewegungsapparat zuständig. In der Vergrößerung sind querverlaufende Myofibrillen zu erkennen. Quergestreifte Muskulatur ist willentlich steuerbar und kann schnell und stark arbeiten, allerdings ermüdet sie auch recht schnell. Muskeln können sich nur aktiv zusammenziehen, nicht dehnen.

Die Herzmuskulatur hat die Eigenschaften von glatter Muskulatur und Skelettmuskulatur. Sie ist willentlich kaum zu beeinflussen, durch Entspannungstechniken kann die Frequenz des Herzschlags indirekt verlangsamt werden. Die Muskelschicht der linken Herzhälfte ist stärker als die der rechten.

Die **Herzinnenhaut** überzieht die gesamte Innenfläche des Herzens und bildet die vier Herzklappen.

Kammern und Vorhöfe. Das Herz ist innen längs durch die Herzscheidewand getrennt. Die rechte Herzhälfte ist kleiner als die linke. Jede Herzhälfte ist wiederum in einen Vorhof und eine Herzkammer geteilt, sodass das Herz vier Hohlräume aufweist (Bild 7.14).

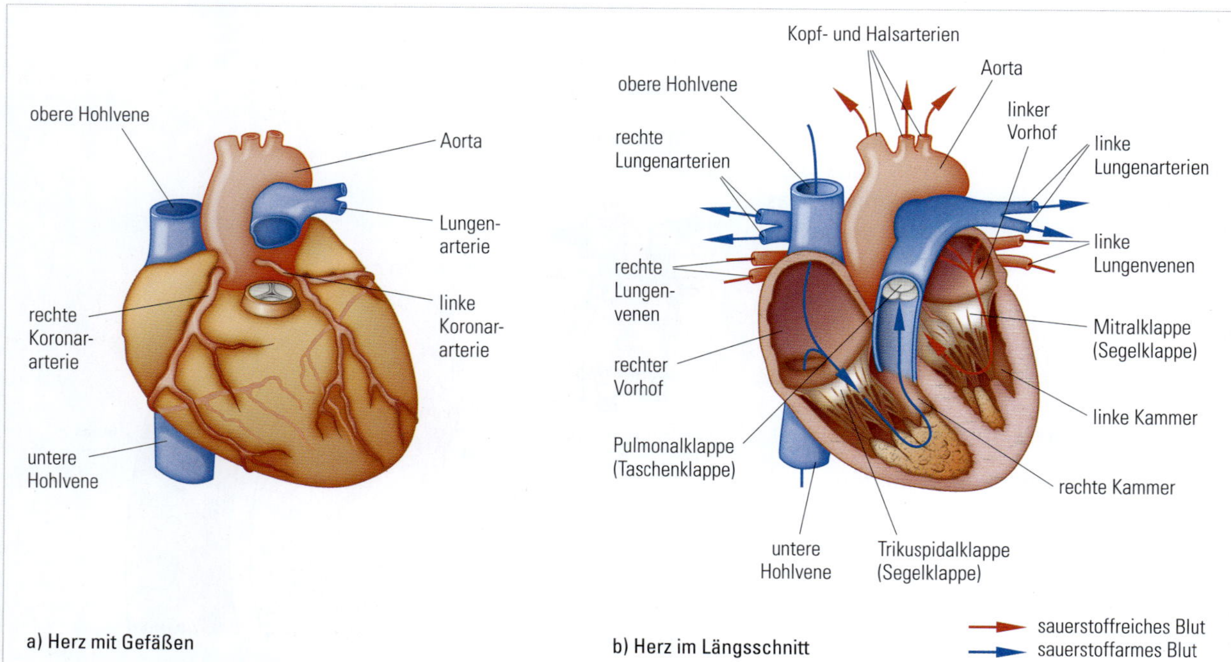

Bild 7.14 Aufbau des Herzens

Gefäße am Herzen. Die zum Herzen führenden Gefäße münden in die Vorhöfe:

- In den rechten Vorhof münden die untere und die obere Hohlvene.
- In den linken Vorhof münden die Lungenvenen.

Die vom Herzen wegführenden Gefäße sind an die Kammern angeschlossen:

- Aus der rechten Kammer tritt die Lungenarterie aus.
- Aus der linken Kammer tritt die Körperschlagader (Aorta) in einem Bogen aus.

Am Beginn der Aorta entspringen als erste Gefäße die Herzkranzgefäße (Koronararterien), sie versorgen den Herzmuskel mit Sauerstoff (Bild 7.14).

Herzklappen. Das Herz hat vier Klappen, man unterscheidet je zwei

- Segelklappen und
- Taschenklappen (Bild 7.14b).

Zwischen den Vorhöfen und den Kammern befindet sich jeweils eine Segelklappe, die das aus den Vorhöfen kommende Blut in die Kammern fließen lässt und den Rückfluss verhindert. Die Segelklappen sind bindegewebige Schläuche, die in die Kammern ragen und durch lange Einschnitte wie Segel aussehen. Die freien Enden sind mit Fasern befestigt, sodass die Klappen bei Kontraktion des Herzens nicht in die Vorhöfe zurückschlagen können. In der rechten Herzhälfte hat die Klappe drei Segel (Trikuspidalklappe), in der linken Herzhälfte hat sie zwei Segel (Bikuspidal- oder Mitralklappe).

In den Eingängen zur Lungenarterie bzw. zur Aorta befindet sich je eine Taschenklappe, die aus drei taschenartigen Bindegewebshäuten besteht. Sie verhindert den Blutrückfluss in die Kammer.

7.4 Herzkreislaufsystem

7.4.1 Funktion des Herzens

Das Herz zieht sich regelmäßig zusammen, um anschließend zu erschlaffen. Man kann bei jeder Herzaktion mit an die Brust gehaltenem Ohr zwei aufeinanderfolgende Töne

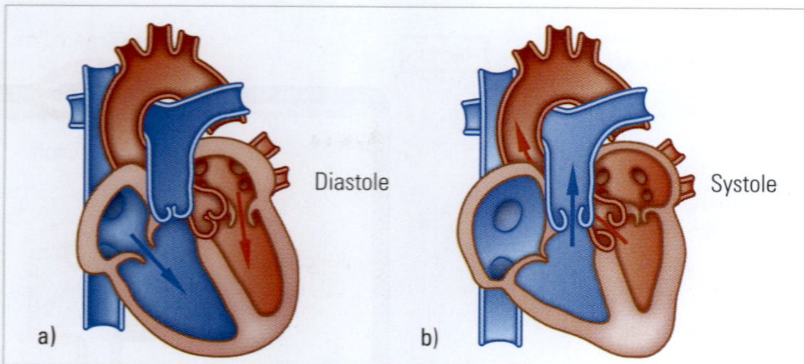

Bild 7.15 a) Diastole und b) Systole

hören. Vereinfacht verläuft der Herzschlag in zwei Phasen (Bild 7.15):

- Diastole (rhythmische Erweiterung des Herzens) und
- Systole (rhythmisches Zusammenziehen des Herzens).

Diastole. Die Herzkammern erschlaffen, die Segelklappen öffnen sich und das Blut strömt aus den Vorhöfen in die Kammern.

Systole. Die Herzkammern ziehen sich zusammen (1. Herzton), die Segelklappen schließen sich und das Blut wird in die Aorta und Lungenarterie gepumpt. Am Ende der Systole schließen sich die Taschenklappen (2. Herzton).

Erregungssystem. Das Herz besitzt ein selbstständiges Erregungssystem. Der Impulsgeber (Sinusknoten) liegt als 1 cm großes Gebilde am rechten Vorhof vor der oberen Hohlvene. Selbst bei schweren Verletzungen des zentralen Nervensystems sorgt er für einen regelmäßigen Herzschlag und damit für die Lebenserhaltung.

7.4.2 Der Blutkreislauf

Der Blutkreislauf besteht aus zwei hintereinander geschalteten Kreisläufen, dem

- Lungenkreislauf und dem
- Körperkreislauf.

Lungenkreislauf. Die rechte Herzhälfte pumpt das Blut durch den Lungenkreislauf. Das sauerstoffarme, aus dem Körper kommende Blut strömt in den rechten Vorhof und von dort in die rechte Herzkammer. Die Kontraktion der rechten Herzkammer drückt das Blut in die Lungenarterie.

Aorta: große Körperarterie

Diastole (gr.) = Ausdehnung

Systole (gr.) = Zusammenziehung

Tri-(Bi-)kuspidalklappe von tricuspis (lat.) = dreizackig bzw. bicuspis = zweizackig

Kontraktion (lat.) = Zusammenziehung; kontrahieren = sich zusammenziehen

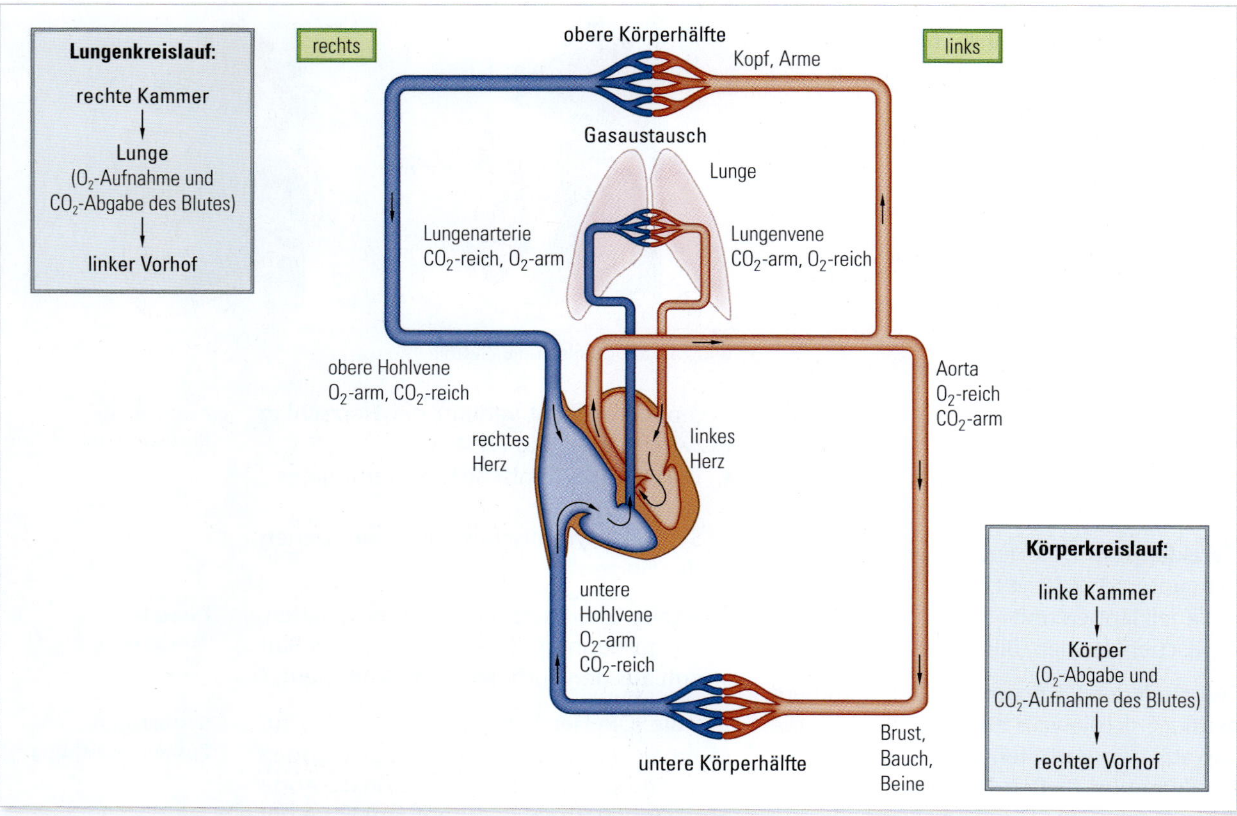

Bild 7.16 Schema des Kreislaufs: rot = sauerstoffreiches Blut, blau = sauerstoffarmes Blut

In der Lunge gibt das Blut Kohlendioxid ab und nimmt Sauerstoff auf. Über die Lungenvene gelangt es in den linken Vorhof.

Körperkreislauf. Das sauerstoffreiche Blut gelangt vom linken Vorhof in die linke Herzkammer. Von hier aus wird es in die Aorta gedrückt und im gesamten Körper verteilt. Dabei gibt es Sauerstoff an die Zellen ab und nimmt Kohlendioxid auf. Über die Venen wird es gesammelt, um über die obere und untere Hohlvene in den rechten Vorhof zu gelangen.

Der Körperkreislauf ist größer als der Lungenkreislauf, deshalb ist die für ihn zuständige linke Herzhälfte größer (Bild 7.16)

7.4.3 Puls messen

Nach jedem Herzschlag dehnen sich die Arterien ein wenig aus. Diese Ausdehnung läuft als eine Druckwelle durch die Arterien. Wenn die Arterien dicht unter der Haut liegen, kann man dort den Herzschlag als Puls tasten. Das Pulsmessen dient der Einschätzung des Gesundheitszustandes des Patienten. In Notfallsituationen hilft die Überwachung des Kreislaufes, z. B. bei der Entscheidung zur richtigen Lagerung des Patienten oder zum Beginn einer Herzdruckmassage.

Üblicherweise wird der Puls am Handgelenk getastet, hier läuft an der Innenseite

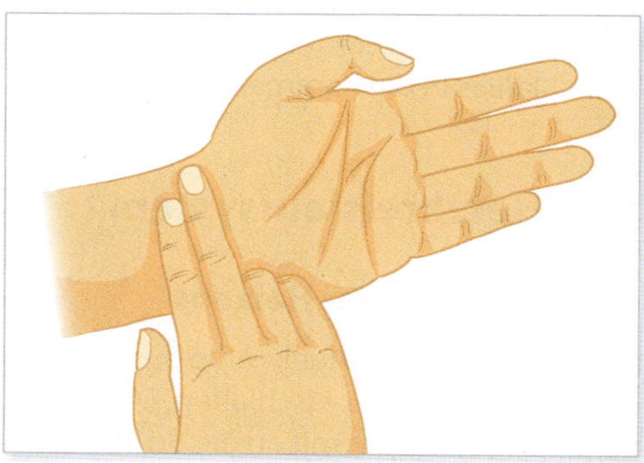

Bild 7.17 Tasten des Pulses am Handgelenk

zum Daumen hin die Arteria radialis, die Speichenschlagader. Man legt dazu Zeigefinger und Mittelfinger leicht auf die Speichenschlagader und zählt 15 Sekunden lang den Puls. Um dann den Pulsschlag für eine Minute zu erhalten wird die gezählte Zahl mit 4 multipliziert. Hat man z. B. in den 15 Sekunden 20 Herzschläge gezählt, ergibt das: 20 x 4 = 80 Schläge pro Minute. Ist der Puls sehr unregelmäßig, sollte man 60 Sekunden zählen.

Alter	Pulsschläge pro Minute
0 Jahre	140
2 Jahre	120
4 Jahre	100
10 Jahre	90
14 Jahre	85
Erwachsene	60–80
Senioren	80–85

Tabelle 7.4 Pulsnormalwerte

Bei sehr schwachem Puls kann es besser sein, den Puls an der Halsschlagader zu tasten. Die Halsschlagader befindet sich in der kleinen Grube zwischen dem Kehlkopf und der seitlichen Halsmuskulatur.

TIPP Sie können zwei bis drei Finger mit leichtem Druck auf die Arterie legen. Sie dürfen niemals den Daumen dazu nutzen, da der eigene Daumenpuls oftmals sehr stark ist.

7.4.4 Blutdruck

Der Blutdruck entsteht durch die Herzaktion. Weil das Herz das Blut in die Arterien drückt, ist der Druck im arteriellen System höher als im venösen. Üblicherweise wird der arterielle Druck am Oberarm gemessen, er wird in zwei Werten angegeben. Der obere (systolische) Wert entsteht durch den Ausstoß des Blutes aus dem Herzen. Der untere (diastolische) Wert entsteht, wenn sich das Herz entspannt. Die Werte werden in mmHg (Millimeter Quecksilbersäule) angegeben, da die ersten Blutdruckmessgeräte

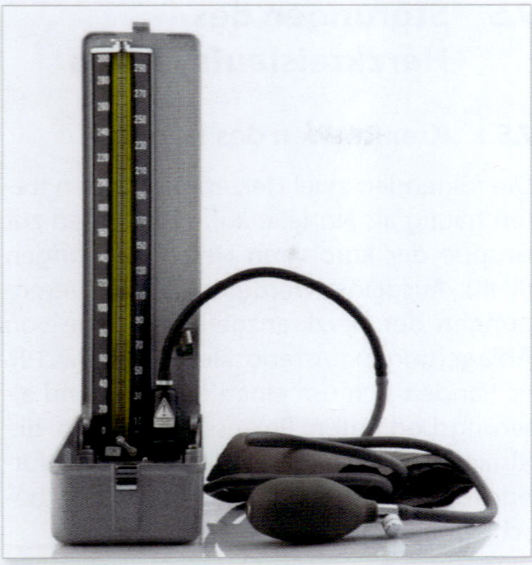

Bild 7.18 Altes Blutdruckmessgerät mit Quecksilber gefüllter Glasröhre

zur Anzeige der Werte eine mit Quecksilber gefüllte Glasröhre hatten (Bild 7.18).

Der Blutdruck hat eine wichtige Bedeutung für die Gesundheit. Insbesondere der Bluthochdruck (Hypertonie), der oft nicht bemerkt wird, ist sehr schädlich. Gefäßerkrankungen und in deren Folge Schlaganfall und Herzinfarkt können durch erhöhten Blutdruck entstehen. Die von der Weltgesundheitsorganisation WHO festgelegten Norm-Werte sind in der Tabelle 7.5 aufgeführt. Die Werte geben den systolischen und den diastolischen Druck an und man sagt z. B. der Blutdruck beträgt 120 zu 80 (120/80 mmHg).

Hypertonie (gr.) = Bluthochdruck

	Systolisch (mmHg)	Diastolisch (mmHg)
Optimaler Blutdruck	< 120	< 80
Normaler Blutdruck	120–129	80–84
Hoch-normaler Blutdruck	130–139	85–89
Milde Hypertonie	140–159	90–99
Mittlere Hypertonie	160–179	100–109
Schwere Hypertonie	> 180	> 110

Tabelle 7.5 Normwerte für den Blutdruck

Von einem niedrigen Blutdruck, der Hypotonie, spricht man bei Werten kleiner als 100/60 mmHg.

Hypotonie (gr.) = zu niedriger Blutdruck

7.5 Störungen des Herzkreislaufsystems

7.5.1 Krankheiten des Herzens

KHK: Koronare Herzkrankheit von Corona lat. = Krone, Kranz

Arteriosklerose: Sklerose (Verhärtung, Verkalkung) einer Arterie

Die folgenden zwei Herzerkrankungen treten häufig als Notfälle auf, sie gehören zur Gruppe der koronaren Herzerkrankungen (KHK). Ausgelöst werden sie durch Verengungen der Herzkranzgefäße infolge von Ablagerungen (Arteriosklerose, Bild 7.19). Es handelt sich um einen überwiegend alterungsbedingten Prozess, der durch die Risikofaktoren Rauchen, Übergewicht, Bluthochdruck und mangelnde Bewegung beschleunigt wird.

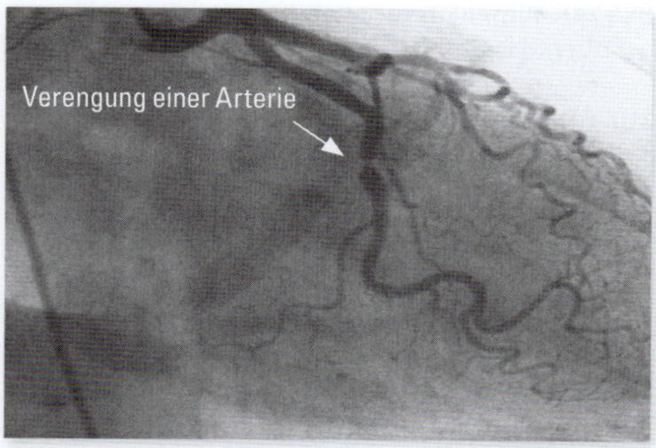

Bild 7.19 Verengtes Koronargefäß

Maßnahmen bei Kollaps und Schock ▸S. 253

Angina (lat.) = Enge, Beklemmung **pectoris von pectus** (lat.) = Brust

Angina pectoris. Ein Angina-pectoris-Anfall äußert sich durch ein Gefühl der Brustenge mit Schmerzen und Atemnot. Der Schmerz strahlt typischerweise in den linken Arm aus. Unter Belastung kommt es infolge der Gefäßverengung zu einer Sauerstoffminderversorgung der Herzmuskulatur. Patienten mit bekannter Angina pectoris verwenden ein Nitroglycerin-Spray, welches sie bei einem Anfall unter die Zunge sprühen. Die Symptome klingen dann schnell ab, weil die Koronargefäße erweitert werden. Angina pectoris kann eine Vorstufe zum Herzinfarkt sein.

Herzinfarkt. Bei einem Herzinfarkt kommt es im stark verengten Herzkranzgefäß infolge eines Blutgerinnsels zu einem plötzlichen Gefäßverschluss. Die betroffene Herzregion wird nicht mehr durchblutet und stirbt ab. Der Patient verspürt starke Schmerzen bis hin zu einem Vernichtungsschmerz hinter dem Brustbein (oft in den linken Arm ausstrahlend), starke Atemnot, Todesangst und er ist kaltschweißig. Die Symptome können sehr unterschiedlich sein. Ein Herzinfarkt ist lebensbedrohend. Wenn nur ein sehr kleines Gebiet des Herzmuskels betroffen ist, kann der Infarkt auch symptomarm verlaufen. Nitroglycerin hilft bei einem Herzinfarkt nicht.

7.5.2 Störungen des Blutkreislaufes

Folgende Kreislaufstörungen können zu einem Notfall führen:

- Kollaps,
- Vena-Cava-Kompressionssyndrom und
- Schock.

In allen Fällen steht weniger Blut und damit Sauerstoff zur Verfügung als benötigt wird. Vor allem das Gehirn kann nur sehr kurze Zeit eine Minderversorgung vertragen. Eine hieraus drohende Bewusstlosigkeit ist lebensgefährlich. Ein vollständiger Stillstand des Kreislaufs führt innerhalb von Minuten zum Tod.

Der ▸**Kollaps** ist eine kreislaufbedingte kurz andauernde (Sekunden bis Minuten) Eintrübung des Bewusstseins bzw. Bewusstlosigkeit. Die Patienten sind blass, vor allem um die Nase herum, die Stirn ist kaltschweißig. Ihnen wird schwarz vor Augen oder sie sehen „Sterne". Der Puls ist zunächst erhöht, später ist der Pulsschlag vermindert.

Ausgelöst wird der Kollaps durch einen verminderten venösen Rückstrom zum Herzen, das Blut „versackt" im Bauchraum und den Beinen. Dies kann beim plötzlichen Aufstehen geschehen oder infolge von Angst und Stress. So kann z.B. die Angst vor der zahnärztlichen Behandlung zu einer Puls- und Blutdruckerhöhung mit Engstellung der Gefäße führen. Der Körper versucht dann gegenzusteuern, stellt die Gefäße im Bauchraum weit und das Blut sammelt sich dort. Durch diese Fehlregulation ist das Gehirn kurzfristig nicht ausreichend mit Sauerstoff versorgt und dem Patienten wird schwarz vor Augen.

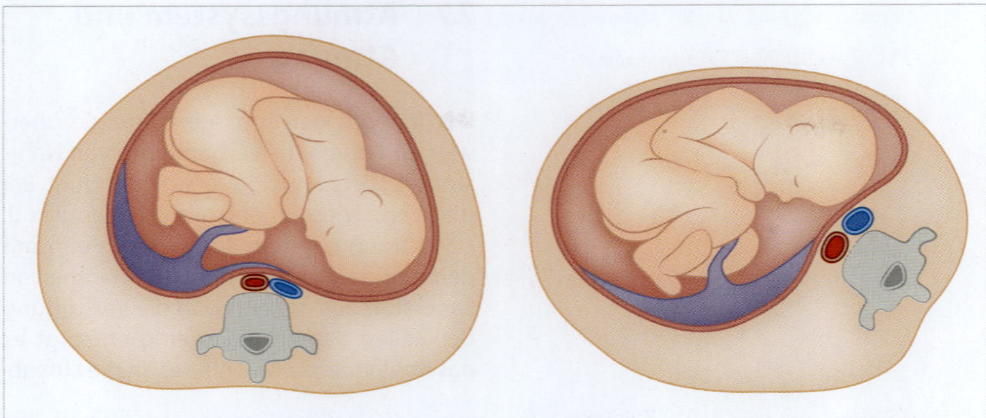

Bild 7.20 Vena-Cava-Kompressionssyndrom

Vena-Cava-Kompressionssyndrom. Bei Schwangeren kann in Rückenlage die Gebärmutter auf die Vena Cava drücken (Bild 7.20) und das Vena-Cava-Kompressionssyndrom auftreten. Dabei wird der Blutrückfluss zum rechten Herzen vermindert. Die Patientin klagt über Unwohlsein und hat Schwindelgefühle. Auch die Durchblutung der Plazenta kann vermindert sein.

▸**Schock.** Die typischen Symptome des Schocks sind ein schneller, schwacher Puls, ein erniedrigter Blutdruck und eine Zentralisation des Kreislaufs (starke Verminderung der peripheren Durchblutung zugunsten der Hirndurchblutung). Ein Schock kann jederzeit in eine Bewusstlosigkeit übergehen.

Man unterscheidet nach den Ursachen:
- Volumenmangelschock infolge von Blutverlust,
- kardiogenen (herzbedingten) Schock,
- anaphylaktischen (allergischen) Schock.

TIPP Jeder Schock ist ein lebensgefährlicher Notfall. Auf lebensbedrohliche Notfälle müssen Sie schnell, ruhig und professionell reagieren können. Wie? – Das erfahren Sie auf Seite 244.

7.6 Lymphatisches System

Zum Lymphatischen System gehören:
- Lymphgefäße,
- Lymphknoten,
- Milz,
- Thymusdrüse (nur bei Kindern),
- Gaumen-, Zungen- und Rachenmandeln,
- Lymphatisches Gewebe im Darm.

Das Lymphatische System dient in erster Linie der Abwehr von Krankheitserregern. So zerstören z. B. die Gaumen- und Rachenmandeln Krankheitserreger, die über die Mund- und Nasenschleimhaut in den Körper eingedrungen sind. Die zweite Funktion ist der Abtransport, der von den Lymphozyten unschädlich gemachten Krankheitserregern.

Die Lymphgefäße durchziehen den Körper und transportieren Lymphflüssigkeit zum Herzen (Bild 7.21, Seite 240). Die Lymphflüssigkeit enthält Lymphozyten zur Immunabwehr.

In den Lymphknoten kommen die Lymphgefäße zusammen. Hier werden Krankheitserreger herausgefiltert. Dabei können die Lymphknoten anschwellen und schmerzen. Der Hausarzt tastet regelmäßig die Lymphknoten des Halses ab, um Infektionen oder ähnliches zu erkennen.

kardiogen von kardia (gr.) = Herz; durch das Herz bedingt

Anaphylaxie (gr.) = allergische Reaktion

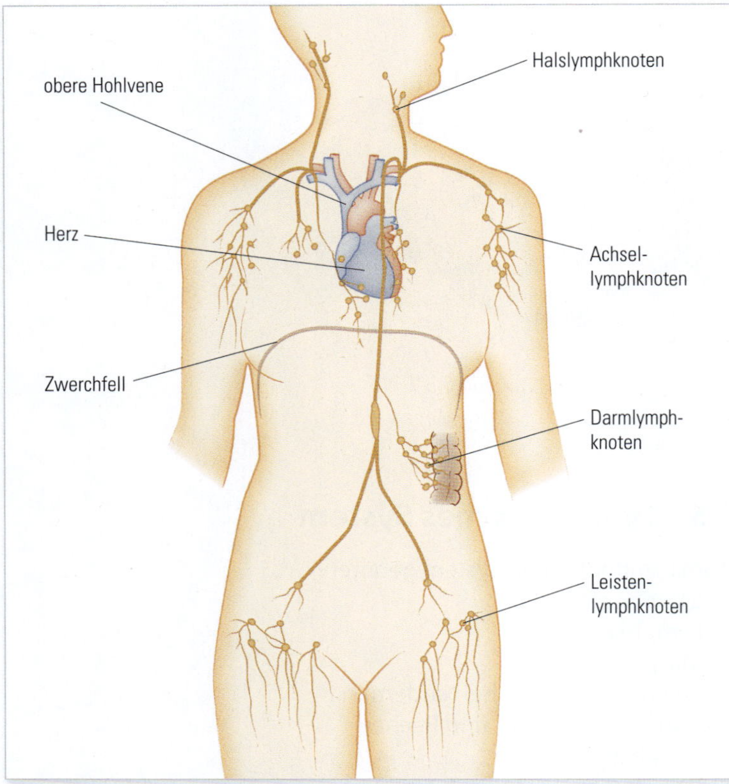

Bild 7.21 Lymphatisches System

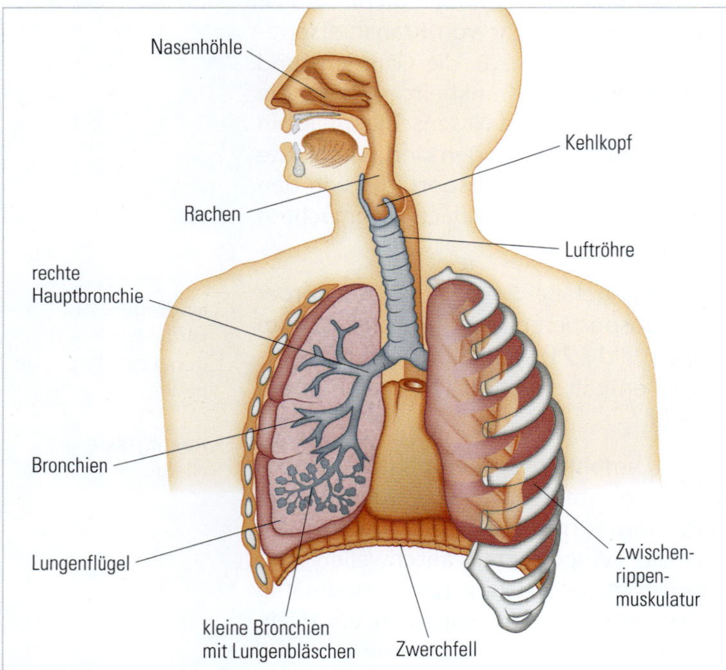

Bild 7.22 Das Atmungssystem

Resonanz (lat.) = Mitschwingen eines Körpers nach Anregung; Klangverstärkung

7.7 Atmungssystem und Atmung

Der Mensch gewinnt seine Energie überwiegend durch die Verbrennung von Nährstoffen. Hierzu wird Sauerstoff benötigt. Bei der Verbrennung entsteht Kohlendioxid. Das Atmungssystem sorgt zusammen mit dem Kreislaufsystem für die Aufnahme von Sauerstoff aus der Luft und die Versorgung der Zellen damit. Gleichzeitig entsorgt es das Kohlendioxid und gibt es an die Luft ab.

7.7.1 Luftwege

Zu den Luftwegen (Bild 7.22) gehören

- Nase,
- Nasennebenhöhlen,
- Rachen,
- Kehlkopf,
- Luftröhre,
- Bronchien und Lungenbläschen.

Die Nase besteht aus Knochen (Nasenbein) und Knorpel. Die Nasenscheidewand teilt den Innenraum in zwei Nasenhöhlen. Durch die Nasenlöcher wird die Luft in die Nasenhöhlen geatmet. Die Nasenhöhlen sind mit einer gut durchbluteten Schleimhaut ausgekleidet. Größtenteils ist diese mit Flimmerhärchen besetzt.

Die Nase hat drei Funktionen:

- Erwärmen, Anfeuchten und Reinigen der Atemluft,
- Geruchsempfindung und
- Resonanzbildung für die Stimme.

Die gut durchblutete und gefäßreiche Schleimhaut sorgt für die Anwärmung der Atemluft. Der Schleim und die über den Tränenkanal in die Nase gelangte Tränenflüssigkeit feuchten die Luft an. Die Flimmerhärchen transportieren den Schleim zusammen mit Verunreinigungen rachenwärts, wo er heruntergeschluckt wird.

Im oberen Teil der Nasenhöhlen befinden sich Riechzellen. Geruchsstoffe werden hier wahrgenommen und entsprechende Signale über den Riechnerven an das Gehirn weitergegeben.

Der Hohlraum selber ist ein Klangraum für die Stimme. Deutlich ist dies bei einer verstopften Nase zu hören, der Klangraum fehlt und die Stimme klingt nasal.

Nasennebenhöhlen. Über Zugänge ist die Nasenhöhle mit weiteren Hohlräumen verbunden, den paarigen Nasennebenhöhlen (Bild 7.23):

- Kieferhöhle,
- Stirnhöhle,
- Siebbeinzellen,
- Keilbeinhöhle.

Die Nasennebenhöhlen verringern das Gewicht des Kopfes und dienen als Resonanzraum. Sie sind ebenfalls mit Schleimhaut ausgekleidet. Bei einem Infekt können die Schleimhäute derart anschwellen, dass eitriges Sekret nicht mehr über die engen Zugänge zur Nasenhöhle abfließen kann. Vereiterte Nebenhöhlen (Sinusitis) können sehr schmerzhaft sein.

Rachen. Die Atemluft gelangt durch die hinteren Öffnungen der Nasenhöhlen in den Rachenraum.

Im oberen Rachenabschnitt liegen die Rachenmandeln. Sie dienen der Infektabwehr (lymphatisches Organ) und können bei einem Infekt anschwellen. Ebenfalls im oberen Rachenraum befindet sich beidseitig je eine Ohrtrompete als Verbindung zum Mittelohr. Sie dient bei Veränderungen des Außendrucks dem Druckausgleich im Mittelohr. Über diesen Weg können auch Mikroorganismen in das Mittelohr gelangen und zu Mittelohrentzündungen führen.

Kehlkopf. Die nächste Station der Luft ist der Kehlkopf. Er besteht aus mehreren Knorpeln. Vorne und seitlich liegt der Schildknorpel. Er ist von außen gut zu sehen und tastbar. Beim Mann ist er deutlicher ausgeprägt (Adamsapfel). Unten befindet sich der Ringknorpel, der mit dem Schildknorpel beweglich verbunden ist. Auf dem Ringknorpel befinden sich die beiden Stellknorpel. An ihnen sind die Stimmbänder befestigt. Über die Bewegung der Stellknorpel kann die Spannung der Stimmbänder verändert werden. An der Innenseite des Schildknorpels ist der Kehldeckel befestigt. Der obere Teil des Kehldeckels ist beweglich, reicht bis in das Zungenbein und ist dort mit einem Band befestigt (Bild 7.24).

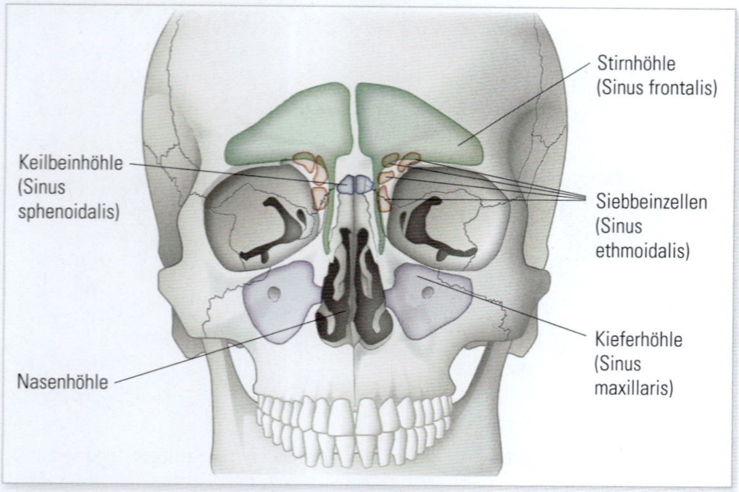

Bild 7.23 Nasennebenhöhlen

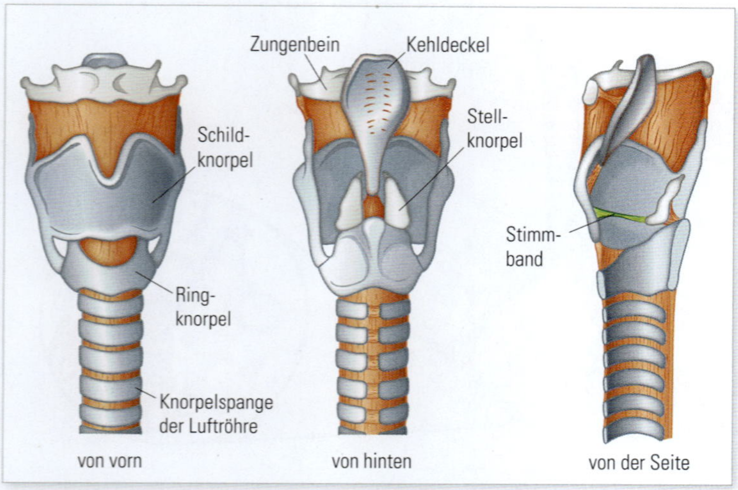

Bild 7.24 Der Kehlkopf von vorn, hinten und seitlich

Unten an den Kehlkopf schließen sich Luft- und Speiseröhre an. Die Luftröhre liegt vor der Speiseröhre.

Der Kehlkopf hat zwei Funktionen:

- Verschluss der Luftröhre beim Schlucken und
- Stimmbildung.

Der Kehlkopf stellt eine Weiche zwischen Luft- und Speiseweg dar. Beim Schlucken

Sinusitis von sinus (lat.) = Hohlraum

lymphatisches Organ: Teil des Lymphsystems (= Teil des Immunsystems)

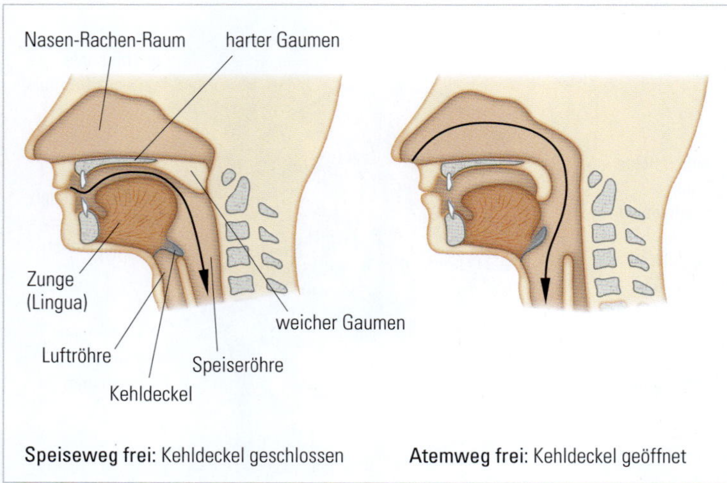

Bild 7.25 Vorgänge beim Schlucken

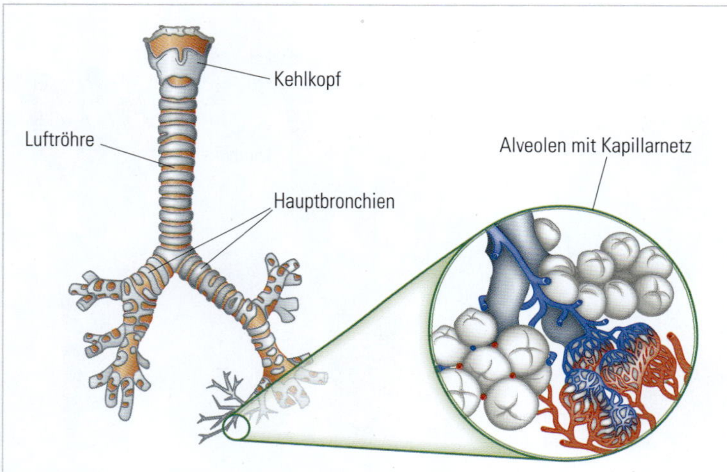

Bild 7.26 Luftröhre und Bronchialraum

Alveole von alveolus (lat.) = kleine Mulde; so bezeichnet man neben den Lungenbläschen auch die Zahnfächer im Kiefer

senkt sich der Kehldeckel über den Luftröhreneingang, um diesen so zu verschließen, dass keine Nahrungsbestandteile in die unteren Atemwege gelangen. Diese werden in die hinten liegende Speiseröhre befördert (Bild 7.25). Die im Kehlkopf gespannten Stimmbänder bilden eine Stimmritze, durch die von unten (beim Ausatmen) Luft gepresst wird. Dabei schwingen sie und es entsteht ein Ton.

Luftröhre. An den Kehlkopf schließt sich die dehnbare, ca. 10 bis 12 cm lange Luftröhre an. Sie wird durch nach hinten offene, C-förmige Knorpelspangen ständig offen gehalten. Innen ist sie mit Schleimhaut und Flimmerhärchen ausgekleidet. Im Brustraum teilt sich die Luftröhre in die beiden Hauptbronchien (Bild 7.26).

Bronchien und Lungenbläschen. Die Hauptbronchien verzweigen sich in immer kleinere Bronchien. Das verzweigte System wird Bronchialraum genannt (Bild 7.26). Die kleinsten Verzweigungen sind die Bronchiolen. Diese enthalten keine Knorpelspangen, sondern eine Muskelschicht. Über das vegetative Nervensystem werden die Bronchialmuskeln gesteuert. Die Bronchien können nach Bedarf weit oder eng gestellt werden.

Am Ende der Bronchiolen befinden sich traubenähnliche Lungenbläschen (Alveolen). Eine Alveole besteht aus einem dünnen Häutchen und ist von einem feinen Kapillarnetz überzogen. Hier findet der Gasaustausch statt (Bild 7.26).

Die Lungen sind ein paarig angelegtes Organ, welches mit dem Brustfell überzogen ist. Das Brustfell besteht aus zwei Häuten, dem innen liegenden Lungenfell und dem außen liegenden Rippenfell (Bild 7.27). Die beiden Häute sind gegeneinander verschiebbar und ermöglichen so die Bewegung der Lungen beim Atmen.

Die Lungen bestehen aus der Summe aller Bronchien und Alveolen. Die rechte Lunge ist in drei Lungenlappen, die linke in zwei geteilt, weil hier das Herz Platz beansprucht. Die Lungen füllen fast den gesamten Brustraum aus. Unten liegen sie am Zwerchfell an und sind – über das Brustfell – mit diesem verbunden. Die Seiten liegen an den Rippen an. Die beiden Lungenspitzen überragen die Schlüsselbeine etwas. Lungen haben eine schwammartige Struktur; sie ziehen sich nach einer Dehnung von selbst wieder zusammen.

7.7.2 Atemmechanik

Zum Ein- und Ausatmen muss sich die Lunge ausdehnen und wieder zusammenziehen. Die Lungen haben keine eigenen Muskeln. Das Auseinanderziehen der Lungen wird von der Atemmuskulatur übernommen. Zu ihr gehören das Zwerchfell und die Zwischenrippenmuskulatur. Das

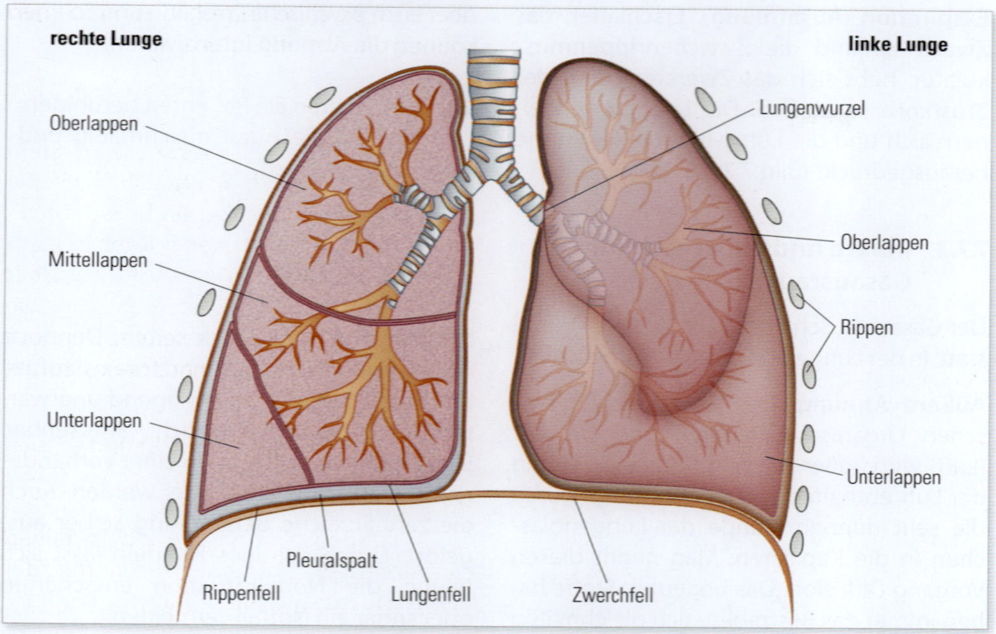

Bild 7.27
Der Aufbau der Lungen

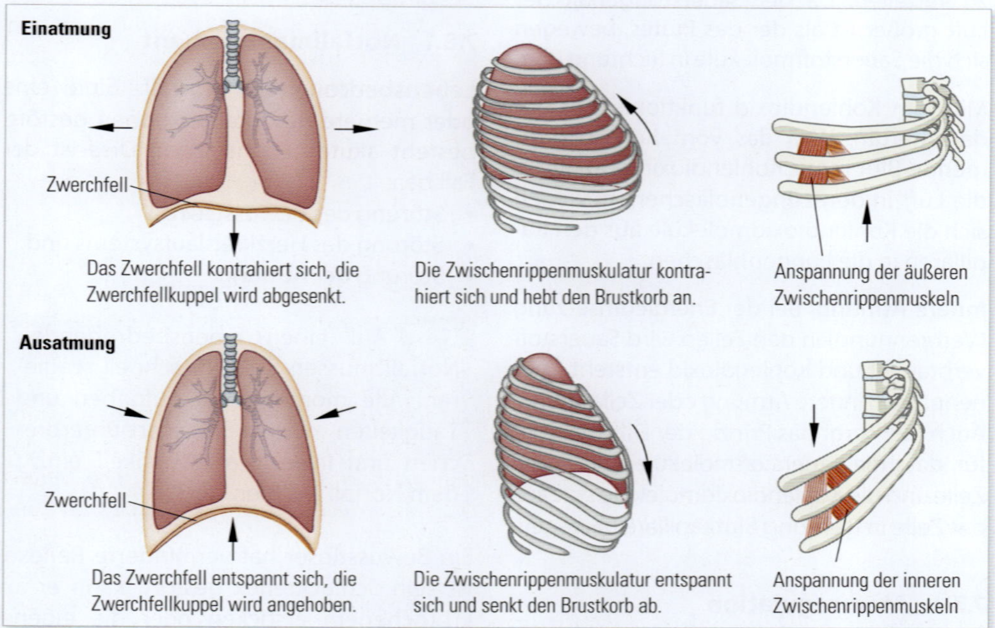

Bild 7.28
Ein- und Ausatmung

die Lungen umschließende Lungenfell haftet wie ein Saugnapf am Rippenfell. Der zwischen ihnen liegende Pleuralspalt ist mit Flüssigkeit gefüllt (Bild 7.27).

Weil das Rippenfell am Brustkorb und Zwerchfell befestigt ist, führen die Lungen die Bewegungen des Zwerchfells und des Brustkorbs mit aus.

Inspiration (Einatmung). Im Ruhezustand ist das Zwerchfell nach oben gewölbt. Zieht es sich zusammen, flacht die Wölbung ab und dehnt die Lunge nach unten. Kontrahiert sich die Zwischenrippenmuskulatur, wird der Brustkorb angehoben und dehnt die Lungen ebenfalls. Es entsteht ein Sog und die Luft strömt über die Luftröhre ein (Bild 7.28).

Pleura (gr.) = Flanke / Seite, hier: Brustfell

Exspiration (Ausatmung). Erschlaffen das Zwerchfell und die Zwischenrippenmuskulatur, hebt sich das Zwerchfell und der Brustkorb senkt sich. Die Lungen verkleinern sich und die Luft wird aus der Lunge herausgedrückt (Bild 7.28, S. 243).

7.7.3 Innere und äußere Atmung / Gasaustausch

Der Gasaustausch findet auf zweierlei Weise statt: in der Lunge und an allen Körperzellen.

Diffusion: Ausgleich von Konzentrationsunterschieden bei Gasen und Flüssigkeiten

Vitalfunktionen: lebenswichtige Körperfunktionen (Bewusstsein, Atmung, Kreislauf)

Äußere Atmung. Der Gasaustausch zwischen Organismus (Lunge) und Umwelt (Luft) wird äußere Atmung genannt. Der in der Luft enthaltene Sauerstoff dringt durch die sehr dünnen Wände der Lungenbläschen in die Kapillaren. Man nennt diesen Vorgang Diffusion. Das bedeutet: Stoffe haben immer das Bestreben, sich gleichmäßig zu verteilen. Da der Sauerstoffgehalt der Luft größer ist als der des Blutes, bewegen sich die Sauerstoffmoleküle in Richtung Blut.

Mit dem Kohlendioxid funktioniert es anders herum. Weil das vom Körper kommende Blut mehr Kohlendioxid enthält als die Luft in den Lungenbläschen, bewegen sich die Kohlendioxidmoleküle aus den Kapillaren in die Lungenbläschen.

Innere Atmung. Bei der Energieumsetzung (Verbrennung) in den Zellen wird Sauerstoff verbraucht und Kohlendioxid entsteht. Dies nennt man innere Atmung oder Zellatmung. Auch hier sorgt das Prinzip der Diffusion dafür, dass die Sauerstoffmoleküle sich in die Zelle und die Kohlendioxidmoleküle sich aus der Zelle in Richtung Blutkapillare bewegen.

7.7.4 Atemregulation

Die Atmung wird über ein Atemzentrum im zentralen Nervensystem gesteuert. Um die Atmung wechselnden Belastungen anzupassen, werden ständig der Sauerstoffgehalt, der Kohlendioxidgehalt und der pH-Wert des Blutes gemessen und an das Atemzentrum weitergeleitet. Bei Erhöhung des Kohlendioxid-Gehaltes, Absinken des Sauerstoffgehaltes und sinkendem pH-Wert wird die Atmung beschleunigt.

Aber auch psychische Erregung und Schmerz können die Atmung intensivieren.

TIPP Möchten Sie Patienten beruhigen, fordern Sie diese auf gleichmäßig und langsam zu atmen.

7.8 Notfälle

Notfälle sind zum Glück selten. Dennoch können sie in jeder Zahnarztpraxis auftreten. Notfälle treten überwiegend unerwartet auf, teils sind sie aber auch vorhersehbar. Sie können ihre Ursache in einer vorhandenen Erkrankung haben oder werden durch die zahnärztliche Behandlung selber ausgelöst. Durch richtiges Handeln lässt sich häufig die Notfallsituation entschärfen oder sogar ein Notfall vermeiden.

7.8.1 Notfallmanagement

Lebensbedrohender Notfall. Sind eine oder mehrere der Vitalfunktionen gestört, besteht akute Lebensgefahr. Dies ist der Fall bei:

- Störung des Bewusstseins,
- Störung des Herzkreislaufsystems und
- Störung der Atmung.

TIPP Auf einen lebensbedrohenden Notfall müssen Sie sehr schnell reagieren. Alle momentanen Aufgaben und Tätigkeiten müssen Sie sofort unterbrechen und Ihre Aufmerksamkeit einzig dem Notfall widmen.

Ein Bewusstloser hat verminderte Reflexe. Ist sein Schluckreflex gestört, kann er an Erbrochenem ersticken oder die eigene Zunge kann die Atemwege verstopfen. Bei einer Atem- oder Kreislaufstörung wird den lebenswichtigen Organen nicht genügend Sauerstoff zugeführt; dies führt innerhalb kürzester Zeit zu Hirnschäden und anderen bleibenden Organschäden.

Nicht lebensbedrohende Zwischenfälle lassen in der Regel mehr Zeit zum Handeln.

Vermeiden von Notfällen. Notfälle sind plötzlich eintretende Situationen, dennoch haben sie häufig eine Vorgeschichte. Wird diese rechtzeitig erkannt, kann der Notfall vermieden werden. Dazu sind folgende Maßnahmen zu beachten:

- Aktualisierung der Anamnese und deren Kenntnis,
- ruhige, besonnene Arbeitsweise und Praxisorganisation und
- sorgfältige und konzentrierte Patientenbeobachtung.

TIPP Haben Patienten Vorerkrankungen, die ein Notfallmedikament erfordern, bitten Sie sie, diese griffbereit zu halten.

Erkennen von Notfällen. Wird ein Zwischenfall schnell als Notfall erkannt, können umgehend die notwendigen Schritte eingeleitet werden. Ist das Praxisteam auch für den akuten Fall vorbereitet, kann schnell gehandelt werden (Tabelle 7.6). Die Grundlagen hierfür sind:

- eine aktuelle Anamnese,
- Fachwissen über Kreislauf, Atmung und Risikofaktoren,
- Kenntnisse und Fähigkeiten in Erster Hilfe und Herz-Lungen-Wiederbelebung (HLW),
- ein sinnvoller Notfallplan für die Praxis und
- regelmäßige Notfallübungen in der Praxis mit Dokumentation.

Auswertung. Nach einem Notfall sollte das Team in einem kurzen Zusammentreffen den Ablauf und das eigene Notfallverhalten auswerten. Dies hilft Unsicherheiten für den nächsten Notfall abzubauen. Auch die durch einen Notfall evtl. entstehenden psychischen Belastungen können dadurch gemildert werden.

7.8.2 Allgemeine Maßnahmen im Notfall

Hinweis: Die in diesem Kapitel genannten Erste-Hilfe-Maßnahmen beruhen auf den Empfehlungen der Bundesarbeitsgemeinschaft Erste Hilfe und den aktuellen ERC-Leitlinien.

ERC: **E**uropean **R**esuscitation **C**ouncil; Organisation, die sich mit der Reanimation von Patienten beschäftigt

Ruhig bleiben lautet die erste und wichtigste Regel für den Notfall. Eine Notfallsituation bedeutet für die Beteiligten Stress. Sie reagieren mit erhöhtem Blutdruck, schnellerem Herzschlag und Unsicherheit. Das ist eine natürliche Reaktion, die nur durch Training eingegrenzt werden kann. Sofortige hektische Aktivitäten im Notfall sind in aller Regel nicht sinnvoll.

Erkennen, Überlegen, Handeln. Dieser Dreischritt ist für jede Notfallsituation sehr hilfreich (Bild 7.29).

Zunächst muss sich die ZFA, ggf. mit dem Zahnarzt zusammen, einen Überblick über den Notfall verschaffen. Welche Symptome sind zu erkennen? Wie kam es zu dem Notfall? Was hat ihn ausgelöst?

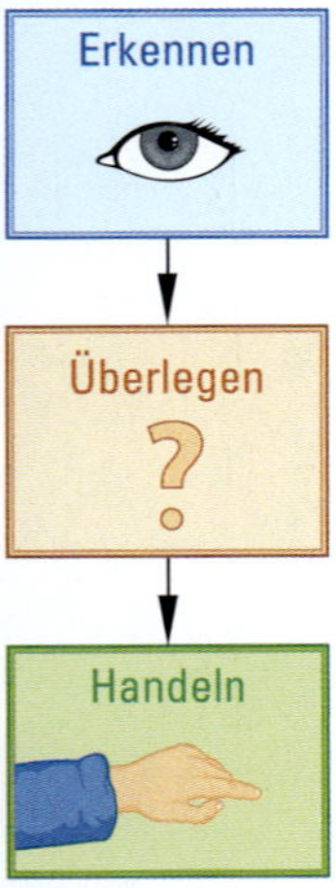

Bild 7.29 Grundsatz im Notfall

Maßnahmen	Bedeutung für den Notfall
aktuelle Anamnese	Kenntnis über vorhandene Risikofaktoren; z. B. niedriger Blutdruck ▶ Kollapsgefahr
ruhige, besonnene Arbeitsweise	sorgt für Sicherheitsgefühl beim Patienten ▶ weniger Kreislaufprobleme
Patientenbeobachtung (insbesondere Risikopatienten)	Erkennen von Warnhinweisen, z. B. blasse Hautfarbe, kalter Schweiß, schnelle Atmung
Fachwissen über Kreislauf und Atmung	richtige Lagerung bei Atemproblemen oder Unterstützung des Kreislaufs durch Beinhochlagerung
Fertigkeiten in Erster Hilfe / HLW	sichern rasches Handeln im Notfall
Notfallplan	unerlässlich für ein professionelles Notfallmanagement: Jeder weiß, was zu tun ist, alle Arbeiten sind abgestimmt.
regelmäßige Notfallübungen	nur was regelmäßig gemacht wird, wird zur Routine; dadurch fällt die Aufregung im Notfall weg

Tabelle 7.6 Notfallmanagementmaßnahmen

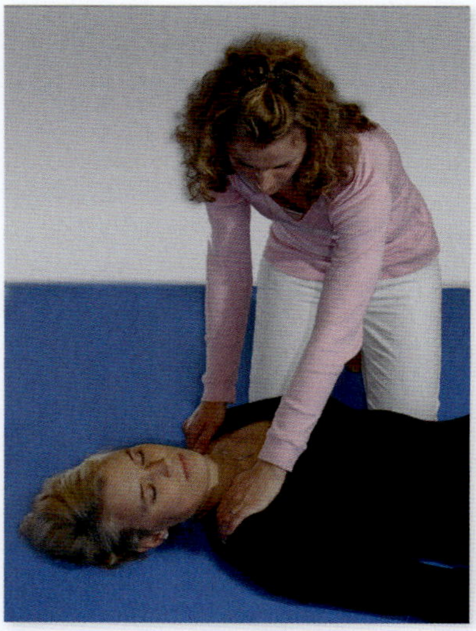

Bild 7.30 Prüfen des Bewusstseins

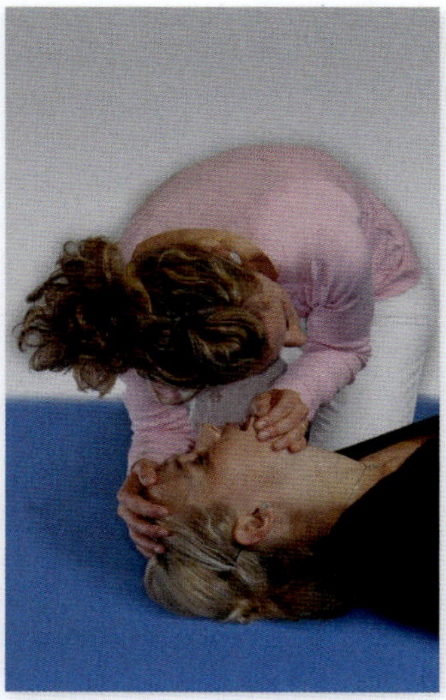

Bild 7.31 Prüfen der Atmung

Anschließend muss überlegt werden, welche Gefahren bzw. Folgen der Notfall für den Patienten hat oder haben kann. So ist z. B. bei einem bewusstlosen Patienten mit einer blutenden Schleimhautwunde zunächst die Blutung zu vernachlässigen, weil sie keine große Gefahr darstellt.

Erst jetzt ergibt sich das notwendige Handeln.

Das Überprüfen der Vitalfunktionen dient dazu, eine Lebensgefährdung auszuschließen. Das Bewusstsein wird durch lautes Ansprechen und durch Anfassen an den Schultern überprüft (Bild 7.30). Kann der Patient nicht auf Fragen oder Reize reagieren, ist er bewusstlos. Es ist nicht notwendig dem Patienten Schmerzreize zuzufügen.

Die Überprüfung der Atmung muss vorbereitet werden: Befinden sich Tupfer oder andere Behandlungsmaterialien in der Mundhöhle, werden diese entfernt. Anschließend muss der Kopf überstreckt werden, sonst sind die Atemwege eventuell nicht frei durchgängig. Die eine Hand wird an die Stirn des Patienten, die andere Hand an das Kinn gelegt. Der Kopf wird nackenwärts gestreckt, dabei wird das Kinn nach oben gezogen. Jetzt wird der eigene Kopf so über den Patienten gehalten, dass ein Ohr sich direkt über der Nase des Patienten befindet (Bild 7.31). Die Augen blicken in Richtung Brustkorb des Patienten. Man kann nun bei vorhandener Atmung

- die Bewegung des Brustkorbes sehen,
- Atemgeräusche hören und
- den Luftstrom beim Ausatmen fühlen (= dreifache Kontrolle).

europäische Notrufnummer:
112

Was?	Wie?
1. Behandlung unterbrechen	
2. Ruhe bewahren	✓ nicht laut werden ✓ zügig, aber ruhig handeln
3. Hilfe holen	✓ interner Notfallcode (z. B. die Durchsage: „Ich brauche Team 1!“)
4. Vitalzeichenkontrolle	✓ Bewusstsein ✓ Atmung ✓ Puls (nur durch geschultes Personal)
5. Notruf	✓ 112 wählen ✓ Die „fünf W's“ (Bild 7.34)
6. Lagerung (S. 247)	✓ Bewusstlosigkeit: stabile Seitenlage ✓ Atemprobleme: Hochlagerung ✓ Kreislaufprobleme: Schocklagerung ✓ Herzkreislaufstillstand: Rückenlage für HLW
7. ggf. Herz-Lungen-Wiederbelebung (HLW)	✓ Herzdruckmassage ✓ Beatmung (Ideal: eine Person beatmet, eine zweite Person führt Druckmassage aus)
8. Nachsorge	✓ Patienten betreuen, nicht allein nach Hause schicken ✓ Auswertung des Notfalls

Bild 7.32 Checkliste Notfallmaßnahmen

Falls Fremdkörper die Atemwege versperren, ist in der Zahnarztpraxis ggf. wiederholt tief abzusaugen.

In der Ersten Hilfe wird die Kontrolle des Kreislaufes durch Laien/Ungeübte nicht durchgeführt! Bei festgestellter Bewusstlosigkeit und Atemstillstand oder nicht normaler Atmung ist auch von einem Kreislaufstillstand auszugehen. Die Kontrolle des Pulses am Handgelenk oder an der Halsschlagader bleibt dem geschulten Personal vorbehalten. Insbesondere ein schwacher Herzschlag, wie er in Notfallsituationen häufig vorkommt, ist nur schwer zu ertasten.

Notruf/Alarmplan. Sobald der Notfall erkannt ist, muss Hilfe geholt werden. In der Zahnarztpraxis ist die Situation meist günstig, weil weitere Helfer vor Ort sind. Der Zahnarzt ist sofort zu benachrichtigen und hinzuzuziehen. Um nicht alle anwesenden Patienten zu beunruhigen, wird die Hilfe mit einem vorher vereinbarten Notfallcode z. B. über die Sprechanlage gerufen. Das gesamte Praxisteam reagiert auf dieses Zeichen hin nach einer vorher festgelegten Vorgehensweise (Bild 7.32).

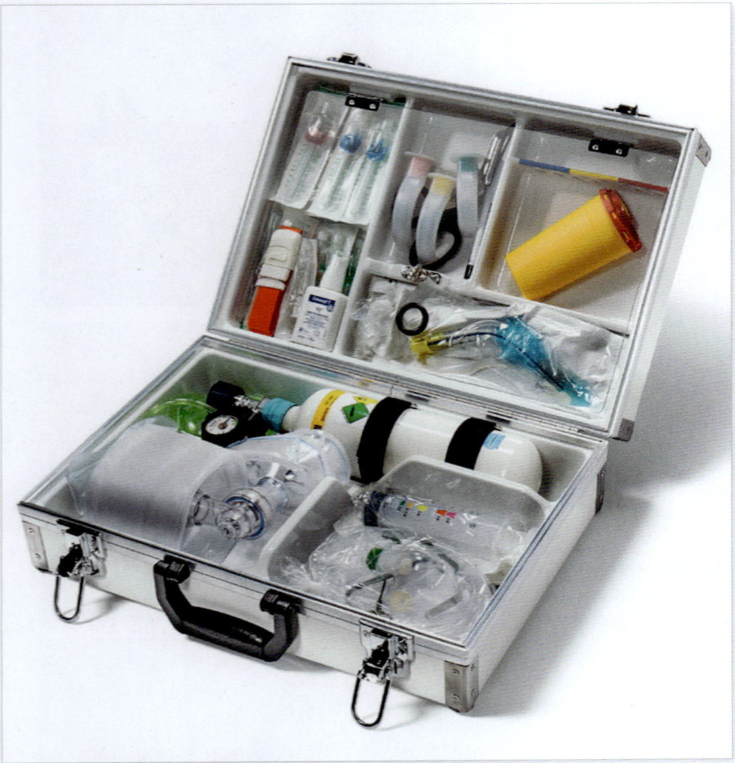

Bild 7.33 Notfallkoffer

Der Zahnarzt ist ab jetzt der Hauptverantwortliche für die weitere Notfallversorgung. Er soll nicht alleine beim Patienten bleiben, sondern wird von einer ZFA assistiert. Zunächst ist ihm kurz und knapp das Wesentliche zum Notfallvorgang zu schildern. Das für einen Notfall bereit gehaltene Instrumentarium wird durch eine weitere ZFA herangeholt. Sinnvoll ist ein spezieller Notfallkoffer für Zahnarztpraxen (Bild 7.33). Dieser muss regelmäßig auf Vollständigkeit und verfallene Notfallmedikamente überprüft werden.

Alle anderen Patienten werden aufgefordert, möglichst im Wartezimmer zu bleiben bzw. die Behandlungszimmer zu verlassen. Dies sollte ruhig und gelassen geschehen, um keine weiteren Patienten zu verunsichern. Auf Anweisung wird der Notruf abgesetzt. Hierzu liegen die entsprechenden Notrufnummern gut sichtbar an der Rezeption neben dem Telefon aus. Wenn die Möglichkeit besteht, sollte mit einem möglichst nah praktizierenden Mediziner zusammengearbeitet werden. Der Notruf enthält die in Bild 7.34 dargestellten Informationen. Das wichtigste „W" ist „Warten auf Rückfragen", also das Telefon nicht einfach auflegen.

Wo ist die Praxis? (Praxisname und genaue Adresse, z. B. Ortsteil, Eingang, Stockwerk, Fahrstuhl usw.)

Was ist geschehen?

Wie viele Verletzte?

Welche Erkrankungen/Verletzungen? (Vitalzeichen?)

Warten auf Rückfragen.

Bild 7.34 Die 5 W's

Rautek-Rettungsgriff: benannt nach dem Erfinder Franz Rautek

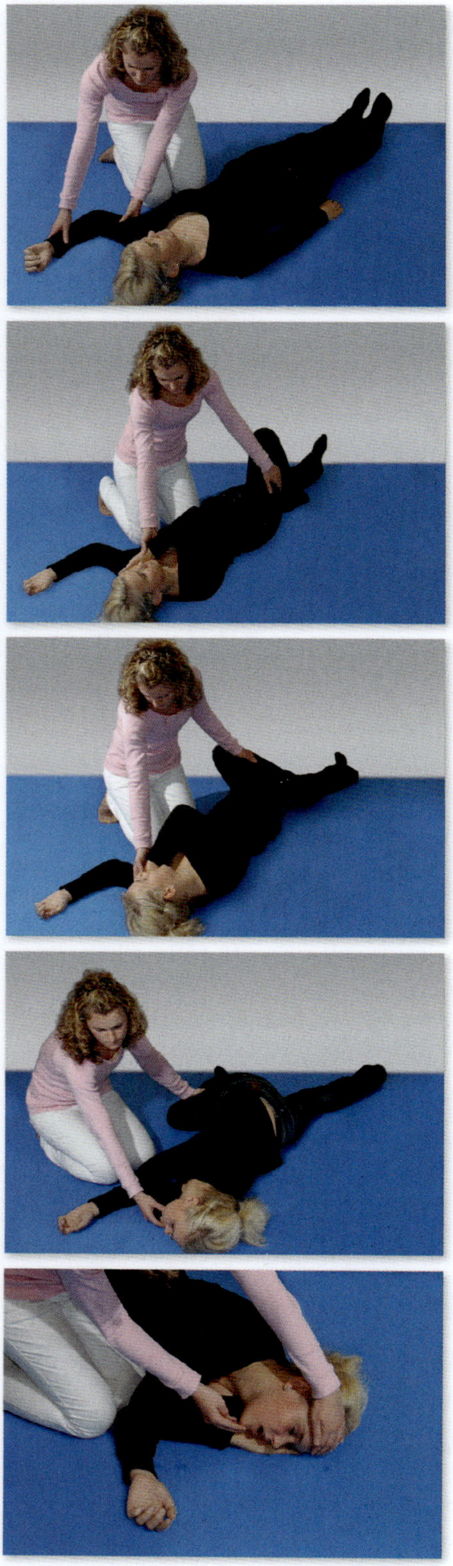

Bild 7.35 Stabile Seitenlage

7.8.3 Lagerungen

Die Patienten müssen im Notfall entsprechend der Diagnose auf einer festen und frei zugänglichen Unterlage gelagert werden. Dies kann auch der Behandlungsstuhl sein.

Stabile Seitenlage. Bewusstlose Patienten mit vorhandener Atmung werden in die stabile Seitenlage gebracht (Bild 7.35). In dieser Lage bleibt der Kopf überstreckt, sodass die Zunge die Atemwege nicht blockieren kann. Außerdem liegt der Magen höher als der Mund, sodass Erbrochenes nicht in die Atemwege gelangt sondern aus dem Mund herausläuft. Für die Seitenlage muss der Patient aus dem Behandlungsstuhl geholt werden. Dies ist mit dem Rautek-Rettungsgriff möglich (Bild 7.36).

Schocklagerung. Bei Schock werden die Beine hoch gelagert (Bild 7.37). Die meisten Behandlungsstühle erlauben die Schocklagerung per Knopfdruck. Eine Kopftieflagerung kann unterstützend eingesetzt werden, wenn der sonstige Zustand des Patienten dies erlaubt.

Oberkörperhochlagerung. Sowohl bei Herzproblemen als auch bei atmungsbedingten Notfällen wird der Patient in eine aufrechte Sitzposition (Hochlagerung) gebracht. Auch diese Lagerung ist bei vielen Behandlungsstühlen eingespeichert und schnell abrufbar.

7.8.4 Herz-Lungen-Wiederbelebung (HLW)

Ist bei einem bewusstlosen Patienten keine oder keine normale Atmung feststellbar wird unverzüglich (vorher Notruf absetzen) mit der Herzdruckmassage begonnen (Bild 7.38). Die Druckmassage soll das direkt unter dem Brustbein gelegene Herz derart zusammendrücken und sich wieder entspannen lassen, dass eine Blutzirkulation entsteht.

- Der Patient muss auf dem Fußboden in Rückenlage liegen (harte Unterlage; in einigen Behandlungsstühlen ist die HLW möglich).

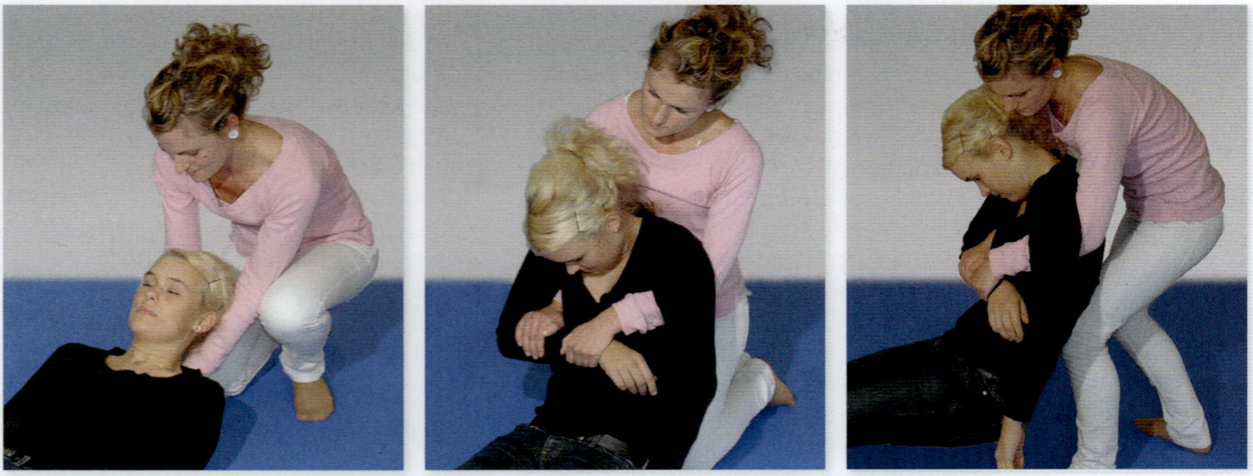

Bild 7.36 Rautek-Rettungsgriff

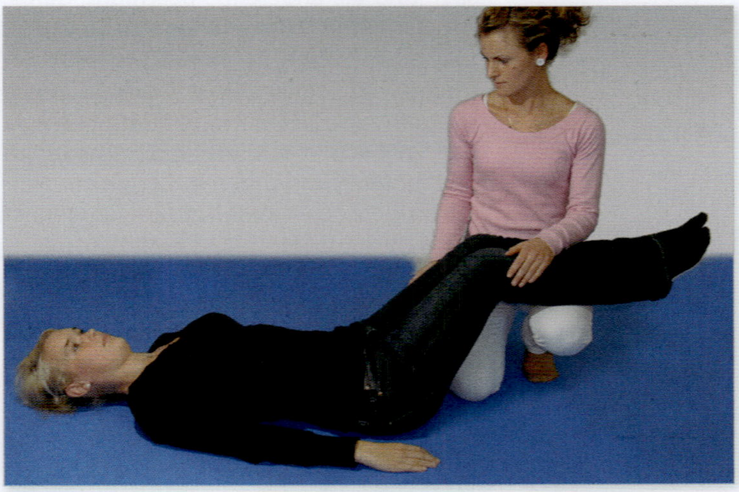

Bild 7.37 Schocklage

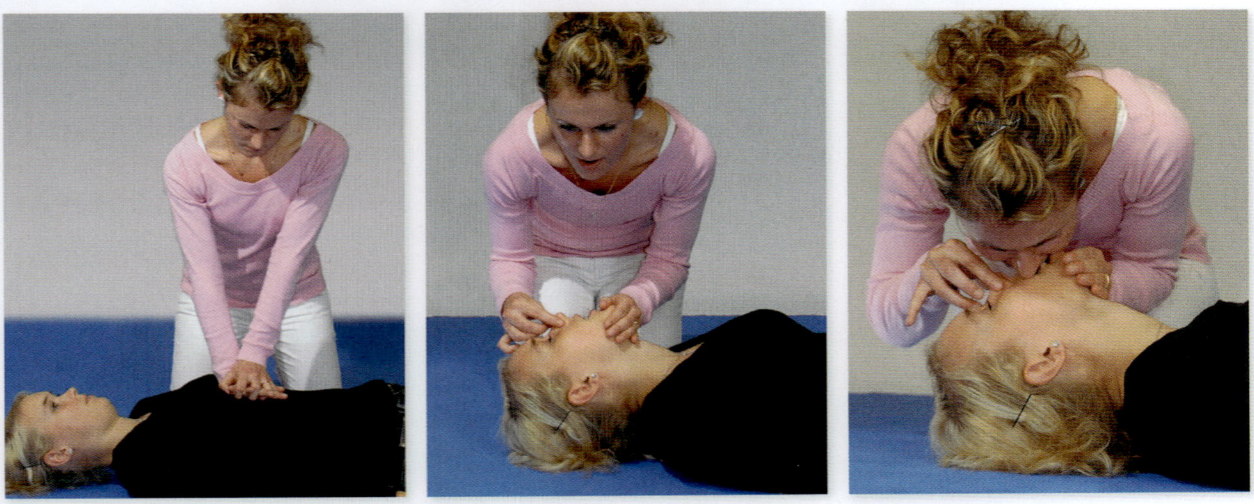

Bild 7.38 Herz-Lungen-Wiederbelebung

- Die helfende Person kniet in Höhe des Brustkorbs dicht neben dem Patienten.
- Der Ballen einer Hand wird auf die Mitte des Brustkorbes gelegt.
- Der Ballen der zweiten wird auf die erste Hand gelegt. Nur der Ballen darf das Brustbein berühren.
- Die helfende Person beugt sich über den Patienten und drückt den Brustkorb mit durchgestreckten Armen 4 bis 5 cm nach unten.
- Nach jeder Kompression wird der Brustkorb vollständig entlastet, ohne den Kontakt zwischen Hand und Brustkorb aufzugeben.
- Es wird 30-mal mit einer Frequenz von 100 bis 120 pro Minute gedrückt (also etwas weniger als 2 Kompressionen pro Sekunde).
- Danach wird der Kopf überstreckt und die Nase des Patienten mit Daumen und Zeigefinger mit der an der Stirn liegenden Hand verschlossen (Bild 7.38).
- Bei angehobenem Kinn wird der Mund geöffnet und die eigenen Lippen werden dicht an den Mund des Patienten gelegt.
- Es wird ca. 1 Sek. lang gleichmäßig Luft in den Mund geblasen, wobei sich der Brustkorb sichtbar hebt.
- Die helfende Person dreht den eigenen Kopf zur Seite und atmet ein. Gleichzeitig achtet sie auf das Senken des Patientenbrustkorbes.
- Der Patient wird ein zweites Mal beatmet.
- Jetzt schließen sich wieder 30 Druckmassagen an usw.
- Die HLW wird nur unterbrochen, wenn der Patient wieder selbstständig atmet oder der Notarzt übernimmt.

Die HLW ist weniger anstrengend, wenn sie durch zwei helfende Personen durchgeführt wird. Eine Person führt die Druckmassage und die andere die Beatmung durch. Das Verhältnis 2 Beatmungen zu 30 Druckmassagen bleibt bestehen. Die HLW erfordert ein regelmäßiges Training. Kurse werden von allen Hilfsorganisationen und den zahnärztlichen Fortbildungsinstituten angeboten. Das Vorgehen bei einem Notfall zeigt noch einmal zusammengefasst Bild 7.39.

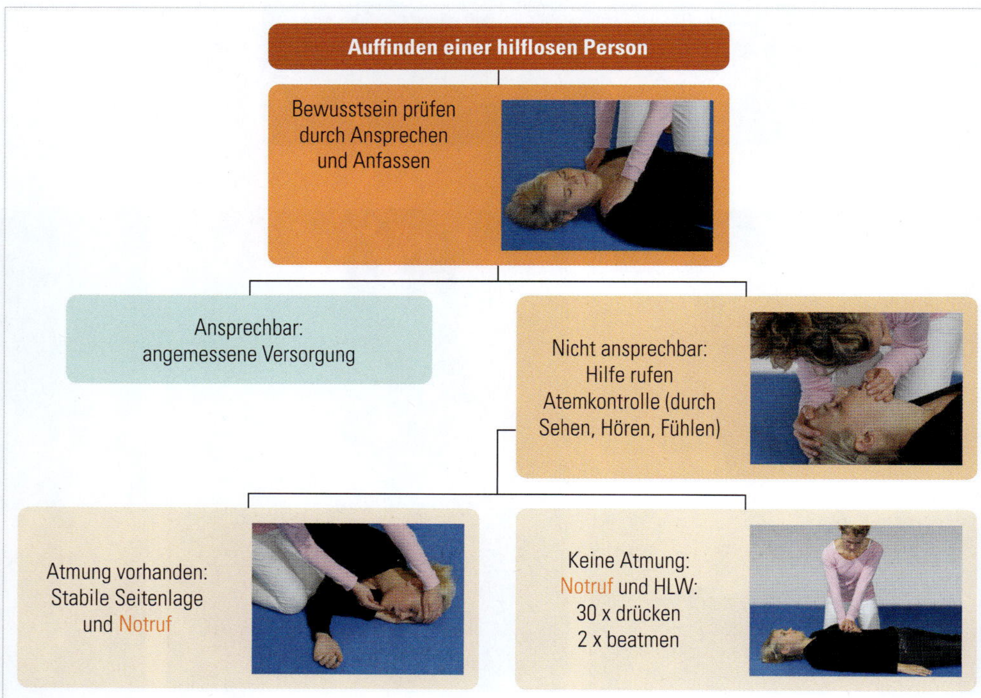

Bild 7.39 Vorgehen bei einem Notfall

Wenn ein automatisierter externer Frühdefibrillator (AED) in der Nähe ist, wird dieser nach dem Notruf eingesetzt. Die Geräte befinden sich häufig in Bahnhöfen, Kaufhäusern, Flughäfen und auch in einigen Praxen, Bild 7.40. Ein AED ist so konstruiert, dass er von Laien angewendet werden kann. Nach dem Öffnen des Gerätes gibt dieses sprachliche Anweisungen, die den Ersthelfer genau anleiten, was zu tun ist.

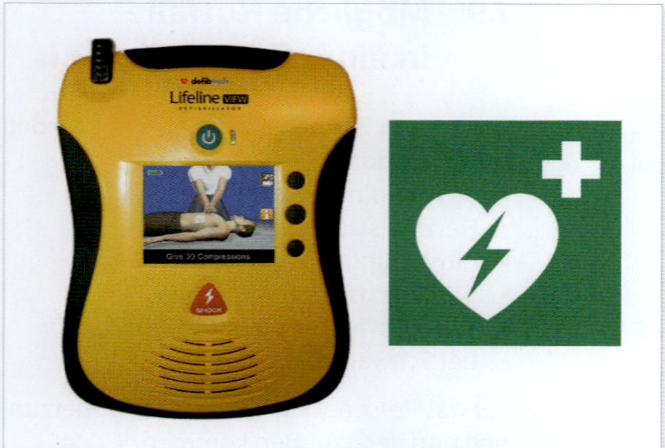

Bild 7.40 AED und Rettungszeichen mit Symbol Defibrillator

7.8.5 Maskenbeatmung

In der Zahnarztpraxis kann auch mit einer Beatmungsmaske und einem Beatmungsbeutel beatmet werden.

Dazu wird die Maske mit dem Daumen und dem Zeigefinger gehalten. Dies ist der C-Griff.

Zur Maskenbeatmung wird der kleine Finger an den Kieferwinkel gelegt. Der Unterkiefer wird mithilfe von Ring- und Mittelfinger hochgezogen und der Kopf überstreckt (Bild 7.41a und b).

Die Maske wird vom Nasenrücken bis zum Kinn über die Nase und den Mund gehalten. Die restlichen Finger greifen den Unterkiefer und ziehen ihn an die Maske heran. Mit der zweiten Hand wird der Beatmungsbeutel gedrückt, so dass der Patient beatmet wird (Bild 7.41c). Wichtig ist, dass die Maske gut abdichtet und keine Luft an der Seite entweicht.

Ist dies schwierig wird mit der Zweihelfer-Methode gearbeitet. Dabei hält ein Helfer die Maske mit einem doppelten C-Griff indem er mit beiden Händen rechts und links die Maske hält (Bild 7.41d). Der Zweithelfer drückt den Beatmungsbeutel.

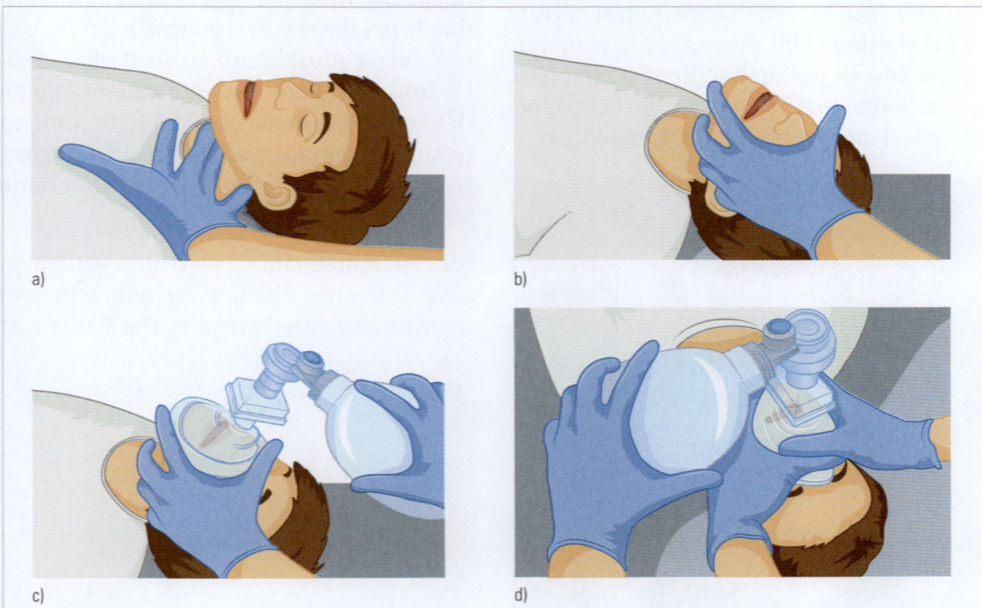

Bild 7.41
Schritte zum Anlegen einer Beatmungsmaske.

Heimlich-Griff: nach dem amerikanischen Arzt Henry J. Heimlich

Hyperventilation (gr.) = übermäßige Steigerung der Atmung

Aspiration (lat.), hier = Eindringen von flüssigen oder festen Stoffen in die Atemwege

Tetanie (gr.) = Muskelkrampf, Starrkrampf

7.9 Mögliche Notfälle in einer Zahnarztpraxis

Die in einer Zahnarztpraxis zu erwartenden Notfälle sind:

- atembedingte Notfälle,
- Herzkreislaufstörungen,
- hirnbedingte Notfälle,
- Stoffwechselentgleisungen,
- Vena-Cava-Kompressionssyndrom bei Schwangeren.

Für das Personal kann es zu Stichverletzungen und Verätzungen kommen.

7.9.1 Atembedingte Notfälle

Aspiration ist das Einatmen von Fremdkörpern, sodass diese die Atemwege mehr oder weniger stark versperren. Während der Behandlung können z. B. Wattepellets, Kronen, kleine Instrumente oder auch Flüssigkeiten aspiriert werden.

Die Symptome sind: sichtbare Atemprobleme mit Atemgeräuschen, Blaufärbung der Lippen bis hin zum Atemstillstand.

Sofortmaßnahmen: Oberkörper aufrichten und Fremdkörper entfernen (z. B. durch Absaugen). Man kann den Patienten zum Husten auffordern; hilft dies nicht, so wird ihm bei nach vorn übergebeugtem Oberkörper bis zu 5-mal kräftig mit der flachen Hand zwischen die Schulterblätter geschlagen.

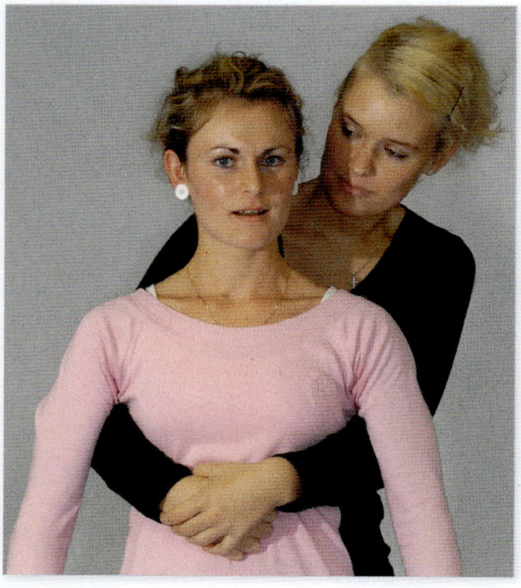

Bild 7.42 „Heimlich-Griff"

Bleiben diese Maßnahmen ohne Erfolg und droht der Patient zu ersticken wird der „Heimlich-Griff" angewendet. Hierzu stellt man sich hinter den Patienten, greift mit beiden Armen unter den Achseln des Patienten durch. Eine Hand wird zur Faust geschlossen und in die Magengrube gelegt. Die andere Hand greift die Faust. Jetzt wird die Faust ruckartig schräg nach oben in den Bauch des Patienten gezogen. Der dabei ausgeübte Druck soll die Lungen stark komprimieren und zu einem Aushusten des Fremdkörpers führen (Bild 7.42).

Hyperventilation. Die Symptome sind zunächst die sehr schnelle und tiefe Atmung. Später verspürt der Patient ein Kribbeln um die Lippen oder auch kribbelnde Finger- und Zehenspitzen. Bei fortgeschrittener Hyperventilation verkrampfen die Hände und es kommt zur Hyperventilationstetanie (Pfötchenstellung, Bild 7.43). In seltenen Fällen kann es zur Bewusstlosigkeit und zum Atemstillstand führen.

Die schnelle und vertiefte Atmung führt zu einem derartig starken Abatmen von Kohlendioxid, dass der Antrieb für das Atemzentrum fehlt.

Ausgelöst wird die Hyperventilation meist durch psychische Erregungszustände. Insbesondere Angst kann zu so starker innerer Unruhe führen, dass der Patient infolge der Aufregung in die übersteigerte Atmung gerät. Es können aber auch Medikamente, Hirnschäden und andere Ursachen infrage kommen.

Als Sofortmaßnahme wird der Patient in eine aufrechte Sitzhaltung gebracht, um die Atmung zu erleichtern. Der Patient ist

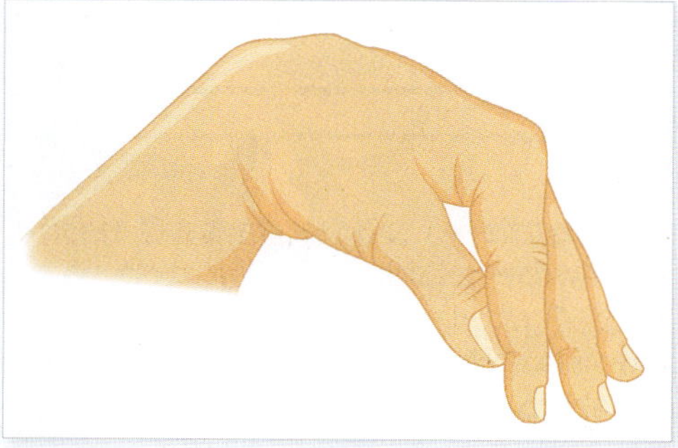

Bild 7.43 Hyperventilationstetanie (Pfötchenstellung)

dann zu beruhigen. Eine Person leitet den Patienten zum langsamen Ein- und Ausatmen an. Meist sind diese Maßnahmen ausreichend. Führt dies zu keiner Besserung wird der Patient aufgefordert, in eine vor Mund und Nase gehaltene Plastiktüte oder in einen Einmalhandschuh ein- und auszuatmen. Dabei reichert sich durch das Einatmen der eigenen ausgeatmeten Luft das Kohlendioxid im Körper wieder an. Dies ergibt den Reiz für das Atemzentrum die richtige Atmung wieder zu aktivieren.

TIPP Auch das Vorhalten einer Tüte kann Angst auslösen. Bieten Sie daher dem Patienten an, die Tüte selber vor Mund und Nase zu halten.

Bleiben alle Maßnahmen erfolglos, muss ein herbeigerufener Notarzt ein Beruhigungsmittel spritzen.

Asthma bronchiale ist eine Erkrankung, bei der es zu Anfällen schwerer Atemnot kommt. Die Atemnot setzt meist plötzlich und sehr heftig ein. Die Patienten ringen nach Luft, husten gequält und verspüren Erstickungsangst. Beim Ausatmen ist häufig ein Giemen zu hören.

Ausgelöst wird ein Asthmaanfall durch Allergene, Infektionen der Luftwege und psychische Erregung. Die Bronchien verkrampfen sich, die Bronchialschleimhaut schwillt an und bildet vermehrt Schleim. Alles zusammen verengt die Atemwege so stark, dass es zur Atemnot kommt.

Als Sofortmaßnahme ist für Frischluft und Ruhe zu sorgen. Die Patienten werden von selbst eine aufrechte Körperhaltung zur Erleichterung der Atmung einnehmen. Oft haben Asthmapatienten ein Asthmaspray bei sich.

TIPP Asthmatiker (siehe Anamnese) sollten ihr Asthmaspray vor Beginn der Behandlung für einen Notfall griffbereit bereithalten.

Bessert sich die Atemnot nicht, ist ein Notarzt zu rufen. Er kann Beruhigungsmittel und krampflösende Medikamente injizieren.

7.9.2 Herzkreislaufstörungen

Kreislaufschock und Kollaps / Ohnmacht. Die häufigste Kreislaufstörung ist der Kollaps. Er ist im Gegensatz zu einem Kreislaufschock meistens harmlos. Durch gute Patientenbeobachtung ist ein drohender Kollaps häufig zu erkennen und kann eventuell vermieden werden.

TIPP Merken Sie, dass ein Patient sehr blass und kaltschweißig wird, unterbrechen Sie die Behandlung und sorgen für Frischluft. Auch ein kalter Lappen auf der Stirn verschafft Besserung.

Die Sofortmaßnahmen sind bei beiden Krankheitsbildern gleich: Der Patient ist unverzüglich in die Schocklage zu bringen. Liegen die Beine höher als der Kopf, wird der Blutfluss zum Kopf unterstützt (Autoinfusion). Auf freie Atmung ist zu achten. Beengende Kleidung wird gelockert. Wichtig ist Frischluft, ggf. wird Sauerstoff verabreicht. Sollte eine Bewusstlosigkeit mehr als einige wenige Minuten anhalten ist der Notarzt zu rufen.

Anaphylaktischer Schock. Bei dieser Schockform handelt es sich in der Zahnarztpraxis meist um eine allergische Reaktion auf Schmerzmittel, Anästhetika oder Antibiotika. Die Schockreaktion läuft sehr schnell und heftig ab. Der Patient hat Übelkeit, Erbrechen, Atemnot mit schnellem flachem Puls. Ein anaphylaktischer Schock ist lebensgefährlich.

Sofortmaßnahmen: Flachlagerung und Sauerstoffgabe. Vom (Not-)Arzt müssen Infusionen und hochdosierte Medikamente (Kortison, Antihistaminikum) verabreicht werden.

Vena-Cava-Kompressionssyndrom. Um bei einer schwangeren Patientin das Vena-Cava-Kompressionssyndrom zu vermeiden, muss auf die Lagerung geachtet werden. Die Patientin wird in eine mehr sitzende oder halb liegende Position gebracht. Das Unterlegen eines Kissens rechtsseitig kann ebenfalls helfen. Auch eine regelmäßige Umlagerung von rechts- auf linksseitig ist sinnvoll.

Giemen: trockenes, pfeifendes Atemgeräusch, bei verengten Atemwegen

Antihistaminikum (lat.) = Arzneimittel gegen allergische Reaktionen

Angina-pectoris-Anfall und Herzinfarkt, Symptome ▸ S.238

▸**Angina-pectoris-Anfall und Herzinfarkt.** Sofortmaßnahmen: Der Patient wird aufrecht gelagert, dies entlastet das Herz durch die Verringerung des venösen Rückstroms. Beengende Kleidung muss gelockert werden. Vom Zahnarzt wird ein Nitropräparat (Spray oder Kapsel sublingual) verabreicht. Bringt dies keine sofortige Besserung wird der Notarzt gerufen. Vitalzeichen müssen kontrolliert werden, ggf. wird Sauerstoff verabreicht.

chirurgische Eingriffe ▸ S.193

Starke Blutungen können im Zusammenhang mit ▸chirurgischen Eingriffen infolge von (arteriellen) Gefäßverletzungen entstehen. Die erste Hilfe bei einer Blutung besteht vor allem darin, die Blutung zu stoppen. Die entsprechenden Sofortmaßnahmen sind in Lernfeld 6 (S. 205) beschrieben.

7.9.3 Hirnbedingte Notfälle

Krampfanfälle unterscheiden sich sehr in ihrer Ausprägung. Es gibt kleine Anfälle, die kaum wahrgenommen werden; z. B. ist der Patient nur kurz abwesend, die Augen sind verdreht und anschließend ist er wieder voll orientiert. Dagegen ist ein sogenannter generalisierter Anfall von der Symptomatik sehr erschreckend. Der Patient fällt und hat Krämpfe an der gesamten Körpermuskulatur. Er schlägt unkontrolliert um sich und hat Schaum vorm Mund. Durch die unkontrollierten Zuckungen kommt es häufig zu weiteren Verletzungen (Zungenbiss, Schlagen des Kopfes an Gegenständen). Während des Anfalls ist der Patient nicht bei Bewusstsein, auch wenn die Augen häufig weit aufgerissen sind. Nach einem Anfall, der für den Betroffenen sehr anstrengend ist, fällt der Patient häufig in einen sogenannten Nachschlaf.

Ursache ist eine krankhafte Aktivitätssteigerung im zentralen Nervensystem. Die Anfälle können wiederholt auftreten, das Krankheitsbild wird Fallsucht oder Epilepsie genannt. Es gibt unterschiedliche Auslöser für einen Anfall, u. a. auch Stress und die Angst vor einer Zahnarztbehandlung. In der Regel sind Epileptiker durch die regelmäßige Einnahme von Medikamenten über lange Phasen anfallsfrei.

Epilepsie (gr.) = Anfall, Übergriff

Zur rechtzeitigen Notfalleinschätzung ist die Kenntnis der Anamnese hilfreich. Ein sich anbahnender Anfall wird dann sofort erkannt und es kann entsprechend reagiert werden. Viele Epileptiker spüren einen bevorstehenden Anfall und äußern dies auch.

Sofortmaßnahmen: Alle Instrumente und Materialien, die sich im Mund des Patienten befinden, müssen entfernt werden. Hierbei ist Vorsicht geboten, der Patient kann ungewollt in die Finger der ZFA beißen und Verletzungen zufügen. Um nach Möglichkeit Verletzungen des Patienten zu vermeiden, wird er aus dem Stuhl auf den Boden gelegt. Alle Gegenstände in seiner Reichweite werden entfernt. Wenn möglich wird der Kopf abgepolstert. Wenn der Anfall auch sehr dramatisch wirkt, es sind keine weiteren Maßnahmen notwendig.

Auf keinen Fall soll der Patient festgehalten oder ihm ein Beißkeil in den Mund geschoben werden. Hierdurch können weitere Verletzungen bis hin zu Knochenbrüchen entstehen. Nach dem Anfall muss der Patient ruhen, er darf also nicht gleich nach Hause entlassen werden. Ggf. sind die Vitalzeichen zu überprüfen (bei Bewusstlosigkeit: Seitenlage). Nur wenn der Anfall länger andauert (mehr als 8 Minuten) wird der Notarzt gerufen.

Schlaganfall (Apoplexie). Bei plötzlich einsetzenden halbseitigen Symptomen wie Augenlidhängen, Sehstörung, Armlähmung, Taubheitsgefühl und verwaschener Sprache ist immer mit einem Schlaganfall zu rechnen. Manchmal können die Patienten gar nicht genau sagen, was mit ihnen ist, sie merken nur, dass etwas anders ist. Ausgelöst wird der Schlaganfall meist durch den Verschluss eines Hirngefäßes oder durch eine Hirnblutung. Dadurch wird ein Hirnareal schlechter durchblutet. Dies führt zu den Ausfallerscheinungen der diesem Hirngebiet zugeordneten Körperfunktion. Als Risikofaktoren gelten Bluthochdruck, erhöhte Blutfettwerte, Übergewicht und Rauchen, die alle gefäßschädigend wirken.

Sofortmaßnahmen: Eine aufrechte Lagerung entlastet den Druck im Kopf. Der Notarzt ist unverzüglich zu rufen. Für die spätere Heilung ist die sofortige Therapie in Spezialabteilungen der Krankenhäuser ausschlaggebend. Eine Sauerstoffgabe kann unterstützend eingesetzt werden.

7.9.4 Stoffwechselentgleisungen

Unterzuckerung (Hypoglykämie). Diabetiker können während der Behandlung unterzuckern. Sie werden dann zitterig, kaltschweißig und wirken zunehmend abwesender. Dies kann bis zum hypoglykämischen Schock führen. Ursache ist ein erniedrigter Blutzuckerspiegel, z. B. durch zu geringe Zuckeraufnahme und körperliche Aktivität. Bei Diabetikern ist auf entsprechende Symptome zu achten.

Sofortmaßnahmen: Ist der Patient ansprechbar, geben Sie ihm Zucker. Bei Bewusstlosigkeit wird der Arzt Glucose injizieren. Wenn möglich sollte der Blutzuckerspiegel gemessen werden.

TIPP Behandeln Sie Diabetiker unbedingt termingerecht. Zuckerkranke müssen sehr genau auf regelmäßige Mahlzeiten achten.

Überzuckerung (Hyperglykämie). Diabetiker sind manchmal nicht richtig mit Insulin eingestellt, sodass der Blutzuckerspiegel zu hoch ist. Zu hohe Blutzuckerspiegel verursachen vor allen Dingen Spätfolgen an den Gefäßen, Nerven und Augen. Sind die Zuckerwerte sehr hoch, kommt es zu starken Wasser- und Salzverlusten, die ein hyperglykämisches Koma nach sich ziehen. Die extreme Überzuckerung ist am Acetongeruch der Atmung zu erkennen. Auch infolge von Stress oder Adrenalingabe (Anästhesie) wird der Blutzuckerspiegel erhöht. Deswegen sollte ein adrenalinfreies Anästhetikum verwendet werden.

Sofortmaßnahmen: Dem Patienten wird Insulin injiziert, der Blutzuckerspiegel ist zu messen. Bei Bewusstlosigkeit wird er in die Seitenlage gebracht.

TIPP Häufig ist bei einem Diabetiker eine Überzuckerung nicht von einer Unterzuckerung zu unterscheiden. Sie schaden aber grundsätzlich nicht, wenn Sie Zucker, am besten in flüssiger Form, geben.

7.9.5 Stichverletzungen und Verätzungen

Bei einem Stich ist besonders die Infektionsgefahr zu beachten. Das Vorgehen bei Stichverletzungen ist in Lernfeld 3 beschrieben.

Bei Hautkontakt mit ätzenden Stoffen, zum Beispiel mit Ätzgel, ist sofort zu handeln. Die betroffene Hautregion wird vorsichtig von Kleidung befreit und unter fließendem Wasser so gespült, dass die Chemikalie nicht noch zusätzlich über weitere Hautregionen läuft. Abschließend wird ein Verband angelegt und ggf. ein Arzt hinzugezogen.

Bei Augenkontakt mit ätzenden Stoffen muss das Auge mit Wasser gespült werden. Hierfür gibt es spezielle Augenduschen. Ansonsten ist der Patient auf den Boden zu legen, der Kopf ist zur Seite des verätzten Auges gedreht. Es wird Wasser aus ca. 10 cm Entfernung auf den inneren Augenwinkel gegossen. Das Wasser soll über den Augapfel laufen. Unbedingt ist das gesunde Auge zu schützen. Anschließend werden beide (!) Augen keimfrei verbunden und der Notruf abgesetzt.

Abrechnung. Im Zusammenhang mit Notfällen können die folgenden Positionen abgerechnet werden:

Die Betreuung eines Patienten bei Ohnmacht kann mit der BEMA-Position 02 (Ohn) abgerechnet werden. Für den Zahnarzt muss bei der Betreuung des Patienten ein zusätzlicher Zeitaufwand entstanden sein. Für die intravenöse Injektion sieht der BEMA keine Position vor, deshalb kann auf die GOÄ-Position 253 (Injektion, intravenös) zurückgegriffen werden. Bei der Abrechnung wird 8253 in den Computer eingegeben (die 8 wird einer dreistelligen GOÄ-Nummer vorangestellt).

Vorsilben:
hypo- (gr.) = unter-;
hyper- (gr.) = über

Diabetiker: leiden an Diabetes mellitus (Zuckerkrankheit)

Koma (gr.) = tiefe Bewusstlosigkeit

Acetongeruch: Geruch nach Nagellackentferner

ZUSAMMENFASSUNG

- Der Mensch besitzt ca. 6 Liter Blut. Es besteht zu 66 % aus Flüssigkeit und zu 44 % aus Blutzellen. Die Aufgaben des Blutes sind:
  - Transport von Sauerstoff, Kohlendioxid, Nährstoffen und Hormonen,
  - Abwehr von Krankheitserregern,
  - Wärmeregulation,
  - Abdichten von Gefäßverletzungen und
  - Pufferung von Schwankungen des pH-Wertes.
- Die Blutgerinnung ist ein Vorgang, bei dem über mehrere Stufen ein Blutpfropf gebildet wird.
- Zur Krankheitsabwehr dienen äußere Schutzsysteme wie die Haut/Schleimhaut und das Immunsystem mit seinen Antikörpern.
- Blutgefäße unterscheiden sich in:
  - Venen (führen zum Herzen hin) und
  - Arterien (führen vom Herzen weg).
- Das Herz ist die Pumpe des Blutkreislaufes, es liegt in der Mitte der Brust und schlägt 60 bis 80 mal in der Minute.
- Der Blutkreislauf wird in den Körperkreislauf und den Lungenkreislauf unterteilt.
- Den Herzschlag kann man als Puls, z.B. am Handgelenk fühlen.
- Zu den Störungen des Herzkreislaufsystems gehören Angina pectoris, Herzinfarkt, Kollaps und Schock.
- Die Luftwege bestehen aus Nase, Nasennebenhöhlen, Rachen, Kehlkopf, Luftröhre, Bronchien und Lungenbläschen. Unterschieden werden die:
  - Äußere Atmung: Aufnahme von Sauerstoff aus der Luft in das Blut und Abgabe von Kohlendioxid aus dem Blut in die Luft. Dies findet in den Lungen statt.
  - Innere Atmung: Die Aufnahme von Sauerstoff aus dem Blut in die Zellen und die Abgabe von Kohlendioxid in das Blut findet in den Zellen statt.
- Notfälle in der Zahnarztpraxis sind selten und lassen sich häufig durch richtiges und rechtzeitiges Handeln vermeiden. Dazu sind eine aktuelle Anamnese und eine gute Beobachtung der Patienten notwendig.
- Allgemeine Maßnahmen im Notfall sind: Ruhig bleiben, Notfall richtig einschätzen und überlegt handeln. Die zu prüfenden Vitalfunktionen sind: Bewusstsein, Atmung und Kreislauf.
- Bei Bewusstlosigkeit und nicht normaler Atmung:
  - Notruf 112 und
  - Herz-Lungen-Wiederbelebung mit 30-mal Druckmassage und 2-mal Beatmen im Wechsel.
- Zu den wahrscheinlichen Notfällen in der Zahnarztpraxis gehören:
  - Atembedingte Notfälle:
    - Verschlucken eines Instrumentes/ Krone: Oberkörper aufrichten und Fremdkörper entfernen (Absaugen)
    - Hyperventilation: Aufrechte Sitzhaltung, Beruhigen und in eine Tüte atmen lassen.
    - Asthma-Anfall: Aufrechte Körperhaltung, Ruhe und ggf. bei der Einnahme eines Asthmasprays unterstützen.
  - Stoffwechselentgleisungen:
    - Unterzuckerung, während der Behandlung: Zucker geben.
    - Überzuckerung, während der Behandlung: Blutzucker messen und Insulin geben.

ZUR WIEDERHOLUNG

1. Beschreiben Sie das Aussehen und erläutern Sie die Aufgaben von:
   a) Thrombozyten,
   b) roten Blutkörperchen,
   c) weißen Blutkörperchen.
2. Worauf deutet eine erhöhte Leukozytenzahl im Blut hin?
3. Weshalb können rote Blutkörperchen selbst die kleinsten Haargefäße durchfließen?
4. Erstellen Sie ein Ablaufdiagramm zur Blutstillung und Gerinnung. Beginnen Sie mit der Verletzung eines Gefäßes und enden Sie mit dem vollständigen Verschluss des Gefäßes.
5. Vergleichen Sie die unspezifische und die spezifische Abwehr.
6. Arterien können relativ große Drücke abfangen. Wie ist das möglich?
7. Wie ist es möglich, dass das Blut auch ohne großen Druck zum Herzen zurückfließt?
8. Woran erkennen Sie eine arterielle Gefäßverletzung?
9. Beschreiben Sie den inneren Aufbau des Herzens.
10. Was ist das Besondere am Herzmuskelgewebe?
11. Beschreiben Sie die beiden Phasen eines Herzschlages.
12. Beschreiben Sie den Weg eines roten Blutkörperchens durch den Körper. Beginnen Sie in der rechten Herzhälfte. Wo nimmt das rote Blutkörperchen Sauerstoff bzw. Kohlendioxid auf, wo gibt es Sauerstoff / Kohlendioxid ab?
13. Die Krankheitsbilder „Angina pectoris“ und „Herzinfarkt“ haben die gleiche Ursache. Um welche krankhafte Veränderung handelt es sich? Wie kommt es dazu?
14. Problematisieren Sie die Gabe von Nitroglycerin bei einem Herzinfarkt.
15. Ordnen Sie die Gefahr eines Schocks ein.
16. Erläutern Sie den Zusammenhang von Stress/Angst und einem Kollaps.
17. Welche Organe gehören zum Atmungssystem?
18. Nasenbluten kommt relativ häufig vor. Warum kann es schnell dazu kommen?
19. Nennen Sie die Nasennebenhöhlen und deren Funktion.
20. Wenn sich jemand beim Essen verschluckt, sagt man auch, dass er etwas in den falschen Hals bekommen hat. Was genau ist passiert? Wieso hustet er?
21. Welche Muskeln sind maßgeblich für die Atembewegungen verantwortlich? Beschreiben Sie deren Tätigkeit beim Ein- und Ausatmen.
22. Was bedeuten die Begriffe „äußere“ und „innere Atmung“?
23. Was sind Vitalfunktionen und wie werden sie überprüft?
24. Auf welche Symptome müssen Sie während der Behandlung achten, um ggf. einen Zwischenfall vermeiden zu können?
25. Woran ist zu erkennen, dass die stabile Seitenlage ihre Funktion ausreichend erfüllt? Nennen Sie drei Punkte.
26. Beschreiben und begründen Sie die Schocklagerung.
27. In welchem Rhythmus wird bei der Herz-Lungen-Wiederbelebung massiert und beatmet?
28. Bei einer Hyperventilation hilft das Atmen in eine Tüte. Stellen Sie die Wirkung dar.

ZUR VERTIEFUNG

1. Es wird auf langen Flugreisen dringend empfohlen, die Beine regelmäßig zu bewegen und nicht über Stunden in einer Position zu verharren. Warum?
2. Besorgen Sie sich beim Schlachter ein Rinder- oder Schweineherz. Schneiden Sie es längs auf. Versuchen Sie die Herzkammern und die Gefäßein- und ausgänge zu finden.
3. Informieren Sie sich über Herzschrittmacher. Wie arbeitet ein Herzschrittmacher?
4. Patienten mit hohem Blutdruck sollen möglichst kein Anästhetikum mit Adrenalin verabreicht bekommen. Warum nicht?
5. Welche Probleme haben Menschen mit einem zu niedrigen Blutdruck?
6. Sie kennen bestimmt die Redensart: „Hol erst dreimal tief Luft!“ Was soll das bezwecken und warum hilft es?
7. Gibt es in Ihrer Praxis einen Alarmplan? Vergleichen Sie die unterschiedlichen Alarmpläne. Simulieren Sie einen Notfall als Übung (wenn möglich in der Praxis). Was war gut? Was könnte noch verbessert werden?
8. Fallbeispiel:
   Matthias Frobe (24 Jahre alt) kommt zur Extraktion in die Praxis. Nach einer unauffälligen Extraktion von 37 (Lokalanästhesie mit zwei Ampullen Articain 4 Prozent/Adrenalin 1:200 000) kommt Herr Frobe an die Anmeldung, um einen Kontrolltermin zu vereinbaren. Er wirkt sichtlich blass, beteuert aber, dass es ihm bestens gehe. Plötzlich bricht er zusammen und stürzt zu Boden. Dort bleibt er regungslos liegen.
   a) Was ist wahrscheinlich die Ursache für seinen Zusammenbruch?
   b) Wie verhalten Sie sich? Halten Sie alle Maßnahmen fest und begründen Sie diese.
9. Fallbeispiel:
   Bei Gabi Lorenz soll der Zahn 26 überkront werden. Die Krone ist aus dem Labor gekommen und soll eingesetzt werden. Bei der Einprobe fällt sie in die Mundhöhle. Frau Lorenz bekommt plötzlich keine Luft mehr und läuft blau an. Wie verhalten Sie sich? Halten Sie alle Maßnahmen fest und begründen Sie diese.

Lernfeld 8

Patienten bei parodontologischen Behandlungen begleiten

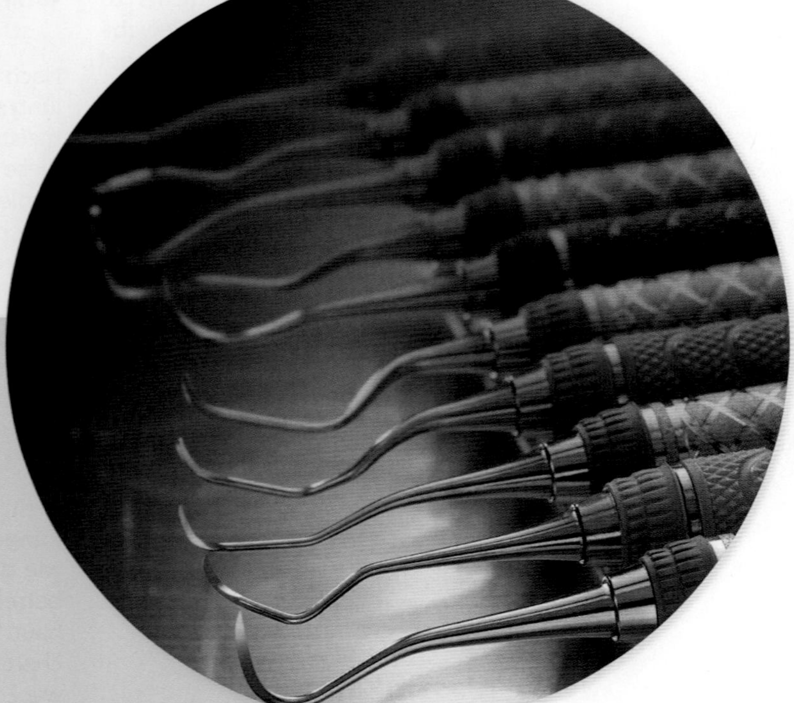

Parodontalerkrankungen

Aktive und unterstützende Parodontaltherapie

Mundschleimhauterkrankungen

Tumore

CMD

8 Patienten bei parodontologischen Behandlungen begleiten

Neben der Karies ist die Parodontitis die häufigste Erkrankung, mit der Zahnarzt und ZFA im Praxisalltag konfrontiert werden. Viele Menschen glauben, dass gegen die „Parodontose", wie sie vielfach umgangssprachlich genannt wird, nichts zu machen sei. Verloren gegangenes Gewebe des Zahnhalteapparates kann in der Regel nicht mehr ersetzt werden. Der Krankheitsverlauf kann aber gestoppt oder drastisch verlangsamt werden und durch eine gezielte Prävention und Früherkennung können Erkrankungen vermieden werden.

TIPP Der Begriff Parodontose ist fachlich falsch. Die Endung -ose steht in der Medizin für nicht-entzündliche Erkrankungen. Sie ist zum Beispiel üblich bei degenerativen Erkrankungen (z. B. Arthrose = „Gelenkverschleiß"). Bei der Parodontitis handelt es sich aber um eine Entzündung des Zahnhalteapparates. Sie müssen die Patienten nicht korrigieren, sollten aber konsequent die richtige Bezeichnung Parodontitis verwenden.

induzieren (lat.) = veranlassen, herbeiführen

degenerativ: durch Verschleiß bedingt

8.1 Klassifikation der Parodontalerkrankungen

klassifizieren: etwas in Klassen bzw. Gruppen einordnen

Epulis (gr., Plur. Epuliden) = gutartige Zahnfleischgeschwulst

Gingivitis ▸S. 264

Es gibt zahlreiche Erkrankungen des Zahnhalteapparates. Alle werden Parodontalerkrankungen genannt. Um die Vielzahl dieser Erkrankungen mit unterschiedlichen Erscheinungsbildern und verschiedenen Ursachen einzuteilen, werden sie klassifiziert.

Parodontitis ▸S. 265

Seit 2018 gibt es eine international gültige Klassifikation aller Erkrankungen des Parodonts (Tabelle 8.1). Gleichzeitig wurde erstmals festgelegt, was unter parodontaler Gesundheit zu verstehen ist. Neu ist auch die Klassifizierung der **Probleme mit Implantaten** (Tabelle 8.2).

Parodontale und ▸gingivale Gesundheit. Als gingival und parodontal gesund gelten Menschen, bei denen

- an weniger als 10 % der Sondierungsstellen Blutungen auftreten und
- die Sondierungstiefe 3 mm nicht überschreitet.

Nach einer parodontologischen Behandlung sind das Zahnfleisch und die Knochen meist zurückgegangen. Dennoch gelten diese Patienten als gesund, wenn

- die Sondierungstiefe 4 mm nicht überschreitet und
- beim Sondieren keine Blutungen auftreten.

Die Biofilm-induzierte Gingivitis ist die typische und sehr häufige Entzündung der Gingiva, die durch Bakterien aus dem Biofilm (frühere Bezeichnung Plaque) verursacht wird.

Nicht Biofilm-induzierte gingivale Erkrankungen sind zum Beispiel Virusinfektionen wie die Herpesinfektion. Diese Infektionen betreffen oft die gesamte Mundschleimhaut. Weitere Beispiele sind Zahnfleischwucherungen und Zahnfleischgeschwulste wie Epuliden (Bild 8.1).

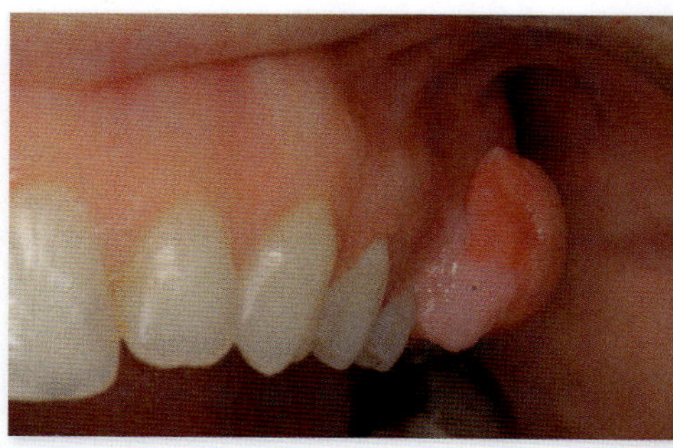

Bild 8.1 Epulis

▸Parodontitis ist eine Biofilm-induzierte Entzündung des gesamten Zahnhalteapparates und ist die häufigste Form. In seltenen Fällen beginnt sie bereits im jugendlichen Alter.

Parodontale Erkrankungen	
parodontale Gesundheit, gingivale Erkrankungen	• parodontale Gesundheit, gingivale Gesundheit • Biofilm-induzierte Gingivitis • nicht Biofilm-induzierte gingivale Erkrankungen
Parodontitis	• Parodontitis • nekrotisierende Parodontitis • Parodontitis als Manifestation systemischer Erkrankung
andere das Parodont betreffende Zustände	• systemische Erkrankungen mit Einfluss auf das Parodont • Tumore am parodontalen Gewebe • parodontale Abszesse und Endo-parodontale Läsionen • besondere mukogingivale Zustände, z. B. gingivale Rezessionen • traumatische okklusale Kräfte • Besonderheiten am Zahn

Tabelle 8.1 Klassifikation der Erkrankungen des Parodonts

Läsion (lat.) = Schädigung, Verletzung

Peri-implantäre Erkrankungen und Zustände			
peri-implantäre Gesundheit	peri-implantäre Mukositis	peri-Implantitis	peri-implantäre Weich- und Hartgewebedefizite

Tabelle 8.2 Klassifikation der peri-implantären Erkrankungen

peri (gr) = um, herum

Ab 35 Jahren sind bereits 52 % der Menschen in Deutschland von der Parodontitis betroffen (vgl. Fünfte Deutsche Mundgesundheitsstudie 2016). Sie kann sehr langsam, aber auch schnell verlaufen.

Nekrotisierende Parodontitis. Bei dieser speziellen Form der Parodontitis bilden sich Geschwüre (Ulzera) und Nekrosen an der Gingiva und dem tiefer liegenden parodontalen Gewebe. Dies führt zu einer schnell fortschreitenden Zerstörung des Parodonts, Schmerzen und ausgeprägtem Mundgeruch (Foetor ex ore) (Bild 8.2). Hauptrisikofaktor für diese Erkrankungen ist ein geschwächtes Immunsystem.

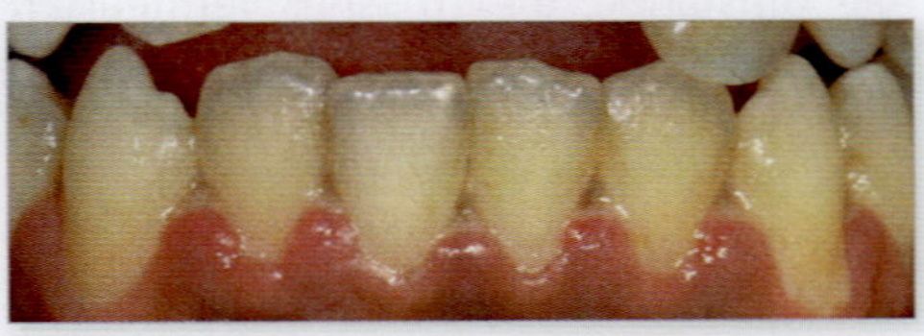

Bild 8.2 Leichte Form der nekrotisierenden Gingivitis an den Papillen der unteren Frontzähne

Parodontitis als Manifestation einer Systemerkrankung. Manifestation bedeutet in diesem Zusammenhang Sichtbarwerden. Diese schwere Form der Parodontitis betrifft Menschen mit schweren Allgemeinerkrankungen, wie z. B. genetisch bedingten Störungen der Immunabwehr oder erworbenen immunschwächenden Erkrankungen (z. B. HIV-Infektion, Leukämie).

Andere das Parodont betreffende Zustände. Unter dem Sammelbegriff „andere das Parodont betreffende Zustände" werden mehrere Erkrankungen genannt. Hierbei handelt es sich zum Beispiel um entzündungsfreie Erkrankungen des Parodonts, aber auch um Folgeerkrankungen der Parodontitis oder der Pulpitis. Es gibt auch Zustände, die die Entwicklung einer Parodontitis fördern. Hier finden sich zum Beispiel

- ▸Neoplasien des Parodontalgewebes
- Parodontalsabzesse: abgekapselte Eiteransammlungen zwischen Gingiva/Alveolarknochen und Zahn. Sie können in bereits bestehenden Taschen entstehen oder bei parodontal Gesunden durch eingedrungene Fremdkörper.
- Endo-parodontale Läsionen: Entzündungen des Parodonts, die von einer gangränösen Pulpa ausgehen. Hier gelangen Bakterien und Toxine über das Foramen in apikale oder höher liegende Seitenäste in die Wurzelhaut.
- Verletzungen der Zähne und des Halteapparates durch traumatische okklusale Kräfte, z. B. durch nächtliches Pressen oder Knirschen,

nekrotisierend: eine Nekrose (abgestorbenes Gewebe) herbeiführend

Foetor ex ore (lat.) = Gestank aus dem Munde

Neoplasie: Neubildung von Gewebe

Neoplasie ▸S. 286

- Besonderheiten am Zahn, die einen Menschen anfällig machen für eine Biofilm-induzierte Parodontalerkrankung, wie z. B. Zahnfehlstellungen (Bild 8.3). Hierzu zählen auch überstehende Kronen- oder Füllungsränder. Sie erschweren die Reinigung des Zahnes und fördern damit die Biofilm-Entwicklung.
- Entzündungsfreie Rezessionen der Gingiva (Bild 8.4),

Rezession (lat.) = Schwund, Rückgang

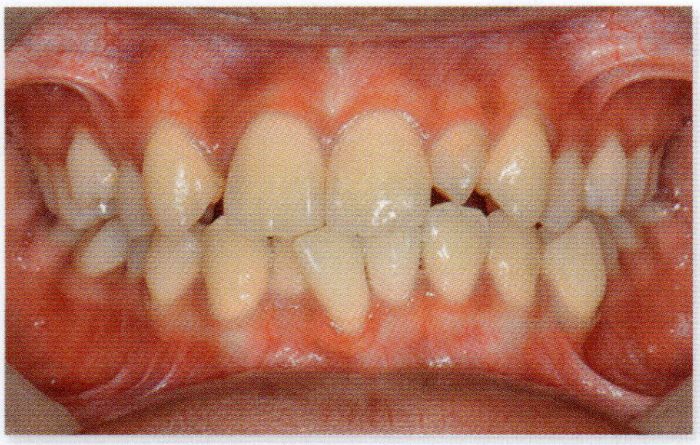

Bild 8.3 Zahnfehlstellungen, die Biofilmanhäufungen ermöglichen

anaerobe Bakterien ▸S. 69

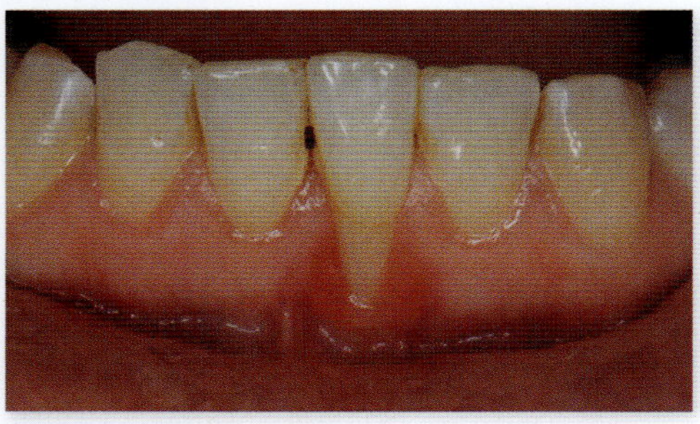

Bild 8.4 Rezession an 31

Peri-implantäre Erkrankungen und Zustände. Von peri-implantärer Gesundheit wird gesprochen, wenn um das Implantat alle Anzeichen einer Entzündung wie Schwellung, Rötung oder Blutung nach Sondierung fehlen. Eine feste Sondierungstiefe lässt sich beim Implantat nicht festlegen. Bei der peri-implantären Mukositis ist das Weichgewebe, das das Implantat umgibt, entzündet und blutet bei Sondierung. Die Sondierungstiefe ist häufig durch die Gingivaschwellung erhöht. Die Peri-Implantitis ist die Entzündung des gesamten umgebenden Gewebes. Knochensubstanz geht verloren. Geht zu viel Weich- und Hartgewebe verloren, ist das Implantat gefährdet.

Mukositis = Schleimhautentzündung der Mundhöhle oder des Verdauungstraktes

8.2 Ursachen der häufigsten Parodontalerkrankungen

Die Biofilm-induzierte Gingivitis und die Parodontitis sind mit Abstand die häufigsten Parodontalerkrankungen. Nicht jede Gingivitis wird zu einer Parodontitis, aber jede Parodontitis beginnt mit einer Gingivitis. Die Ursachen dieser beiden Krankheitsbilder sind weitgehend identisch.

8.2.1 Biofilm

Der stabile Biofilm am Zahnfleischsaum nimmt in der Entwicklung der Gingivitis oder Parodontitis eine Schlüsselstellung ein. Während sich in der Anfangsphase der Biofilmentwicklung hauptsächlich Streptokokken vermehren, siedeln sich nach einigen Tagen besonders ▸anaerobe Bakterien an. Insgesamt lassen sich in einem voll ausgebildeten Biofilm mehrere hundert Bakterienarten feststellen.

Diese Bakterien und die von ihnen freigesetzten Stoffwechselprodukte (Toxine) und Enzyme lösen eine Entzündung der Gingiva bzw. des tiefer liegenden parodontalen Gewebes aus. Die einsetzende Immunreaktion führt zur Gewebezerstörung.

Zahnstein. Die Bakterien werden durch die Mineralisierung des Biofilms zu Zahnstein zwar inaktiviert, allerdings können an der rauen Oberfläche des Zahnsteins neue Bakterien leichter anhaften.

Alle Umstände, die zu einer vermehrten Biofilmbildung oder zu einer erschwerten Reinigung der Zähne führen, fördern die Entwicklung einer Gingivitis und Parodontitis. Hierzu gehören:

- schlechte Mundhygiene,
- zuckerreiche Ernährung insbesondere mit süßen Zwischenmahlzeiten,
- verschachtelte Zahnstellung,
- unkorrekt gestaltete Füllungs- und Kronenränder,
- mangelnder Speichelfluss.

8.2.2 Immunreaktion

Biofilm ist zwar Voraussetzung für eine Gingivitis/Parodontitis, aber keine ausreichende Erklärung für die zum Teil erheblichen Zerstörungen des Parodonts. So gibt es Patienten mit nur geringem Biofilmbefall und schnell fortschreitender Parodontalerkrankung genauso wie Patienten mit völlig fehlender Mundhygiene und nur geringgradig ausgeprägter Parodontitis. Der entscheidende Teil der Zerstörung wird durch die Immunreaktion des betroffenen Patienten selbst verursacht.

Bakterien und deren Toxine aktivieren die Abwehrmechanismen des Körpers. Weiße Blutkörperchen (Leukozyten) schwemmen vermehrt in den betroffenen Bereich ein. Granulozyten „fressen" die Mikroorganismen und Lymphozyten schütten Antikörper und Entzündungsstoffe aus, um Bakterien und Toxine unschädlich zu machen. Zu erkennen ist dies an der Entzündungsreaktion z. B. der Gingiva (Bild 8.5).

Ist der bakterielle Angriff nicht zu groß, kann es dem Immunsystem gelingen ihn abzuwehren. Übersteigt der Angriff die Abwehrkapazität des Körpers, verstärkt sich die Entzündungsreaktion und führt selbst zur Zerstörung z. B. des Saumepithels (Bild 8.6), des Bindegewebes und des Knochens.

Die Gesundheit des Parodonts ist also abhängig vom Gleichgewicht zwischen körpereigener Abwehr und Biofilmbakterien.

Ist die Immunabwehr intakt und die bakterielle Aktivität gering, bleibt die Gingiva gesund. Ist die Immunabwehr intakt, aber die Biofilmmenge zu groß, erkrankt die Gingiva/das Parodont. Ist die Immunabwehr nicht intakt, kann bereits ein geringer bakterieller Angriff zu einer Erkrankung führen (Bild 8.7).

Wird das Immunsystem ungünstig beeinflusst, steigt damit auch das Risiko einer Gingivitis/Parodontitis. Das Immunsystem wird zum Beispiel durch Hormonschwankungen bei Frauen in der Pubertät, der Schwangerschaft und den Wechseljahren beeinflusst.

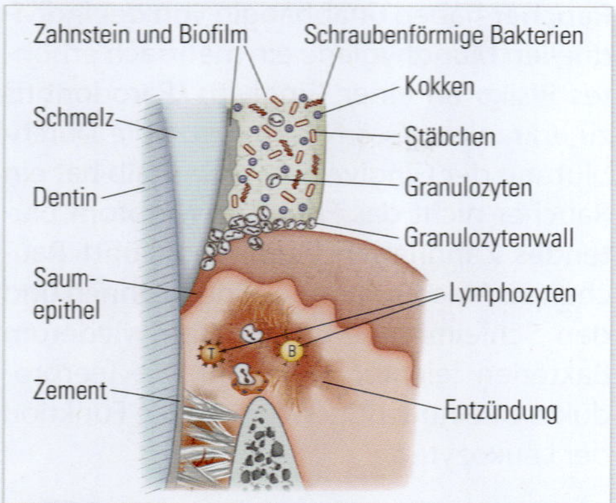

Bild 8.5 Gingivitisauslösung durch Biofilm

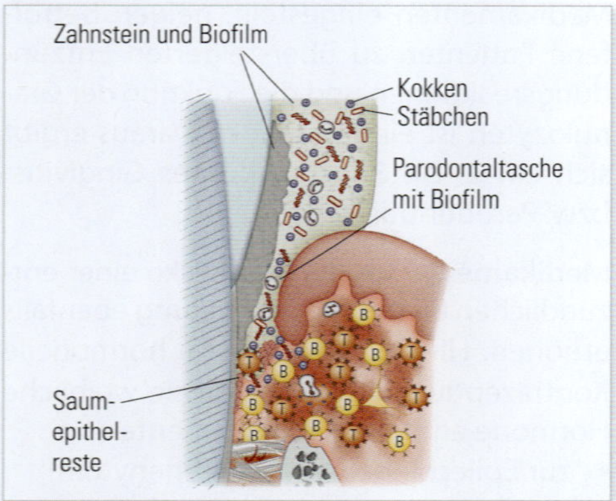

Bild 8.6 Fortschreitende Entzündung

Dieses Risiko kann durch eine gute Mundhygiene weitgehend ausgeglichen werden. Auch bestehende Allgemeinerkrankungen oder genetisch bedingte Immundefekte können die Immunabwehr verändern und das Risiko einer Gingivitis/Parodontitis erhöhen.

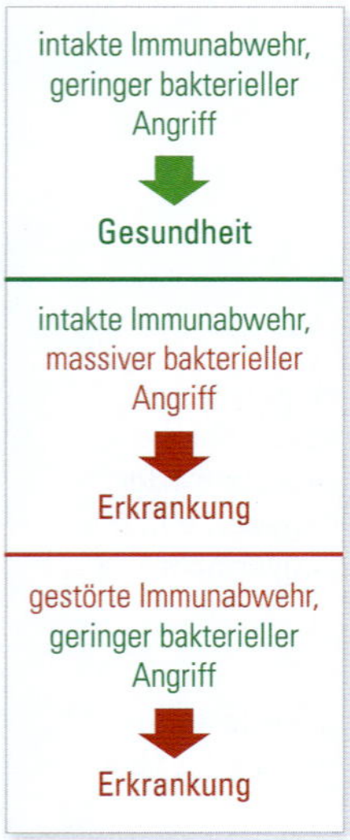

Bild 8.7 Verhältnis Immunabwehr – bakterieller Angriff

8.2.3 Weitere Risikofaktoren

Ob eine Gingivitis ausgelöst wird und wie sie verläuft, wird durch weitere Risikofaktoren beeinflusst (Bild 8.8). Die wichtigsten Risikofaktoren sind Rauchen und ein nicht korrekt eingestellter Diabetes mellitus (Zuckerkrankheit).

Parodontitis = Biofilm + Immunreaktion + Risikofaktoren

Bild 8.8 Entstehung einer chronischen Parodontitis

Raucher haben unabhängig von der individuellen Mundhygiene ein mehrfach erhöhtes Risiko an einer Gingivitis/Parodontitis zu erkranken. Das Nikotin setzt die Durchblutung der Gingiva herab. Deshalb hat ein Raucher nicht das Frühwarnsymptom blutendes Zahnfleisch. Außerdem führt Rauchen zu Ablagerungen auf den Zähnen und den Schleimhäuten, an denen wiederum Bakterien leichter anhaften. Die Teerprodukte beeinträchtigen zudem die Funktion der Leukozyten.

Diabetes mellitus. Ist der Diabetes mellitus nur unzureichend mit Insulin oder anderen Medikamenten eingestellt, neigen betroffene Patienten zu übersteigerten Entzündungsreaktionen und die Funktion der Granulozyten ist eingeschränkt. Daraus ergibt sich ein 2- bis 3-fach erhöhtes Gingivitis- bzw. Parodontitisrisiko.

Sondierungstiefe ▸S. 267

Medikamente können das Risiko einer entzündlichen Parodontalerkrankung ebenfalls erhöhen. Hierzu gehören u.a. hormonelle Kontrazeptiva (die „Pille"), da sie weibliche Hormone enthalten. Medikamente
- zur Epilepsiebehandlung (Phenytoin),
- zur Hemmung der Immunreaktion (Immunsuppressiva; z.B. nach einer Transplantation),
- zur Behandlung von Bluthochdruck oder Herzrhythmusstörungen (Calciumantagonisten)

können als Nebenwirkung eine Hyperplasie der Gingiva auslösen (Bild 8.9).

Hyperplasie: Vergrößerung von Geweben oder Organen durch Zellvermehrung

Diese Hyperplasie vertieft den Sulkus, dadurch kann dieser nicht mehr effektiv gereinigt werden. In der Folge bildet sich häufig eine entzündliche Gingivitis aus.

pseudo (lat.) = unecht

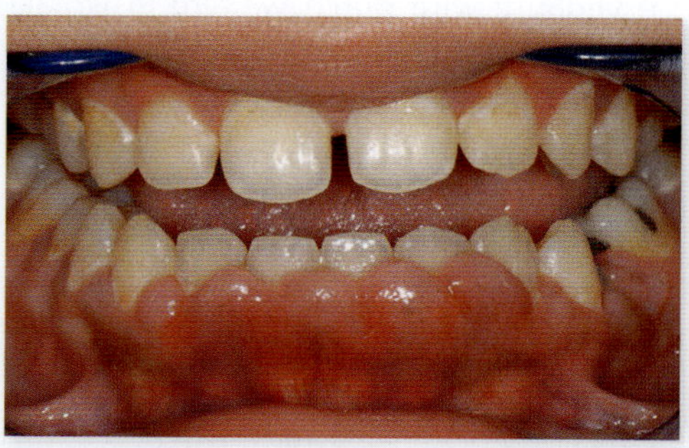

Bild 8.9 Gingivahyperplasie

8.3 Die häufigsten Parodontalerkrankungen

8.3.1 Gingivitis

Fast jeder Mensch hatte in seinem Leben bereits eine Gingivitis. Wird die Mundhygiene vernachlässigt, reagiert die Gingiva nach wenigen Tagen mit einer für den Patienten vorerst nicht erkennbaren Entzündungsreaktion und nach wenigen Wochen mit einer Gingivitis (Bild 8.10).

Dieses Krankheitsbild ist gekennzeichnet durch das Vorhandensein von Biofilm und durch typische Entzündungszeichen:
- Schwellung der marginalen Gingiva und dadurch bedingt glasiges Aussehen,
- erhöhte ▸Sondierungstiefe,
- Rötung,
- Blutungsneigung bei mechanischer Reizung wie Zähneputzen oder Sondieren aufgrund der verstärkten Durchblutung,
- Schmerzen.

Die Symptome der Gingivitis können unterschiedlich ausgeprägt sein. Meistens ist die Entzündung chronisch und die Symptome sind entsprechend abgeschwächt. Sie kann aber jederzeit in eine akute Phase mit ausgeprägten Symptomen übergehen.

Bei der Gingivitis ist nur die Gingiva betroffen. Echte Zahnfleischtaschen (Parodontaltaschen) haben sich noch nicht gebildet, die Wurzelhaut und der Alveolarknochen sind nicht an der Entzündung beteiligt. Die erhöhte Sondierungstiefe ist bei der Gingivitis kein Zeichen für Parodontaltaschen, sondern sie entsteht durch die Schwellung der Gingiva, wodurch sich der Sulkus vertieft. Man spricht von Pseudotaschen.

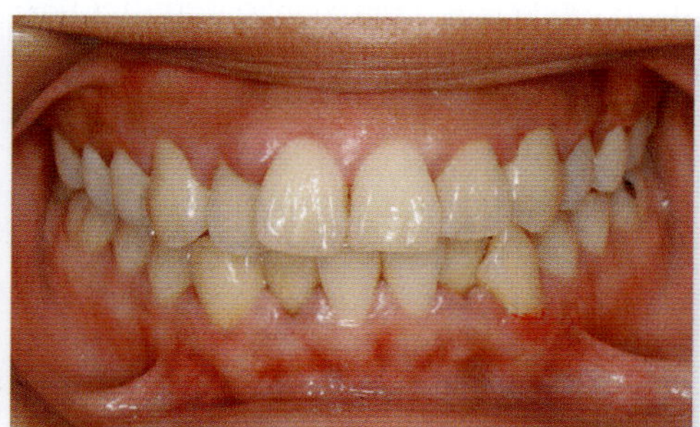

Bild 8.10 Gingivitis

Therapie. Die Gingivitis lässt sich gut behandeln; sie heilt vollständig aus. Das wichtigste ist die ▸Beseitigung des Biofilms. Bleibt die Gingivitis unbehandelt, kann sie in eine Parodontitis übergehen.

8.3.2 Parodontitis

Die Parodontitis ist eine chronische Entzündungserkrankung. Hier greift die Entzündung der Gingiva auf tiefer liegende Gewebe über – betroffen sind jetzt auch Desmodont, Alveolarknochen und Wurzelzement. Die Parodontitis kann in jedem Alter entstehen, beginnt in der Regel aber nach dem 30. Lebensjahr. Zwischen dem 35. und dem 44. Lebensjahr haben in Deutschland ca. 50 % der Bevölkerung eine Parodontitis, bei 65- bis 74-jährigen Senioren ca. 65 % (vgl. Fünfte Deutsche Mundgesundheitsstudie 2016). Dabei kommt es zu einem ständig fortschreitenden und irreversiblen Verlust des Zahnhalteapparates.

Attachmentverlust. Als erstes Zeichen einer chronischen Parodontitis wird die Haftung des Saumepithels am Zahn durch entzündliche Prozesse zerstört. Es kommt zu einem Attachmentverlust mit Bildung echter Zahnfleischtaschen im Gegensatz zu den Pseudotaschen bei der Gingivitis.

Subgingivaler Zahnstein. Wenn Zahnfleischtaschen entstehen, befindet sich auch subgingival Biofilm am Zahnhals und – abhänig von der Taschentiefe – an der Zahnwurzel. Subgingivaler Biofilm lässt sich durch die häusliche Mundhygiene nicht mehr entfernen. Mit der Zeit mineralisieren diese subgingivalen Beläge zu Zahnstein. Manchmal lagert sich Blut in dem Zahnstein ab, der dadurch braun gefärbt wird. Er wird auch als Konkrement bezeichnet. Die raue Oberfläche des subgingivalen Zahnsteins verstärkt wiederum die Anhaftung von subgingivalen Biofilm.

Knochenabbau. Die entzündliche Zerstörung schreitet fort und die Zahnfleischtaschen vertiefen sich. Der Knochen beginnt sich aufzulösen. Der Abbau des Knochens wird durch die Immunreaktion hervorgerufen und ist völlig schmerzfrei.

Es kann zu einzelnen Einbrüchen mit sogenannten Knochentaschen (vertikaler Knochenabbau) oder einem mehr oder weniger gleichmäßigen Rückgang kommen (horizontaler Knochenabbau). Mit diesem Verlust von Alveolarknochen verschieben sich auch die oberen Gewebeschichten – das Zahnfleisch geht zurück und die Zahnhälse liegen frei. Die Zähne werden scheinbar länger.

Beseitigung des Biofilms ▸S. 274 f.

Erhöhte Zahnbeweglichkeit. Auch die Wurzelhaut ist entzündlich verändert, der Sharpey'sche Faserapparat wird zerstört und damit die Aufhängung des Zahnes im Knochen. Die Zähne werden beweglicher und können dann ihre Stellung verändern. (Bild 8.11).

Zahnverlust. Wenn die vertieften Zahnfleischtaschen nicht behandelt werden, fallen die betroffenen Zähne irgendwann heraus.

attachment (engl.) = Anhaftung

Prognose (gr.) = Vorhersage, Voraussage

Verlaufsformen. Parodontitiden verlaufen sehr verschieden und haben in Abhängigkeit vom Verlauf und von bestehenden Risikofaktoren sehr unterschiedliche Prognosen. Daher wird eine Parodontitis immer in Stadien und Grade eingestuft.

Staging. Die Parodontitiden werden in 4 Stadien eingeteilt. Einem Patienten ein Stadium zuzuweisen, wird als Staging bezeichnet. Das Staging ist ein Blick in die Vergangenheit und gibt Auskunft über die Schwere der Erkrankung.

sub (lat.) = Vorsilbe für unter; subgingival = unter dem Zahnfleisch

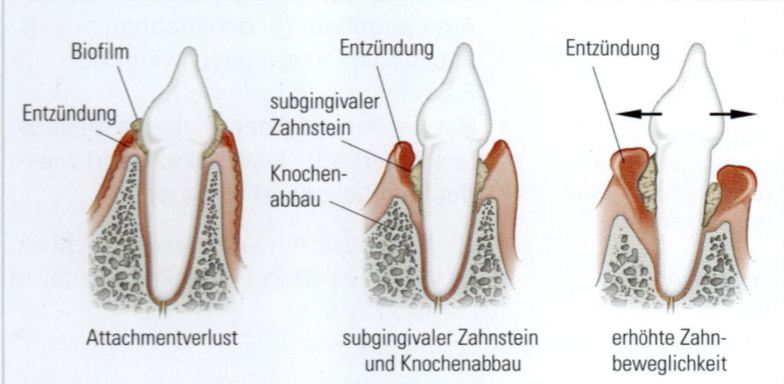

Bild 8.11 Verlauf einer chronischen Parodontitis

CAL (engl.) = clinical attachment loss

lokalisiert: örtlich begrenzt

generalisiert: allgemein

traumatisierend: Verletzungen verursachend

Die Kriterien für die Stadien-Einteilung sind:

- Wie viel Attachment ist verloren gegangen (interdentaler CAL)?
- Wie weit hat sich der Knochen bereits abgebaut?
- Wie viele Zähne wurden bereits durch die Parodontitis verloren?
- Wie tief sind die Parodontaltaschen und wie hat sich der Knochen abgebaut?
- Ist die Parodontitis lokalisiert, d. h. sind weniger als 30 % der Zähne betroffen?
- Ist die Parodontitis generalisiert, d. h. sind mehr als 30 % der Zähne betroffen (Bild 8.12)?

Der jeweils schlechteste Wert bestimmt das Stadium.

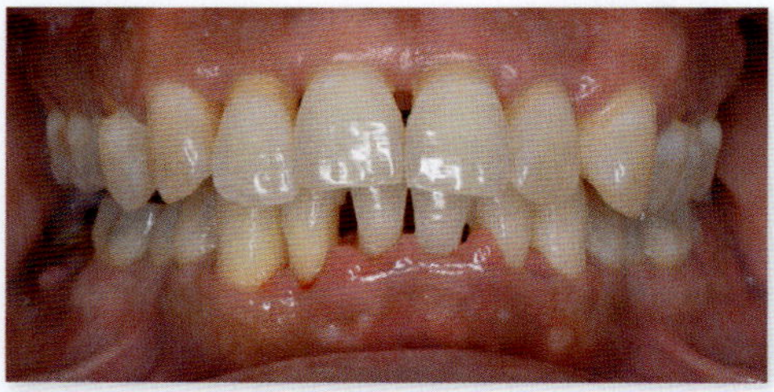

Bild 8.12 Generalisierte Parodontitis

Grading. Bei der Parodontitis gibt es zusätzlich drei Grade. Das Einteilen in Grade wird als Grading bezeichnet. Das Grading ist eher ein Blick in die Zukunft und gibt Auskunft darüber, wie die Prognose zu beurteilen ist. Das Grading erfolgt aufgrund folgender Kriterien:

- Wie viel Knochen wurde im Verhältnis zu vorherigen Röntgenbildern oder zum Alter abgebaut (Knochenabbauindex)?
- Raucht der Patient (erschwerender Risikofaktor) und wie viel?
- Hat der Patient einen Diabetes mellitus (erschwerender Risikofaktor) und wie ist der Blutzuckerwert eingestellt?

Auch hier bestimmt der jeweils schlechteste Wert den Grad (siehe Parodontalstatus Seite 272).

Knochenabbauindex = Knochenabbau in Prozent geteilt durch das Alter des Patienten

dentogingivaler Übergang: Verbindung zwischen Zahn und Zahnfleisch

Restauration: Wiederherstellung (hier: des Gebisses)

Index (Plur. Indizes): Anzeiger, Verzeichnis

Approximalraum-Biofilm-Index ▸S. 315 f.

8.3.3 Gingivarezessionen

Gingivarezessionen sind meist entzündungsfreie Rückbildungen des Parodonts, was der Patient als „zurückgegangenes Zahnfleisch" beschreibt.

Rezessionen treten entweder als einzelne tiefe Einziehungen – meistens an den vestibulären Wurzelflächen – oder als generalisierter Rückgang des Parodonts auf (siehe Bild 8.4, S. 262).

Unterschiedliche Ursachen kommen infrage:

- traumatisierende Zahnputztechnik,
- okklusale Funktionsstörungen und damit einhergehende Fehlbelastungen (z. B. nächtliches Knirschen),
- anatomische Besonderheiten (dünne Knochenlammelle, Zug durch Lippen- oder Zungenbändchen).

TIPP Bei Rezessionen reagieren die freiliegenden Wurzelhälse und Wurzelanteile häufig überempfindlich auf äußere Reize wie Kälte.

8.4 Befunderhebung und Diagnostik

Eine exakte Diagnose ist die Voraussetzung für eine erfolgreiche Therapie. Die erkennbaren Symptome, die vorliegenden Ursachen und begünstigenden Faktoren müssen dafür erfasst werden.

Eine ausführliche allgemeine Anamnese (z. B. familiäre Anamnese, Medikamenteneinnahmen, allgemeine Erkrankungen) und eine spezielle Anamnese (subjektive Beschwerden) sind wichtig. Für die Diagnose müssen alle Abweichungen bei Zähnen, Gingiva, dem dentogingivalen Übergang und Alveolarfortsatz erhoben werden.

8.4.1 Zustand der Zähne

Bei der Beurteilung der Zähne achtet der Zahnarzt auf:

- Beläge, Zahnstein und Verfärbungen,
- erhöhte Biofilmretention durch Restaurationen und Stellungsanomalien,
- Zeichen ausgeprägter Kaubelastung,
- Zahnbeweglichkeit.

Zahnbefunde werden vorwiegend durch Inspektion und Sondierung erhoben. Zusätzlich wird z. B. der ▸Approximalraum-Biofilm-Index (API) erhoben.

	Gesunde Gingiva	Veränderte Gingiva
Farbe	blassrosa	gerötet
Oberflächen-beschaffenheit	orangenschalenartig, gestippelt	glatt, glänzend
Gewebedruck	straff	geschwollen, weich
BoP	nein	ja
Lage des Zahnfleisch-randes	an der Schmelz-Zement-Grenze	Hyperplasie Rezessionen
Interdentalpapillen	interdentales Dreieck völlig ausgefüllt 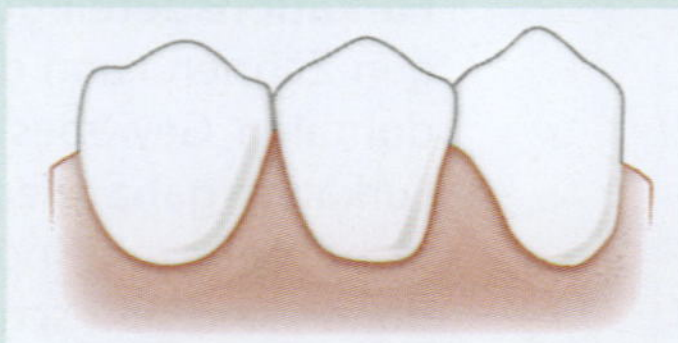	interdentales Dreieck frei 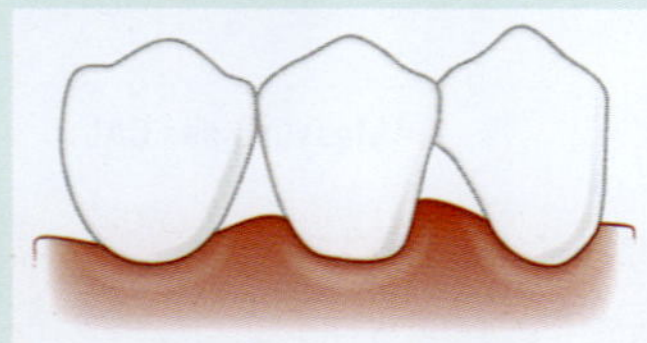

Tabelle 8.3 Gesunde Gingiva und Abweichungen

BoP= Bleeding on Probing = Blutung bei Sondierung

Die Zahnbeweglichkeit ist ein Anzeichen für den Verlust parodontalen Gewebes. Sie wird bestimmt, indem Instrumentengriffe gegen den Zahn gedrückt werden. Die krankhafte Zahnbeweglichkeit ist in drei Grade unterteilt:

- Grad I: Krone bis etwa 1 mm (spürbar) horizontal beweglich.
- Grad II: Krone mehr als 1 mm (spürbar und sichtbar) horizontal beweglich.
- Grad III: allein auf Lippen- und Zungendruck in horizontaler und / oder axialer Richtung beweglich.

8.4.2 Zustand der Gingiva

Auch bei der Beurteilung der Gingiva lassen sich viele Befunde bereits durch die Inspektion erheben. Farbe und Oberfläche, die Lage des Gingivarandes und die Größe der Interdentalpapillen können so erfasst werden (Tabelle 8.3).

Das wichtigste Symptom einer Gingivitis oder Parodontitis ist die Blutungsneigung der Gingiva. Sie gibt Auskunft über den Entzündungszustand. Die Stärke dieser Blutungsneigung wird mit dem Sulkus- oder dem ▸Papillen-Blutungs-Index (s. LF 10a) erhoben.

8.4.3 Zustand des dentogingivalen Übergangs

Sondierungstiefe. Der dentogingivale Übergang wird anhand der Sondierungstiefe beurteilt. Mit einer Parodontalsonde Bild 8.13) misst man die Zahnfleischtaschen aus. Deshalb spricht man auch von Taschentiefe. Ein gesunder Sulkus hat eine Tiefe von 0,5 bis 1 mm. Bis zu einer Tiefe von 3 mm muss die Zahnfleischtasche noch nicht behandelt werden. Erst ab Sondierungstiefen von 3,5 mm handelt es sich um Taschen, die behandelt werden sollten (siehe ▸Parodontaler Screening-Index (PSI). Da der Taschenboden sehr unterschiedlich verlaufen kann, werden die ▸Sondierungen an vier bis sechs Punkten um den Zahn vorgenommen.

axial von axis (lat.) = (Erd)achse; hier in Längsachsenrichtung

Papillen-Blutungs-Index ▸S. 316

Parodontaler Screening-Index ▸S. 269

Sondierungspunkte ▸S. 269

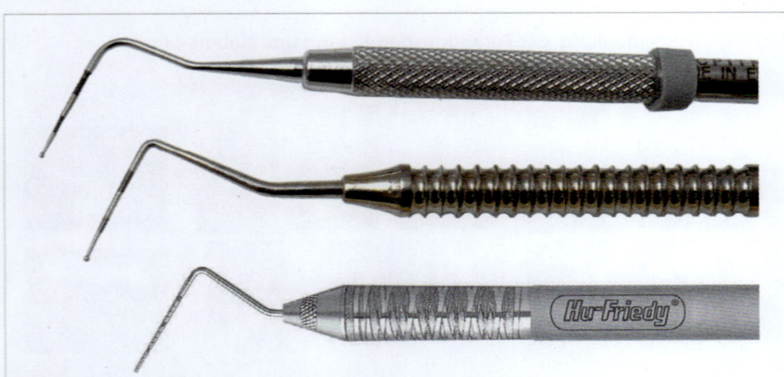

Bild 8.13 WHO-Sonden/PSI-Sonden und Parodontalsonde

Wichtig ist dabei, nur geringen Druck auszuüben, da ansonsten das Saumepithel durchstoßen wird und zu hohe Werte ermittelt werden. Auch bei stark entzündeter Gingiva kommt es leicht zu erhöhten Werten, da das Gewebe geschwollen ist und die Taschen dadurch tiefer erscheinen.

Die Sondierung des Sulkus ist die wichtigste diagnostische Methode zur Erkennung einer Parodontitis.

Panoramaschichtaufnahme ▶S. 397 f.

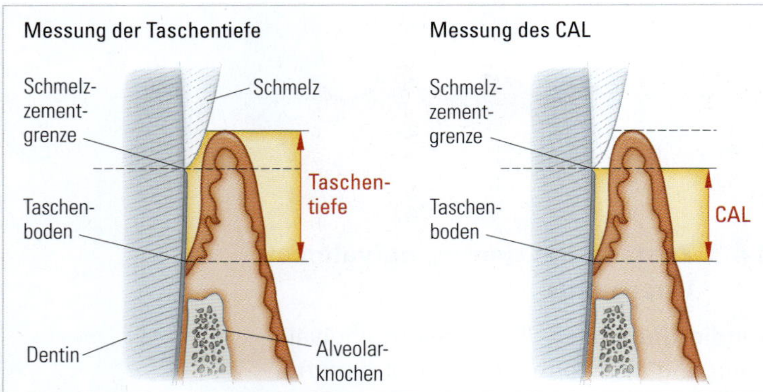

Bild 8.14 Taschentiefe und klinischer Attachmentverlust (CAL)

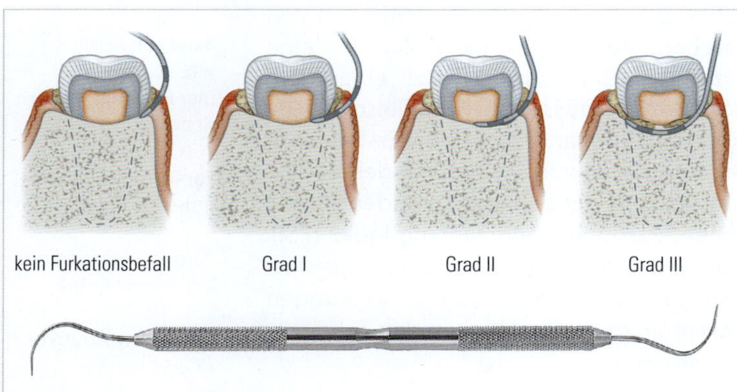

Bild 8.15 Gradeinteilung der Furkationsbeteiligung und Nabers-Sonde

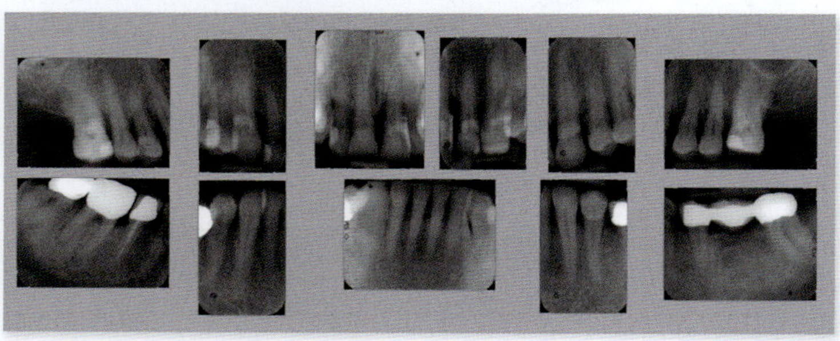

Bild 8.16 Röntgenstatus

Klinischer Attachmentverlust. Von der Sondierungstiefe ist der klinische Attachmentverlust (CAL) zu unterscheiden. Bei der Sondierungstiefe geht es um den Abstand vom Gingivarand bis zum Taschenboden. Beim klinischen Attachmentverlust wird der Abstand der Schmelz-Zement-Grenze zum Taschenboden gemessen (Bild 8.14). Der klinische Attachmentverlust gibt also Auskunft darüber, wie weit der Zahnhalteapparat bereits zurückgegangen ist.

Furkationsbeteiligung. Bei mehrwurzeligen Zähnen kann der Rückgang des parodontalen Gewebes dazu führen, dass die Furkation ganz oder teilweise frei liegt, d. h., nicht mehr mit Knochen gefüllt ist. Furkationen sind sehr schlecht zu putzen. Zur Erfassung der Furkationsbeteiligung wird die Furkation buccal oder oral z. B. mit einer Nabers-Sonde sondiert und je nach Eindringtiefe in drei Grade unterteilt (Bild 8.15):

- Grad I ▶ bis 3 mm,
- Grad II ▶ mehr als 3 mm,
- Grad III ▶ durchgängige Furkation.

Das Ausmaß der Rezessionen wird durch die ▸Sondierungstiefen nicht deutlich. Bei normaler Sondierungstiefe (z. B. nach einer Parodontalbehandlung) kann der Rückgang des Parodonts trotzdem erheblich sein. Daher werden Rezessionen immer in Millimeter CAL angegeben.

8.4.4 Zustand des Alveolarfortsatzes

Nur mithilfe von Röntgenbildern lässt sich das tatsächliche Ausmaß des Rückgangs der parodontalen Gewebe erfassen. Eine ▸Panoramaschichtaufnahme gibt dem Zahnarzt einen Überblick über die Gesamtsituation. Für eine differenziertere Begutachtung ist ein Röntgenstatus erforderlich. Hierbei handelt es sich um eine Darstellung aller Zähne mit Einzelaufnahmen (Bild 8.16). Sie geben unter anderem Auskunft über:

- pathologische Knochenveränderungen,
- den Parodontalspalt,
- unkorrekte Restaurationsränder,
- Ablagerungen auf den Zähnen.

Der Röntgenstatus muss aktuell sein, d. h. er darf nicht älter als 12 Monate sein.

8.4.5 Parodontaler Screening-Index (PSI)

Parodontalerkrankungen verlaufen häufig langsam und symptomarm. Mit dem PSI wurde der Versuch unternommen, möglichst viele Befunde einfach, schnell und frühzeitig durch regelmäßige Wiederholungen zu erfassen und einen vorläufigen Behandlungsbedarf abzuleiten.

Durchführung. Die Sondierung erfolgt mit der ▸WHO-Sonde mit 0,5 mm Durchmesser und einer kleinen Kugel am Ende.

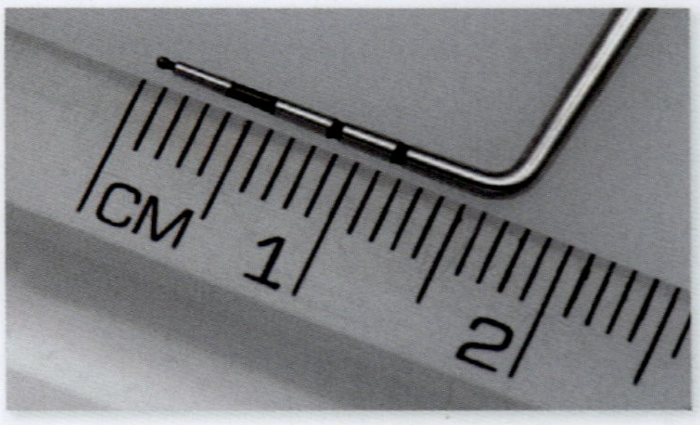

Bild 8.17 WHO-Sonde

Der Bereich von 3,5 bis 5,5 mm ist mit einem schwarzen Band markiert (Bild 8.17). Das Gebiss wird in Sextanten unterteilt. Bei Erwachsenen wird jeder Zahn an sechs Stellen sondiert. Bei Kindern werden nur die Zähne 16, 11, 26, 36, 31 und 46 befundet. Pro Sextant wird jeweils der höchste gemessene Wert in das Erhebungsschema eingetragen und entsprechende Code-Werte ergänzt (Bild 8.18). Von den Code-Werten hängt ab, welche Therapie der Patient erhalten sollte (Tabelle 8.4, S. 270).

Auf dem PSI-Formular müssen die Empfehlungen für den Patienten schriftlich vermerkt werden. Das Formular wird dem Patienten mitgegeben.

Abrechnung. Die Erhebung des PSI kann einmal in zwei Jahren unter der BEMA-Nummer 04 abgerechnet werden. Alle Leistungen aus dem BEMA Teil 4 (Parodontologie) sind nur abrechenbar, wenn ein PSI-Code von 3 oder 4 vorliegt.

Screening (engl.) = hier: systematisches Test- und Prüfverfahren

Sextant von sexta (lat.) = die sechste hier: ein Sechstel des Gebisses

WHO ▸S. 66

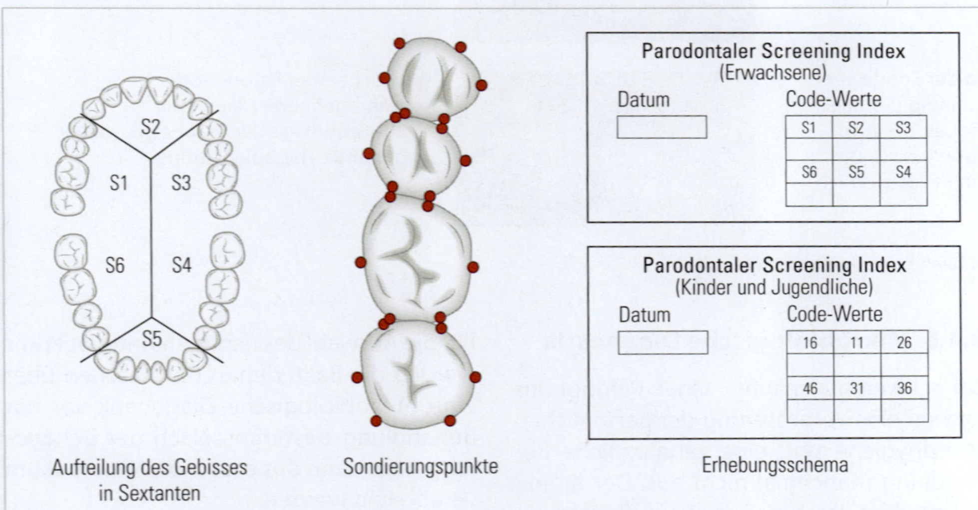

Bild 8.18 Parodontaler Screening-Index

Code	Beschreibung	Bild	therapeutische Konsequenzen
Code 0	• schwarzes Band der Sonde immer vollständig sichtbar • gesunde Gingiva • kein Zahnstein, keine defekten Restaurationsränder	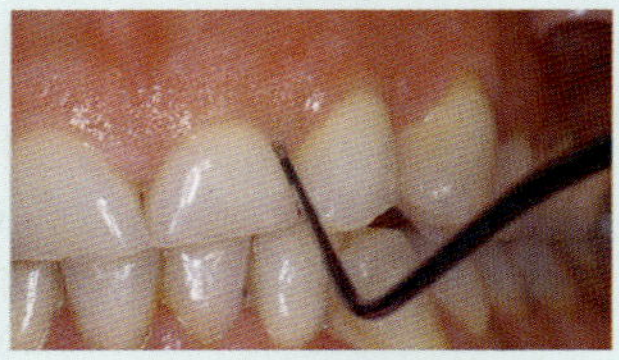	keine Therapie notwendig • weitere präventive Betreuung
Code 1	• schwarzes Band der Sonde immer vollständig sichtbar • Blutung nach Sondieren • kein Zahnstein oder defekte Restaurationsränder	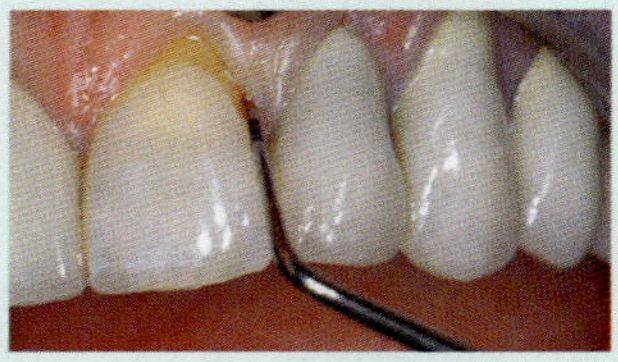	Gingivitis • Instruktion des Patienten zur besseren Mundhygiene • Entfernen des Biofilms durch eine professionelle Zahnreinigung (PZR)
Code 2	• schwarzes Band der Sonde immer vollständig sichtbar • Blutung nach Sondieren möglich • Zahnstein und / oder defekte Restaurationsränder vorhanden	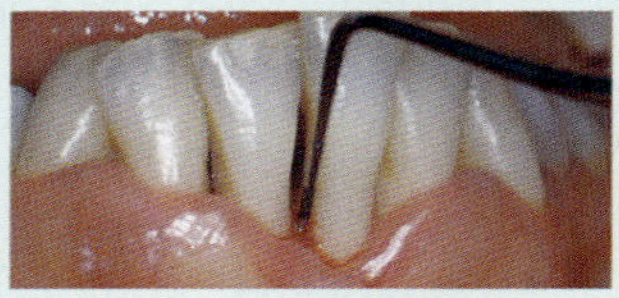	Gingivitis • Mundhygieneinstruktion • Entfernen des Biofilms (PZR) • Beseitigung von ungünstig gestalteten Restaurationsrändern
Code 3	• schwarzes Band der Sonde nur teilweise sichtbar (Sondierungstiefe über 3,5 mm) • Befunde von Code 0 bis 2 an anderen Zähnen evtl. zusätzlich vorhanden	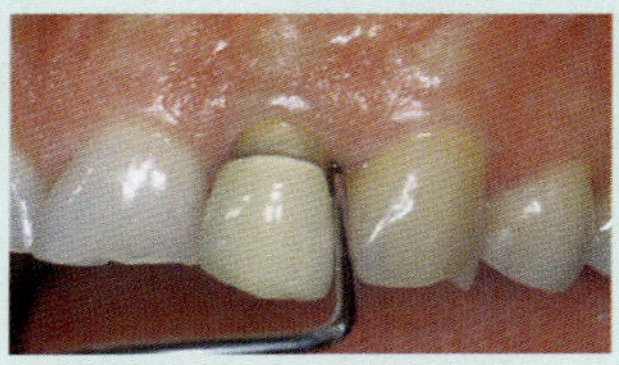	Verdacht einer Parodontitis • weitergehende Diagnostik • auf Grundlage der Diagnostik weitergehende Therapieplanung
Code 4	• schwarzes Band der Sonde verschwindet vollständig (Sondierungstiefe größer als 5,5 mm) • Befunde von Code 0 bis 3 an anderen Zähnen evtl. zusätzlich vorhanden	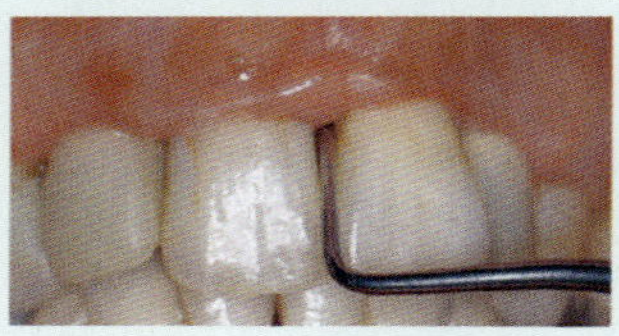	Verdacht einer Parodontitis • weitergehende Diagnostik • auf Grundlage der Diagnostik weitergehende Therapieplanung

Tabelle 8.4 Codes des Parodontalen Screening-Index (PSI)

8.4.6 Mikrobiologische Diagnostik

Bei schweren Verläufen einer Parodontitis reichen eine Verbesserung der persönlichen Mundhygiene und eine zahnärztliche Behandlung manchmal nicht aus. Der Krankheitsverlauf lässt sich nicht aufhalten. In diesen Fällen kann die Gabe von Antibiotika sinnvoll sein. Betroffen sind Patienten mit

- schwerer, schnell fortschreitender Parodontis,
- mittelschwerer und schwerer Parodontitis,
- bei geschwächtem Immunsystem.

supra (lat.) = Vorsilbe für über; **supragingival:** oberhalb des Zahnfleisches

Für die Auswahl des richtigen Antibiotikums werden die Bakterien in den Taschen über eine mikrobiologische Diagnostik vor der Behandlung bestimmt. Nach der Behandlung kann dann das passende Antibiotikum verabreicht werden.

In der Zahnmedizin sind molekularbiologische Tests am gebräuchlichsten, in denen das Erbgut (DNA) der Bakterien bestimmt wird. Hierfür werden die vorgesehenen Entnahmestellen von supragingivalem Biofilm befreit und trocken getupft. Papierspitzen werden für 10 Sekunden bis auf den Taschenboden geschoben (Bild 8.19).

Danach werden die mit Sulcusflüssigkeit vollgesogenen Papierspitzen in ein Transportröhrchen gelegt (Bild 8.20). Fest verschlossen, wird es an ein spezialisiertes Labor geschickt. Meistens werden Proben aus den jeweils tiefsten Taschen eines Quadranten entnommen.

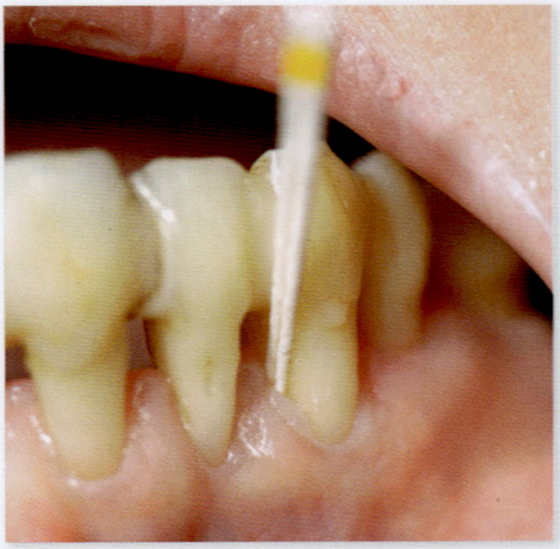

Bild 8.19 Probenentnahme mittels Papierspitze

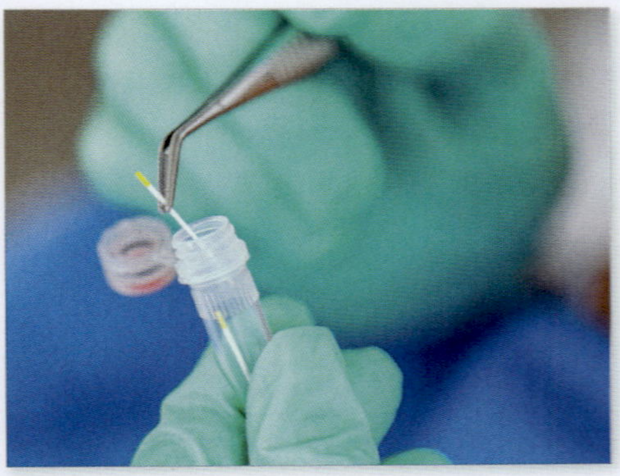

Bild 8.20 Transportröhrchen für Proben

Abrechnung. Die mikrobiologische Diagnostik ist nicht über den BEMA abrechenbar. Gleiches gilt für die Auswertung durch das Labor.

8.5 Parodontalstatus

Die Befunde der klinischen Untersuchung ergeben den Parodontalstatus, der zusammen mit dem Röntgenstatus die Grundlage für Diagnose, Therapieplanung und Beurteilung des Behandlungserfolges ist. Der Parodontalstatus wird auf einem Formblatt dokumentiert (Bild 8.21, S. 272 f.).

Abrechnung. Der Parodontalstatus entspricht einem Heil- und Kostenplan, da er die Grundlage für die Entscheidung der gesetzlichen Krankenkasse ist, ob eine Parodontalbehandlung finanziert wird. Auf der ersten Seite des Formulars wird das Staging und Grading vorgenommen und zusätzliche Risikofaktoren festgehalten. Auf der zweiten Seite werden die Befunde eingetragen und die Planung der Behandlung notiert. Die Befundaufnahme und das Erstellen eines Heil- und Kostenplanes bei Erkrankungen der Mundschleimhaut und des Parodonts sind unter der BEMA-Position 4 abrechnungsfähig.

8.6 Behandlung der Parodontitis

„Einmal Parodontitis-Patient – immer Parodontitis-Patient". Jeder Patient, der einmal eine Parodontitis hatte, bleibt sein Leben lang sehr anfällig. Selbst nach erfolgreicher Behandlung bilden sich z. B. wegen nachlassender Mundhygiene sehr schnell wieder alle Symptome einer Parodontitis aus.

Ziel der Behandlung ist das Reattachment der Gingiva an den Zahn und die lebenslange Erhaltung der parodontalen Stabilität. Eine Behandlung besteht daher immer aus der aktiven Behandlung der Parodontitis und der sich dann anschließenden unterstützenden Behandlung. In der zweiten Phase sollen die Therapieerfolge und die parodontale Gesundheit aufrechterhalten werden. Insgesamt ist diese Behandlungsstrecke in vier Therapiestufen eingeteilt (Bild 8.22, S. 274).

Reattachment: Wiederanhaftung

Krankenkasse bzw. Kostenträger	
Name, Vorname des Versicherten	geb. am
Kostenträgerkennung | Versicherten-Nr.	Status
Abrechnungs-Nr. | Zahnarzt-Nr.	Datum

PARODONTALSTATUS Blatt 1

vom ____________________

Allgemeine und parodontitisspezifische Anamnese

☐ Diabetes mellitus ☐ Sonstiges: ______________________

☐ Tabakkonsum

Spezielle Vorgeschichte

Frühere PAR-Therapie
Angabe des Jahres: ca. ________

Diagnose

☐ Parodontitis

☐ Parodontitis als Manifestation systemischer Erkrankungen ______________________

☐ Andere das Parodont betreffende Zustände: generalisierte gingivale Vergrößerungen

Stadium (Schweregrad, der Patient wird durch das höchste Stadium charakterisiert)

	☐ Stadium I	☐ Stadium II	☐ Stadium III	☐ Stadium IV
Röntg. Knochenabbau (KA) (oder interdentaler CAL)	☐ < 15 % ☐ (1 – 2 mm)	☐ 15 – 33 % ☐ (3 – 4 mm)	☐ > 33 % ☐ (≥ 5 mm)	
Zahnverlust aufgrund von Parodontitis	☐ Nein		☐ ≤ 4 Zähne	☐ ≥ 5 Zähne
Komplexitätsfaktoren (anzukreuzen, auch wenn nur ein Faktor aus der jeweiligen Gruppe vorliegt)		☐ ST = 5 mm, vorwiegend horizontaler KA	☐ ST ≥ 6 mm, vertikaler KA ≥ 3 mm, FB Grad II oder III	☐ Komplexe Rehabilitation wegen mastikatorischer Dysfunktion erforderlich

Ausmaß/Verteilung (für das höchste Stadium)

☐ Lokalisiert (< 30 % der Zähne) ☐ Generalisiert (≥ 30 % der Zähne) ☐ Molaren-Inzisiven-Muster

Grad (Progression)	☐ Grad A	☐ Grad B	☐ Grad C
Knochenabbauindex (KA (%)/Alter)	☐ < 0,25	☐ 0,25 – 1,0	☐ > 1,0
Diabetes	☐ Kein Diabetes	☐ HbA 1c < 7,0 %	☐ HbA 1c ≥ 7,0 %
Rauchen	☐ Kein Rauchen	☐ < 10 Zig./Tag	☐ ≥ 10 Zig./Tag

Anschrift Krankenkasse

Entscheidung der Krankenkasse
Die Kosten der vorgesehenen systematischen PAR-Behandlung
werden übernommen ☐ werden nicht übernommen ☐

Datum, Unterschrift und Stempel der **Krankenkasse**

Vordr. 5a (Z501 07.2021) "Vordruck ca. 2 Jahre gültig!" SCHÜTZDRUCK Tel. (0511) 32 73 44 · www.schuetzdruck.de

Bild 8.21 Parodontalstatus Blatt 1 und 2

Krankenkasse bzw. Kostenträger
Name, Vorname des Versicherten geb. am
Kostenträgerkennung / Versicherten-Nr. / Status
Abrechnungs-Nr. / Zahnarzt-Nr. / Datum

PARODONTALSTATUS Blatt 2

vom ____________________

AIT	AIT
FB	FB

Oberkiefer

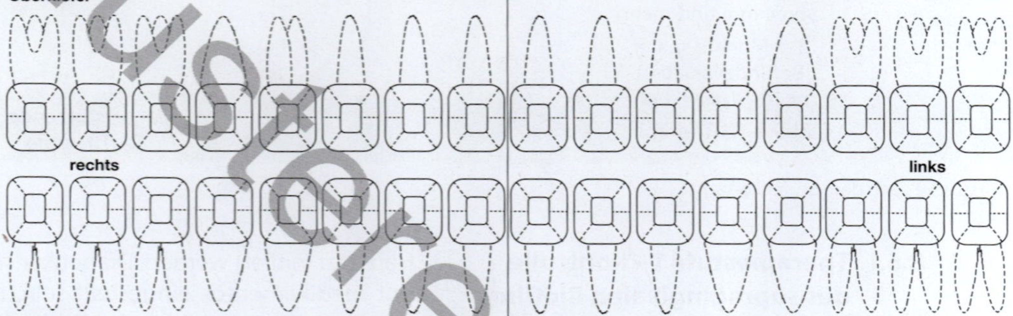

Unterkiefer

FB	FB
AIT	AIT

Bemerkungen: ____________________

Geplante Leistungen

Geb.-Nr.	Anzahl
4	1
ATG	1
MHU	1
AIT a	
AIT b	
BEV a	1

Frequenz der UPT	Anzahl

Datum, Unterschrift und Stempel des **Zahnarztes**

Gutachten

☐ Gutachtlich befürwortet

☐ Gutachtlich nicht befürwortet
(Begründung auf gesondertem Blatt)

Datum, Unterschrift und Stempel des **Gutachters**

Vordr. 5b (Z502 07.2021) "Vordruck ca. 2 Jahre gültig!" SCHÜTZDRUCK Tel. (05 11) 32 73 44 · www.schuetzdruck.de

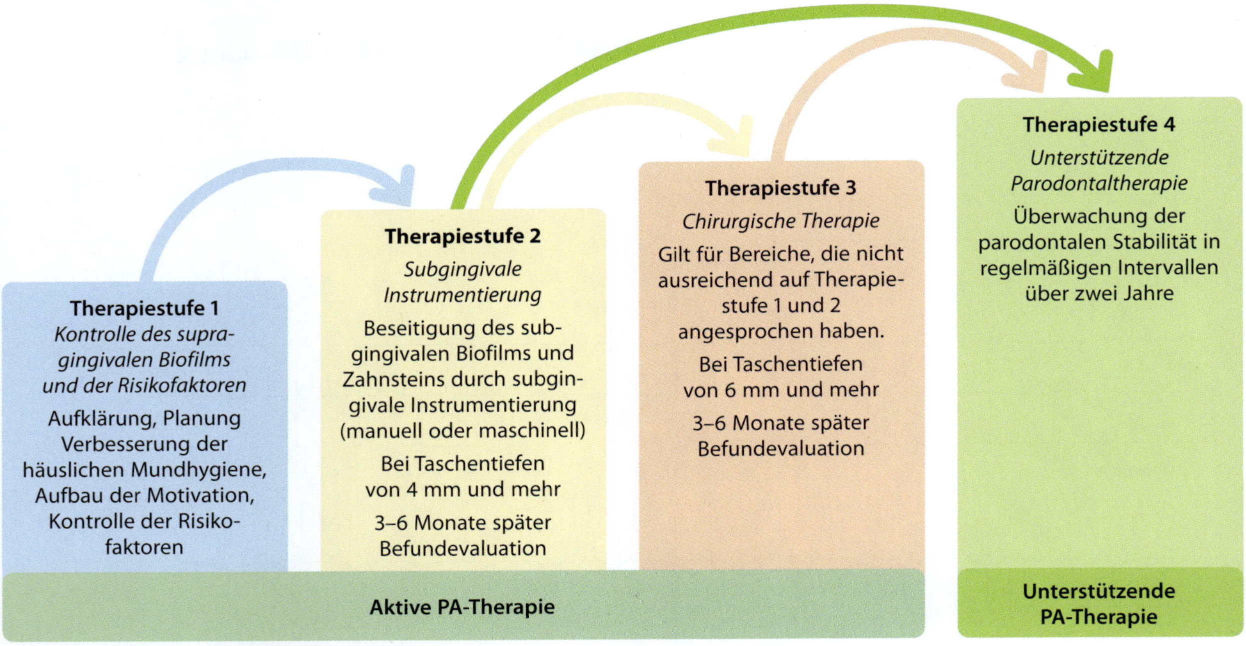

Bild 8.22 Behandlungsstrecke nach dem Stufenkonzept

Diabetologe = Facharzt für Patienten mit Diabetes mellitus

Endokarditisprophylaxe ▸S. 193

ATG = parodontologisches Aufklärungs- und Therapiegespräch

8.6.1 Therapiestufe 1 – Kontrolle des supragingivalen Biofilms und der Risikofaktoren

Die erste Therapiestufe ist die Basis des Erfolgs der ganzen Therapie und muss von allen Parodontitis-Patienten durchlaufen werden. Ziel ist es,

- die Motivation und die Bereitschaft zur kontinuierlichen Mitarbeit aufzubauen,
- den Patienten zu befähigen, den supragingivalen Biofilm zu entfernen,
- Risikofaktoren in den Griff zu bekommen und Reizfaktoren auszuschalten.

ATG – Parodontologisches Aufklärungs- und Therapiegespräch. Nach der Begutachtung und Genehmigung des PAR-Status durch die Krankenkasse führt der Zahnarzt ein umfassendes Aufklärungs- und Therapiegespräch mit dem Patienten. Er erhält die wichtigen medizinischen Informationen

- über die Erkrankung,
- ihre Folgen und
- über nachfolgende Therapien.

Es wird über die Bedeutung der Risikofaktoren und die Wechselwirkungen mit anderen Erkrankungen gesprochen. Für Raucher kann ein Entwöhnungsprogramm über den Hausarzt initiiert werden. Diabetiker sollten gut medikamentös eingestellt sein, damit der Blutzucker stabil ist. Auch hier ist die Zusammenarbeit mit dem Hausarzt oder Diabetologen wichtig.

Bei Risikopatienten (Patienten mit Herzinsuffizienz, künstlichen Herzklappen oder Herzrhythmusstörungen) sollte zusammen mit dem behandelnden Kardiologen abgeklärt werden, ob während der Therapiestufe 2 eine ▸Endokarditisprophylaxe mit Antibiotika erfolgen sollte.

Dieses Gespräch ist sehr bedeutsam. Der Patient versteht die Erkrankung, die notwendigen Therapieschritte und die Bedeutung seiner Mitarbeit. Wenn der Patient gut informiert die Therapieentscheidung selber fällt und motiviert mitarbeitet, ist die Erfolgschance höher.

Abrechnung. Dieses Aufklärungsgespräch wird als ATG abgerechnet. Es kann erst mit dem genehmigten PAR-Status abgerechnet werden und dann innerhalb der gesamten, mindestens zweieinhalbjährigen Behandlungsstrecke nicht wieder. Dieses Gespräch ist nicht delegierbar, das heißt, es muss vom Zahnarzt geführt werden.

MHU – Individuelle Mundhygieneunterweisung. Entscheidend für den langfristigen Erfolg der Parodontitisbehandlung sind die häusliche Mundhygiene und damit die konsequente Mitarbeit des Patienten. Ohne diese kommt es nach einer abgeschlossenen Behandlung in kürzester Zeit wieder zu Entzündungen und Taschenbildung. Ausgehend von den bisherigen Zahnputzgewohnheiten des Patienten, seiner manuellen Fertigkeiten und der Motivation werden individuell zugeschnittene Mundhygieneempfehlungen gegeben. Dem Patienten werden über das Anfärben des Biofilms seine Problemzonen gezeigt.

TIPP Zeigen Sie dem Patienten an einem Zahnputzmodell die Zahnputztechnik, die Sie empfehlen. Erklären Sie den Vorteil dieser Technik. Lassen Sie dann den Patienten die Technik üben. Zuerst führt der Patient die Technik am Modell aus und Sie können loben und korrigieren. Dann erprobt der Patient die Technik unter Ihrer Aufsicht in seinem Mund.

Besonders wichtig ist die Einweisung in die Zahnzwischenraumpflege, die mit Zahnzwischenraumbürsten erfolgen soll. In der Therapiestufe 1 ist es vorteilhaft, mehrere Termine mit dem Patienten zu machen, um den Erfolg zu kontrollieren und zu würdigen.

Abrechnung. Für die individuelle Mundhygieneunterweisung wird die MHU abgerechnet. Sie muss zeitnah zur subgingivalen Instrumentierung (Therapiestufe 2) abgerechnet werden. Die MHU kann kurz vorher, zusammen oder kurz nachher geltend gemacht werden. Sie darf delegiert werden.

Konservierend-chirurgische Maßnahmen. Um die Hygienefähigkeit des Gebisses herzustellen, werden

- natürliche Plaqueetentionsstellen (Rillen, Einziehungen) entfernt,
- iatrogene Retentionsstellen (überstehende Füllungs- und Kronenränder) entfernt (Bild 8.23),
- kariöse Zähne behandelt und tief zerstörte Zähne eventuell extrahiert.

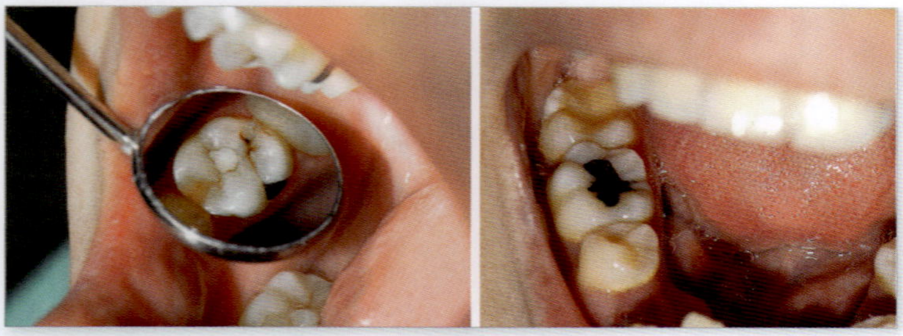

Bild 8.23 Biofilmretentionsstellen

8.6.2 Therapiestufe 2 – Subgingivale Instrumentierung

Die subgingivale Instrumentierung wird auch als antiinfektiöse Therapie (AIT) bezeichnet. Sie hat das Ziel, in Parodontaltaschen von 4 mm und mehr sämtliche subgingivalen Beläge und den subgingivalen Zahnstein zu entfernen. Damit soll ein Reattachment der Gingiva erreicht werden. Bei der subgingivalen Instrumentierung handelt es sich um ein „geschlossenes" Verfahren. Der Zahnarzt arbeitet ohne Sicht nur nach seinem Tastempfinden (Bild 8.24). Eine veraltete, aber durchaus noch geläufige Bezeichnung für dieses Verfahren ist die „geschlossene Kürettage".

MHU = individuelle Mundhygieneunterweisung

AIT = antiinfektiöse Therapie

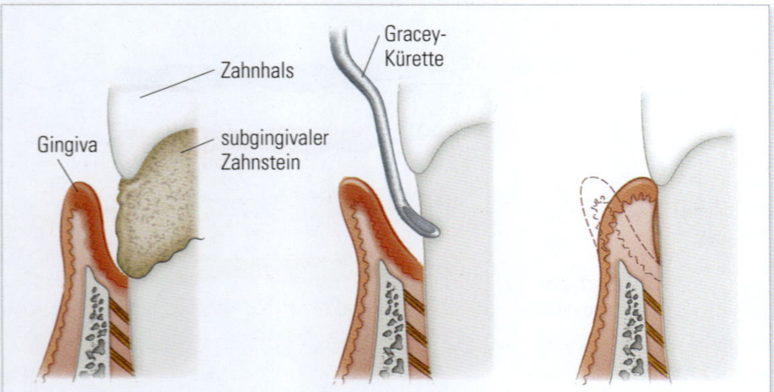

Bild 8.24 Subgingivale Instrumentierung

iatrogen = Ergebnis eines ärztlichen Eingriffs

Ultraschallscaler. Durch sehr feine Instrumentenspitzen für die Ultraschallgeräte können tiefe Taschen schonend mit Ultraschall gereinigt werden (Bild 8.25).

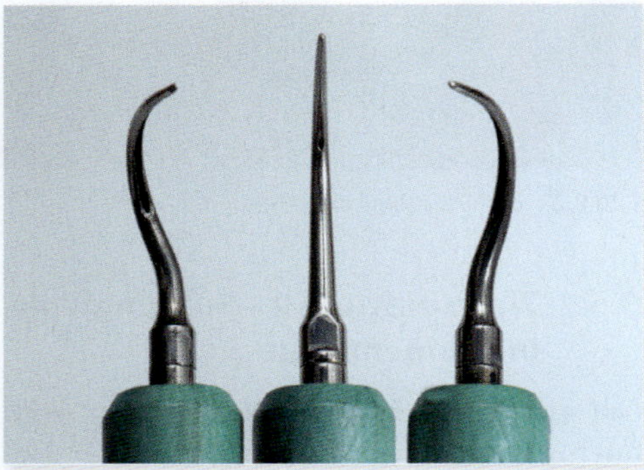

Bild 8.25 Ultraschall-Scalingaufsätze

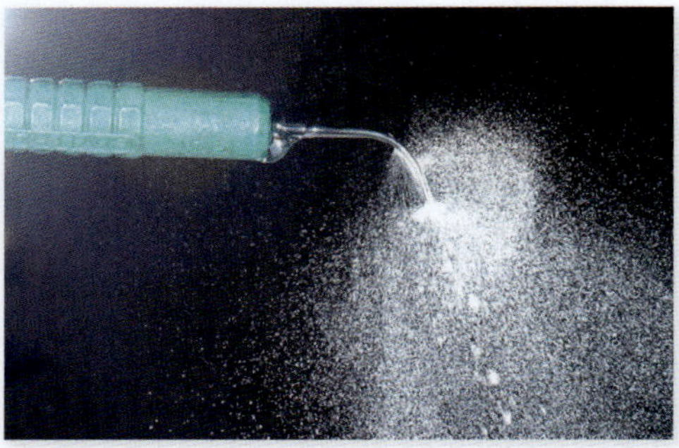

Bild 8.26 Durch Ultraschall entstehendes Aerosol

Glycin: Aminosäure
Erythrit: Zuckeralkohol und Zuckeraustauschstoff

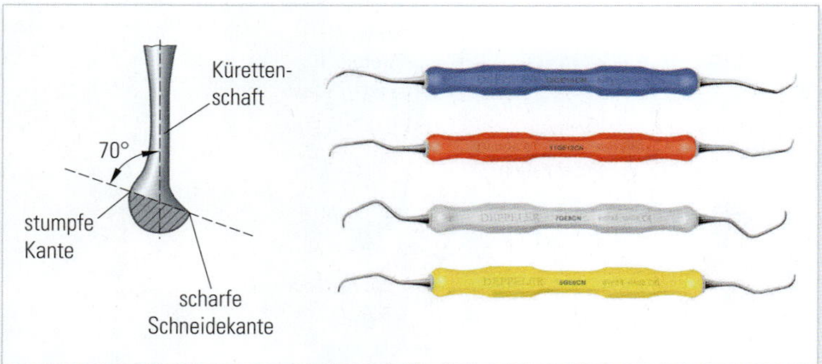

Bild 8.27 Gracey-Küretten

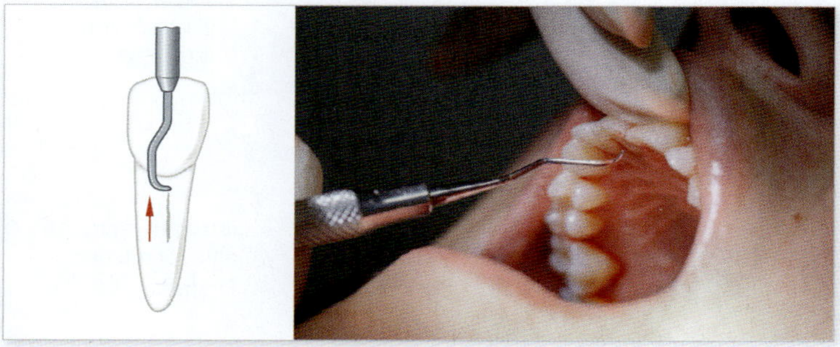

Bild 8.28 Bearbeitung der Wurzeloberfläche mit einer Gracey-Kürette

Die hochfrequenten Schwingungen lassen Zahnstein abplatzen. Da durch Schwingungen Wärme entsteht, muss das Ende des Scalers ständig mit Wasser gekühlt werden, wodurch die Taschen laufend von gelösten Belägen frei gespült werden. Durch das entstehende Aerosol ist gleichzeitig das Infektionsrisiko für das Behandlungsteam erhöht (Bild 8.26). Entsprechende Schutzvorkehrungen (z. B. gutes Absaugen, Schutzkleidung mit Gesichtsschild) müssen getroffen werden.

Handinstrumente. Eingesetzt werden Handinstrumente, mit denen eine Verletzung der Gingiva ausgeschlossen ist. Spitz zulaufende Scaler sind für subgingivales Arbeiten nicht geeignet. Für die Entfernung von subgingivalen Belägen und Zahnstein werden die vorne abgerundeten und einseitig scharfen Gracey-Küretten eingesetzt. Es gibt sie in unterschiedlichen Formen, um den anatomischen Besonderheiten jedes Zahnes gerecht zu werden (Bild 8.27). Nach schonender Einführung bis auf den Taschenboden zieht man sie unter leichtem Druck nach koronal (Bild 8.28). Dieser Vorgang muss sehr vorsichtig erfolgen, um nicht unnötig Wurzelzement abzutragen.

TIPP Halten Sie während der subgingivalen Instrumentierung mit Handinstrumenten genügend geschärfte Instrumente im Hintergrund zur Verfügung, damit nicht mittendrin nachgeschärft werden muss.

Pulverstrahlgeräte. Durch die Entwicklung wenig abrasiver Pulver auf Glycin- oder Erythritolbasis können auch Pulverstrahlgeräte subgingival eingesetzt werden. Diese Geräte verfügen über eine spezielle Düse, die in die Zahnfleischtaschen eingeführt werden kann (Bild 8.29)

Durchführung. Zur Vorbereitung der subgingivalen Instrumentierung spült der Patient den Mund für 30 bis 60 Sekunden mit einer desinfizierenden Mundspüllösung. Dies reduziert die Keimzahl im Mund. Danach erhält er eine Lokalanästhesie an den Zähnen, die behandelt werden sollen.

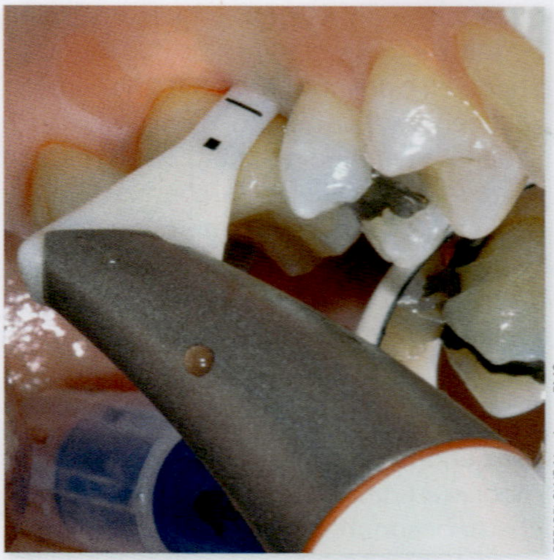

Bild 8.29 Spezialdüse für die Entfernung subgingivaler Beläge mit dem Pulverstrahlgerät

TIPP Erfolgt die Lokalanästhesie vor der Mundspülung, legen Sie dem Patienten ein Tuch bereit, mit dem er seinen Mund zuhalten kann, falls der Mundschluss nicht mehr gewährleistet ist.

Wie vor allen längeren Eingriffen sollten Sie auch vor der geschlossenen Kürettage die Lippen des Patienten mit Lippenpflege eincremen, um ein Einreißen zu verhindern.

Während der Instrumentierung saugt die ZFA mit einem chirurgischen Sauger ab. Dieser Sauger sollte hin und wieder mit Wasser durchgespült werden, um ihn von Blut und Geweberesten zu befreien. Während der Behandlung und zum Abschluss werden die Taschen mit einer Chlorhexidinlösung gespült. Die Lösung wird in Einmalspritzen aufgezogen und mit einer stumpfen Kanüle appliziert. Zur Blutstillung kann zwischenzeitlich auch mit Wasserstoffperoxid gespült werden. Der Patient sollte die nächsten Tage regelmäßig desinfizierende Mundspülungen (z.B. mit einer 0,2%igen Chlorhexidinlösung) vornehmen. Die Zähne werden in den ersten Tagen nach der Behandlung vorsichtig mit einer weichen Zahnbürste geputzt.

Zeitliche Gliederung. In der Regel sind mehr als eine Sitzung erforderlich, um alle Parodontaltaschen zu behandeln.

Es gibt zwei Möglichkeiten für das zeitliche Vorgehen.

1. Full-Mouth-Therapie (FMT): Bei der Full-Mouth-Therapie behandelt der Zahnarzt alle Quadranten innerhalb von 24 Stunden. Die Therapie wird kombiniert mit einer intensiven Desinfektion der gesamten Mundhöhle mit Chlorhexidin (Full- Mouth-Disinfection – FMD). Um die Anzahl der Termine möglichst gering zu halten, ist die Verteilung der Behandlung auf zwei Termine sinnvoll. Zum Beispiel eine AIT im 1. und 4. Quadranten und am Folgetag im 2. und 3. Quadranten
2. Quadrantenweises Vorgehen: In einer Sitzung werden 1-2 Quadranten behandelt. Zwischen den Sitzungen liegen 1 bis 2 Wochen. Die Therapie muss in vier Wochen abgeschlossen sein.

FMD = Full-Mouth-Disinfection

Die Behandlung innerhalb von 24 Stunden ist die Regel. Bei einigen Patienten wählt man aufgrund geringerer Belastbarkeit oder der Risikofaktoren den zeitlich gestreckten Behandlungsverlauf.

Antibiotikatherapie. Antibiotika sollen in der Parodontitisbehandlung nur noch ganz selten eingesetzt werden. Eine systemische Antibiotikagabe sollte nur bei jungen Erwachsenen mit einem sehr schweren und schnellen Verlauf erfolgen. Eine weitere Indikation haben Patienten mit künstlichen Herzklappen. Die Implantate sind durch die Einschwemmung der Bakterien gefährdet.

systemisch = den gesamten Organismus betreffend

Antibiotika kommen auch lokal zur Anwendung. Es wird in Form von Chips insbesondere in tiefen Taschen angewendet, die trotz einer Behandlung weiterbestehen.

Parodontale Wundheilung. Auch wenn die Wurzeloberflächen perfekt von Belägen und Zahnstein gereinigt wurden, kommt es nicht zu einer Abheilung mit vollständiger Wiederherstellung des parodontalen Gewebes, sondern zu einer sogenannten Defektheilung durch ein langes Saumepithel. Knochen und Sharpey'sche Fasern bilden sich sehr begrenzt nach. Dennoch reduziert sich die Entzündung und durch die Abheilung der Gingiva legt sich diese wieder fest um den Zahn. Dieses Reattachment erfolgt durch ein sogenanntes langes Saumepithel.

Die Prognose einer geschlossenen subgingivalen Instrumentierung ist besonders bei leichten bis mittelschweren Parodontitiden und bei einwurzeligen Zähnen – auch bei hohen Sondierungstiefen – gut. Selbst bei einer mittelschweren bis schweren Parodontitis bei mehrwurzeligen Zähnen muss vor einem chirurgischen Eingriff die subgingivale Instrumentierung erfolgen, auch wenn dies voraussichtlich nicht ausreicht. Das Gewebe ist danach weniger entzündet und heilt nach chirurgischen Eingriffen besser ab.

Evaluation = sach- und fachgerechte Bewertung

Befundevaluation. Eine Kontrolle mit erneuter Befunderhebung erfolgt nach 3 bis 6 Monaten und wird Befundevaluation genannt. Hat der Patient kaum gingivale Entzündungen und keine Zahnfleischtaschen über 5 mm Tiefe, wird er in die Therapiestufe 4 übernommen. Haben ein oder mehrere Zähne Taschen von 6 mm und mehr, müssen diese chirurgisch weiterbehandelt werden und der Patient geht in die Therapiestufe 3 über – die chirurgische Parodontalherapie.

Abrechnung. Die subgingivale Instrumentierung im Rahmen einer Parodontitisbehandlung wird als AIT abgerechnet. Die Instrumentierung wird an einem einwurzeligen Zahn mit der BEMA-Position AIT a und an einem mehrwurzeligen Zahn mit der Position AIT b jeweils einmal pro Zahn abgerechnet. Eine Anästhesie ist zusätzlich abrechenbar. Die AIT ist nicht an Implantaten abrechenbar.

Die Kontrolle und erneute Befunderhebung wird als Befundevaluation (BEV) abgerechnet, nach der AIT mit der BEMA-Position BEV a. Die Nachbehandlung kann mit der BEMA-Position 111 abgerechnet werden.

8.6.3 Therapiestufe 3 – Chirurgische Therapie

Manchmal ist das Ergebnis der Befundevaluation in der Therapiestufe 2, dass einige Taschen nicht ausreichend auf die subgingivale Instrumentierung reagiert haben. Es sind nach wie vor Parodontaltaschen von 6 mm oder mehr vorhanden und eine Wurzeloberflächenreinigung scheint ohne Sicht schwierig zu sein. Um unter Sicht arbeiten zu können, stehen in der Therapiestufe 3 chirurgische Verfahren (Lappenoperationen) zur Verfügung. Sie werden auch „offene" Verfahren genannt. Ziel ist es, den Zugang zu den tiefen Taschen zu erleichtern und eine effektive Entfernung der subgingivalen Beläge und des subgingivalen Zahnsteins zu ermöglichen. Es wird empfohlen, Patienten nur zu operieren, wenn sie eine ausreichend gute Mundhygiene haben.

Lappenoperation. Hierbei wird die Gingiva mobilisiert, um Zugang zur Wurzeloberfläche zu bekommen und erkranktes Gewebe zu entfernen. Mobilisierung der Gingiva bedeutet, diese vom Zahn und eventuell auch vom Knochen abzulösen. Dies wird als Lappenbildung bezeichnet. Die unterschiedlichen Operationstechniken unterscheiden sich in der Schnittführung, d. h., wie viel erkranktes Gingivagewebe entfernt wird und wie weit die Gingiva mobilisiert wird (Tabelle 8.5).

Nach der gründlichen Reinigung der Wurzeloberflächen unter Sichtkontrolle wird der Lappen an die glatten Wurzeloberflächen gelegt und vernäht (Bild 8.30).

Instrumentarium. Bei der Parodontalchirurgie werden neben den Küretten folgende Instrumente eingesetzt:

- Skalpelle,
- chirurgischer Sauger,
- Raspatorium,
- Gingivaschere,
- chirurgische Pinzette,
- evtl. mikrochirurgisches Instrumentarium,
- Parodontalsonde,
- Nadelhalter, Nahtmaterial und chirurgische Schere.

Nachsorge. Nach einer chirurgischen Parodontalbehandlung sollte im OP-Gebiet für einige Tage auf eine mechanische Reinigung der Zähne verzichtet und stattdessen mit antibakteriellen Lösungen (0,1- bis 0,2 %ige Chlorhexidinlösung) gespült werden. Um postoperative Schwellungen zu verhindern, können feucht-kalte Umschläge auf die Wangen gelegt werden.

Operationstechnik	mögliche Schnittführung	Gingivamobilisierung	Vor- und Nachteile
offene Kürettage	minimale intrasulkuläre (= innerhalb des Sulkus liegende) Inzision 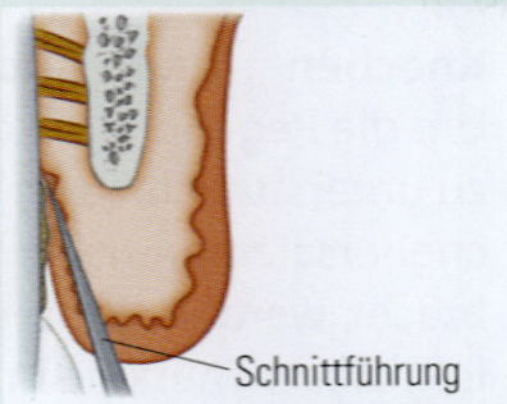	geringfügige Mobilisierung, teilweise nur im Bereich der Interdentalpapillen 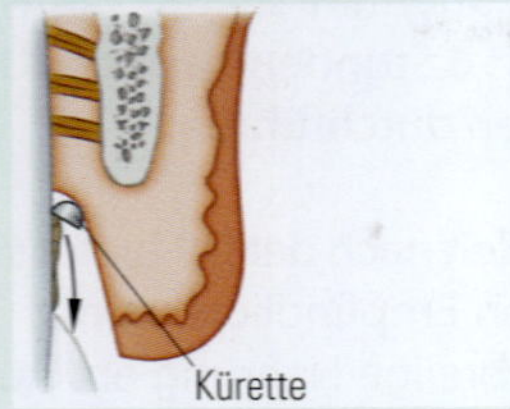	+ sehr geringer postoperativer Gewebeverlust – eingeschränkte Sicht
Kirkland-Lappen	erweiterte intrasulkuläre Inzision 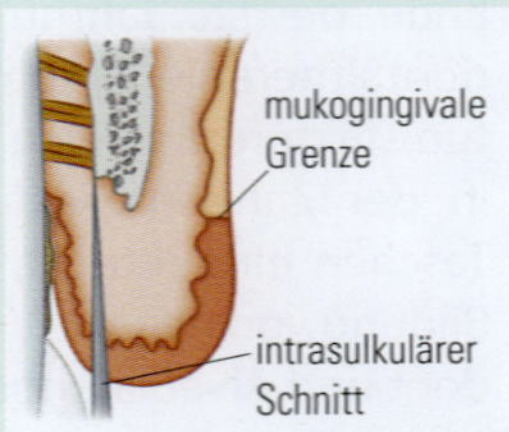	Mobilisierung, bis der Alveolarfortsatz gerade sichtbar ist 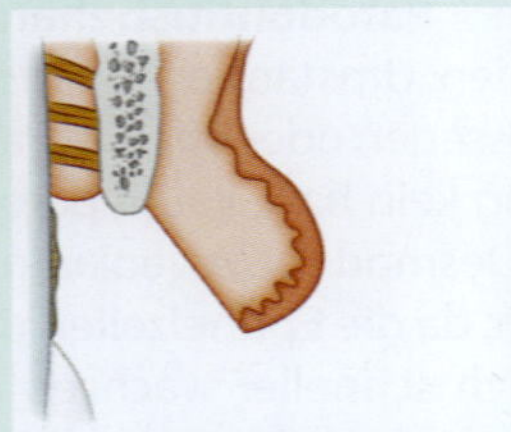	+ geringer postoperativer Gewebeverlust – bei ausgeprägten Knochentaschen nicht ausreichend
modifizierter Widman-Lappen bei Parodontitis mit Knochentaschen	marginale Inzision 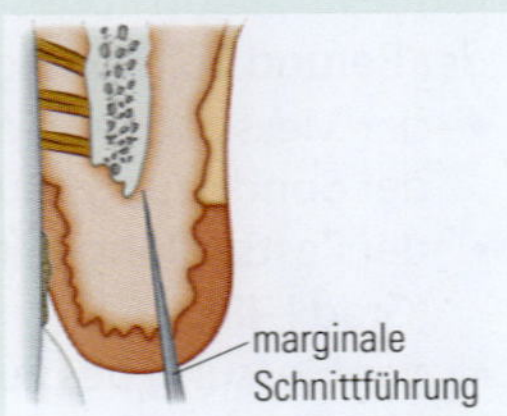	Mobilisierung eines Mukoperiostlappens und interne Gingivektomie 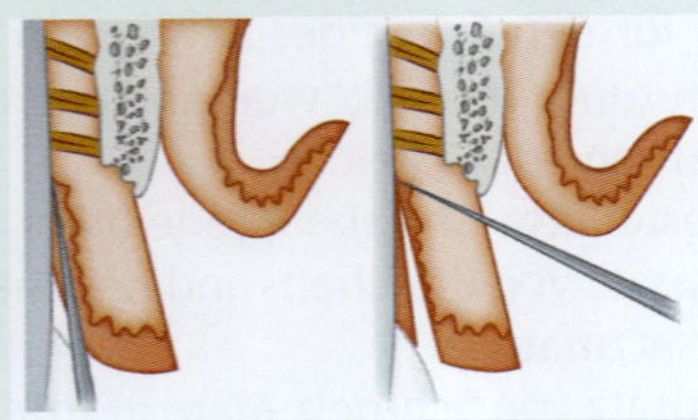	+ gute Übersicht – deutlicher postoperativer Gewebeverlust

Tabelle 8.5 Offene Verfahren (Lappenoperationen)

marginal (lat.) = am Rande liegend

intern (lat.) = innen liegend

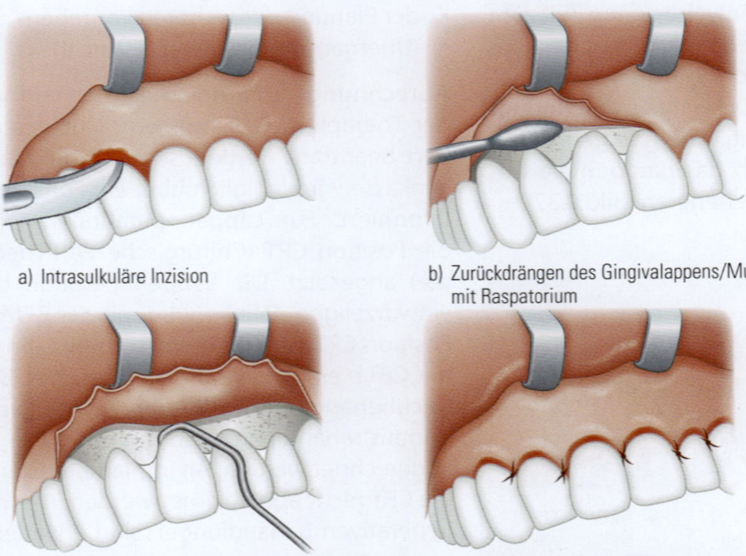

a) Intrasulkuläre Inzision

b) Zurückdrängen des Gingivalappens/Mukoperiostlappens mit Raspatorium

c) Reinigung der Wurzeloberfläche unter Sicht

d) Vernähen des Gingivalappens/Mukoperiostlappens

Bild 8.30 Lappenoperation (Kirkland-Lappen)

TIPP Empfehlen Sie den Patienten, Waschlappen mit kaltem Wasser zu tränken, auszuwringen und auf die Haut zu legen. Die Patienten sollten diese Kühlung für 2 bis 6 Stunden nach der OP ununterbrochen durchführen.

Knochenersatzmaterial ▸S. 208 f.

In der ersten Zeit nach der OP bietet sich wegen der hohen Empfindlichkeit der Gingiva flüssige oder breiige Nahrung an. Auf Nikotin und Alkohol sollte während der gesamten Wundheilungsphase verzichtet werden.

regenerativ (lat.) = wiedergewinnend, wiederherstellend

Regenerative Parodontitisbehandlung. Unter normalen Umständen wächst nach einer geschlossenen oder offenen Parodontalbehandlung kein bzw. kaum parodontales Gewebe (Desmodont, Alveolarknochen, Zement) nach, da die Epithelzellen der Gingiva wesentlich schneller wachsen als das Bindegewebe und der Knochen. Bei tiefen Knochendefekten ist aber eine Wiederherstellung parodontaler Gewebe (Regeneration) für den Erhalt der Zähne von großer Bedeutung, deshalb wurden regenerative Verfahren entwickelt:
- gesteuerte Geweberegeneration,
- Einsatz von Knochen- und Knochenersatzmaterial,
- Einsatz von Schmelz-Matrix-Proteinen (biologischen Wachstumsfaktoren).

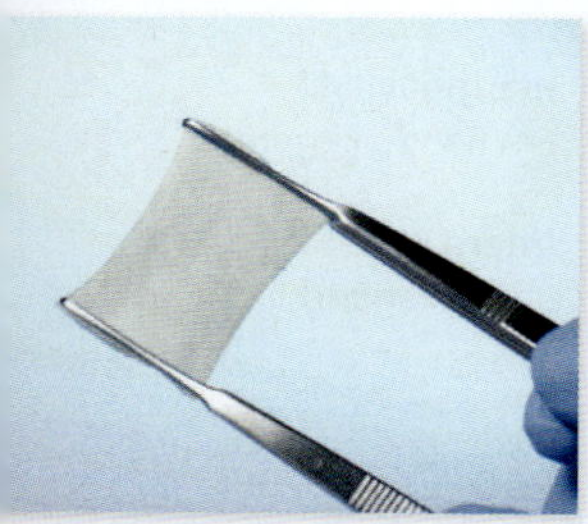

Bild 8.31 Membran

Gesteuerte Geweberegeneration (GTR). Um parodontalem Gewebe genug Zeit zum Nachwachsen zu geben, wird bei der GTR eine Membran (Bild 8.31) über den Knochendefekt gelegt. Die Gingiva durchdringt diese Membran nicht. In dem so gebildeten Hohlraum kann sich das parodontale Gewebe ungestört regenerieren (Bild 8.32).

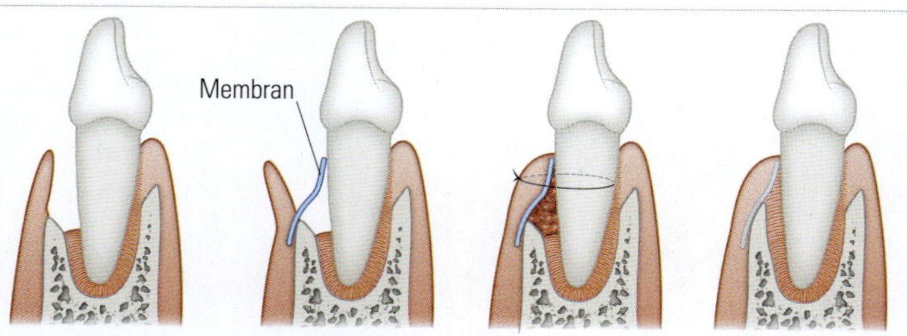

Bild 8.32 Gesteuerte Geweberegeneration

Werden resorbierbare Membranen eingesetzt, ist ein zweiter Eingriff nicht erforderlich. Ansonsten muss die Membran nach einigen Wochen wieder entfernt werden.

Knochen- und Knochenersatzmaterial. Um die Regeneration des Alveolarknochens zu unterstützen, kann Knochen- oder ▸Knochenersatzmaterial in die Defekte eingebracht werden. Besonders groß ist der Erfolg dieser Therapie in Verbindung mit dem Einsatz einer Membran.

Schmelz-Matrix-Proteinen werden seit Ende des 20. Jahrhunderts in der Parodontaltherapie eingesetzt. Diese Wachstumsfaktoren spielen eine wichtige Rolle in der Zahnentwicklung. In parodontale Taschen eingebracht, ermöglichen sie die Bildung von neuem Wurzelzement, Desmodont und Alveolarknochen.

Befundevaluation. Auch die Therapiestufe 3 wird nach 3 bis 6 Monaten mit einer Befundevaluation abgeschlossen. Erneut wird der Befund vollständig erhoben mit
- der Messung der Sondierungstiefen und der Sondierungsblutung,
- der Feststellung der Zahnlockerung (Grad I–III),
- der Messung des Furkationsbefalls (Grad I-III),
- der Röntgendiagnostik zur Bestimmung des Knochenabbaus und
- der Planung des weiteren Vorgehens (Übergang in die Therapiestufe 4).

Abrechnung. Chirurgische Maßnahmen der Therapiestufe 3 müssen nicht gesondert beantragt werden, sondern die Krankenkasse wird lediglich über ein Formblatt informiert. Für Lappenoperationen wird die Position CPT (Chirurgische PAR-Therapie) angesetzt. Die Lappenoperation bei einwurzeligen Zähnen wird mit der BEMA-Position CPT a, an mehrwurzeligen Zähnen mit CPT b einmal je Zahn abgerechnet. Die Nachbehandlung im Rahmen einer Parodontitisbehandlung kann mit Position 111 abgerechnet werden. An Implantaten kann die CPT nicht abgerechnet werden. Alle regenerativen Behandlungen sind Privatleistungen.

Eine abschließende Befundevaluation nach 3 bis 6 Monaten wird als BEV b abgerechnet.

Die externe Gingivektomie ist eine resektive Operation. Bei Gingivahyperplasien muss das überschüssige Gingivagewebe entfernt und die normale Form der Gingiva wiederhergestellt werden. Dazu werden nach einer Lokalanästhesie mit einer Taschenmarkierungspinzette auf der Höhe des Taschenbodens Blutpunkte gesetzt (Bild 8.33). Die Inzision erfolgt mit einem Skalpell von apikal nach koronal (Bild 8.34 und Bild 8.35). Der Gingivaverlauf kann zusätzlich mit einer Gingivaschere in Form gebracht werden. Die Wunde wird mit steriler Kochsalzlösung gespült und mit einem Wundverband versehen, der für sieben Tage belassen werden muss.

Mukogingivale Parodontalchirurgie umfasst plastische Operationen, mit denen
- der Bereich der befestigten Gingiva verbreitert wird,
- Rezessionen gedeckt oder
- einstrahlende Bänder korrigiert werden.

Die Gingivaextension mit einem freien Schleimhauttransplantat verbreitert den Bereich der befestigten Gingiva. Sie wird überwiegend im Frontzahnbereich durchgeführt. Zuerst wird ein Schnitt entlang der mukogingivalen Grenze gesetzt und ein Schleimhautlappen in die Tiefe präpariert. Der Lappen wird apikal mit einigen Stichen am Periost fixiert. Daraufhin entnimmt man im Gaumen ein Schleimhaut-Transplantat; passt dieses an und befestigt es auf dem freiliegendem Periost mit einer Naht oder Gewebekleber (Bild 8.36, Seite 282). Die Entnahmestelle des Transplantats wird mit einer Verbandplatte und das Operationsgebiet mit einem Zahnfleischverband abgedeckt.

Rezessionen können ebenfalls mit einem freien Schleimhaut-Transplantat aus der Wange oder dem Gaumen gedeckt werden. Zug ausübende Lippen- und Wangenbänder werden zum Teil nur durchtrennt (Frenotomie), können aber auch entfernt oder verlagert werden (Frenektomie).

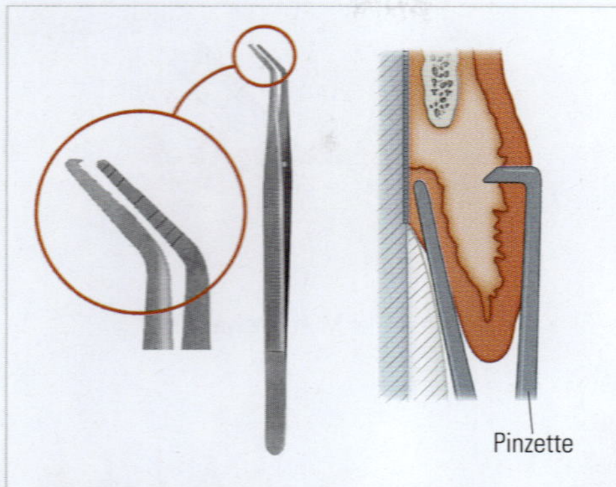

Bild 8.33
Einsatz einer Taschenmarkierungspinzette

Gingivektomie: chirurgische Entfernung von Gingivagewebe

resektiv von resezieren (lat.) = wegschneiden

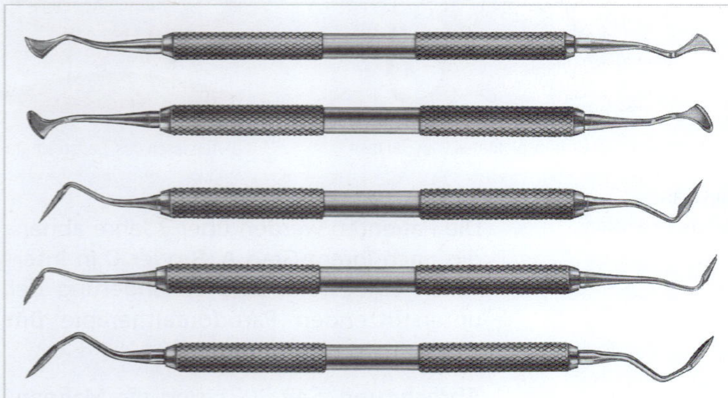

Bild 8.34
Spezialskalpelle für die Gingivektomie

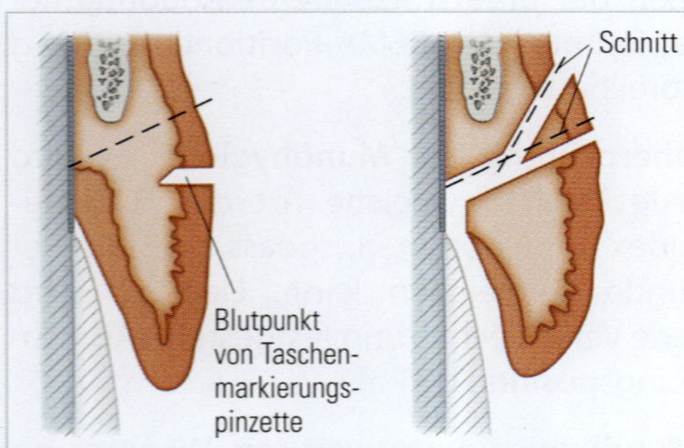

Bild 8.35
Externe Gingivektomie

8.6.4 Therapiestufe 4 – Unterstützende Parodontaltherapie

Die Nachsorge bei parodontalen Erkrankungen ist mindestens so wichtig wie die aktive Therapie. Das Ziel der unterstützenden Parodontaltherapie ist, den Erfolg der Behandlung und die Mundhygiene lebenslang zu erhalten. Dazu kontrolliert man regelmäßig die Mundhygiene und motiviert und unterweist den Patienten weiterhin, diese zu verbessern. Biofilm und Zahnstein werden regelmäßig entfernt. Der Zustand des Parodonts wird ebenfalls kontrolliert.

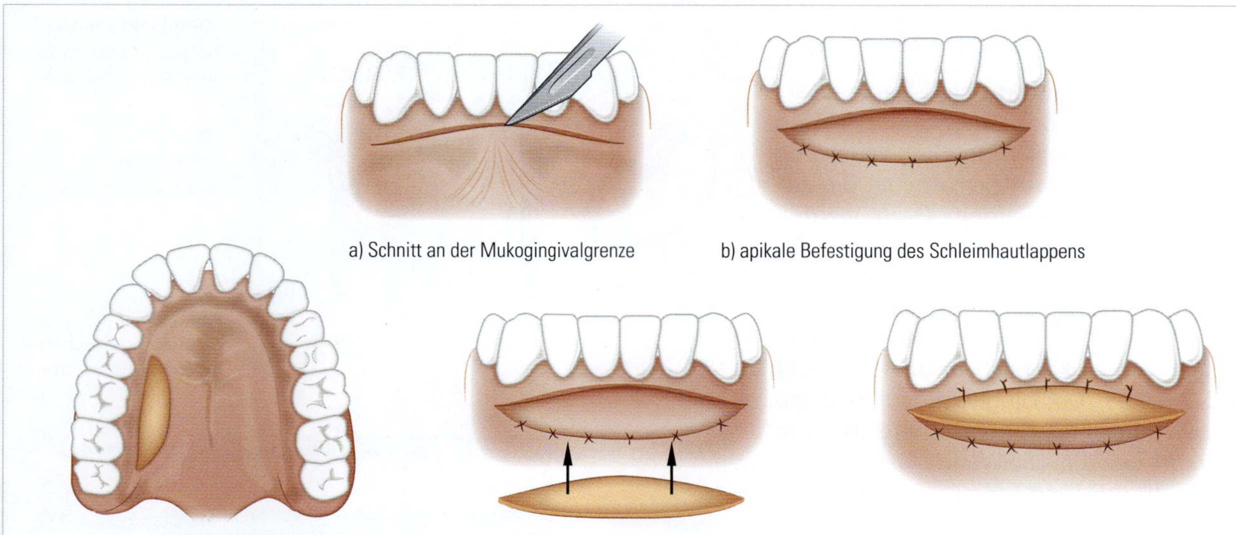

Bild 8.36
Gingivaextension

Die Patienten werden über 2 Jahre abhängig nach ihrem Grad A, B oder C in Intervallen einbestellt. Eine Verlängerung der unterstützenden Parodontaltherapie um 6 Monate ist möglich.

Abrechnung. Seit 2021 sind die Maßnahmen der unterstützenden Parodontaltherapie unter den BEMA-Positionen UPT a–g abrechnungsfähig.

Überprüfung der Mundhygiene. Es wird jedes Mal die gleiche Art des Hygiene-Index aufgenommen, sodass man die Befunde vergleichen kann. Dadurch wird jede Verschlechterung festgestellt (Abrechnungsposition UPT a).

Mundhygieneunterweisung. Wenn es erforderlich ist, kann der Patient wiederholt in der mechanischen Entfernung des Biofilms individuell angepasst unterwiesen werden. In dieser Therapiestufe wird der Patient auf Reinigungsdefizite hingewiesen und die Größe der Interdentalbürstchen immer wieder angepasst (Abrechnungsposition UPT b).

Supragingivale und gingivale Reinigung aller Zähne. Sie erfolgt wie bei einer professionellen Zahnreinigung, um erneute Anlagerungsmöglichkeiten von Belägen zu mindern. (Abrechnungsposition UPT c).

Messung der Sondierungstiefen und der Sondierungsblutung. Durch die erneute Messung der Sondierungstiefen und der -blutung wird der weitere Verlauf kontrolliert und Rezidive werden schnell erkannt. Die Messung kann nicht bei allen Patienten und nicht in jeder Sitzung abgerechnet werden (Abrechnungsposition UPT d).

Subgingivale Instrumentierung. Kommt es bei 4 mm tiefen Tasche zu Blutungen nach der Sondierung oder treten Taschen von 5 mm und mehr auf, können erneut die Taschen mit Gracey-Küretten oder Ultraschallscalern nachgereinigt werden (Abrechnungspositionen UPT e an einem einwurzeligen Zahn; UPT f an einem mehrwurzeligen Zahn).

Erneute vollständige Befunderhebung. Im zweiten Jahr wird der Parodontalzustand noch einmal vollständig erfasst und mit den Ergebnissen vor der Behandlung und der Befundevaluation verglichen. Von diesem Ergebnis hängt ab, ob die UPT verlängert wird (Abrechnungsposition UPT g).

Wann und wie oft welche Maßnahme innerhalb der zwei Jahre abgerechnet werden kann, hängt vom Grading im Erstbefund (PA-Antrag Blatt 1) ab (Bild 8.37).

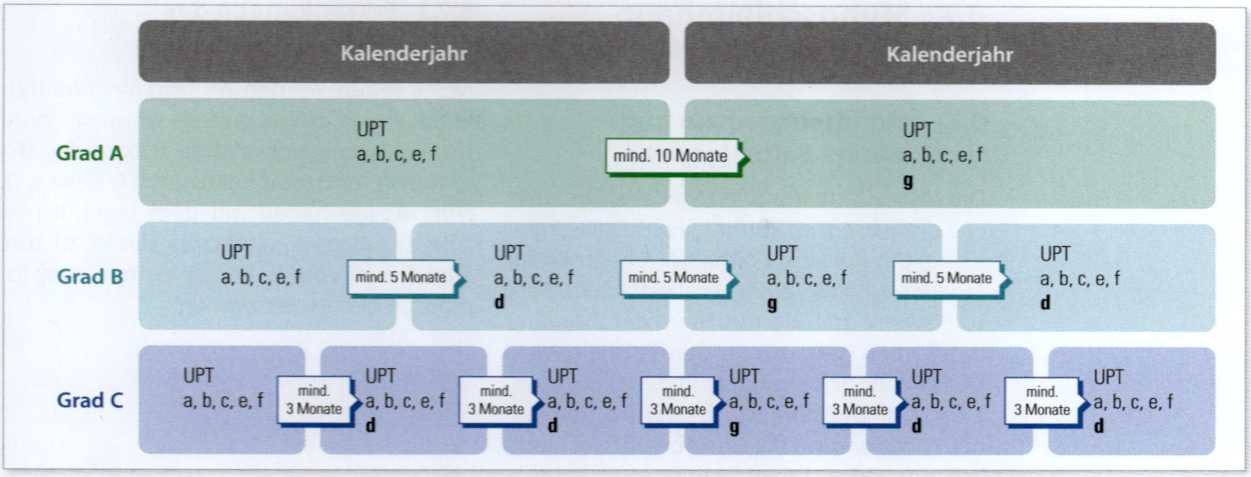

Bild 8.37
Frequenz der UPT in Abhängigkeit vom Grad der Erkrankung

8.6.5 Behandlungsstrecke mit den Therapiestufen einer PAR-Therapie im Überblick

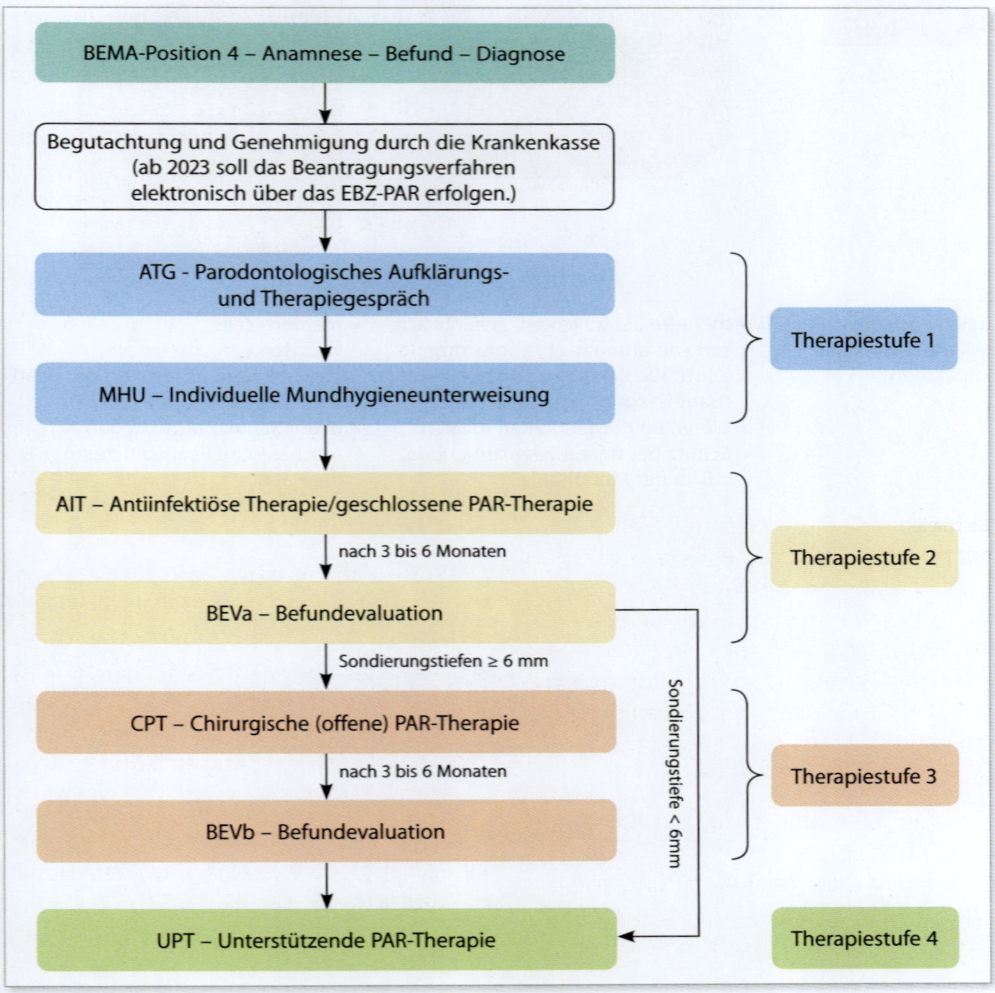

8.7 Mundschleimhaut-erkrankungen

8.7.1 Mundschleimhaut und andere Epithelgewebe

Mukosa von mucus (lat.) = Schleim

Die Mundschleimhaut (Mukosa) gehört, wie die Haut, zum Epithelgewebe (Deckgewebe) des Körpers. Epithelgewebe bedeckt innere und äußere Körperoberflächen. Beispielsweise gehört die Haut der Handinnenflächen genauso zu den Epithelgeweben wie die Schleimhäute in den Bronchien oder die Darmoberfläche. Entsprechend der Funktion sind die Gewebe unterschiedlich aufgebaut (Tabelle 8.6).

8.7.2 Erkrankungen der Mundschleimhaut

Nicht selten werden Mundschleimhauterkrankungen, insbesondere wenn sie symptomarm sind, vom Zahnarzt oder der ZFA entdeckt und diagnostiziert (Tabelle 8.7). Nur wenige haben mit dem eigentlichen Arbeitsfeld des Zahnarztes direkt zu tun. Sie können vom Zahnarzt oft nur symptomatisch behandelt werden.

Formen des Epithels	einschichtiges Plattenepithel 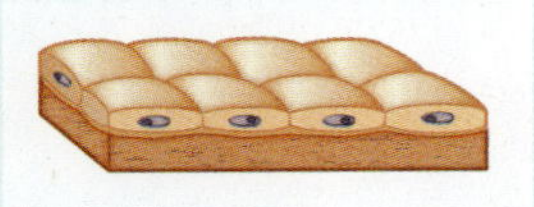	mehrschichtiges unverhorntes Plattenepithel 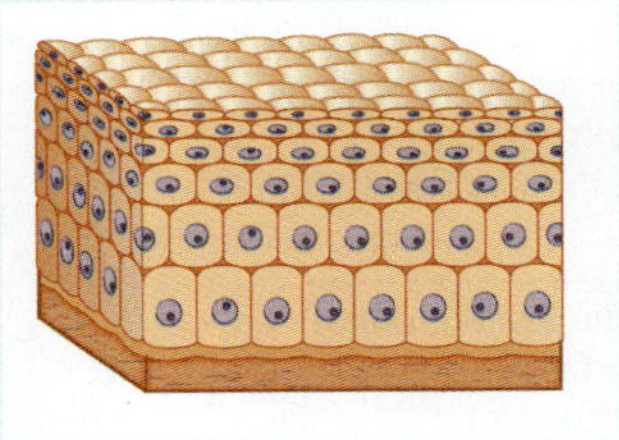	mehrschichtiges verhorntes Plattenepithel 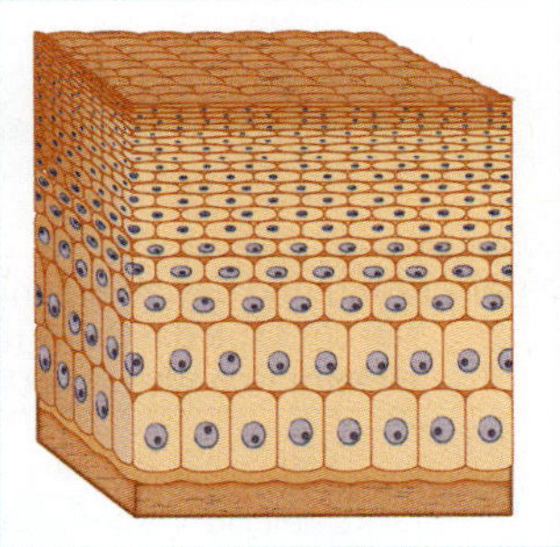
Eigen-schaften	• feines relativ durchlässiges Deckgewebe, z. B. in den Lungenbläschen	• mehrere Zellschichten, Zellen wachsen von unten nach, abgestorbene Zellen werden oben abgestoßen (Haut ist rosig, weil nicht verhornt) • bieten im Körperinneren idealen Schutz bei starker Beanspruchung, z. B. in der Mundhöhle	• mehrere Zellschichten, Zellen wachsen von unten nach, abgestorbene Zellen verhornen an der Oberfläche • bietet Schutzpolster gegen mechanische Beanspruchung, z. B. die Haut

Tabelle 8.6 Epithelgewebe (Beispiele)

	Symptome	Ursache	Therapie
Ulcera z. B. Aphte 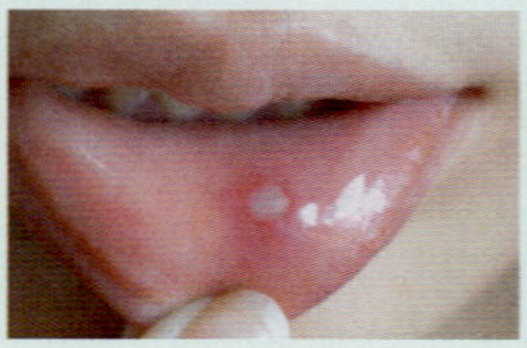	• meist linsengroßer, kreisrunder Defekt (Ulcus) der Mundschleimhaut • hochrot oder weißlich belegt (Fibrinfäden) • sehr schmerzhaft • nicht ansteckend	weitgehend unbekannt	• heilen innerhalb weniger Tage von alleine ab • schmerzstillende Lutschtabletten oder Salben
z. B. Dekubitus (Druckgeschwür) 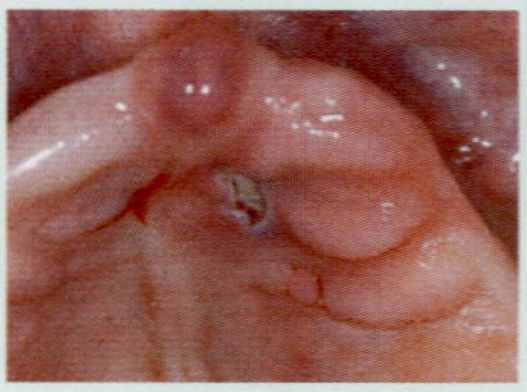	• von der Rötung über Blasenbildung bis zum Defekt der Haut bzw. der darunter liegenden Gewebe • schmerzhaft	• Druckbelastung über eine längere Zeit z. B. durch eine Prothese • die Durchblutung des Gewebes ist dadurch gestört und die Zellen sterben ab	• Beseitigung der Ursache • schmerzstillende Gele oder Salben
Herpes labialis (Lippenherpes) 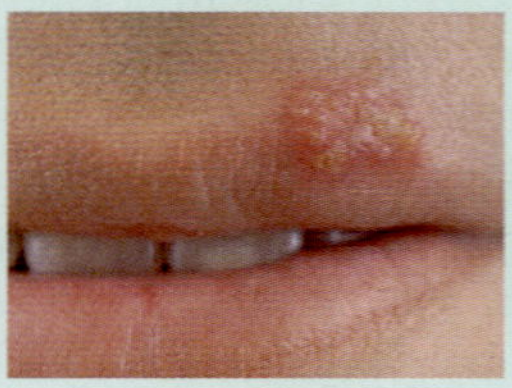	• erste Anzeichen: Spannungsgefühl, Juckreiz; dann Bläschenbildung • Bläschen heilen unter Krustenbildung innerhalb von 7 Tagen narbenfrei ab • Bläschenflüssigkeit ist hoch infektiös	Herpes simplex Virus (HSV) Typ 1: • Tröpfchen, Kontakt- oder Schmierinfektion; Erstinfektion meist im Kindesalter, Virus verbleibt im Körper • erneuter Ausbruch z. B. bei Fieber, UV-Strahlung, hormonellen Umstellungen, psychischen Faktoren (Stress, Ekel)	• antivirale Salben bei ersten Anzeichen • bei sehr häufig auftretendem Herpes systemische antivirale Therapie möglich
Soor 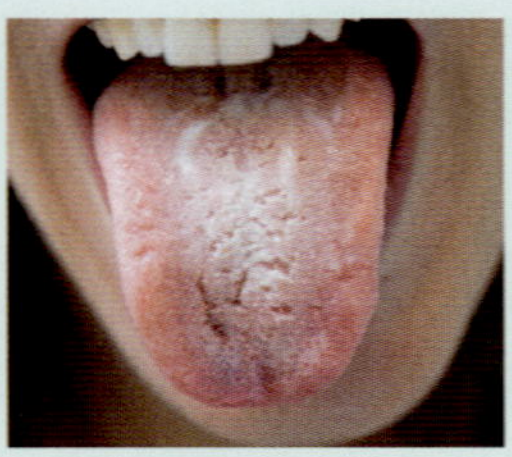	• weißlich bis gelber, abwischbarer Belag auf geröteter Schleimhaut • Patient kann über ein Brennen klagen	Pilz Candida albicans: • bei vielen Menschen in der Mundflora vorhanden • krankheitsauslösend sind ein geschwächtes Immunsystem oder eine Störung der Mundflora durch Antibiotikagabe	lokale Anwendung von Antimykotika
Leukoplakie 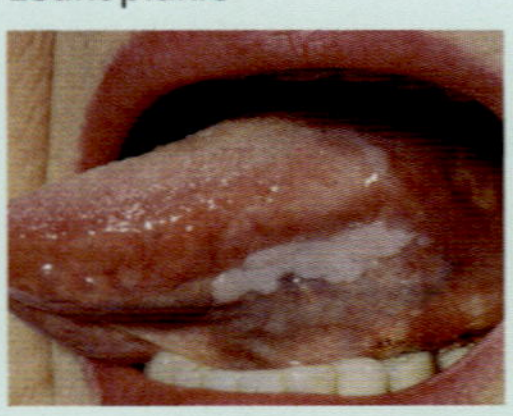	• Verhornung des Schleimhautepithels • zeigt sich als weißlicher, nicht abwischbarer Belag auf der Mundschleimhaut • ansonsten keine Beschwerden	• chronischer Tabakkonsum • dauerhafte mechanische Reizung durch Prothesen • vorstehende bzw. scharfkantige Zähne	• Beseitigung des ursächlichen Reizes bewirkt meist Rückbildung innerhalb weniger Wochen • Leukoplakien können eine Vorstufe zum Krebs (Präkanzerose) sein, daher Gewebeprobe erforderlich und bei Nichtrückbildung chirurgische Entfernung

Tabelle 8.7 Ausgewählte Mundschleimhauterkrankungen

Ulcus (Sg.)/ Ulcera (Pl.) (lat.) = Geschwür, Verletzung der Haut, die nicht traumatisch verursacht wurde

leukos (gr.) = weiß; **plakos** (gr.) = Platte

Präkanzerose: Krebsvorstufe von prä (lat.) = Vorsilbe für vor; cancer (engl.) = Krebs

8.8 Tumorerkrankungen in der Mundhöhle

Von einem Tumor spricht man immer dann, wenn das Volumen eines Gewebes zunimmt. Das kann ganz verschiedene Ursachen haben. Manchmal handelt es sich lediglich um eine Schwellung z. B. aufgrund einer Entzündung. Bei Tumoren im engeren Sinne bildet sich neues Gewebe, man spricht von Neoplasien. Im Folgenden geht es ausschließlich um Neoplasien.

Disposition: (hier) Anfälligkeit für eine Erkrankung

neo (gr.) = neu
plasie (gr.) = Bildung

Karzinogene (gr.) = Krebsauslöser

Ein Tumor als Gewebewucherung entsteht durch unkontrolliertes Wachstum körpereigener Zellen. Diese Zellen unterliegen nicht mehr der Wachstumskontrolle des Körpers. Körperzellen können zu Tumorzellen werden, wenn das Erbmaterial geschädigt wird. Grundsätzlich werden gutartige (benigne) von bösartigen (malignen) Tumoren unterschieden (Tabelle 8.8). Bösartige Tumoren führen aufgrund ihrer Eigenschaften ohne Therapie meist zum Tode. Sie werden im Volksmund als Krebs bezeichnet. Gutartige Tumoren führen in der Regel nicht zum Tode, es sei denn, sie verdrängen oder verlegen durch ihr Wachstum andere lebenswichtige Organe.

Gutartige vom Epithelgewebe ausgehende Tumore nennt man Papillom oder Adenom, bösartige Tumore Karzinom (Ausnahme ist das maligne Melanom als Bezeichnung für Hautkrebs). Gutartige Tumoren, die vom Bindegewebe ausgehen, nennt man Fibrom, bösartige Sarkom.

Für die Tumorentstehung gibt es mehrere Ursachen, z. B.:

- erbliche Disposition (z. B. beim Brustkrebs),
- Röntgen- oder Gammastrahlen,
- chemische Karzinogene (krebserregende Stoffe wie Asbest, Nikotin),
- Viren (z. B. beim Gebärmutterhalskrebs),
- Hormone.

Gutartige Tumoren vor allem der Haut sind sehr häufig. Die meisten Tumoren in der Mundhöhle sind, wie z. B. das Reizfibrom, ebenfalls gutartig. Das Reizfibrom entsteht meist durch einen dauernden Reiz aufgrund schlecht sitzender Prothesen oder scharfer Kanten. Kleine gutartige Tumoren werden in der Regel ambulant unter örtlicher Betäubung durch eine Exzision vollständig entfernt und im Labor histologisch untersucht.

Metastasen: Tochtergeschwülste durch Verschleppung von Tumorzellen auf dem Lymph- oder Blutweg

Rezidiv: Rückfall; Wiederauftreten einer Krankheit nach Abheilen

Merkmal	Gutartige (benigne) Tumoren	Bösartige (maligne) Tumoren
Wachstum	langsam	schnell mit hoher Zellteilungsrate
Wachtumstyp	verdrängend	infiltrierend (eindringend und damit zerstörend)
Begrenzung	scharf, abgekapselt und verschieblich	unscharfe Begrenzung mit dem Nachbargewebe
Zellen	ähneln der Ursprungszelle	entartet
Metastasen	nein	ja
Rezidivneigung	nein	ja
Bild	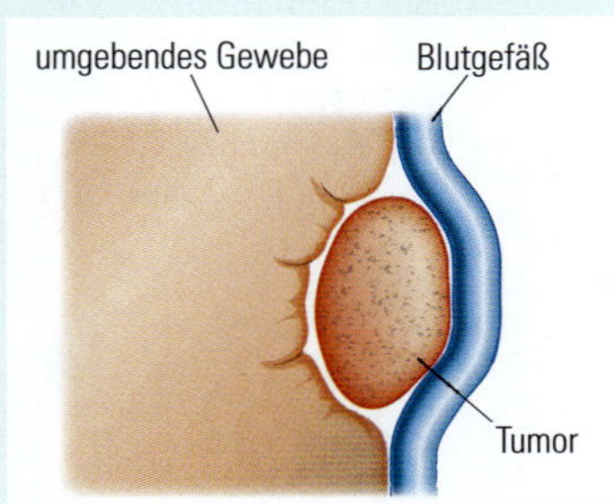	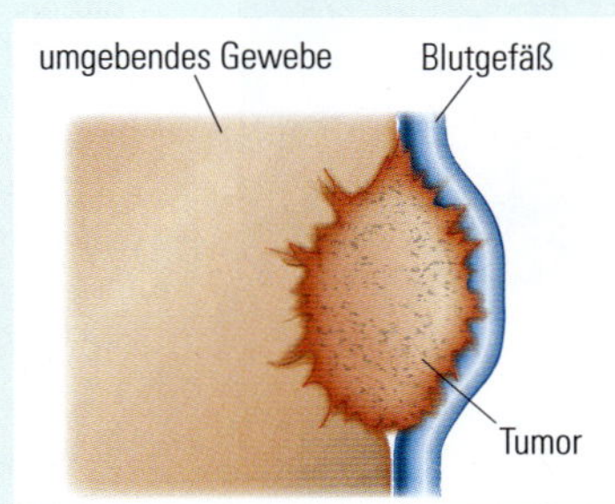

Tabelle 8.8 Unterscheidungsmerkmale zwischen gut- und bösartigen Tumoren

Bösartige Tumoren. In Deutschland erkranken jährlich etwa 9 000 Männer und 4 000 Frauen an bösartigen Tumoren in der Mundhöhle. Die Diagnose wird in der Regel zwischen dem 60. und 70. Lebensjahr gestellt und die 5-Jahres-Überlebensrate liegt bei ca. 50 %. Die erste Verdachtsdiagnose erfolgt meist in der Zahnarztpraxis.

Bei den bösartigen Tumorerkrankungen in der Mundhöhle handelt es sich überwiegend um Karzinome, die von der Schleimhaut der Zunge, des Mundbodens, des Gaumens oder der Wangeninnenseite ausgehen. Sie entstehen besonders bei Menschen, die stark rauchen oder häufig hochprozentige Alkoholika trinken. Das Risiko vergrößert sich, wenn Rauchen und Alkoholkonsum zusammenkommen. Chronische Entzündungen der Mundschleimhaut aufgrund schlechter Mundhygiene sind ebenfalls ein Risikofaktor. Hinweise auf ein Karzinom können länger anhaltende Schleimhautverfärbungen, Gewebeverdickungen, Brennen oder Schleimhautläsionen sein.

Besteht der Verdacht auf einen bösartigen Tumor, werden die Patienten sofort an einen Mund-, Kiefer- und Gesichtschirurgen überwiesen, da früh entdeckte Schleimhautkarzinome in der Mundhöhle relativ gute Heilungschancen haben. Nach einer genauen Diagnose wird der Tumor operativ entfernt. Häufig werden die Patienten zusätzlich bestrahlt und erhalten eine Chemotherapie. Bei Karzinomen der Mundhöhle sind die Operationen z.T. sehr umfangreich und im Rahmen der Nachsorge müssen wiederherstellende Operationen durchgeführt werden.

8.9 Craniomandibuläre Dysfunktionen

Das harmonische Zusammenspiel von Kaumuskulatur, Kiefergelenk und der Verzahnung des Gebisses ist die Grundlage eines einwandfrei arbeitenden Kausystems. Ist dieses gestört, spricht man von einer craniomandibulären Dysfunktion (CMD). Patienten haben z.B. Schmerzen in der Kaumuskulatur oder im Kiefergelenk. Diese Fehlfunktion ist aber auch Ursache für Symptome, die scheinbar gar nichts mit dem Kausystem zu tun haben, wie Kopfschmerzen oder Nackenverspannungen. Nicht selten bleibt die Ursache daher unerkannt.

Diese Erkrankung kommt in Deutschland bei 10 bis 20 % der Bevölkerung vor und beginnt meist im Alter von 20 bis 40 Jahren. 80 % der Patienten sind Frauen.

8.9.1 Kiefergelenk

Das Kiefergelenk verbindet den Unterkiefer mit dem Schädel; neben dem Unterkiefer ist das Schläfenbein am Kiefergelenk beteiligt. Die Gelenkgrube des Kiefergelenks befindet sich an der Unterseite des Schläfenbeins direkt vor dem Gehörgang; sie wird nach vorne vom Gelenkhöckerchen begrenzt. Der Gelenkkopf (Kondylus) gehört zum Gelenkfortsatz des Unterkiefers. Das ganze Gelenk ist von einer derben Kapsel umgeben; diese enthält Gelenkflüssigkeit und stabilisiert das Gelenk. Gelenkgrube und Gelenkkopf sind von einer Knorpelschicht überzogen, die zusammen mit der Gelenkflüssigkeit reibungsarme Bewegungen ermöglicht. Zwischen Gelenkgrube und Gelenkkopf des Kiefergelenks befindet sich eine Gelenkscheibe (Diskus), sodass das Kiefergelenk einen oberen und unteren Gelenkspalt besitzt (Bild 8.38).

Chemotherapie: medikamentöse Therapie von Krebserkrankungen

Cranium (lat.) = Schädel

Dysfunktion = Fehlfunktion

Mandibula (lat.) = Unterkiefer

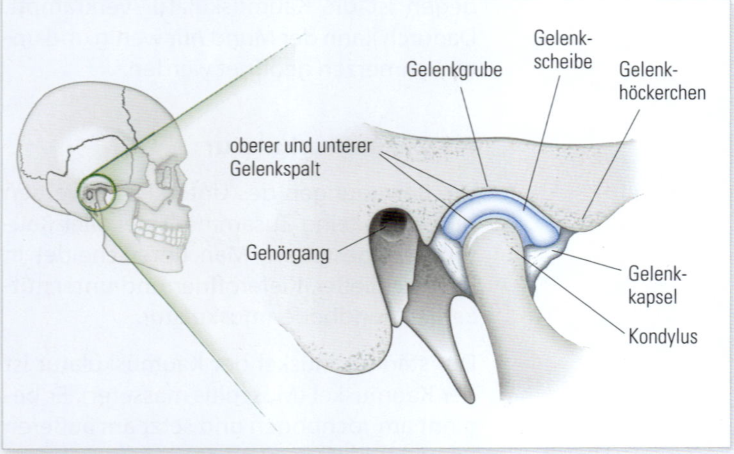

Bild 8.38 Aufbau des Kiefergelenks

	Öffnungsbewegung des Unterkiefers	Vorschubbewegung des Unterkiefers	Seitwärtsbewegung des Unterkiefers
Bewegung des Gelenkköpfchens	a) Die Gelenkköpfchen drehen sich in der Gelenkgrube: = Drehbewegung b) Bei stärkerer Öffnung bewegen sich die Gelenkköpfchen zusätzlich am Gelenkhöckerchen entlang aus der Gelenkgrube heraus. Diese Bewegung kann man vor dem Ohrläppchen gut ertasten. = Gleitbewegung	Die Gelenkköpfchen bewegen sich nach vorne aus der Gelenkgrube heraus. Dabei gleiten sie am Gelenkhöckerchen entlang. Diese Bewegung kann man vor dem Ohrläppchen gut ertasten. = Gleitbewegung	Nur ein Gelenkhöckerchen bewegt sich aus der Gelenkgrube heraus. Das andere verbleibt in der Grube und vollzieht nur eine leichte Drehbewegung.
Lage des Gelenkköpfchens	a) 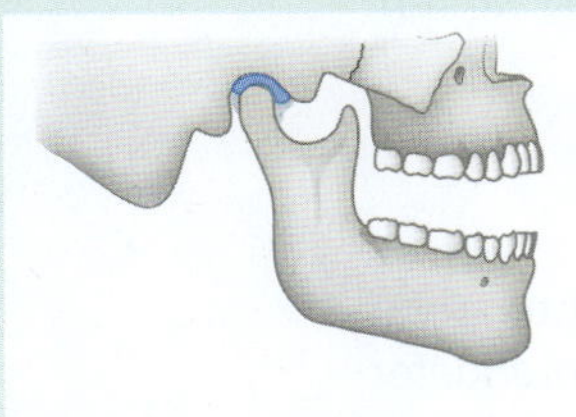 b) 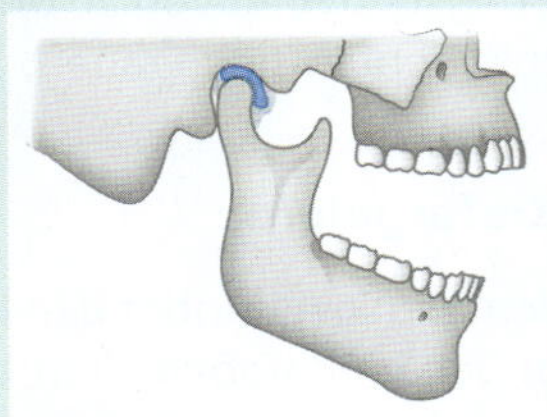	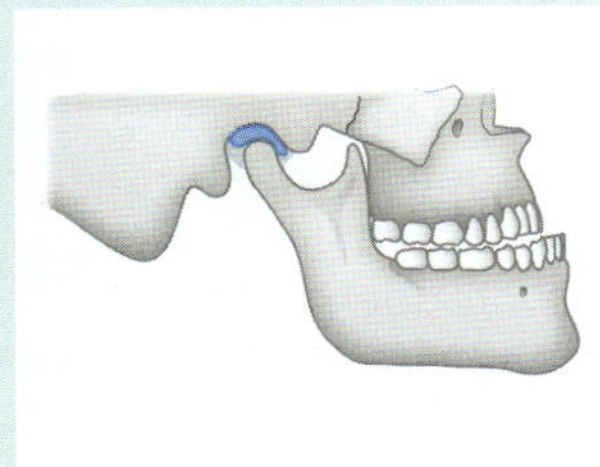	

Tabelle 8.9 Kiefergelenk bei Bewegungen des Unterkiefers

Das Kiefergelenk ist ein Dreh-Gleit-Gelenk, um Öffnungs-, Vorschub- und Seitwärtsbewegungen des Unterkiefers zu ermöglichen. Das Gelenkköpfchen kann sich in der Grube drehen und leicht aus der Grube herausgleiten (Tabelle 8.9).

Kiefersperre. Bei der Kiefersperre können Patienten ihren Mund nicht schließen, weil das Kiefergelenk luxiert, das heißt ausgerenkt ist. Das Gelenkköpfchen ist durch eine maximale Mundöffnung über das Gelenkhöckerchen gerutscht. Dadurch kann es nicht zurückgleiten.

Kieferklemme. Bei der Kieferklemme hingegen ist die Kaumuskulatur verkrampft. Dadurch kann der Mund nur wenig und unter Schmerzen geöffnet werden.

8.9.2 Kaumuskulatur

Die Bewegungen des Unterkiefers werden durch das feine Zusammenspiel aller Kaumuskeln gesteuert. Man unterscheidet in Kieferschließer, Kieferöffner und unterstützende Mundbodenmuskulatur.

Der stärkste Muskel der Kaumuskulatur ist der Kaumuskel (Musculus masseter). Er beginnt am Jochbogen und setzt am äußeren Rand des Kieferwinkels an.

Der Schläfenmuskel (Musculus temporalis) beginnt am Schläfen- und Stirnbein und erstreckt sich bis zum Muskelfortsatz des Unterkiefers. Beide Muskeln schließen den Kiefer, wenn sie sich anspannen. (Bild 8.39).

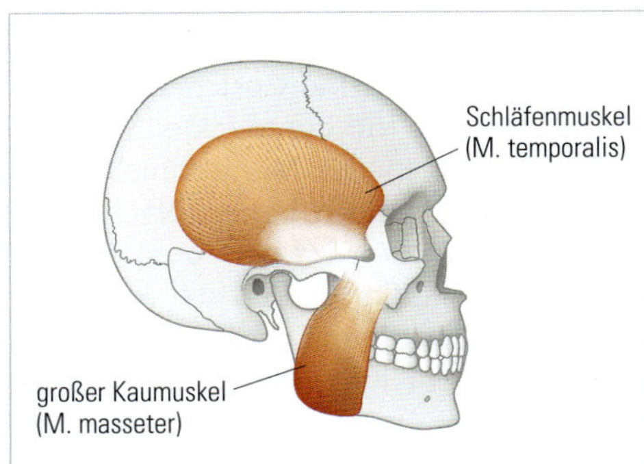

Bild 8.39 Schläfenmuskel und Kaumuskel

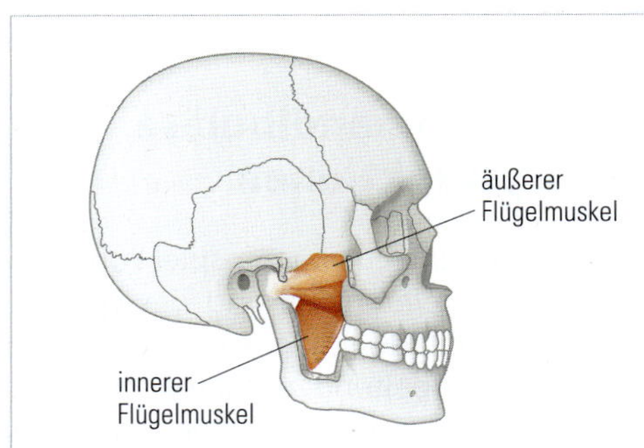

Bild 8.40 Flügelmuskel

Kaumuskulatur

- Kieferschließer
  - Kaumuskel (Musculus masseter)
  - Schläfenmuskel (Musculus temporalis)
  - innerer Flügelmuskel
- Kieferöffner
  - äußerer Flügelmuskel
- unterstützende Mundbodenmuskulatur
  - Unterkiefer-Zungenbein-Muskel
  - zweibäuchiger Muskel
  - Kinn-Zungenbein-Muskel

Der innere Flügelmuskel verläuft an der Innenseite des aufsteigenden Astes vom Keilbein zur Innenfläche des Kieferwinkels (Bild 8.40). Auch er ist ein Kieferschließer. Der äußere Flügelmuskel verläuft vom Keilbein zum Gelenkfortsatz des Unterkiefers. Er ist nicht nur für die Kieferöffnung zuständig. Kontrahiert er sich beidseitig, wird der Kiefer nach vorne geschoben, kontrahiert er sich einseitig, wird er zur Seite bewegt.

Die Mundbodenmuskulatur setzt am Zungenbein an und unterstützt die Kieferöffnung und den Schluckakt (Bild 8.41)

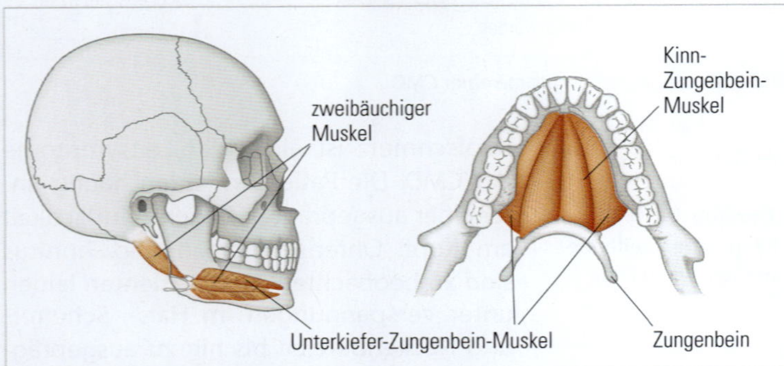

Bild 8.41 Mundbogenmuskulatur

8.9.3 Ursachen der CMD

Eine craniomandibuläre Dysfunktion entsteht beispielsweise auf der Grundlage eines Fehlbisses, der z. B. verursacht wird durch

- eine angeborene Störung der Bisslage,
- unsachgemäße kieferorthopädische Behandlungen,
- unsachgemäß erstellte Füllungen und prothetische Versorgungen.

Die wohl häufigste Ursache für eine CMD ist übermäßiger Stress. Belastungssituationen können eine Stressreaktion im Körper hervorrufen. Bei einigen Menschen führt dies zu nächtlichem Knirschen und Pressen. Auf Dauer wird dadurch das Kausystem überlastet. Traumatische Ereignisse (z. B. Schleudertrauma oder ein Schlag auf das Kinn) können ebenfalls eine CMD verursachen. Auch mangelnde Bewegung und dauerhafte Fehlhaltungen der Wirbelsäule, z. B. am Arbeitsplatz mit Belastung der Schulter-Nacken-Region, können das Zusammenspiel des Kauapparates nachhaltig stören.

Bereits Veränderungen der Okklusion im Bereich von 1/100 mm können ausreichen, um Störungen und Beschwerden auszulösen. Problematisch ist, dass es häufig keinen direkten zeitlichen Zusammenhang zwischen den Beschwerden und der Ursache gibt, da der Körper die Störung der Bisslage eventuell lange kompensieren kann. Oft treten die Symptome erst Tage, Wochen oder Monate später auf.

kompensieren = ausgleichen

8.9.4 Symptome, Diagnostik und Therapie

Die Symptome einer CMD sind äußerst vielfältig, wodurch die Diagnose sehr erschwert ist. Kiefergelenkschmerzen und -knacken, schmerzende Kaumuskulatur, unklare Zahn- oder Kieferschmerzen und Abrasionen an den Zähnen können, müssen aber keineswegs auftreten (Bild 8.42, S. 290).

Abrasion (lat.) = Abtragen von Zahnhartsubstanz durch Reibung

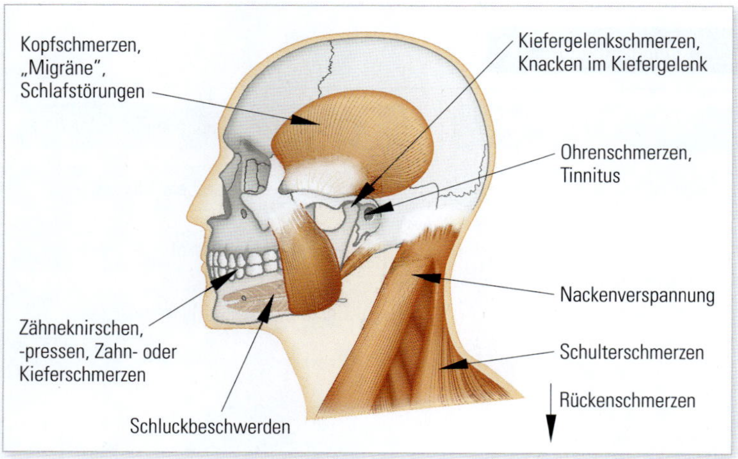

Bild 8.42 Mögliche Symptome einer CMD

Artikulator ▸ S. 356

Tinnitus (lat.) = klingelnde, pfeifende Geräusche im Ohr

Kopfschmerz ist eines der Leitsymptome der CMD. Die Patienten leiden häufig unter einer ausgeprägten Zugempfindlichkeit am Kopf. Ohrenschmerzen und Tinnitus sind zu beobachten. Viele Patienten leiden unter Verspannungen im Hals-, Schulter- und Nackenbereich bis hin zu ausgeprägten Rückenschmerzen. Einige Patienten haben Schluckbeschwerden und unerklärliche Blähungen. CMD-Patienten schlafen häufig unruhig.

Beim Auftreten dieser Symptome muss immer auch an eine CMD gedacht werden. Eine genauere Diagnostik des Kauapparates erfolgt durch den Zahnarzt mittels

- Palpation der Kaumuskulatur und des Kiefergelenkes,
- MRT-Aufnahmen,
- Untersuchung des Bewegungsumfanges des Unterkiefers,
- Untersuchung der Kontaktverhältnisse der Zähne durch die Kausimulation im ▸ Artikulator.

Die Therapie der CMD erfordert in der Regel die Zusammenarbeit von Zahnärzten, Orthopäden, anderen Fachärzten und Physiotherapeuten. Die zahnärztliche Therapie soll die Funktion des Kauapparates wiederherstellen. Fehlbisse werden durch Einschleifen des Gebisses korrigiert; Funktionsschienen, die in der Nacht getragen werden, können zu einer gleichmäßigen Belastung der Kaumuskulatur beitragen. Unterstützend werden Entspannungstechniken, Akupunktur und manuelle Therapien durch den Physiotherapeuten eingesetzt. Dies erfolgt über eine Heilmittelverordnung.

ZUSAMMENFASSUNG

- Die Ursachen für die meisten Parodontalerkrankungen sind zum einen die Toxine der Mikroorganismen im Biofilm und zum anderen die Immunreaktionen des Körpers darauf. Rauchen, Diabetes mellitus und bestimmte Medikamente sind zusätzliche Risikofaktoren.
- Die durch Biofilm verursachte Gingivitis ist eine Entzündung des Zahnfleisches und erkennbar an der Rötung, der Schwellung und der Blutungsneigung des Zahnfleisches. Die Behandlung besteht aus der Verbesserung der Mundhygiene. Bei guter Mundhygiene heilt die Gingivitis vollständig aus.
- Die Parodontitis ist eine vom Zahnfleischrand ausgehende Entzündung des Parodontiums. Sie kann chronisch oder akut verlaufen. Ausgehend von einer Gingivitis wird das Saumepithel zerstört, die Gingiva verliert ihr Attachment am Zahn und es bilden sich Taschen mit subgingivalen Belägen. Die subgingivalen Beläge werden zu Zahnstein und das parodontale Gewebe bildet sich immer weiter zurück bis hin zur Zahnlockerung, -wanderung und -verlust.
- Eine Parodontitisbehandlung setzt sich aus mehreren Stufen zusammen, die systematisch aufeinander folgen müssen:
  - **Therapiestufe 1:** Nachdem von der Krankenkasse der PAR-Antrag genehmigt wurde, wird der Patient umfassend über die Parodontitis informiert. Mit dem Patienten werden die Therapiemöglichkeiten und die Risiken einer nicht behandelten Parodontitis besprochen. Der Patient wird darin geschult, seine Zähne optimal zu pflegen und das Gebiss wird in einen Zustand gebracht, dass es gut zu pflegen ist. Risikofaktoren werden nach Möglichkeit beseitigt.

- **Therapiestufe 2:** Alle supra- und subgingivalen Beläge, der supragingivale Zahnstein und die subgingivalen Konkremente werden vom Zahnarzt mit Ultraschallscalern oder Küretten entfernt (subgingivale Instrumentierung). Ziel ist, ein Reattachment der Gingiva am Zahn zu erreichen. Nach 3 bis 6 Monaten wird der Behandlungserfolg kontrolliert.
- **Therapiestufe 3:** In diese Stufe kommen nur Patienten, die nach Stufe 2 immer noch Zahnfleischtaschen von 6 mm und mehr haben. In der Stufe 3 wird chirurgisch vorgegangen, indem ein Gingiva- oder Mukoperiostlappen abgeklappt wird. So können die Wurzeloberfläche unter Sicht gereinigt werden.
  Bei größeren Knochendefekten wird versucht, über regenerative Verfahren den Alveolarfortsatz wieder aufzubauen. Nach 3 bis 6 Monaten wird der Behandlungserfolg kontrolliert.
- **Therapiestufe 4:** Über 2 Jahre wird der Patient in bestimmten Intervallen zur unterstützenden PAR-Therapie einbestellt und bei seinen Bemühungen um seine Zahngesundheit unterstützt.

- Mundschleimhauterkrankungen wie Aphten, Dekubiti, Soor, Herpes oder Leukoplakie werden häufig vom zahnärztlichen Team entdeckt und entsprechend behandelt. Oder die Patienten werden an einen Facharzt überwiesen. Gleiches gilt für schwerwiegendere Erkrankungen wie gutartige (benigne) oder bösartige (maligne) Tumore.
- Bereits geringfügige Störungen des harmonischen Zusammenspiels zwischen Kiefergelenk, Kaumuskulatur und Verzahnung können eine craniomandibuläre Dysfunktion (CMD) mit Kopfschmerzen, Verspannungen und weiteren vielfältigen Symptomen verursachen. Aufgabe des Zahnarztes ist es, die Funktion des Kauapparates wiederherzustellen.

ZUR WIEDERHOLUNG

1. Nennen Sie die Hauptursachen für die häufigsten Parodontalerkrankungen.
2. Zählen Sie weitere Faktoren auf, die das Risiko erhöhen, an einer Gingivitis/Parodontitis zu erkranken.
3. An welchen Symptomen erkennt man eine Gingivitis und wie wird sie behandelt?
4. Die Parodontitis beginnt mit einem Attachmentverlust und der damit verbundenen Taschenbildung. Beschreiben Sie den weiteren Verlauf der Erkrankung, wenn keine Behandlung erfolgt.
5. Wie werden beim PSI die aufgenommenen Werte notiert und wie oft kann der PSI durchgeführt werden?
6. Zählen Sie die Befunde auf, die bei einem Verdacht auf Parodontitis erhoben werden.
7. Beschreiben Sie die Stufen einer Parodontalbehandlung.
8. Welches Ziel hat die Therapiestufe 1 im Rahmen der Parodontitisbehandlung und welche Maßnahmen gehören in diese Phase?
9. Beschreiben Sie die Instrumente, die für die subgingivale Instrumentierung (antiinfektiöse Therapie oder geschlossene Kürettage) eingesetzt werden.
10. Welche Aufgaben hat die ZFA während der subgingivalen Instrumentierung und worauf muss sie achten?
11. Erläutern Sie die Unterschiede zwischen der Full-Mouth-Therapie und dem quadrantenweisen Vorgehen.
12. Vergleichen Sie die verschiedenen Operationstechniken bei den Lappenoperationen und arbeiten Sie die Unterschiede heraus.
13. Was soll bei der gesteuerten Geweberegeneration durch den Einsatz einer Membran erreicht werden?
14. Erklären Sie das Ziel der Therapiestufe 4 (unterstützende Therapie) und beschreiben Sie die unterschiedlichen Maßnahmen.
15. Beschreiben Sie die Unterschiede zwischen einem bösartigen und einem gutartigen Tumor.
16. Welche Knochen des Schädels bilden das Kiefergelenk spricht.

17. Erläutern Sie, warum man beim Kiefergelenk von einem Dreh-Gleit-Gelenk spricht?

18. Welche Kaumuskeln sind für den Kieferschluss, welche für die Kieferöffnung verantwortlich?

19. Definieren Sie die craniomandibuläre Dysfunktion und zählen Sie ihre Ursachen auf.

20. Welche Symptome treten häufig im Zusammenhang mit einer CMD auf?

ZUR VERTIEFUNG

1. Erstellen Sie ein Schema das verdeutlicht, wie in Ihrer Praxis die Therapiestufe 1 im Rahmen der Parodontitisbehandlung abläuft.

2. Erstellen Sie eine Tabelle mit allen in der Parodontalbehandlung möglichen Abrechnungspositionen und ordnen Sie diese den einzelnen Phasen der Parodontitisbehandlung zu.

3. Sie erhalten von Ihrem Ausbilder den Auftrag für die Patienten ein Informationsblatt zu erstellen. Durch dieses Informationsblatt soll dem Patienten deutlich werden,
- wie eine vollständige Parodontaltherapie abläuft,
- welches Ziel sie hat und warum dieses Ziel nur langfristig zu erreichen ist,
- wie wichtig die Mitarbeit des Patienten ist.

Das Infoblatt (DIN-A4-Blatt einmal gefaltet, Vorder- und Rückseite) soll ansprechend aufgemacht sein und den Patienten motivieren.

4. Entwickeln Sie ein Fallbeispiel einer Patientin mit Parodontitis Stadium 3, Grad B. Sie müssen alle Befunde festlegen, die auf dem Parodontalstatus vermerkt werden. Setzen Sie sich dann mit drei oder vier Mitschülerinnen zusammen und diktieren Sie sich die Befunde, wie es durch Ihren Ausbilder oder Ihre Ausbilderin in der Praxis erfolgen würde. Die Befunde sollen von ihren Mitschülerinnen im Parodontalstatus notiert werden.

5. Fallbeispiel:
Bei Herrn Betül wurde vor 2 Monaten eine Parodontitis Stadium 2, Grad C festgestellt. Nach der Genehmigung einer Parodontalbehandlung durch die Krankenkasse hat Herr Betül in der Therapiestufe 1 sehr gut mitgearbeitet und die Gingiva ist mittlerweile entzündungsfrei. Nur im Seitenzahnbereich hat er nach wie vor Zahnfleischtaschen von bis zu 6 mm. Er erscheint heute zur subgingivalen Instrumentierung (geschlossene Kürettage). Da die Behandlung in einer Sitzung erfolgen soll und Herr Betül aufgrund eines Herzklappenfehlers ein Risikopatient ist, erhält er Antibiotika. Die erste Dosis nimmt er am Morgen des Behandlungstages.

a) Überlegen Sie, aus welchem Grund Herrn Betül ein Antibiotikum für das Scaling verordnet wurde. Herr Betül fragt Sie, ob er für die weitere Einnahme etwas bedenken muss. Stellen Sie die Empfehlungen zusammen, die Sie Herrn Betül geben.
b) Untergliedern Sie die Behandlung in sinnvolle Arbeitsschritte und ordnen Sie die benötigten Instrumente und Materialien den Arbeitsschritten zu.
c) Welche Verhaltensregeln und -tipps geben Sie Herrn Betül am Ende der Behandlung?
d) Wie werden die kontaminierten Instrumente aufbereitet? Schildern Sie stichpunktartig den Instrumentenkreislauf für die Instrumentengruppen, die hier gebraucht wurden.
e) Welche Abrechnungspositionen können für diese Behandlung angesetzt werden?
f) Beschreiben Sie den weiteren Verlauf der Parodontalbehandlung.

Lernfeld 10a

Patienten bei prophylaktischen Behandlungen begleiten

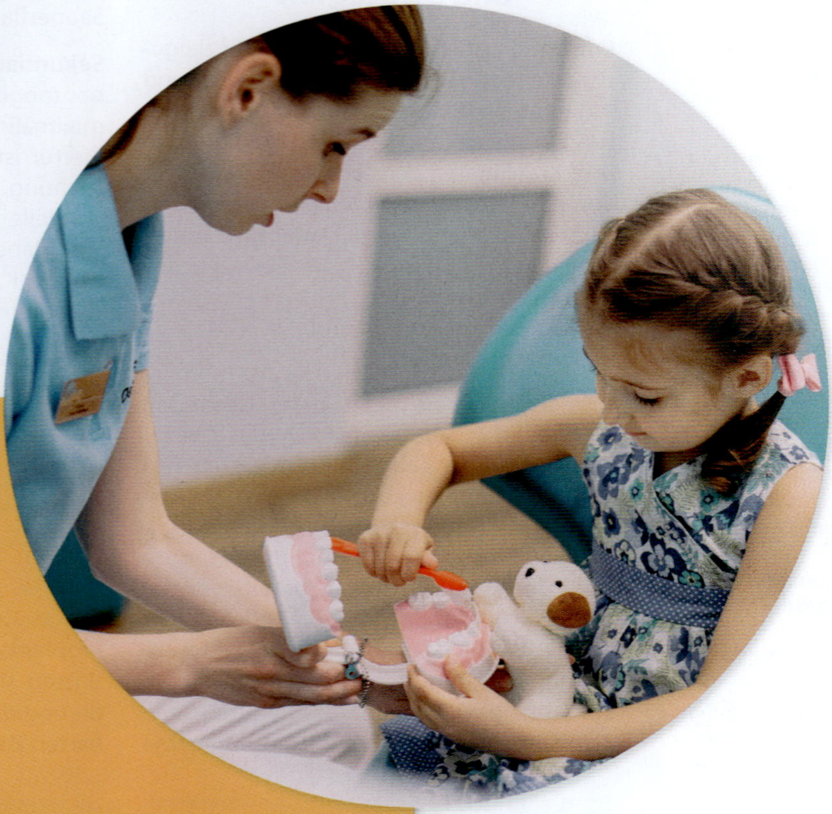

Mundhygiene

Fluoridprophylaxe

Zahngesunde Ernährung

Zahnmedizinische Individualprophylaxe

10a Patienten bei prophylaktischen Behandlungen begleiten

Prävention (lat.): Oberbegriff für Maßnahmen, um gesundheitliche Schädigungen und Krankheiten zu verhindern, das Risiko von Krankheiten zu minimieren oder deren Auftreten zu verzögern (siehe auch S. 19 f.)

Prophylaxe (gr.): Maßnahmen zur Verhütung von Krankheiten, bevor sie entstehen oder in einem Frühstadium

Fissurenversiegelung ▸S. 320 ff.

Pulpitis ▸S. 152 f.

Recall: Erinnerungsservice für Untersuchungstermine

10a.1 Prävention – Begriff und Strategien

Prävention ist ein Sammelbegriff für zielgerichtete Maßnahmen (z. B. Prophylaxe) und Aktivitäten inklusive Bewusstseinsänderungen, um gesundheitliche Schädigungen und Krankheiten zu verhindern, das Risiko von Krankheiten zu minimieren oder deren Auftreten zu verzögern. Dabei wird unterschieden in

- Primärprävention,
- Sekundärprävention und
- Tertiärprävention.

Primärprävention setzt beim Gesunden an und hat in der Zahnmedizin das Ziel, Erkrankungen der Zähne (z. B. Karies) und des Zahnhalteapparates zu vermeiden. Ein Beispiel ist die Kariesprophylaxe durch Auftragen von Fluoridlack bei Kindern mit gesundem Gebiss. Eltern sollten bereits vor der Geburt eines Kindes über die Risiken einer Karies im Milchgebiss und über Möglichkeiten der Vorbeugung informiert werden. Ein weiteres Beispiel ist die Beratung von Schwangeren mit dem Ziel, ungünstige Ernährungsgewohnheiten beim Säugling zu vermeiden (z. B. gezuckerte Getränke in Saugerflasche).

Sekundärprävention hat das Ziel, die Karies möglichst frühzeitig zu entdecken und minimalinvasiv zu behandeln. Ein Beispiel hierfür ist die halbjährliche Kontrolluntersuchung, regelmäßiges Screening oder spezielle Diagnostik, z. B. Speichel-Tests. Eine dabei festgestellte oberflächliche, okklusale Karies kann durch eine erweiterte ▸Fissurenversiegelung behandelt werden.

Tertiärprävention ist die Erhaltung eines durch restaurative Behandlung hergestellten Zustandes sowie die Verhinderung von Folgeerkrankungen (z. B. ▸Pulpitis als Folge einer kariösen Läsion). Das klassische Beispiel hierfür ist der regelmäßige Recall nach einer Karies- oder Parodontaltherapie (UPT).

Die Maßnahmen der zahnmedizinischen Prophylaxe zeigt Tabelle 10a.1. Am wichtigsten sind alle Maßnahmen zur Verhinderung der Bildung von weichen und/oder harten Zahnbelägen.

Prävention	Maßnahmen
Kariesprävention	• zahngesunde Ernährung • effektive Mundhygiene • Fluoridierungsmaßnahmen • Fissurenversiegelung • Kariesrisikobestimmung
Prävention parodontaler Erkrankungen	• zahngesunde Ernährung • effektive Mundhygiene • Nikotinverzicht • professionelle Zahnreinigung (PZR) • Beseitigung von Artikulations- und Okklusionsstörungen
Kieferorthopädische Prävention	• ausreichende Vitamin- und Mineralstoffzufuhr • schädliche Angewohnheiten abgewöhnen (z. B. Daumenlutschen, lange Benutzung von Nuckelflaschen) • Erhalt der Milchzähne (Platzhalterfunktion) • Ausgleichsextraktion (bei Zahnengstand)

Tabelle 10a.1 Zahnmedizinische Präventionsmaßnahmen

Zahnbeläge entstehen bevorzugt an Stellen, wo sie sich störungsfrei ansammeln können (▸Prädilektionsstellen). Das sind Bereiche, an denen wenig mechanische Reinigung durch das Kauen und wenig Spülung durch den Speichel stattfindet. Wenn diese Stellen außerdem für die Zahnbürste schlecht erreichbar sind, sind sie der ideale Ort für die Anhaftung von Biofilm. Nach einiger Zeit lagern sich Mineralien aus dem Speichel in den Biofilm ein. So entsteht Zahnstein.

Prädilektionsstellen ▸S. 117

Die systematische Karies- und Parodontalprophylaxe steht auf vier Säulen. Wird nur eine der Säulen vernachlässigt, steigt das Risiko zu erkranken (Bild 10a.1).

10a.2 Mundhygiene

Das wichtigste Hilfsmittel der Mundhygiene ist die Zahnbürste. Sie wird im Regelfall zusammen mit Zahnpasta angewendet. Andere Zahnpflegehilfsmittel dienen der Unterstützung bzw. Ergänzung der Grundreinigung durch die Bürste.

Neben der richtigen Zahnputztechnik gibt es allgemeine Regeln zur Mundhygiene, die dem Patienten vermittelt werden müssen:

- Eine ausreichende Zahnreinigung dauert je nach Zahnbürste und Putztechnik zwei bis drei Minuten.
- Eine Interdentalreinigung ergänzt das Zähneputzen.
- Eltern müssen bei jüngeren Kindern die Zähne nachputzen, bis diese eine wirksame Putztechnik sicher selbst beherrschen.
- Empfehlenswert ist es, die Zähne nach Mahlzeiten zu putzen.
- Auf jeden Fall müssen die Zähne abends vor dem Schlafengehen gereinigt werden, da aufgrund des verringerten Speichelflusses in der Nacht die Selbstreinigung und die Möglichkeit der ▸Remineralisation verringert sind.

Remineralisation ▸S. 117

10a.2.1 Zahnbürsten und Zahnpasten

Zahnbürsten werden mit unterschiedlich harten Borsten und in vielfältigen Varianten, Größen und Formen angeboten. Durch die Verwendung von Zahnpasten wird die Wirkung der mechanischen Zahnreinigung zusätzlich erhöht.

Handzahnbürsten. Der Bürstenkopf sollte klein sein, damit auch unzugängliche Stellen erreicht werden können, wie die Innenflächen der Unterkieferfront.

Die Borsten der Zahnbürste sollten aus Kunststoff, abgerundet (Bild 10a.2) und poliert sein. Durch nicht abgerundete Borsten entstehen beim Putzen feinste Verletzungen der Gingiva. Bei gesundem Zahnfleisch eignen sich weiche bis mittelharte Borsten. Der Borstenbesatz sollte für eine gründliche Putzwirkung dicht sein („multi-tufted").

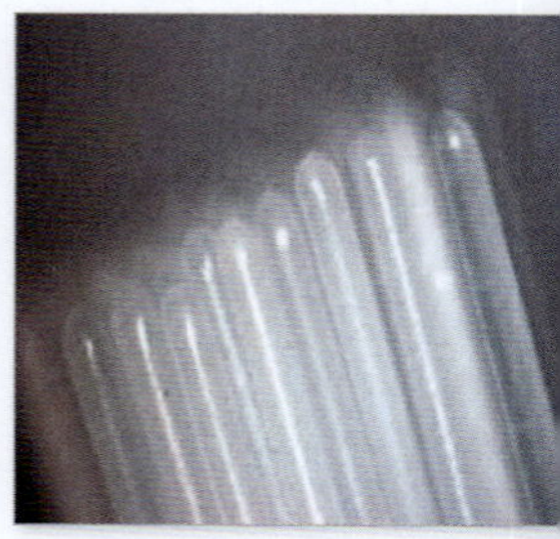

Bild 10a.2 Mikroskopansicht abgerundeter Borsten

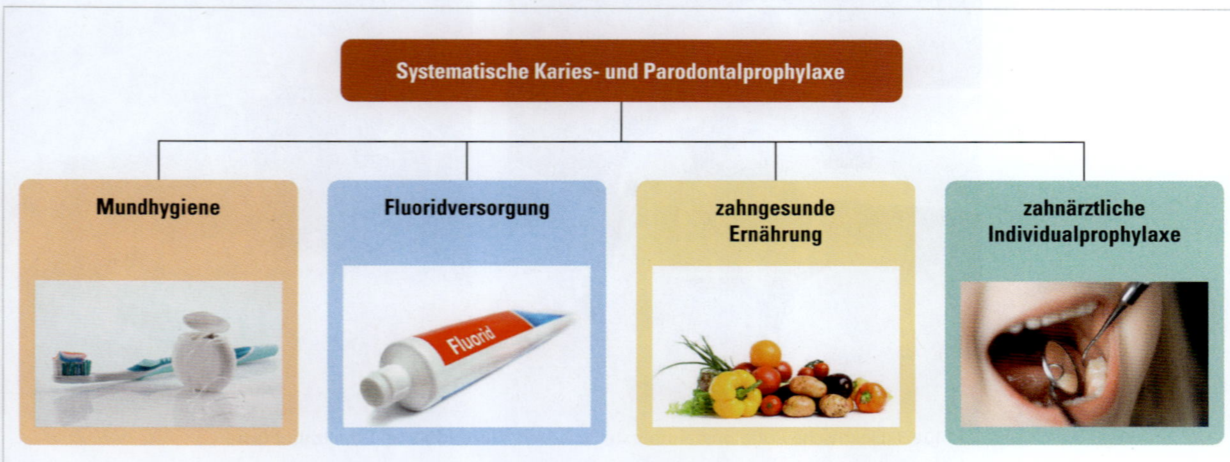

Bild 10a.1 Die vier Säulen einer systematischen Karies- und Parodontalprophylaxe

Speziell für die Bedürfnisse von Gingivitis- und Parodontitis-Patienten gibt es extra weiche Zahnbürsten.

Naturborsten sind scharfkantig und innen hohl (ehemaliger Markkanal), in denen sich Bakterien einnisten können. Sie sind aus hygienischen Gründen nicht zu empfehlen.

Der Griff sollte ausreichend lang, stabil und bequem zu umfassen sein. Abwinkelungen können sinnvoll sein, um die hinteren Zähne besser zu erreichen. Die Zahnbürste muss gut in der Hand liegen. Sie sollte einen Griffwulst haben, der das Abrutschen der Finger verhindert. Dies ist besonders für Kinder wichtig.

Elektrische Zahnbürsten unterscheiden sich durch die Form des Zahnbürstenkopfes und ihrer Bewegung.

oszillieren ▸S. 127
rotieren ▸S. 123

pulsieren
von pulsare (lat.) = klopfen, stoßen

Elektrische Zahnbürsten mit rundem Kopf reinigen die Zahnoberflächen durch ▸oszillierend-rotierende Bürsten, die halbkreisförmig hin- und herschwingen und teilweise zusätzlich pulsieren (Bild 10a.3). Sie erreichen eine Frequenz von bis zu ca. 8 000 Bewegungen pro Minute.

Schallzahnbürsten haben einen länglichen Kopf, der ähnlich aussieht wie der Kopf der Handzahnbürste. Sie rotieren nicht, sondern schwingen (oszillieren) sehr schnell um ihre Längsachse (Bild 10a.4). Hier wird der Bürstenkopf etwa 30 000 bis 40 000 Mal pro Minute bewegt. Die Zähne werden also nicht durch Schallwellen gereinigt, sondern ebenfalls mit Borsten.

Bei der Verwendung elektrischer Zahnbürsten ist keine spezielle Putztechnik erforderlich, weil die Bürste nicht bewegt wird, sondern abschnittsweise mit leichtem Druck auf den Zahn gehalten wird. Das Putzen mit einer elektrischen Zahnbürste dauert genauso lange wie mit einer Handzahnbürste.

Benutzungsempfehlungen. Bei regelmäßigem Gebrauch lässt bei allen Zahnbürstentypen der reinigende Effekt der Borsten nach einiger Zeit nach. Daher sollten Zahnbürsten bzw. Bürstenköpfe nach etwa acht Wochen ausgewechselt werden. Wenn sich die Borsten seitlich abbiegen, auch schon früher.

Die Zahnbürste muss nach jeder Benutzung unter reichlich fließendem Wasser abgespült werden. Zum Trocknen muss der Bürstenkopf aus dem Zahnputzbecher nach ober herausragen. Eine Zahnbürste sollte aus hygienischen Gründen und um die Übertragung von Krankheiten zu vermeiden, immer nur von einer Person verwendet werden und nicht in Berührung mit anderen Zahnbürsten kommen.

Zahnpasten säubern und polieren die Zahnoberfläche, entfernen weiche Beläge (Biofilm) und dienen als Wirkstoffträger (v. a. für Fluorid).

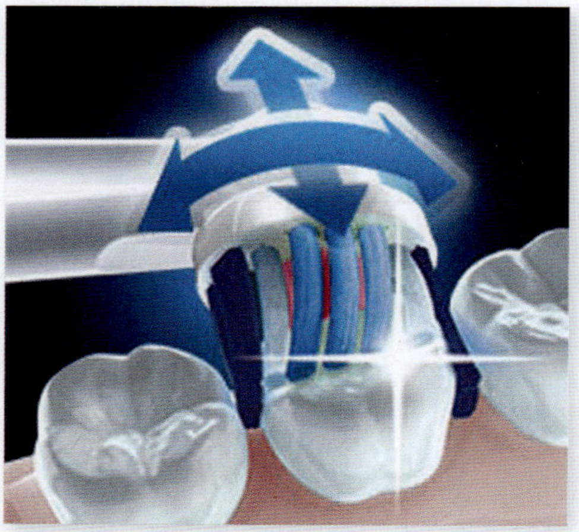

Bild 10a.3 Elektrische Rotationszahnbürste

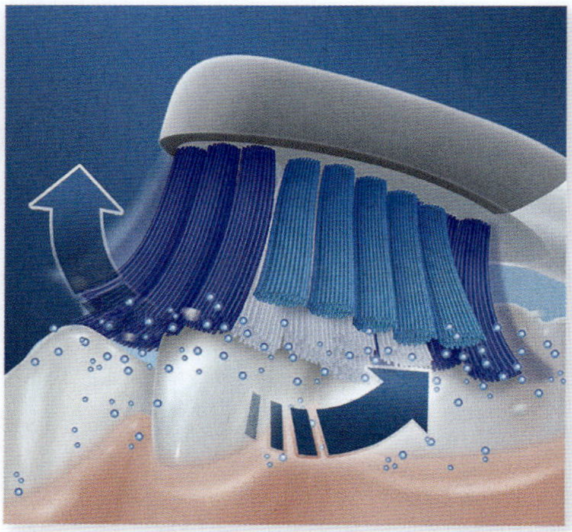

Bild 10a.4 Schallzahnbürste

Wichtigste Bestandteile der Zahnpasta sind:

- Putzkörper: Sie reinigen die Zähne, indem sie die mechanische Reinigungswirkung der Zahnbürste unterstützen (dieses Prinzip kennen wir z. B. aus dem Haushalt von Scheuermilch).
- Tenside: Sie bilden den Schaum und sorgen dafür, dass die Zahnpasta gleichmäßig im Mund verteilt wird.
- Feuchthaltemittel: Sie sollen das Austrocknen der Zahnpasta verhindern.
- Geschmacksstoffe: Sie sorgen für einen angenehmen Geschmack und für ein Frischegefühl.
- Konservierungsmittel: Sie verhindern das vorzeitige Verderben der Zahnpasta.
- Farbstoffe: Sie sollen die Zahnpasta optisch attraktiver machen.
- Fluoride: Sie haben eine kariesprophylaktische Dreifachwirkung: Sie machen die Zähne widerstandsfähiger gegenüber Säuren, beschleunigen die Remineralisation des Zahnschmelzes und beeinträchtigen den Stoffwechsel der Bakterien im Biofilm. Man unterscheidet: Kinderzahncreme 1000 ppm Fluorid (0,1 %) bis zum 6. Lebensjahr und Jugend- und Erwachsenenzahncreme 1500 ppm Fluorid (0,15 %) ab dem 6. Lebensjahr.

TIPP Empfehlen Sie Ihren Patienten, dass sie nach dem Zähneputzen den Schaum ausspucken, aber nicht mit Wasser spülen. So wird eine längere und bessere Wirkung der Fluoride erreicht.

Abrasivität. Für die Wahl der richtigen Zahnpasta ist der RDA-Wert wichtig. Je höher der RDA-Wert ist, desto gröber reinigt die Zahnpasta (Tabelle 10a.2). Das kann zu besseren Reinigungsergebnissen, aber auch zu mehr Schäden an der Zahnhartsubstanz führen.

Empfohlen wird ein RDA-Wert zwischen 40 und 70. Der Wert sollte auf jeder Zahnpastapackung aufgedruckt sein.

Bei freiliegenden Zahnhälsen spielt die Abrasivität der Zahnpasta eine besonders wichtige Rolle. Der Zahnschmelz ist härter als die Polierstoffe in der Zahnpasta, aber die Zahnwurzeloberfläche bei freiliegenden Zahnhälsen reagiert besonders bei falscher Putztechnik und vielen großen Polierpartikeln empfindlich. An den Zahnhälsen können sogenannte keilförmige Defekte entstehen (Bild 10a.5).

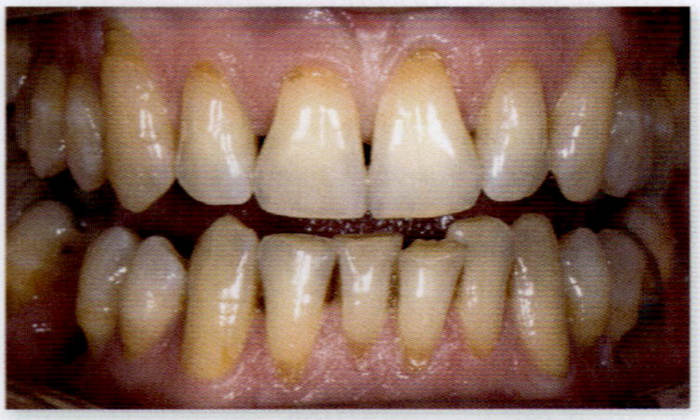

Bild 10a.5 Erhöhte Abrasionen am Zahnhals

Abrasivität: Scheuerwirkung

RDA = Abkürzung für „radioaktive Dentin-Abrasion“: standardisiertes Prüfverfahren nach DIN. Teils auch Abkürzung für „relative Dentin-Abrasion“.

Fluorid: ein natürlich vorkommendes Spurenelement, z. B. in Fisch, Fleisch und Mineralwasser.

RDA-Wert	Abrasivität	Eigenschaften	Einsatzgebiete
< 40	gering	geringe Abrasivität bei schwächerer Reinigungswirkung	• bestehende Abrasionen • Erosionen • freiliegende Zahnhälse • empfindliche Zähne • parodontale Schäden
40–60	mäßig	Kompromiss zwischen geringer Abrasivität und guter Reinigungswirkung	• schonende Pflege von gesunden Zähnen und Zahnfleisch • auch für Milchzähne geeignet
60–80	mittel	etwas höhere Abrasivität bei stärkerer Reinigungswirkung	wenn bei gesunden Zähnen und gesundem Zahnfleisch eine intensivere Reinigung gewünscht ist (z. B. bei Verfärbungen); Verwendung weicher Borsten empfohlen
> 80	hoch	sehr hohe Abrasivität, keinesfalls für den Dauergebrauch	meistens handelt es sich dabei um „Weißmacher-Zahnpasten“, die nur in Ausnahmefällen eingesetzt werden sollten

Tabelle 10a.2 RDA-Werte von Zahnpasten

10a.2.2 Zahnputztechniken

bukkal, lingual, okklusal ▸S. 60

Durch das Zähneputzen soll der ▸bukkale, linguale und okklusale, teilweise auch der interdentale Biofilm (Plaque) entfernt werden. Wichtig ist nicht die Häufigkeit, sondern die Gründlichkeit des Zähneputzens. Da es 48 Stunden dauert, bis sich ein reifer Biofilm entwickelt hat, ist es bei äußerst gründlicher Pflege ausreichend, die Zähne einmal täglich zu putzen. Es sollte mindestens 3 Minuten lang geputzt werden, weil es so lange dauert, bis sich eine Calciumfluorid-Schicht auf der sauberen Zahnoberfläche aufgebaut hat. Damit keine Zahnflächen bei der Reinigung vergessen werden, empfiehlt es sich, nach einer Systematik vorzugehen. Man sollte mit einem regelmäßigen Parcours alle Zahnflächen putzen. Dabei immer den Übergang zum Zahnfleisch mit putzen.

Nur für Handzahnbürsten gibt es verschiedene Zahnputztechniken, die je nach vorliegender Erkrankung, anatomischen Verhältnissen und motorischen Fertigkeiten der Patienten individuell eingesetzt werden können.

vestibulär, palatinal ▸S. 60

„KAI"-System. Das für Kinder empfohlene System heißt „KAI": erst die **K**auflächen, dann die **A**ußenflächen und zum Schluss werden die **I**nnenflächen der Zähne gereinigt (Bild 10a.6). KAI beschreibt eine Reihenfolge, keine bestimmte Technik.

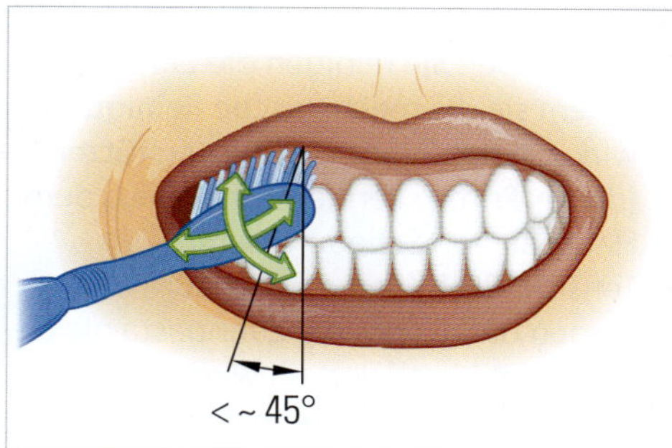

Bild 10a.7 Bass-Technik

Bass-Technik. Die Borsten der Zahnbürste werden je zur Hälfte auf Gingiva und Zahnfleischsaum aufgesetzt. Sie sollen in einem Winkel von 45 Grad zur Zahnachse in Richtung Wurzelspitze zeigen (Bild 10a.7). Die Bürste wird dann unter leichtem Druck mit Rüttelbewegungen hin und her geführt. Die Borsten der Zahnbürste bleiben während dieser Bewegung etwa an derselben Stelle liegen. Nach 10 bis 20 Sekunden wird die Zahnbürste zur Zahnkrone hin bewegt und ausgestrichen. Anschließend wird die Bürste auf die nächsten zwei bis drei Zähne aufgesetzt, wo sich der Bewegungsablauf wiederholt. Alle ▸vestibulären und lingualen (bzw. palatinalen) Flächen werden so der Reihe nach gereinigt. Die okklusalen Flächen der Zähne können mit horizontalen Scheuerbewegungen gereinigt werden. Mit dieser Methode werden die Zähne sowohl im Bereich der Zahnzwischenräume als auch am Zahnfleischsulkus sorgfältig gereinigt.

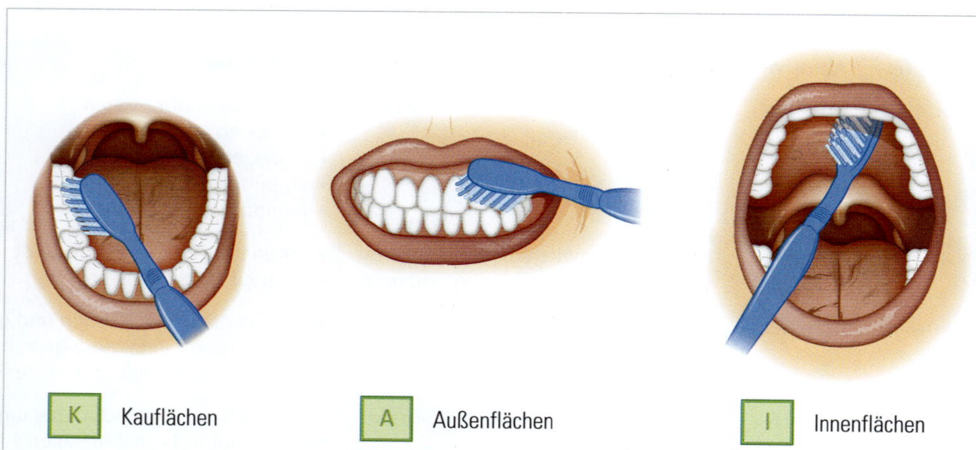

Bild 10a.6 Das „KAI"-System

TIPP Bei einer entzündeten Gingiva ist es sehr wahrscheinlich, dass das Zahnfleischbluten beim Zähneputzen mit der Bass-Technik deutlich zunimmt. Weisen Sie den Patienten darauf hin, dass das normal ist und die Blutung nach wenigen Tagen nachlassen wird.

Rotationstechnik nach Fones. Die vestibulären Flächen der Zähne werden gereinigt, indem die Schneidezähne in Kopfbissstellung gebracht werden. Durch große, kreisende Bewegungen der Zahnbürste, beginnend an den Molaren, werden die oberen und unteren Zahnflächen in einem Arbeitsgang gereinigt (Bild 10a.8). Die lingualen bzw. palatinalen Flächen werden getrennt voneinander mit kleinen kreisenden Bewegungen gereinigt. Die okklusalen Flächen werden ebenfalls mit leicht kreisenden Bewegungen gesäubert. Diese Technik ist von Kindern leicht zu erlernen.

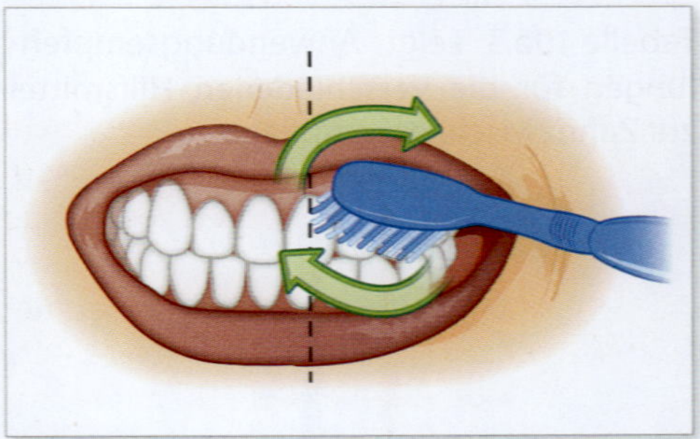

Bild 10a.8 Rotationstechnik nach Fones

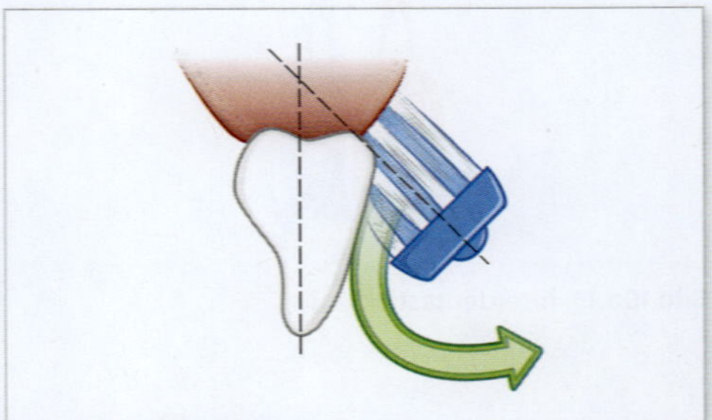

Bild 10a.9 Stillman-Technik

Stillman-Technik. Diese Technik ist auch bekannt unter dem Namen „Rot-Weiß-Methode". Die Bürste wird wie bei der Bass-Technik angesetzt, dann aber mit einer Drehbewegung über die gesamte Zahnfläche bewegt. Dabei wird der Zahnbelag direkt weggewischt, aber vorher nicht gelockert (Bild 10a.9). Soll durch die Stillman-Technik dasselbe Ergebnis erzielt werden wie mit der Bass-Methode, müssen die Zahnflächen länger gereinigt werden. Der Bewegungsablauf kann durch Rüttelbewegungen ergänzt werden. Die Stillman-Technik wird vor allem Patienten mit ▸Rezessionen oder als vorübergehende Maßnahme nach ▸Parodontitis-Therapie empfohlen.

Bei allen Zahnputztechniken wird die Zahnbürste lingual an den Schneidezähnen senkrecht angesetzt, an allen anderen Zahnflächen waagerecht. Die okklusalen Flächen werden in einer leicht kreisenden Bewegung kräftig gebürstet.

Studien zeigen, dass die elektrischen Zahnbürsten den Handzahnbürsten überlegen sind. Bei ihnen braucht es keine besondere Technik. Man verweilt einen Moment an der Zahnfläche, die man reinigen möchte, und wechselt zum nächsten Zahn.

TIPP Wenn der Patient keine perfekte, aber eine durchaus akzeptable Zahnputztechnik vorweist, beginnen Sie die Instruktion mit der Pflege der Zahnzwischenräume.

10a.2.3 Hilfsmittel zur Zahnzwischenraumpflege

Eine Zahnbürste kann den Bereich der Zahnzwischenräume nicht ausreichend säubern. Um auch dort einmal täglich gründlich zu reinigen, werden Hilfsmittel wie Zahnseide, Zwischenraumbürsten (Interdentalbürsten) oder medizinische Zahnhölzer bzw. Interdentalsticks aus Kunststoff verwendet.

Kopfbissstellung: die Frontzähne stehen mit der Schneidekante der Schneidezähne direkt aufeinander

Rezessionen ▸S. 262, 266

chirurgische Parodontitisbehandlung ▸S. 278 ff.

Interdentalbürsten haben mit Abstand die größte Reinigungswirkung. Sie benötigen zur Anwendung einen ausreichend großen Interdentalraum, der ein schonendes Einführen der Bürsten erlaubt. Für jeden Interdentalraum muss die Größe der Bürste entsprechend angepasst werden (Bild 10a.10). Der Patient sollte die Anwendung von Interdentalbürsten unter Anleitung durch das zahnärztliche Team erlernen.

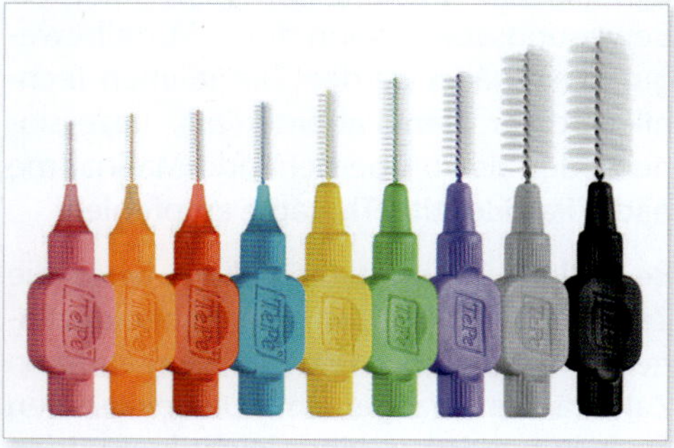

Bild 10a.10 Interdentalbürsten

Zahnseide wird zur Entfernung weicher Beläge im Zahnzwischenraum eingesetzt. Interdentalbürsten sind der Zahnseide vorzuziehen, weil sie effizienter reinigen. Es gibt aber Zahnzwischenräume, die nur mit der Zahnseide passierbar sind. In diesen Fällen ist Zahnseide eine sinnvolle Pflegeunterstützung. Es gibt gewachste und ungewachste Zahnseide. Für die Anwendung wird die Zahnseide entweder zwischen die beiden Mittelfinger bzw. Daumen oder auf spezielle Halteinstrumente (Flossetten) gespannt (Bild 10a.11).

Zahnseide sollte ungewachst sein, da diese durch die Auffaserung eine bessere Reinigungswirkung hat. Als Tape (Zahnreinigungsband) ist ihre Reinigungsleistung noch einmal deutlich erhöht.

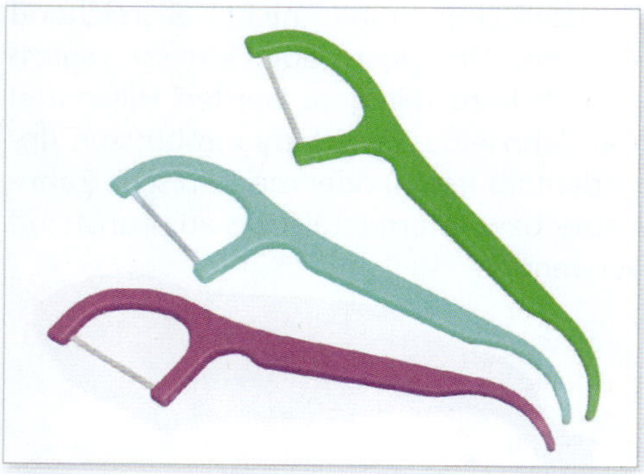

Bild 10a.11 Zahnseide mit Halter (Flossette)

Superfloss-Zahnseide ist eine Sonderform der Zahnseide. Sie besteht aus einem normalen Zahnseidenabschnitt, einem bauschigen Teil und einem versteiften Ende, welches das Einfädeln in den Zahnzwischenraum und unter Brückengliedern erleichtert (Bild 10a.12).

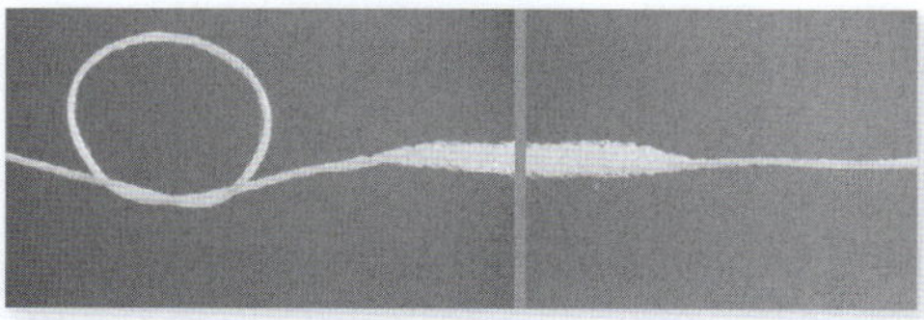

Bild 10a.12 Superfloss-Zahnseide

Medizinische Zahnhölzer/Interdentalsticks (Bild 10a.13) haben eine Form, die dem Interdentalraum angepasst ist. Zahnhölzer haben nur eine Massagefunktion für das Zahnfleisch. Interdentalsticks reinigen und massieren. Sie eignen sich für den Einstieg in die Zwischenraumpflege, um später auf Interdentalbürsten umzustellen.

Tabelle 10a.3 zeigt Anwendungsempfehlungen für die verschiedenen Hilfsmittel zur Zahnzwischenraumpflege.

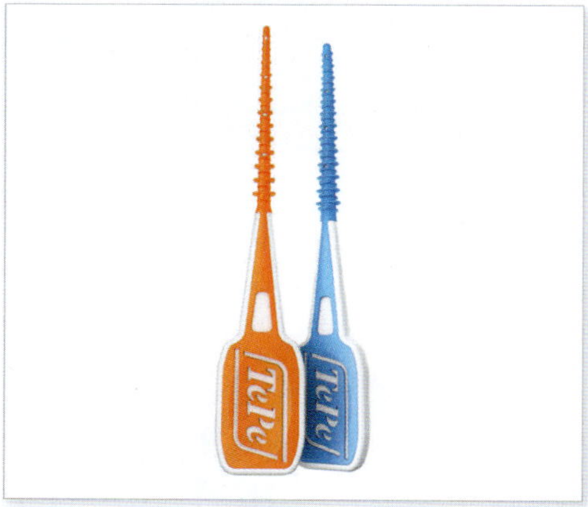

Bild 10a.13 Interdentasticks

Hilfsmittel zur Zahnzwischenraumpflege	Empfehlung bei	Anwendung
Zahnseide a) 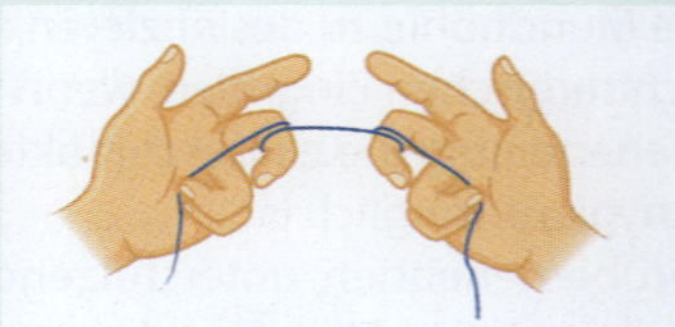 b) 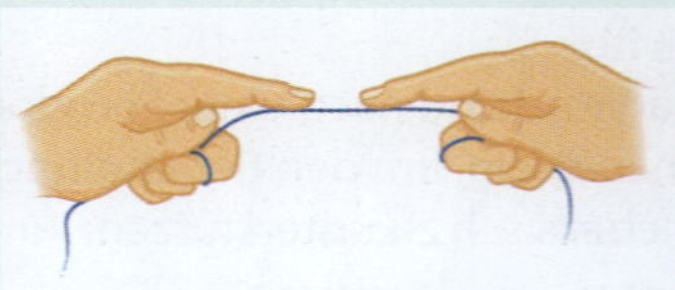 c) 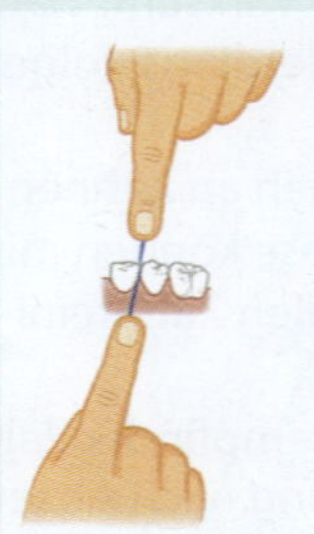 d) 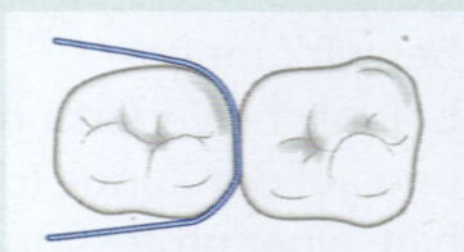	• sehr schmalen Interdentalräumen	• ca. 50 cm Zahnseide um die Mittelfinger wickeln; zwischen den Fingern ein ca. 10 cm langes Fadenstück freilassen (Bild a) • ca. 2 cm Zahnseide straff über die Zeigefingerkuppen spannen (Bild b) • gespanntes Fadenstück (evtl. mit leichten Sägebewegungen) vorsichtig in den Zahnzwischenraum einführen; dabei mit Gefühl über den Kontaktpunkt (Berührungspunkt der Zähne) bewegen, um eine Verletzung der Interdentalpapille zu vermeiden (Bild c) • Fadenstück u-förmig um den Zahn legen und mehrfach vorsichtig auf und ab bewegen (hier keine sägenden Bewegungen, da das Zahnfleisch verletzt werden könnte); dabei Zahnseide vorsichtig bis unter das Zahnfleisch führen (Bild d) • herausziehen, durch Auf- und Abwickeln Fadenstück erneuern und das Vorgehen am nächsten Zahn wiederholen
Superfloss-Zahnseide 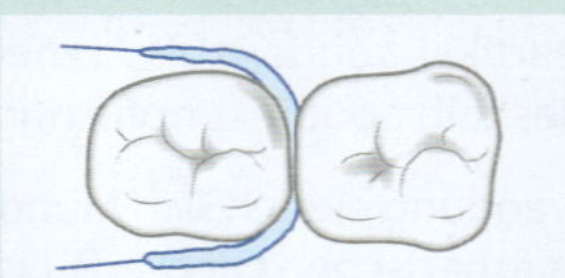	• breiteren Interdentalräumen • einem Rückgang der Interdentalpapille • verblockten Kronen • kieferorthopädischen Geräten • Brücken	• mit dem steifen Ende einfädeln • durch die zu reinigende Stelle ziehen, der flauschige Teil entfernt Beläge
Interdentalbürsten 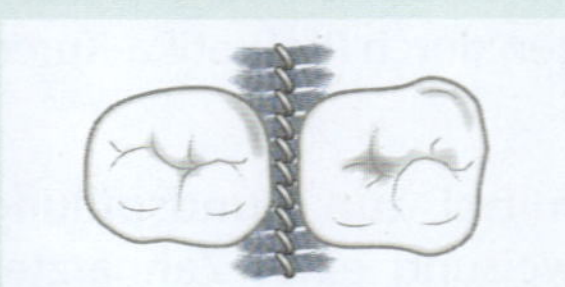	• breiteren Interdentalräumen • lückenhafter Zahnstellung • Brücken • kieferorthopädischen Geräten • Zahnersatz auf Implantaten	• nach dem Zähneputzen nur den überschüssigen Schaum der Zahncreme ausspucken, damit die guten Eigenschaften der Zahncreme auch in den Interdentalräumen wirken. • mit leichtem Widerstand schräg ansetzen und etwas einführen • gerade ausrichten, 3- bis 4-mal vorsichtig rein und raus bewegen
medizinische Zahnhölzer/Interdentalsticks 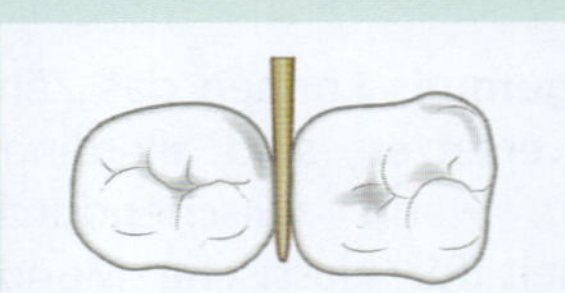	• Patienten, die mit anderen Hilfsmitteln nicht zurechtkommen	• Zahnholz einspeicheln und mit der flachen Seite zum Zahnfleisch vorsichtig in den Interdentalraum einführen oder alternativ Interdentalstick in passender Größe verwenden • mehrmals vorsichtig hin und her bewegen

Tabelle 10a.3 Anwendung von Hilfsmitteln zur Zahnzwischenraumpflege

10a.2.4 Weitere Hilfsmittel zur Mundhygiene

Die Munddusche ist kein geeignetes Mittel zur Zahnreinigung. Biofilm kann von einer Munddusche nicht gelöst werden.

Mundspüllösungen sind kein Ersatz für die tägliche Zahnreinigung mit Zahnbürsten und anderen Zahnpflegemitteln. Sie können die häusliche Mundhygiene jedoch ergänzen. Sie können aber die gesunde Mundflora durcheinander bringen.

Gingivitis ▸S. 264

Grundsätzlich muss dabei zwischen drei verschiedenen Produktarten unterschieden werden:

- kosmetische Mundspüllösungen,
- medizinische Mundspüllösungen,
- Rezepturarzneimittel zur Mundspülung.

Kosmetische Mundspüllösungen werden in erster Linie dazu eingesetzt, unangenehme Gerüche zu überlagern und für ein Gefühl der Frische im Mund zu sorgen. Gegen Mundgeruch wirken die meisten Lösungen jedoch nur kurzfristig, da sie nicht die Ursache des Mundgeruchs bekämpfen (Bakterien in den Zahnzwischenräumen oder auf der Zunge).

Ein zusätzlicher Kariesschutz kann erzielt werden, wenn die Mundspüllösungen Fluorid und/oder Zink enthalten.

Probiotikum = gute Bakterien

Manche Mundspüllösungen oder -konzentrate beinhalten auch Alkohol, was zwar die Anzahl von schädlichen Bakterien reduziert, aber auch nützliche Bakterien zerstört. Dies kann bei regelmäßigem Gebrauch die Mundflora in ein Ungleichgewicht bringen.

Medizinische Mundspüllösungen enthalten medizinisch wirksame Inhaltsstoffe, zumeist das keimtötende Chlorhexidin.

Chlorhexidin ist in der Lage, die Bakterien im Biofilm wirksam zu bekämpfen. Seine antibakterielle Wirkung stört aber das gesamte orale Mikrobiom, das aber für die Verdauung notwendig ist. Chlorhexidin-Mundspüllösungen sollten deshalb nur über einen kurzen Zeitraum angewendet werden.

Mirkobiom: die Gesamtheit aller Mikroorganismen

Xylit ▸S. 312

Chlorhexidin kommt in folgenden Fällen zum Einsatz:

- vor und nach chirurgischen Eingriffen, um die Mundhöhle zu desinfizieren,
- nach chirurgischen Eingriffen, wenn vorübergehend nur eine eingeschränkte Mundhygiene möglich ist,
- zur vorübergehenden, unterstützenden Behandlung bei bakteriell bedingter ▸Gingivitis,
- vor, während und nach einer Parodontitis-Behandlung, um den Behandlungserfolg chemisch zu unterstützen.

Chlorhexidin ist äußerst wirksam, hat bei längerer Anwendung allerdings folgende Nebenwirkungen:

- bräunliche Verfärbungen an Zähnen und auf der Zunge (diese können mithilfe einer professionellen Zahnreinigung entfernt werden),
- gestörtes Geschmacksempfinden (allmähliche Normalisierung nach Absetzen des Präparats).

Medizinische Mundspüllösungen gelten nicht als Hygieneartikel, sondern als Arzneimittel und sind deshalb apothekenpflichtig.

Zur längeren Anwendung eignen sich Mundspüllösungen mit ätherischen Ölen, z. B. Listerine®. Sie gelten als Hygieneartikel und sind überall erhältlich. Zunehmend werden Mundspüllösungen durch Probiotika-Kuren abgelöst.

Rezepturarzneimittel zur Mundspülung werden auf Anweisung eines Zahnarztes in der Apotheke hergestellt. Sie sind dann angezeigt, wenn z. B. nach einem Abstrich besondere Anforderungen an die Mundspüllösung gestellt werden.

Zahnpflegekaugummis können das Zähneputzen nicht ersetzen, sind allerdings eine Ergänzung, wenn zwischendurch keine Gelegenheit für klassische Mundhygienemaßnahmen besteht. Die Reinigungswirkung ist begrenzt. Das Kauen von Kaugummi mit dem Zuckeraustauschstoff Xylit nach den Mahlzeiten kann Karies vorbeugen, da der Stoff die Plaquebildung hemmt. Ein zusätzlicher Effekt des Kaugummikauens (allerdings nach sehr langem

Kauen) ist der Anstieg der Speichelflussrate und – dadurch bedingt – des pH-Wertes im Mund (Bild 10a.14). Inhaltsstoffe des Speichels wie Calcium und Phosphate können Dentinkanälchen verschließen und so die „Überempfindlichkeit“ von Zähnen wirkungsvoll reduzieren.

Zungenbürsten. Über Mundgeruch (Halitosis) wird ungern gesprochen.

Mithilfe eines Halimeters können innerhalb kürzester Zeit Quelle und Stärke des Mundgeruchs diagnostiziert werden (Bild 10a.15). Häufig befindet sich die Quelle des schlechten Atems auf dem Zungenrücken. In seinen unzähligen kleinen Furchen und Gräben können sich Bakterien optimal vermehren und dort die faulig riechenden Stoffwechselprodukte produzieren. Bestätigt die Halimeter-Messung diesen Verdacht, schafft die mechanische Reinigung der Zunge mit einer speziellen Bürste Sauberkeit und frischen Atem (Bild 10a.16).

Auch Mundtrockenheit durch Medikamente, Fasten, langes Reden, nächtliches Schnarchen, Stress und Rauchen kann Mundgeruch verstärken, da der Spüleffekt des Speichels fehlt und die Bakterien auf der Zunge haften bleiben.

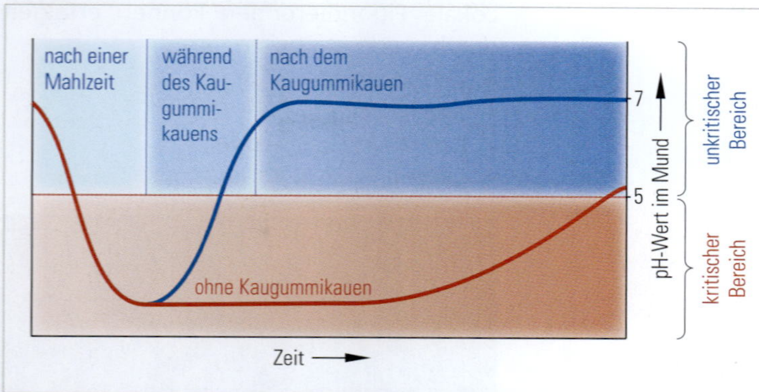

Bild 10a.14 Speichelproduktion und pH-Wert beim Kaugummikauen

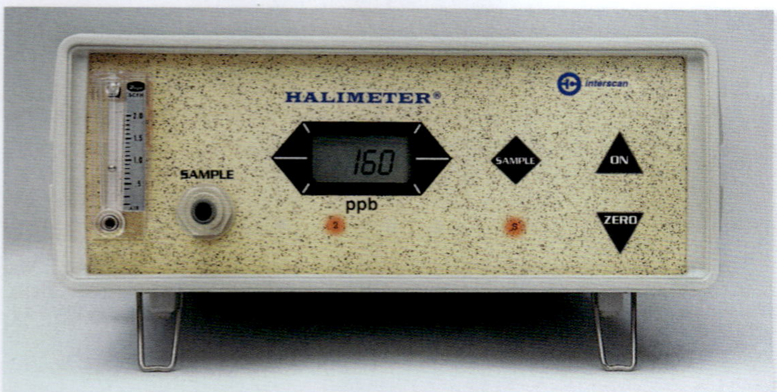

Bild 10a.15 Halimeter

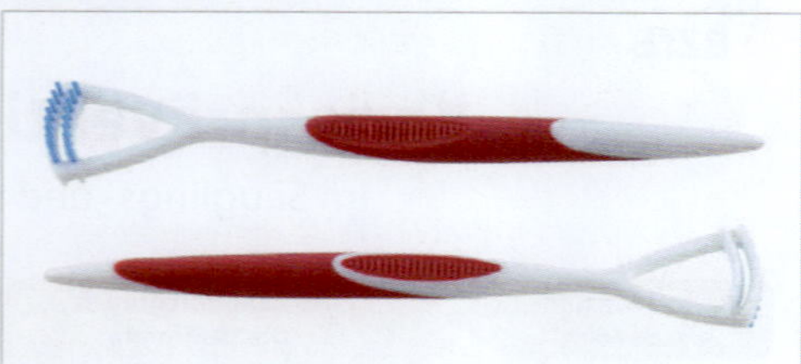

Bild 10a.16 Zungenbürsten

10a.3 Fluoridprophylaxe

Neben der Zahnpflege und einer für die Zähne gesunden ▸Ernährung ist die Fluoridanwendung eine weitere Maßnahme zur Gesunderhaltung der Zähne.

Ernährung und Zahnprophylaxe ▸S. 306 ff.

10a.3.1 Wirkung von Fluoriden

Fluoride haben eine karieshemmende Wirkung. Diese Wirkung beruht auf folgenden drei Eigenschaften:

- Verringerung der Säurelöslichkeit des Zahnschmelzes durch Umbau des ▸Hydroxylapatits in ▸Fluorapatit. Fluorapatit wird durch Säuren weniger herausgelöst als Hydoxylapatit.
- Hemmung des Stoffwechsels plaquebildender Bakterien, dadurch wird weniger Säure gebildet.
- Förderung der ▸Remineralisation des Zahnschmelzes, wobei Mikrodefekte der Schmelzkristalle durch Einlagerung von Calciumphosphat ausgeheilt werden.

Remineralisation ▸S. 311

10a.3.2 Lokale Fluoridierungsmaßnahmen

Lokale (äußerlich aufgetragene) Fluoridierungen durch den täglichen Gebrauch einer Fluoridzahnpasta und wöchentliches Zähneputzen mit einem Fluoridgel reduzieren die Kariesschäden um die Hälfte.

Hydroxylapatit, Fluorapatit ▸S. 112 f.

Lokale Fluoridierungen können erfolgen durch
- Zahnpasten,
- Spüllösungen,
- Gele (Bild 10a.17) oder
- Lacke.

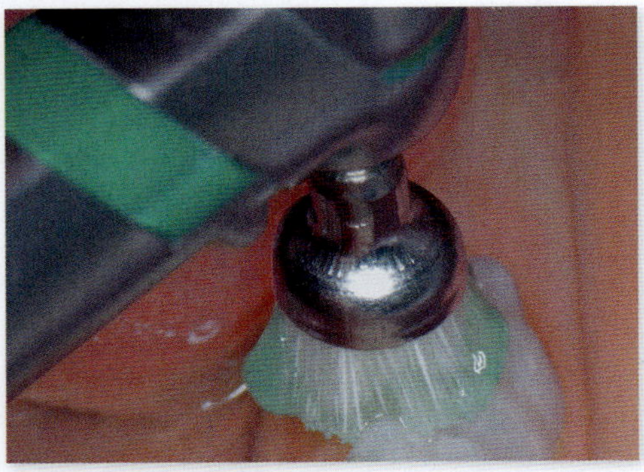

Bild 10a.17 Auftragen eines Fluoridgels mit einem Bürstchen

Anwendungsempfehlungen. Für die Kariesprävention im Säuglings- und Frühkindesalter gelten die Empfehlungen des Bundeszentrums für Ernährung (BZfE) (Bilder 10a.18, 10a.19 und 10a.20).

Mit dem Durchbruch des ersten bleibenden Molaren, aber spätestens ab dem sechsten Geburtstag, sollte eine Zahnpasta mit bis zu 1500 ppm Fluorid benutzt werden.

Ab dem sechsten Lebensjahr wird einmal wöchentlich das Zähneputzen mit einem Fluoridgel (12500 ppm) empfohlen. Dieses enthält ca. 10-mal mehr Fluorid als eine normale Zahnpasta. Nach dem Zähneputzen mit Fluoridgel sollte nur ausgespuckt, aber nicht mit Wasser gespült werden. Eine halbe Stunde danach sollte nichts gegessen oder getrunken werden, damit das Fluorid länger einwirken kann.

Jugendlichen mit Zahnapparaturen wird die einmalige tägliche Benutzung einer Fluoridlösung zusätzlich zur wöchentlichen Fluoridgelanwendung empfohlen.

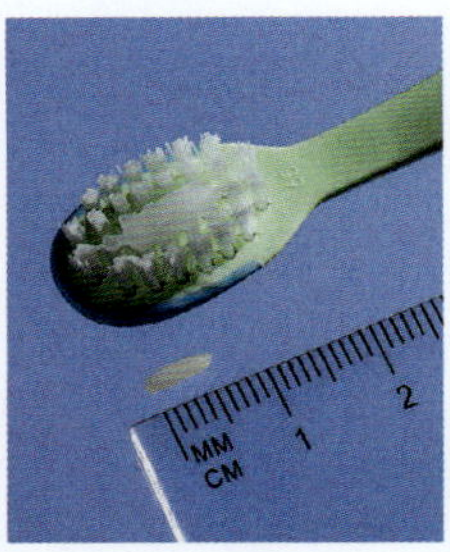

Bild 10a.19 Zahnpasta in Reiskorngröße

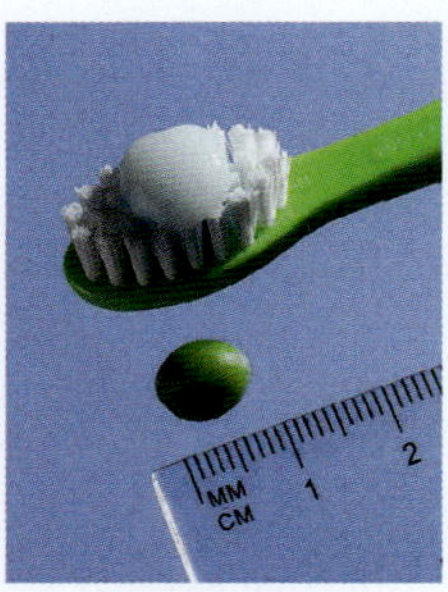

Bild 10a.20 Zahnpasta in Erbsengröße

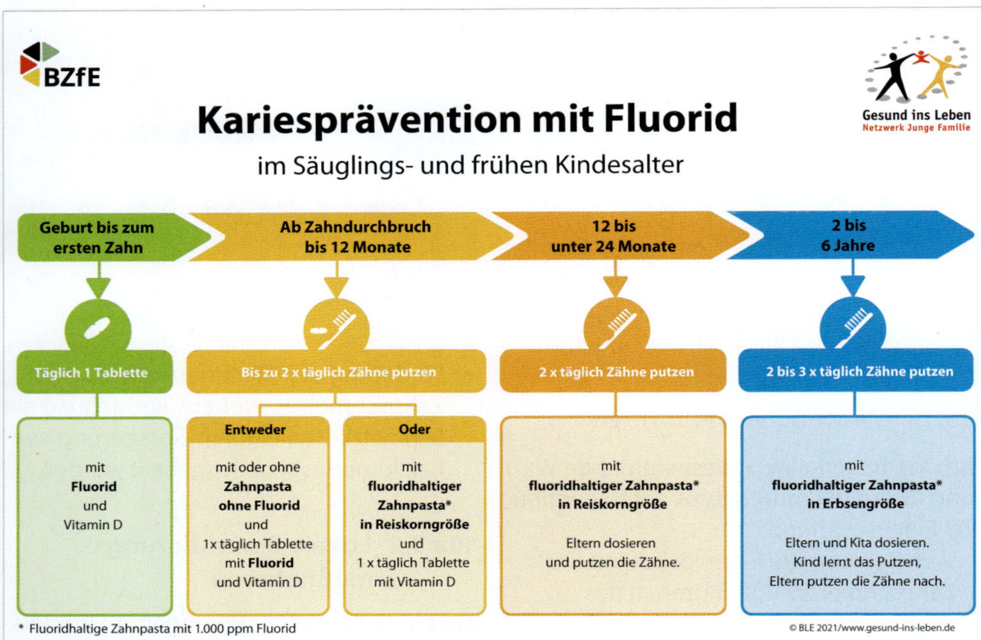

Bild 10a.18 Fluoridempfehlungen im Säuglings- und frühen Kindesalter

Verdauungsabschnitt	Funktion
Mundhöhle/Rachen	• mechanische Zerkleinerung der Nahrung • Einleitung der enzymatischen Aufspaltung der Kohlenhydrate • Schluckvorgang
Speiseröhre	Nahrungstransport
Magen	• Einleitung der enzymatischen Aufspaltung von Eiweiß • Abtöten der Bakterien durch Magensäure
Leber	Produktion der Gallenflüssigkeit zur besseren Verdauung der Fette
Bauchspeicheldrüse	Produktion von Enzymen und dem Hormon Insulin
Dünndarm	enzymatische Aufspaltung von Eiweiß, Kohlenhydraten und Fetten mit anschließender Nahrungsresorption
Dickdarm	Eindickung unverdaulicher Nahrungsreste durch Entzug von Wasser
Mastdarm	Ausscheidung

Tabelle 10a.9 Gliederung und Aufgaben des Verdauungssystems

Resorption (lat.) = Aufsaugen: Aufnahme gelöster Stoffe in Blut- und Lymphbahnen

Die einzelnen Abschnitte des menschlichen Verdauungssystems sind jeweils auf ganz bestimmte Aufgaben spezialisiert (Tabelle 10a.9)

10a.4.3 Zuckerhaltige Lebensmittel

Zucker ist ein süß schmeckendes Lebensmittel, das aus Pflanzen gewonnen wird. Er hat verschiedene Eigenschaften, die ihn sehr beliebt machen. Zucker

- ist ein Energielieferant,
- eignet sich gut zum Süßen von Lebensmitteln,
- ist ein Geschmacksverstärker,
- ist gut geeignet, um Lebensmittel länger haltbar zu machen.

Eine negative Eigenschaft des Zuckers ist, dass er dem Körper Energie gibt, aber sonst keinerlei Mehrwert liefert. Man nimmt viele Kalorien auf, aber sonst keine für den Körper wichtigen Stoffe. Den Bakterien im Biofilm auf dem Zahn dient der Zucker als Nahrung und trägt so zur Entstehung von Karies bei.

Umgang mit zuckerhaltigen Lebensmitteln. Zucker ganz zu vermeiden ist kaum möglich. Allerdings gibt es einige Regeln, die das Kariesrisiko durch zuckerhaltige Lebensmittel deutlich mindern können:

- Süßigkeiten und süße Getränke nicht über den Tag verteilt zu sich nehmen, da nach jeder zuckerhaltigen Mahlzeit der ▸pH-Wert im Mund durch die erhöhte Bakterienaktivität sinkt (Bild 10a.24, S. 310).
- Wenn Süßes verzehrt wird, dann direkt nach den Hauptmahlzeiten. Im Anschluss die Zähne gründlich reinigen.
- Süße, klebrige Lebensmittel vermeiden.

pH-Wert ▸S. 54

Besonders gefährlich ist der sogenannte „versteckte Zucker", der als Geschmacksaufwerter auch in Lebensmitteln eingesetzt wird, in denen man ihn nicht bzw. nicht in so hohem Maße vermuten würde (Tabelle 10a.10, S. 310). Rund 35 kg Zucker nimmt jeder Bundesbürger durchschnittlich pro Jahr zu sich. Davon wird nur ca. ein Drittel bewusst als Zucker gegessen, der Rest gelangt als „versteckter Zucker" in den Körper.

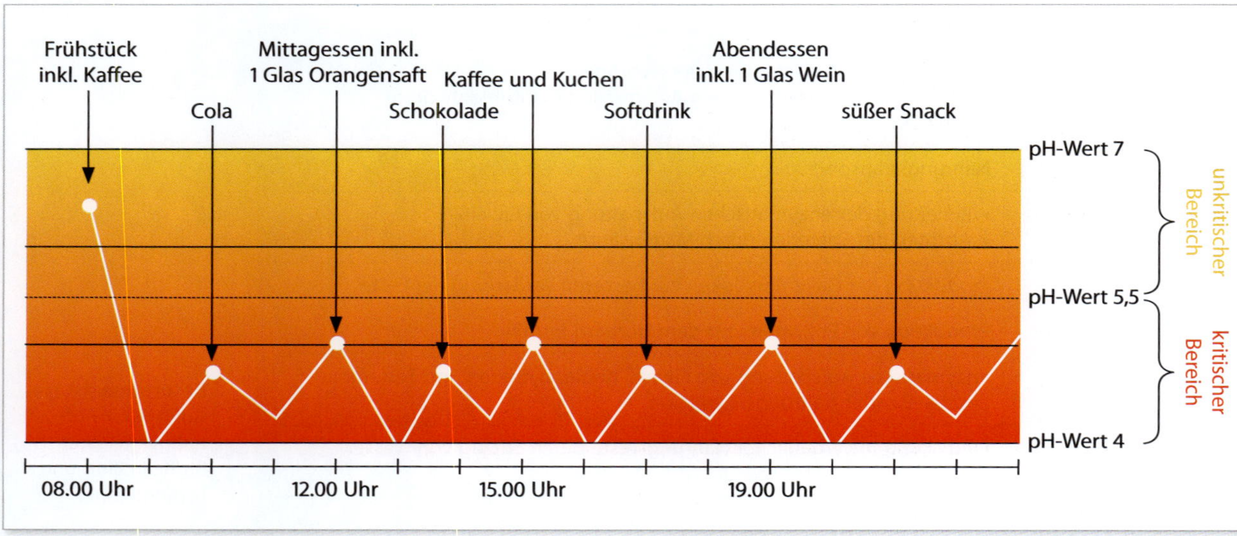

Bild 10a.24 pH-Wert des Speichels nach zucker- und säurehaltigen Mahlzeiten (je niedriger der pH-Wert, desto kritischer für die Zähne)

Lebensmittel	Zuckergehalt	Lebensmittel	Zuckergehalt
Apfelsaft	8–13 g	Erdbeeren	3–7 g
Äpfel	10–16 g	Honig	62–85 g
Bananen	18 g	Marmelade	36–76 g
Birnen	8–9 g	Marzipan	49 g
Biskuits	50 g	Obstkonserven	8–26 g
Bonbons	90 g	Orangensaft	7–11 g
Butterkekse	20–26 g	Schokolade	46–62 g
Cola	11 g	Trockenfrüchte	40–75 g
Eiscreme	21 g	Ketchup	33 g

Tabelle 10a.10 Zuckergehalt verschiedener Lebensmittel (pro 100 g Lebensmittel)

10a.4.4 Säurehaltige Lebensmittel

Erosionen (lat.) = Abnagungen, Verwitterungen

Säurehaltige Lebensmittel wie Eistee, Früchtetee, Fruchtsaft, Wein, Zitrusfrüchte und Essig greifen den Zahnschmelz durch ihren hohen Säuregehalt (niedriger ph-Wert) stark an. Das gleiche gilt für Zitronensäure. Sie ist in vielen Lebensmitteln enthalten, die insbesondere Kinder gerne mögen (z. B. in Marmelade, sauren Gummibärchen, Softdrinks, Bonbons und Lutschern). Säureangriffe auf die Zahnhartsubstanz entstehen aber nicht nur durch den Verzehr säurehaltiger Lebensmittel, sondern vor allem durch die Stoffwechselendprodukte der Kariesbakterien (insbesondere beim Abbau von Zucker zu Säuren).

Erosionen. Beim übermäßigen Verzehr von säurehaltigen Lebensmitteln können sogenannte Erosionen an den Zahnhartsubstanzen entstehen (Bild 10a.25). Leichte Erosionen betreffen den Zahnschmelz und bleiben in der Regel unbemerkt, weil sie keine Beschwerden verursachen und die Zahnfarbe sich nicht verändert. Im fortgeschrittenen Stadium, wenn das tiefer gelegene Dentin betroffen ist, kann es zu Temperaturempfindlichkeit und Verfärbungen kommen. Die Zähne können schließlich wie „abgeschmolzen" aussehen.

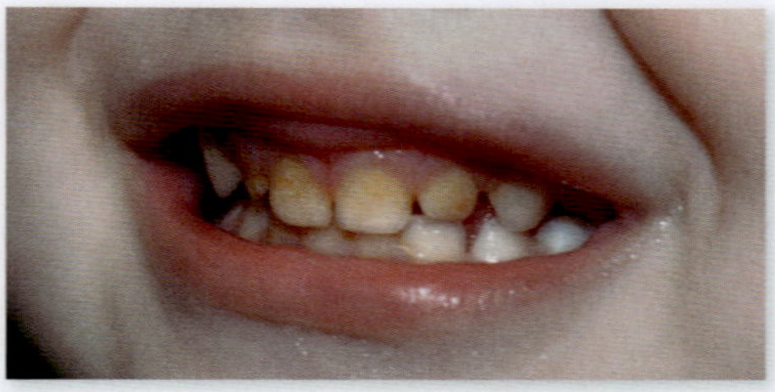

Bild 10a.25 Erosionen auf den vorderen Zahnflächen

INFO Erosionen an den Zähnen können auch durch Krankheiten wie z. B. durch Bulimie (Ess-Brech-Sucht) hervorgerufen werden. In diesem Fall greift die Magensäure den Zahnschmelz an.

Umgang mit säurehaltigen Lebensmitteln. Um die Säureeinwirkung zu stoppen, ist es sinnvoll, nach dem Verzehr säurehaltiger Lebensmittel die Mundhöhle mit Wasser auszuspülen oder ein Zahnpflegekaugummi zu kauen.

Die Zahnpflege mit Zahnbürste und Zahnpasta sollte frühestens eine Stunde nach dem Verzehr säurehaltiger Lebensmittel erfolgen, um die bereits angegriffene Zahnoberfläche nicht zusätzlich mechanisch zu schädigen (Bild 10a.26b). Dieses verzögerte Zähneputzen soll Zeit schaffen, damit die erweichten Zahnoberflächen durch Calcium- und Phosphat-Ionen aus dem Speichel remineralisiert werden können (Bild 10a.26c). Einen Sonderfall stellt Cola dar. Sie besteht zu 1/3 aus Zucker und gilt durch die Kohlensäure als säurehaltiges Lebensmittel.

10a.4.5 Zahngesunde Ernährung

Die richtige Ernährung spielt für die Gesundheit der Zähne eine entscheidende Rolle. Es gibt viele Faktoren, die zu berücksichtigen sind, wenn man sich zahngesund ernähren möchte.

Nachfolgend werden die wichtigsten ernährungsbedingten Einflussfaktoren auf die Kariesentstehung erläutert und entsprechende Verzehrsempfehlungen zur Minimierung des Kariesrisikos gegeben.

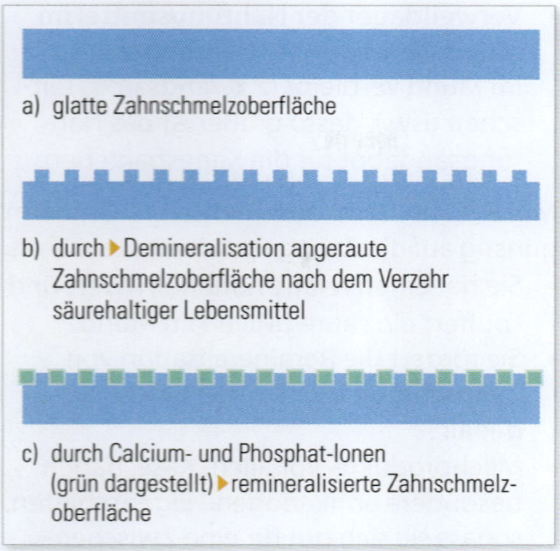

Bild 10a.26 Schematische Darstellung einer glatten, einer demineralisierten und einer remineralisierten Schmelzoberfläche

Tipps für eine zahngesunde Ernährung:

- **Häufigkeit der Mahlzeiten:** Geplante Haupt- und Zwischenmahlzeiten einhalten. Denn durch häufiges Essen zwischendurch erhalten auch die Kariesbakterien häufiger ein Nahrungsangebot.
- **Zusammensetzung der Nahrung:** Zahngesunde Lebensmittel sollten bevorzugt werden (kein bzw. wenig Zucker, wenig Säure usw.).
- **Flüssigkeitszufuhr:** Reichlich Flüssigkeit trinken zur Remineralisation des Zahnschmelzes und für einen ausreichenden Speichelfluss. Allerdings sollten Getränke ohne Zucker, Zitronensäurezusätze und Kohlensäure gewählt werden (z. B. Wasser, ungesüßter Tee).
- **Konsistenz der Nahrungsmittel:** Möglichst häufig harte Lebensmittel essen, die stärker gekaut werden müssen (z. B. Rohkost oder Vollkornbrot). Diese sorgen für eine zusätzliche mechanische Reinigung der Zähne und regen den Speichelfluss an, was sich günstig auf den Remineralisationsprozess auswirkt.
- **Reihenfolge des Verzehrs:** Süßigkeiten und andere klebrig-süße Lebensmittel (z. B. Honig) möglichst nur zu den Hauptmahlzeiten verzehren, da diese eine hohe Kariogenität besitzen. Es ist jedoch ungünstig zum Schluss Zuckerhaltiges zu essen, wenn man keine Möglichkeit hat, anschließend die Zähne zu putzen.

Demineralisation/ Remineralisation ▸S. 117

Kariogenität: Zahnkaries fördernde Eigenschaften eines Lebensmittels

Pufferfähigkeit des Speichels ▸S. 117

Xylit von xýlon(gr) = Holz. Auch Xylitol genannt, da es chemisch ein Alkohol ist.

Streptococcus mutans ▸S. 116

Kasein: Hauptproteinbestandteil der Milch

- **Verweildauer der Nahrungsmittel im Mund:** Je länger das Nahrungsmittel im Mund verbleibt (z. B. langsames Lutschen usw.), desto größer ist das Nahrungsangebot für die Kariesbakterien.

Milch kann sich aus mehreren Gründen günstig auf die Zahngesundheit auswirken:
- Sie hat einen relativ hohen pH-Wert und ▸puffert ein saures Milieu im Mund.
- Sie fördert die Remineralisation von Zahnschmelz durch ihren Calciumgehalt.
- Milchprodukte, vor allem Käse, haben besondere antikariogene Eigenschaften, sodass sie sich gut für eine Zwischenmahlzeit eignen.

Dieser kariesschützende Effekt entsteht durch verschiedene Mechanismen:
- In Milch und Milchprodukten enthaltenes Kasein und organische Phosphate bilden einen schützenden Film, der das Anhaften der Bakterien verhindert.
- Calcium und Phosphate aus Milch und Milchprodukten stabilisieren den pH-Wert des Speichels und des Biofilms.
- Käse stimuliert die Produktion des Speichels, der wiederum den pH-Wert in der Mundhöhle stabilisiert.

Zuckerersatzstoffe sind Alternativen für den kariogenen Zucker. Es gibt zwei verschiedene Kategorien von Zuckerersatzstoffen, die unterschiedliche Eigenschaften haben (Bild 10a.27).

Xylit/Xylitol (Birkenzucker) hat eine Eigenschaft, die für die Kariesprophylaxe von Bedeutung ist: Der Zuckeraustauschstoff kann von ▸Streptococcus mutans nicht verstoffwechselt werden. Die Bakterien nehmen das Xylit zwar auf, können es aber nicht zur Energiegewinnung nutzen. Bildlich gesprochen „verhungern" sie.

Weitere nützliche Eigenschaften sind:
- Es hindert die Plaquebakterien an der Biofilmbildung (sie können sich nicht mehr so gut an der Zahnoberfläche anheften).
- Es fördert die Speichelproduktion und somit die Remineralisation des Zahnschmelzes.
- Es erhöht den pH-Wert im Mundraum.

Inzwischen gibt es eine Reihe von xylithaltigen Zahnpflegeprodukten in Form von Kaugummis oder Lutschbonbons auf dem Markt. Xylit ist auch vielen Zahnpasten beigefügt, damit sie angenehm süß schmecken und weil man die zahnschonenden Eigenschaften des Zuckeraustauschstoffes nutzen möchte. Ähnliche Effekte sind beim Verzehr von Erythrit zu beobachten

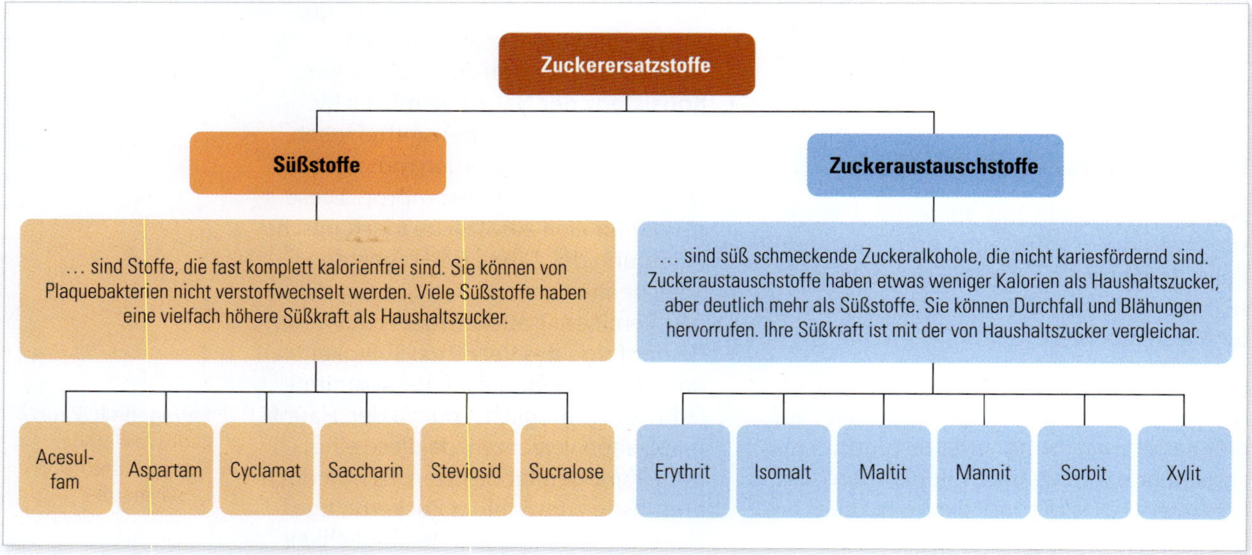

Bild 10a.27 Zuckerersatzstoffe (Einteilung)

„Zahnfreundlich". Lebensmittel mit Zuckeraustauschstoffen können mit dem „Zahnmännchen" als zahnfreundlich gekennzeichnet sein (Bild 10a.28). Mit dem Qualitätszeichen werden vor allem Süßigkeiten und Getränke ausgezeichnet, die garantiert wissenschaftlich getestet sind und nachweislich weder Karies noch sonstige Säureschäden an der Zahnoberfläche (Erosionen) verursachen.

„Zuckerfrei". Nach EU-Lebensmittelrecht (Health-Claims-Verordnung) müssen Lebensmittel, die mit der Aufschrift „zuckerfrei" oder „ohne Zucker" werben, nicht komplett frei von Zucker sein. Die Aufschrift ist zulässig, sofern nicht mehr als 0,5 Gramm Zucker auf 100 Gramm oder Milliliter des Produkts enthalten sind. Bei der zahnärztlichen Ernährungsberatung sollte der Patient außerdem immer darauf hingewiesen werden, dass bei „zuckerfreien" Produkten andere kariogene Kohlenhydrate (z. B. Honig, Traubenzucker oder Sirup) enthalten sein können.

„Ohne Zuckerzusatz". Nur wenn ein Lebensmittel keine zugesetzten Mono- oder Disaccharide oder andere süßende Substanzen enthält, darf mit der Aufschrift „ohne Zuckerzusatz" geworben werden. Verfügt das Lebensmittel über einen natürlichen Zuckeranteil, sollte folgender Hinweis auf dem Produkt stehen: „Enthält von Natur aus Zucker".

„Zahngesund". Patienten sollten darüber informiert werden, dass Nahrungsmittel, die aus ernährungsphysiologischer Sicht gesund sind, keineswegs auch zahngesund sein müssen (z. B. sind Bananen zwar gesund, aber nicht zahngesund).

10a.5 Zahnmedizinische Individualprophylaxe

Die zahnmedizinische Individualprophylaxe dient der Vorbeugung gegen Karies und Parodontalerkrankungen. Sie soll insbesondere Patienten mit hohem Kariesrisiko helfen, ihre Mundgesundheit zu verbessern.

Individualprophylaxe bedeutet intensive Beschäftigung mit dem Patienten, indem die vier ▸Grundmaßnahmen der Prophylaxe so gut vermittelt werden, dass der Patient sie in eine Verhaltensänderung umsetzt:

- sorgfältige Mundhygiene,
- Fluoridzufuhr,
- zahngesunde Ernährung und
- regelmäßige zahnärztliche Maßnahmen.

Gruppenprophylaxe. Von der Individualprophylaxe unterscheidet man die Gruppenprophylaxe. Sie richtet sich an besondere Zielgruppen wie Schüler, Kindergartenkinder oder Eltern. Durch Zahngesundaktionen (z. B. gemeinsames Frühstücken im Kindergarten oder gemeinsames Einüben der Zahnpflegetechniken) kann eine effektive Mundhygiene antrainiert werden. Als wirksamste Form der Prophylaxe hat sich die flächendeckende Fluoridzufuhr erwiesen.

10a.5.1 Status- und Risikobestimmung

Das Ausmaß des persönlichen Kariesrisikos wird durch verschiedene Faktoren erkennbar:

- das Ausmaß des bereits vorhandenen Kariesbefalls,
- die individuellen Ernährungsgewohnheiten,
- die Qualität und Quantität der durchgeführten Mundhygiene,
- die Durchführung einer situations- und altersangemessenen Fluoridprophylaxe,
- die Wahrnehmung von Schulungen und zahnärztlichen Maßnahmen (z. B. ▸PZR, ▸Fissurenversiegelung usw.),
- die Qualität und Quantität des Speichels,
- das Vorkommen der Mikroorganismen Streptococcus mutans und Laktobazillus,
- die Biofilmbildungsrate.

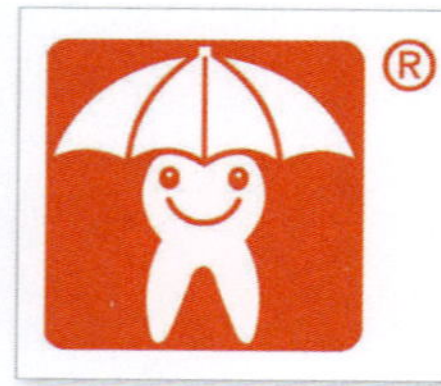

Bild 10a.28
Zahnmännchen

vier Säulen der systematischen Karies- und Parodontalprophylaxe ▸S. 295

Ernährungsphysiologie: Wissenschaft, die untersucht, welche Lebensmittel und Nährstoffe der Organismus für eine optimale Versorgung benötigt

PZR = Professionelle Zahnreinigung ▸S. 324 ff.

Fissurenversiegelung ▸S. 320 ff.

Index (Sg.)/Indizes (Pl.): Kennzahl, Vergleichsgröße

DMF-T-Index ▸S. 147

API ▸S. 315 f.

PBI, SBI ▸S. 316

PSI ▸S. 269

Ökosystem: Lebensgemeinschaft von Organismen mehrerer Arten und ihrer unbelebten Umwelt

pathogene und apathogene Mikroorganismen ▸S. 67

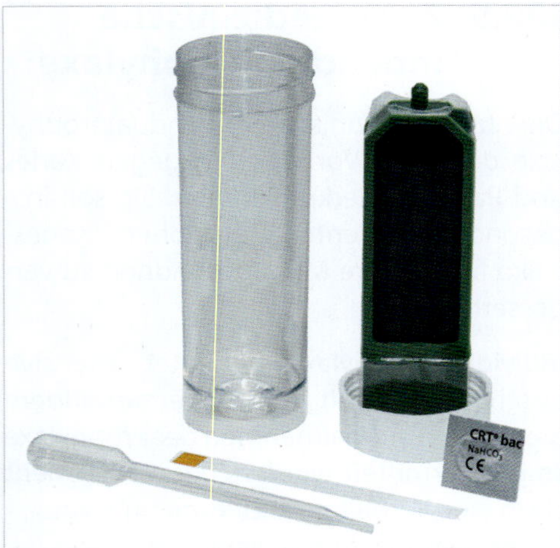

Bild 10a.29 Speicheltest

Speicheldiagnostik macht es möglich, die Besiedelung der Mundhöhle mit Streptococcus mutans und Laktobazillus sichtbar zu machen. Speicheltests sind hilfreich bei der Motivation und Kontrolle der Mitarbeit des Patienten (Bild 10a.29). Sie können als zusätzliche Entscheidungsgrundlage für besondere Präventivmaßnahmen dienen.

Grundsätzlich lassen sich zwei verschiedene Arten von Untersuchungen unterscheiden:

Bestimmung nicht-bakterieller Speichelfaktoren. Dabei geht es darum, inwieweit der Speichel zur Mundgesundheit beitragen kann.

Beurteilt werden dabei:
- Speichelmenge: Kann der Speichel in ausreichendem Maße den Mund befeuchten, spülen und reinigen?
- Speichel als Puffersystem: Kann der Speichel den pH-Wert im Mund heraufsetzen?
- Remineralisation: Sind im Speichel genügend Mineralstoffe, die bei Bedarf wieder in die Zahnhartsubstanz eingelagert werden können?

Bestimmung mikrobiologischer (bakterieller) Speichelfaktoren. Die Mundhöhle ist ein ausgewogenes Ökosystem mit einer Vielzahl von ▸pathogenen und apathogenen Mikroorganismen. Diese bilden eine gemeinsame Mundflora, auch als Mikrobiom bezeichnet, die für gesunde Zähne und eine gesunde Mundhöhle sorgt. Wenn sich die Zahlenverhältnisse der Mikroorganismen verändern, geht die natürliche Schutzfunktion dieses Ökosystems verloren. Das kann z.B. bei übermäßigem Zuckerkonsum und/oder schlechter Mundhygiene der Fall sein. Die Speicheltests auf Streptococcus mutans und auf Laktobazillen liefern Hinweise auf Ungleichgewichte in der Mundflora und damit auf ein erhöhtes Kariesrisiko.

Ein Index ist eine aus vielen Messwerten errechnete Maßzahl, um einen Befund zu beschreiben und vergleichbar zu machen. Im Rahmen der zahnmedizinischen Prophylaxe gibt es:
- Kariesindizes (z. B. ▸DMF-T-Index),
- Plaqueindizes (z. B. ▸API),
- Gingiva- bzw. Blutungsindizes (z. B. ▸PBI, SBI),
- Parodontal- und Zahnsteinindizes (z. B. ▸PSI).

Mithilfe dieser Indizes kann man
- die Mundhygiene eines Patienten zu Beginn einer Behandlung mit objektiven Messdaten beurteilen und mit späteren Messungen im Lauf der Behandlung vergleichen,
- das Risiko einschätzen, ob ein Patient an Karies oder Parodontalentzündungen erkranken wird,
- den Schweregrad einer Entzündung beurteilen,
- dem Patienten demonstrieren, in welchen Bereichen Entzündungen vorliegen und ihn entsprechend zu einer besseren Mundhygiene anleiten,
- die Mitarbeit des Patienten im Verlauf einer Behandlung beurteilen.

Plaqueindizes stellen den momentanen Hygienezustand eines Gebisses fest. Es kann durchaus sein, dass ein Patient grundsätzlich eine schlechte Mundhygiene hat, aber kurz vor dem Zahnarztbesuch gut geputzt hat und wenig Biofilm nachgewiesen werden kann. Um den Biofilm und damit den Hygienezustand der Zähne sichtbar zu machen, werden in der Praxis Plaquefärbemittel (Revelatoren) verwendet.

Plaquerevelatoren sind Lebensmittelfarbstoffe in Tablettenform oder als Lösung, die dem Patienten die Ausdehnung seines Biofilms veranschaulichen. Nach einer erfolgreichen Motivation sind die Plaquerevelatoren auch als Hilfsmittel für die Selbstkontrolle des Patienten bei der häuslichen Mundhygiene geeignet.

Für das Einfärben des Biofilms braucht man das Einverständnis des Patienten. Üblicherweise werden Zwei-Komponenten-Färbemittel verwendet. Dadurch kann zwischen altem und neuem Biofilm unterschieden werden. Älterer Biofilm färbt sich blau, frische, bis zu 24 Stunden alter Biofilm, färbt sich dagegen rot.

Vor Behandlungsbeginn werden die Lippen des Patienten mit Vaseline eingerieben, um zu verhindern, dass sie mit dem Färbemittel verfärbt werden. Der Farbstoff wird mithilfe eines Wattepeletts tupfend auf die Zahnoberflächen aufgetragen. Nach dem Einfärben spült der Patient ein- bis zweimal mit Wasser den Mund aus.

TIPP

- Vermeiden Sie beim Auftragen der Plaquefärbemittel wischende Bewegungen, da Sie sonst weiche Beläge verschmieren.
- Geben Sie dem Patienten beim Anfärben und Auswerten einen Spiegel in die Hand, damit er die kritischen Stellen besser sehen kann.

Der Approximalraum-Plaque-Index (API) ist ein häufig in den Praxen angewendeter Plaque-Index zur Kontrolle der Mundhygiene. Nach dem Anfärben der Zähne wird visuell beurteilt, ob im Approximalraum Beläge vorhanden sind oder nicht. Es erfolgt eine Ja-/Nein-Entscheidung ohne eine Beurteilung der Plaqueausdehnung.

Die Ergebnisse werden im API-Formular dokumentiert – entweder auf Papier oder digital (Bild 10a.30). Vorhandene Beläge werden mit einem Plus (+), Messpunkte ohne Beläge mit einem Minus (–) eingetragen. Danach werden alle positiven Messpunkte zusammengezählt und im Feld „Summe“ (S) eingetragen.

Revelator (lat.) = Enthüller, Offenbarer

Approximalraum: Interdentalraum bzw. Zahnfleischbereich zwischen benachbarten Zähnen

visuell von videre (lat.) = sehen

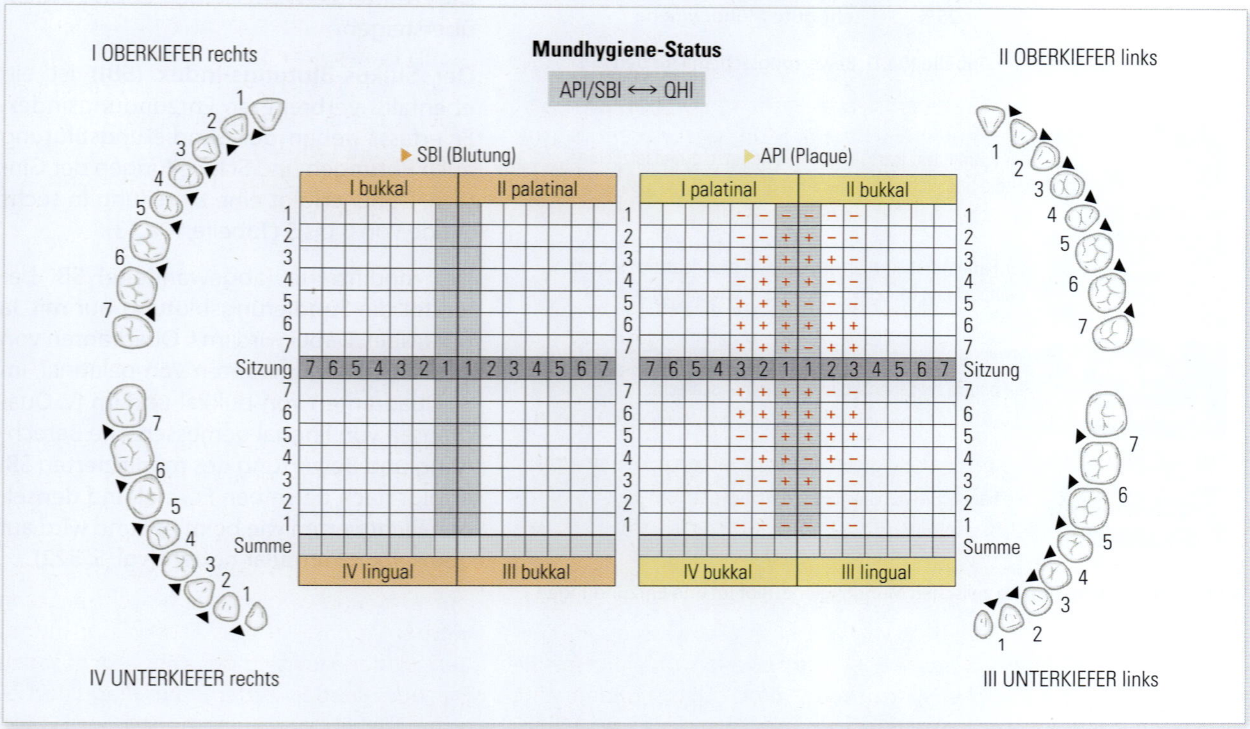

SBI (Blutung)

Sitzung	7	6	5	4	3	2	1	1	2	3	4	5	6	7
	I bukkal							II palatinal						
1														
2														
3														
4														
5														
6														
7														
7														
6														
5														
4														
3														
2														
1														
Summe														
	IV lingual							III bukkal						

API (Plaque)

Sitzung	7	6	5	4	3	2	1	1	2	3	4	5	6	7
	I palatinal							II bukkal						
1					–	–	–	–	–	–				
2					–	–	+	+	–	–				
3					–	+	+	+	+	–				
4					–	+	+	+	–	–				
5					+	+	+	–	–	–				
6					+	+	+	+	+	+				
7					+	+	+	–	+	+				
7					+	+	+	+	–	–				
6					+	+	+	+	+	+				
5					–	–	+	+	+	+				
4					–	+	+	–	+	–				
3					–	–	+	+	–	–				
2					–	–	–	–	–	–				
1					–	–	–	–	–	–				
Summe														
	IV bukkal							III lingual						

Bild 10a.30 API-Formular

WHO-Sonde: Parodontalsonde der World Health Organization mit spezieller Skala und einer Kugel mit 0,5 mm Durchmesser an der Spitze

mesial, distal ▸S. 60

TIPP Der API wird im I. Quadranten an den palatinalen, im II. Quadranten an den vestibulären, im III. Quadranten an den lingualen und im IV. Quadranten an den vestibulären Flächen gemessen.

Zur Berechnung des API wird die Anzahl der ermittelten Plaquestellen (positive Befunde) durch die Anzahl der Messpunkte dividiert und mit 100 multipliziert, um ein prozentuales Ergebnis zu erhalten:

$$\text{API in \%} = \frac{\text{Summe der ermittelten Plaquestellen} \cdot 100}{\text{Anzahl der Messpunkte}}$$

Richtwerte zur Bewertung des Ergebnisses liefert Tabelle 10a.11. Im Rahmen der Individualprophylaxe wird ein API von 35 % und weniger angestrebt.

Prozent	Bewertung
70–100 %	sehr schlechte Mundhygiene
50–70 %	mäßige bis schlechte Mundhygiene
35–50 %	verbesserungsbedürftige Mundhygiene
25–35 %	gute Mundhygiene
< 25 %	sehr gute Mundhygiene

Tabelle 10a.11 Bewertungsschema für den API

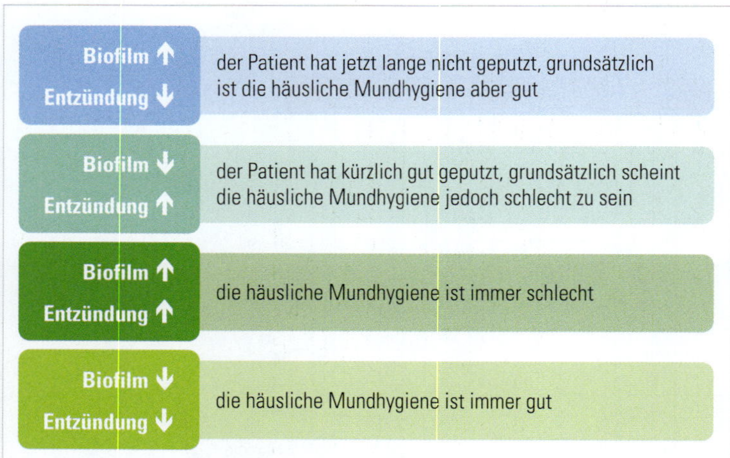

Bild 11a.31 Zusammenhang zwischen Mundhygiene, Biofilm und Entzündungen

Entzündungsindizes geben Auskunft über die Blutungsbereitschaft der Gingiva. Eine entzündete Gingiva neigt dazu, zu bluten. Die Entzündung entsteht meistens durch schlechte Mundhygiene und durch die Einwirkung bakterieller Beläge. Den Zusammenhang verdeutlicht Bild 10a.31.

Der Papillen-Blutungs-Index (PBI) ist ein häufig verwendeter Entzündungsindex. Zur Bestimmung wird eine WHO-Sonde mit leichtem Druck an der Interdentalpapille in den Sulkus vorgeschoben, bis das Saumepithel erreicht ist. Dann wird die Sonde bis zur Papillenspitze geführt. Dieses Vorgehen wird an jedem Zahn jeweils an der ▸mesial und der distal gelegenen Papille durchgeführt. Im Anschluss wird der Blutungsgrad jeder Papille dokumentiert (Bild 10a.32; Tabelle 10a.12). Die jeweils stärkste Blutungsneigung bestimmt den Bewertungsgrad.

Der Papillen-Blutungs-Index wird berechnet, indem die Messwerte addiert und durch die Anzahl der Messpunkte geteilt werden:

$$\text{PBI} = \frac{\text{Summe der Messwerte}}{\text{Anzahl der Messpunkte}}$$

Die ermittelten Werte sollten 12 bis 20 nicht übersteigen.

Der Sulkus-Blutungs-Index (SBI) ist ein ebenfalls verbreiteter Entzündungsindex. Er erfasst neben der Sondierungsblutung auch Rötungen und Schwellungen der Gingiva. Dabei erfolgt eine Einteilung in sechs Grade von 0 bis 5 (Tabelle 10a.13).

Der modifizierte (abgewandelte) SBI bewertet die Sondierungsblutung nur mit Ja oder Nein. Dabei wird im I. Quadranten von bukkal, im II. Quadranten von palatinal, im III. Quadranten von bukkal und im IV. Quadranten von lingual gemessen. Die Berechnung und Bewertung des modifizierten SBI erfolgt nach derselben Formel und denselben Richtwerten wie beim API und wird auf demselben Formular notiert (vgl. S. 322).

Grad	Blutungsgrad
0	keine Blutung
1	Ein einzelner Blutpunkt erscheint ca. 20–30 Sekunden nach Reizung beider Papillenspitzen.
2	20–30 Sekunden nach der Reizung erscheint eine feine Blutlinie.
3	Das Papillendreieck füllt sich unmittelbar nach der Sondierung mit Blut.
4	Das Blut fließt sofort nach der Sondierung und der gesamte Sulkusbereich füllt sich.

Tabelle 10a.12 Papillen-Blutungs-Index

Grad	Blutungsgrad
0	Keine Entzündung, keine Blutung bei der Sulkussondierung.
1	Blutung bei vorsichtiger Sondierung ohne sichtbare klinische Veränderungen der Gingiva (keine Farbveränderungen und keine Schwellungen).
2	Sulkusblutung bei Sondierung mit Farbveränderungen der Gingiva (ohne Schwellungen).
3	Blutung nach Sondierung und Farbveränderungen der Gingiva (leichte ödematöse Schwellungen).
4	Sulkusblutung bei Sondierung und Farbveränderung der Gingiva (auffällige Schwellungen oder Blutungen bei Sondierung).
5	Deutliche Sondierungsblutung oder spontane Blutung mit deutlicher Farbveränderung der Gingiva (stark ausgeprägte Schwellungen mit oder ohne Ulzerationen).

Tabelle 10a.13 Bewertungsgrade des SBI

Ödem: Schwellung durch Flüssigkeitsansammlung im Gewebe

Ulzeration (lat.) = Geschwürbildung (von Ulkus oder Ulcus = Geschwür)

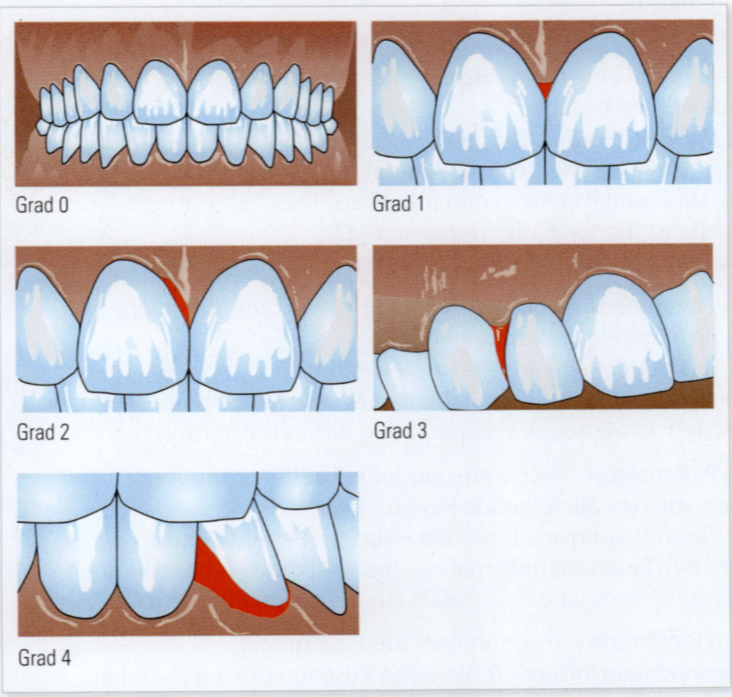

Bild 10a.32 Einteilung der Blutungsgrade beim PBI

10a.5.2 Mundhygieneberatung

Ziel der Mundhygieneberatung ist es, den Patienten so zu motivieren, dass er sein Verhalten bezüglich der Mundhygiene ändert. In jedem Beratungsgespräch ist es wichtig, eine positive Grundhaltung des Patienten und eine Bereitschaft zur Zusammenarbeit zu erreichen.

Die Motivierung des Patienten läuft über folgende Stufen ab:
- Konfrontation mit den Informationen,
- Erkennen, dass die Informationen für ihn selbst wichtig sind,
- Entschluss, die Informationen umzusetzen,
- Aneignung der neuen Verhaltensweisen und Umgang mit den Hilfsmitteln,
- Aufrechterhaltung der neuen Verhaltensweisen.

supragingival: oberhalb des Zahnfleischsaumes

gingival ▸S. 60

Eine mögliche Vorgehensweise für ein Beratungsgespräch bietet der Leitfaden in Bild 10a.33.

10a.5.3 Professionelle Zahnreinigung (PZR)

Die PZR ist eine Intensivreinigung der Zähne mit Spezialinstrumenten (Bild 10a.34). Sie kann die häusliche Mundhygiene auf keinen Fall ersetzen, aber gut ergänzen. Insbesondere werden auch die Stellen gereinigt, die sonst kaum oder nur schwer zu erreichen sind. Ziel der PZR ist die Entfernung aller supragingivalen und ▸gingivalen harten und weichen Beläge und die Glättung aller Zahnoberflächen, damit die Anhaftung neuer Beläge erschwert wird.

Leitfaden für ein Prophylaxe-Beratungsgespräch

✓ Überlegen Sie, wer vor Ihnen sitzt:
- Welches Alter?
- Welches Geschlecht?
- Welcher Bildungsstand?
- Welche zahnärztlichen Vorerfahrungen?

✓ Damit Sie diesem Patienten eine für ihn richtige Putztechnik empfehlen können, müssen Sie folgende Punkte beachten:
- Wo genau sind seine Reinigungsdefizite?
- Welche Zahnbürste mit welcher Technik wendet der Patient momentan an?
- Welche Technik ist für den Patienten durchführbar?
- Welche Zahnbürste ist für den Patienten geeignet?
- Wie erklären Sie dem Patienten die für ihn richtige Putztechnik?

✓ Um eine für diesen Patienten sinnvolle Form der Zahnzwischenraumpflege zu finden, müssen Sie folgende Punkte prüfen:
- Welche Hilfsmittel hat der Patient bisher angewendet?
- Welches Hilfsmittel könnte für diesen Patienten eventuell geeigneter sein?
- Wie erklären Sie dem Patienten die Handhabung dieses Hilfsmittels?

✓ Um eine für diesen Patienten ausreichende und praktikable Versorgung mit Fluorid zu finden, müssen Sie folgende Punkte beachten:
- Welche lokalen Fluoridierungsmaßnahmen nutzt der Patient aktuell?
- Welche systemischen Fluoridierungsmaßnahmen nutzt der Patient aktuell?
- Ist eine ergänzende systemische oder lokale Fluoridierung notwendig?

✓ Fragen Sie nach den Ernährungsgewohnheiten des Patienten:
- Ist der Patient ausreichend informiert über den Zusammenhang zwischen Ernährung und der Entstehung von Karies, Gingivitis und Parodontitis?
- Kennt der Patient Zuckeralternativen, insbesondere Xylit?
- Weiß der Patient, wie sich Säure auf die Zahnhartsubstanz auswirkt?

Bild 10a.33 Leitfaden für ein Prophylaxe-Beratungsgespräch

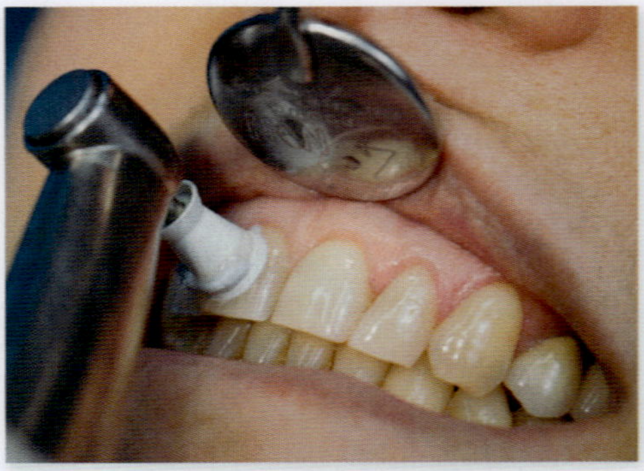

Bild 10a.34 Professionelle Zahnreinigung

Vor einer PZR müssen ▸Plaqueretentionsstellen wie überstehende Füllungs- und Kronenränder beseitigt werden.

Die PZR wird selten vom Zahnarzt, aber häufig von weitergebildeten ZFA (Dentalhygienikerin oder Zahnmedizinische Prophylaxeassistentin) ausgeführt. Je nach Mundverhältnissen, Mundhygienesituation und Patient lassen sich die in Tabelle 10a.14 aufgeführten Arbeitsschritte nennen. Die Reihenfolge geht dabei grundsätzlich von grob zu fein.

subgingivaler Zahnstein ▸S. 265

Arbeitsschritt	Anmerkung	Instrumente und Materialien
ggf. Anästhesie	Oberflächen-, Infiltrations- oder Leitungsanästhesie, wenn die Behandlung sehr intensiv oder der Patient besonders empfindlich ist	• Grundbesteck • Zylinderampullenspritze (Karpulenspritze) • Anästhetikum • Oberflächenanästhetikum
ggf. Keimverminderung	Mundspülung	Chlorhexidinlösung, 1,5 % H_2O_2
Grobreinigung	grobe Zahnstein- und Konkremententfernung	• Ultrasschallgerät • Scaler • Küretten
Feinreinigung	Zahnsteinreste und verbliebener ▸subgingivaler Zahnstein werden entfernt, damit anschließend eine einfache Plaqueentfernung möglich wird	• Scaler • Küretten
ggf. Pulverstrahlreinigung	• Entfernung von hartnäckigen Zahnverfärbungen mit abrasivem supragingivalen Reinigungspulver • Mit supgingivalem Reinigungspulver ersetzt es die Abschlusspolitur. Es werden die Glattflächen und die Interdentalräume vom Biofilm entfernt und maximal geglättet.	• Pulverstrahlreinigungsgerät • schonendes Reinigungspulver – sub- und supragingival (z. B. Erythritol, Glycin) • stark abrasiv wirkendes Reinigungspulver – nur supragingival (z. B. Natriumbicarbonat, Calciumcarbonat und Aluminiumtrihydroxid) • Abdeckungen, Schutzbrillen für Patient und Behandler
Politur	gereinigte Oberflächen werden zunächst mit einer groben, dann mit einer feinen Polierpaste bearbeitet	• Pulverstrahler mit subgingivalem Pulver • Winkelstück • Polierpasten • Bürstchen • Gummikelche
Interdentalreinigung	Approximalräume werden gereinigt	• Zahnseide • Interdentalbürsten • Sof-Lex™ Scheiben • Sandpapierstreifen
Spülung	im Mund verbliebene Reste werden entfernt	Wasser
Fluoridierung bzw. Remineralisation	• Fluorid oder Reparaturpaste aufbringen • Patient soll anschließend 1–2 Stunden nicht essen und trinken	• Reparaturpaste mit Hydroxylapatit • Fluoridgel (z. B. Elmex-Gelee®) • Fluoridlack • Applikationshilfen (z. B. Pinsel, Applikationsschienen, Applikationskanüle)

Tabelle 10a.14 Arbeitsablauf bei einer PZR

Eine regelmäßige PZR im Abstand von sechs bis zwölf Monaten ist die ideale Ergänzung zum gründlichen Zähneputzen, um Zähne und Zahnfleisch gesund zu halten. Je nach individuellem medizinischem Erkrankungsrisiko können auch kürzere Zeitintervalle sinnvoll sein.

TIPP

- Halten Sie bei einer PZR-Behandlung alle Hygienemaßnahmen ein, da es zu Blutungen kommen kann.
- Bei Patienten mit einer vorliegenden Herzerkrankung sollte der Zahnarzt in Erwägung ziehen, eine Endokarditisprophylaxe durchzuführen. Das bedeutet die Gabe eines hochwirksamen Antibiotikums ca. eine Stunde vor der Behandlung.
- Nach künstlichen Gelenk-Operationen sollte die ersten 6 Monate danach kein Zahnstein entfernt werden. Dieses gilt auch im 1.–3. und 7. Schwangerschaftsmonat.

Endokarditis: Entzündung der Herzinnenhaut

10a.5.4 Fissurenversiegelung

Fissuren sind besonders kariesanfällig. Je tiefer und enger die Fissur ist, desto stärker ist der Zahn in der Regel kariesgefährdet (Bild 10a.35). Da stark zerklüftete Fissuren schwierig zu reinigen sind, sollten diese Zähne möglichst rechtzeitig versiegelt werden. Allerdings erst nach dem vollständigen Durchbruch der Zähne.

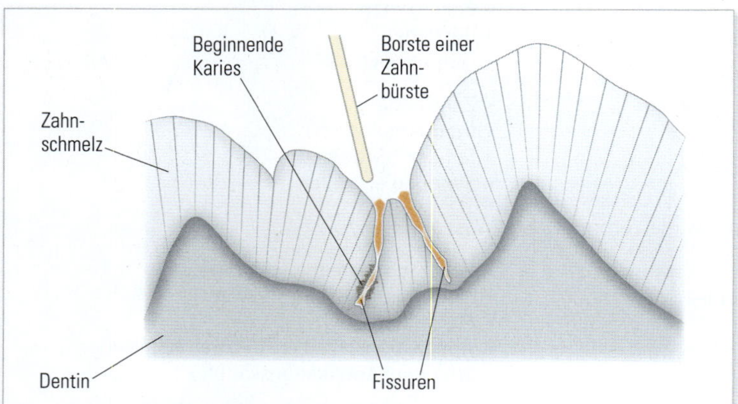

Bild 10a.35 Fissur einer Zahnkrone im Mikroskop, die deutlich macht, dass Fissuren zum Teil gar nicht gereinigt werden können

Es müssen nicht alle, sondern nur die kariesgefährdeten Zähne mit einem Versiegelungsmaterial geschützt werden. Gelegentlich hat ein Zahn palatinal Grübchen, die versiegelt werden müssen. Tabelle 10a.15 bietet eine Übersicht über Faktoren, die für (Indikation) oder gegen (Kontraindikation) eine Fissurenversiegelung sprechen.

Vorgehen. Für eine korrekt durchgeführte Versiegelung müssen die Zähne gut trockengelegt werden. Dies ist direkt nach dem Durchbruch der Zähne nicht ausreichend sicher möglich. Daher sollten in den ersten Monaten nach Zahndurchbruch die kariesgefährdeten Fissuren mit einem Fluoridlack geschützt werden, bis eine ordnungsgemäße Versiegelung vorgenommen werden kann.

Die einzelnen Arbeitsschritte einer Fissurenversiegelung werden in Tabelle 10a.16 näher erläutert.

Ein Risiko der Fissurenversiegelung ist die erhöhte Kariesanfälligkeit, wenn das Versiegelungsmaterial abplatzt. Deshalb sind regelmäßige Kontrollen notwendig, um einen möglichen Verlust des Versiegelungsmaterials rechtzeitig zu erkennen und ggf. eine neue Versiegelung vorzunehmen. Die Termine für die Kontrollen sollten sich an den in Abhängigkeit vom Kariesrisiko festgelegten Recall-Intervallen orientieren.

Die Fissurenversiegelung wird heute kritisch gesehen, da der Schmelz unter dem Versiegelungskunststoff keine sekundäre Schmelzreifung erfährt (siehe LF4).

Erweiterte Fissurenversiegelung. Von einer erweiterten Fissurenversiegelung spricht man, wenn eine geringfügige Fissurenkaries vorliegt. Die Fissur wird mit einem feinen Diamanten geöffnet und die Karies wird exkaviert. Anhand der Ausdehnung des Defektes wird entschieden, ob noch eine Versiegelung mit Kunststoff (kleiner Defekt), eine Füllung oder eine Kombination infrage kommt.

Indikation	Kontraindikation
• bei Fissuren und Grübchen, die aufgrund ihrer Form nicht oder nur sehr schwer zu reinigen sind • wenn bestimmte andere Besonderheiten das Kariesrisiko erhöhen (z. B. bei der Mundhygiene störende kieferorthopädische Apparaturen, Patienten mit Behinderung, Patienten mit Mundtrockenheit)	• wenn die Zähne bereits kariös sind • bei unproblematischen Fissuren, die leicht zu reinigen sind • bei älteren Kindern oder Erwachsenen, denn dann scheint das Kariesrisiko nicht sehr hoch zu sein • bei Unverträglichkeiten gegenüber den Versiegelungsmaterialien • wenn eine angemessene Trockenlegung nicht möglich ist • wenn nicht zu erwarten ist, dass die Patienten regelmäßig zur Kontrolle kommen

Tabelle 10a.15 Indikation und Kontraindikation einer Fissurenversiegelung

Arbeitsschritt	Anmerkung	Instrumente und Materialien
Reinigen mittels Airflow oder evtl. Polierpaste	Fissuren müssen absolut sauber sein, das erreicht man am besten mit Pulverstrahlreinigung	• Pulverstrahlreinigungsgerät • geeignetes (fluoridfreies) Reinigungspulver
Trocknung und Trockenlegung	möglichst absolute Trockenlegung, damit der adhäsive Verbund perfekt ist	• Multifunktionsspritze • Kofferdam
Ätzen	• Einwirkzeit nach Angaben des Herstellers • die Oberfläche wird für den späteren, besseren Halt des Komposits vergrößert	• Phosphorsäure • Applikator
Abspülen, trocknen	• trockene Bedingungen sind erforderlich • Anätzung wird sichtbar (sieht undurchsichtig, kreidig aus)	• Multifunktionsspritze (Wasser + Luft)
Auftragen des Versiegelers	• evtl. „einmassieren" des Komposits • es dürfen keine Luftbläschen eingeschlossen werden	• fließfähiges Komposit in Applikationsspritze • Pinselchen • Sonde
Lichthärtung	nach Herstellerangaben	• Polymerisationslampe
Politur und Okklusionskontrolle	um die ▶Okklusion zu optimieren und Überschüsse zu entfernen	• Bürstchen • Scaler • Okklusionsfolie • Winkelstück • Feinkorndiamant
• ca. alle 3 Monate Kontrolle (Inspektion) • ca. alle 1–2 Jahre Bissflügelaufnahme	• um zu kontrollieren, ob die Versiegelung unversehrt ist • um ggf. Karies unter der Versiegelung frühzeitig sehen zu können	• Grundbesteck • Röntgengerät und -material

Tabelle 10a.16 Arbeitsablauf bei einer Fissurenversiegelung

Okklusion ▶S. 62

Hypomineralisation: verminderte Mineralisation

10a.5.5 Kreidezähne oder Molaren-Inzisiven Hypomineralisation (MIH)

Die MIH ist eine entwicklungsbedingte Schmelz-, in schweren Fällen auch Dentinbildungsstörung, bei der die Zähne bereits vor dem Durchbruch gelblich-bräunliche bzw. weißlich-cremefarbene Flecken aufweisen. Am häufigsten sind die bleibenden Molaren (Bild 10a.36), am zweithäufigsten die bleibenden Schneidezähne betroffen (Bild 10a.37).

Die Häufigkeit von MIH nimmt dramatisch zu. 1987 wurde das Phänomen das erste Mal wissenschaftlich beschrieben. Aktuelle Studien gehen davon aus, dass heutzutage bereits durchschnittlich etwa 10–15 Prozent der Kinder diese Schmelzfehlbildung aufweisen. Die Ursachen für eine MIH sind bis heute noch nicht endgültig geklärt.

Die Schmelzqualität bei MIH ist wesentlich schlechter als die gesunder Zähne. Der Schmelz ist poröser und neigt zum Abplatzen. Die Zähne sind sehr sensibel, extrem kariesanfällig und äußerst temperatur- und berührungsempfindlich. Es kommt nicht selten zu einer chronischen Entzündung der Pulpa.

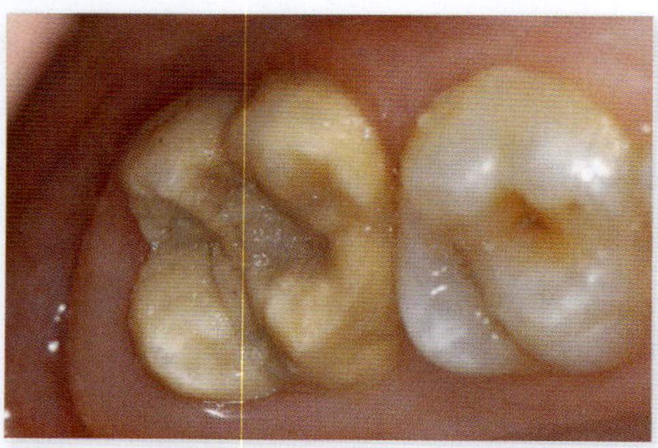

Bild 10a.36 MIH an Molaren

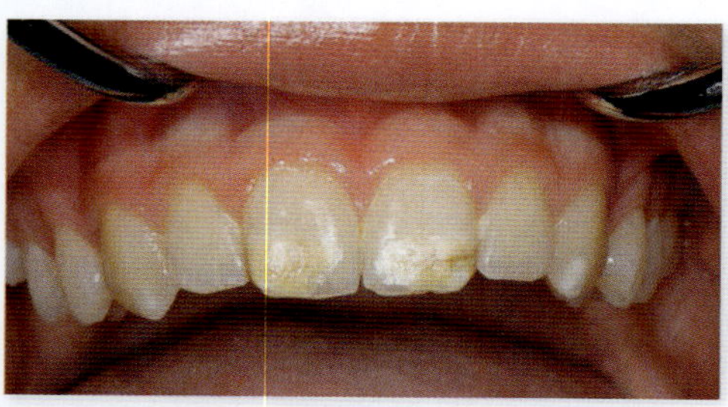

Bild 10a.37 MIH an Schneidezähnen

Therapeutisch kann der Zahnarzt bei einer leichten Form der MIH (ohne Zahnhartsubstanzverlust) den betroffenen Zahn prophylaktisch wie gesunde Zähne auch behandeln. D. h., dass der Zahn ggf. eine Fissurenversiegelung erhält und regelmäßig mit Reparaturpasten behandelt wird.

Bei einer schweren Form der MIH (mit Zahnhartsubstanzverlust) wird der Zahnarzt, abhängig vom Durchbruchzustand des Zahnes und dem Schweregrad des Defektes, eine Füllung bzw. eine Überkronung des Zahnes empfehlen.

In sehr schweren MIH-Fällen kann auch die Entfernung des betroffenen Zahnes notwendig werden.

10a.5.6 Bleaching

Das Bleaching ist keine Prophylaxemaßnahme, sondern es handelt sich um eine aus kosmetischen Gründen gewünschte Zahnaufhellung.

In der Regel wird Wasserstoffperoxid (H_2O_2) zur Zahnaufhellung eingesetzt. Dieses zerstört die eingelagerten Farbstoffe.

Beim Bleaching kommen unterschiedliche Verfahren zum Einsatz (Tabelle 10a.17).

Die Zahnfarbe ist genetisch festgelegt und sagt nichts über die Zahngesundheit aus. Mit zunehmendem Alter werden die Zähne aus zweierlei Gründen dunkler:

- Im Zahnschmelz sammeln sich Farbstoffe aus Nahrungsmitteln an (z. B. Kaffee, Tee, Rotwein usw.).
- Der Zahnschmelz wird im Laufe der Zeit dünner und lässt das dunklere Dentin durchschimmern.

Devitale Zähne dunkeln schneller nach als vitale, das kann vor allen Dingen im Frontzahnbereich als unschön empfunden werden. Der Farbunterschied kann relativiert werden, indem H_2O_2 direkt in den Wurzelkanal eingebracht wird. Man spricht dann von internem Bleaching.

Bleaching-Methode	Was ist das?	Kommentar	Haltbarkeitsdauer
freiverkäufliche Bleaching-Produkte	z. B. Bleaching-Stripes oder Bleaching-Stifte, die im Drogeriemarkt gekauft werden können	Produkte dürfen in nur sehr geringen Konzentrationen angeboten werden (höchstens 0,1 % H_2O_2)	kaum eine Veränderung sichtbar
Home-Bleaching (unter professioneller Begleitung durch die Praxis)	eine vom Zahnarzt gefertigte Kunststoffschiene wird zu Hause mit Bleaching-Gel befüllt und stundenweise getragen	Mögliche Nebenwirkungen: • vorübergehende Überempfindlichkeit der Zähne • Reizungen des Zahnfleisches	2–3 Jahre
In-Office-Bleaching (in der Zahnarztpraxis)	ein hochkonzentriertes Bleichmittel wird im Beisein des Zahnarztes auf die Zähne aufgetragen	• im ersten Schritt erfolgt eine PZR • Kofferdam • anschließend wird das Bleichgel (35 % H_2O_2) aufgetragen • Behandlung muss ggf. wiederholt werden • Nebenwirkungen (s. o.)	2–3 Jahre
Power-Bleaching (mit UV-Licht oder Laser)	Verfahren wie beim In-Office-Bleaching; der Bleichvorgang soll durch UV-Licht oder Laser beschleunigt werden	siehe In-Office-Bleaching (aber mit verkürzter Behandlungszeit)	2–3 Jahre

Tabelle 10a.17 Verschiedene Verfahren zum Bleaching

10a.6 Prophylaxepositionen

Zu den Abrechnungspositionen nach BEMA gehören IP 1, IP 2, IP 4 und IP 5.

10a.6.1 Mundhygienestatus (IP 1)

Die Erhebung des Mundhygienestatus umfasst die Beurteilung der Mundhygiene und des Gingivalzustandes anhand eines geeigneten Indexes, die Feststellung und Beurteilung von Plaqueretentionsstellen und ggf. das Anfärben der Zähne.

Es ist darauf zu achten, dass der einmal gewählte Index in allen folgenden Behandlungen beibehalten wird.

BEMA-Abrechnungsbestimmungen:

- Eine Leistung nach Nr. IP 1 kann je Kalenderhalbjahr einmal abgerechnet werden.
- Leistungen nach Nr. IP 1 bis IP 5 können nur für Versicherte abgerechnet werden, die das 6., aber noch nicht das 18. Lebensjahr vollendet haben.
- Bei 12- bis 17-jährigen Patienten muss das Datum der IP 1 im Bonusheft eingetragen werden.

Aufgrund der Untersuchung ist patienten- und befundbezogen zu entscheiden, ob und welche weiteren Prophylaxemaßnahmen indiziert sind. Das bedeutet, dass bei entsprechender Mundhygiene (z. B. API < 30 %) außer dem Mundhygienestatus keine weitere Motivations- und Unterweisungsmaßnahmen erforderlich sind.

Sind wiederholt Prophylaxemaßnahmen durchgeführt worden, so sollen bei zufriedenstellender Mundhygiene nur die Erhebung des Mundhygienestatus sowie die lokale Fluoridierung durchgeführt werden. Weitere Motivations- und Unterweisungsmaßnahmen sind dann nicht nötig. Bei einer Verschlechterung der Mundhygiene dürfen erneut Motivations- und Unterweisungsmaßnahmen im Rahmen der vertraglichen Bestimmungen durchgeführt werden.

Verbessert sich der Mundhygienezustand eines Versicherten trotz wiederholter Motivationsmaßnahmen nicht, so sind nur Mundhygienestatus und Fluoridierungen zweckmäßig.

IP = Individualprophylaxe

10a.6.2 Mundgesundheitsaufklärung bei Kindern und Jugendlichen (IP 2)

BEMA-Abrechnungsbestimmungen:
- Eine Leistung nach Nr. IP 2 kann je Kalenderhalbjahr einmal abgerechnet werden.
- Die Abrechnung nach Nr. IP 2 setzt eine Einzelunterweisung voraus.
- Die Abrechnungsposition IP 2 beinhaltet die Aufklärung des Versicherten und ggf. der Erziehungsberechtigten über Krankheitsursachen und deren Vermeidung sowie Motivationsmaßnahmen.

Die Mundgesundheitsaufklärung bei Kindern und Jugendlichen umfasst folgende Leistungen:
- Aufklärung über die Ursachen von Karies und Gingivitiden sowie deren Vermeidung.
- Ggf. Ernährungshinweise und Mundhygieneberatung, auch unter Berücksichtigung der Messwerte des gewählten Mundhygiene-Indexes.
- Empfehlungen für das Anwenden geeigneter Fluoridierungsmittel zur Schmelzhärtung.

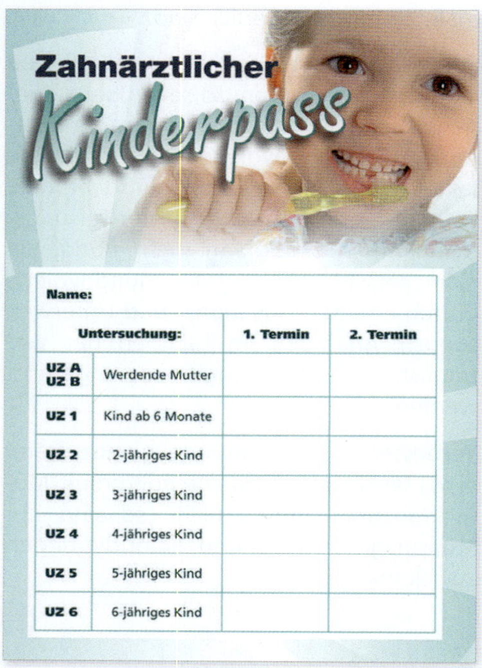

Name:			
Untersuchung:		1. Termin	2. Termin
UZ A UZ B	Werdende Mutter		
UZ 1	Kind ab 6 Monate		
UZ 2	2-jähriges Kind		
UZ 3	3-jähriges Kind		
UZ 4	4-jähriges Kind		
UZ 5	5-jähriges Kind		
UZ 6	6-jähriges Kind		

Bild 10a.38 Zahnärztlicher Kinderpass

- Praktische Übung von Mundhygienetechniken, auch zur Reinigung der Interdentalräume.

Zahnärztlicher Kinderpass. Inzwischen wird in fast allen Bundesländern ein zahnärztlicher Kinderpass als Ergänzung zum gelben Kinder-Untersuchungsheft angeboten (Bild 10a.38).

Der Zahnarzt dokumentiert im Pass die Entwicklung von Mund und Kiefer ab dem Durchbruch der ersten Milchzähne (also etwa ab dem 8. Lebensmonat).

10a.6.3 Lokale Fluoridierung der Zähne (IP 4)

Die Abrechnungsposition IP 4 umfasst die lokale Fluoridierung zur Schmelzhärtung mit Lack, Gel etc., einschließlich der Beseitigung von weichen Zahnbelägen und der Trockenlegung der Zähne.

BEMA-Abrechnungsbestimmungen:
- Die Position IP 4 kann je Kalenderhalbjahr einmal abgerechnet werden.
- Bei Versicherten mit hohem Kariesrisiko kann ab dem 6. Lebensjahr bis zur Vollendung des 18. Lebensjahres die Position IP 4 je Kalenderhalbjahr zweimal abgerechnet werden.
- Eine Leistung nach Nr. IP 4 kann bei einem vorzeitigen Durchbruch der Sechsjahresmolaren auch vor Vollendung des 6. Lebensjahres abgerechnet werden.
- Das Entfernen harter Zahnbeläge ist nach Nr. 107 (Zst) abzurechnen.

10a.6.4 Versiegelungen von kariesfreien Fissuren (IP 5)

Die Leistungen der Abrechnungsposition IP 5 umfassen die Versiegelung von Fissuren und Grübchen einschließlich der gründlichen Beseitigung der weichen Beläge und der Trockenlegung der zu versiegelnden Zähne (IP 5: Versiegelungen von kariesfreien Fissuren und Grübchen der bleibenden Molaren mit aushärtendem Kunststoff, je Zahn).

BEMA-Abrechnungsbestimmungen:
- Eine Leistung nach IP 5 kann bei einem vorzeitigen Durchbruch der Sechsjahresmolaren auch vor Vollendung des 6. Lebensjahres abgerechnet werden.
- IP 5 ist je Zahn für die Zähne 6 und 7 nur einmal abrechenbar.
- Das Versiegelungsmaterial und die absolute Trockenlegung sind mit der Behandlung abgegolten.
- Das Entfernen harter Zahnbeläge ist nach Nr. 107 (Zst) abzurechnen.

Eine Übersicht über die Abrechnungsmöglichkeiten von Leistungen der Individualprophylaxe nach BEMA Nr. IP 1, IP 2, IP 4 und IP 5 bietet Tabelle 10a.18.

10a.6.5 Zahnärztliche Früherkennungsuntersuchung (FU)

Zahnärztliche Früherkennungsuntersuchungen und Vorsorgemaßnahmen für Kinder können wie folgt abgerechnet werden:

FU 1 Zahnärztliche Früherkennungsuntersuchung eines Kindes vom 6. bis zum vollendeten 33. Lebensmonat, jeweils eine
a) Früherkennungsuntersuchung vom 6. bis zum vollendeten 9. Lebensmonat
b) Früherkennungsuntersuchung vom 10. bis zum vollendeten 20. Lebensmonat
c) Früherkennungsuntersuchung vom 21. bis zum vollendeten 33. Lebensmonat.

FU 2 Zahnärztliche Früherkennungsuntersuchung eines Kindes vom 34. bis zum vollendeten 72. Lebensmonat.

Die zahnärztliche Früherkennungsuntersuchung umfasst:
- die eingehende Untersuchung (inkl. Anamnese, Familienanamnese, extra-/intraoraler Befund, Sprache, Atmung und Ernährungsverhalten insbesondere Nuckelflaschengebrauch),
- die Ermittlung des Kariesrisikos,
- eine Ernährungs- und Mundhygieneberatung der Erziehungsberechtigten,
- eine Anamnese und Beratung zu Fluoridierungsmaßnahmen.

Die Früherkennungsuntersuchung kann alle 12 Monate abgerechnet werden, aber nicht neben einer 01 in einem Kalenderhalbjahr, da sie die eingehende Untersuchung mit einschließt.

Nach einer Früherkennungsuntersuchung kann die 01 im folgenden Kalenderhalbjahr erst wieder nach vier Monaten abgerechnet werden.

Im Zusammenhang mit der FU darf die Ä1 nicht in derselben Sitzung abgerechnet werden.

Die Früherkennungsuntersuchung muss als Einzeluntersuchung bzw. -unterweisung erfolgen, d.h. nicht als Gruppenunterweisung.

1. Jahr		2. Jahr		3. Jahr	
1. Halbjahr	2. Halbjahr	1. Halbjahr	2. Halbjahr	1. Halbjahr	2. Halbjahr
IP 1	IP 1	IP 1	IP 1	IP 1	IP 1
IP 2	IP 2	IP 2	IP 2	IP 2	IP 2
IP 4 / IP 4*	IP 4 / IP 4*	IP 4 / IP 4*	IP 4 / IP 4*	IP 4 / IP 4*	IP 4 / IP 4*
IP 5					
* = bei Kindern mit erhöhtem Kariesrisiko					

Tabelle 10a.18 Abrechnungsmöglichkeiten einer Individualprophylaxe

ZUSAMMENFASSUNG

- Prävention dient dem Ziel, die Anfälligkeiten gegenüber Krankheiten zu verringern. Im zahnmedizinischen Kontext sind damit die Vorbeugung vor Karies, vor Erkrankungen des Zahnhalteapparates und vor Fehlstellungen der Kiefer und/oder der Zähne gemeint.
- Wesentlich für die Gesunderhaltung der Zähne ist die Verhinderung oder Beseitigung von weichen und harten Zahnbelägen. Dabei spielen folgende vier Bereiche eine entscheidende Rolle:
  - die häusliche Mundhygiene,
  - die Fluoridierung,
  - eine zahngesunde Ernährung und
  - zahnärztliche Maßnahmen.
- Bei der häuslichen Mundhygiene geht es vor allem um die Beseitigung weicher Zahnbeläge. Die wichtigsten Hilfsmittel sind: Zahnbürsten und Zahnpasten, Zahnseide, Interdentalbürsten sowie medizinische Zahnhölzer bzw. Interdentalsticks.
- Lokale (Zahnpasten, Spüllösungen, Gele, Lacke) und systemische Fluoridierungsmaßnahmen (Fluoridtabletten, fluoridiertes Speisesalz) hemmen nachweislich die Kariesentstehung.
- Inhaltsstoffe der Nahrung sind Eiweiße, Kohlenhydrate, Fette, Wasser, Mineralstoffe, Spurenelemente, Vitamine, Ballaststoffe und Geschmacksstoffe.
- Eine ungünstige Wirkung auf die Zahnhartsubstanz haben insbesondere Lebensmittel,
  - die kurzkettige Kohlenhydrate (Zucker) enthalten (→ Verstoffwechselung durch Kariesbakterien → Stoffwechselendprodukte sind Säuren → Demineralisation der Zahnhartsubstanz),
  - die sauer sind (→ Säuren demineralisieren die Zahnhartsubstanz).

  Entsprechend sollte der Genuss von säure- und zuckerhaltigen Speisen und Getränken in Maßen erfolgen und unter Beachtung einiger Regeln.
- Eine ausgewogene Ernährung spielt auch deshalb eine Rolle, weil der Körper über die Nahrung mit Spurenelementen, Mineralstoffen und Vitaminen versorgt wird, die wichtig für die Mund- und Zahngesundheit sind.
- Zu den zahnärztlichen Prophylaxemaßnahmen gehört, dass der Zahnarzt sich zunächst einen Eindruck vom gegenwärtigen Zustand des Mundes und der Zähne verschafft. Dazu gehören die Anamnese sowie Status- und Risikobestimmungen. Um die vorliegende Situation zu beschreiben, sind standardisierte Indizes nützlich. Sie geben Auskunft über
  - den Entzündungsgrad der Mundschleimhaut (z. B. SBI),
  - den Plaquebefall der Zähne (z. B. API),
  - den Zustand des Zahnhalteapparates (z. B. PSI),
  - die bisherige „Schadensbilanz" der Zähne (z. B. DMF-T-Index).
- Ausgehend von den vorliegenden Befunden kann eine Therapieplanung und Beratung des Patienten stattfinden. Dabei muss immer berücksichtigt werden, dass Patienten nicht nur unterschiedliche Voraussetzungen mitbringen, sondern auch unterschiedliche Ziele und Toleranzgrenzen haben und unterschiedlich motiviert sind.
- Für einige Kinder eignet sich eine Fissurenversiegelung.
- Nach Möglichkeit sollten alle Patienten von den Vorteilen einer PZR überzeugt werden. Im Rahmen einer PZR werden insbesondere die harten Zahnbeläge entfernt.

ZUR WIEDERHOLUNG

1. Nennen Sie unterschiedliche Maßnahmen aus dem Bereich der zahnmedizinischen Prophylaxe.
2. Die systematische Karies- und Parodontalprophylaxe steht auf vier Säulen. Nennen Sie diese und begründen Sie, warum alle vier Säulen gleich wichtig sind.
3. Nennen Sie die allgemeinen Regeln zur Mundhygiene.
4. Beschreiben Sie Eigenschaften einer guten Zahnbürste.
5. Wann sollte eine Zahnbürste gewechselt werden?

6. Warum sollte die Zahnbürste zum Trocknen aufrecht stehen?
7. Aus welchen Bestandteilen besteht Zahnpasta?
8. Erklären Sie den Begriff Abrasivität in eigenen Worten.
9. a) Was versteht man unter dem RDA-Wert?
   b) Welcher RDA-Wert wird empfohlen?
10. Warum empfehlen Sie Ihren Patienten, nach dem Zähneputzen den Mund nicht mit Wasser auszuspülen?
11. Erklären Sie das „KAI“-System. Für welche Patienten ist dieses System sinnvoll?
12. Worauf müssen Sie bei der Bass-Technik besonders achten?
13. Worauf müssen Sie bei der Rotationstechnik nach Fones achten?
14. Zählen Sie alle Hilfsmittel zur Zahnzwischenraumpflege auf.
15. Erklären Sie die korrekte Anwendung der Zahnseide. Worauf müssen Sie besonders achten?
16. Worauf ist bei der Benutzung von Mundspüllösungen zu achten?
17. Können Zahnpflegekaugummis das Zähneputzen ersetzen? Begründen Sie Ihre Aussage.
18. Wie wirken Fluoride auf den Zahnschmelz?
19. Zählen Sie die Möglichkeiten der Fluoridprophylaxe auf.
20. Welche allgemeinen Empfehlungen für die Fluoridprophylaxe bei Kindern und Jugendlichen gibt es?
21. Welche Empfehlungen geben Sie für die Pflege von Milchzähnen?
22. Beschreiben Sie Aussehen und Entstehung der White Spots.
23. Wofür benötigt der Körper Eiweiß, Kohlenhydrate, Fette, Wasser, Mineralstoffe, Spurenelemente, Vitamine und Ballaststoffe?
24. Welche Funktion haben Calcium und Phosphat für den Körper?
25. Aus welchen Abschnitten besteht das Verdauungssystem?
26. Wie muss die häusliche Mundhygiene aussehen, um das Kariesrisiko zu vermindern?
27. Worauf müssen Sie beim Verzehr von säurehaltigen Lebensmitteln achten?
28. Was sind Erosionen an den Zähnen und wie entstehen sie?
29. Nennen Sie die Faktoren einer zahngesunden Ernährung.
30. Warum hat der Verzehr von Milch und Milchprodukten einen kariesschützenden Effekt?
31. Was heißt nach EU-Lebensmittelrecht „zuckerfrei“?
32. Erläutern Sie den Unterschied zwischen Gruppen- und Individualprophylaxe.
33. a) Was wird beim API beurteilt?
    b) Wie wird der API dokumentiert und bewertet?
34. a) Was wird beim PBI beurteilt?
    b) Wie wird der PBI dokumentiert und bewertet?
35. Wie kann mithilfe der Speicheldiagnostik das individuelle Kariesrisiko ermittelt werden?
36. Über welche Stufen läuft die Motivierung eines Patienten zur Verbesserung seiner Mundhygiene ab?
37. Was sind Plaquerevelatoren und wofür werden sie eingesetzt?
38. Erstellen Sie einen Behandlungsablaufplan für die Durchführung einer PZR.
39. Beschreiben Sie das Vorgehen bei einer korrekt durchgeführten Fissurenversiegelung am 26.
40. Wann spricht man von einer erweiterten Fissurenversiegelung?
41. Welches Risiko für den Zahn kann bei einer Fissurenversiegelung entstehen?
42. a) Was versteht man unter einer Molaren-Inzisiven-Hypomineralisation (MIH)?
    b) Welche Behandlungsmöglichkeiten gibt es?
43. Benennen Sie die Maßnahmen der Abrechnungspositon IP 2.
44. Bei welchen Patientengruppen und innerhalb welcher Altersspanne kann die Abrechnungsposition IP 4 abgerechnet werden?

ZUR VERTIEFUNG

1. Fallbeispiel: Frau Petersen kommt mit ihren beiden Kindern zur Vorsorgeuntersuchung in die Praxis. Als erstes hören Sie von ihr, dass Schokolade ja so ungesund sei. Ihre Kinder würden nur gesunde Süßigkeiten wie Müsliriegel oder Bio-Honigkekse bekommen.
   a) Was sagen Sie aus zahnmedizinischer Sicht zu dieser Aussage? Begründen Sie Ihre Antwort.
   b) Was empfehlen Sie Frau Petersen bezüglich der Zahnprophylaxe ihrer Kinder? Begründen Sie Ihre Vorschläge.
   c) Schreiben Sie einen möglichen Gesprächsverlauf mit Frau Petersen auf. Wie gehen Sie vor? Wie argumentieren Sie gegenüber der Patientin? Wie könnte Frau Petersen jeweils reagieren?

2. Führen Sie ein Prophylaxe-Beratungsgespräch mit Ihrer Kollegin (in der Schule oder in der Praxis) durch. Halten Sie sich dabei an den Leitfaden aus dem Lehrbuch (siehe Bild 11a.32). Notieren Sie:
- Wie gehen Sie vor?
- Welche Daten müssen Sie aufnehmen?
- Worauf müssen Sie achten?
- Was empfehlen Sie Ihrer Kollegin? Begründen Sie Ihre Empfehlungen.

3. Nennen Sie mögliche Ursachen für die Entstehung einer Molaren-Inzisiven-Hypomineralisation (MIH). Nutzen Sie für Ihre Recherche Fachliteratur oder das Internet.

4. Fallbeispiel: Heute kommt Herr Weber in die Praxis; es soll eine Individualprophylaxebehandlung durchgeführt werden. Ihre Kollegin ist Zahnmedizinische Prophylaxeassistentin und bittet Sie um Unterstützung bei der Behandlung.
   a) Welche Instrumente und Materialien müssen Sie vorbereiten?
   b) Skizzieren Sie den möglichen Behandlungsverlauf.
   c) Ihre Kollegin bittet Sie, die Zähne für den Mundhygienestatus vorzubereiten. Worauf müssen Sie dabei und während der Behandlung achten?
   d) Ihre Kollegin diktiert Ihnen folgenden Mundhygienestatus:
   - alle Achter fehlen
   - oral positiv zwischen: 17/16; 16/15; 35/36; 36/37
   - bukkal positiv zwischen: 27/26; 25/24; 47/46; 46/45; 44/43

   Tragen Sie diesen Status in ein API-Formular ein. Berechnen Sie anschließend den Plaqueindex. Was können Sie über den Mundhygienestatus von Herrn Weber sagen?
   e) Welche Behandlungsmaßnahmen müssen bei Herrn Weber durchgeführt werden?
   f) Welche Abschlussarbeiten fallen für Sie an?
   g) Was kann in diesem Behandlungsfall abgerechnet werden?
   h) Bei Herrn Weber wird auch noch ein SBI erhoben mit folgendem Befund:
   1. Quadrant bukkal:
      17– 16+ 15– 14+ 13– 12– 11–
   2. Quadrant palatinal:
      21– 22– 23– 24+ 25+ 26+ 27+
   3. Quadrant bukkal:
      37– 36+ 35+ 34+ 33– 32– 31–
   4. Quadrant lingual:
      41– 42– 43– 44+ 45+ 46+ 47+

   Tragen Sie diesen Status in ein SBI-Formular ein und berechnen Sie den Blutungsindex.

5. Studieren Sie den abgebildeten API.
   a) Berechnen Sie den Plaqueindex.
   b) Was können Sie über die Mundhygiene dieses Patienten sagen?
   c) Wie schätzen Sie den bisherigen Behandlungserfolg bei diesem Patienten ein?
   d) Welches Ergebnis erwarten Sie beim nächsten Termin? Begründen Sie Ihre Erwartung.
   e) Welche Empfehlungen würden Sie dem Patienten beim nächsten Termin geben?

API (Plaque)

	I palatinal							II bukkal							
1					–	–	–	–	–	–					
2					–	–	+	+	–	–					
3					–	+	+	+	+	–					
4					–	+	+	+	–	–					
5					+	+	+	–	–	–					
6					+	+	+	+	+	+					
7					+	+	+	–	+	+					
	7	6	5	4	3	2	1	1	2	3	4	5	6	7	Sitzung
7					+	+	+	+	–	–					
6					+	+	+	+	+	+					
5					–	–	+	+	+	+					
4					–	+	+	–	+	–					
3					–	–	+	+	–	–					
2					–	–	–	–	–	–					
1					–	–	–	–	–	–					
S															
	IV bukkal							III lingual							

Lernfeld 10b

Patienten bei kieferorthopädischen Behandlungen begleiten

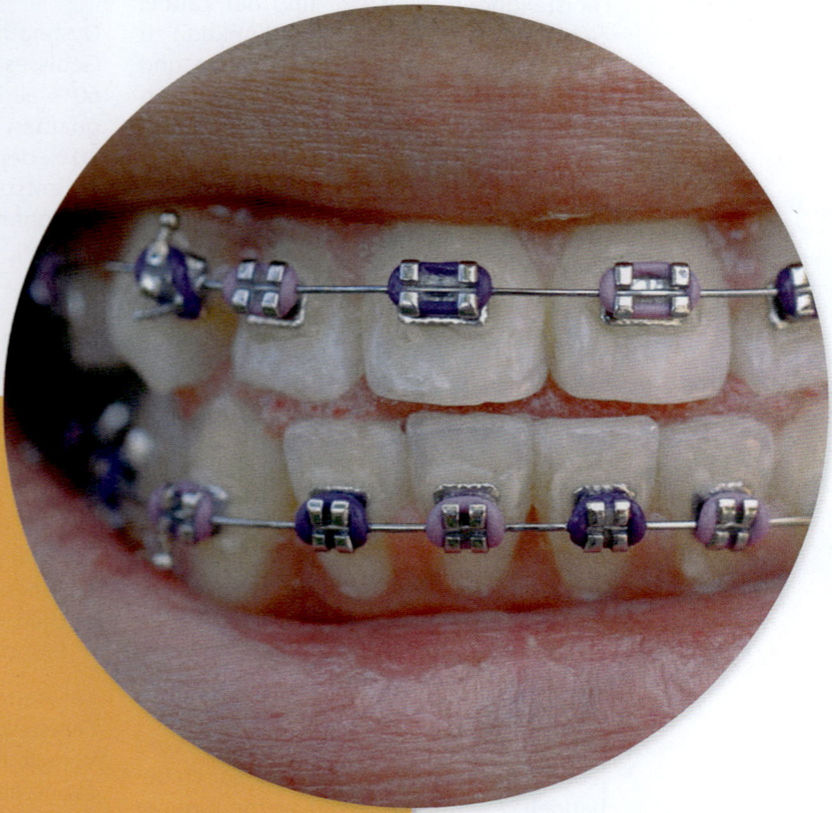

Okklusionsanomalien

Kieferanomalien

Kieferorthopädische Behandlung

10b Patienten bei kieferorthopädischen Behandlungen begleiten

Orthopädie von orthos (gr.) = gerade, richtig und **paideia** (gr.) = Erziehung

Die Kieferorthopädie befasst sich mit dem Verhüten, Erkennen und Behandeln von Fehlstellungen der Kiefer und der Zähne. Ziel ist es, die Kau- und Abbeißfunktion zu verbessern, Schäden an den Zähnen und anderen Beschwerden am Kauapparat vorzubeugen und ästhetischen Ansprüchen gerecht zu werden.

Eugnathie von eu (gr.) = gut und gnathos (gr.) = Kiefer: normale Ausbildung und Funktion des Kausystems

Habits (engl.) = „dumme" Angewohnheiten

Ein eugnathes Gebiss haben nur ca. 5 % der deutschen Bevölkerung. Es zeichnet sich aus durch:

- die Anlage aller Zähne,
- keine Engstände oder Lücken,
- einen Neutralbiss bzw. eine neutrale Okklusion,
- die korrekte Lage der Kiefer zueinander,
- die richtige Lage der Kiefergelenke,
- die richtige Kaufunktion.

Etwa 30 % der deutschen Bevölkerung haben zwar kein eugnathes Gebiss, aus medizinischer Sicht aber keinen Behandlungsbedarf. Bei ebenfalls 30 % wäre eine kieferorthopädische Behandlung wünschenswert und bei ca. 35 % ist für den langen Erhalt der Zähne eine kieferorthopädische Behandlung erforderlich. Inzwischen wird jeder 2. Jugendliche kieferorthopädisch behandelt. Auch Erwachsene werden immer häufiger kieferorthopädisch behandelt.

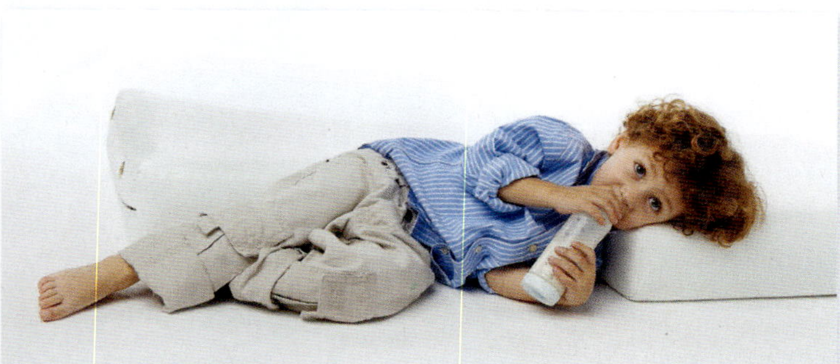

Bild 10b.1 Beißen bzw. Nuckeln an Trinkflaschen im Kleinkindalter

10b.1 Okklusions- und Kieferanomalien

Dysgnathie heißen alle Abweichungen des Gebisses vom eugnathen Zustand. Etwa 60 % aller Abweichungen von diesem eugnathen Zustand sind genetisch bedingt. 40 % der Dysgnathien werden erworben. Sie entstehen häufig durch ungünstige Angewohnheiten, die als Habits bezeichnet werden. Diese Habits können zu Schäden an den Zähnen, zu Verformungen des Kiefers oder zu Veränderungen der Bisslage führen. Bekannte Habits sind

- lang anhaltendes Daumen- oder Fingerlutschen,
- Beißen / Nuckeln an Trinkflaschen (Bild 10b.1), Beruhigungssaugern oder anderen Gegenständen (z. B. Pfeifenrauchen),
- Einsaugen der Lippen- oder Wangenschleimhaut,
- Fehlfunktionen der Zunge beim Schlucken,
- Mundatmung.

Ein weiterer häufig auftretender Grund für Fehlstellungen der Zähne ist der vorzeitige Verlust von Milchzähnen. Gehen die Milchzähne als Platzhalter verloren, brechen die bleibenden Zähne möglicherweise nicht in der richtigen Reihenfolge und am richtigen Ort durch.

Man unterscheidet Okklusions- und Kieferanomalien. Bei der Okklusionsanomalie ist nur die Okklusion betroffen, die Kiefer sind normal ausgebildet. Bei der Kieferanomalie sind die Kiefer verändert und dadurch manchmal auch die Okklusion.

10b.1.1 Okklusionsanomalien

Als Fehlbiss (Okklusionsanomalie) bezeichnet man die Zahnfehlstellung zwischen Ober- und Unterkiefer (Tabelle 10b.1). Die Okklusion ist gestört.

Bezeichnung	Beispiel
Neutralbiss heißt die regelrechte Verzahnung aller Zähne. Bei diesem Biss überragt der Zahnbogen des Oberkiefers den Zahnbogen des Unterkiefers. Die Mittellinien der oberen und unteren ersten Schneidezähne stimmen überein. Der mesiobukkale Höcker des ersten Molaren im Oberkiefer greift in die mesiobukkale Fissur des ersten unteren Molaren. Die Spitze des oberen Eckzahns greift vestibulär zwischen den unteren Eckzahn und den ersten Prämolaren. Bei den Schneidezähnen liegt ein vertikaler Überbiss von 2–3 mm vor.	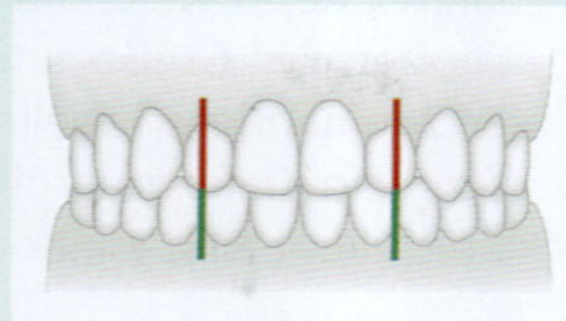 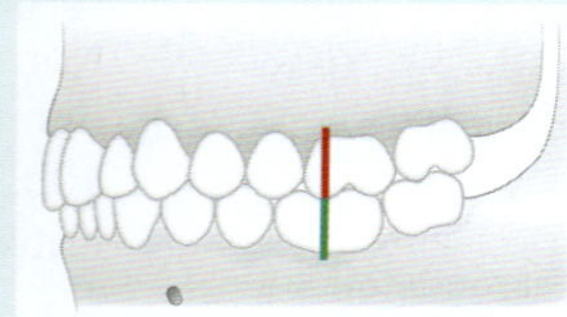
Tiefer Biss bezeichnet den verstärkten (über zwei bis drei Millimeter) vertikalen Überbiss der Oberkieferschneidezähne über die Unterkieferschneidezähne.	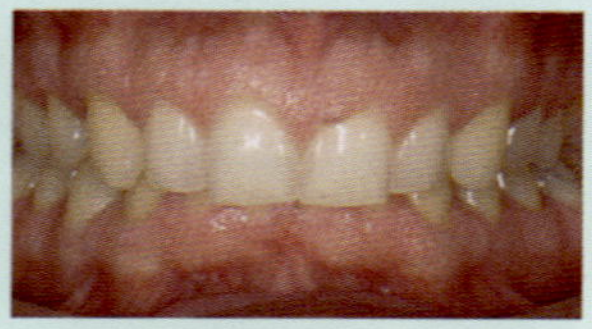 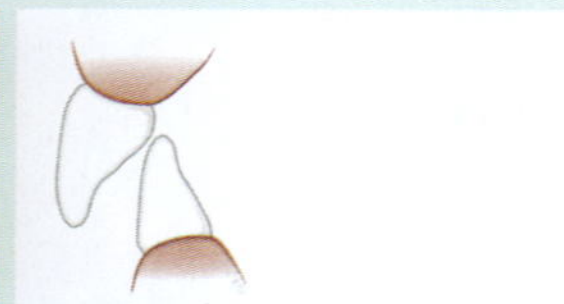
Kopfbiss. Beim Zusammenbiss haben die Schneidezähne von Oberkiefer und Unterkiefer nur mit den Schneidekanten oder im Seitenzahnbereich nur die Zahnhöcker Kontakt.	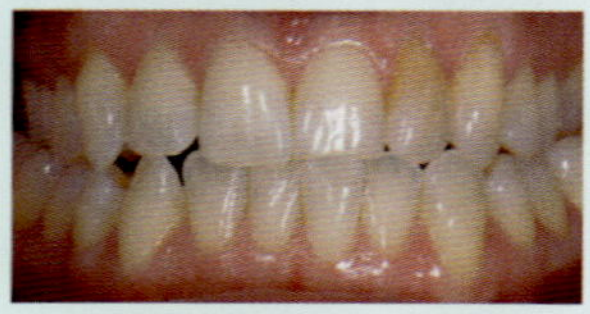 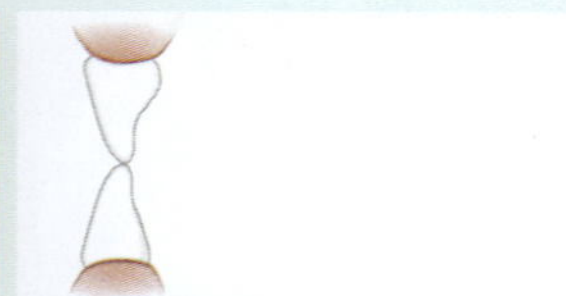
Offener Biss bedeutet, dass einzelne Zähne oder Zahngruppen beim Zahnreihenschluss nicht in Kontakt kommen. Als Hauptursache gilt das Lutschen (sog. lutschoffener Biss) über das Säuglingsalter hinaus, sodass bleibende Kieferverformungen auftreten. Weniger ausgeprägt sind genetische Faktoren und Parafunktionen (Fehlfunktionen des Kiefers, z. B. Knirschen, Nägelkauen). Je nach Lage spricht man von einem frontal oder lateral offenen Biss.	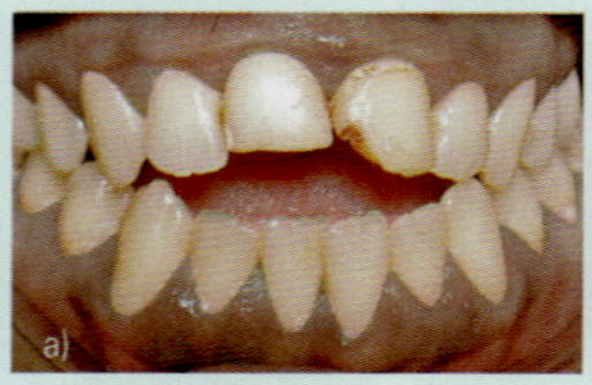 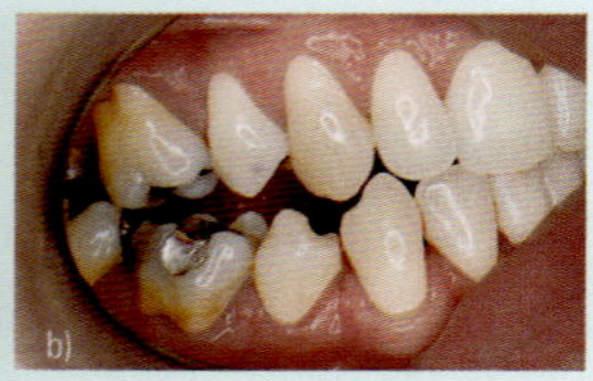 a) frontal, b) lateral
Mesialbiss bezeichnet eine Fehlstellung, bei der der Unterkiefer im Verhältnis zum Oberkiefer nach mesial, d. h. nach vorne verschoben ist. Die unteren Schneidezähne stehen bei der normalen Schließbewegung des Kiefers vor den oberen.	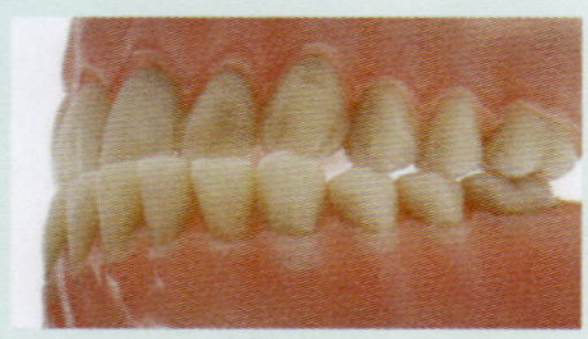 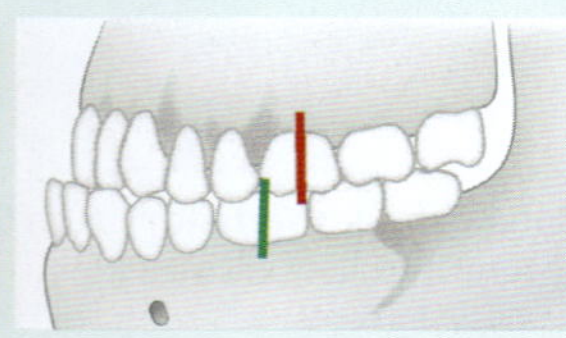
Distalbiss nennt man einen im Verhältnis zum Oberkiefer nach hinten bzw. distal verlagerten Unterkiefer. Diese Anomalie kommt als Zahnfehlstellung relativ häufig vor; sie kann durch eine kieferorthopädische Behandlung vollständig korrigiert werden.	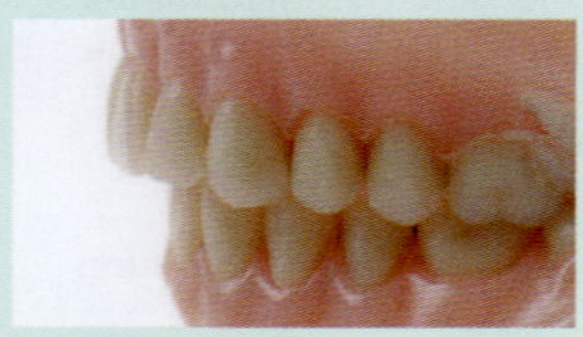 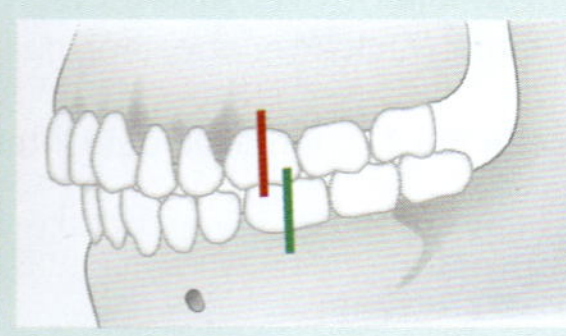
Kreuzbiss liegt bei einer umgekehrten Verzahnung vor. Die beiden Zahnbögen überkreuzen sich. Dabei ist der Oberkiefer schmaler und es kommt zu einer Abweichung des Unterkiefers auf die vom Kreuzbiss betroffene Seite. Die Ursachen sind Wachstumsstörungen oder ein zu früher bzw. zu später Durchbruch einzelner Zähne oder Zahngruppen. Unterteilt wird der Kreuzbiss in den • frontalen Kreuzbiss (auch sagittaler Kreuzbiss): einer oder mehrere Unterkieferfrontzähne beißen über die oberen Frontzähne und den • lateralen Kreuzbiss (auch transversaler Kreuzbiss): die Unterkieferseitenzähne beißen über die oberen (einseitig oder beidseitig ausgeprägt).	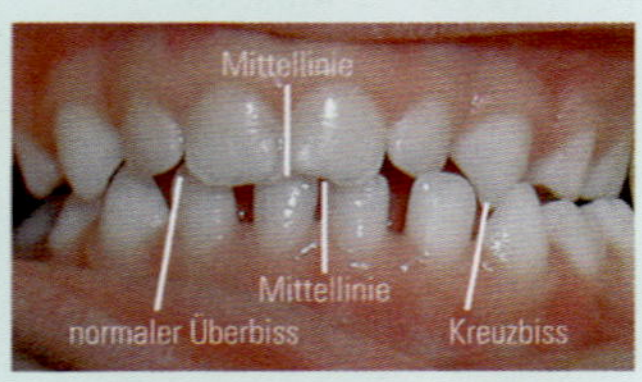 Kreuzbiss im Milchzahngebiss mit Verschiebung der Mittelinie

Tabelle 10b.1 Okklusionsanomalien

10b.1.2 Kieferanomalien

Mikrognathie von mikro (gr.) = klein und gnathos (gr.) = Kiefer

Makrognathie von makro (gr.) = groß und gnathos (gr.) = Kiefer

Prognathie von pro (lat.) = vor und gnathos (gr.) = Kiefer

Retrognathie von retro (lat) = zurück und gnathos (gr.) = Kiefer

Es gibt zahlreiche Abweichungen von der Normalität bei der Größe und der Lage der Kiefer zueinander (Tabelle 10b.2 und 10b.3). Wenn ein Kiefer zu groß bzw. überentwickelt ist, liegt eine Makrognathie vor. Ist der Kiefer zu klein, handelt es sich um eine Mikrognathie. Befindet sich ein Kiefer im Vergleich zu dem anderen Kiefer zu weit vorne, ist er vorverlagert. Man spricht von einer Prognathie. Liegt ein Kiefer zurück und befindet sich in einer Rücklage oder Rückverlagerung, wird dies als Retrognathie bezeichnet.

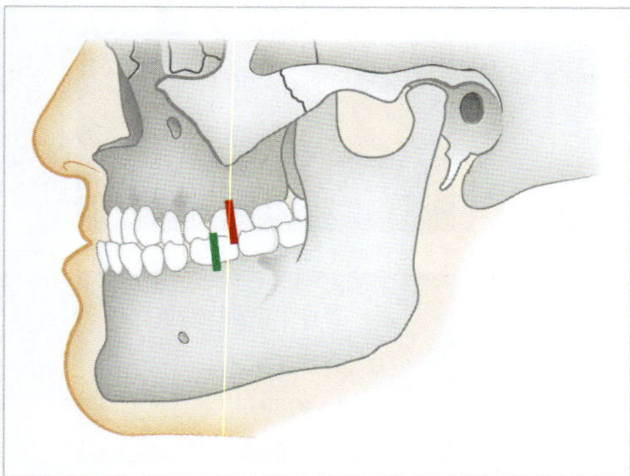

Bild 10b.2 Mandibuläre Prognathie/Echte Progenie

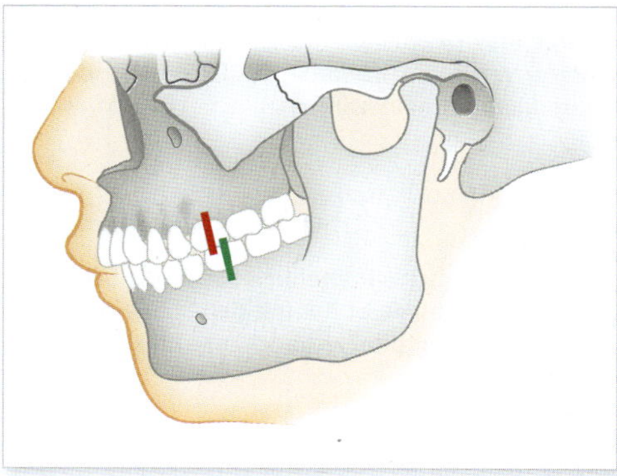

Bild 10b.3 Maxilläre Prognathie

Anomalie	Bezeichnung	Erscheinungsbild
Unterkiefer im Verhältnis zum Oberkiefer überentwickelt, also zu groß	**mandibuläre Makrognathie**	Beide Anomalien ähneln sich in ihrem Erscheinungsbild: • Mesialbiss bis hin zu einem frontalen Kreuzbiss • unteren Zähne beißen über die oberen Zähne • stark nach vorn stehendes Kinn • dominant erscheinende Unterlippe (Bild 10b.2) Eine veraltete, aber noch sehr gebräuchliche Bezeichnung ist die Progenie, was wörtlich übersetzt „vorstehendes Kinn" bedeutet.
Unterkiefer vorverlagert, aber normal groß	**mandibuläre Prognathie**	
Unterkiefer im Verhältnis zum Oberkiefer unterentwickelt, also zu klein	**mandibuläre Mikrognathie**	Beide Anomalien ähneln sich in ihrem Erscheinungsbild: • Distalbiss • fliehendes Kinn • vorspringende Oberlippe
Unterkiefer im Verhältnis zum Oberkiefer in einer Rücklage, aber normal groß	**mandibuläre Retrognathie**	

Tabelle 10b.2 Anomalien des Unterkiefers

Anomalie	Bezeichnung	Erscheinungsbild
Oberkiefer im Verhältnis zum Unterkiefer überentwickelt, also zu groß	**maxilliäre Makrognathie**	Beide Anomalien ähneln sich in ihrem Erscheinungsbild: • der Oberkiefer steht vor • die Oberkieferfrontzähne überragen weit die Unterkieferfrontzähne – Distalbiss • Oberlippe vorgewölbt • erschwerter Lippenschluss (Bild 10b.3)
Oberkiefer vorverlagert, aber normal groß	**maxilläre Prognathie**	
Oberkiefer im Verhältnis zum Unterkiefer unterentwickelt, also zu klein	**maxilläre Mikrognathie**	Beide Anomalien ähneln sich in ihrem Erscheinungsbild: • Mesialbiss • Unterkiefer dominant • wird auch als unechte Progenie bezeichnet, die Symptome ähneln der mandinbulären Maktognathie oder Prognathie
Oberkiefer im Verhältnis zum Unterkiefer in einer Rücklage, aber normal groß	**maxilläre Retrognathie**	

Tabelle 10b.3 Anomalien des Oberkiefers

Der offene Biss und der Deckbiss gehören ebenfalls zu den Anomalien, die sich auf die Lage der Kiefer zueinander beziehen.

Deckbiss. Der Deckbiss ist eine Überentwicklung des gesamten Oberkiefers, der mit einem tiefen Biss einhergeht. Zusätzlich zu einem tiefen Biss sind die Oberkieferschneidezähne nach innen gekippt (Bild 10b.4).

Häufig treten Fehlstellungen der Zähne mit einer falschen Lage der Kiefer zusammen auf. Während die reine Zahnfehlstellung relativ unkompliziert zu korrigieren ist, werden die Behandlungen bei gleichzeitigen Kieferanomalien sehr viel aufwendiger.

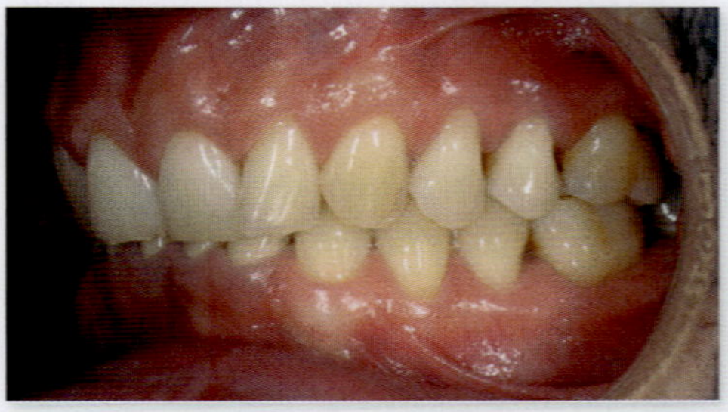

Bild 10b.4 Deckbiss

10b.1.3 Vorbeugende Maßnahmen

Eltern können vom ersten Augenblick an die gesunde Kieferentwicklung ihres Kindes fördern. Hierzu gehören die folgenden vorbeugenden Maßnahmen.

Stillen. Das Stillen trainiert Lippen-, Zungen- und Wangenmuskulatur und fördert den Lippenschluss viel mehr als das Saugen an der Flasche.

Förderung der Nasenatmung. Ursachen für eine erschwerte Nasenatmung (z. B. Polypen) sollten dringend entfernt werden. Durch die Mundatmung steigt das Kariesrisiko erheblich. Zudem liegt bei der Mundatmung die Zunge nicht am Gaumen. Der Druck der Zunge gegen den Gaumen ist aber sehr wichtig für die normale Entwicklung des Oberkiefers.

Physiologische Schluckmuster. Normalerweise muss auch beim Schlucken die Zunge gegen den Gaumen drücken. Ist dies nicht der Fall, sollte dieses falsche Schluckmuster behandelt werden. Das kann ähnlich wie andere Fehlfunktionen der Zunge (z. B. Zungenpressen) und der Lippen und Wangen (z. B. Lippenpressen oder Wangenbeißen) logopädisch behandelt werden.

Abgewöhnen des Nuckelns. Spätestens mit dem dritten Lebensjahr sollte den Kindern das Nuckeln an Schnullern oder Fingern abgewöhnt werden, da dieses einen offenen Biss oder einen Distalbiss verursachen kann. Hier können die Eltern kieferorthopädisch unterstützt werden.

Zahnverlusten vorbeugen. Der vorzeitige Verlust der Milchzähne kann dazu führen, dass die bleibenden Zähne nicht in der richtigen Reihenfolge und am richtigen Platz durchbrechen. Insbesondere die Milcheckzähne und die Milchmolaren haben eine wichtige Platzhalterfunktion für die später durchbrechenden Eckzähne und Prämolaren.

10b.2 Kieferorthopädische Behandlung

In der kieferorthopädischen Behandlung gibt es eine große Bandbreite an Therapiemaßnahmen:

prophylaktische Maßnahmen wie
- Lutschentwöhnung,
- Einschleifen von Zähnen,
- Geräte zum Offenhalten von Lücken und

therapeutische Maßnahmen durch
- herausnehmbare Geräte,
- festsitzende Geräte,
- kieferchirurgische Eingriffe.

Ziel der Behandlung ist ein optimal verzahntes Gebiss, bei dem Kaumuskulatur, Verzahnung und Kiefergelenke harmonisch zueinander passen. Passen Zähne und Kiefer nicht optimal aufeinander, kann es zu Problemen oder Erkrankungen kommen:
- verminderter Speichelfluss und erhöhte Kariesgefahr,
- Schmerzen im Kiefergelenk,

Anomalie = Abweichung vom Normalen

- Verspannungen und Schmerzen im Hals-/Nackenbereich,
- Kopfschmerzen,
- verminderte Nasenatmung,
- erhöhte Infektionsgefahr,
- Sprachfehler.

10b.2.1 Diagnostik

Durch eine ausführliche Diagnostik werden Probleme, die sich im Verlauf der Behandlung ergeben könnten, im Voraus erkannt und die Behandlung dementsprechend darauf abgestimmt.

Zur Diagnostik gehören:
- Anamnese,
- Allgemeinbefund,
- extra- und intraoraler Befund,
- Auswertung der Röntgenbilder,
- Modellauswertung,
- Auswertung von Fotos.

Die Anamnese kann Aufschluss über die Ursachen der vorliegenden Zahn- bzw. Kieferanomalien geben.

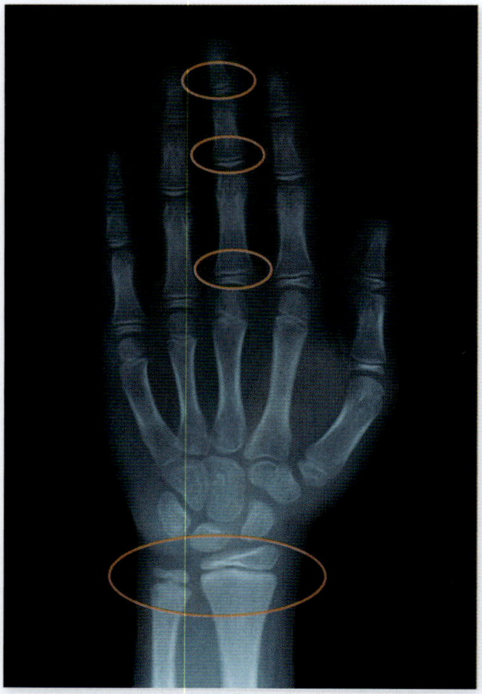

Bild 10b.5 Handröntgenaufnahme mit offenen Wachstumsfugen: Wachstum ist noch nicht abgeschlossen

Fernröntgenseitenaufnahme ▸S. 399

Da der Behandlungserfolg stark von der Mitarbeit des Patienten abhängt, wird im Erstgespräch die Einstellung zur Behandlung erfragt.

Allgemeinbefund. Es wird der Entwicklungsstand des Patienten beurteilt und mit der durchschnittlichen altersgemäßen Entwicklung verglichen. Mithilfe dieses Befundes kann die Wahrscheinlichkeit des noch zu erwartenden Kieferwachstums bestimmt werden.

Extra- und intraoraler Befund. Beim extraoralen Befund wird die Form des Gesichts von allen Seiten betrachtet. Der intraorale Befund besteht aus einer gründlichen Untersuchung der Mundhöhle, einer Aufnahme des Zahnstatus, der Beurteilung der Mundhygiene und einer Funktionsüberprüfung. Bei der Funktionsüberprüfung werden die Funktionen von Lippe, Wange und Zunge sowie die Artikulationsbewegung des Unterkiefers überprüft.

Auswertung der Röntgenbilder. In der kieferorthopädischen Diagnostik werden folgende Aufnahmearten genutzt:
- Panoramaschichtaufnahmen, um klinisch nicht erkennbare Befunde (überzählige, verlagerte oder retinierte Zähne, Knochenveränderungen) zu erkennen,
- ▸Fernröntgenseitenaufnahmen zur exakten Ausmessung des Schädels und
- Handröntgenaufnahmen (Bild 10b.5) zur Bestimmung der Wachstumsphase.

Modellauswertung. Anhand von Modellen wird die Bisslage des Patienten bestimmt. Der Platzbedarf der Zähne wird berechnet und die Fehlstellung einzelner Zähne registriert.

Auswertung von Fotos. Das Gesicht und das Gebiss werden aus verschiedenen Perspektiven fotografiert. Es werden Profilanalysen genutzt, um die Auswirkungen der kieferorthopädischen Behandlung auf das Aussehen des Patienten beurteilen zu können.

Das Profil eines Gesichtes wird durch den Abstand zwischen den beiden Linien „Orbitalsenkrechte" und „Nasensenkrechte" bestimmt (Bild 10b.6).

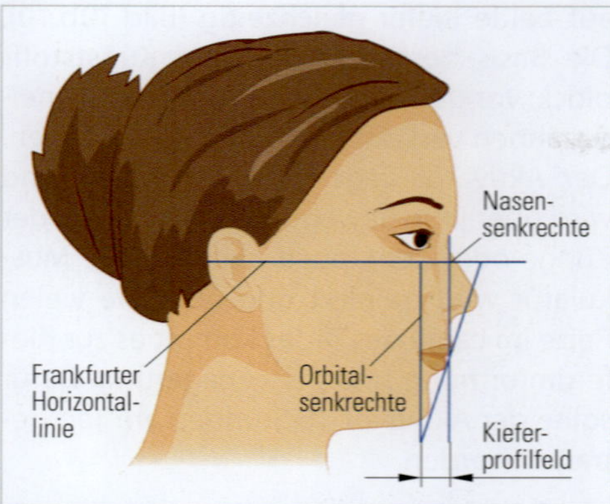

Bild 10b.6 Auswertungslinien für eine Profilanalyse

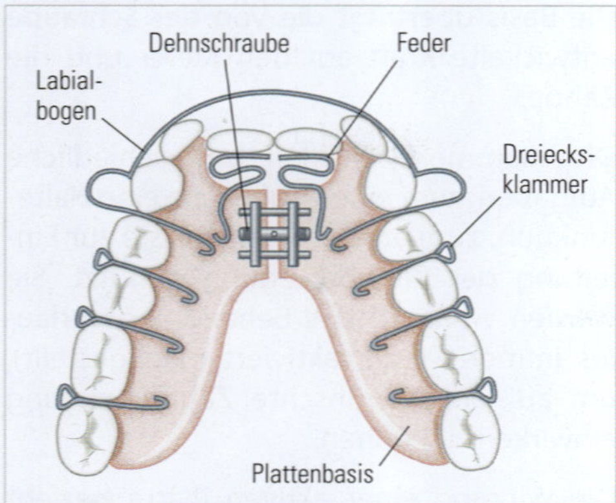

Bild 10b.7 Bestandteile einer aktiven Platte

Wenn der vorderste Kinnpunkt genau in der Mitte des Profilfeldes liegt, besteht ein idealer Profilverlauf („Durchschnittsgesicht").

10b.2.2 Behandlung

In der Regel beginnt die kieferorthopädische Behandlung im Alter von 9–10 Jahren. In diesem Alter können über herausnehmbare Geräte erfolgreich Wachstumsimpulse für den Kiefer gesetzt werden bzw. das Kieferwachstum gebremst werden. Durchbrechende Zähne werden in die richtige Position gelenkt. Mit zunehmendem Alter wird es schwieriger die Kieferknochen zu formen. Mit ca. 14 Jahren ist eine Korrektur nur noch über festsitzende Apparaturen wie Brackets zu erreichen. Der Schwerpunkt der Behandlung liegt jetzt darauf, Fehlstellungen der Zähne zu korrigieren.

Bei 50 % aller behandelten Kinder und Jugendlichen dauert die kieferorthopädische Behandlung 3–4 Jahre. Bei 20 % sogar 5 Jahre und länger. Der Erfolg der Behandlung hängt maßgeblich von der guten Mitarbeit der Patienten ab.

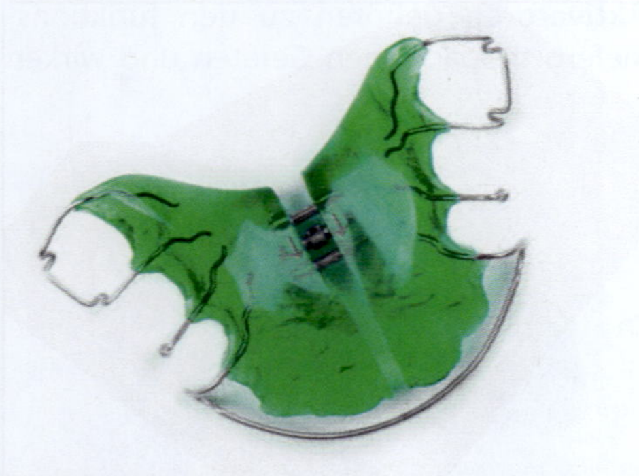

Bild 10b.8 Aktive Platte

Aktive Platten gehören zu den herausnehmbaren Behandlungsgeräten (Bild 10b.9) und bestehen aus einer Plattenbasis, einer Schraube und Klammern aus Draht (Bild 10b.7). Sie werden hauptsächlich zur Dehnung des oberen Zahnbogens eingesetzt. Zeitgleich können sie einzelne Zahnfehlstellungen korrigieren.

Die Plattenbasis besteht aus transparentem oder farbigem Kunststoff (Bild 10b.8) und dient als Verbindungs- und Verankerungselement.

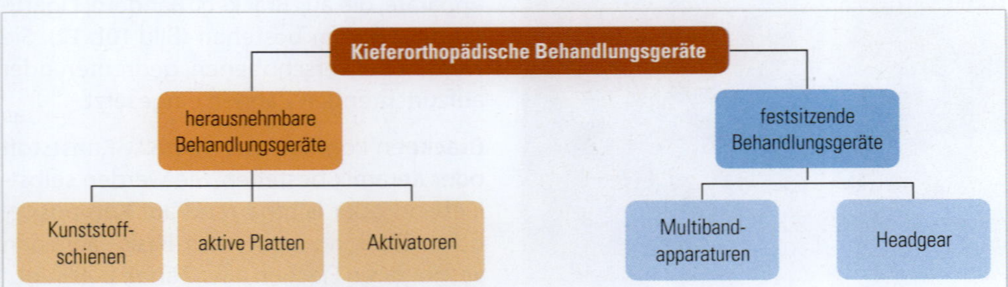

Bild 10b.9 Kieferorthopädische Behandlungsgeräte

Die Basis überträgt die von der Schraube entwickelte Kraft auf den Kiefer und die Zähne.

Die Klammern erfüllen unterschiedliche Aufgaben: zum einen haben sie eine Haltefunktion, zum anderen werden sie zur Einleitung der Zahnbewegung genutzt. Sie werden während des Behandlungsverlaufes immer wieder aktiviert (nachgestellt), um auf die gewünschte Zahnbewegung einwirken zu können.

Die Wirkung einer aktiven Platte bezieht sich jeweils auf einen Kiefer.

Aktivatoren gehören zu den funktionskieferorthopädischen Geräten und wirken auf beide Kiefer gleichzeitig (Bild 10b.10). Die Basis besteht aus einem Kunststoffblock; vor den oberen und unteren Schneidezähnen verläuft jeweils ein Labialbogen. Der Aktivator liegt locker im Mund und wird über jede Bewegung der Wangen, der Zunge oder der Lippen aktiviert. Die Muskulatur wird trainiert und über die vielen Reize im Laufe des Tages kommt es zur Kieferumformung und Bissverlagerung. Dafür sollte der Aktivator 16 Stunden am Tag getragen werden.

Die Funktionsweise des Bionators ist ähnlich. Der Kunststoffblock ist jedoch etwas zierlicher als beim Aktivator.

Kunststoffschienen. Mithilfe transparenter Kunststoffschienen können Zahnfehlstellungen ohne Metall oder Drähte korrigiert werden (Bild 10b.11). Das dreidimensional dargestellte Gebiss wird am Computerbildschirm so lange verändert, bis die Zahnfehlstellung korrigiert ist. Für jedes Behandlungsstadium entsteht ein Modell, das mit einer Folie abgeformt wird. Aus diesen Folien entstehen farblose Schienen (Aligner). Der Patient nimmt die Schienen lediglich zum Essen und zur Zahnreinigung aus dem Mund. Etwa alle zwei Wochen tauscht er die getragene gegen eine neue Schiene aus. Die Behandlung erstreckt sich über 6 bis 24 Monate.

Für diese Art der Zahnregulierung sollten Zahnwechsel und Kieferwachstum abgeschlossen sein. Regulierend wirken können diese Schienen bei kleinen Lücken und Zahnüberschneidungen bis zu sechs Millimetern sowie Über- und Unterbissen.

Multi-Bracket-Apparaturen sind festsitzende kieferorthopädische Behandlungsapparate, die aus Brackets, Bändern, Ligaturen und Bögen bestehen (Bild 10b.12). Sie werden bei verschobenen, gedrehten oder aufzurichtenden Zähnen eingesetzt.

Brackets können aus Metall, Kunststoff oder Keramik bestehen. Sie werden selbstklebend oder lichthärtend auf Komposite- oder Glasionomerzement-Basis auf den vestibulären Flächen aller Zähne befestigt.

Aligner (engl.) von to align = ausrichten

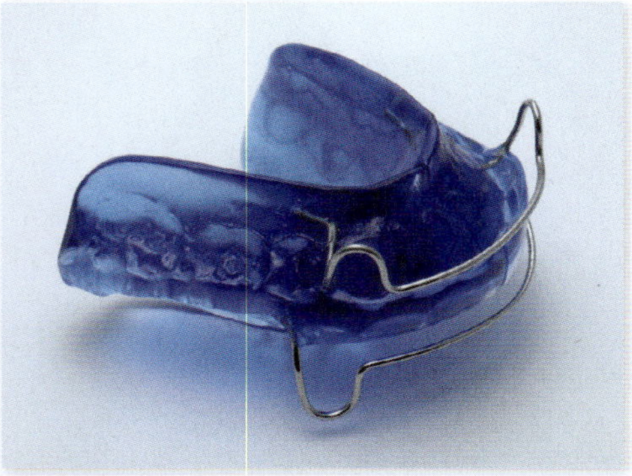

Bild 10b.10 Aktivator mit Labialbogen

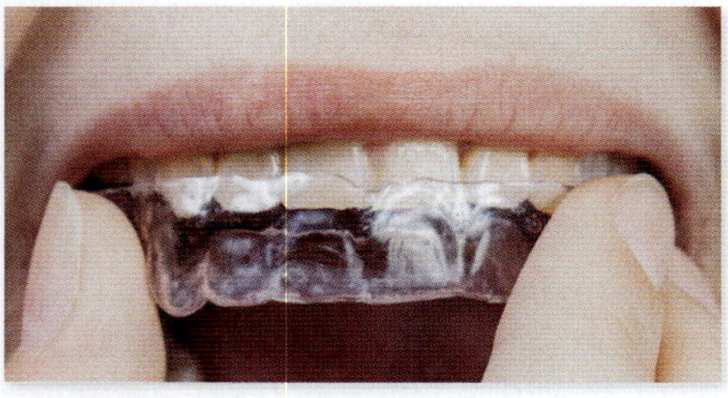

Bild 10b.11 Transparente Kunststoffschiene

Ligatur von Ligamentum (lat.) = Band

Bracket (engl.) = festgeklebte Klammer

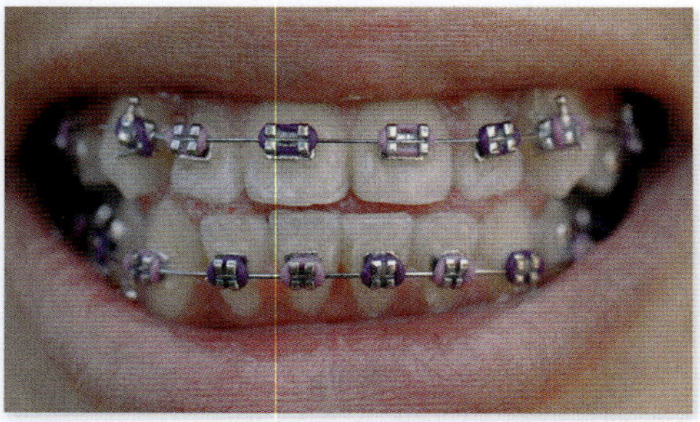

Bild 10b.12 Vestibuläres Multi-Bracket-Apparatur

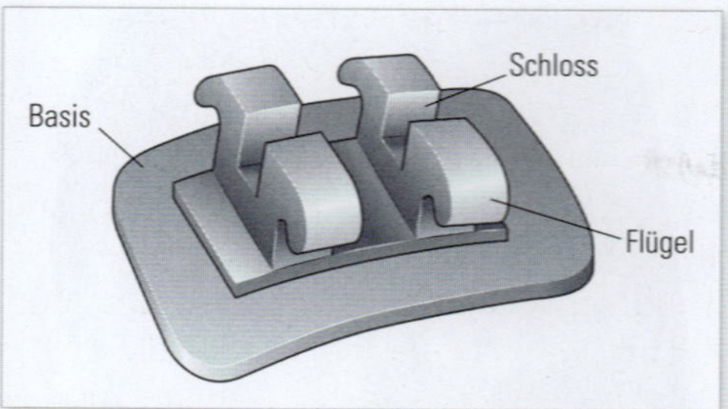

Bild 10b.13 Aufbau eines Brackets

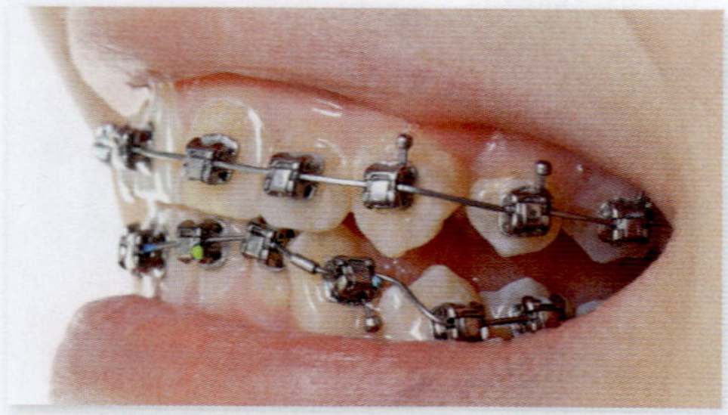

Bild 10b.14 Selbstligierende Brackets

Brackets haben an der Außenseite ein sogenanntes Schloss, in dem ein Drahtbogen eingebracht wird (Bild 10b.13). Der Draht wird mit Ligaturen befestigt, d.h. eine Draht- oder Gummischlaufe wird auf beiden Seiten über die Flügel gespannt und hält so den Drahtbogen im Schloss. Eine andere Möglichkeit sind selbstligierende Brackets, die über einen speziellen Klemmverschluss für den Drahtbogen verfügen (Bild 10b.14). Bei der Lingualtechnik (Bild 10b.15) werden Brackets nicht sichtbar von lingual bzw. palatinal aufgeklebt. Die Bögen verlaufen oral.

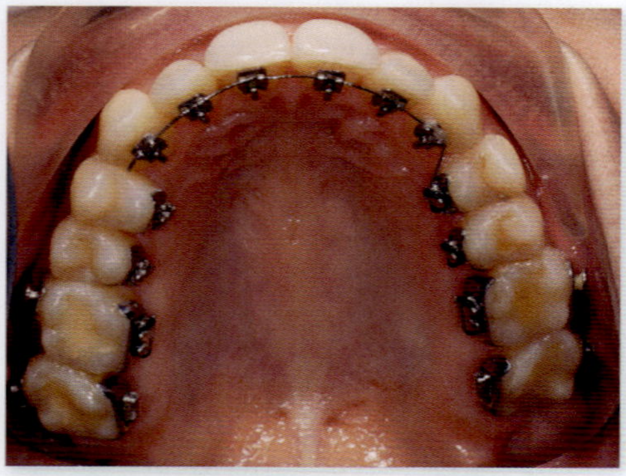

Bild 10b.15 Lingualtechnik

Bänder sind passgenaue Ringe aus Metall, die mit Zement an den Molaren befestigt werden (Bild 10b.16). Am Band befinden sich bukkal ein Röhrchen zur Aufnahme eines Drahtbogens und eines Headgear sowie ein Haken zur Verankerung eines Gummizuges. Diese Bänder sind die Verankerung des Drahtbogens. Lingual bzw. palatinal befindet sich ein Schloss zum Einschub eines Lingual- bzw. Transpalatinalbogens (Bild 10b.17).

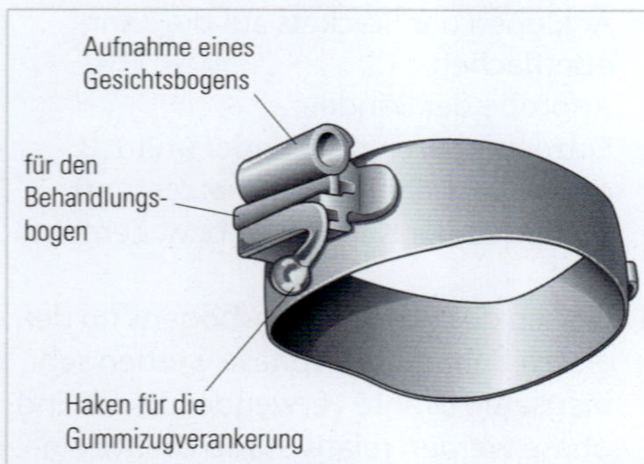

Bild 10b.16 Oberkiefermolarenband mit Röhrchen

Der Bogen ist der aktive Bestandteil der Multi-Bracket-Apparatur. Er wird durch die Schlösser der Brackets geführt und besteht aus Edelstahl oder hochelastischem Nickel-Titan. Am häufigsten wird er als Außenbogen an den vestibulären Zahnflächen angebracht. Durch die Form des Bogens und die damit verbundene Spannung wird kontinuierlich Druck oder Zug auf die Zähne ausgeübt. So werden die Zähne mit wechselnden Bögen nach und nach in die richtige Position gebracht. Pro Behandlung werden im Schnitt sechs bis acht Bögen benötigt.

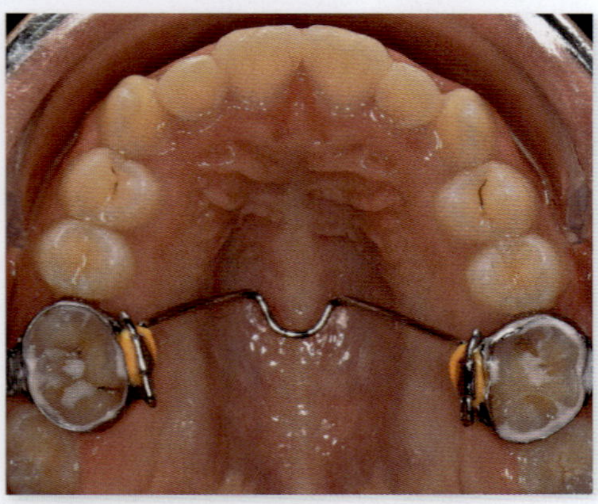

Bild 10b.17 Transpalatinalbogen

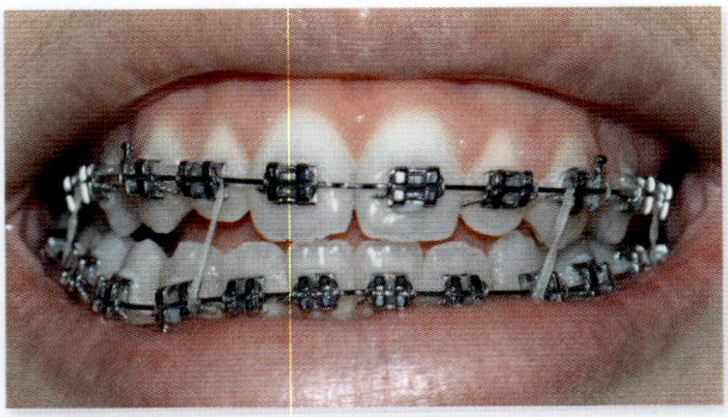

Bild 10b.18 Gummizüge zur Kraftverstärkung

Mithilfe von Gummizügen kann die auf die Zähne wirkende Kraft noch verstärkt werden (Bild 10b.18)

Behandlungsablauf. Zur Eingliederung einer Bracket-Apparatur sind folgende Arbeitsschritte notwendig:

- Vorbereitung des Arbeitsplatzes (alle benötigten Arbeitsmaterialien müssen bereitgelegt werden),
- Reinigung der Zähne (es wird mit einer bimshaltigen, fluoridfreien Paste gereinigt, um die Zahnoberflächen vom Schmelzoberhäutchen zu befreien),
- Ankleben der Brackets auf die Zahnoberflächen,
- Anprobe der Bänder,
- Einzementieren der Bänder (mit z. B. orthodontischem Phosphatzement),
- Entfernen der Kunststoff- bzw. Zementreste,
- Biegen des Behandlungsbogens (in der ersten Behandlungsphase werden sehr biegsame Drähte verwendet, in der Endphase werden relativ starre Drähte eingesetzt (bei hochelastischen Bögen ist dieser Arbeitsschritt nicht erforderlich),
- Eingliedern des Behandlungsbogens (er wird im Mund auf die passende Länge gekürzt und mithilfe von Ligaturen an den Brackets befestigt),
- Information und Schulung des Patienten (eine spezielle Mundhygieneberatung ist notwendig).

Als Debonding bezeichnet man das Entfernen von Brackets. Dabei ist es notwendig, dass alle Reste des Befestigungsmaterials von der Zahnoberfläche entfernt werden.

Headgear (engl.) = Kopfgestell, Zaumzeug

Schmelzoberhäutchen (Pellikel): besteht aus organischen Bestandteilen, schützt den Schmelz

Compliance (engl.) = Befolgen von Vorgaben und Ratschlägen durch den Patienten; Mitarbeit des Patienten

Bonding (engl.) = Bindung, Haftung

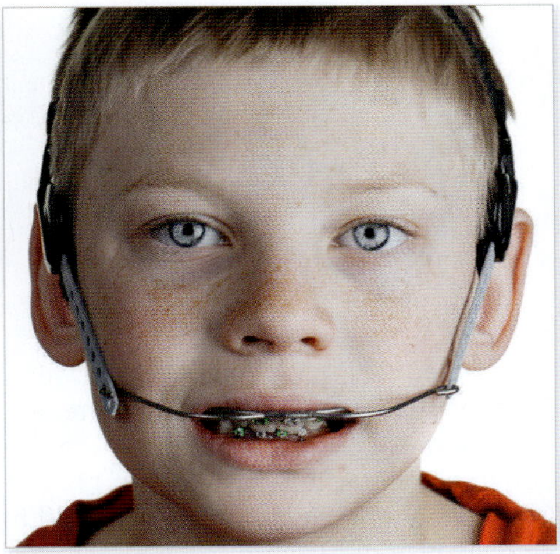

Bild 10b.19 Headgear

Ein Headgear wird außerhalb des Mundes am Kopf befestigt (Bild 10b.19). Er besteht aus einem Gesichtsbogen und einem Gummizug. Der Innenbogen des Gesichtsbogens wird in die Röhrchen auf den Molarenbändern geschoben. Der Gummizug wird je nach Zugrichtung in den Nacken oder um den Hinterkopf gelegt und in die extraoralen Bögen des Gesichtsbogens eingehängt. Ein Headgear wird bei der Verschiebung von Oberkiefermolaren nach distal und zur Steuerung des Oberkieferwachstums eingesetzt.

Die Entscheidung, welche Behandlungsgeräte eingesetzt werden, hängt von den diagnostischen Befunden ab. Nach Abwägung der Vor- und Nachteile der Geräte wird für den jeweiligen Patienten das für ihn effektive Verfahren ausgewählt (Tabelle 10b.4). Die aktive Mitarbeit und persönliche Überzeugung des Patienten (Compliance) ist entscheidend für den Erfolg der Therapie .

Eine regelmäßige Hygienekontrolle in der Praxis durch Anfärben der Zahnbeläge mit anschließender Zahnputzübung ist genauso wichtig wie eine geregelte Fluoridprophylaxe (einmal wöchentlich Fluoridgel).

Behandlungsgeräte	Vorteile	Nachteile
herausnehmbare Behandlungsgeräte	• gute Mundhygiene an allen Zähnen möglich • die Gefahr einer behandlungsbedingten Karies ist gering • beim Sport keine Verletzungsgefahr • behandlungsbedingte Zahnlockerungen sind selten	• aktive Mitarbeit des Patienten nötig (durch unregelmäßige Anwendung kann der Behandlungserfolg stark gefährdet werden) • längere Behandlungsdauer • Verlust oder Beschädigung der Geräte möglich • Sprechbehinderung, was die Tragedauer oft reduziert
festsitzende Behandlungsgeräte	• in kürzerer Zeit gewünschte Veränderungen möglich, da die Geräte 24 Stunden wirken • geringere Sprachbehinderungen beim Tragen • In der Erwachsenenbehandlung das Mittel der Wahl (da größere Effektivität bei komplexen Zahnverschiebungen) • kein Verlieren oder „Vergessen" möglich	• erschwerte Mundhygiene, bei mangelnder Hygiene kann es zu schweren Entkalkungen und Zahnfleischentzündungen kommen • Beschädigung der Geräte durch harte Nahrung möglich • kosmetische Beeinträchtigungen (je nach Material) • großer Aufwand, häufige Kontrollen nötig

Tabelle 10b.4 Vor- und Nachteile von Behandlungsgeräten

Retentionsphase. Nach einer kieferorthopädischen Behandlung ist die Gefahr eines Rezidivs sehr hoch. Je schwerwiegender die Fehlstellung war, umso höher ist das Risiko. Um die Rückstellung der Zähne nach dem Behandlungsende zu vermeiden, wird eine Retentionsphase von Monaten bis Jahren angeschlossen. Diese Phase dient der Stabilisierung des Behandlungsergebnisses. Dabei werden die zuletzt eingesetzten herausnehmbaren Behandlungsgeräte oder linguale „Retainer" (Bild 10b.20) verwendet. Retainer sind gebogene oder gegossene Stahlelemente, die an den Frontzähnen von lingual aufgeklebt werden und die Zähne verblocken.

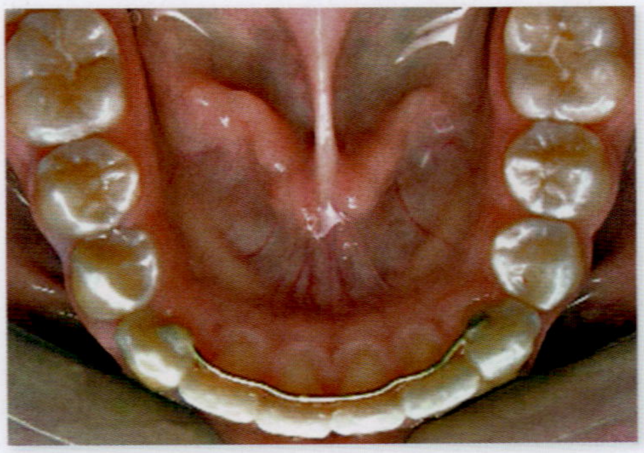

Bild 10b.20 Lingualretainer

10b.2.3 Frühbehandlung

Eine zahnmedizinische Untersuchung hat ergeben, dass bei rund 8 % aller Erstklässler eine kieferorthopädische Frühbehandlung im Milchgebiss indiziert ist. Die kieferorthopädische Frühbehandlung wird unterteilt in:

- Behandlungen im Säuglingsalter (craniofaciale Anomalien, z. B. Trisomie 21 / Down-Syndrom oder Lippen-Kiefer-Gaumenspalten) und
- Behandlungen im Milch- bzw. frühen Wechselgebiss.

Lippen-Kiefer-Gaumenspalten sind die häufigsten angeborenen Fehlbildungen im Kiefer-Gesichtsbereich. Während der embryonalen Entwicklung wachsen die Oberkiefer normalerweise von außen nach innen zusammen. Kommt es in dieser Phase zu einer Störung, bilden sich am Gaumen und Zwischenkiefer und dem deckenden Weichgewebe verschiedene Formen von Spalten (Bild 10b.21, S. 340). Sie können ein- oder doppelseitig auftreten. Die kieferorthopädische Therapie beginnt kurz nach der Geburt des Patienten mit dem Einsetzen einer Gaumenplatte. Ziel der anschließenden langjährigen Behandlung ist die Nachentwicklung des Oberkiefers und das Erreichen eines möglichst eugnathen Gebisses.

Cranium (lat.) = Schädel

Facies (lat.) = Gesicht

Retainer (engl.) = Halter, Spannbügel

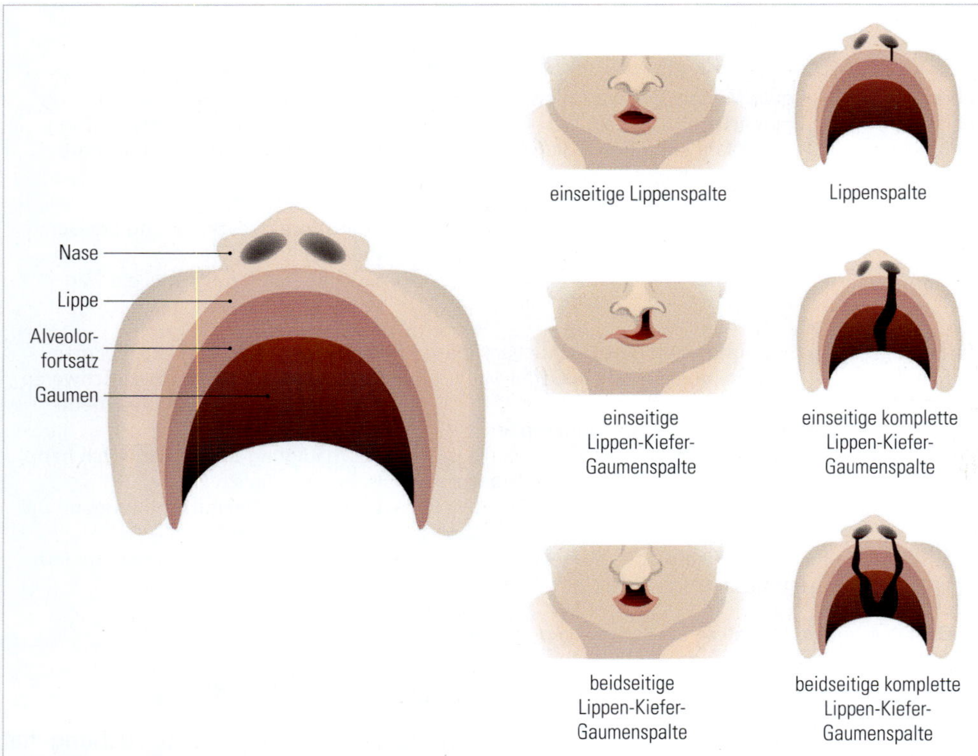

Bild 10b.21 Einige Formen der Spaltbildung

Frühbehandlungen im Milch- bzw. frühen Wechselgebiss umfassen die gesamte Bandbreite kieferorthopädischer Therapiemaßnahmen.

Die Mundvorhofplatte ist ein zahnärztliches Behandlungsmittel aus Kunststoff (Bild 10b.22). Sie wird zur kieferorthopädischen Frühbehandlung von Habits im

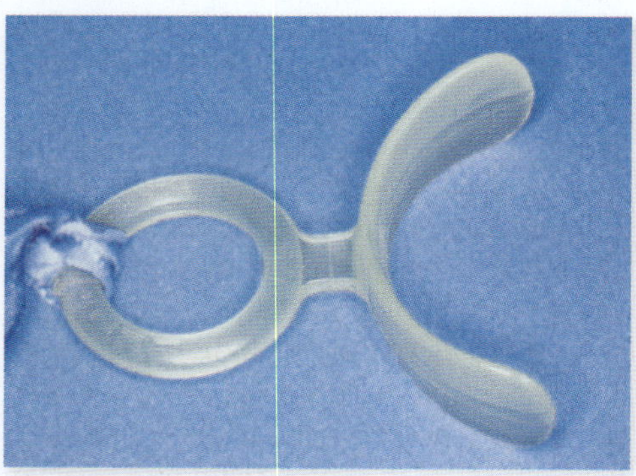

Bild 10b.22 Mundvorhofplatte

Milchzahngebiss verwendet. Mundvorhofplatten werden individuell angepasst. Sie sind bei drohenden Stellungsanomalien im bleibenden Gebiss eine wirksame Prophylaxe.

Kostenübernahme. Bis zur Vollendung des 18. Lebensjahres werden vorab 80 % der Behandlungskosten von der Krankenkasse übernommen. Nach erfolgreichem Abschluss der Behandlung wird der Restbetrag dem Versicherten rückerstattet. Eine Kostenübernahme erfolgt nur, wenn eine ausgeprägte Zahn- und/oder Kieferfehlstellung vorliegt, die aus medizinischen Gründen eine Behandlung erforderlich macht.

ZUSAMMENFASSUNG

- Unter Okklusionsanomalien versteht man Abweichungen von der regelrechten Verzahnung. Es gibt den Mesial- und Distalbiss, den tiefen Biss, den offenen Biss, den Kreuz- und Kopfbiss.
- Kieferanomalien liegen vor, wenn die Kiefer über- oder unterentwickelt sind. Bei Fehlentwicklungen des Unterkiefers unterscheidet man die mandibuläre Prognathie (Vorverlagerung), die mandibuläre Makrognathie (Überentwicklung), die mandibuläre Mikrognathie (Unterentwicklung) und die mandibuläre Retrognathie (Rückverlagerung). Die Überentwicklung des Oberkiefers heißt maxilläre Makrognathie, die Unterentwicklung maxilläre Mikrognathie. Die Vorverlagerung des Oberkiefers heißt maxilläre Prognathie, die Rückverlagerung maxilläre Retrognathie.
- Die gute Entwicklung der Kiefer und eine eugnathe Verzahnung begünstigen Eltern durch: Stillen, Förderung der Nasenatmung, Behandlung unphysiologischer Schluckmuster, das Abgewöhnen des Nuckelns ab dem 3. Lebensjahr und der Pflege der Milchzähne, um Zahnverlusten vorzubeugen.
- Zur Diagnostik und Planung der Behandlung werden neben der Anamnese und des intra- und extraoralen Befundes Röntgenaufnahmen, Modelle und Fotos herangezogen.
- Aktive Platten, Aktivatoren und Kunststoffschienen zählen zu den herausnehmbaren Behandlungsgeräten, Multi-Bracket-Apparaturen und der Headgear zu den festsitzenden Behandlungsgeräten.
- Kieferorthopädische Behandlungen beginnen in der Regel im Alter von 9–10 Jahren und dauern mehrere Jahre. Bei einigen Erkrankungen wie den Lippen-Kiefer-Gaumenspalten erfolgt eine kieferorthopädische Behandlung bereits im Säuglingsalter (Frühbehandlung).

ZUR WIEDERHOLUNG

1. Was wird als Dysgnathie bezeichnet?
2. Erklären Sie den Begriff Habits.
   Welche Auswirkungen haben Habits?
3. Nennen Sie die Merkmale eines Neutralbisses.
4. Zählen Sie fünf verschiedene Okklusionsanomalien auf.
5. Welche Ursachen gibt es für einen offenen Biss?
6. Erläutern Sie den Unterschied zwischen einer mandibulären Prognathie und einer mandibulären Makrognathie.
7. Was ist ein Deckbiss?
8. Zählen Sie die prophylaktischen Maßnahmen auf, die in der kieferorthopädischen Behandlung angewendet werden.
9. Beschreiben Sie das Ziel einer kieferorthopädischen Behandlung.
10. Stellen Sie die Unterlagen/Befunde zusammen, die für eine ausführliche Diagnostik in der Kieferorthopädie benötigt werden.
11. Welche Röntgenaufnahmearten werden in der kieferorthopädischen Diagnostik eingesetzt?
12. Beschreiben Sie mögliche herausnehmbare und festsitzende Behandlungsgeräte.
13. Erklären Sie den Unterschied zwischen einer aktiven Platte und einem Aktivator.
14. Erklären Sie den Aufbau von Multi-Bracket-Apparaturen.
15. Was versteht man unter Lingualtechnik und wann wird sie angewendet?
16. Wie ist ein Headgear aufgebaut und wann wird dieser eingesetzt?
17. Erläutern Sie, was man unter einer Rententionsphase versteht und wozu diese benötigt wird.
18. Welches Ziel wird mit dem Einsatz einer Gaumenplatte verfolgt?
19. Beschreiben Sie die Mundvorhofplatte und die Anwendung dieser in der Kieferorthopädie.

ZUR VERTIEFUNG

1. Ein Verfahren in der Kieferorthopädie ist die Aligner-Therapie. Informieren Sie sich im Internet und durch andere Quellen über dieses Verfahren.
   a) Informieren Sie sich über die Vorteile dieses Verfahrens
   b) Ermitteln Sie die Nachteile der Aligner-Therapie.
   c) Für welche Patienten ist die Aligner-Therapie geeignet?
   d) Geben Sie an, für welche kieferorthopädischen Befunde dieses Verfahren eingesetzt wird.

2. Fallbeispiel: Frau Meyer kommt in die Praxis, sie hat einen Termin für eine konservierende Behandlung. Während Frau Meyer auf dem Behandlungsstuhl wartet, erzählt sie Ihnen von ihrer vierjährigen Tochter Marie. Marie nuckelt noch am Daumen und Frau Meyer macht sich Sorgen um Maries Zähne. Sie fragt, ob es schlimm ist, dass Marie immer noch am Daumen nuckelt und ob sie mit Marie zum Kieferorthopäden gehen soll. Sie möchte wissen, was Sie tun kann, damit Marie ein perfektes bleibendes Gebiss bekommt.
   a) Beantworten Sie Frau Meyers Fragen.
   b) Formulieren Sie allgemeine Tipps für ein gesundes Gebiss, denken Sie dabei auch an Inhalte aus vorangegangenen Lernfeldern.
   c) Welche kieferorthopädischen Behandlungsverfahren könnten bei Marie eingesetzt werden?

Lernfeld 11

Patienten bei prothetischen Behandlungen begleiten

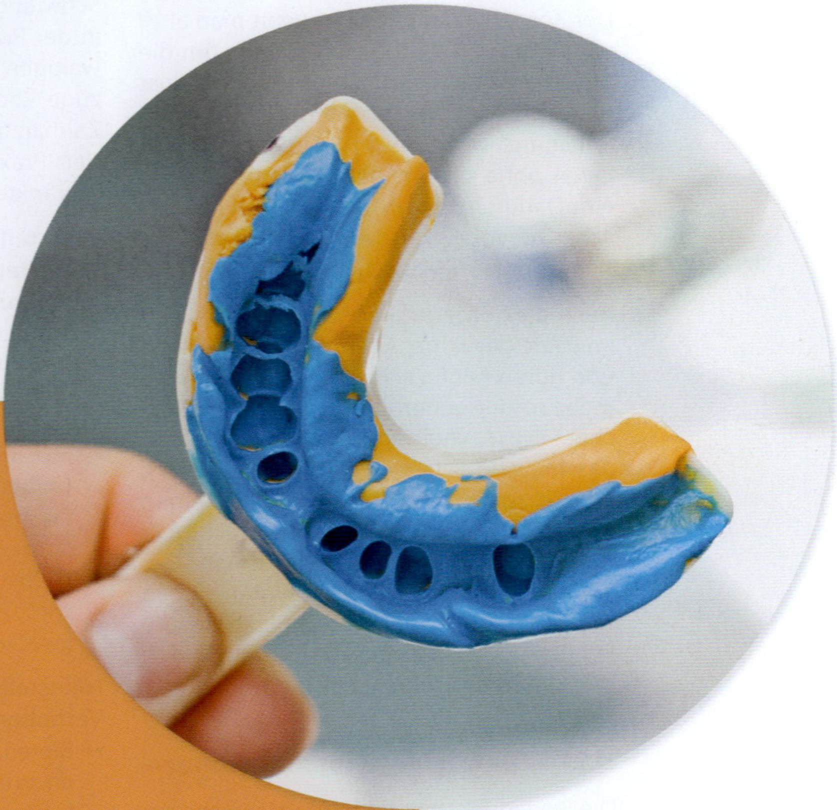

Veränderungen im Alter

Abformungen

Festsitzender Zahnersatz

Herausnehmbarer Zahnersatz

Prothetische Versorgung von Implantaten

Computergestützte Fertigung von Zahnersatz

11 Patienten bei prothetischen Behandlungen begleiten

11.1 Veränderungen im Alter

Der Körper verändert sich, wenn man älter wird. Die Haut wird schlaffer, auch um die Mundwinkel herum. Durch Zahnverlust baut sich der Kieferknochen ab und die Kieferkämme verlieren an Höhe. Die Lippen fallen ohne die Unterstützung der Zähne ein. Dadurch treten Nase und Kinn deutlicher hervor. Es entsteht das typische Gesicht zahnloser Menschen (Bild 11.1).

Auch die Körperfunktionen verändern sich im Laufe der Jahre. Ältere Menschen sehen und hören häufig schlechter, können nicht mehr so gut gehen und werden vergesslicher. Diese Veränderungen beeinflussen das tägliche Leben der Betroffenen stark, aber in gewohnter Umgebung kommen sie damit zurecht. Ein Zahnarztbesuch stellt für die meisten Menschen jedoch keine Gewohnheit dar und viele Patienten haben zusätzlich Angst vor dem Zahnarzt. Sie fühlen sich unter Druck gesetzt und sind durch ihre Einschränkungen unsicher.

11.1.1 Bewegungseinschränkungen

Handicap (engl.) = Nachteil, Behinderung, Vorbelastung, Erschwernis

Die Bewegungseinschränkung ist nicht nur eine Sache des Alters, auch junge Menschen mit Handicap benötigen möglicherweise Hilfe. Bewegungseingeschränkte Patienten können sich häufig nur mit Gehhilfen oder Rollstühlen fortbewegen. Schwierig wird es für diese Patienten, wenn in der Praxis Treppen oder Absätze zu bewältigen sind. Durch Rampen oder Aufzüge kann man ihnen den Besuch einer Zahnarztpraxis erleichtern. Auch innerhalb der Praxis benötigen bewegungseingeschränkte Patienten Hilfe.

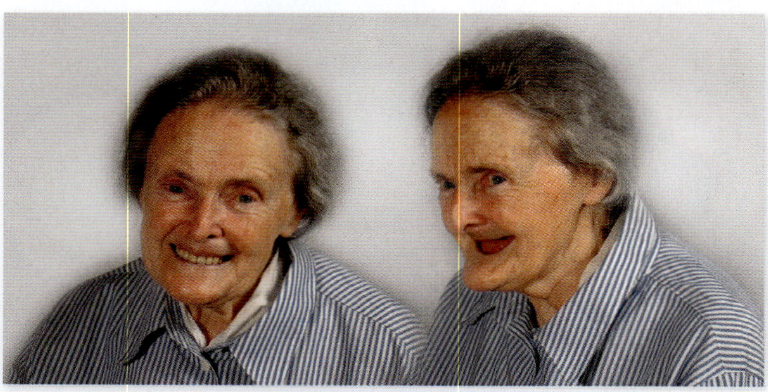

Bild 11.1 Ältere Dame mit und ohne Zahnersatz

Hilfestellungen am Empfang/ Verhaltensempfehlungen:

- Entfernen Sie Hindernisse, z. B. Bodenvasen oder Fußabstreifer.
- Begleiten Sie den Patienten ins Wartezimmer und helfen Sie ihm ggf. aus der Jacke / dem Mantel.
- Möchte der Patient zur Toilette gehen, bieten Sie ihm Ihre Hilfe an, z. B. halten Sie ihm die Tür auf.
- Sorgen Sie dafür, dass der Patient im nächstgelegenen Zimmer behandelt wird und so in der Praxis keine weiten Strecken zurücklegen muss.

Hilfestellungen im Behandlungszimmer/ Verhaltensempfehlungen:

- Bieten Sie Ihren Arm als Unterstützung an, um den Patienten zum Behandlungsstuhl zu führen.
- Heben Sie den Patienten ggf. aus dem Rollstuhl in den Behandlungsstuhl. Dabei sollten Sie möglichst rückenschonend vorgehen:
  - Die Fußstützen des Rollstuhls sind hochgeklappt. Die Füße des Patienten stehen gerade auf dem Boden. Ihre Füße stehen leicht nach außen gedreht, sodass sie die Füße des Patienten sichern. Gehen Sie nun so weit in die Knie, dass Ihre gebeugten Knie einen sicheren Kontakt mit den Knien des Patienten haben. Fordern Sie den Patienten auf, seine Arme auf Ihre Schultern zu legen. Umfassen Sie mit Ihren Händen den Rücken des Patienten (Bild 11.2a).

– Auf Kommando richten Sie sich beide auf, indem Sie Ihr Gewicht auf die Knie des Patienten verlagern und mit Ihren Händen den Oberkörper des Patienten nach oben ziehen (Bild 11.2b).
– Jetzt drehen Sie den Patienten mit kleinen gemeinsamen Schritten so, dass er sich auf die Kante des Behandlungsstuhles setzen kann (Bilder 11.2c und d).
– Mit der gleichen Technik können Sie den Patienten beim Weg zurück in den Rollstuhl unterstützen.

- Wenn gewünscht, helfen Sie dem Patienten beim Hochlegen der Beine auf den Behandlungsstuhl, indem Sie ihm eine Hand hinter die Schulter legen und mit der anderen unter seine Kniekehlen fassen (Bild 11.3a). Mit einer Drehbewegung unterstützen Sie ihn beim Hochlegen seiner Beine auf den Stuhl (Bild 11.3b).
- Unterstützen Sie den Patienten ggf. beim Aufsitzen und beim Ausspülen durch eine Hand im Rücken (Bild 11.3c).

11.1.2 Sehbeeinträchtigungen

Oft fühlen sich Menschen mit vermindertem Sehvermögen besonders unsicher. Zu der eingeschränkten Sehfunktion kommen oft noch Geh- und Gleichgewichtsstörungen hinzu, die von den Patienten schlecht ausgeglichen werden können. Deshalb ist es für einen Patienten mit Sehbeeinträchtigung besonders wichtig, ein Gefühl von Sicherheit vermittelt zu bekommen.

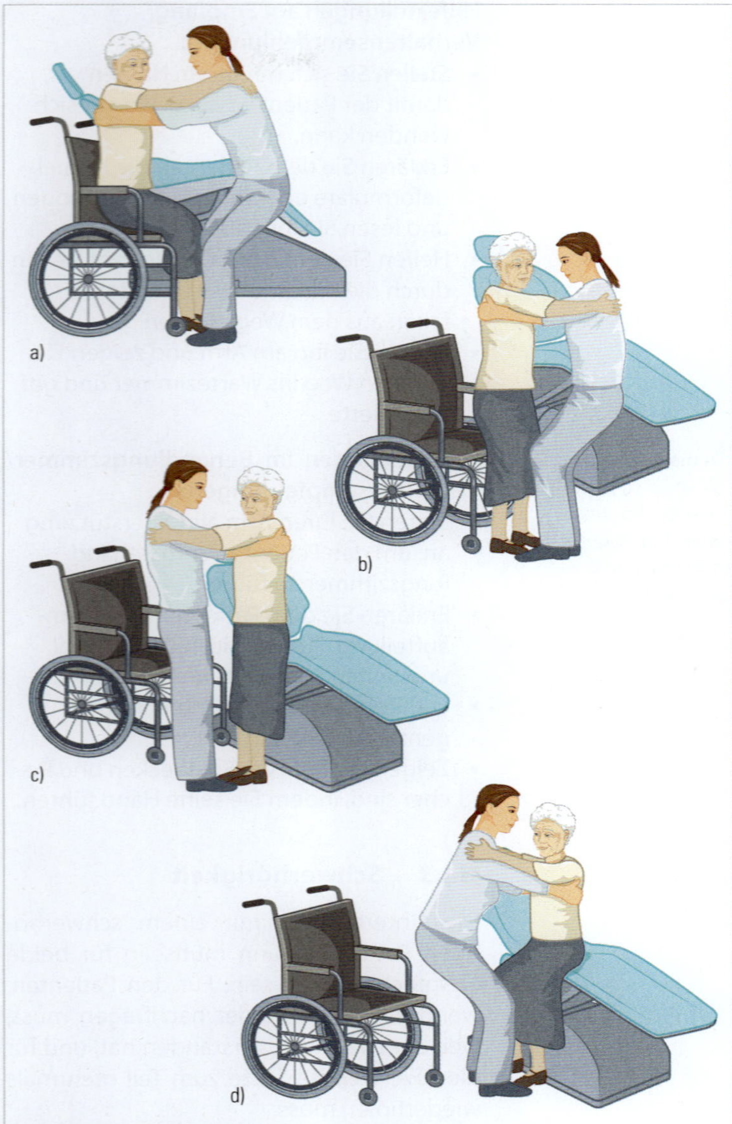

Bild 11.2 Hilfe beim Heben vom Rollstuhl in den Behandlungsstuhl

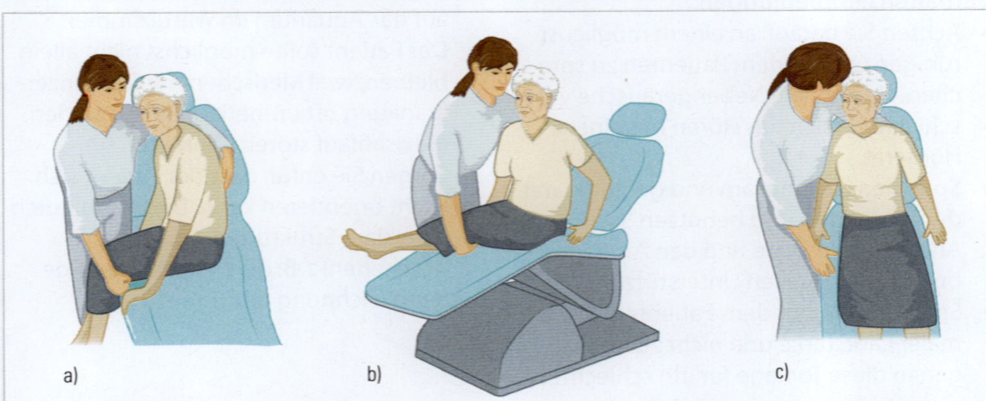

Bild 11.3 Richtiges Unterstützen eines Menschen mit Bewegungseinschränkung

Hilfestellungen am Empfang/ Verhaltensempfehlungen:
- Stellen Sie sich mit Ihrem Namen vor, damit der Patient weiß, an wen er sich wenden kann.
- Erklären Sie dem Patienten die Anmeldeformulare oder den Anamnesebogen und lesen Sie ihm diese vor.
- Helfen Sie dem Patienten, indem Sie ihn durch die Praxis führen und Stolperfallen aus dem Weg räumen.
- Führen Sie ihn am Arm und zeigen Sie ihm den Weg ins Wartezimmer und ggf. zur Toilette.

Hilfestellungen im Behandlungszimmer/ Verhaltensempfehlungen:
- Bieten Sie Ihren Arm als Unterstützung an, um den Patienten zum Behandlungszimmer zu führen.
- Erklären Sie dem Patienten die Raumaufteilung. Führen Sie ihn zum Stuhl und helfen Sie ihm beim Hinsetzen.
- Erklären Sie dem Patienten immer genau, was Sie tun.
- Zeigen Sie ihm, wo Speibecken und Becher sind, indem Sie seine Hand führen.

11.1.3 Schwerhörigkeit

Die Unterhaltung mit einem schwerhörigen Patienten kann mühselig für beide Gesprächspartner sein: Für den Patienten, wenn er immer wieder nachfragen muss, weil er etwas nicht verstanden hat, und für die ZFA, weil sie Sätze zum Teil mehrmals wiederholen muss.

Hilfestellungen am Empfang/ Verhaltensempfehlungen:
- Achten Sie darauf, an einem möglichst ruhigen Ort mit dem Patienten zu sprechen. Durch viele Nebengeräusche verschlechtert sich das Hören mit einem Hörgerät.
- Sprechen Sie langsam und geduldig mit dem Patienten und benutzen Sie Anmeldeformulare und den Anamnesebogen zur visuellen Unterstützung.
- Sprechen Sie mit dem Patienten in normaler Lautstärke und nicht zu hoch, da genau diese Tonlage für ihn schlechter zu verstehen ist.

Hilfestellungen im Behandlungszimmer/ Verhaltensempfehlungen:
- Erleichtern Sie es dem Patienten, Ihnen von den Lippen zu lesen, indem Sie den Mundschutz abnehmen und ihm beim Sprechen das Gesicht zuwenden.
- Sprechen Sie den Patienten immer von vorne an, damit er Sie sehen kann, wenn Sie sich an ihn wenden.
- Verwenden Sie ggf. Stift und Papier, um Dinge verständlicher zu erklären.
- Fragen Sie den Patienten, ob er ein Hörgerät hat.

11.1.4 Demenz

Demenz (lat.) = ohne Geist; meist altersbedingtes erworbenes geistiges Defizit (z. B. Alzheimer-Krankheit)

Der Umgang mit dementen Patienten ist nicht ganz einfach. Sie können sich oft an alltägliche Dinge nicht mehr erinnern und vertraute Personen nicht mehr zuordnen. Deshalb kann selbst der Gang in eine Praxis, in der sie schon jahrelang Patient sind, für die Betroffenen eine unbekannte Situation darstellen. Meist sind die Patienten verunsichert und fühlen sich in der für sie unbekannten Umgebung unwohl, was zu Angst und aggressivem Verhalten führen kann. Dieses Verhalten erfordert viel Geduld und Verständnis vonseiten der ZFA. Es ist wichtig, solche Situationen in ruhigem Ton zu bewältigen und die Gründe der Angst herauszufinden.

Hilfestellungen am Empfang/ Verhaltensempfehlungen:
- Begleiten Sie den Patienten ins Wartezimmer und bieten Sie ihm einen Platz an, an dem er durch die Umgebung abgelenkt ist, z. B. einen Platz mit Blick auf das Aquarium im Wartezimmer.
- Der Patient sollte möglichst nicht allein bleiben, weil Menschen mit Demenzerkrankung oft umherlaufen und so den Praxisablauf stören könnten.
- Sorgen Sie dafür, dass der Patient sich leicht orientieren kann. Dies kann durch eine klare Strukturierung der Praxis geschehen, z. B. durch die eindeutige Kennzeichnung der Türen.

Hilfestellungen im Behandlungszimmer/ Verhaltensempfehlungen:

- Setzen Sie den Patienten möglichst immer in das gleiche Behandlungszimmer und versuchen Sie, Vertrauen durch die gleichen behandelnden und assistierenden Personen aufzubauen.
- Bringen Sie Dinge aus der Reichweite des Patienten, die ggf. für ihn selbst gefährlich werden könnten oder die er gegen Sie richten könnte.
- Nehmen Sie beim Sprechen mit dem Patienten immer Blickkontakt mit ihm auf.
- Versuchen Sie, dem Patienten in einfachen Sätzen den Ablauf der Behandlung zu erklären und bringen Sie nicht zu viele Informationen auf einmal ein.
- Verwenden Sie ggf. Mimik, Gestik oder geeignetes Anschauungsmaterial, um das Gesagte visuell zu unterstützen.
- Reagieren Sie geduldig und verständnisvoll auf die Fragen des Patienten und wiederholen Sie auch dann Ihre Antwort, wenn der Patient mehrmals das Gleiche fragt.
- Entstehen Spannungen, versuchen Sie diese durch Fragen nach der Ursache zu entschärfen und bleiben Sie ruhig und gelassen.
- Falls der Patient aggressiv wird, versuchen Sie auf keinen Fall ihn festzuhalten oder am Laufen zu hindern.

11.1.5 Pflegebedürftigkeit

Mit pflegebedürftigen Patienten werden die meisten ZFA in der Praxis nicht in Berührung kommen. Diese Patienten sind oft bettlägerig und können sich selbst nicht mehr versorgen.

In vielen Fällen liegt die gesamte Körperhygiene in den Händen des Pflegepersonals oder der Verwandten. Diese tun sich mit der Zahnreinigung bei einem anderen Menschen oft schwer. Zum Teil kennen sie sich nicht gut mit Prothesen aus und wissen nicht, wie man diese reinigen muss.

Hier ist Ihr Fachwissen gefragt und Angehörige und Pflegepersonal sind bestimmt für Tipps dankbar.

TIPP

- Zeigen Sie dem Pflegepersonal/den Angehörigen, wie man die Prothese oder den Zahnersatz herausnimmt und reinigt.
- Erklären Sie, wie notwendig die Zahnpflege vor allem bei Personen ist, die hauptsächlich klebrige, breiartige Speisen zu sich nehmen.
- Verdeutlichen Sie, dass selbst eine einfache „Schrubbtechnik" besser ist als gar keine Zahnpflege.

11.2 Abformungen

Zahnersatz kann nicht direkt im Mund des Patienten hergestellt werden, deshalb müssen Abformungen gemacht werden. Erst mit der Hilfe von Abformungen ist es möglich, eine exakte Kopie der Zähne und der intraoralen Umgebung herzustellen, das sogenannte Modell. Im Labor werden die Abformungen mit Gips zu einem Gipsmodell ausgegossen. Das Gipsmodell dient dem Zahntechniker als Grundlage für die Herstellung des Zahnersatzes.

Die Abformung stellt somit die Basis für die Herstellung des Zahnersatzes dar, sie ist das Bindeglied zwischen Praxis und Dentallabor.

11.2.1 Abformmaterialien

Abhängig von ihren Eigenschaften können Abformmaterialien in vier Gruppen eingeteilt werden (Bild 11.4, S. 348). Bei den reversiblen (umkehrbaren), thermoplastischen Materialien lässt sich der Erstarrungsprozess durch höhere Temperaturen wieder rückgängig machen. Diese Materialeigenschaft hat jedoch bei der Verarbeitung in der Praxis keine Bedeutung, da die Materialien aus hygienischen Gründen nicht wiederverwendet werden können.

Stents und Kerr. Diese Abformmaterialien gibt es in Form von Platten oder Stangen. Sie bestehen aus Harzen, Wachsen und verschiedenen Zusätzen und werden nur noch selten verwendet.

thermoplastisch: bei höheren Temperaturen erweichbar und verformbar

Stents: nach dem englischen Zahnarzt Charles Stent

Kerr: nach einem amerikanischen Zahnarzt; siehe auch Kerr-Feile

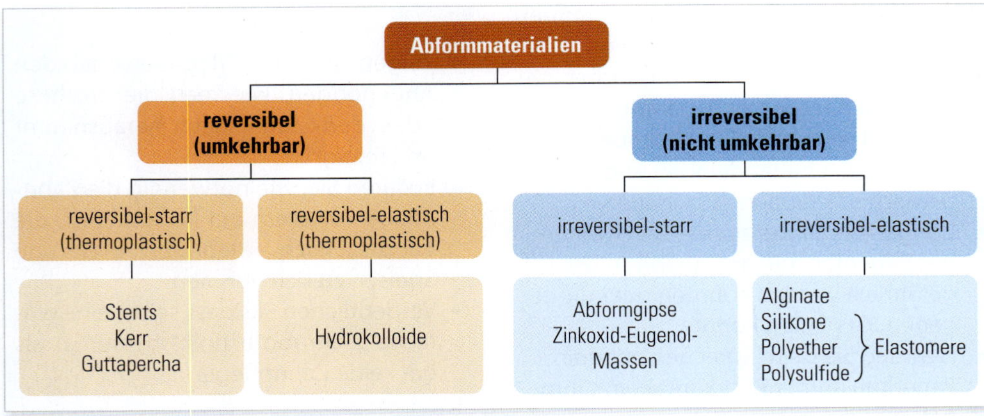

Bild 11.4 Abformmaterialien (Einteilung)

Man kann diese Abformmaterialien zur individuellen Randgestaltung von Löffeln verwenden. Durch Erwärmen sind sie formbar und werden durch Abkühlung wieder hart.

Guttapercha ▸S. 145

▸**Guttapercha.** Durch den Zusatz von Guttapercha oder Kautschuk soll die Elastizität von Abformmaterialien erhöht werden. Vor der Abformung wird das Material erwärmt, auf einen Löffel aufgebracht, und muss im Mund belassen werden, bis es wieder erkaltet ist. Heute wird das Material nur noch in Form von Stangenguttapercha zur Bissnahme, zur Erweiterung von Abformlöffeln (Teilindividualisierung) und in der Endodontie beim Abfüllen des Wurzelkanals verwendet.

Hydrokolloid von hydro (gr.) = Wasser und Kolloid (gr.) = Teilchen oder Tröpfchen, die in einem anderen Medium verteilt sind

Agar-Agar: pflanzliches Bindemittel aus Algen

Alginat: Ableitung von Alge; Alginsäure wird von Algen in den Zellwänden gebildet

Hydrokolloid ist ein Abformmaterial auf Agar-Agar- und Alginatbasis. Bei Zimmertemperatur ist das Material fest und geht durch Erwärmung in einen flüssigeren Zustand über. Dieser Vorgang kann durch Kühlung mit Wasser rückgängig gemacht werden. Das Material gibt es in zwei Formen: zähfließend für den Löffel und dünnfließend in Spritzen. Bei der Abformung mit Hydrokolloiden muss ein spezieller Löffel (Bild 11.12d, S. 353) verwendet werden.

Anwendung:

- Die Massen werden vor der Abformung in einem speziellen Bad erwärmt und verflüssigt.
- Vor dem Einbringen des doppelwandigen Abformlöffels in den Mund des Patienten wird die dünnfließende Masse um den präparierten Zahn gespritzt.
- Anschließend wird der Löffel mit der zähfließenden Masse darübergegeben.
- Nun wird der Löffel an ein Kühlsystem angeschlossen, wobei Wasser in dem doppelwandigen Abformlöffel das Material abkühlt und so wieder verfestigt. Dieser Prozess dauert ca. fünf Minuten.
- Im Anschluss kann die Abformung entnommen und gesäubert werden.

Hydrokolloidabformungen müssen schnell ausgegossen werden, um die Formgenauigkeit beizubehalten. Sie werden bei sehr genauen Abformungen verwendet, z. B. zur Darstellung der Stümpfe nach einer Präparation.

TIPP

- Eine Trockenlegung ist nur bedingt erforderlich.
- Schalten Sie das Wasser erst zu, wenn der Abformlöffel richtig positioniert ist.

Alginat. Das Pulver des Alginats besteht aus Salzen der Alginsäure, Füllstoffen, Abbindeverzögerern sowie Geschmacks- und Farbstoffen. Das Pulver wird durch Vermischen mit Wasser pastenartig und behält, nach dem zwei bis vier Minuten dauernden Abbindevorgang, die Form eines elastischen Gels (Bild 11.5). Nach der Abformung sollte der Abdruck sofort unter fließendem Wasser abgespült, desinfiziert und ausgegossen werden, da das Material nicht lager- und volumenbeständig ist. In Wasser quillt es stark, bei längerer Aufbewahrung trocknet und schrumpft es.

Dieses Abformmaterial wird vor allem bei anatomischen Abformungen verwendet, da der Abdruck nur gering formstabil und nicht hoch präzise ist.

anatomische Abformung S. 350 f.

TIPP

- Alginat vor Gebrauch gut schütteln, damit sich die Bestandteile wieder vermischen.
- Nach der Entnahme des Alginats Dose sofort wieder verschließen, da Alginat sich hygroskopisch verhält (d. h. Feuchtigkeit aus der Luft an sich bindet).
- Kaltes Wasser bewirkt langsameres Abbinden, warmes Wasser schnelleres.
- Erst Pulver, dann das Wasser draufgeben.

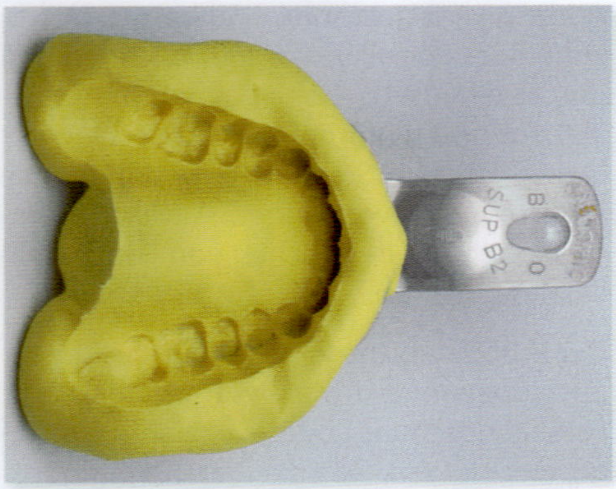

Bild 11.5 Alginatabformung

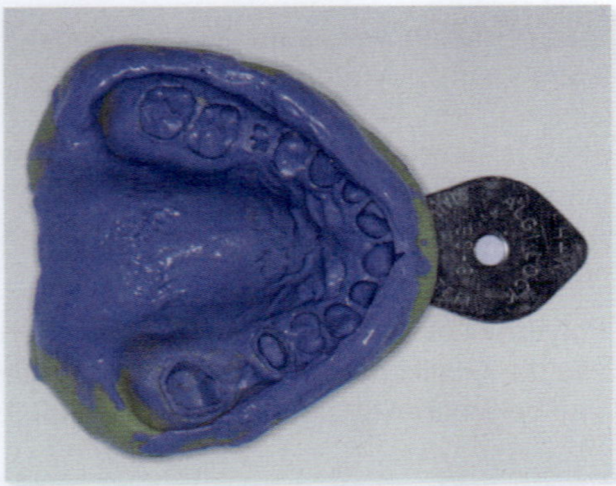

Bild 11.6 Silikonabformung (Korrekturabformung)

Elastomere. Dazu gehören alle gummielastischen Kunststoffe, die sich zwar chemisch unterscheiden, jedoch ähnliche Eigenschaften besitzen:

- Silikone,
- Polyether und
- Polysulfide.

Elastomere: formfeste, aber elastisch verformbare Kunststoffe

Elastomere bestehen aus einer Grundpaste, die durch Vermischen mit einer weiteren Paste (Aktivator) aushärtet. Die Abbindezeit kann durch die Menge des Aktivators, die Mischzeit und Anmischgeschwindigkeit sowie die Temperatur beeinflusst werden.

Abbindezeit: Zeitspanne, die ein Stoff bzw. ein Stoffgemisch zum Erreichen der erforderlichen Festigkeit benötigt

Man unterscheidet je nach Anwendungsbereich Elastomere verschiedener Konsistenzen:

- light body (niedrigviskös, dünnfließend),
- regular body (mittelviskös, mittelfließend),
- heavy body (zähfließend, hochviskös),
- putty body (knetbar, hochviskös).

Silikone bestehen aus siliciumhaltigen Kunststoffen, die eine große Wärme- und Wasserbeständigkeit besitzen. Sie sind lösungsmittelresistent, biologisch gut verträglich, wasserabweisend und weitgehend temperaturunempfindlich. Es gibt sie in unterschiedlichen Konsistenzen, wobei die dünnfließenden Silikone für den Gebrauch in Spritzen geeignet sind und die zähflüssigen für den Abformlöffel (Bild 11.6).

Dass Silikone wasserabweisend (hydrophob) sind, ist im feuchten Mundhöhlenmilieu nachteilig und beeinflusst die Genauigkeit, besonders im Gebiet des Sulkus, entsprechend negativ. Bei der Abformung muss deshalb auf eine gute Trockenlegung geachtet werden. Moderne hydrophilisierte A-Silikone reagieren nicht mehr so empfindlich auf Feuchtigkeit.

hydrophob = wasserabweisend

hydrophil = wasserliebend

viskös: dick-/zähflüssig, leimartig

putty (engl.) = Kitt, Spachtelmasse

In der Zahnheilkunde werden folgende Silikonarten verwendet:

- K-Silikone und
- A-Silikone.

Kondensationsvernetzende Silikone (K-Silikone oder C-Silikone). Beim Abbinden von K-Silikonen verdunstet der darin enthaltene Alkohol. Durch diesen Vorgang sind K-Silikone nicht sehr formstabil und relativ unpräzise. Deshalb ist immer ein 2. Abdruck anzufertigen. Dies ist der sogenannte Korrekturabdruck.

Kondensation (= chemische Reaktion): Bildung größerer Moleküle durch Abgabe eines Stoffes (Wasser)

Korrekturabdruck S. 352

Addition: Bildung größerer Moleküle durch Anlagerungsreaktionen

Katalysator (gr.): Stoff, der eine chemische Reaktion beschleunigt, aber selbst unverändert bleibt

Additionsvernetzende Silikone (A-Silikone oder Polyvinylsiloxane) zeichnen sich durch eine sehr hohe Dimensionsstabilität aus und schrumpfen auch bei längerer Lagerung kaum. Sie werden für sehr präzise Abformungen verwendet. A-Silikone binden durch das Beimischen von Edelmetallkatalysatoren ab.

Der Abbindeprozess kann durch Kontakt mit sogenannten „Katalysatorgiften" (z. B. Latexhandschuhe oder Lokalanästhetika) gestört werden, was die Präzision ungünstig beeinflusst.

TIPP Halten Sie das auf der Packung angegebene Mischungsverhältnis ein.

Eine Neuentwicklung bei den Silikonen sind Präparate, die Eigenschaften von Alginaten (feuchtigkeitsfreundlich) mit denen von Silikonen (präzise) kombinieren.

Polyether besitzen ähnliche Eigenschaften wie die A-Silikone. Sie sind äußerst präzise und bei trockener Lagerung volumenstabil.

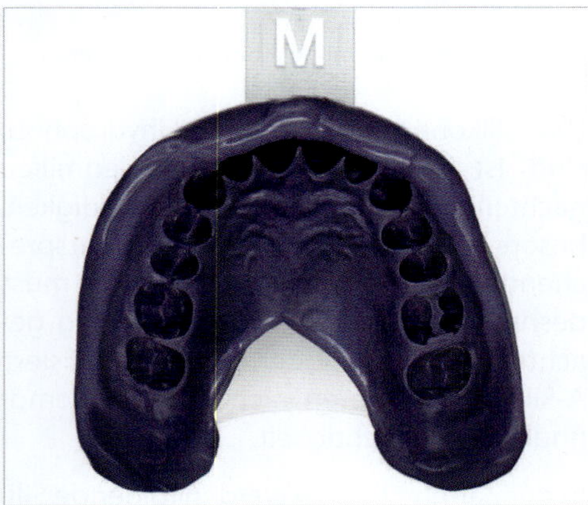

Bild 11.7 Polyetherabformung

Ein Vorteil gegenüber den Silikonen ist ihre relative „Wasserfreundlichkeit".

Polyether reagieren empfindlich auf Lokalanästhetika und eisensulfathaltige Mittel. Sie werden eingesetzt als Funktionsabformmaterialien und zur detailgenauen Wiedergabe bei festsitzendem und herausnehmbarem Zahnersatz (Bild 11.7).

11.2.2 Abformarten und -techniken

Die Abformungen unterscheiden sich je nach Anwendungsbereich und eingesetzter Technik (Bild 11.8).

Anatomische Abformung. Diese Abformung wird auch als Situationsabformung bezeichnet. Die Zähne können mit dem umgebenden Gewebe, den Schleimhäuten und Bändern in Ruhe, d. h. ohne Muskelbewegungen, wiedergegeben werden. Diese Abformungen werden für Studienmodelle, vor allem in der KFO, oder als Gegenkiefermodelle in der Zahnheilkunde benötigt. Das meist dafür verwendete Material ist das Alginat.

Eine mögliche Vorgehensweise für eine Abformung mit Alginat bietet der Leitfaden in Bild 11.9.

Funktionsabformungen geben das Weichgewebe in der Bewegung wieder. Dabei werden die Bewegungen der Lippen, der Wangen, der Zunge und des Gaumens abgeformt. Um eine ideale Wiedergabe zu erhalten, bewegt der Patient während der Abformung seine Muskulatur aktiv oder sie wird passiv durch den Zahnarzt bewegt.

einzeitig-zweiphasig: zwei unterschiedliche Materialien härten gemeinsam/gleichzeitig im Mund aus

zweizeitig-zweiphasig: zwei unterschiedliche Materialien härten einzeln nacheinander aus (der Abformlöffel wird zweimal in den Mund geführt)

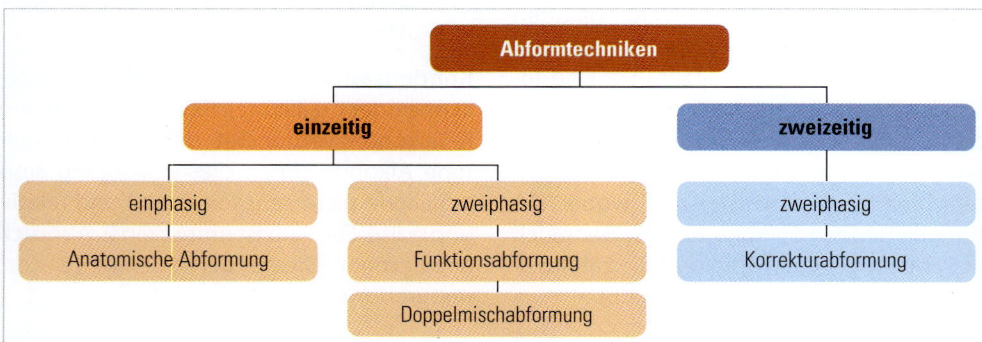

Bild 11.8 Abformtechniken (Einteilung)

Eine Funktionsabformung benötigt man in der Teilprothetik bei Freiendsituationen und in der Totalprothetik, damit die Prothesen während der Bewegung, z. B. beim Schlucken, nicht abgehebelt werden. Meist werden A-Silikone oder Polyether als Abformmaterialien verwendet.

Leitfaden für eine Alginatabformung am Patienten

✓ Wahl des Löffels:
- ausreichend groß, damit alle Zähne später ausreichend von Abformmaterial umgeben sind
- sollte leicht in den Mund gehen und dem Patienten angenehm sein
- mit Haftvermittler für Alginat bestreichen und kurz trocknen lassen

✓ Anmischen des Materials:
- vor der Entnahme Alginat schütteln
- auf das richtige Mischungsverhältnis achten
- Masse glatt ausstreichen

✓ Einbringen des Materials in den Löffel:
- darauf achten, Lufteinschlüsse zu vermeiden
- Löffel ausreichend füllen
- Überschüsse am Rand durch Abstreichen entfernen

✓ Vorbereitung am Patienten:
- Lippen ggf. eincremen
- ggf. Anbringen eines Vestibulumhakens für bessere Übersicht
- Unterschnitte an Brücken ggf. mit Knetwachs ausblocken
- Speichel im Unterkiefer absaugen (bei Alginatabformungen jedoch keine absolute Trockenlegung notwendig)

✓ Einbringen des Abformlöffels in den Mund:
- Löffel leicht schräg in den Mund einbringen
- zuerst ▸distal über die Molaren positionieren und dann nach vorne über die Incisivi klappen
- Material, das in den Rachenraum zu fließen droht, sofort entfernen
- nach dem Einbringen in den Mund Löffel ruhig halten, bis das Material angezogen hat (Abbindezeit des Materials beachten)

✓ Entnahme der Abformung:
- Vakuum unter dem Löffel kontrolliert aufheben: dazu Löffel mit den Fingern am seitlichen Löffelrand gleichmäßig lösen und dann ruckartig entnehmen
- Abformung direkt nach der Entnahme gründlich unter fließendem Wasser abspülen und mit geeignetem Desinfektionsmittel desinfizieren (anschließend Weiterleitung an Dentallabor)

✓ Lagerung:
- Alginatabformungen nicht zu lange lagern, da sie austrocknen oder Wasser ziehen könnten
- kurzzeitige Lagerung am besten in einer geschlossenen Frischhaltedose oder geschlossenen Plastiktüte
- Alginatabformungen nie in ein trockenes Papierhandtuch einschlagen, da es dem Alginat die Feuchtigkeit entziehen würde

✓ Im Labor:
- Abspülen und Desinfektion der Abformung
- ggf. zusätzliches Abspülen mit Gipswasser, um Alginsäure zu binden
- anschließend Trockenblasen der Abformung und zügiges Ausgießen mit Gips

Bild 11.9 Leitfaden für eine Alginatabformung

Vestibulumhaken: Instrument zum Abhalten der Wangen und Lippen

Unterschnitt (synonym zu „untersichgehende Stelle"): Bereich, der unterhalb der dicksten Stelle eines Zahnes oder einer Krone/Brücke liegt; hier kann Abformmaterial darunterfließen und bei der Abdrucknahme abreißen

distal ▸S. 60

Incisivi: Abkürzung für Dentes incisivi (Schneidezähne)

Präzisionsabformungen. Bei der Abformung von präparierten Zähnen werden andere Techniken angewendet, da es hier weniger um die Darstellung des angrenzenden Gewebes als um die genaue Darstellung der ▸Präparationsgrenze geht. Diese Abformmethoden werden als Präzisionsabformungen bezeichnet. Man unterscheidet:

Präparationsgrenze ▸S. 356

- Korrekturabformungen und
- Doppelmischabformungen.

Die Korrekturabformung besteht aus einem Vorabdruck, der mit einem zweiten Material nachträglich korrigiert wird (Bild 11.10).

Präparation ▸S. 359

Retraktionsfaden: Faden, der vor der Abformung um die Zähne gelegt wird, damit die Präparationsgrenze gut erkennbar ist

Nach der ▸Präparation werden zur Darstellung des Präparationsrandes Retraktionsfäden in den Sulkus eingelegt. Die präparierten Zähne werden von Blut und Speichel gereinigt und trockengelegt. Nun wird in der ersten Abdruckphase eine Vorabformung mit einem knetbaren Abdruckmaterial gemacht. Dieser Erstabdruck wird nach dem Aushärten gesäubert. Es werden alle „untersichgehenden Stellen" (Unterschnitte) entfernt.

In der zweiten Phase wird dünnfließendes Material angemischt und in spezielle Spritzen gefüllt. Korrekturabformungen werden überwiegend bei K-Silikonen angewendet. Ein Teil der Masse wird nach Entfernen der Retraktionsfäden um den präparierten Stumpf gespritzt und der andere Teil in den Vorabdruck gefüllt. Mit Druck wird der Erstabdruck wieder in den Mund eingesetzt. Dabei ist es wichtig, das dünnfließende Material so gut wie möglich zu verpressen, damit ein dünner, gleichmäßiger Film entsteht. Dieses Vorgehen wir als zweizeitig-zweiphasige Abformung bezeichnet (vgl. Bild 11.8, S. 350).

Doppelmischabformung. Hier wird mit zwei Materialien unterschiedlicher Viskosität zeitgleich ein Abdruck genommen. Im Gegensatz zur Korrekturabformung wird kein Vorabdruck genommen, der anschließend mit einem Zweitmaterial korrigiert wird. Nach dem Entfernen der Retraktionsfäden und gründlicher Trockenlegung der abzuformenden Zähne wird gleichzeitig ein dünnfließendes Material um den präparierten Stumpf gespritzt und der Löffel mit zähflüssigem Material beschickt. In den Mund eingesetzt, verbinden sich beide Materialien miteinander (Bild 11.11). Aus diesem Grund wird diese Abformung als einzeitig-zweiphasig bezeichnet. Nach diesem Prinzip funktionieren Hydrokolloid- und Polyetherabformungen. Auch A-Silikone werden überwiegend so verarbeitet.

TIPP Spülen Sie alle Abformungen direkt nach der Entnahme unter fließendem Wasser ab und desinfizieren Sie sie mit einem geeigneten Desinfektionsverfahren.

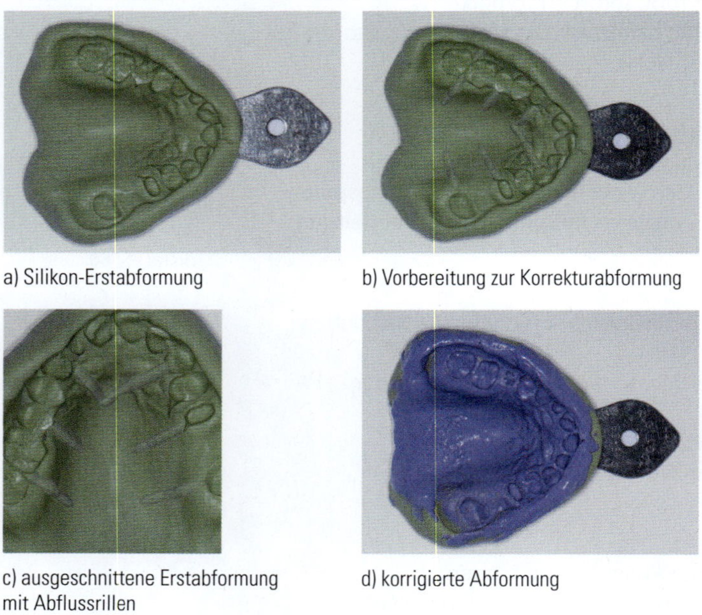

a) Silikon-Erstabformung

b) Vorbereitung zur Korrekturabformung

c) ausgeschnittene Erstabformung mit Abflussrillen

d) korrigierte Abformung

Bild 11.10 Korrekturabformung

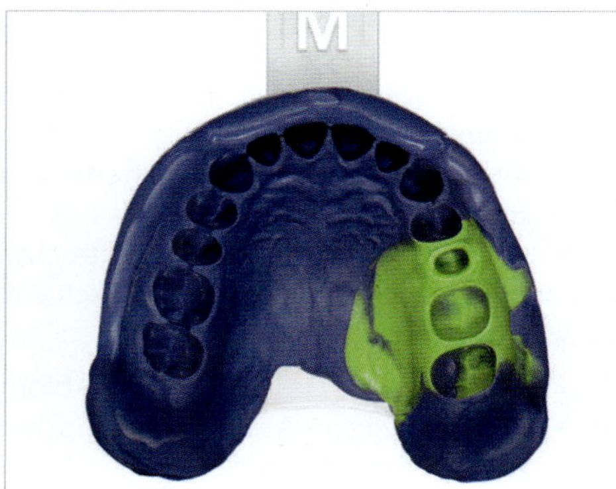

Bild 11.11 Doppelmischabformung

Katalysator. Bei Abformmaterialien werden eine Basis und ein Härter (Katalysator) miteinander vermischt, um den Abbindevorgang zu starten. Dies kann von Hand oder in Mischgeräten erfolgen.

Handanmischung. Bei diesem Verfahren werden zwei Pasten oder Pulver mit Flüssigkeit von Hand vermischt (z. B. Anmischen von Alginat im Becher mit Wasser).

Mischgeräte. Diese elektrischen Geräte haben einen Behälter mit einem Rührhaken, der dazu dient Pasten oder Pulver mit Flüssigkeit so zu vermischen, dass keine Klümpchen oder Blasen entstehen.

Kartuschen. Dünnfließende Materialien werden in Kartuschenform angeboten. Hier werden durch eine Mischdüse die verschiedenen Komponenten im richtigen Verhältnis miteinander vermischt. Dadurch kann die Fehlerquote bei der Anmischung reduziert werden.

11.2.3 Löffelarten

Abformlöffel werden benötigt, um das Abformmaterial in den Mund des Patienten zu transportieren und dort an Ort und Stelle zu halten.

Man unterscheidet
- industriell vorgefertigte oder konfektionierte Löffel und
- eigens hergestellte Löffel, sogenannte individuelle Löffel.

Vorgefertigte Löffel gibt es perforiert (durchlöchert), ohne Löcher oder mit Retentionsleisten (Bild 11.12). Welcher Löffel verwendet wird, hängt vom jeweiligen Material ab.

Die passende Größe wird durch Probieren im Mund des Patienten gefunden. Der Löffel sollte nicht drücken, aber auch nicht zu weit sein. Die richtige Passung ist wichtig, weil sonst ungenügend Druck auf das Material ausgeübt wird. Ein Abdrucklöffel für ein Alginat muss deutlich größer ausgewählt werden als für einen Abdruck mit Silikon.

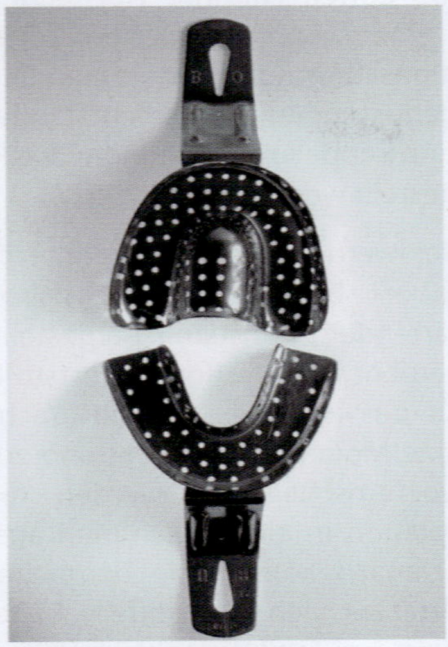

a) perforierte Löffel für OK / UK

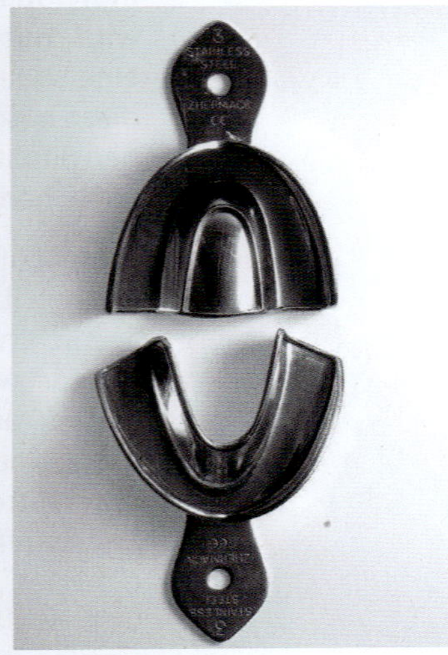

b) Rimlocklöffel für OK / UK

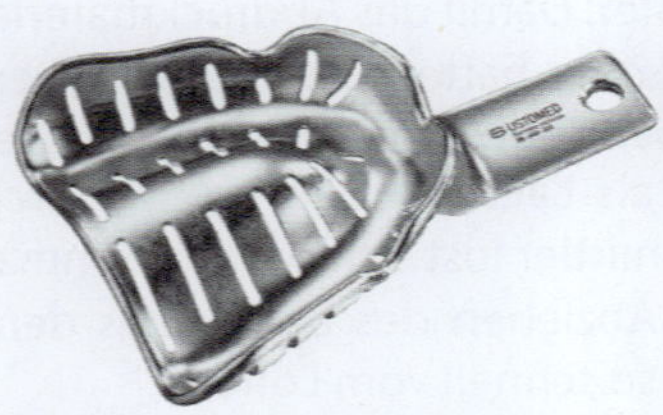

c) Löffel für unbezahnten Kiefer

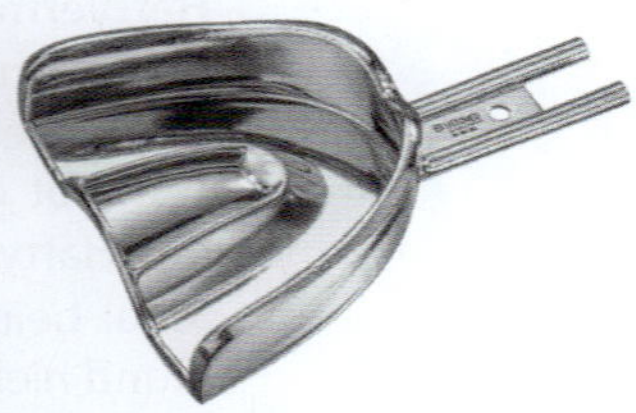

d) wassergekühlt für Hydrokolloidabformungen

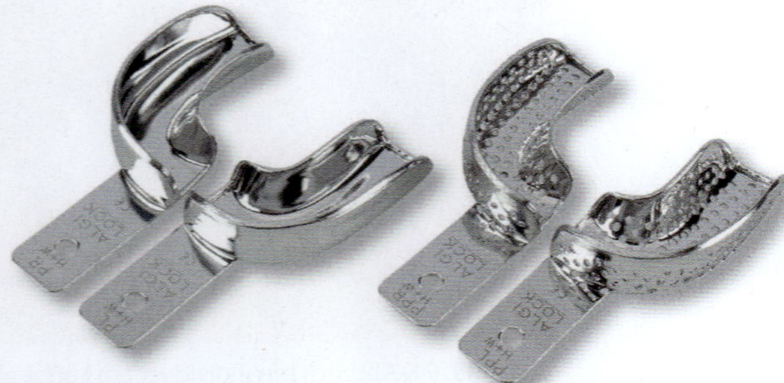

e) partielle Löffel

Bild 11.12 Verschiedene Abformlöffel

Die Art des Löffels hängt auch von der Anzahl der vorhandenen Zähne ab. Man unterscheidet Löffel für
- vollbezahnte Kiefer,
- teilbezahnte Kiefer (mit Freiendsituation) und
- unbezahnte Kiefer.

konfektionieren: serienmäßig herstellen

Retentionsleisten: überhängende Wülste an den Abformlöffeln

Individuelle Löffel. Für ihre Herstellung wird mit einem konfektionierten Löffel eine Situationsabformung genommen und diese ausgegossen. Auf dem so entstandenen Situationsmodell kann der individuelle Löffel hergestellt werden (Bild 11.13).

Diese Löffel werden meist im zahntechnischen Labor, aber auch im Praxislabor, aus lichthärtendem Kunststoff hergestellt. Hierfür werden vorgefertigte Kunststoffplatten auf das isolierte und mit Wachs ausgeblockte Modell aufgedrückt und zugeschnitten. Anschließend werden die Kunststoffplatten in einem Lichtofen ausgehärtet. Danach können sie bearbeitet und geglättet werden. Individuelle Löffel werden meist bei Funktionsabformungen verwendet.

Haftvermittler. Damit das Abdruckmaterial besser am Löffel haftet, kann ein Haftvermittler verwendet werden (Bild 11.14). Diesen gibt es als Lack oder als Spray. Durch den Haftvermittler löst sich das Abformmaterial beim Abziehen des Löffels aus dem Mund nicht so schnell vom Löffel.

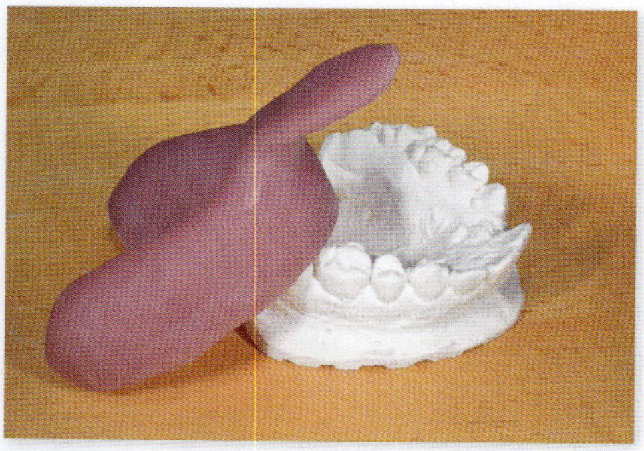

Bild 11.13 OK-Abdruck mit individuellem Löffel

Relation (lat.) = Verhältnis

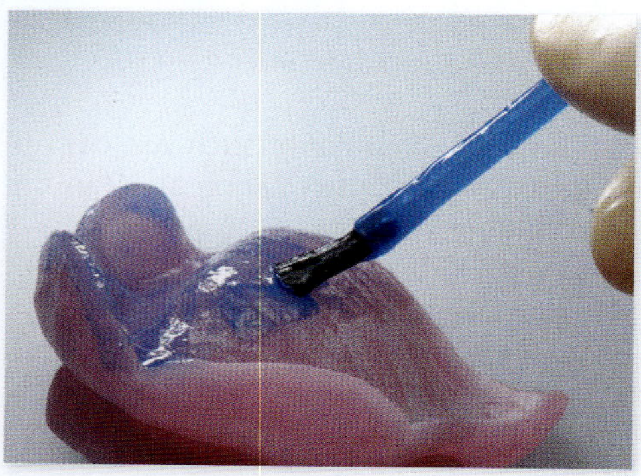

Bild 11.14 Auftragen des Haftvermittlers

TIPP Für jedes Abformmaterial gibt es den passenden Haftvermittler. Tragen Sie den Haftvermittler dünn auf den Löffel auf, so kann er schneller trocknen.

Abrechnung. Abrechenbare Positionen bei Kassenpatienten sind:

- BEMA-Nr. 98a Abformung individueller Löffel.
- BEMA-Nr. 98b/c Funktionsabformung OK/UK.

11.3 Festsitzender Zahnersatz

Wenn ein Zahn stark zerstört ist, kann er durch einen festsitzenden Zahnersatz in seiner Funktion wiederhergestellt werden. Der festsitzende Zahnersatz wird deshalb so bezeichnet, weil er fest im Mund auf Zähnen oder Implantaten verankert wird und im Gegensatz zum herausnehmbaren Zahnersatz nicht abgenommen werden kann.

Eine Übersicht über die Einteilung der unterschiedlichen Zahnersatzarten bietet Bild 11.15.

Um einen gut sitzenden Zahnersatz herstellen zu können, muss die Situation im Mund des Patienten möglichst naturgetreu wiedergegeben werden. Dies erreicht man in erster Linie durch eine gute Abformung.

Zusätzlich sollte die Lage von Ober- und Unterkiefer zueinander durch eine Kieferrelationsbestimmung festgelegt werden.

Die Kieferrelationsbestimmung dient der Zuordnung von Unterkiefer zu Oberkiefer in der vertikalen, horizontalen und sagittalen Richtung (dreidimensionale Bestimmung). Sie kann mit unterschiedlich aufwändigen Techniken und Verfahren durchgeführt werden.

Als einfachste Form gibt es den „Wachsbiss". Durch Zusammenbeißen entstehen auf einer Wachsplatte Eindrücke der Kauflächen, über welche die Modelle einander zugeordnet werden können (Bild 11.16a).

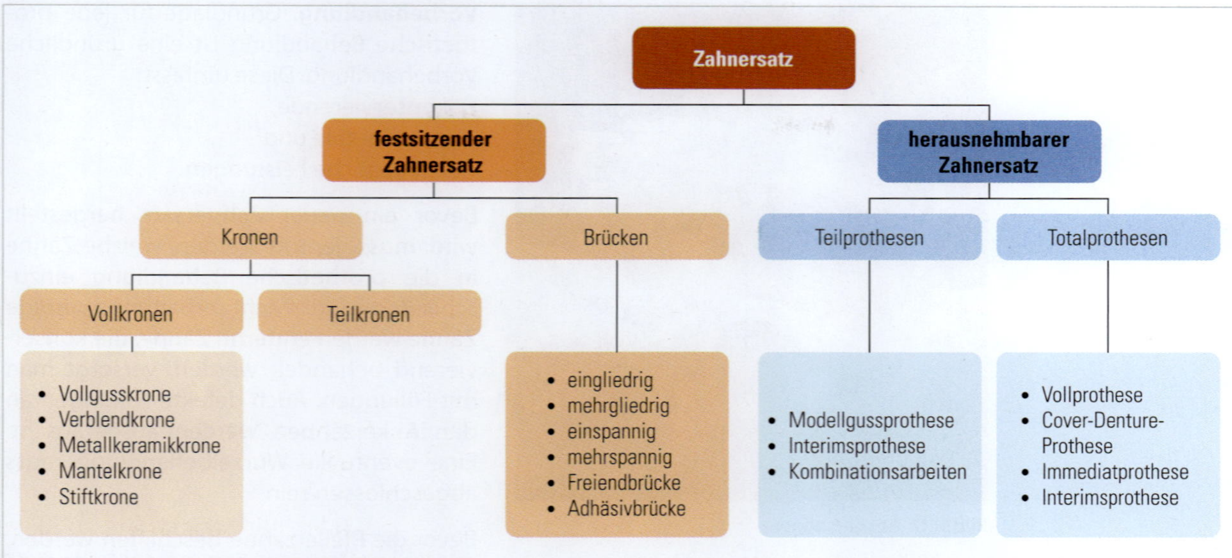

Bild 11.15 Zahnersatz (Einteilung)

Meist benutzt man jedoch Kunststoff-/Silikonmassen, die als spritzfähige Massen in Pistolen angeboten werden. Die Masse wird auf die Kaufläche aufgetragen, der Patient beißt zu. Nach Aushärten der Masse kann der Biss entnommen werden.

Bei fehlenden Zähnen wird die Kieferrelationsbestimmung über Bisswälle im unbezahnten Bereich gemacht (Bild 11.16b).

Besonders aufwändig sind Stützstiftregistrate, bei denen zusätzlich Bewegungen des Unterkiefers nachvollzogen werden können.

Kieferrelationen sind bei Vollprothesen häufig schwer zu bestimmen, weil eigene Zähne als Anhaltspunkte fehlen.

Der Gesichtsbogen (oder Übertragungsbogen) wird zur Registrierung der Lage des Oberkiefers im Schädel benutzt (Bild 11.17, S. 356). Mit seiner Hilfe können die Modelle schädel- und gelenkbezüglich einartikuliert werden, wodurch eine noch bessere Passung des Zahnersatzes erreicht wird. Im Labor wird mit dem Gesichtsbogen eine schädelbezügliche Montage des Oberkiefermodells gewährleistet. Die Anwendung eines Gesichtsbogens ist privat abzurechnen.

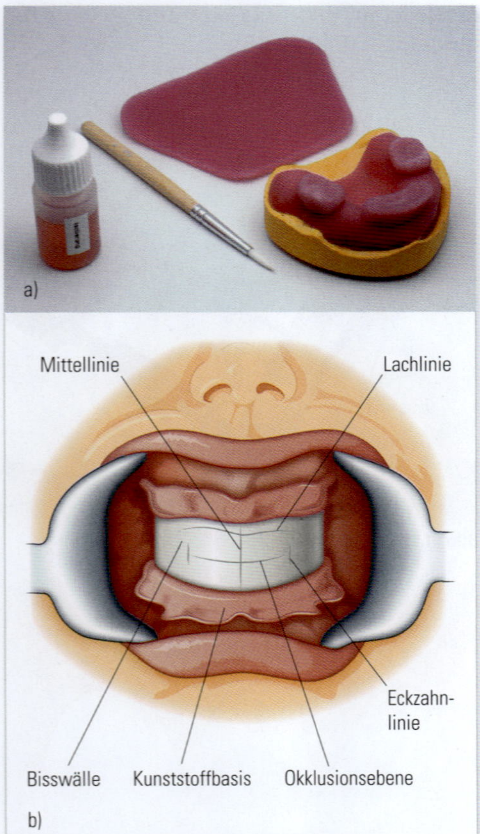

Bild 11.16 Kieferrelationsbestimmung:
a) Wachsplatte/Wachsbiss; b) Wachswälle/Bisswälle

Stützstiftregistrat:
Aufzeichnung der Vor- und Seitwärtsbewegungen des Unterkiefers in horizontaler Ebene als Pfeil

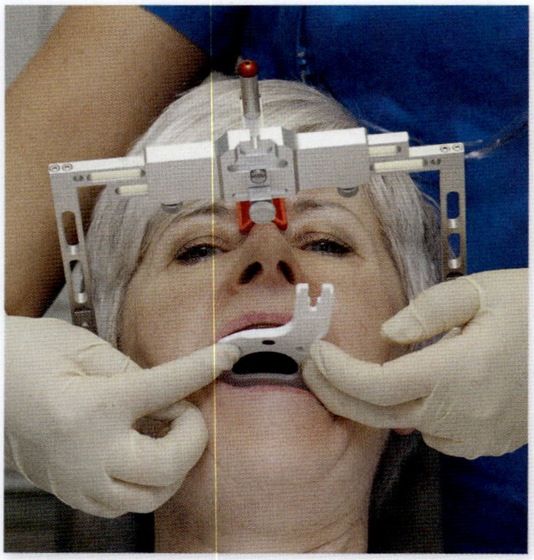

Bild 11.17 Gesichtsbogen

Artikulator. Um Kaubewegungen des Patienten simulieren zu können, werden die Modelle in den sogenannten Artikulator eingegipst (Bild 11.18).

Provisorium ▸S. 364 ff.

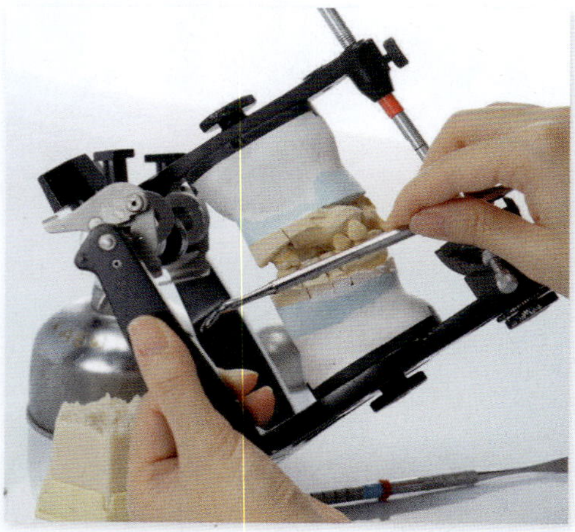

Bild 11.18 Artikulator

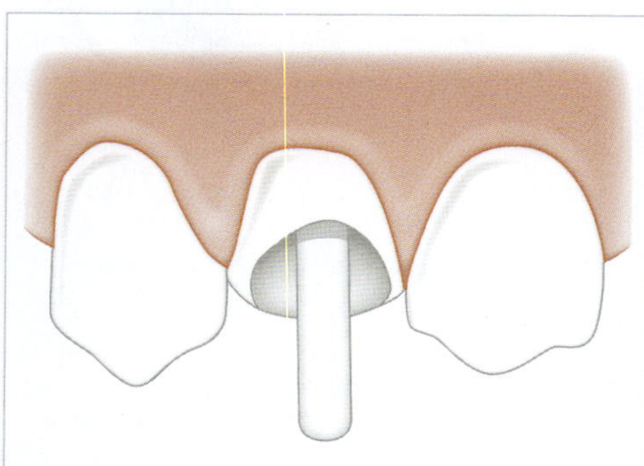

Bild 11.19 Stiftaufbau

Vorbehandlung. Grundlage für jede prothetische Behandlung ist eine gründliche Vorbehandlung. Diese umfasst:

- konservierende,
- parodontale und
- chirurgische Leistungen.

Bevor ein neuer Zahnersatz hergestellt wird, muss geprüft werden, welche Zähne in die prothetische Behandlung einzuschließen sind. Nicht erhaltungswürdige Zähne werden entfernt. Zähne, die konservierend behandelt werden, versorgt man mit Füllungen. Auch defekte Füllungen an den Ankerzähnen werden ausgetauscht. Eine eventuelle Wurzelbehandlung muss abgeschlossen sein.

Bevor die Pfeilerzähne beschliffen werden, empfiehlt es sich, einen Abdruck für das spätere ▸Provisorium zu machen. Ebenso wird ein Abdruck des Gegenkiefers gemacht.

Die Präparationsart richtet sich nach der geplanten Versorgung. Vor der Abformung wird die Präparationsgrenze deutlich dargestellt, indem Retraktionsfäden in den Sulkus eingelegt werden. Sie drücken das Zahnfleisch weg, damit das Abformungsmaterial die Präparationsgrenze gut abformen kann. Oft sind diese Fäden mit blutstillenden Substanzen getränkt.

Nach der Abformung folgt die Kieferrelationsbestimmung und der Gesichtsbogen wird angelegt. Die Zahnfarbe wird bestimmt. Spätestens jetzt werden alle Fäden entfernt und das Provisorium mit einem provisorischen Zement eingesetzt.

11.3.1 Stiftaufbauten

Stiftaufbauten erfolgen mithilfe pulpärer Stifte, die in den Wurzelkanalbereich eines endodontisch behandelten Zahnes eingebracht werden (Bild 11.19). Die Versorgung mit einer Krone oder Brücke ist jedoch nur möglich, wenn der Zahn nicht zu sehr zerstört ist. Ist nur noch wenig der ursprünglichen Zahnhartsubstanz vorhanden, bietet der Zahn nicht genügend Halt. Hier kann zum Ausgleich ein künstlicher Aufbau des Zahnstumpfes erfolgen.

Der Stift ragt über das Niveau des zerstörten Zahnes hinaus und bietet so eine Fläche, an welcher das Stumpfaufbaumaterial anhaften kann. Dieser Aufbau stabilisiert den Zahn und bietet genügend Halt für die Krone oder Brücke.

Stiftaufbauten können mit konfektionierten Stiften oder mit im Labor gegossenen Stiften erfolgen.

Beim direkten Verfahren wird ein konfektionierter bzw. industriell vorgefertigter Wurzelstift vom Zahnarzt in den vorbereiteten Stiftkanal eingesetzt und direkt mit einem Aufbau versorgt. Der Stiftaufbau erfolgt in einer Sitzung. Nach erfolgtem Aufbau kann der künstliche Zahnstumpf zur Aufnahme einer laborgefertigten Krone präpariert und abgeformt werden. In einer zweiten Sitzung wird dann die im Labor gefertigte Krone eingesetzt.

Für das direkte Verfahren gibt es folgende konfektionierte Stifte:
- Metallstifte,
- glas- und quarzfaserverstärkte Kompositstifte (Kunststoffstifte),
- Wurzelstifte aus Zirkondioxidkeramik.

Beim indirekten Verfahren wird ein im zahntechnischen Labor gegossener Stift verwendet. Dafür setzt der Zahnarzt bei der ersten Behandlung nach dem Entfernen der Wurzelfüllung einen konfektionierten Kunststoffstift ein. Über den Stift wird eine Abformung des zu versorgenden Zahnes genommen. Der Stift verbleibt im Abformmaterial. Im zahntechnischen Labor wird der Stiftaufbau auf dem Modell in Wachs oder Kunststoff modelliert und anschließend in Metall gegossen. Der Stiftaufbau wird vom Zahnarzt in einer zweiten Sitzung mit Zement im Wurzelkanal befestigt. Anschließend wird der Zahn nachpräpariert und es erfolgt eine erneute Abformung. Auf deren Basis wird die Krone im Labor gefertigt. In einer dritten Sitzung wird dann die laborgefertigte Krone durch den Zahnarzt eingesetzt. Nach dem erfolgten Stiftaufbau ist eine Kontrolle des Stifts durch ein Röntgenbild notwendig.

Mögliche Komplikationen eines Stiftaufbaus sind:
- Perforation der Wurzelwand,
- Schwächung der noch vorhandenen Zahnhartsubstanz (erhöhtes Frakturrisiko),
- Längsfraktur der Wurzel.

Perforation (lat.) = Durchbohren

Abrechnung.
- BEMA-Nr. 18 a durch einen konfektionierten Stift- oder Schraubenaufbau, einzeitig
- BEMA-Nr. 18 b durch einen gegossenen Stiftaufbau, zweizeitig

11.3.2 Künstliche Kronen

Mit Kronen werden durch Karies oder traumatische Ereignisse zerstörte Teile eines Zahnes rekonstruiert. Kronen umfassen und stabilisieren den Restzahn.

Der Zahn muss zu einem Stumpf beschliffen, d. h. ▸präpariert werden, um die Krone aufnehmen zu können.

Präparation ▸S. 359

Moderne Techniken ermöglichen es, einen stark zerstörten Zahn so zu rekonstruieren, dass er sich harmonisch in das Restgebiss einfügt. Dabei steht neben Form und Farbe vor allem die Funktion im Vordergrund.

Kronen können aus edelmetallhaltigen oder edelmetallfreien Legierungen, Kunststoff oder Keramik hergestellt werden (Tabelle 11.1, S. 358).

Kronen sind individuell angefertigt; sie werden nach Präparation und Abdrucknahme im zahntechnischen Labor hergestellt. Man kann Kronen auch direkt in der Praxis ▸computerunterstützt aus einem Keramikblock fräsen.

Herstellung von Zahnersatz mit der CAD/CAM-Methode ▸S. 376 f.

Die im Folgenden erläuterten Kronenarten werden unterschieden (Bild 11.20) in:

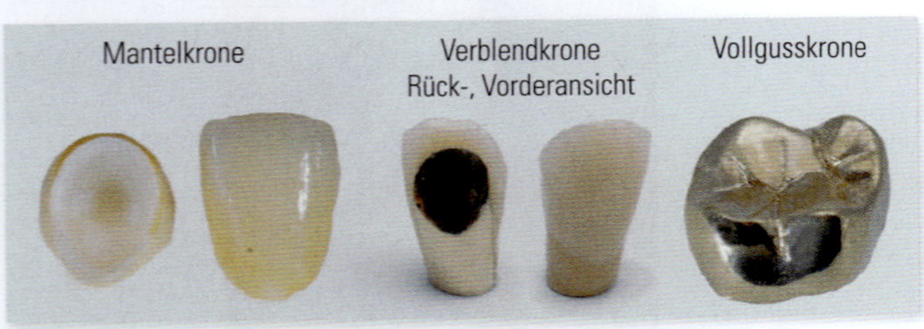

Bild 11.20 Kronenarten

Material	Arten / Legierungen	Vorteile	Nachteile	Anwendungsbereiche
Keramik	• Aluminiumoxid • Zirkonoxid • Lithiumsilikat	• zahnfarben • geringe Biofilmanhaftung • geringe Löslichkeit • zahnschonende Präparation möglich	• bruchgefährdet • leichtes Abplatzen bei Verblendungen	• Verblendmaterial • Vollkeramikkronen
Goldlegierungen	Verbindung von Gold mit Kupfer, Silber, Iridium, Palladium in bestimmten Verhältnissen	• gute Verarbeitungsmöglichkeit • hohe Korrosionsfestigkeit • keramikverblendbar	• goldfarben • Reaktion mit Speichel	• Vollgusskronen • Verblendkronen • Brücken • Inlays • Teilkronen • Teleskopkronen
Palladiumlegierungen	Verbindung von Palladium mit (meist) Silber	keramikverblendbar	silberfarben	• Verblendkronen • Brücken
Titanlegierungen		• sehr leicht keramikverblendbar • korrosionsbeständig	schwer zu verarbeiten	• Implantate • Verblendkronen • Brücken
NEM (Nicht-Edelmetall-Legierungen)	Verbindung von Kobalt, Chrom, Molybdän	• kostengünstig • keramikverblendbar	kann Spuren von Nickel enthalten	• Teleskopkronen • Modellguss • Kronen / Brücken
PMMA	Polymethylmethacrylat	• transparent • thermoplastisch • einfärbbar	kann Allergien auslösen	• Total- und Teilprothesen • Provisorien • Aufbissschienen • Kronen / Brücken

Tabelle 11.1
Materialien für Kronen

CAD/CAM-Technik ▸S. 376

Antagonist (gr.) = Gegenspieler; in der Zahnmedizin: der einem Zahn gegenüberliegende Zahn im Gegenkiefer

VMK = Abkürzung für Verblend-Metall-Keramik

Primärkrone/ Sekundärkrone ▸S. 370

Vollgusskronen bestehen vollständig aus Metall. Diese Kronenart wird nur im nichtsichtbaren Bereich, vor allem im Seitenzahnbereich, verwendet.

Verblendkronen bestehen aus einem Gerüst aus Metall, das im sichtbaren Bereich ganz oder teilweise mit zahnfarbenem Material (Keramik oder Kunststoff) verblendet wird. Der Kontaktbereich zum Antagonisten ist aus Metall gefertigt.

Metallkeramikkronen (VMK). Hier wird eine Metallkappe als Grundgerüst verwendet. Darauf wird rundum Keramik aufgebrannt, sodass nur im Randbereich ein schmaler Streifen Metall sichtbar bleiben kann.

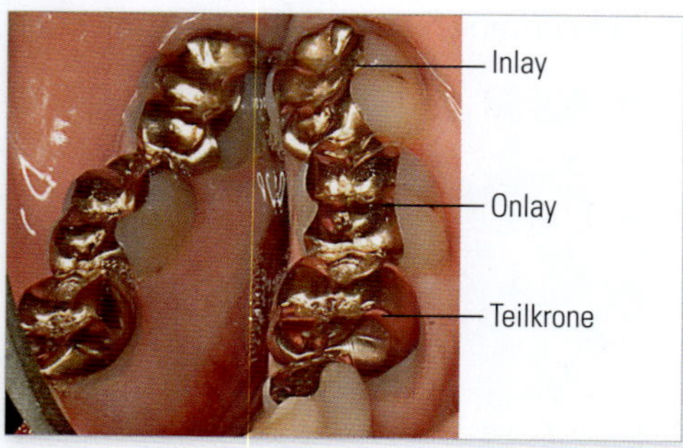

Bild 11.21
Teilkrone, Inlay, Onlay

Mantelkronen werden auch als Jacketkronen bezeichnet. Sie bestehen vollständig aus Keramik, seltener aus Kunststoff.

Zirkonkronen sind rein keramische Kronen oder Brücken, die über die CAD/CAM-Technik hergestellt werden.

Teilkronen ersetzen die natürliche Zahnkrone nur zum Teil. Der Unterschied zum Inlay besteht darin, dass die Höcker mit überkuppelt werden, der Unterschied zur Krone darin, dass die Höcker nur knapp gefasst werden und noch natürliche Zahnsubstanz zu sehen ist (Bild 11.21). Die Grenzen zwischen Onlays / Overlays und Teilkronen sind fließend. Sie bilden eine Alternative für Füllungen.

Doppelkronen sind besondere Kronen, die zur Befestigung von Prothesen und herausnehmbaren Brücken dienen. Sie bestehen aus einer sogenannten ▸Primärkrone, die fest auf den Stumpf zementiert wird, und einer herausnehmbaren Sekundärkrone, die über die Primärkrone geschoben wird. Je nach Art der Fräsung werden Doppelkronen als Konus- oder Teleskopkronen bezeichnet.

Welche Schritte von der Befunderhebung bis zum Einsetzen der fertigen Krone notwendig sind, verdeutlicht das Ablaufschema in Bild 11.22.

11.3.3 Präparation

Als Präparation wird das Beschleifen eines Zahnes bezeichnet.

Die Präparation wird mit einem Schnelllaufwinkelstück oder der Turbine unter Wasserkühlung mit verschiedenen Diamantschleifern durchgeführt. Zuerst wird der Zahn in der Höhe reduziert, dann wird rundherum der Durchmesser verkleinert, bis ein konischer Zahnstumpf entstanden ist.

Je nach Art der späteren Versorgung wird der Zahn mit der entsprechenden Technik beschliffen. Die Techniken unterscheiden sich durch die Form der entstehenden Präparationsgrenze (Bild 11.23).

Bei der Stufenpräparation wird eine ca. 1 mm breite rechtwinklige Stufe präpariert. Dadurch entsteht viel Platz, weshalb diese Präparation vor allem bei Verblendkronen verwendet wird.

Ein Nachteil der Stufenpräparation ist die breite Zementfuge, die zwischen Zahn und Krone entsteht.

Bei der Hohlkehlpräparation handelt es sich um die Standard-Präparationsart, weil sie Platz schafft und die Zementfuge trotzdem schmal bleibt.

Für den Zahntechniker ist die Präparationsgrenze gut zu erkennen und der Zahnersatz kann sehr genau gearbeitet werden.

Bei der Tangentialpräparation wird die Präparationsgrenze nur undeutlich dargestellt, weil die Präparation sehr schmal ausläuft. Der Kronenrand muss in Metall gearbeitet werden, weil es sonst zur Reizung des Zahnfleisches kommt.

Für den Zahntechniker ist die Präparationsgrenze bei der Tangentialpräparation schwer nachzuvollziehen, was dazu führen kann, dass die Kronenränder zu lang oder zu kurz ausfallen.

1. Sitzung
- Anamnese
- extraoraler / intraoraler Befund
- Vitalitätsprobe
- Anfertigung von Röntgenbildern
- Abformungen für Situationsmodelle
- Aufstellung des Behandlungsplanes
- Erstellung eines Heil- und Kostenplanes

2. Sitzung
- Anästhesie
- anatomische Abformung des Gegenkiefers
- anatomische Abformung zur Vorbereitung der Provisorien
- Präparation der Zähne
- Abformung der präparierten Zähne
- Bissnahme / Gesichtsbogen
- Zahnfarbe bestimmen
- Provisorium erstellen und eingliedern
- Laborauftrag schreiben

Labor
- Ausgießen der Abformungen und Herstellen der Modelle (Sägeschnittmodell)
- Einartikulieren der Modelle
- Herstellung des Gerüsts oder Fertigstellung der Krone

3. Sitzung
- eventuell Anästhesie
- Abnehmen des Provisoriums
- Einprobe des Gerüsts
- Wiederbefestigen des Provisoriums

→ ggf. kann auch schon bei der 3. Sitzung die Krone (z. B. bei CAD/CAM-Kronen) definitiv eingesetzt werden (entsprechend entfallen 4. Sitzung und Labor, da keine Verblendung notwendig)

Labor
Verblendung und Fertigstellung der Krone

4. Sitzung
Einsetzen der Krone

Bild 11.22 Herstellung einer Krone (Ablaufschema)

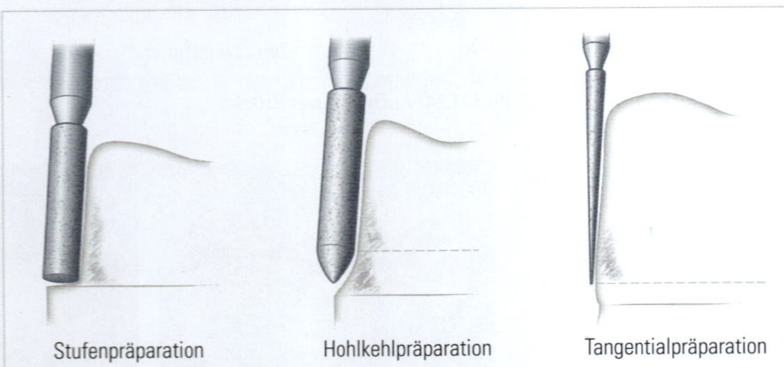

Bild 11.23 Präparationsarten

11.3.4 Brücken

Bei Verlust eines Zahnes oder mehrerer Zähne entsteht eine Lücke. Um sie zu schließen, kann auf die benachbarten Zähne eine fest einzementierte Brücke gesetzt werden; die Lücke wird „überbrückt". Die benachbarten Zähne müssen im Knochen fest verankert sein. Sie dürfen keine Veränderung an der Zahnwurzel und keine zu starke Zerstörung der klinischen Krone aufweisen.

Eine Brücke ist ein rein parodontal getragener Zahnersatz, das heißt, die ganze Kaukraft wird auf die Pfeilerzähne übertragen. Die Brücke verhindert, dass Nachbarzähne in die entstandene Lücke kippen und sich die Zähne im Gegenkiefer verlängern. Damit verhindert sie auch eventuell entstehende Bissverschiebungen und Kiefergelenksbeschwerden sowie Schmerzen aller am Kausystem beteiligten Strukturen.

Aufbau. Den grundsätzlichen Aufbau einer Brücke zeigt Bild 11.24. Die einzelnen Bestandteile einer Brücke sind:

- **Pfeiler:** So wird der beschliffene Zahn bezeichnet, der die Krone aufnimmt. Der Pfeiler stützt die Brücke auf dem Restzahnbestand ab.
- **Anker:** So wird die Krone genannt, die eine Brücke am Pfeiler befestigt und abstützt.

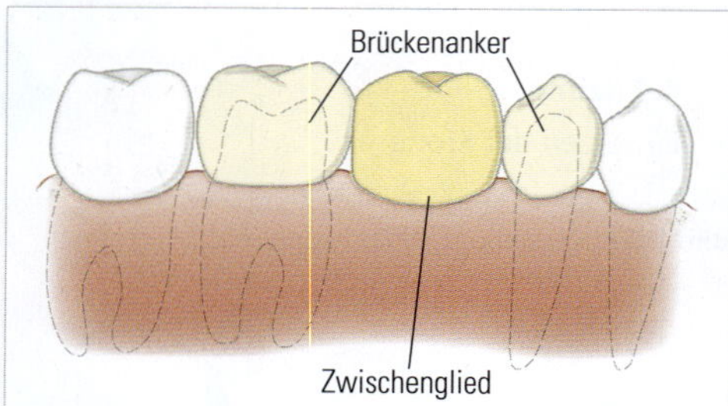

Bild 11.24 Aufbau einer Brücke

- **Zwischenglied** (Brückenglied): So wird der Bereich der Brücke zwischen den Brückenankern bezeichnet. Das Zwischenglied ersetzt die fehlenden Zähne zwischen den Ankern.
- **Anhänger:** So wird der Teil einer Brücke genannt, der frei endend einen fehlenden Zahn ersetzt und nicht durch einen Anker abgestützt wird.

Das Brückengerüst besteht meist aus Metall, Kunststoff oder Zirkon. Es kann aus Vollmetall bestehen oder mit Keramik oder Kunststoff verblendet sein (Bild 11.25).

Brücken werden nach Lage und Art ihrer Pfeiler und nach Anzahl und Form ihrer Brückenglieder unterschieden. Darüber hinaus gibt es Sonderformen (Bild 11.26).

Lage der Pfeiler. Als einspannig bezeichnet man eine Brücke, wenn das Zwischenglied von einem Anker zum nächsten nur eine Lücke überspannt (Bild 11.27a). Bei mehrspannigen Brücken überspannen mehrere von Pfeilern abgestützte Bögen mehrere Lücken (Bild 11.27b).

Eine Freiendbrücke wird oft verwendet, wenn der 4er im Oberkiefer fehlt und man die Eckzähne nicht beschleifen möchte. (Bild 11.27c). Es wird nach mesial ein frei schwebendes Brückenglied (Anhänger) angebracht, das mit zwei verblockten Kronen verbunden wird.

Art der Pfeiler. Die Brücke kann an einem natürlichen Zahn oder an einem Implantat befestigt sein. Der Pfeiler überträgt die gesamte Kaukraft auf den ihn umgebenden Knochen.

Zahl der Brückenglieder. Nach der Zahl der Brückenglieder unterscheidet man eingliedrige und mehrgliedrige Brücken (Bild 11.28).

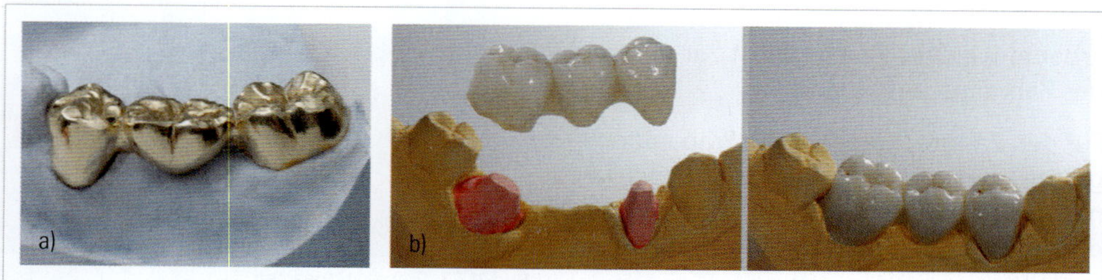

Bild 11.25 a) Metallbrücke (Vollgussbrücke); b) Keramikbrücke

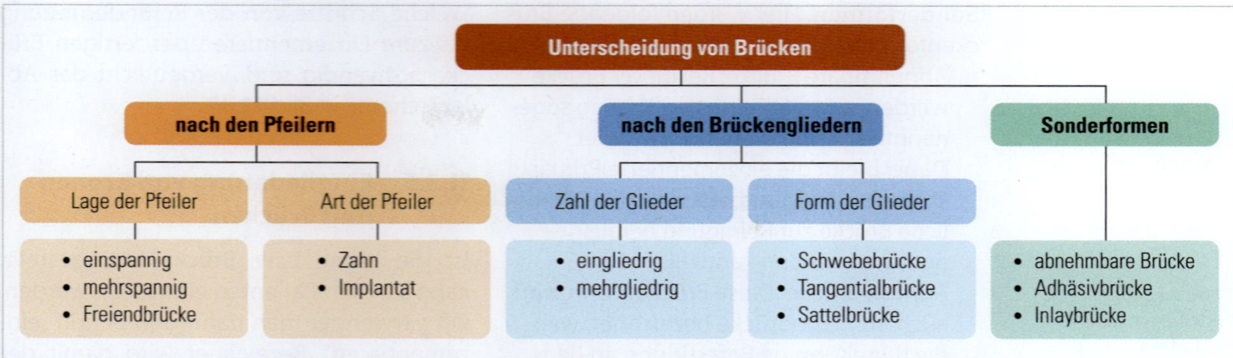

Bild 11.26 Unterscheidung von Brücken (Übersicht)

Form des Zwischengliedes. Hier werden folgende Formen unterschieden (Bild 11.29):

- Bei der Schwebebrücke hat das Zwischenglied keinen Kontakt zur Schleimhaut. Deshalb wird sie nicht im sichtbaren Bereich eingesetzt. Die Reinigung ist sehr gut möglich, da sie unterspülbar ist.
- Bei der Tangentialbrücke liegt das Zwischenglied drucklos auf dem Alveolarkamm. Nachteilig ist die dadurch bedingte schlechtere Reinigungsmöglichkeit. Aus ästhetischen Gründen ist dies jedoch die häufigste Versorgungsform.
- Bei der Spaltbrücke ist der Abstand zwischen Alveolarkamm und Zwischenglied sehr gering. Aus parodontalhygienischer Sicht ist dies ungünstig, da es zu Einlagerungen von Speiseresten kommen kann. Daher sollte diese Form möglichst nicht gewählt werden.
- Bei der Sattelbrücke liegt das Zwischenglied breitflächig auf dem Kieferkamm auf, was die Reinigung fast unmöglich macht. Diese Art von Zwischenglied sollte nicht verwendet werden.

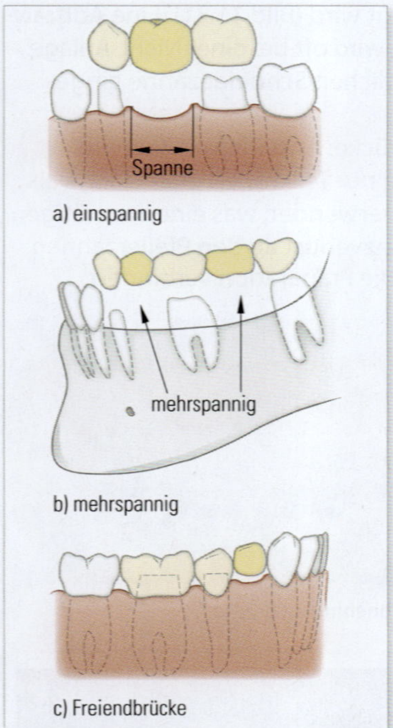

Bild 11.27 Unterscheidung von Brücken nach Lage der Pfeiler

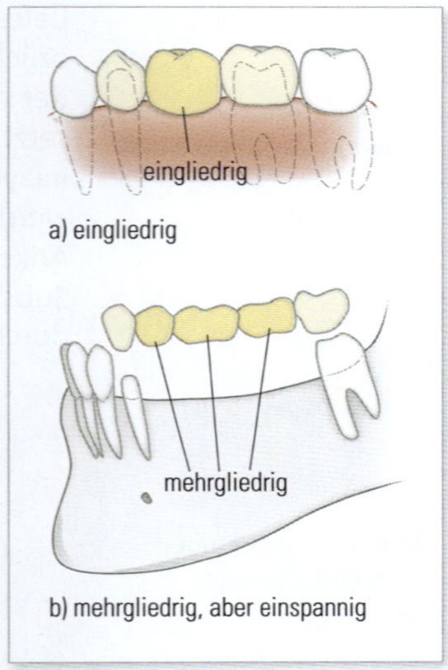

Bild 11.28 Unterscheidung von Brücken nach Zahl der Brückenglieder

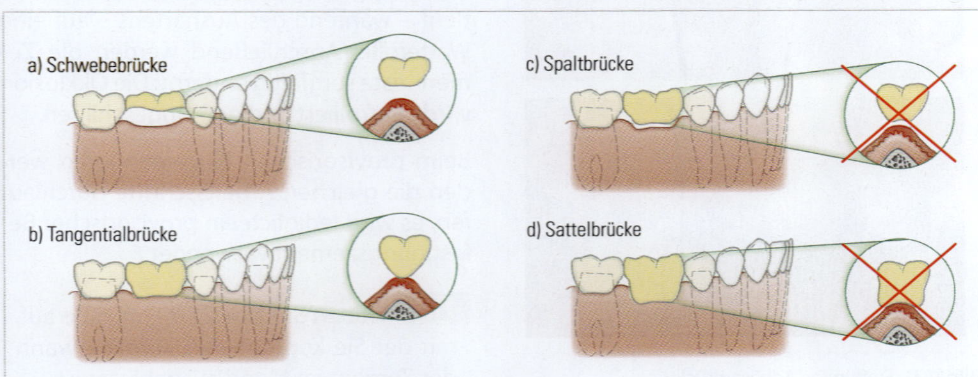

Bild 11.29 Unterscheidung von Brücken nach Form des Zwischengliedes
✕ = sollte nicht verwendet werden

Sonderformen. Hier werden folgende Brückenformen unterschieden:

- Abnehmbare Brücke: Bei dieser Brücke werden statt der normalen Kronen sogenannte Doppelkronen verwendet. Dabei bleibt die einzementierte Primärkrone fest im Mund, während die eigentliche Brücke zur Reinigung herausgenommen werden kann (Bild 11.30).
- Adhäsivbrücke: Diese Brückenform wird auch als Klebebrücke bezeichnet, weil die flügelförmige Befestigung an dem fast unbeschliffenen Nachbarzahn mithilfe von Säureätztechnik und Kunststoff befestigt wird (Bild 11.31). Eine Adhäsivbrücke wird oft bei einer Nicht-Anlage der seitlichen Schneidezähne eingesetzt.
- Inlaybrücke: Anstelle von Kronen werden nur Teilkronen oder Inlays als Anker verwendet, was einen unnötigen Substanzverlust an den Pfeilerzähnen durch die Präparation verhindert.

Doppelkrone S. 370

adhäsiv von adhaerere (lat.) = anhaften

VMK-Krone S. 358

Inlay S. 145

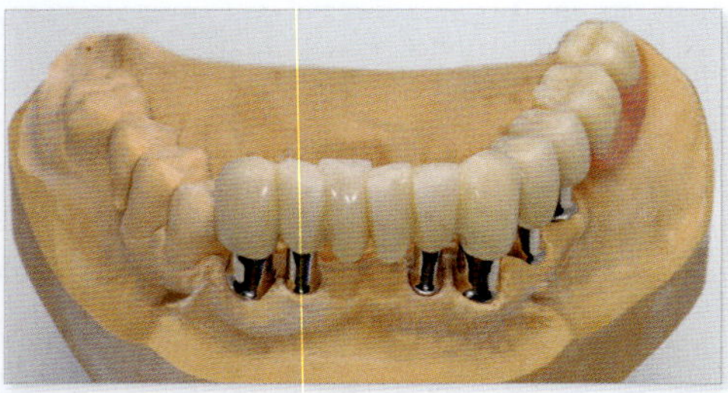

Bild 11.30 Abnehmbare Brücke

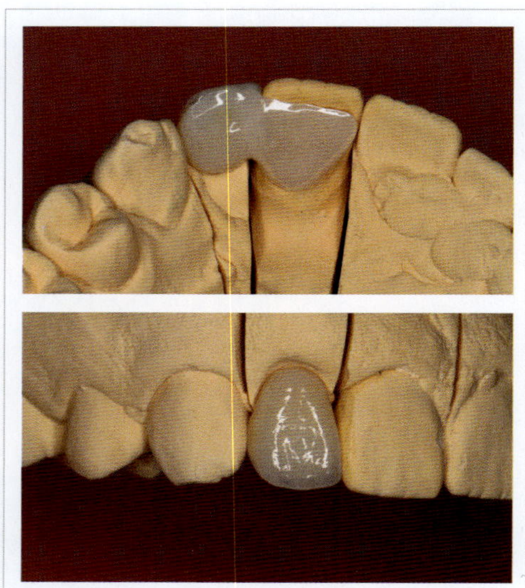

Bild 11.31 Einflüglige Adhäsivbrücke

Veneer: hauchdünne Verblendschale aus Keramik

Provisorium S. 364 ff.

Welche Schritte von der Befunderhebung bis zum Einzementieren der fertigen Brücke notwendig sind, verdeutlicht das Ablaufschema in Bild 11.32.

11.3.5 Eingliederung von Kronen und Brücken

Ist die Krone bzw. Brücke fertiggestellt, kann sie dem Patienten eingesetzt werden. Oft verwendet man dafür den Begriff „einzementieren". Bezeichnet wird damit der gesamte Ablauf zum Eingliedern des festsitzenden Zahnersatzes. Abhängig vom Material, aus dem die Krone / Brücke hergestellt wurde, kann der Zahnersatz mit einem Zement eingesetzt werden oder mit dem Zahnstumpf adhäsiv verklebt werden:

- Vollgusskronen, VMK-Brücken oder VMK-Kronen können sowohl adhäsiv eingeklebt als auch einzementiert werden.
- Bei Kronen oder Brücken aus Keramik kommt es auf die verwendete Keramikverbindung an.
- Inlays und Teilkronen aus Keramik werden adhäsiv geklebt. Wenn sie aus Metall sind, werden sie klassisch zementiert. Veneers werden adhäsiv eingesetzt.

Befestigung mit Zement. Nach dem Entfernen des Provisoriums werden die Stümpfe gesäubert. Passgenauigkeit und Okklusion der Krone / Brücke im Mund werden erneut überprüft. Die Kronen / Anker sollten noch einmal gesäubert und entfettet werden, am besten mit Alkohol. Nun kann die ZFA den Befestigungszement anmischen und gleichmäßig in die Kronen füllen. Die Kronen werden auf die Stümpfe gesetzt und auf ihren Sitz überprüft. Dann beißt der Patient – während des Aushärtens – auf eine Watterolle. Anschließend werden die Zementreste sorgfältig entfernt. Die Okklusion wird kontrolliert und ggf. eingeschliffen.

Beim provisorischen Einzementieren werden die gleichen Arbeitsschritte durchlaufen, es wird lediglich ein provisorischer Befestigungszement verwendet.

TIPP Heben Sie eine Zementprobe auf, mit der Sie kontrollieren können, wann der Zement im Mund ausgehärtet ist.

1. Sitzung

- Anamnese
- extraoraler/intraoraler Befund
- Vitalitätsprobe
- eventuell Vorbehandlung
- Anfertigung von Röntgenbildern
- Aufstellung des Behandlungsplanes
- Erstellung eines Heil- und Kostenplanes

2. Sitzung

- Anästhesie
- anatomische Abformung des Gegenkiefers
- anatomische Abformung zur Vorbereitung der Provisorien
- Präparation der Zähne
- Abformung der präparierten Zähne
- Bissnahme / Gesichtsbogen
- Zahnfarbe bestimmen
- Provisorium erstellen und eingliedern
- Laborauftrag schreiben

Labor

- Ausgießen der Abformungen und Herstellen der Modelle (Sägeschnittmodell)
- Einartikulieren der Modelle
- Herstellung des Gerüsts

3. Sitzung

- eventuell Anästhesie
- Abnehmen des Provisoriums
- Einprobe des Gerüsts
- Wiederbefestigen des Provisoriums

Labor

Verblendung und Fertigstellung der Brücke

4. Sitzung

- erneute Einprobe
- Säubern der Stümpfe
- Eingliederung der Brücke
- Hygieneanweisung

Bild 11.32 Herstellung einer Brücke (Ablaufschema)

Adhäsive Befestigung. Die Prinzipien der adhäsiven Befestigung von Kronen / Brücken (Bild 11.33) sind die gleichen wie bei der ▸adhäsiven Befestigung von Kompositen.

Die adhäsive Befestigung von Zahnersatz erfolgt unter absoluter Trockenlegung. Am Zahn werden die gleichen Arbeitsschritte durchgeführt wie zur Vorbereitung einer Kompositfüllung.

Eine Übersicht über die erforderlichen Maßnahmen zur adhäsiven Befestigung von Kronen / Brücken bietet der Leitfaden in Bild 11.34, S. 364.

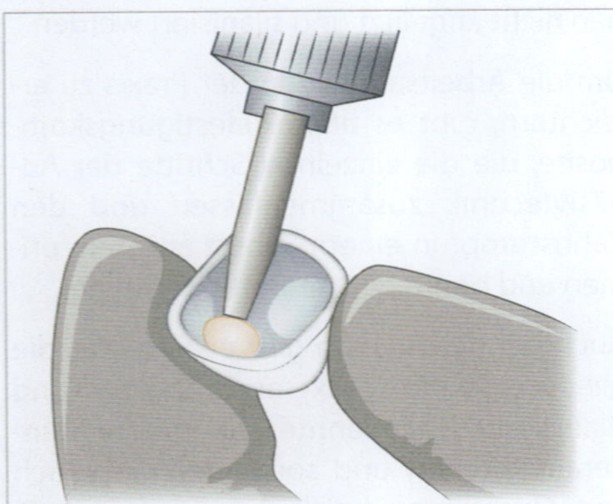

Bild 11.33 Adhäsive Befestigung

konditionieren = vorbereiten (vor der Verarbeitung an die erforderlichen Bedingungen anpassen)

Primer, Bonding
▸S. 139 ff.

Lichtpolymerisation
▸S. 139

Kronenlumen: Restaurationsinnenfläche

Flusssäure: stark ätzende Säure

Silan: chemischer Stoff, der zwei unterschiedliche Enden hat. Das eine Ende verbindet sich mit Keramik, das andere Ende mit Kunststoff.

autokatalytisch: von selbst aushärtend

Leitfaden für die adhäsive Befestigung von Kronen / Brücken

(Wichtig! Jedes Adhäsiv-System wird anders verarbeitet. Bitte immer in den Beipackzettel schauen.)

✓ Vorbereitung am Patienten durch den Zahnarzt:
- eventuell den Zahnstumpf (Dentin) mit Phosphorsäure für maximal 10–15 Sekunden konditionieren – mit Wasser-Spray abblasen und danach trocknen
- ▸Primer auftragen und einreiben – trocken blasen
- ▸Bonding auftragen – Überschüsse verblasen – ▸lichthärten

✓ Zeitgleich Vorbereitung der Krone / Brücke durch die ZFA:
- nach Einprobe am Patienten Krone / Brücke mit Aluminiumoxid sandstrahlen – trocken blasen
- Kronenlumen mit Flusssäure (!!!) vorbehandeln – vorsichtig mit Wasser abspülen – trocken blasen
- Silan auftragen – trocken blasen
- ggf. Anmischen des Befestigungskomposits – Einfüllen des Befestigungskomposits in das Kronenlumen

✓ Eingliederung der Krone / Brücke am Patienten:
- Krone / Brücke auf Zahnstumpf pressen – Überschüsse sofort entfernen – Befestigungskomposit lichthärten oder es härtet autokalytisch aus
- Okklusion und Artikulation überprüfen
- Politur

Bild 11.34 Leitfaden für die adhäsive Befestigung von Kronen / Brücken

TIPP

- Beim Umgang mit Flusssäure immer lange Schutzhandschuhe, Augenschutz, Atemschutz, Schutzkleidung und geschlossene Schuhe tragen (= stark ätzende, gewebeschädigende Säure!).
- Flusssäurereste immer in einer Plastikschale und nicht im Keramikbecken abspülen (Flusssäure ätzt Glas, Metall und Keramik!).

Kronen und Brücken aus Zirkonoxid können nicht angeätzt und silanisiert werden.

Um die Arbeitsabläufe in der Praxis zu erleichtern, gibt es auch Befestigungskomposite, die die einzelnen Schritte der Adhäsivtechnik zusammenfassen und den Zahnstumpf in einem Schritt anätzen, primen und bonden (One-Bottle-Systeme).

Auch bei den Silanen gibt es Systeme, die gleichzeitig die Glaskeramik anätzen und silanisieren (sogenannte Einkomponenten-Keramikprimer) und somit den Gebrauch von Flusssäure überflüssig machen (z. B. Monobond® Etch & Prime).

Befestigungskomposite. Aufgrund ihrer unterschiedlichen Aushärtungseigenschaften unterscheidet man:
- rein lichthärtende Befestigungskomposite (härten nur nach Aktivierung durch die Polymerisationslampe aus),
- rein chemisch-härtende Befestigungskomposite (härten nach dem Anmischen selbstständig aus, d. h., sie sind autokatalytisch),
- dual-härtende Befestigungskomposite (härten sowohl selbstständig nach dem Anmischen als auch mithilfe des Lichts der Polymerisationslampe aus).

11.3.6 Provisorien

Provisorium (Sg.)/ Provisorien (Pl.): vorübergehende Zwischenlösung; hier: Zahnersatz für einen begrenzten Zeitraum

Das Provisorium dient als vorübergehende schützende und funktionelle Versorgung eines präparierten Zahns oder zum Verschluss einer Zahnlücke.

Unter dem Begriff Provisorium werden alle Arten von Provisorien zusammengefasst:
- provisorische Füllungen,
- provisorische Kronen / Brücken,
- provisorische Prothesen.

Für provisorische Kronen / Brücken verwendet man meist Materialien auf der Grundlage von ▸Kompositen, die als „Zweikomponenten-Systeme" in Kanülen / Kartuschen angeboten werden.

Provisorien für festsitzenden Zahnersatz kann man auf verschiedene Arten herstellen:

- direkt am Patienten,
- mit vorgefertigten Kronen,
- im Labor.

Herstellung am Patienten. Für direkt am Patienten hergestellte Provisorien wird der Zahn vor der Präparation mit einem Alginatabdruck abgeformt. Nach der Präparation wird ein spezieller flüssiger Kunststoff in die ursprüngliche Abformung eingefüllt und wieder in den Mund eingesetzt. Der Kunststoff härtet autokalytisch aus und wird aus dem Mund entnommen. Das Kunststoffprovisorium wird ausgearbeitet und anschließend provisorisch zementiert. Diese Methode wendet man bei Einzelkronen und Brücken an (Bild 11.35).

Eine weitere Möglichkeit ist das Umarbeiten alter Kronen und Brücken durch Auffüttern mit Kunststoff.

Herstellung mit vorgefertigten Kronen. Provisorien können auch mithilfe von vorgefertigten Kronen aus Kunststoff oder angepassten Zinnhülsen hergestellt werden. Diese werden mit Kunststoff aufgefüttert und können dann eingeklebt werden. Da sie jedoch nicht sehr passgenau sind, kann es zur Reizung des Zahnfleisches kommen.

Komposite ▸S. 138 ff.

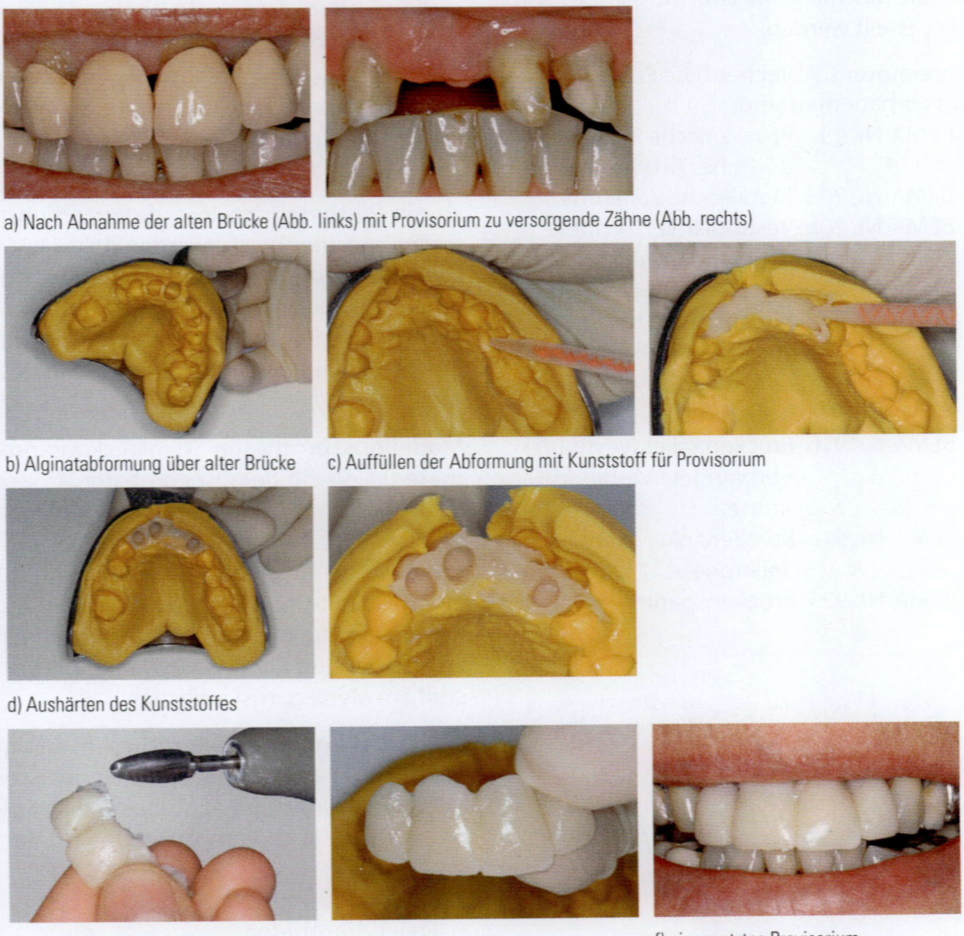

a) Nach Abnahme der alten Brücke (Abb. links) mit Provisorium zu versorgende Zähne (Abb. rechts)

b) Alginatabformung über alter Brücke

c) Auffüllen der Abformung mit Kunststoff für Provisorium

d) Aushärten des Kunststoffes

e) Ausarbeiten des Provisoriums

f) eingesetztes Provisorium

Bild 11.35 Herstellen eines Kunststoffprovisoriums

Tiefziehen: Verfahren, bei dem eine dünne Plastikfolie erwärmt und mit Unterdruck über ein Modell geschrumpft wird. So entsteht eine Hohlform wie beim Alginatabdruck (Bild 11.35).

CAD/CAM ▸S. 376 f.

Herstellung im Labor. Eine weitere, etwas aufwändigere Methode ist die Herstellung eines Provisoriums mithilfe von Folien im Labor. Dazu muss eine Miniplastschiene (Kunststoffschiene) über ein Gipsmodell oder eine Zahnaufstellung tiefgezogen werden. Diese wird dann am Patienten mit Kunststoff aufgefüllt und eingesetzt.

Im Labor können Provisorien heute außerdem mithilfe des ▸CAD/CAM-Verfahrens digital geplant und aus Kunststoffblöcken gefräst werden. Bei sogenannten Eierschalenprovisorien wird im Labor ein Provisorium mit einer dünnen Schale aus Kunststoff hergestellt, das im Mund des Patienten nach der Präparation unterfüttert werden kann. Laborgefertigte Langzeitprovisorien können auch aus einem Gerüst aus Metall, das mit Kunststoff verblendet wird, hergestellt werden.

Phonetik (gr.) = (Lehre von den) Vorgänge(n) beim Sprechen; hier: Lautbildung

Abrechnung. Abrechenbare Positionen bei Kassenpatienten sind:

- BEMA-Nr. 19 Provisorische Krone; provisorisches Brückenglied.
- BEMA-Nr. 20a Metallische Vollkrone.
- BEMA-Nr. 20b Vestibulär verblendete Verblendkrone.
- BEMA-Nr. 20c Metallische Teilkrone.
- BEMA-Nr. 21 Provisorische Krone mit Stiftverankerung.
- BEMA-Nr. 91a Brückenanker (metallische Vollkrone).
- BEMA-Nr. 91b Brückenanker (vestibulär verblendete Verblendkrone).
- BEMA-Nr. 91c Brückenanker (metallische Teilkrone).
- BEMA-Nr. 92 Brückenspanne

Ausgleichselemente ▸S. 367

Bild 11.36
OK-Teilprothese

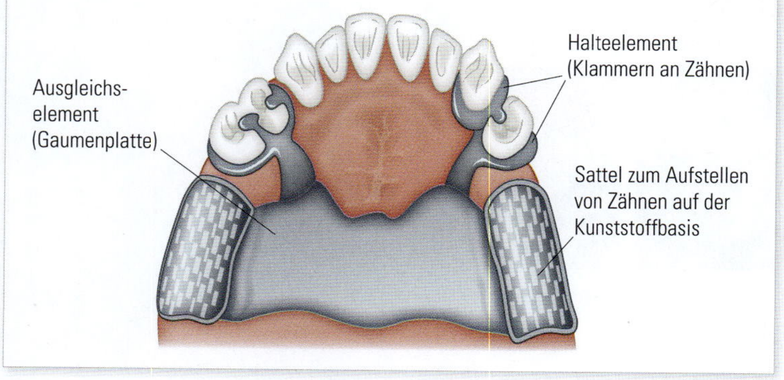

11.4 Herausnehmbarer Zahnersatz

11.4.1 Teilprothesen

In manchen Fällen ist die Versorgung einer Lücke mit einem festsitzenden Zahnersatz nicht möglich, dann muss nach einer Alternative gesucht werden. Dies ist der Fall, wenn

- keine Pfeilerzähne zur Verankerung von Brücken mehr vorhanden sind,
- die vorhandenen Restzähne keine ausreichende Stabilität aufweisen,
- die Mundhygiene ungenügend ist.

Zusätzlich spielt der finanzielle Aspekt eine Rolle. Eine Klammerprothese z. B. ist eine kostengünstige Alternative.

Teilprothesen sollen sowohl die Ästhetik als auch die Phonetik wiederherstellen. Sie sollen die Kaufunktion, also die okklusalen Verhältnisse, sichern und weitere Zerstörungen verhindern.

Teilprothesen bestehen aus einer Metallbasis mit Prothesensätteln, auf denen Kunststoffzähne angebracht werden (Bild 11.36). Die Verbindung mehrerer Sättel erfolgt durch ▸Ausgleichselemente. Am Restzahngebiss wird die Teilprothese durch Befestigungs-, Halte- oder Stützelemente befestigt.

Modellgussprothesen (Einstückgussprothesen) sind ein herausnehmbarer, an den Restzähnen mit Klammern und Auflagen befestigter Zahnersatz. Alle Teile der Prothese werden in einem Guss, meistens aus einer Kobalt-Chrom-Molybdän-Legierung hergestellt. Nur die Prothesensättel mit den zu ersetzenden Zähnen werden mit Kunststoff am Metallgerüst befestigt.

Die Einteilung von Teilprothesen erfolgt nach der Anordnung des Lückengebisses oder nach der Art der Abstützung. Alle Formen gibt es auch kombiniert. Man unterscheidet:

- Schaltprothesen,
- Freiendprothesen,
- Prothesen mit parodontaler Abstützung,
- Prothesen mit gingivaler Abstützung.

Schalt- und Freiendprothesen. Zahnersatz, bei dem die Lücke innerhalb der Zahnreihe liegt, bezeichnet man als Schaltprothese. Zahnersatz bei verkürzter Zahnreihe wird als Freiendprothese bezeichnet. Es gibt auch Teilprothesen mit einer Kombination beider Arten (Bild 11.37).

Parodontale Abstützung liegt vor bei Prothesen, die vollständig auf den Restzähnen abgestützt werden (Bild 11.38). Die Kaukraft wird auf die Restzähne übertragen, sodass kaum Kraft auf das Weichgewebe weitergegeben wird. Aus diesem Grund kann die Basis grazil gestaltet werden.

Gingivale Abstützung. Prothesen, die nur auf den Schleimhäuten abgestützt werden, bezeichnet man als rein gingival getragenen Zahnersatz (wenn also keine Abstützung mehr auf Zähnen möglich ist, wie bei der ▸Totalprothese). Hier wird der gesamte Kaudruck auf das Weichgewebe übertragen, was zu einer breitbasigen Gestaltung der Prothese führt.

Es gibt auch Kombinationen beider Formen der Abstützung, z. B. bei Freiendprothesen. Hier wird ein Teil der Kaukraft auf die Halteelemente im vorderen Teil der Prothese weitergegeben und ein Teil auf die Basis und somit auf die Schleimhaut unter den Sätteln (Bild 11.39).

Ausgleichselemente übertragen den Kaudruck auf andere Abschnitte der Prothese oder auf die Restzähne. Außerdem verbinden sie die einzelnen Teile der Prothese miteinander. Ausgleichselemente sind

- im Oberkiefer: Gaumenplatte, Transversalbügel oder Lochplatte (Bild 11.40),
- im Unterkiefer: Sublingualbügel oder fortlaufende Rückenschutzplatte.

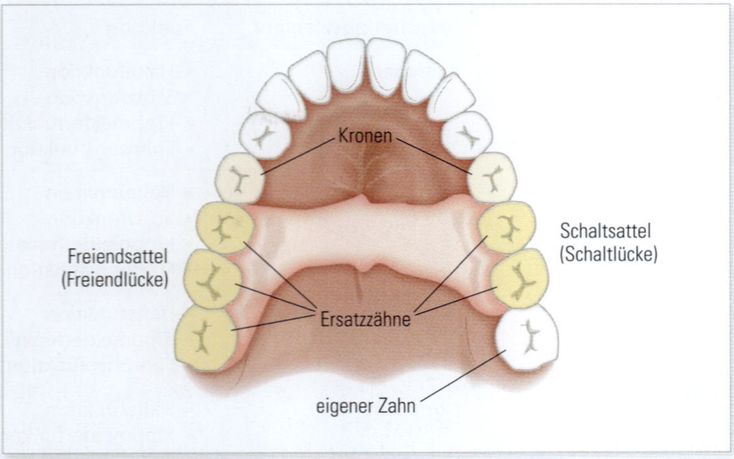

Bild 11.37 Freiendsattel und Schaltsattel

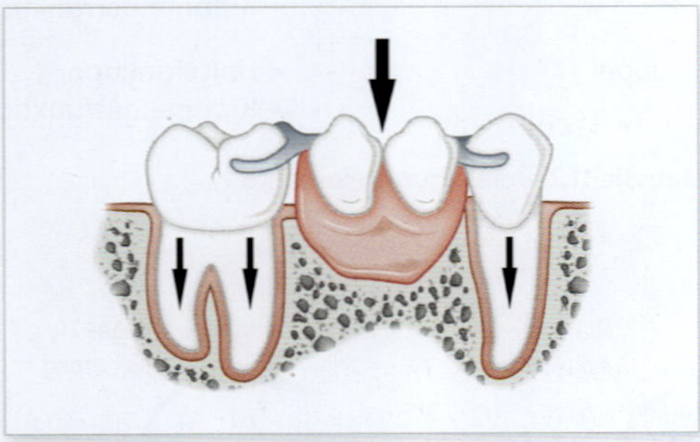

Bild 11.38 Parodontale Abstützung

Totalprothese
▸S. 371 f.

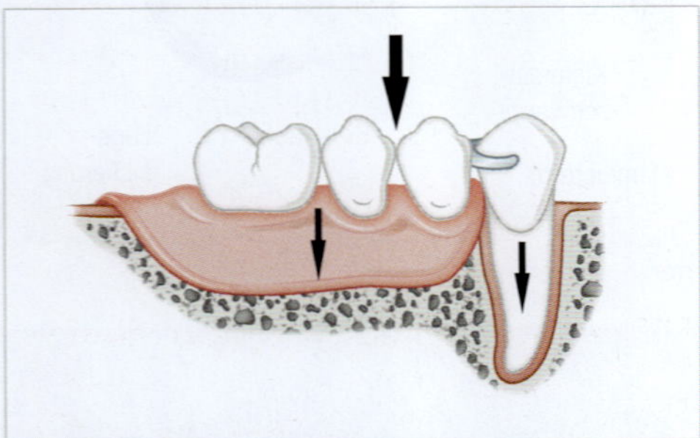

Bild 11.39 Parodontal-gingivale Abstützung

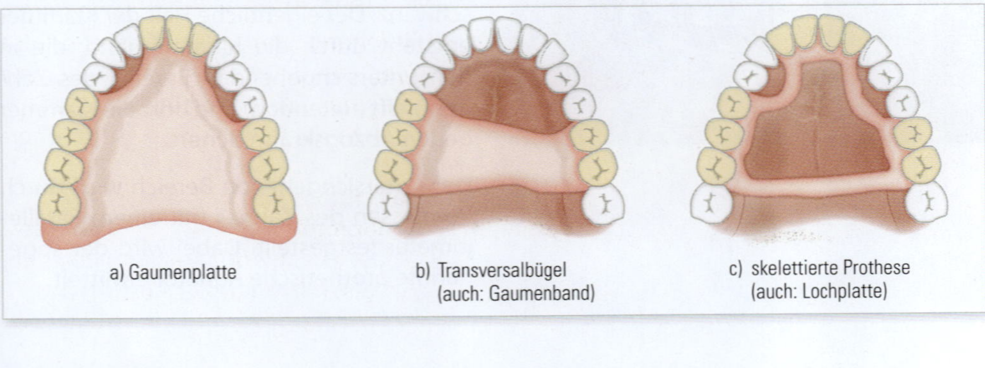

Bild 11.40 Ausgleichselemente von Prothesen im Oberkiefer

Cover-Denture: cover (engl. = überdecken), dens (lat. = Zahn); Deckprothese, d. h., der Prothesensattel überdeckt auch die Befestigungszähne/-implantate

Befestigungselement	Funktion	Anwendungsbereiche
Klammer	• Haltefunktion • Stützfunktion • Kippmeiderfunktion • Führungsfunktion	Teilprothesen mit Freiend- und Schaltsattel
Steg	• Haltefunktion • Stützfunktion • Kippmeiderfunktion • Führungsfunktion	Teilprothesen
Geschiebe	• Haltefunktion • Kippmeiderfunktion • Führungsfunktion	Teilprothesen mit Freiendsituation
Doppelkrone	• Haltefunktion • Kippmeiderfunktion • Führungsfunktion	• Teilprothesen mit Freiendsituation • Cover-Denture
Druckknopfanker	• Haltefunktion • Kippmeiderfunktion	Cover-Denture
Riegel	• Haltefunktion • Kippmeiderfunktion	Teilprothesen mit Freiendsituation

Tabelle 11.2 Befestigungselemente

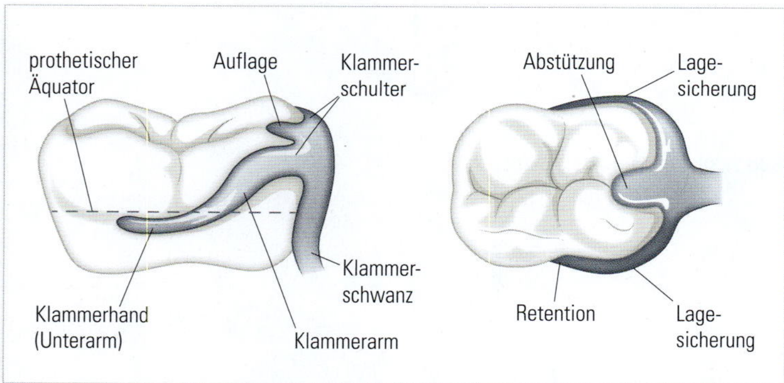

Bild 11.41 Aufbau einer Klammer

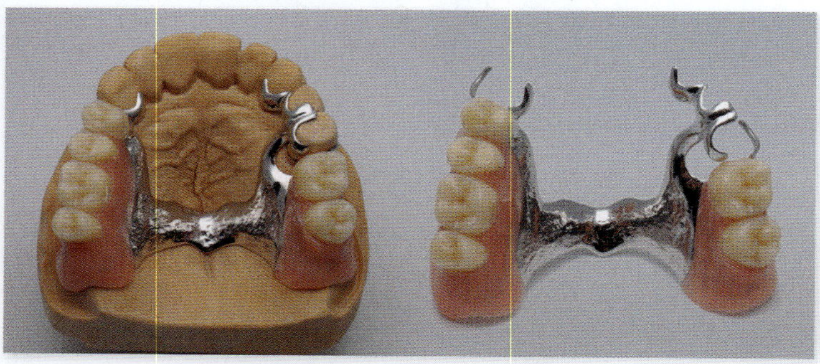

Bild 11.42 Klammerprothese

Befestigungselemente. Teilprothesen können auf unterschiedliche Art an den Restzähnen befestigt werden. Dabei haben die unterschiedlichen Befestigungselemente verschiedene Funktionen (Tabelle 11.2): Sie besitzen eine Haltewirkung, eine Stützfunktion und eine Führungsfunktion. Ebenso vermeiden sie das Abkippen der Prothese bei einseitiger Belastung (Kippmeiderfunktion).

Klammern. Man unterscheidet gegossene und gebogene Klammern. Im Aufbau sind gegossene und gebogene Klammern gleich (Bild 11.41).

Der Klammerschwanz dient zur Befestigung der Klammer in der Kunststoff- oder Metallbasis. Die Klammerschulter verbindet den Klammerarm mit dem Klammerschwanz. Der eigentliche Halt der Klammer entsteht durch die Klammerhand, die in den untersichgehenden Bereich des Zahnes greift (Retention) und dort die Klammer gegen Abzugskräfte sichert.

Der untersichgehende Bereich wird durch Vermessen des Zahnes mit einem Parallelometer festgestellt. Dabei wird der sogenannte prothetische Äquator ermittelt.

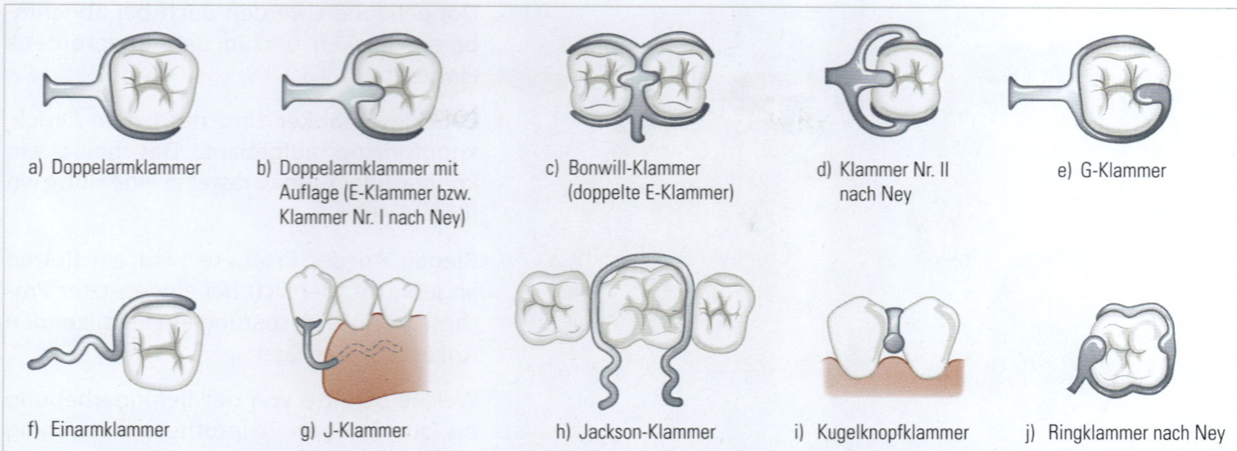

Bild 11.43
Klammerarten

Der prothetische Äquator führt bei allen vermessenen Zähnen zu einer gemeinsamen Einschubrichtung für alle Klammern. Der Klammerarm liegt oberhalb dieses Äquators und sichert die Klammer gegen Seitwärtsbewegungen. Zusätzlich kann eine Klammerauflage eingeschliffen werden. Die Klammer wird so auf dem Zahn abgestützt und überträgt den Kaudruck auf den Klammerzahn (Bild 11.42).

Eine Übersicht verschiedener Klammerarten zeigt Bild 11.43.

Gebogene Klammern werden meist bei ▸Interimsprothesen und in der KFO angewendet. Sie werden aus vorgefertigten Stahlteilen gebogen. Es gibt sie als Einarmklammern, Doppelarmklammern, E-Klammern, G-Klammern, Kugelknopfklammern und Zahnhalsklammern.

Gegossene Klammern werden mit der Metallbasis in einem Stück aus Kobalt-Chrom-Legierungen gegossen. Man teilt sie nach dem Ney-System ein. Diese Klammern sind sehr stabil und haben eine messbare Federkraft.

Stege. Ein Steg ist ein Metallstab, der zwei künstliche Kronen miteinander verbindet (Bild 11.44). Sein genau passendes Gegenstück (Stegreiter) wird in die abnehmbare Prothese eingearbeitet und hält diese so fest. Dieses Element verwendet man auch in der Totalprothetik mit Implantaten (Bild 11.45).

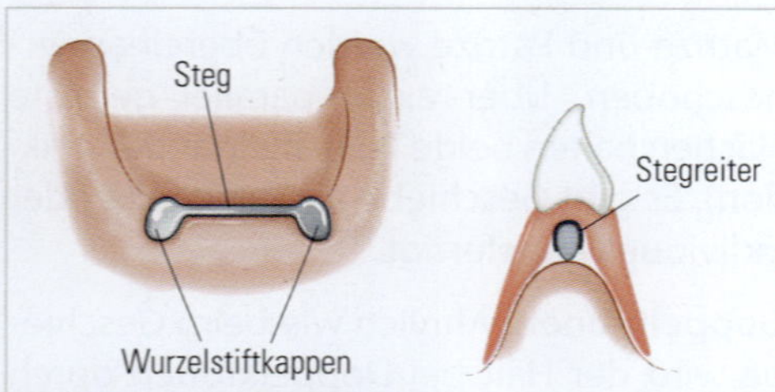

Bild 11.44 Stegkonstruktion

Interimsprothese
▸S. 370

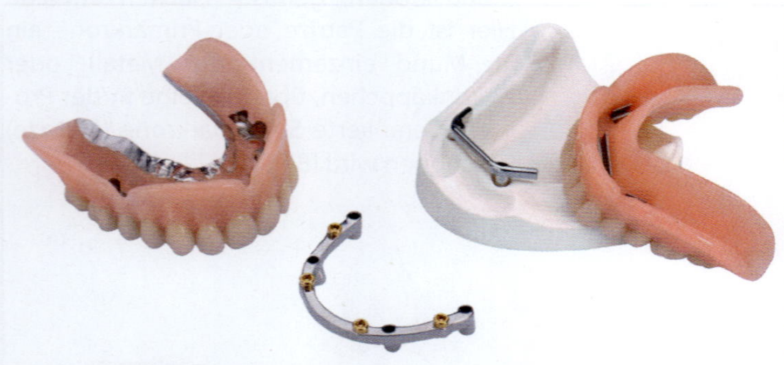

Bild 11.45
Prothese auf Stegen

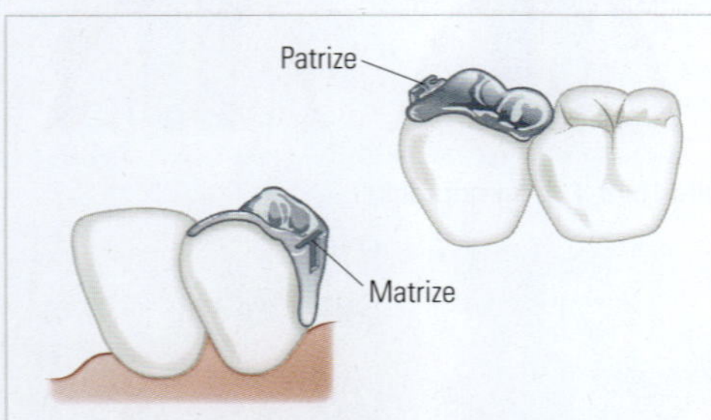

Bild 11.46
Geschiebe

Ein Geschiebe besteht aus einer Matrize (Hohlform) und einer Patrize (Positivform). Die Patrize wird an die Krone des Restzahnbestandes gegossen, die im Mund fest einzementiert ist. Die Matrize wird in der herausnehmbaren Prothese befestigt (Bild 11.46).

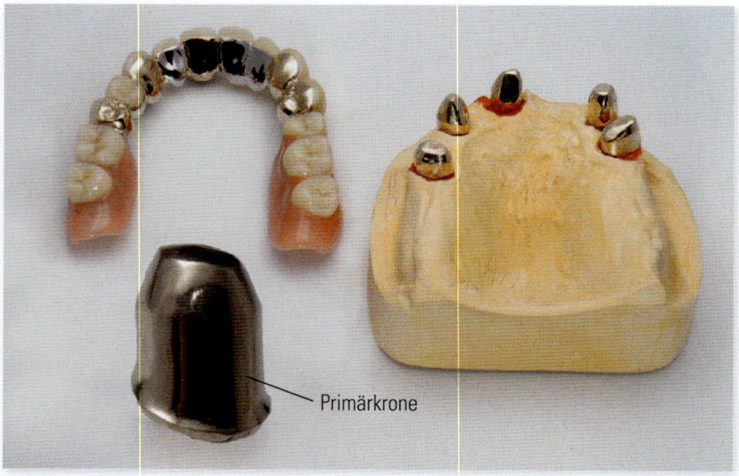

Bild 11.47
Teleskopierende Teilprothese

Friktion (lat.) = (Haft-)Reibung, Widerstand

Interim (lat.) = vorläufige Regelung, Übergangslösung

konisch von conus (lat.) = Kegel: kegelförmig

Matrize und Patrize werden übereinandergeschoben. Über exakt parallel gefräste Flächen halten beide Teile aneinander (Friktion). Es gibt Geschiebe als Fertigteile oder individuell angefertigt.

Doppelkronen. Ähnlich wie beim Geschiebe wird der Halt bei Doppelkronen durch parallel (Teleskopkronen) oder konisch (Konuskronen) gefräste Flächen erreicht. Hier ist die Patrize oder Primärkrone ein im Mund einzementiertes Metall- oder Zirkonkäppchen, über das eine in der Prothese verankerte Sekundärkrone (Matrize) geschoben wird (Bild 11.47).

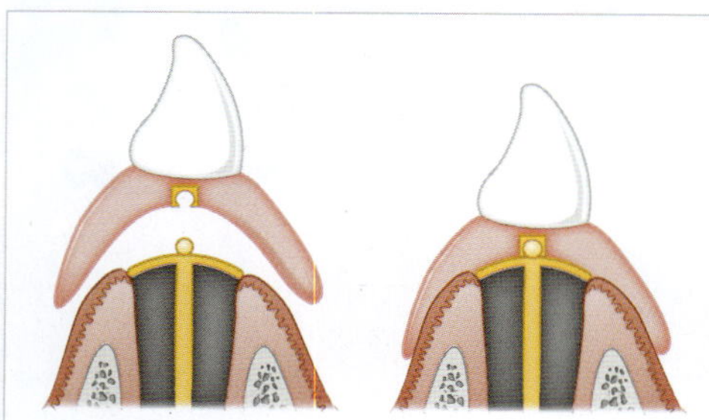

Bild 11.48 Druckknopfanker

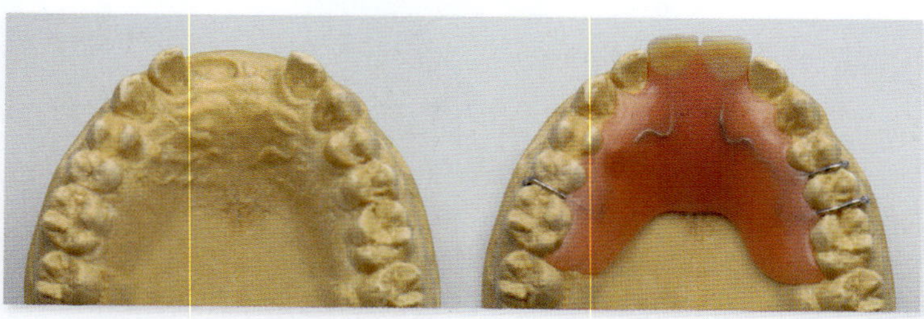

Bild 11.49 Interimsprothese

Doppelkronen werden auch bei abnehmbaren Brücken und in der Totalprothetik eingesetzt.

Druckknopfanker sind nach dem Druckknopfprinzip aufgebaut. Das heißt, ein knopfartiger Aufbau rastet in eine Hülse ein (Bild 11.48).

Riegel. An der Prothese wird ein Bolzen angebracht, der sich bei eingesetzter Prothese in eine Aussparung am festsitzenden Anker schieben lässt.

Welche Schritte von der Befunderhebung bis zur fertigen Teilprothese notwendig sind, verdeutlicht das Ablaufschema in Bild 11.50.

Interimsprothesen werden auch Provisorien genannt. Es sind einfache Prothesen mit gebogenen Klammern (Bild 11.49). Sie dienen als Zwischenlösung, bis der endgültige Zahnersatz eingegliedert werden kann. In der ersten Sitzung werden vor der Extraktion der Zähne Abformungen gemacht und Situationsmodelle hergestellt. Auf diesen Modellen werden im Labor die Zähne entfernt („radiert"), die gezogen werden sollen. Dann kann die Interimsprothese auf dem vorbereiteten Gipsmodell hergestellt und später direkt nach der Extraktion dem Patienten eingesetzt werden.

Abrechnung. Abrechenbare Positionen bei Kassenpatienten sind:

- BEMA-Nr. 96a Teilprothese zum Ersatz von bis zu 4 Zähnen mit einfachen Haltevorrichtungen.
- BEMA-Nr. 96b bei Ersatz von 5–8 Zähnen.
- BEMA-Nr. 96c bei Ersatz von mehr als 8 Zähnen.
- BEMA-Nr. 97a Totalprothese als Interimsersatz im OK.
- BEMA-Nr. 97b Totalprothese als Interimsersatz im UK.

1. Sitzung

- Anamnese
- extraoraler/intraoraler Befund
- Anfertigung von Röntgenbildern
- Abformung für Situationsmodelle
- eventuell Vorbehandlung
- Aufstellung des Behandlungsplanes
- Erstellung eines Heil- und Kostenplanes

Labor

- Ausgießen der Abformung und Herstellen der Situationsmodelle
- Herstellen eines individuellen Löffels

2. Sitzung

- Einschleifen der Klammerauflagen in die Zähne
- Abformung mit individuellem Löffel

Labor

- Ausgießen der Abformung und Herstellen der Modelle
- Duplieren (Verdoppeln) des Originalmodells
- Herstellen eines speziellen Modellguss-modells
- Vermessen des Modells und „Aufwachsen" der Modellgussprothese mit den Klammern
- Gießen und Ausarbeiten des Metallgerüsts

3. Sitzung

- Einprobe der Modellgussprothese
- Bissnahme mit Wachswällen
- Bestimmung der Zahnfarbe

Labor

- Einartikulieren der Modelle anhand der Bissnahme
- Aufstellen der Zähne in Wachs

4. Sitzung

- Einprobe der aufgestellten Zähne in Wachs
- Überprüfung von Okklusion, Ästhetik, Aussprache

Labor

Fertigstellung

5. Sitzung

Einsetzen der fertigen Teilprothese

Bild 11.50 Herstellung einer Teilprothese mit gegossenen Klammern (Ablaufschema)

11.4.2 Totalprothesen

Totalprothese (Vollprothese). Wenn alle Zähne verloren gegangen sind, bleibt den Patienten nur noch die Totalprothese oder Vollprothese aus Kunststoff (Bild 11.51).

Viele Patienten bemerken nach kurzer Zeit, dass der Tragekomfort solcher Prothesen eingeschränkt ist. Ursache ist, dass der Halt der Totalprothese nicht durch die Verankerung an Restzähnen erzeugt wird, sondern nur durch die Adhäsion der Prothese an der Schleimhaut. Im Unterkiefer ist die Auflagefläche für die Prothese kleiner als im Oberkiefer, was dazu führt, dass die Prothese sich viel schlechter ansaugen kann.

Der Prothesenhalt wird durch verschiedene Faktoren beeinflusst. Ein wichtiger Faktor ist die exakte Passform der Prothese auf der Schleimhaut. So kann ein dünner Speichelfilm unter der Prothese zu einem Unterdruck führen und die Prothese löst sich beim Herausnehmen mit einem schmatzenden Geräusch.

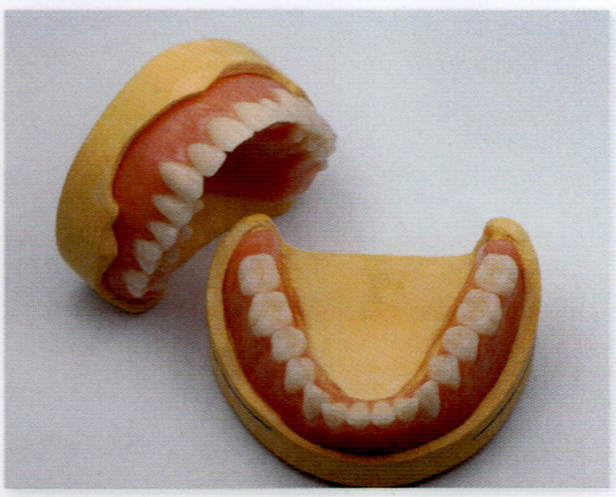

Bild 11.51 OK-/UK-Totalprothese

Implantate ▸S. 210 ff.

Ein weiterer wichtiger Faktor für den Halt der Prothese ist die Gestaltung des Außenrandes (Funktionsrand). Dieser Funktionsrand sollte so gestaltet werden, dass die Muskulatur bei Bewegung die Prothese nicht abhebelt und so Luft unter die Prothese gelangen kann. Ein gut gestalteter Prothesenrand dient als Abdichtung für den Unterdruckraum unter der Prothese. Gleichzeitig kann die Muskulatur stabilisierend auf die Prothese wirken.

Auch bei Berücksichtigung dieser Faktoren halten Prothesen oft nicht gut. Vor allem im Unterkiefer ist ein guter Halt schwer zu erreichen, da hier die Basis sehr klein ist. Viele Patienten gewöhnen sich schlecht oder gar nicht an den Zahnersatz und haben ständig Angst, er könnte sich beim Sprechen oder Essen lösen. Psychische Störungen bis hin zu körperlichen Problemen wie Mundbrennen können entstehen, sodass die Patienten stark unter ihrer Zahnlosigkeit leiden. Zusätzlich kommt noch das Problem der Kieferkammatrophie hinzu.

Teleskopkrone/
Doppelkrone
▸S. 370

Atrophie (gr.) = Abmagerung; hier: Verlust von Kieferknochen

Durch die oft jahrelange unphysiologische Belastung des Kieferkamms durch Druck baut sich der Knochen ab und die Prothese haftet immer schlechter. Dann ist der letzte Ausweg eine Versorgung mit ▸Implantaten, auf denen die Prothese über Doppelkronen, Stege oder Knopfanker befestigt wird.

Der Herstellungsprozess einer Totalprothese von der Befunderhebung bis zum Einsetzen der fertigen Prothese am Patienten wird in Bild 11.52 veranschaulicht.

Die Cover-Denture-Prothese (auch Deckprothese genannt) ist im gering bezahnten Gebiss induziert, das heißt bei drei Zähnen und weniger (Bild 11.53). Sie wird vor allem dann eingesetzt, wenn die verbliebenen Zähne keine optimale Festigkeit und somit Belastbarkeit mehr aufweisen.

In ihrer Form und Ausdehnung unterscheidet sich die Cover-Denture-Prothese kaum von einer Totalprothese. Die vorhandenen Zähne werden mit speziellen ▸Teleskopkronen versorgt.

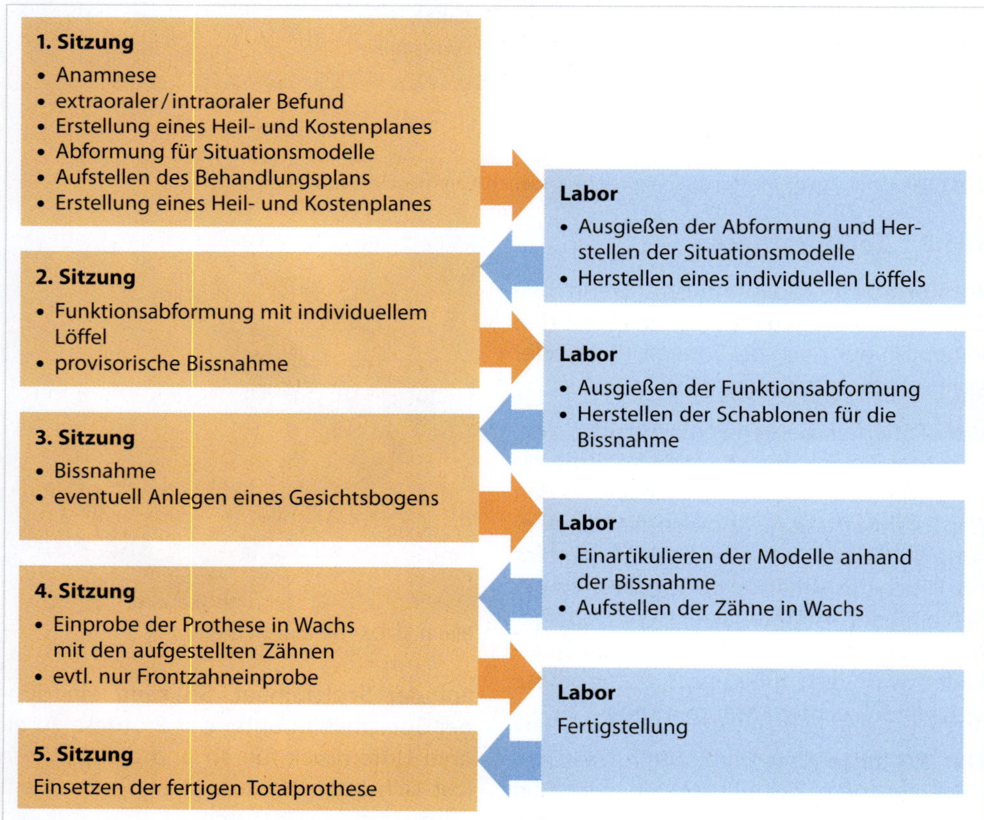

Bild 11.52
Herstellung einer Totalprothese (Ablaufschema)

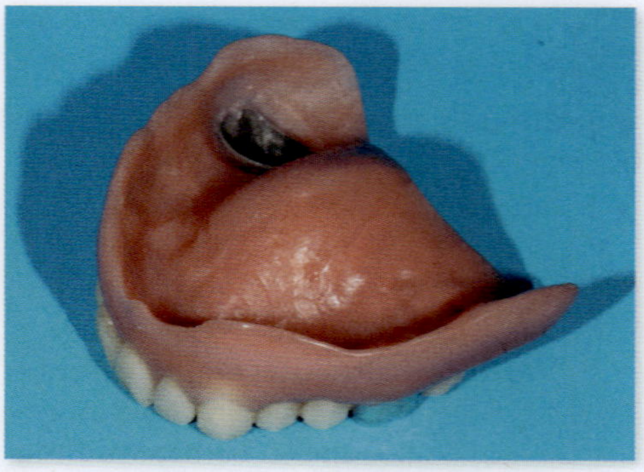

Bild 11.53 Cover-Denture-Prothese

Der Vorteil der Cover-Denture-Prothese ist das eingebaute Spiel, das der Resilienz der Schleimhaut entspricht. Das heißt, bei Belastung kann die Prothese leicht einsinken und gibt nicht die gesamte Kaubelastung auf die verbliebenen Zähne. Außerdem ist diese Prothese erweiterbar. Es besteht die Möglichkeit, nach weiterem Zahnverlust die entsprechende Krone mit Kunststoff aufzufüllen, sodass der Zahnersatz weiter getragen werden kann.

Eine Immediatprothese ist eine Sofortprothese, die vor einer Zahnextraktion oder einem chirurgischen Eingriff anhand eines Modells angefertigt wird und nach dem Eingriff direkt eingegliedert werden kann. Die zu entfernenden Zähne werden auf dem Modell radiert (weggeschliffen) und durch eine einfache Prothesenkonstruktion ersetzt. Nach der Wundheilung wird die Prothese durch eine ▸Unterfütterung zu einem definitiven (endgültigen) Zahnersatz umgearbeitet.

Eine ▸Interimsprothese wird auch in der Totalprothetik als vorübergehendes Provisorium eingesetzt. Sie dient als provisorische Versorgung in denjenigen Fällen, in denen eine sofortige Versorgung nicht möglich ist (z.B. nach der Extraktion vieler Zähne). Sie wird später durch eine definitive Prothese ersetzt.

Prothesenreinigung. Herausnehmbarer Zahnersatz sollte wie die eigenen Zähne regelmäßig gereinigt werden. Dazu wird die Prothese aus dem Mund genommen und nach jedem Essen gründlich mit einer weichen Zahnbürste und Wasser gesäubert.

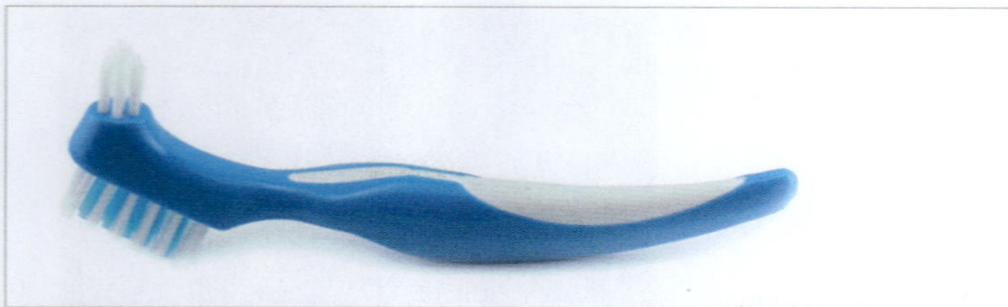

Bild 11.54 Prothesenzahnbürste

Es können auch spezielle Prothesenzahnbürsten verwendet werden, mit denen auch die kleinen Mulden gut erreicht werden (Bild 11.54). Ist tagsüber keine Zahnbürste zur Hand, sollte die Prothese nach einer Mahlzeit zumindest unter fließendem Wasser abgespült werden.

Besser als Zahnpasta, die die Oberflächen durch Schleifpartikel angreift, ist pH-neutrale Flüssigseife für die Reinigung geeignet. Eine andere Möglichkeit sind spezielle Reinigungsmittel für Prothesen, wobei die angegebenen Einwirkzeiten des Herstellers zu beachten sind. Ein bis zweimal pro Monat kann die Prothese ggf. auch in ein Sprudelbad eingelegt werden, um vorhandenen Zahnstein zu entfernen.

Effizient ist außerdem die Reinigung der Prothese im Ultraschallbad, das auch für den Hausgebrauch erhältlich ist. Bei sehr hartnäckigen Verschmutzungen kann die Prothese zur professionellen Reinigung ins Labor gegeben werden.

TIPP

- Vor dem Herausnehmen und Säubern der Prothese sollte das Waschbecken zur Hälfte mit Wasser gefüllt oder ein Handtuch hineingelegt werden. So zerbricht die Prothese nicht, falls sie versehentlich herunterfällt.
- Die Prothese immer nur an den stabilen Kunststoff- oder Metallteilen anfassen, nicht an den empfindlichen Metallklammern oder sonstigen Befestigungselementen.
- Die Prothese sollte nicht länger als eine Stunde aus dem Mund genommen werden. Andernfalls kann sich Wasser im Gewebe einlagern und die Prothese sitzt dann nicht mehr richtig.

Resilienz von resilire (lat.) = zurückspringen, abprallen; hier: Eigenschaft der Schleimhaut, nach einer Belastung wieder in den Ausgangszustand „zurückzuspringen"; Anpassungsfähigkeit

Unterfütterung ▸S. 374

Interimsprothese Teilprothetik ▸S. 370

pathogene Mikroorganismen ▸S. 67 ff.

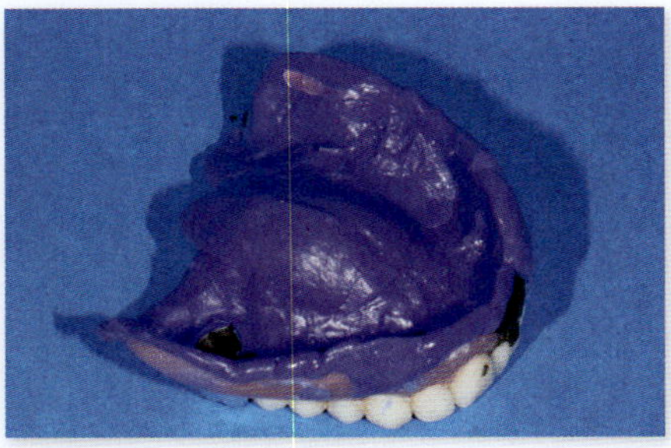

Bild 11.55 Prothese mit Abformmaterial für Unterfütterung

Unterfütterung. Im Laufe der Zeit werden zahnlose Kieferbereiche vom Körper abgebaut. Es kommt zu einem Verlust des Knochens und damit zu Passungsproblemen der Prothese. Nicht mehr korrekt sitzende Prothesen können unterfüttert werden. Dies geschieht durch Auftragen von Kunststoff auf die Basis der Prothese (Bild 11.55). Nach dem Aushärten des Kunststoffs wird die aufgefütterte Prothese nachbearbeitet und kann anschließend wieder getragen werden. Man unterscheidet:

- indirekte Unterfütterung,
- direkte Unterfütterung,
- weichbleibende Unterfütterung.

Wax-up (engl.) = in Wachs aufstellen; hier: ein in Wachs hergestelltes Modell der zukünftigen zahntechnischen Arbeit

Freilegung eines Implantats ▸S. 210 f.

Gingivaformer ▸S. 211 f.

Indirekte Unterfütterung. Hier wird die patienteneigene Prothese wie ein Abformlöffel benutzt, um damit eine Funktionsabformung vorzunehmen. Im zahntechnischen Labor wird entsprechend ein Modell hergestellt. Die Prothesenbasis wird anhand der neuen Abformung gestaltet, die Erstzähne und Halteelemente bleiben unverändert.

Direkte Unterfütterung. Sie unterscheidet sich von der indirekten dadurch, dass ein ▸kaltpolymerisierender Kunststoff auf die Prothesenbasis aufgetragen und dem Patienten die Prothese anschließend direkt in den Mund zum Aushärten eingesetzt wird. Problem: Oft entwickeln sich Allergien und Wärme bei der Abbindung des Kaltpolymerisates auf der Mundschleimhaut. Auch die mangelnde Möglichkeit der Nachbearbeitung stellt ein Problem dar.

Weichbleibende Unterfütterung. Sie ist besonders bei empfindlichen Kieferabschnitten zu empfehlen. Dazu wird die Prothese mit weichbleibenden Materialien (Acrylate, Silikone) unterfüttert. Die Unterfütterung kann direkt oder indirekt erfolgen.

Problem: Die häufige Besiedelung des Materials mit ▸pathogenen Mikroorganismen.

Abrechnung. Abrechenbare Positionen bei Kassenpatienten sind:

- BEMA-Nr. 100c Teilunterfütterung direkt/indirekt.
- BEMA-Nr. 100d Vollständige Unterfütterung indirekt.
- BEMA-Nr. 100e Vollständige Unterfütterung indirekt mit individueller Randgestaltung im Oberkiefer.
- BEMA-Nr. 100f Vollständige Unterfütterung indirekt mit individueller Randgestaltung im Unterkiefer.

Eine direkte, vollständige Unterfütterung ist nicht mehr Bestandteil des BEMA.

11.5 Prothetische Versorgung von Implantaten

Bei Implantationen muss die prothetische Planung bereits zu Beginn der chirurgischen Umsetzung miteinbezogen werden. Wird dies versäumt, kann eine spätere Versorgung der Implantate unmöglich werden. Sinnvoll ist es deshalb, schon vor der Implantation im Labor ein Wax-up der späteren Versorgung erstellen zu lassen, um anhand dessen den operativen Eingriff zu planen.

Nach dem ▸Freilegen der Implantate kann mit der prothetischen Versorgung begonnen werden. Diese lässt sich unterteilen in:

- Abformung,
- Modellherstellung,
- Auswahl der Aufbaupfosten,
- Gerüsteinprobe mit Bissregistrierung,
- Einsetzen der prothetischen Versorgung.

Abformung. Vor der Abformung eines Implantates werden die ▸Gingivaformer abgeschraubt und an ihrer Stelle sogenannte Abformpfosten eingeschraubt. Man unterscheidet zwei Abformverfahren: die offene und die geschlossene Abformung.

Offene Abformung. Beim offenen Verfahren wird die Abformung mit einem individuellen Abformlöffel gemacht.

Der Abformlöffel enthält Durchtrittsstellen für die Implantatpfosten (Bild 11.56a). Bevor der Abformlöffel aus dem Munde entnommen werden kann, müssen die Abformpfosten mittels kleiner Schrauben gelöst werden. Der gesamte Abformpfosten bleibt in der Abformmasse stecken. Nach der Abformung wird der Gingiaformer auf das Implantat wieder aufgeschraubt.

Geschlossene Abformung. Beim geschlossenen Verfahren werden die aufgeschraubten Pfosten ähnlich wie natürliche Zähne abgeformt. Damit später die Laborimplantate an der richtigen Stelle sitzen, gibt es je nach System spezielle Positionierungshülsen (Abformkäppchen), die vor der Abformung auf die Abformpfosten gesteckt werden (Bild 11.56 b). Nach der Abformung stecken diese dann im Abdruck und geben die Lage der Implantate im Mund wieder.

Modellherstellung. Die Abformung des Gebisses mit den Abformpfosten / Abformkäppchen wird vom Zahntechniker weiterverarbeitet. Er erstellt ein präzises Modell, auf dem nicht nur die Lage der Implantate exakt wiedergegeben wird, sondern auch die umgebenden Zahnfleischverhältnisse.

Auswahl der Aufbaupfosten. Nach der Modellherstellung erfolgt die Auswahl des Aufbaupfostens, des sogenannten Abutments. Abutments dienen als Verbindungselement zwischen Implantat und Zahnersatz. Sie bestehen aus Titan, Aluminiumoxidkeramik oder Zirkonoxidkeramik. Bei der Auswahl spielen folgende Kriterien eine Rolle:

- Implantatbreite,
- Höhe des Zahnfleischs über der Einsetzstelle und
- Achsenneigung der Implantate zueinander.

Im Labor wird auf dem Modell mit den Abutments das Grundgerüst des späteren Zahnersatzes in Metall oder Keramik hergestellt (Bild 11.57).

Gerüsteinprobe mit Bissregistrierung. Nach der Entfernung des Provisoriums kann das Gerüst am Patienten einprobiert werden. Anschließend wird über das Gerüst der Biss registriert.

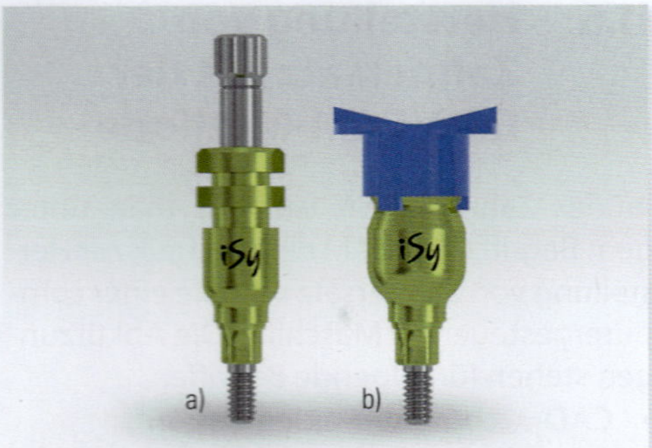

Bild 11.56
a) Offene Abformung mit Abformpfosten;
b) Geschlossene Abformung mit Abformkäppchen

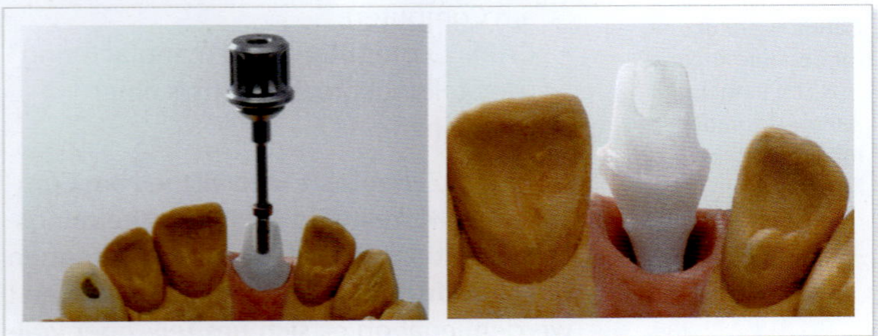

Bild 11.57 Abutment aus Keramik

Bei der Bissregistrierung wird die Beziehung zwischen Ober- und Unterkiefer hinsichtlich des Zusammenbisses genau festgehalten. Da die Implantatsysteme unterschiedlich sind, lassen sich für die Bissregistrierung keine allgemeingültigen Regeln aufstellen. Aber je genauer die korrekten Verhältnisse wiedergegeben werden, desto geringer sind später die Korrekturen am fertigen Zahnersatz. Nach der Bissregistrierung geht das Gerüst zur Verblendung nochmals ins Labor.

Einsetzen der prothetischen Versorgung. Nach der Fertigstellung im Labor kann die prothetische Versorgung in den Mund des Patienten eingesetzt werden (Bild 11.58). Sie besteht aus Abutment und der Suprakonstruktion.

Abutment (engl.) = Stützpfeiler

supra (lat.) = über

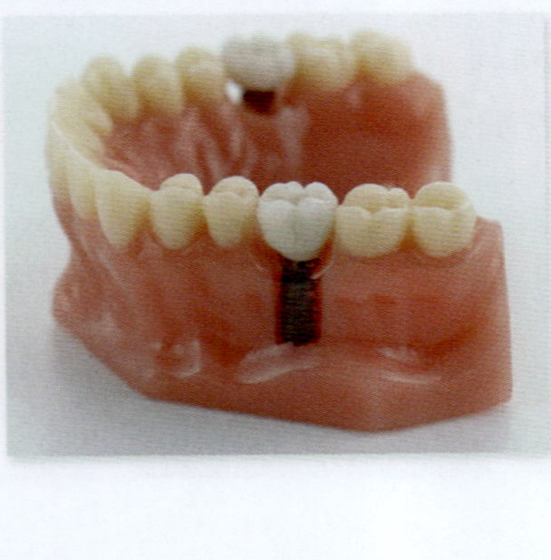

Bild 11.58
Versorgtes Implantat

11.6 Herstellung von Zahnersatz mit der CAD/CAM-Methode

chairside (engl.). = an der Stuhlseite; hier: am Behandlungsstuhl

CEREC = Abkürzung für Ceramic Reconstruction (engl.): Zahnrestauration mit keramischem Zahnersatz

3D = dreidimensional

In der Zahnmedizin versteht man unter dem Begriff CAD/CAM eine Technik zur Herstellung von Zahnersatz mithilfe einer computergesteuerten Maschine. Die Abkürzungen stehen für folgende Begriffe:

- **CAD** = „computer-aided design" (virtueller Entwurf des Zahnersatzes am Computer),
- **CAM** = „computer-aided manufacturing" (Herstellungsprozess mittels einer Fräseinheit).

Der neue Zahnersatz wird virtuell am Computer entwickelt (Bild 11.59). Erscheinungsbild, Funktion und Passgenauigkeit können dabei optimal an den Patienten angepasst werden, egal ob es sich um Teil- oder Vollprothesen, Provisorien, Brücken oder Kronen handelt.

Digitaler Workflow. Über spezielle Scanner können Modelle im Labor oder Aufnahmen aus dem Mund des Patienten direkt in ein Computerprogramm übertragen werden. Der Zahntechniker gestaltet dann mithilfe dieses Programms den Zahnersatz digital. Die so entstehenden Daten werden an eine Fräseinheit gesendet, die direkt im Labor, in der Praxis oder in einem Fräszentrum steht und auf Grundlage dieser Daten den Zahnersatz aus sogenannten Rohlingen herausfräst (Bild 11.60).

NEM ▸S. 358

Für die Fertigung stehen Rohlinge aus unterschiedlichen Materialien zur Verfügung (Zirkonoxid, ▸NEM oder Kunststoffverbindungen oder Metalle wie Gold und Titan).

Prinzipiell können ganz unterschiedliche Arten von Zahnersatz auf diese Weise gefertigt werden. Allerdings ist die CAD/CAM-Methode nicht für jeden Zahnersatz geeignet, da einige Formen nicht gefräst werden können, sondern nach wie vor per Hand angefertigt werden müssen.

Chairside-Methode. Ein besonderes CAD/CAM-Verfahren zur Herstellung von Zahnersatz stellt die Chairside-Methode (auch CEREC-Verfahren genannt) dar. Mit diesem Verfahren ist es möglich, Zahnersatz aus Keramik direkt in der Praxis innerhalb einer Sitzung zu fertigen und dem Patienten einzugliedern.

Mit einem intraoralen Scanner wird eine 3D-Aufnahme des präparierten Zahnes im Mund des Patienten gemacht. Die entsprechenden Daten werden direkt an einen Computer übertragen. Mithilfe eines speziellen Programms können dann dreidimensionale Modelle der Präparation und des Gegenkiefers erstellt werden. Auf Grundlage dieser Modelle kann der gewünschte Zahnersatz konstruiert werden, ein Abdruck ist nicht mehr notwendig.

Die so entstandenen Daten werden anschließend vom Computer auf eine in der Praxis stehende Fräseinheit übertragen. Nach Auswahl des farblich passenden Rohlings kann aus diesem der digital entworfene Zahnersatz gefräst werden, der nach der Entnahme aus der Fräseinheit nur noch geringfügig bearbeitet werden muss.

Durch Bemalen wird der Zahnersatz ggf. noch individualisiert, gebrannt und anschließend dem Patienten eingegliedert.

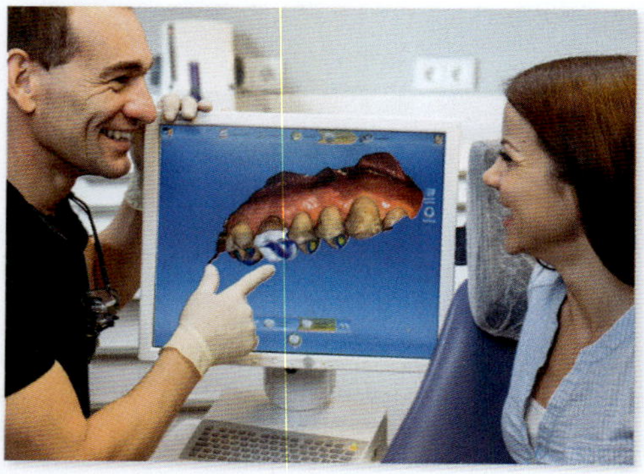

Bild 11.59 Herstellung von Zahnersatz mittels CAD/CAM

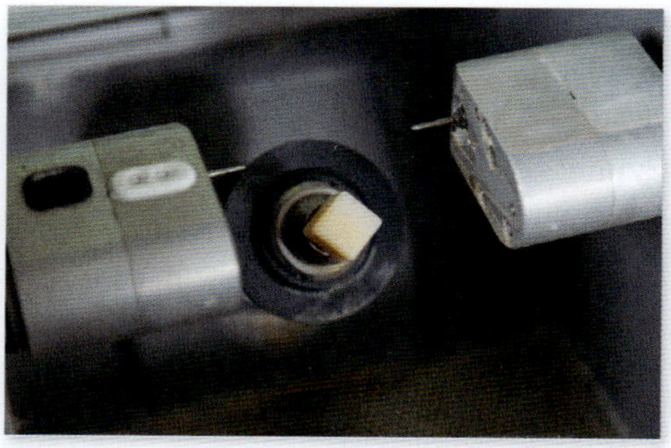

Bild 11.60 Rohling in Fräsmaschine

Je nach Ausstattung der Praxis können Kronen, Brücken, ▸Inlays, Onlays, Veneers oder sogar ganze Implantat-Versorgungen mit der Chairside-Methode gefertigt und dem Patienten direkt eingesetzt werden.

Herstellung von Totalprothesen mit der CAD/CAM-Methode. In der ersten Behandlungssitzung werden Funktionsabformung und Kieferrelationsbestimmung mit speziell konfektionierten Löffelsystemen durchgeführt. Die Funktionsabformung wird mit Gips ausgegossen. Dieses Modell wird anschließend im Labor gescannt. Der eigentliche digitale Workflow beginnt mit dem Scan der Funktionsabformung. Bei allen Systemen ist es möglich, auf dem Computer-Monitor das voraussichtliche Endergebnis im Mund zu visualisieren.

In der zweiten Sitzung kann eine gefräste Probeprothese direkt am Patienten anprobiert werden. Passt diese, kann bis zur dritten Sitzung die definitive Totalprothese gefräst und durch den Zahnarzt beim Patienten eingegliedert werden.

▸PMMA ist heutzutage das gebräuchlichste Material zur Herstellung von Prothesen. Folgende materialtechnische Probleme können jedoch bei der Herstellung von Prothesen mit PMMA auftreten:

- Porositäten,
- Polymerisationsschrumpfung,
- mangelnde Farbstabilität,
- mangelnde Biokompatibilität (Gewebeverträglichkeit).

Die CAD/CAM-basierte Prothesenfertigung hat das Potenzial, bei einigen dieser Probleme Abhilfe zu schaffen. Ihre Ziele sind:

- Verbesserung der Bruchstabilität durch den hohen Kondensationsgrad der industriell gefertigten Rohlinge,
- glattere Oberfläche durch verwendetes Fräsverfahren,
- standardisierte Qualität durch industrielle Herstellung und Verarbeitung,
- genauere Passform der Prothesen durch das Ausbleiben der Polymerisationsschrumpfung.

11.7 Festzuschusssystem mit Befundklassen

Seit 2005 gibt es das Festzuschusssystem zum Zahnersatz in der gesetzlichen Krankenversicherung.

Das Gesetz unterscheidet drei Formen von Zahnersatz:

- Regelversorgung
- gleichartiger Zahnersatz
- andersartiger Zahnersatz

und unterteilt die unterschiedlichen prothetischen Versorgungen in Befundklassen.

Als Hilfestellung gibt es zu den unterschiedlichen Befundklassen eine digitale Planungshilfe.

Die **Regelversorgung** entspricht im Wesentlichen den Vertragsleistungen bis zum 31.12.2004. Sie bildet die Berechnungsgrundlage für die Festzuschüsse der Krankenkassen.

Der Festzuschuss deckt 60 % der statistischen Durchschnittskosten für die Regelversorgung ab. Regelmäßige Eintragungen im Bonusheft erhöhen den Festzuschuss. Wurde das Bonusheft fünf Jahre lückenlos geführt, erhöht sich der Festzuschuss auf 70 Prozent. Wurde es zehn Jahre lückenlos geführt, erhöht sich der Zuschuss auf 75 Prozent. Die Festzuschuss-Beträge werden jährlich neu festgelegt. Die Abrechnung der Festzuschüsse erfolgt bei der Regelversorgung über die KZV.

Die über die Festzuschüsse hinausgehenden Kosten werden dem Versicherten in Rechnung gestellt

Es handelt sich um einen **gleichartigen Zahnersatz**, wenn er die Regelleistung beinhaltet und zusätzliche Leistungen hinzukommen, z. B. keramisch vollverblendete Kronen. Wählt der Versicherte einen solchen gleichartigen Zahnersatz, so erhält er den Festzuschuss für die Regelversorgung und hat die anfallenden Mehrkosten selbst zu tragen. Diese Mehrkosten werden nach der GOZ berechnet und dem Versicherten in Rechnung gestellt. Die Abrechnung des Festzuschusses erfolgt über die KZV.

Chairside-Herstellung von Inlays ▸S. 146

PMMA ▸S. 358

Porosität: Vorliegen von Hohlräumen bzw. kleinen Löchern in einem Stoff / Material

Polymerisationsschrumpfung: Schrumpfung eines Kunststoffes während des Abbindens

Kondensationsgrad: Grad der Verdichtung

KIM = Kommunikation im Medizinwesen

Um **andersartigen Zahnersatz** handelt es sich, wenn eine andere Zahnersatzart gewählt wird als die, die in den Regelleistungen für den jeweiligen Befund beschrieben ist. Zum Beispiel ist implantatgestützter Zahnersatz grundsätzlich andersartiger Zahnersatz. Bei andersartigem Zahnersatz erfolgt die Abrechnung nach der GOZ immer mit dem Patienten. Den Festzuschuss erhält er unmittelbar von seiner Krankenkasse, es erfolgt keine Abrechnung über die KZV.

11.8 Heil- und Kostenplan

Bevor mit der Anfertigung einer prothetischen Versorgung begonnen werden kann, muss ein Heil- und Kostenplan (HKP) erstellt und von der Krankenkasse genehmigt worden sein.

Der Zahnarzt hat den Patienten vor der Einleitung des Genehmigungsverfahrens über Folgendes aufzuklären:
- Befund und Indikation für die Behandlung
- Behandlungsalternativen
- voraussichtliche Behandlungskosten
- voraussichtlicher Herstellungsort bzw. Herstellungsland des Zahnersatzes

Im Rahmen der Telematikinfrastruktur (TI) wird der Heil- und Kostenplan (HKP) seit dem 1.1.2023 in elektronischer Form eingereicht und genehmigt (Bild 11.61). Dieses Verfahren wird als EBZ (Elektronisches Beantragungs- und Genehmigungsverfahren Zahnarzt) bezeichnet. Manchmal wird auch vom eHKP gesprochen. Das herkömmliche Papierverfahren wurde damit abgelöst. Das EBZ gilt nur für Patienten der gesetzlichen Krankenkassen.

KI = künstliche Intelligenz

Das papiergebundene Verfahren bei den sonstigen Kostenträgern (z. B. Bundespolizei, Bundeswehr, Sozialämter) ändert sich nicht.

Das EBZ bietet die Vorteile, dass der Aufwand für Patient und Zahnarzt reduziert wird und dass die Rückmeldung der Krankenkasse deutlich schneller erfolgt.

Voraussetzung ist eine entsprechende Anpassung im Praxisverwaltungssystem (PVS) mit der Einrichtung einer KIM-Adresse und Anbindung an die Telematikinfrastruktur.

Das elektronische Verfahren betrifft die Leistungsbereiche Zahnersatz (EBZ-ZE), Kieferbruch/Kiefergelenkserkrankungen (EBZ-KB/KGL), Kieferorthopädie (EBZ-KFO) und Parodontalerkrankungen (EBZ-PAR).

Die Beantragung und Genehmigung erfolgen in folgenden Schritten:
- Zunächst wird im PVS-System der Heil- und Kostenplan erstellt. Hierbei sind die zugelassenen Befund- und Therapiekürzel zu verwenden.
- Nach der Planerstellung wird eine sogenannte „Patienteninformation zum Zahnersatz“ vom PVS-System erzeugt. Diese beinhaltet in verständlicher Weise alle für den Patienten relevanten Informationen, insbesondere die Kostenplanung, welche der Patient unterschreiben muss.
- Liegt das Einverständnis des Patienten vor, wird der Plan im PVS-System elektronisch mit dem Zahnarztausweis (eHBA) unterschrieben („signiert“). Nur bei technischen Problemen kann auf den elektronischen Praxisausweis (SMC-B) zurückgegriffen werden.
- Der signierte Plan wird anschließend direkt vom PVS-System auf elektronischem Weg verschlüsselt an die Krankenkasse des Patienten versandt. Hierfür wird der Dienst KIM (Kommunikation im Medizinwesen) benutzt.
- Die Krankenkasse prüft den Plan automatisch durch einen Computer (KI).
- Wenn von der Praxis alles richtig ausgefüllt wurde, übermittelt die Krankenkasse bereits nach ein paar Minuten elektronisch die Genehmigung an die Praxis.
- Der Patient erhält von der Krankenkasse eine schriftliche, detaillierte Information per Post zugesandt.

Die Praxis erhält eine automatische Fehlermeldung von der Krankenkasse, wenn
- bei der digitalen Übermittlung ein Fehler aufgetreten ist,
- der HBZ-ZE einen Fehler aufweist,

- oder dem HBZ-ZE eine Bemerkung hinzugefügt wurde, die nicht den erlaubten Schlüsselziffern entspricht.

Sobald die Genehmigung der Krankenkasse in der Praxis vorliegt, kann wie gewohnt die Therapie gestartet werden.

Härtefall: Versicherte, die gemäß § 55 Absatz 2 SGB V unzumutbar belastet werden würden und eine Regelversorgung wählen, erhalten grundsätzlich den doppelten Festzuschuss, aber höchstens die tatsächlichen Kosten. Deckt der doppelte Festzuschuss die tatsächlichen Kosten nicht ab, übernimmt die Krankenkasse auch die zusätzlichen Kosten. Der Zahnarzt kann angeben, dass er einen Härtefall vermutet. Die Prüfung erfolgt durch die Krankenkasse.

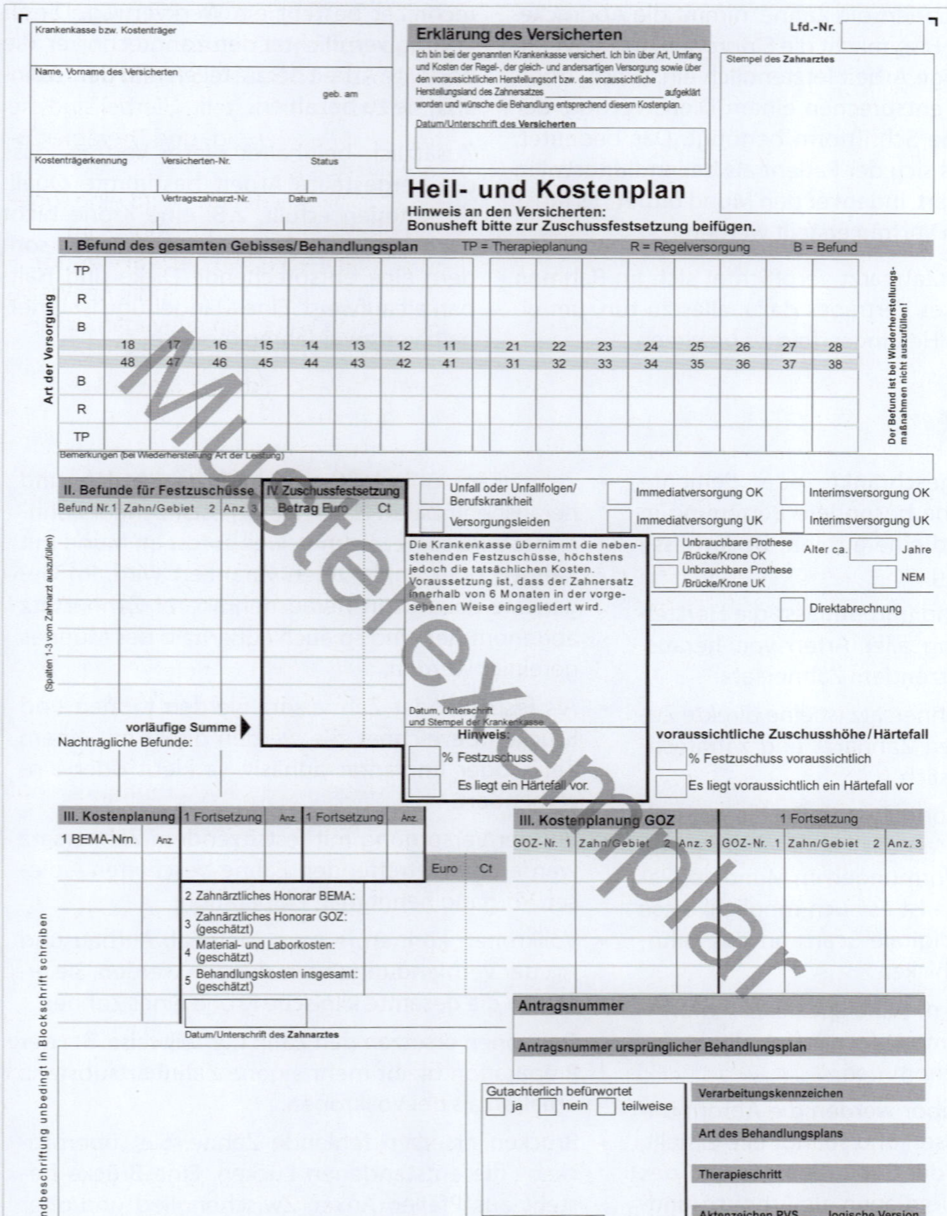

Krankenkasse bzw. Kostenträger
Name, Vorname des Versicherten geb. am
Kostenträgerkennung Versicherten-Nr. Status
Vertragszahnarzt-Nr. Datum

Erklärung des Versicherten
Ich bin bei der genannten Krankenkasse versichert. Ich bin über Art, Umfang und Kosten der Regel-, der gleich- und andersartigen Versorgung sowie über den voraussichtlichen Herstellungsort bzw. das voraussichtliche Herstellungsland des Zahnersatzes ________ aufgeklärt worden und wünsche die Behandlung entsprechend diesem Kostenplan.
Datum/Unterschrift des **Versicherten**

Lfd.-Nr.
Stempel des **Zahnarztes**

Heil- und Kostenplan
Hinweis an den Versicherten:
Bonusheft bitte zur Zuschussfestsetzung beifügen.

I. Befund des gesamten Gebisses/Behandlungsplan TP = Therapieplanung R = Regelversorgung B = Befund

Art der Versorgung

TP																
R																
B																
	18	17	16	15	14	13	12	11	21	22	23	24	25	26	27	28
	48	47	46	45	44	43	42	41	31	32	33	34	35	36	37	38
B																
R																
TP																

Der Befund ist bei Wiederherstellungsmaßnahmen nicht auszufüllen!
Bemerkungen (bei Wiederherstellung Art der Leistung)

II. Befunde für Festzuschüsse Befund Nr. 1 Zahn/Gebiet 2 Anz. 3 (Spalten 1-3 vom Zahnarzt auszufüllen)
IV. Zuschussfestsetzung Betrag Euro Ct
vorläufige Summe
Nachträgliche Befunde:

Unfall oder Unfallfolgen/Berufskrankheit
Versorgungsleiden
Immediatversorgung OK
Immediatversorgung UK
Interimsversorgung OK
Interimsversorgung UK
Unbrauchbare Prothese /Brücke/Krone OK
Unbrauchbare Prothese /Brücke/Krone UK
Alter ca. ___ Jahre
NEM
Direktabrechnung

Die Krankenkasse übernimmt die nebenstehenden Festzuschüsse, höchstens jedoch die tatsächlichen Kosten. Voraussetzung ist, dass der Zahnersatz innerhalb von 6 Monaten in der vorgesehenen Weise eingegliedert wird.
Datum, Unterschrift und Stempel der Krankenkasse
Hinweis:
% Festzuschuss
Es liegt ein Härtefall vor.

voraussichtliche Zuschusshöhe / Härtefall
% Festzuschuss voraussichtlich
Es liegt voraussichtlich ein Härtefall vor

III. Kostenplanung 1 Fortsetzung Anz. 1 Fortsetzung Anz.
1 BEMA-Nrn. Anz.
Euro Ct
2 Zahnärztliches Honorar BEMA:
3 Zahnärztliches Honorar GOZ: (geschätzt)
4 Material- und Laborkosten: (geschätzt)
5 Behandlungskosten insgesamt: (geschätzt)
Datum/Unterschrift des **Zahnarztes**

III. Kostenplanung GOZ 1 Fortsetzung
GOZ-Nr. 1 Zahn/Gebiet 2 Anz. 3 GOZ-Nr. 1 Zahn/Gebiet 2 Anz. 3

Antragsnummer
Antragsnummer ursprünglicher Behandlungsplan

Gutachterlich befürwortet ja nein teilweise
Datum/Unterschrift und Stempel des **Gutachters**

Verarbeitungskennzeichen
Art des Behandlungsplans
Therapieschritt
Aktenzeichen PVS **logische Version**

Bei Handbeschriftung unbedingt in Blockschrift schreiben
Zusätzliche Erläuterung

Musterexemplar

Bild 11.61 eFormular 3: Heil- und Kostenplan zum Zahnersatz (EBZ-ZE)

11.9 Vertragsbeziehungen zwischen Labor und Praxis

Bei der Anfertigung von Zahnersatz muss zwischen zahnärztlichen und zahntechnischen Aufgaben unterschieden werden.

Dienstvertrag. Der Zahnarzt ist für alle Arbeiten am Patienten verantwortlich. Er präpariert die Zähne, nimmt die Abdrücke, den Biss, macht die Einproben und setzt die fertige Arbeit letztendlich ein. Diese Arbeiten entsprechen einem Dienstvertrag, der keine Schriftform benötigt. Das bedeutet, dass sich der Patient als behandlungswillig erklärt, indem er den Mund öffnet . Es muss kein Vertrag erstellt werden.

Der Zahnarzt verpflichtet sich im Rahmen dieses Vertrages dazu, alles zu tun, um einen Heilungserfolg zu bewirken. Er muss jedoch den Erfolg nicht garantieren. Im Gegenzug verpflichtet sich der Patient dazu, das vereinbarte Honorar zu zahlen.

Werkvertrag. Die zahntechnischen Arbeiten unterliegen den Weisungen des Zahnarztes. Eine behandelnde Tätigkeit der Zahntechniker am Patienten ist nach dem Zahnheilkundegesetz strafbar.

Zwischen dem Zahnarzt und dem Zahntechniker besteht ein Werkvertrag. Dieser Vertrag verpflichtet den Zahntechniker, die bestellte Arbeit herzustellen und den Zahnarzt, sie zu bezahlen.

Zusätzlich beinhaltet dieser Vertrag, dass die hergestellte Arbeit bestimmte Qualitätskriterien erfüllt, z. B. eine Krone nicht nach kürzester Zeit durchgekaut ist, sondern eine entsprechende Dicke und Haltbarkeit aufweist. Eine Mängelrüge ist innerhalb von zwei Jahren möglich.

ZUSAMMENFASSUNG

- Ältere, körperlich eingeschränkte oder demente Patienten brauchen eine besondere Betreuung in der Zahnarztpraxis und eine auf ihre Bedürfnisse angepasste Behandlung.
- Die prothetische Behandlung umfasst die Herstellung und Eingliederung aller Arten von herausnehmbarem und festsitzendem Zahnersatz.
- Zur Herstellung von Zahnersatz ist eine direkte Zusammenarbeit zwischen Zahnarzt und zahntechnischem Labor unerlässlich.
- Um die benötigten Informationen für die Herstellung des Zahnersatzes an das Labor weitergeben zu können, werden Abformungen im Mund des Patienten gemacht. Heute ist es auch möglich, diese Informationen durch digitale Scans an das zahntechnische Labor zu schicken.
- Abformungen werden mithilfe spezieller Abformmaterialien und einem Abformlöffel direkt im Mund des Patienten genommen.
- Im zahntechnischen Labor werden die Abformungen mit Gips ausgegossen und so Modelle erstellt, die eine exakte Kopie der Situation im Mund des Patienten darstellen. Sie dienen als Arbeitsgrundlage für die weitere Herstellung des Zahnersatzes.
- Zahnersatz unterteilt sich in festsitzenden und herausnehmbaren Zahnersatz. Festsitzender Zahnersatz wird so bezeichnet, weil er fest im Mund mit Zähnen oder Implantaten verankert wird. Im Gegensatz dazu kann herausnehmbarer Zahnersatz abgenommen und so auch außerhalb des Mundes gereinigt werden.
- Als festsitzender Zahnersatz werden Kronen und Brücken bezeichnet. Sie werden direkt mit einem Zahn oder Implantat adhäsiv verklebt oder einzementiert.
- Vor der Versorgung mit festsitzendem Zahnersatz werden die betreffenden Zähne beschliffen – diesen Vorgang nennt man Präparation.
- Vollkronen können je nach Material, Aufbau und Art der Verblendung unterschieden werden. Sie ersetzen die gesamte klinische Krone eines Zahnes.
- Teilkronen ersetzen den Zahn nur teilweise. Bei der Präparation bleibt mehr eigene Zahnhartsubstanz erhalten als bei Vollkronen.
- Brücken ersetzen fehlende Zähne. Sie „überbrücken" die entstandenen Lücken. Eine Brücke besteht aus Pfeiler, Anker, Zwischenglied und/oder Anhänger.

- Um Zähne nach der Präparation zu schützen oder um eine Lücke bis zur Fertigstellung des definitiven (endgültigen) Zahnersatzes zu schließen, können Provisorien eingesetzt werden.
- Herausnehmbarer Zahnersatz unterteilt sich in Teil- und Totalprothesen. Teilprothesen kommen zum Einsatz, wenn der Patient noch eigene Zähne hat, aber Lücken geschlossen werden müssen. Sind keine eigenen Zähne mehr vorhanden, werden Totalprothesen zum Ersatz aller Zähne eingegliedert.
- Die Herstellung von herausnehmbarem Zahnersatz erfolgt in mehreren Sitzungen in der Zahnarztpraxis. Auch im zahntechnischen Labor sind mehrere Einzelschritte notwendig, um den Zahnersatz passgenau anhand der durch den Zahnarzt bereitgestellten Informationen anzufertigen.
- Bei fehlenden Zähnen können durch Implantate neue Pfeiler für Zahnersatz geschaffen werden. Diese Implantate können als Basis für Kronen, Brücken und auch zum Befestigen von herausnehmbarem Zahnersatz dienen.
- Fast alle Arten von Zahnersatz können heutzutage auch mithilfe von computergesteuerten Maschinen hergestellt werden. Dieses Verfahren nennt man CAD/CAM. Der neue Zahnersatz wird virtuell am Computer entwickelt und anschließend auf Grundlage dieser Daten von speziellen Fräsmaschinen oder Druckern gefertigt.

ZUR WIEDERHOLUNG

1. a) Beschreiben Sie körperliche Beeinträchtigungen, die im Alter auftreten können.
   b) Gibt es körperliche Beeinträchtigungen, die auch junge Menschen betreffen können?
2. a) Welche Abformmaterialien kennen Sie?
   b) Ordnen Sie die Abformmaterialien nach ihren Eigenschaften in Gruppen.
3. Das Alginat besitzt besondere Eigenschaften. Was muss bei der Verarbeitung beachtet werden?
4. Welche Silikonarten werden für Abformungen verwendet und worin unterscheiden sie sich?
5. Erklären Sie die Begriffe Addition und Kondensation im Zusammenhang mit Silikon-Abformmaterialien.
6. a) Zählen Sie die unterschiedlichen Abformtechniken auf.
   b) Geben Sie zu jeder Abformtechnik ein Beispiel an, bei dem es verwendet wird.
7. Beschreiben Sie Abformlöffel und geben Sie an, mit welchem Material sie verwendet werden.
8. a) Wozu dient die Kieferrelationsbestimmung?
   b) Beschreiben Sie, wofür man einen Gesichtsbogen und eine Stützstiftregistrierung verwendet.
9. a) Welche Arten von Zahnersatz gibt es?
   b) Ordnen Sie dem jeweiligen Zahnersatz die Begriffe „festsitzend" oder „herausnehmbar" zu.
10. a) Nennen Sie unterschiedliche Kronenarten
    b) und geben Sie zu jeder Kronenart an, ob sie metall- oder zahnfarben ist.
11. a) Zählen Sie die unterschiedlichen Präparationsarten auf.
    b) Fertigen Sie für jede Präparationsart eine kleine Skizze von der Präparationsgrenze an.
12. Beschreiben Sie die einzelnen Sitzungen zur Anfertigung einer Einzelkrone.
13. a) Welche Arten von Brücken kennen Sie?
    b) Zeichnen Sie eine Brücke und bezeichnen Sie die einzelnen Bestandteile.
    c) Beschreiben Sie den Unterschied zwischen mehrspannig und mehrgliedrig.
14. Nennen Sie die BEMA-Positionen für ein Brückenglied und einen Brückenanker.
15. a) Zählen Sie unterschiedliche Arten von Provisorien auf.
    b) Beschreiben Sie deren Herstellung.
    c) Nennen Sie die BEMA-Positionen.
16. a) Welche Arten der Abstützung bei Teilprothesen gibt es?
    b) Wie wird die Abstützung bei einer Brücke bezeichnet?
17. a) Woraus besteht eine Teilprothese?
    b) Welche Arten von Verankerungselementen kennen Sie?

18. Fertigen Sie eine Skizze einer Klammer an und bezeichnen Sie die einzelnen Bestandteile.
19. Welche Abrechnungspositionen gibt es bei einer Interimsversorgung?
20. Welche Punkte beeinflussen den Halt einer Totalprothese?
21. Nennen Sie die Möglichkeiten einer Unterfütterung und jeweils ihre Abrechnungsposition.
22. Beschreiben Sie die einzelnen Schritte bei der Anfertigung einer Krone auf einem Implantat.
23. a) Wofür stehen die Abkürzungen CAD und CAM?
    b) Welche Vorteile ergeben sich bei der Chairside-Methode?
24. Beschreiben Sie die Vertragsbeziehungen, die zwischen Zahnarzt und Dentallabor bestehen.

ZUR VERTIEFUNG

1. Sie sind in der Praxis für die Begleitung der Patienten während der Behandlung zuständig. Versuchen Sie, sich in die Situation zu versetzen, dass ein Patient
   a) schwerhörig / taubstumm ist,
   b) sehbeeinträchtigt ist,
   c) dement ist,
   d) im Rollstuhl sitzt.
   Spielen Sie mit einer Kollegin/einem Kollegen die verschiedenen Situationen durch.
2. Erstellen Sie eine Checkliste zur Vorbereitung einer Präparation, die an die Arbeitsabläufe in Ihrer Ausbildungspraxis angepasst ist.
3. Sie müssen einen EBZ-ZE für eine Brücke 35 – 37 durchführen.
   a) Bearbeiten Sie das elektronische Beantragungs- und Genehmigungsverfahren (EBZ-ZE) für eine Brücke mit Verblendkrone Zahn 35, Zwischenglied 36 und Vollgusskrone Zahn 37 aus.
   b) Welche alternativen Versorgungsmöglichkeiten gibt es?
   c) Wie sähe hierfür jeweils ein Kostenvoranschlag aus?
4. a) Informieren Sie sich, welche Materialien in Ihrer Ausbildungspraxis zum Einsetzen von Kronen verwendet werden.
   b) Gibt es Unterschiede beim Einsetzen von Keramikkronen und Metallkronen?
   c) Warum verwendet Ihr Chef / Ihre Chefin welches Befestigungsmaterial?
5. a) Wie unterscheidet sich die Herstellung einer teleskopierenden Teilprothese von der Herstellung einer Modellgussprothese?
   b) Skizzieren Sie jeweils den Arbeitsablauf.
6. a) Was bezeichnet der Begriff Atrophie?
   b) Begründen Sie, ob Unterkiefer und Oberkiefer an den gleichen Stellen atrophieren.
7. Fallbeispiel: Frau Moser wurden in den letzten Jahren mehrere Zähne gezogen. Mittlerweile stören sie die Lücken und sie wünscht sich einen Zahnersatz. Außerdem brach jetzt noch ein Zahn im Frontzahnbereich ab, der dringend versorgt werden muss. Beim ersten Termin diktiert Ihnen die Zahnärztin folgenden Befund:
   - 16, 13, 24, 26 insuffiziente Kronen
   - 12, 22, 23 o. B.
   - 11 Wurzelrest
   - 21 kariös
   - 18/17/14/15/25/27/28 fehlen

   a) Welche Behandlung ist bei Frau Moser heute noch zu erwarten? Was bereiten Sie vor?

   Nachdem die Vorbehandlung abgeschlossen ist, entscheidet sich Frau Moser dafür, die fehlenden Zähne 14/15/25 mit Brücken versorgen zu lassen. Zahn 11 wurde wurzelbehandelt und wieder aufgebaut.
   b) Welche alternativen Versorgungsmöglichkeiten hätte es gegeben? Bearbeiten Sie ein EBZ-ZE für die Alternativen.
   c) In welchen Arbeitsschritten verläuft die weitere Behandlung? Welche Materialien und Instrumente werden jeweils benötigt?
   d) Welche Abformungen werden im Laufe der Behandlung mit welchen Materialien gemacht?
   e) Führen Sie ein Beratungsgespräch (z. B. als Rollenspiel) mit Frau Moser: Erklären Sie ihr die erforderlichen Mundhygienemaßnahmen.

Lernfeld 12

Bildgebende Verfahren und Strahlenschutzmaßnahmen anwenden

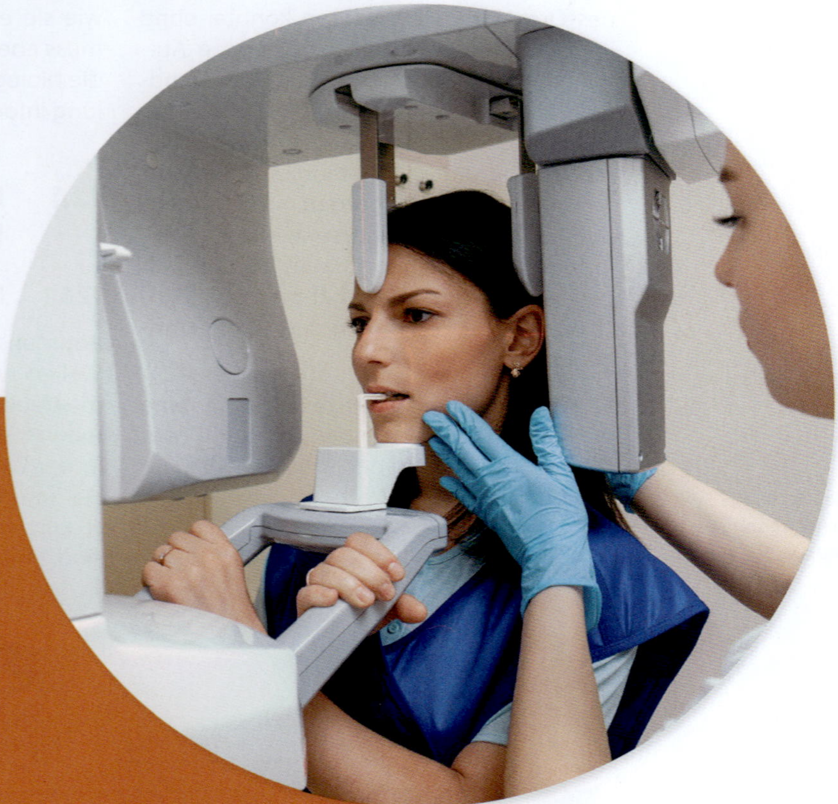

Röntgenstrahlen: Eigenschaften und Erzeugung

Strahlenexposition

digitales und analoges Röntgen

intra- und extraorale Aufnahmen

Qualitätssicherung

Strahlenschutzgesetz und Strahlenschutzverordnung

12 Bildgebende Verfahren und Strahlenschutzmaßnahmen anwenden

Im Jahre 1895 entdeckte der deutsche Physiker Wilhelm Konrad Röntgen eine unsichtbare Strahlung, mit der man das Innere eines Organismus betrachten konnte, ohne ihn zu verletzen. In einer der ersten Aufnahmen stellte Konrad Röntgen das Handgelenk seiner Frau mit über 20-minütiger Durchleuchtungszeit dar. Damals wusste man nicht um die Gefährlichkeit dieser Strahlung. Konrad Röntgen nannte diese Strahlen x-Strahlen und so werden sie z. B. im englischsprachigen Raum heute noch genannt. Im Deutschen hat man sie zu Ehren des Entdeckers in Röntgenstrahlen umbenannt.

Bereits 1896 wurde die erste Zahnaufnahme gemacht. Sie hatte aber aufgrund der schwachen Leistung der Röntgenröhre keinen diagnostischen Wert.

1 Hz (Hertz) = 1 Schwingung pro Sekunde

Heute sind Röntgenaufnahmen in der Zahnarztpraxis für die Diagnostik unerlässlich. Die ZFA sollte aber nicht nur wissen, wie sie ein gutes Röntgenbild macht. Sie muss ebenfalls über die Eigenschaften und die biologische Wirkung der Röntgenstrahlung informiert sein.

12.1 Eigenschaften von Röntgenstrahlen

12.1.1 Elektromagnetische Wellen

Röntgenstrahlen sind elektromagnetische Wellen wie Radiowellen, Licht oder Infrarotstrahlung. Diese verschiedenen elektromagnetischen Wellen unterscheiden sich in der Wellenlänge bzw. Frequenz (Einheit Hz) und damit in ihrer Energie (Bild 12.1). Je kurzwelliger elektromagnetische Wellen sind, umso energiereicher sind sie.

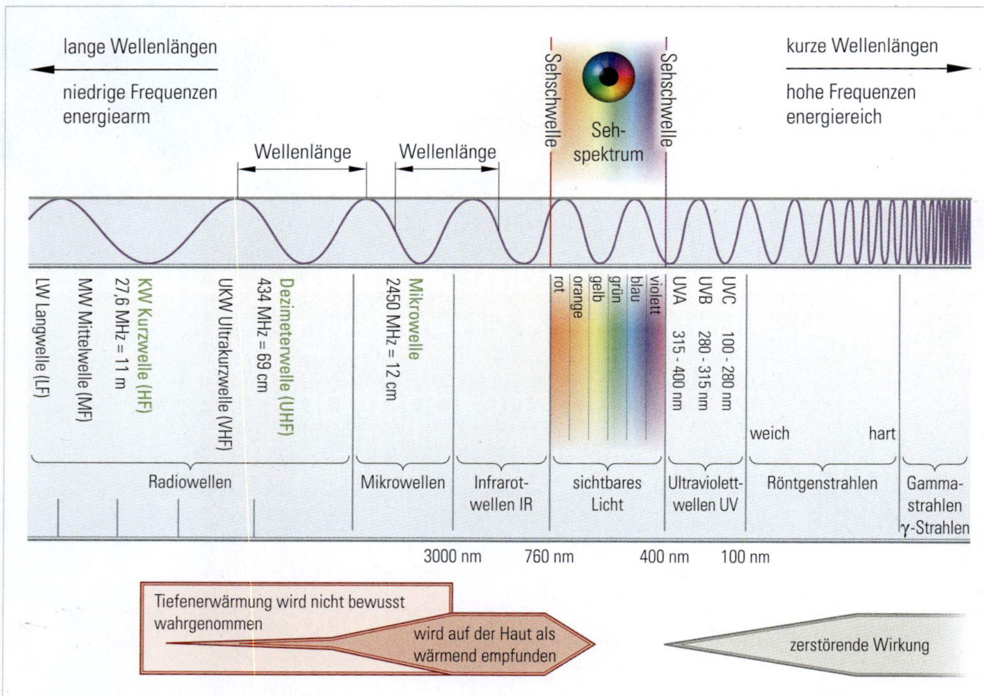

Bild 12.1 Spektrum der elektromagnetischen Wellen

Die elektromagnetischen Wellen umfassen ein breites Spektrum, das von Radiowellen mit einer Wellenlänge von z. B. 10 Kilometern bis z. B. zur Gammastrahlung mit einer Wellenlänge von 1 Pikometer (pm) reicht.

Für alle elektromagnetischen Wellen – also auch für Röntgenstrahlen – gilt, dass sie sich geradlinig und mit Lichtgeschwindigkeit (ca. 300 000 km/s) ausbreiten.

pm = 1/1 000 000 000 Millimeter

12.1.2 Durchdringungsfähigkeit

Röntgenstrahlen sind in der Lage, feste Stoffe zu durchdringen. Die Durchdringungsfähigkeit ist dabei abhängig von:

- der Wellenlänge der Röntgenstrahlen. (Kurzwelligere, sogenannte harte Röntgenstrahlen können Stoffe besser durchdringen als langwelligere, sogenannte weiche Röntgenstrahlen.)
- der Dichte des zu durchdringenden Stoffes, d. h. je dichter ein Stoff ist, umso schwerer wird er von Röntgenstrahlen durchdrungen. (Blei hat eine sehr hohe Dichte und wird daher auch im Strahlenschutz angewandt. Zahn- oder Knochengewebe hat eine höhere Dichte als Weichgewebe und ist daher im Röntgenbild darstellbar.)
- der Dicke des zu durchdringenden Stoffes. (Je dicker der Stoff, umso schwerer durchdringen ihn Röntgenstrahlen.)

Dichte: Masse eines Stoffes in einem bestimmten Volumen; in kg/dm^3

12.1.3 Abschwächung

Röntgenstrahlen schwächen sich ab, wenn sie auf Materie treffen und der Abstand zur Strahlenquelle zunimmt.

Absorption. Eine gewisse Menge der Röntgenstrahlung wird von der durchleuchteten Materie aufgenommen (absorbiert). Dabei nimmt die Materie Energie auf und verändert sich.

Streuung. Ein Teil der auf Materie treffenden Röntgenstrahlung wird reflektiert bzw. gestreut. Diese Streustrahlung ist deutlich schwächer als die ursprüngliche Strahlung und breitet sich in alle Richtungen aus (Bild 12.2). Vor Streustrahlung müssen Patient und ▸Zahnfilm geschützt werden.

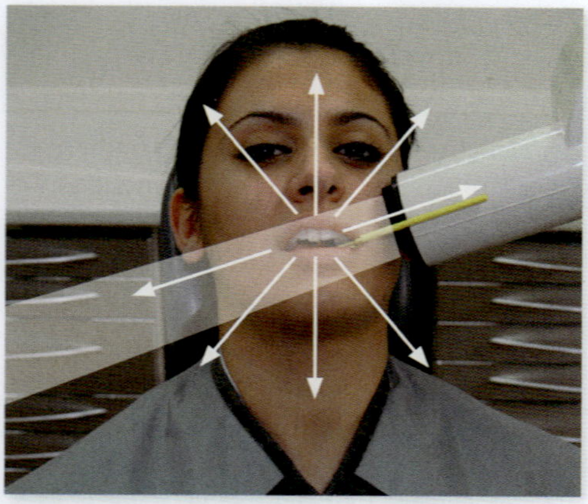

Bild 12.2 Streustrahlung bei einer Röntgenaufnahme

Abstandsschwächung. Ein größerer Abstand zur Strahlenquelle reduziert die Strahlenbelastung erheblich. Mit der Verdopplung des Abstandes von der Strahlenquelle vergrößert sich die bestrahlte Fläche im Quadrat, entsprechend nimmt die Strahlenintensität im Quadrat ab (Bild 12.3). Das bedeutet: Wenn bei einer Röntgenaufnahme in einem Abstand von 1 Meter die Röntgenbelastung gemessen wird, ist sie in einem Abstand von 2 Metern nicht halb so groß, sondern beträgt nur noch ein Viertel der anfänglich gemessenen Strahlenbelastung. Bei Verdreifachung des Abstandes nur noch ein Neuntel.

TIPP Abstand ist der beste Schutz vor Röntgenstrahlen. In der Zahnarztpraxis können Sie davon ausgehen, dass Sie ab einem Abstand von 1,5 m zur Strahlenquelle weitgehend vor Röntgenstrahlung geschützt sind.

Materie ist eine allgemeine Bezeichnung für alles Stoffliche

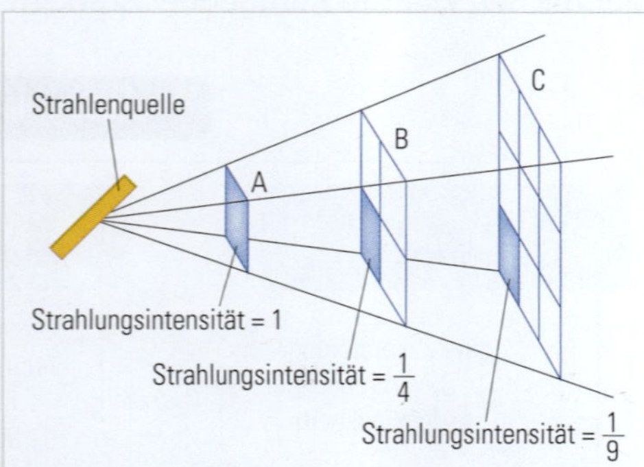

Bild 12.3 Abstandschwächung (Abstands-Quadrat-Gesetz)

Zahnfilm ▸S. 391

12.1.4 Weitere Wirkungen von Röntgenstrahlen

Fotochemische Wirkung. Röntgenstrahlen belichten lichtempfindliche Schichten. Sie verursachen eine Schwärzung des Filmes, d.h. an den Stellen, an denen Röntgenstrahlung auf den Film trifft, wird dieser schwarz (▸Bilderzeugung).

Bilderzeugung ▸S. 392

Fluoreszenz: Eigenschaft von Stoffen, bei Bestrahlung selbst zu leuchten

Fluoreszenzauslösung. Röntgenstrahlen bringen fluoreszierende Stoffe zum Leuchten. Diese Stoffe nehmen die Energie der Strahlen auf und geben sie anschließend als sichtbares Licht wieder ab. Dieses Phänomen wird mithilfe der Verstärkerfolien bei extraoralen ▸Filmkassetten genutzt, um die Röntgenstrahlung zu reduzieren.

Filmkassetten ▸S. 392

Biologische Wirkung. Bei der Absorption von Röntgenstrahlen können Elektronen aus Atomen oder Molekülen herausgeschlagen werden. Man nennt diesen Prozess Ionisierung. Durch die Ionisierung verändern sich die Eigenschaften der Stoffe. Es können beispielsweise Erbinformationen beschädigt oder verändert werden. Besonders empfindlich gegenüber dieser Strahlenschädigung sind Zellen mit einer hohen Teilungsrate wie das blutbildende Knochenmark oder schnell wachsende Gewebe beim Fötus oder Embryo.

Ion (gr.) = elektrisch positiv oder negativ geladenes Teilchen

Elektron (gr.) = negativ geladenes Elementarteilchen

Je nach Höhe der Strahlenbelastung, können Röntgenstrahlen Körperzellen zerstören oder ein ungeborenes Kind schädigen (Bild 12.4). Ob jedoch Körperzellen durch Röntgenstrahlen zu Krebszellen entarten oder Mutationen im Erbgut auslösen, ist unabhängig von der Höhe der Strahlung, – hier reichen kleinste Röntgenbelastungen. Die Wahrscheinlichkeit einer solchen Schädigung nimmt zwar mit steigender Dosis zu, die Schwere der Schädigung ist aber dosisunabhängig.

Vakuum (lat.) = luftleerer Raum

Fokus (lat.) = Brennpunkt; im Röntgengerät ein Brennfleck

12.2 Erzeugung von Röntgenstrahlen

Röntgenstrahlen kommen in der natürlichen Umgebung nicht vor, sie werden künstlich erzeugt.

12.2.1 Aufbau und Funktion der Röntgenröhre

Röntgenstrahlen werden in einer mit Blei ummantelten, luftleeren Glasröhre erzeugt, in der sich die Kathode (Minuspol) in Form eines Glühdrahtes und die Anode (Pluspol) in Form einer schräg gestellten Scheibe befinden (Bild 12.5). Beides besteht aus dem Metall Wolfram, das erst bei Temperaturen von mehr als 3000 °C schmilzt.

An der glühenden Kathode werden Elektronen freigesetzt. Diese Elektronen werden von der positiv geladenen Anode angezogen. Wegen der sehr hohen Spannung von mehreren zehntausend Volt werden die Elektronen zwischen der negativ geladenen Kathode und der positiv geladenen Anode sehr stark beschleunigt. Die Elektronen prallen aufgrund des Vakuums ungebremst und mit voller Wucht auf die Anode. Dieser Punkt des Aufpralls wird als Brennfleck (Fokus) bezeichnet. Die Bewegungsenergie der Elektronen verwandelt sich in Strahlungsenergie – zu 99 % in Wärme

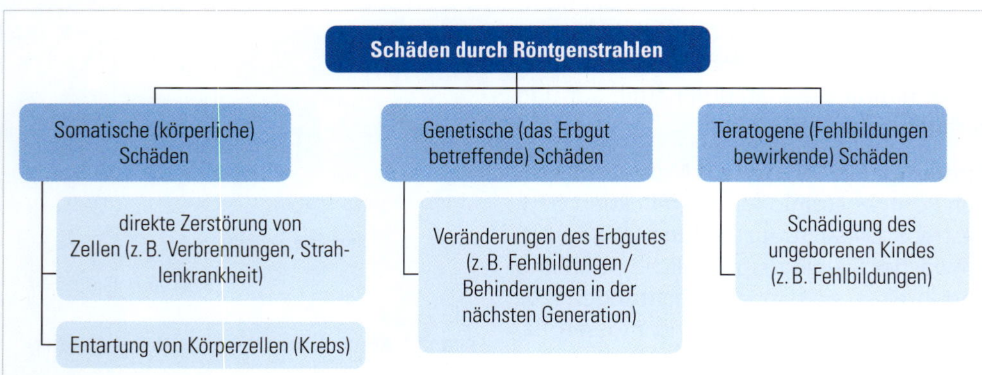

Bild 12.4 Schäden durch Röntgenstrahlen

und zu 1 % in Röntgenstrahlen. Ein großer Teil der sich vom Brennfleck strahlenförmig ausbreitenden Röntgenstrahlen wird vom Bleimantel absorbiert. Die Nutzstrahlung, d.h. die Strahlung, die für die Bildentstehung benötigt wird, kann nur aus einem Austrittsfenster austreten.

12.2.2 Stromstärke und Stromspannung

Über die Stromstärke (in mA) und die Stromspannung (in kV) können Quantität und Qualität der erzeugten Röntgenstrahlen beeinflusst werden.

Stromstärke. Elektrischer Strom ist die Bewegung von Elektronen. Die Stromstärke beschreibt, wie viele Elektronen in einer bestimmten Zeit transportiert werden. Wird die Stromstärke in einer Röntgenröhre erhöht, beeinflusst das die Menge der an der Glühkathode austretenden Elektronen und erhöht damit die Menge der entstehenden Röntgenstrahlen.

Stromspannung. Mit der Stromspannung wird der Ladungsunterschied zwischen der Kathode und der Anode beschrieben. Je höher die Röhrenspannung gewählt wird, umso stärker werden die Elektronen beschleunigt, umso stärker prallen sie auf der Anode auf und die entstehende Röntgenstrahlung wird energiereicher. Das heißt, sie wird kurzwelliger und kann Stoffe besser durchdringen (Bild 12.6).

Belichtungszeit. Bei den meisten zahnmedizinischen Röntgengeräten für intraorale Aufnahmen sind Röhrenspannung und Stromstärke fest eingestellt und können vom Praxisteam nicht verändert werden. Hier wird die Schwärzung im Röntgenbild über die Belichtungs- bzw. Bestrahlungszeit geregelt.

Je länger die Belichtungszeit ist, umso mehr Röntgenstrahlen gelangen auf den Bildempfänger und verstärken die Schwärzung. Die Dauer der Belichtungszeit hängt ab von:

- der Stärke des Röntgengerätes,
- der Empfindlichkeit des Bildempfängers und
- des zu röntgenden Bereichs (die Belichtungszeit im Frontzahnbereich ist kürzer als die im Molarenbereich).

Viele Röntgengeräte haben eine Belichtungsautomatik. Sobald die benötigte Dosis auf dem Bildempfänger erreicht ist, wird die Belichtung automatisch gestoppt.

Bei Panoramaröntgengeräten kann häufig über die kV-Zahlen die Durchdringungskraft der Röntgenstrahlen angepasst werden. Für einen Erwachsenen wird am Gerät eine höhere kV-Zahl eingestellt als für ein Kind. Dentalröntgengeräte arbeiten mit einer Röhrenspannung von 60 bis 85 kV.

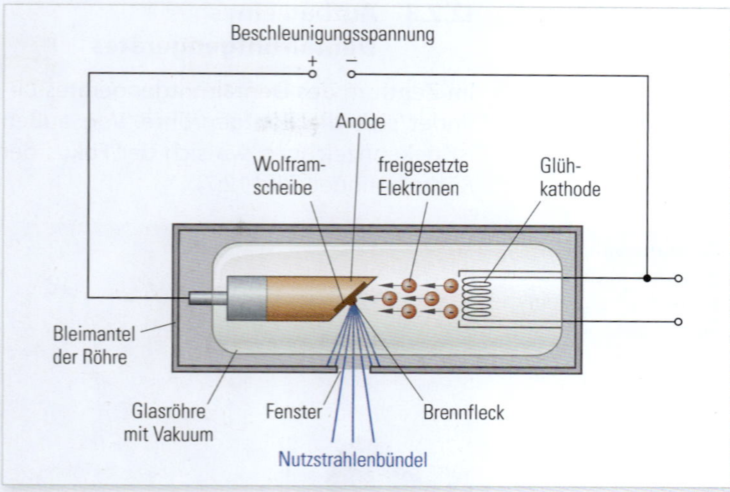

Bild 12.5 Röntgenröhre (Schema)

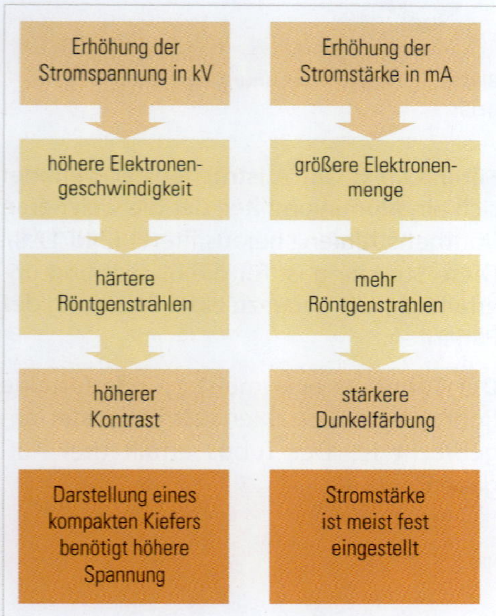
Erhöhung der Stromspannung in kV
höhere Elektronen-geschwindigkeit
härtere Röntgenstrahlen
höherer Kontrast
Darstellung eines kompakten Kiefers benötigt höhere Spannung
Erhöhung der Stromstärke in mA
größere Elektronen-menge
mehr Röntgenstrahlen
stärkere Dunkelfärbung
Stromstärke ist meist fest eingestellt

Bild 12.6 Zusammenhang zwischen Stromstärke und -spannung

mA = Milliampere; Maßeinheit für die Stromstärke

kV = Kilovolt; Maßeinheit für die Stromspannung

intraorale Aufnahmen ▸ S. 393

Panoramaröntgengeräte ▸ S. 397

12.2.3 Aufbau eines Dentalröntgengerätes

Im Zentrum des Dentalröntgengerätes befindet sich die Röntgenröhre. Von außen ist gekennzeichnet, wo sich der Fokus der Röhre befindet (Bild 12.7).

Zentralstrahl: gedachte Mittelachse des Nutzstrahlenbündels

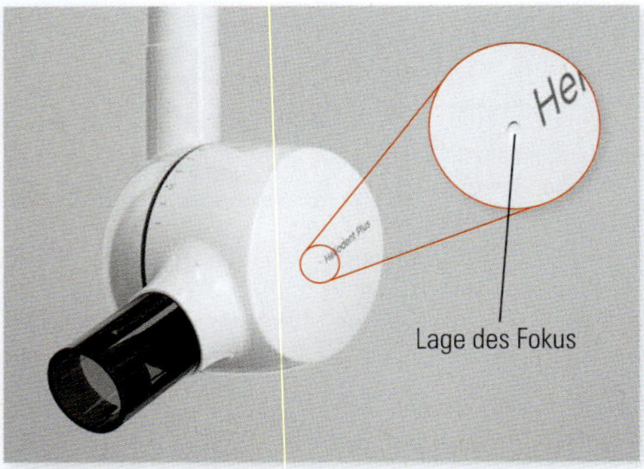

Bild 12.7 Fokuskennzeichnung am Dentalröntgengerät

Filter. Direkt am Austrittsfenster befindet sich ein Aluminiumfilter, der die weicheren Röntgenstrahlen herausfiltert (Bild 12.8). Diese Strahlung ist für die Bildgebung unerheblich, führt aber zu einer Belastung des Patienten.

Der Tubus ist eine meist zylinderförmige Röhre, die am Strahlenaustrittsfenster angebracht ist. Der Tubus erfüllt drei Aufgaben:

1 Gy = 1 Joule pro Kilogramm

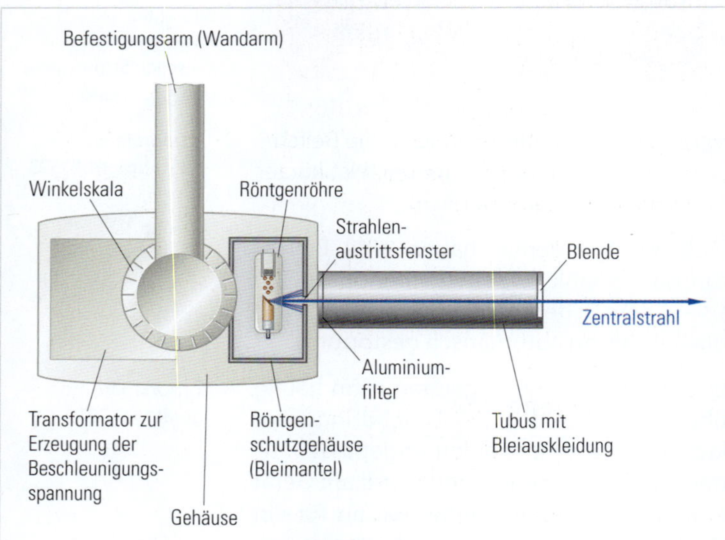

Bild 12.8 Aufbau eines Dentalröntgengerätes

- Einstellhilfe,
- Einhalten des vorgeschriebenen Fokus-Hautabstands,
- Begrenzung des Strahlenfeldes durch eine Blende.

Insbesondere bei Aufnahmetechniken ohne Halterung ermöglicht der Tubus, den Verlauf des Zentralstrahls besser einzuschätzen.

Bei Röntgengeräten mit 60 kV und mehr muss ein Fokus-Hautabstand von 20 cm eingehalten werden. Das wird durch die Lage des Tubus garantiert. Mittels der Blende sollte das Strahlenfeld nach Möglichkeit auf die Größe des Bildempfängers reduziert werden. Bei allen Neuzulassungen muss das Röntgengerät mit einer rechteckigen Blende ausgestattet sein, da hiermit eine optimale Reduzierung des Strahlenfeldes erreicht wird.

12.3 Strahlenexposition

Jeder Mensch ist einer gewissen radioaktiven Strahlung und Röntgenstrahlung ausgesetzt (exponiert). Man spricht von Strahlenexposition.

12.3.1 Dosimetrie

Die Dosis bzw. das Maß der Strahlenmenge, der der Mensch ausgesetzt ist, kann auf verschiedene Art gemessen werden.

Energiedosis. Die Menge der durch einen Körper absorbierten Energie bei einer Bestrahlung wird als Energiedosis bezeichnet und in Gray (Gy) angegeben. Sowohl die Art der Strahlung als auch die Empfindlichkeit der Gewebe sind dabei ohne Bedeutung.

Die Äquivalentdosis berücksichtigt die verschiedenen Strahlungen mit ihren unterschiedlichen biologischen Wirkungen. Jede Strahlungsart wird mit einem Faktor gewichtet, der in die Berechnung eingeht. Die Äquivalentdosis wird in Sievert (Sv) angegeben.

Effektive Dosis. Bei der effektiven Dosis wird zusätzlich die Gewebeempfindlichkeit mit berücksichtigt. Die Gewebe erhalten entsprechend ihrer Empfindlichkeit einen Wichtungsfaktor. Die effektive Dosis wird ebenfalls in Sievert angegeben.

Dosimeter sind Strahlendosismessgeräte. Das Filmdosimeter (Strahlenschutzplakette) enthält einen lichtdicht verpackten Film in einem mit Blei und Kupferfiltern versetzten Kunststoffgehäuse. Dieser wird alle 4 Wochen von Überwachungsstellen ausgewertet. Digitale Dosimeter arbeiten mit digitalen Sensoren. Daneben gibt es Stabdosimeter, die jederzeit abgelesen werden können (Bild 12.9).

TIPP Dosimeter sind für Sie als ZFA nicht vorgeschrieben, da Sie sich während der Aufnahme nie innerhalb des ▸Kontrollbereichs (1,5 m um das Röntgengerät) befinden.

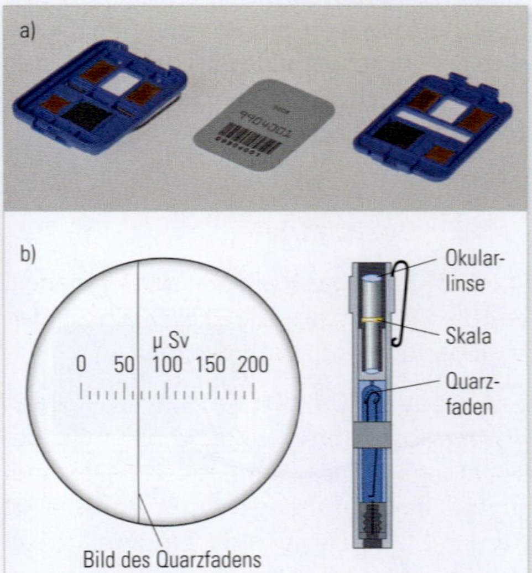

Bild 12.9 a) Filmdosimeter und b) Stabdosimeter

12.3.2 Natürliche und zivilisatorische Strahlenexposition

Der natürlichen Strahlenexposition ist der Mensch in seiner natürlichen Umgebung ausgesetzt. Die jährliche effektive Dosis liegt in Deutschland durchschnittlich bei 2,1 mSv.

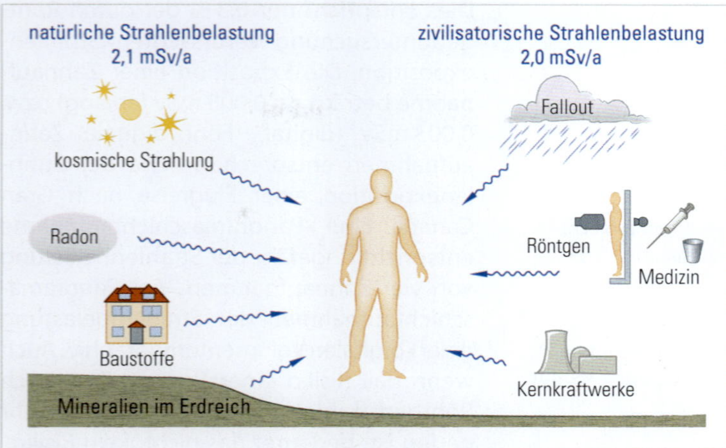

Bild 12.10 Natürliche und zivilisatorische Strahlenbelastung

Die natürliche Strahlenexposition setzt sich wie folgt zusammen:

- Aufnahme natürlicher radioaktiver Stoffe. Alle Menschen inhalieren täglich das radioaktive Edelgas Radon, das sich vor allem in Räumen anreichert. Weitere radioaktive Stoffe werden über die Nahrung aufgenommen. Die jährliche effektive Dosis über aufgenommene Nahrungsmittel hängt von der terrestrischen Strahlung in der Region ab.
- Kosmische Strahlung aus dem Weltall. Die Dosis nimmt mit der Höhe zu; sie ist im Flugzeug relativ hoch. (Flugpersonal gilt als beruflich strahlenexponiert)
- terrestrische (vom Erdreich ausgehende) Strahlung; sie kann regional stark schwanken

Kontrollbereich ▸ S. 405

Die zivilisatorische Strahlenexposition beträgt in Deutschlandetwa 1,8 mSv effektive Jahresdosis. Den größten Beitrag haben dabei medizinische Röntgenuntersuchungen. Weitere, jedoch sehr kleine Faktoren sind Kernkraftwerke sowie Folgen von Atomtests und des Unfalls im Kernkraftwerk Tschernobyl 1986 (Bild 12.10).

mSv = Millisievert
µSv = Mikrosievert (= 1/1000 Millisievert)

12.3.3 Strahlenexposition durch zahnmedizinische Röntgenuntersuchungen

Etwa 40 % aller Röntgenuntersuchungen in Deutschland finden in der Zahnarztpraxis statt.

Panoramaschichtaufnahme ▸ S. 397

Digitale Volumentomographie ▸ S. 401

Dies entspricht nur 0,3 % der durch Röntgenuntersuchung verursachten Strahlenexposition. Die Exposition einer Zahnaufnahme beträgt ca. 0,005 mSv (analog) bzw. 0,003 mSv (digital). Fünf digitale Zahnaufnahmen entsprechen etwa der Strahlenexposition einer Flugreise nach Gran Canaria. Eine ▸Panoramaschichtaufnahme entspricht ungefähr der Strahlenbelastung von vier Zahnaufnahmen. Vier Panoramaschichtaufnahmen der Strahlenbelastung einer ▸digitalen Volumentomographie. Auch wenn das Risiko einer Schädigung durch Röntgenstrahlen in der Zahnmedizin sehr gering ist, bedeutet das nicht „kein Risiko". Es bleibt die Verpflichtung, die Strahlenexposition für Patienten und das Praxisteam so gering wie möglich zu halten.

12.4 Digitales Röntgen

Beim Röntgen werden die Röntgenstrahlen abhängig von der Dicke und der Dichte des bestrahlten Objekts absorbiert und gelangen unterschiedlich stark auf den Bildempfänger. Dichte Materie, wie Schmelz, lässt nur wenig Röntgenstrahlung durch und erscheint im Röntgenbild heller als zum Beispiel kariöser Schmelz oder Dentin.

Da es sich bei einem Röntgenbild um ein Negativ handelt, erklärt sich auch, warum ein dunkler Schatten am Apex als „apikale Aufhellung" bezeichnet wird.

Beim digitalen Röntgen werden moderne digitale Technologien in der Bildentstehung und Bildverarbeitung genutzt. Man unterscheidet dabei direkte und indirekte digitale Systeme.

12.4.1 Direkte digitale Systeme

Beim direkten digitalen System arbeiten Sensoren als Bildempfänger. Diese sind über ein Kabel direkt mit dem Computer verbunden. Ist der Sensor Röntgenstrahlen ausgesetzt, sendet er elektrische Signale an den Computer. Diese werden im Computer digitalisiert und das Röntgenbild steht nach der Aufnahme sofort auf dem Monitor zur Verfügung (Bild 12.11).

Die Sensoren werden in unterschiedlichen Größen angeboten. Sie sind dicker als eine Speicherfolie oder ein Röntgenfilm. Durch die Hygieneschutzhülle und das Kabel ist es manchmal schwierig, den Sensor richtig im Mund zu positionieren.

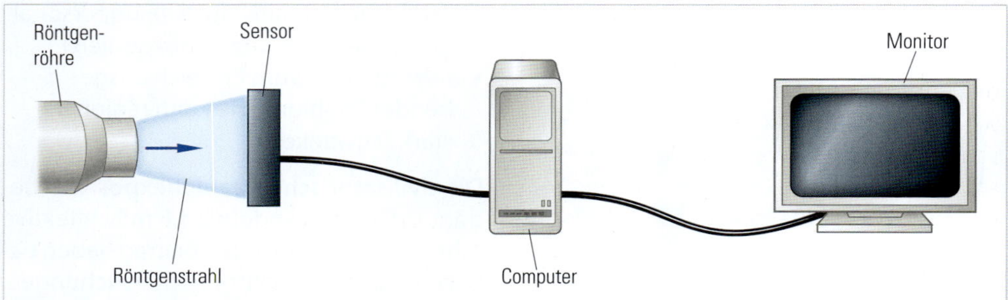

Bild 12.11 Prinzip der direkten digitalen Systeme

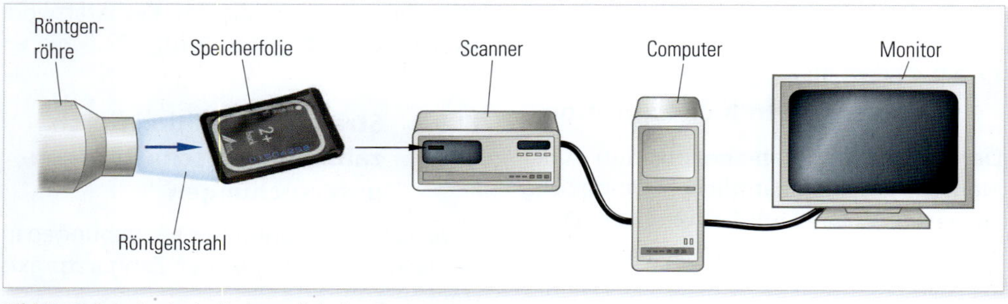

Bild 12.12 Prinzip der indirekten digitalen Systeme

12.4.2 Indirekte digitale Systeme

Beim indirekten digitalen System wird das Röntgenbild auf Speicherfolien als Bildempfänger zwischengespeichert (Bild 12.12). Die Speicherfolien haben die gleichen Formate wie die analogen Filme, können ebenso mit oder ohne Halterung und ohne störendes Kabel verwendet werden. Sie müssen vor der Aufnahme lediglich in eine Schutzhülle geschoben werden (Bild 12.13).

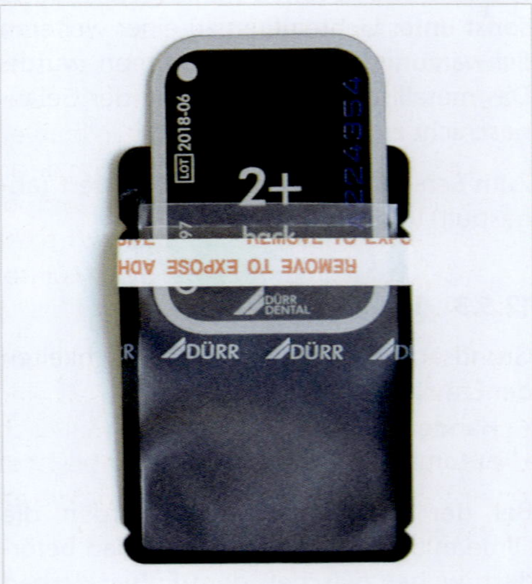

Bild 12.13 Speicherfolie und Schutzhülle

Die Speicherfolien speichern die Energie der Röntgenstrahlen. Nach der Aufnahme wird die Folie von einem Scanner ausgelesen. Die Informationen werden als elektrische Signale an den Computer weitergegeben und dort digitalisiert. Das Röntgenbild steht dann auf dem Monitor zur Verfügung. Nach der Aufnahme kann die Speicherfolie mit Licht gelöscht und ca. 1000-mal wieder benutzt werden. Die empfindliche Oberfläche darf aber nicht zerkratzt sein.

12.5 Analoges Röntgen

Beim analogen Röntgen werden, wie beim digitalen Röntgen, die gleichen Aufnahmearten und -techniken verwendet. Nur bei der Bildentstehung und der Bildverarbeitung unterscheiden sich die beiden Verfahren erheblich.

Beim analogen Röntgen wird der Röntgenfilm mit Röntgenstrahlen „belichtet". Dieses entspricht dem Prinzip der Fotografie, in der ein Film mit Licht belichtet wird.

12.5.1 Aufbau der Röntgenfilme

Filme für intraorale Aufnahmen werden entsprechend ihres Verwendungszweckes in unterschiedlichen Größen angeboten. Der normale Zahnfilm hat das Format 3 x 4 cm; er kann im Hoch- oder Querformat verwendet werden.

Aufbau und Verpackung der unterschiedlichen intraoralen Filme sind identisch (Bild 12.14). Der eigentliche Film besteht aus einer Trägerschicht, die beidseitig mit einer lichtempfindlichen Emulsion aus Silberbromid-Kristallen und Gelatine beschichtet ist. Eine auf beiden Seiten aufgetragene Schutzschicht schützt den Film vor mechanischer Beschädigung.

Der Film ist in lichtundurchlässigem Papier eingewickelt, um ihn vor versehentlicher Belichtung zu schützen. Eine geprägte Bleifolie auf der Rückseite schützt den Film vor Streustrahlung (Bild 12.15).

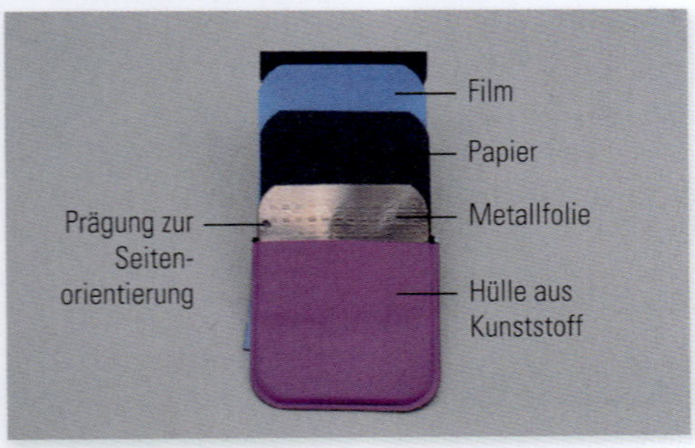

Bild 12.14 Zahnfilmverpackung

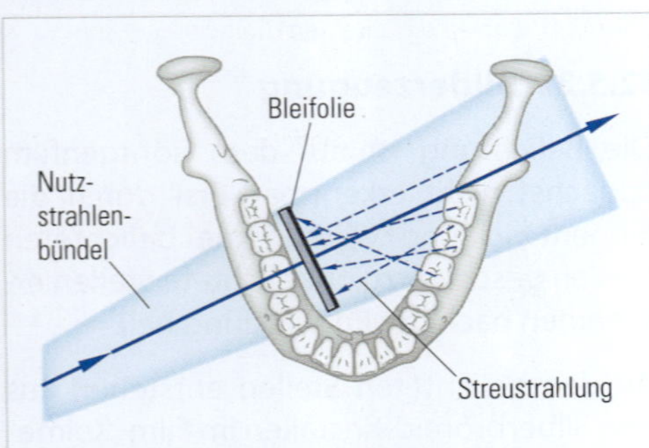

Bild 12.15 Schutz des Filmes vor Streustrahlung

Katalysator: Stoff, der eine chemische Reaktion herbeiführt, selbst aber unverändert bleibt

TIPP Die Bleifolien dürfen Sie nicht in den normalen Hausmüll geben. Die Folien müssen gesondert gesammelt und als Sondermüll entsorgt werden.

Der Film befindet sich in einer licht- und feuchtigkeitsdichten Kunststoffhülle mit abgerundeten Ecken. Film und Hülle sind mit einer Prägung zur Seitenorientierung versehen. Die tastbare Erhebung zeigt immer zum Tubus und sollte nach okklusal positioniert werden, damit sie nicht im Bereich der Befundung liegt.

extraorale Aufnahmen ▸S. 397 f.

Für ▸extraorale Aufnahmen gibt es Filmkassetten, in denen – neben dem eigentlichen Film – Verstärkerfolien von beiden Seiten gegen den Film gedrückt werden (Bild 12.16). Diese Verstärkerfolien fluoreszieren, d. h. sie beginnen an den von Röntgenstrahlen getroffenen Stellen zu leuchten. Das Fluoreszenzlicht belichtet den Film zusätzlich so stark, dass nur etwa 5 % der Belichtung durch die Röntgenstrahlung erfolgt und 95 % durch das entstandene Licht. Dadurch kann die Strahlungsbelastung deutlich reduziert werden.

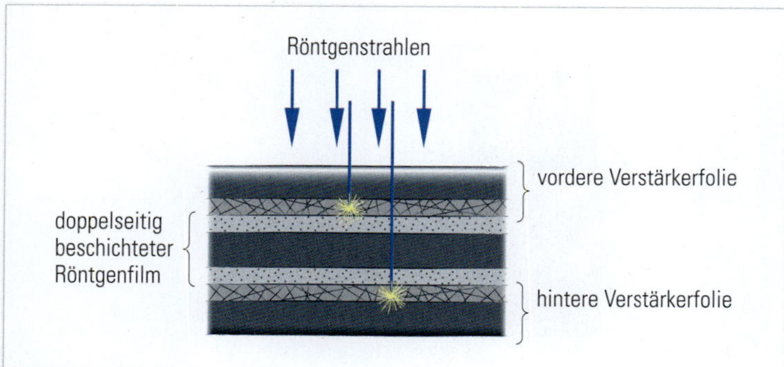

Bild 12.16 Aufbau einer Filmkassette

12.5.2 Bilderzeugung

Die Belichtung ist auf dem Röntgenfilm zunächst nicht erkennbar. Erst durch die Filmentwicklung werden die belichteten Stellen geschwärzt; unbelichtete Stellen erscheinen nach der Entwicklung hell.

Konstanzprüfung ▸S. 402

An den belichteten Stellen entstehen aus den Silberbromid-Kristallen im Film „Keime" aus reinem Silber.

Im Entwickler sind diese Silberatome die Katalysatoren für die weitere Aufspaltung der Silberbromid-Kristalle in Silber und Brom. Das Silber erscheint hier schwarz. Bei andauernder Entwicklung wird der Film an den belichteten Stellen also zunehmend schwärzer. Ist der Film voll entwickelt, d. h. das Bild ist erkennbar, muss die Entwicklung abgebrochen werden, da sonst der gesamte Film schwarz werden würde.

Im Fixierbad wird das gesamte nicht aufgespaltene Silberbromid herausgelöst, da es sonst unter Lichteinfluss zu einer weiteren Schwärzung des Filmes kommen würde. Das metallische Silber bleibt in der Gelatineschicht zurück.

Zum Schluss wird der Film gewässert (abgespült) und getrocknet.

12.5.3 Filmentwicklung

Grundsätzlich gibt es zwei Möglichkeiten der Entwicklung:

- Handentwicklung und
- automatische Filmentwicklung.

Bei der Handentwicklung werden die Filme mit der Hand von Bad zu Bad befördert, wobei zwischen dem Entwicklerbad und dem Fixierbad eine Zwischenwässerung erforderlich ist, um das Fixierbad nicht zu verunreinigen. Benötigt werden neben einer Dunkelkammer ein Thermometer und eine Stoppuhr, da die Temperatur der Entwicklerflüssigkeiten und die Dauer der Entwicklung und Fixierung für die Qualität der Bilder entscheidend sind.

Automatische Filmentwicklung. In der Zahnarztpraxis findet man viel häufiger Entwicklerautomaten. Walzen transportieren hier den Film automatisch durch die Bäder. Die Walzen drücken auch die Flüssigkeiten vom Film, sodass eine Zwischenwässerung nicht erforderlich ist (Bild 12.17). Die richtige Temperatur der Bäder wird vom Automaten sichergestellt.

Der Entwicklungsvorgang muss wöchentlich mit der von der Strahlenschutzverordnung vorgeschriebenen ▸Konstanzprüfung überprüft werden.

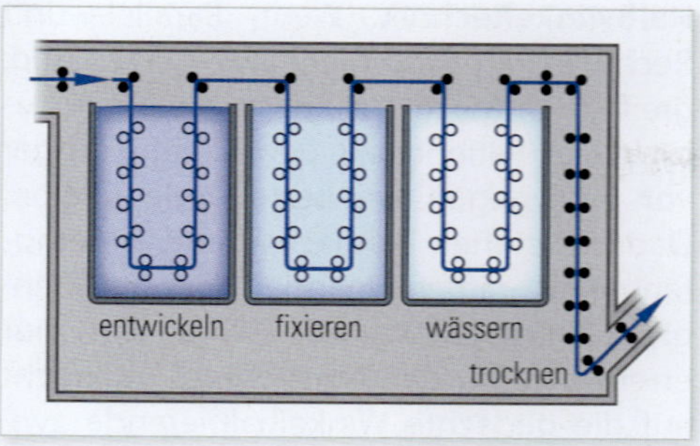

Bild 12.17 Schematische Darstellung eines Entwicklungsautomaten

12.5.4 Digital oder analog?

Das digitale Röntgen ist in der Qualität der Bilder dem analogen Röntgen gleichzusetzen. Die Bildbearbeitungsmöglichkeiten können den diagnostischen Wert digitaler Röntgenbilder aber steigern. Weitere Vorteile des digitalen Röntgens sind:

- das Bild steht schnell zur Verfügung,
- weniger Arbeitsschritte,
- geringere Strahlenexposition aufgrund hoher Empfindlichkeit der Sensoren oder Speicherfolien,
- kein Sondermüll (Bleifolie, Entwickler und Fixierer),
- einfache digitale Archivierung.

12.6 Intraorale Aufnahmearten

Als intraorale Aufnahmearten werden alle Verfahren bezeichnet, bei denen sich der Sensor, die Speicherfolie oder der Film im Mund befindet. Hierzu gehören:

- die laterale Zahnaufnahme,
- die Bissflügelaufnahme,
- die Aufbissaufnahme.

Bei allen intraoralen Aufnahmen muss der Patient mit einem Bleischild oder einer Bleischürze vor Streustrahlung geschützt werden.

12.6.1 Laterale Zahnaufnahme

Eine größengleiche, nicht verzerrte Darstellung des Zahnes in einem Röntgenbild erreicht man, wenn folgende Bedingungen eingehalten werden:

- Der Bildempfänger befindet sich parallel zur Zahnachse, denn ansonsten wird der Zahn nicht größengleich abgebildet. Der Zentralstrahl trifft senkrecht auf die Zahnachse und den Bildempfänger.
- Der Abstand zwischen Fokus und Zahn ist möglichst groß und der Abstand zwischen Zahn und Bildempfänger möglichst klein, denn nur so wird ein annähernd paralleles Strahlenbündel erreicht.

Paralleltechnik. Durch den Einsatz eines Halters für den Bildempfänger werden die genannten Bedingungen genau eingehalten (Bilder 12.18 und 12.19). Daher gilt die Paralleltechnik als Standardverfahren. Sie gewährleistet größengleiche, verzerrungsfreie und reproduzierbare Röntgenaufnahmen.

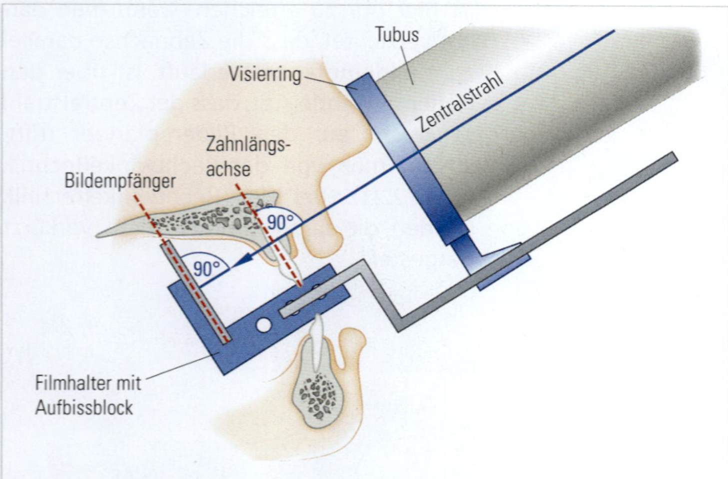

Bild 12.18 Paralleltechnik

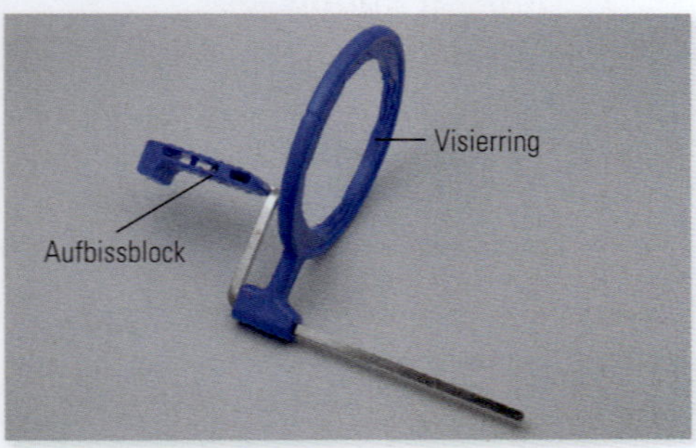

Bild 12.19 Halter für Bildempfänger

Rechtwinkeltechnik. Aus anatomischen Gründen gelingt es manschmal nicht, dass Zahnebene und Bildempfänger wirklich parallel zueinander stehen. Bei einem flachen Gaumen können zum Beispiel die Wurzelspitzen auf dem Röntgenbild abgeschnitten sein (Bild 12.20).

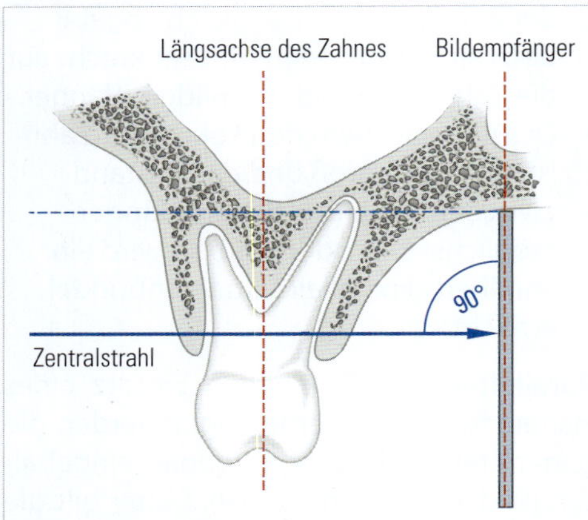

Bild 12.20 Abgeschnittene Wurzelspitzen (bei Paralleltechnik)

Eine vollständige Darstellung des Zahnes ist hier nur zu erreichen, wenn man darauf verzichtet, dass die Zahnachse parallel zum Bildempfänger verläuft. Ist über den Halter gewährleistet, dass der Zentralstrahl senkrecht auf den Bildempfänger trifft, spricht man von der Rechtwinkeltechnik (Bild 12.21). Bei der Rechtwinkeltechnik werden die Zähne immer leicht verkürzt dargestellt.

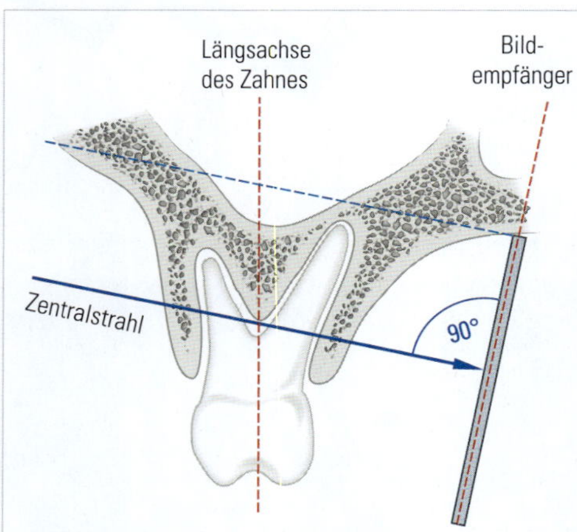

Bild 12.21 Rechtwinkeltechnik

Halbwinkeltechnik. Wenn Parallel- und Rechtwinkeltechnik nicht umzusetzen sind, greift man auf die Halbwinkeltechnik zurück. Der Patient hält den Bildempfänger von oral gegen die betreffende Region. Dadurch stehen Zahnachse und Bildempfänger schräg zueinander. Eine größengleiche Darstellung der Zähne wird nur erreicht, wenn der Zentralstrahl senkrecht auf die gedachte Winkelhalbierende zwischen Zahnachse und Bildempfänger trifft (Bild 12.22).

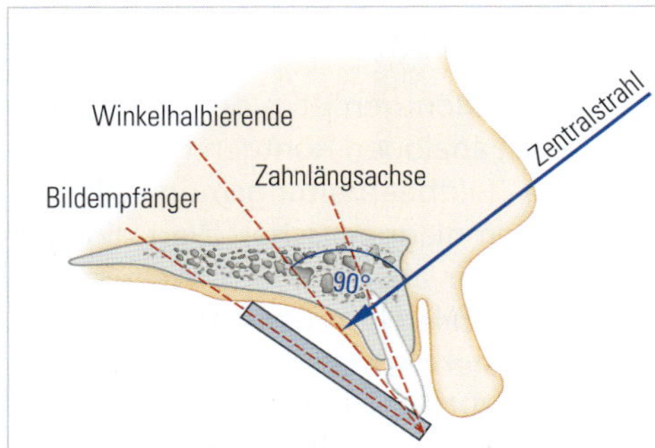

Bild 12.22 Halbwinkeltechnik

Trifft der Zentralstrahl rechtwinklig auf den Bildempfänger, ist die Einstellung steiler und die Zähne werden zu kurz dargestellt. Trifft der Zentralstrahl rechtwinklig auf die Zahnachse, ist die Einstellung zu flach und die Zähne erscheinen zu lang (Bild 12.23).

Da die Winkelhalbierende nur eine gedachte Ebene ist, ist die richtige Einstellung des Tubus schwer einzuschätzen. Es wird mit Mittelwerten gearbeitet, die auch auf dem Stativ des Röntgengerätes vermerkt sind (Bild 12.24).

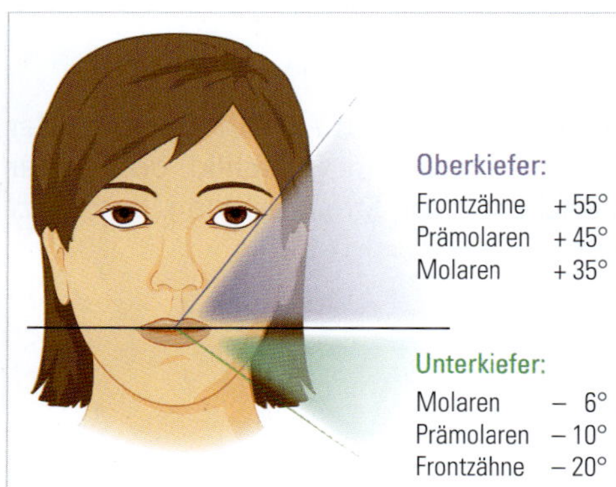

Bild 12.24 Mittelwerte der Halbwinkeltechnik

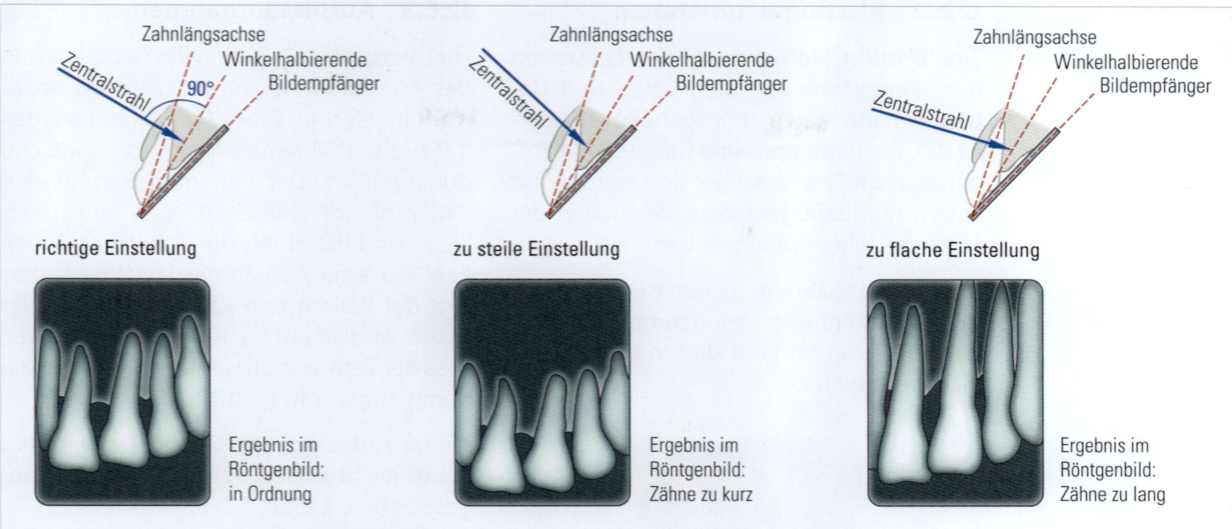

Bild 12.23 Falsche Einstellungen bei der Halbwinkeltechnik

Technik nach Le Master. Durch die sehr steile Einstellung im Oberkieferbereich kann es zu Überlagerungen durch das Jochbein kommen. Die Halbwinkeltechnik kann dann durch eine Verkleinerung des Winkels zwischen Zahnachse und Bildempfänger verbessert werden. Man schiebt eine Watterolle zwischen Bildempfänger und Zahn; dadurch verändert sich die Lage der Winkelhalbierenden und der Tubus kann flacher eingestellt werden (Bild 12.25).

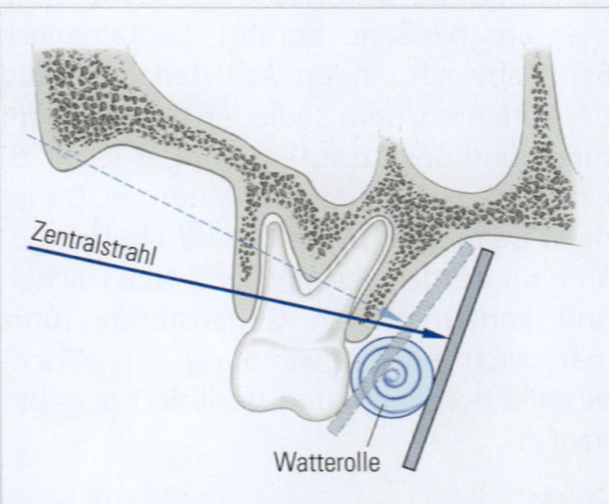

Bild 12.25 Technik nach Le Master

Nachteile der Halbwinkeltechnik:

- schwierige Einstellung,
- wenn der Patient einen Bildempfänger hält, kann es durch zu starkes Durchbiegen zu Verzerrungen kommen.

Exzentrische Aufnahmen. Bei den meisten Aufnahmen wird der Zahn direkt von der Seite geröntgt, d.h. der Zentralstrahl wird so ausgerichtet, dass er senkrecht auf den Zahnbogen trifft (orthoradial). In einigen Fällen ist aber eine Aufnahme von schräg hinten oder schräg vorne notwendig, z.B. um beim 1. Prämolaren im Oberkiefer beide Wurzeln sehen zu können. Bei einer orthoradialen Aufnahme verdeckt die bukkale Wurzel die palatinale Wurzel. Erfolgt die Aufnahme von distal, wird sie als distal-exzentrisch bezeichnet, von mesial als mesial-exzentrisch (Bild 12.26).

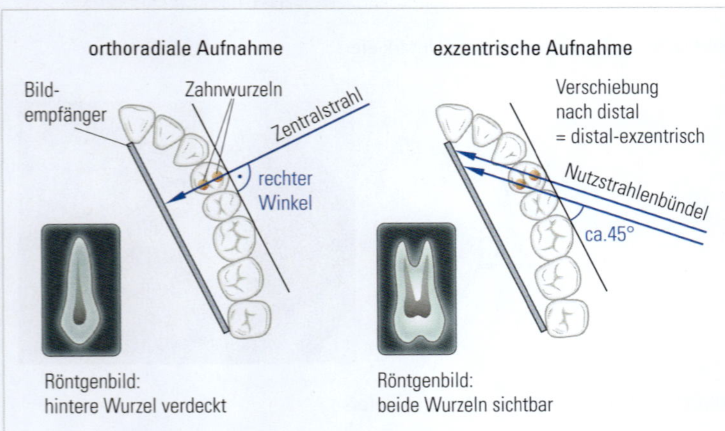

Bild 12.26 Orthoradiale und exzentrische Aufnahme von Zahn 24

Le Master: amerikanischer Zahnarzt

exzentrisch (gr.-lat.) = außerhalb des Mittelpunktes liegend

12.6.2 Bissflügelaufnahmen

Eine Bissflügelaufnahme bildet die Kronen der Seitenzähne aus dem Ober- und Unterkiefer auf einem Röntgenbild ab (Bild 12.27). Die Bildempfänger für Bissflügelaufnahmen sind etwas länger und werden mit einem Aufbissflügel fixiert, der sich in der Mitte des Bildempfängers befindet.

Bissflügelaufnahmen dienen der möglichst frühen Erkennung approximaler Karies. Wurzelspitzen sind auf diesen Aufnahmen nicht abgebildet.

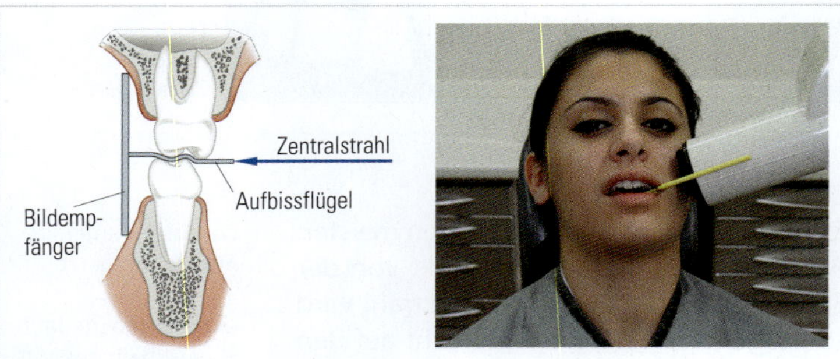

Bild 12.27 Bissflügelaufnahme

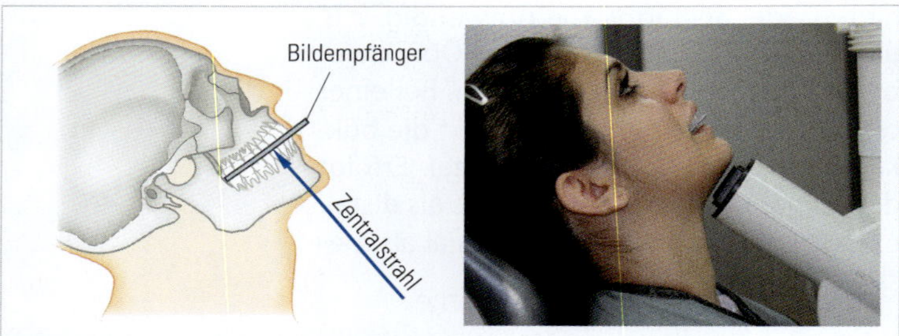

Bild 12.28 Aufbissaufnahme des Unterkiefers

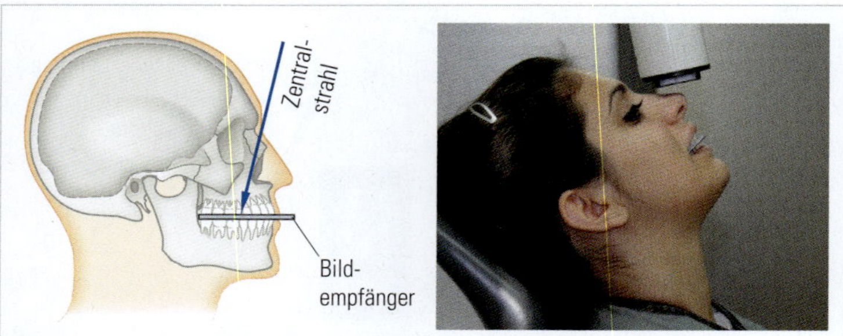

Bild 12.29 Aufbissaufnahme des Oberkiefers

12.6.3 Aufbissaufnahmen

Für Übersichtsaufnahmen des Gaumens und des Mundbodens werden Aufbissaufnahmen angefertigt. Diese Aufnahmen werden mit großen Bildempfängern (ca. 6 x 8 cm) durchgeführt. Der Patient bekommt den Bildempfänger zwischen Ober- und Unterkiefer und fixiert ihn durch leichtes Zubeißen. Für eine Aufnahme des Unterkiefers legt der Patient den Kopf zurück und der Tubus wird so auf die Kinnspitze gerichtet, dass der Zentralstrahl senkrecht auf den Bildempfänger trifft (Bild 12.28).

Für die Aufnahme des Oberkiefers wird der Tubus leicht schräg oberhalb der Nase angesetzt (Bild 12.29).

Aufbissaufnahmen werden z.B. eingesetzt zur Feststellung von
- Speichelsteinen (nur Unterkiefer),
- verlagerten Zähnen,
- Zysten,
- Frakturen und
- Tumoren.

12.6.4 Hygiene bei intraoralen Aufnahmen

Durch das Einbringen des Bildempfängers in den Mund werden der Bildempfänger, Halter, Hände und alle Gegenstände, die man anschließend berührt, kontaminiert. Beim abwechselnden Arbeiten im Mund des Patienten, dem Bedienen des Röntgentubus und des Auslösers kann es leicht zu einer Keimverschleppung kommen. Daher muss beim Röntgen mit Handschuhen gearbeitet werden. Für alle berührten Flächen und kontaminierten Gegenstände führt man nach jeder Anwendung eine Wischdesinfektion durch und sterilisiert gegebenenfalls.

TIPP Achten Sie bei der Abfolge der Arbeitsschritte darauf, dass Sie die Einstellungen der Belichtungszeit vor dem Einbringen des Bildempfängers in den Mund vornehmen, um unnötige Kontaminationen zu vermeiden.

Fehler	Ursachen
zu hell	• zu kurze Belichtung • zu kurze Entwicklung • Entwickler zu kalt • Entwickler verbraucht • überfixiert (Silber wurde herausgelöst)
zu dunkel	• zu lange Belichtung • zu lange Entwicklungszeit • Entwickler zu warm • Entwickler zu frisch („überaktiv“) • unterfixiert (Silberbromid wurde nicht vollständig herausgelöst)
dunkle Flecken auf dem Film	• mechanische Beanspruchung des Films z. B. durch Aufbiss, Knickstellen, Beschriften • Entwicklerspritzer vor dem Entwickeln • unzureichende Fixierung z. B. durch Aufeinanderkleben mehrerer Filme oder Luftblasen
helle Flecken auf dem Film	• Fixierbadspritzer vor dem Entwickeln • Berührung des Filmes mit Fett oder Fixierer an den Fingern • Verletzung der Emulsion durch Kratzer
Verzeichnungen / Verzerrungen	• Film während der Aufnahme durchgebogen
Film unscharf	• Bewegung des Patienten während der Aufnahme
helles Bild mit Prägemuster	• von der falschen Seite belichtet (Metallfolie)

Tabelle 12.1 Fehlerursachen bei intraoralen analogen Aufnahmen

12.6.5 Fehler/Probleme bei intraoralen Aufnahmen

Fehler sollten in erster Linie vermieden werden, um die Patienten vor unnötiger Strahlenbelastung durch Wiederholung der Aufnahmen zu schützen. Ein häufiger Fehler ist die falsche Positionierung des Bildempfängers, sodass wesentliche Bereiche fehlen und kein aussagekräftiges Röntgenbild entsteht. Die falsche Einstellung des Tubus führt zu nicht größengleichen Röntgenbildern. Ist die Einstellung zu steil, erscheinen die Zähne zu kurz. Ist die Einstellung zu flach, erscheinen die Zähne zu lang. Bewegt sich der Patient während der Aufnahme, sind die Röntgenbilder unscharf. Falsche Belichtungszeiten sind beim digitalen Röntgen nicht so schwerwiegend, doch auch hier können Feinheiten in der Darstellung verloren gehen oder die Aufnahme wird sehr körnig. Beim analogen Röntgen ist die Belichtungszeit sehr viel bedeutsamer. Hinzu kommen zahlreiche mögliche Fehlerquellen während der Entwicklung (Tabelle 12.1).

12.7 Extraorale Aufnahmearten

Als extraorale Aufnahmearten werden alle Verfahren bezeichnet, bei denen sich der Bildempfänger außerhalb des Mundes befindet. Hierzu gehören

- die Panoramaschichtaufnahme (PSA), auch Orthopantomogramm (OPG) genannt,
- die Fernröntgenseitenaufnahme,
- die Handwurzelaufnahme.

12.7.1 Panoramaschichtaufnahmen

In einer Panoramaschichtaufnahme werden der komplette Unterkiefer, große Teile des Oberkiefers einschließlich des Kiefergelenks und die angrenzenden Gebiete abgebildet.

Das Panoramaröntgengerät bewegt die Röntgenröhre und den Bildempfänger in einem genau definierten Bewegungsablauf um den Kopf des Patienten. In dieser Bewegung werden jeweils unterschiedliche Bereiche (Schichten) geröntgt und jeweils ein bestimmter Bereich auf dem Bildempfänger belichtet (Bild 12.30, S. 398).

So reihen sich die verschiedenen Schichten zu einer Panoramaschichtaufnahme aneinander.

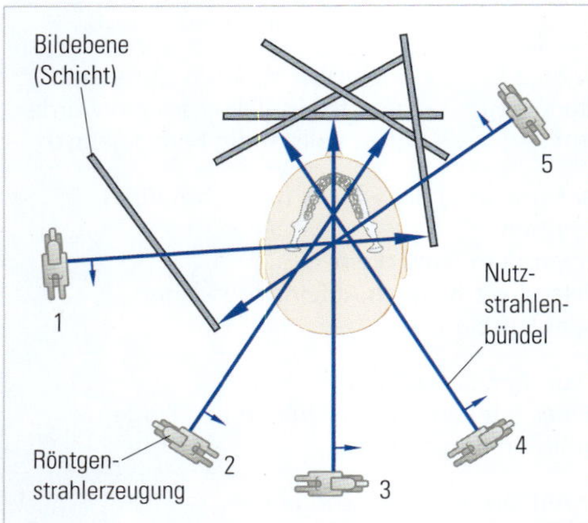

Bild 12.30
Bildentstehung bei einer Panoramaschichtaufnahme

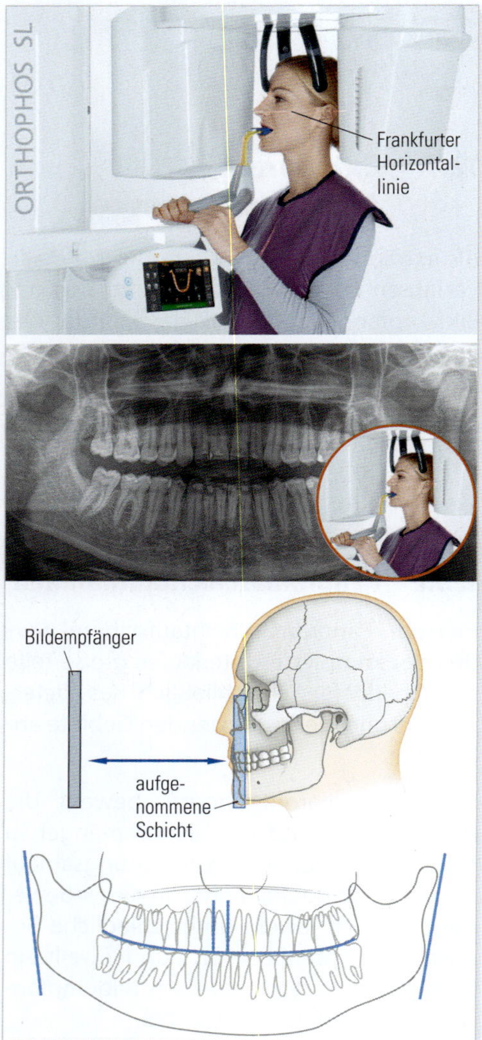

Bild 12.31
Optimale Positionierung des Patienten

Vorbereitung. Für eine Panoramaschichtaufnahme muss der Patient jeglichen Schmuck am Kopf und am Hals (auch Piercings) sowie Brille und Haarklammern entfernen, selbst wenn diese Dinge den zu befundenen Bereich nicht überdecken. Da z. B. der Kieferwinkelbereich zweimal durchstrahlt wird, erscheint ein Ohrring als „Geisterbild" vergrößert und unscharf auf der gegenüberliegenden Seite. Das kann zu einem erheblichen Informationsverlust bis hin zu Fehldiagnosen führen. Für eine Panoramaschichtaufnahme muss der Patient eine Bleischürze tragen, die den gesamten Rumpf bedeckt.

Für eine optimale Aufnahme muss der Patient richtig positioniert werden. Dies wird durch Kinnstützen, Bissblöcke und Lichtlinien an den Geräten erleichtert (Bild 12.31). Auf folgendes ist zu achten:

- aufrechte Position mit gestreckter Wirbelsäule,
- Einstellung der Frankfurter Horizontalebene (Linie zwischen oberem Rand des äußeren Gehörganges und dem unteren Augenhöhlenrand, Bild 12.31) mithilfe der Lichtlinie,
- Einstellung der Mittellinie über den gesamten Kopf mithilfe der Lichtlinie,
- Zunge an den Gaumen drücken.

Während der Aufnahme darf der Patient sich nicht bewegen. Haltegriffe und eine geschlossene Stirnstütze erleichtern das bewegungslose Verharren.

TIPP Bei sehr ängstlichen Patienten oder Kindern sollten Sie die Bewegung des Gerätes vorher demonstrieren.

12.7.2 Fernröntgenseitenaufnahmen des Schädels

Fernröntgenseitenaufnahmen werden in erster Linie im Rahmen ▸kieferorthopädischer oder kieferorthopädisch-chirurgischer Behandlungen angefertigt. Ziel ist eine möglichst größengleiche Aufnahme des Schädels, sodass Messungen vorgenommen werden können (Bild 12.32). Es können der Verlauf des Gesichtsprofils, die Lage des Ober- und des Unterkiefers sowie die Stellung der Zähne im Ober- und Unterkiefer beurteilt werden. Erreicht wird diese größengleiche Darstellung durch einen möglichst großen Abstand des Patienten zum Fokus (mindestens 1,5 m, maximal 4 m) und einen möglichst kleinen Abstand zum Bildempfänger. Meist ist die Fernröntgenanlage kombiniert mit dem Panoramaröntgengerät.

12.7.3 Handwurzelaufnahmen

Handröntgenaufnahmen werden ebenfalls mit einer Fernröntgenanlage durchgeführt (Bild 12.32). Man benötigt sie für kieferorthopädische Behandlungen. Am Zustand der ▸Wachstumsfugen der Handknochen können der Wachstumsstand und das Wachstumsmaximum beurteilt werden.

12.7.4 Fehler / Probleme bei extraoralen Aufnahmen

Alle Fehler, die sich bei den intraoralen Aufnahmen aus der Belichtungszeit und der Filmentwicklung ergeben können, gelten in gleicher Weise für die extraoralen Aufnahmen. Hinzu kommen bei der Panoramaschichtaufnahme die Fehler bei der Positionierung des Patienten (Tabelle 12.2, S. 400).

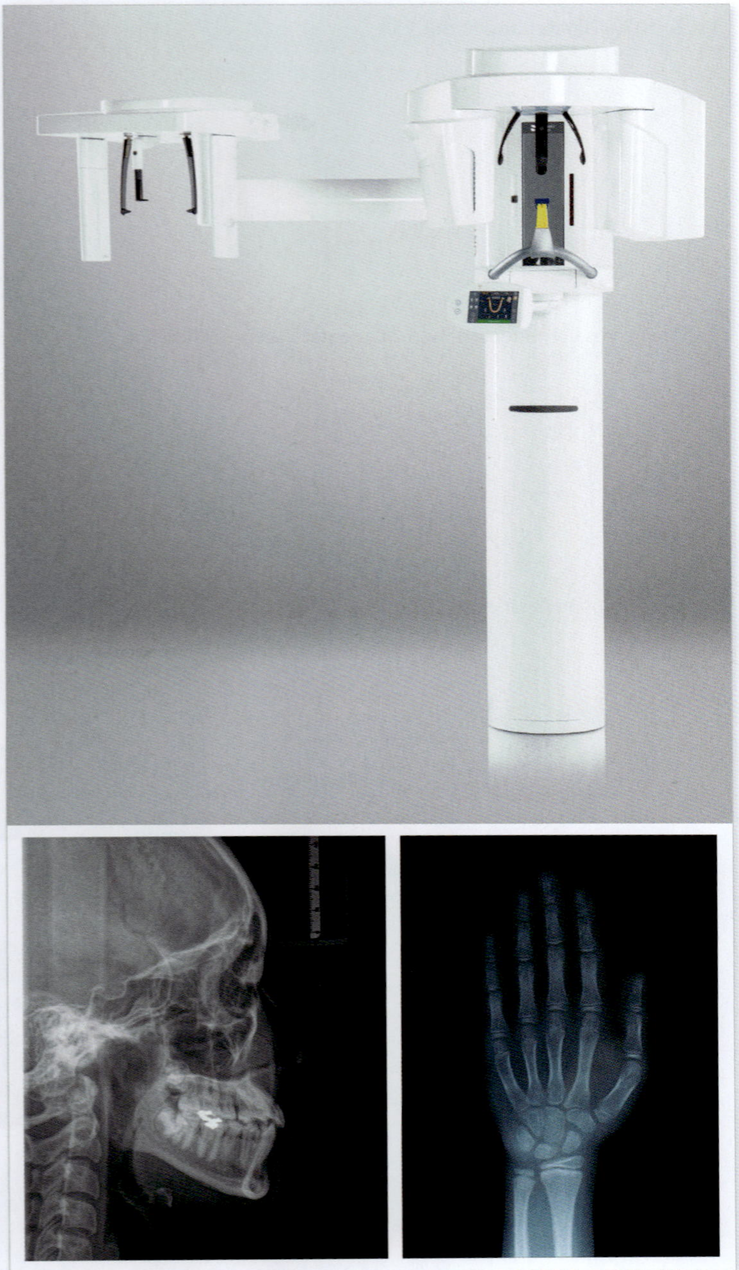

Bild 12.32 Fernröntgenanlage

kieferorthopädische Behandlung ▸S. 333

Wachstumsfugen ▸S. 334

Fehlerhafte Darstellung in der PSA	Ursache
Zahnreihe auseinandergezogen, Schneidezähne verbreitert 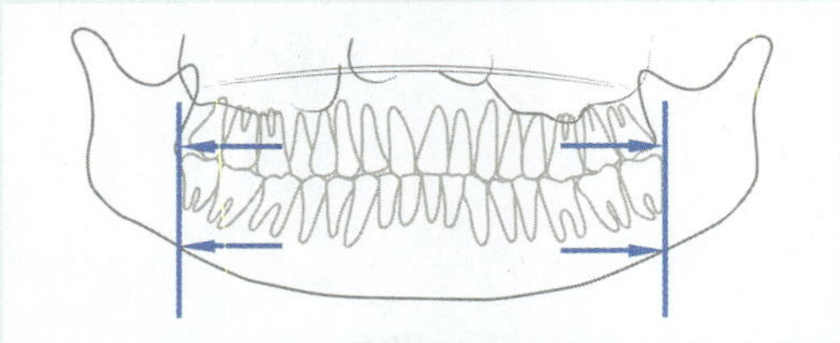	Kopf zu weit nach hinten, „Abstand weit – Zähne breit"
Zahnreihe zusammengeschoben, Schneidezähne verschmälert 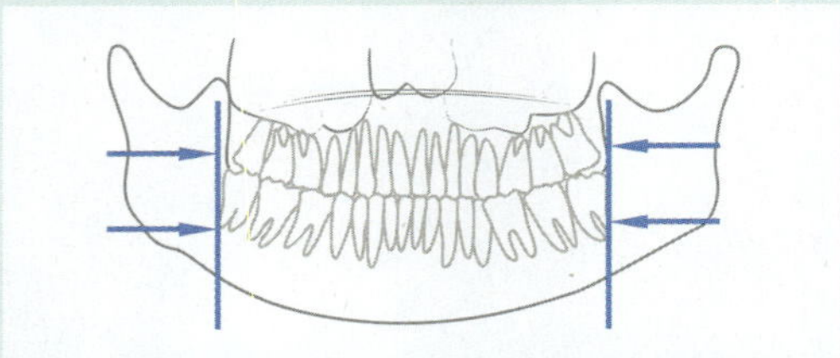	Kopf zu weit nach vorne, „Abstand nah – Zähne schmal"
Okklusionsebene nach oben gebogen, „lächelnder Patient" 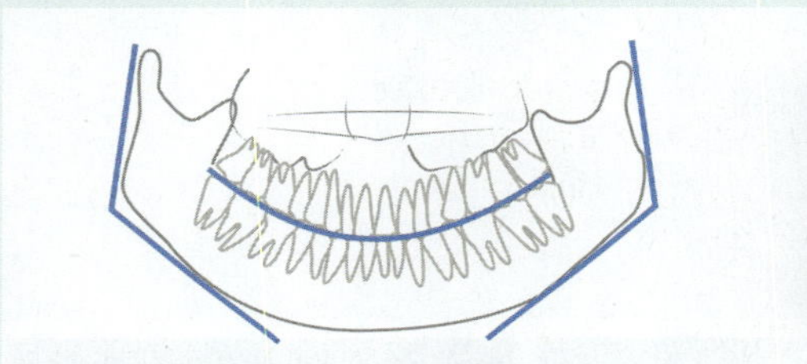 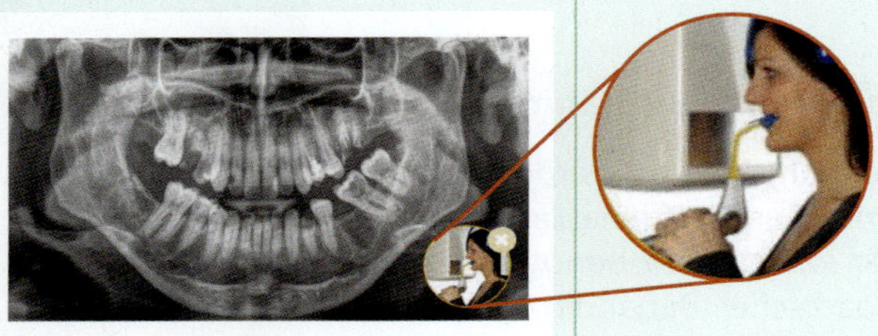	Kopf nach vorne gebeugt
Okklusionsebene nach unten gebogen, „trauriger Patient" 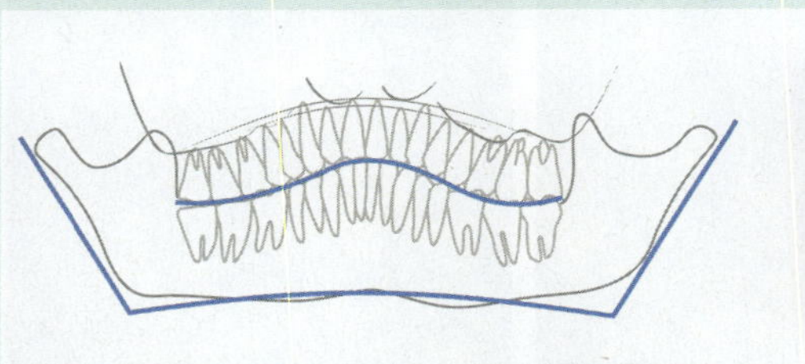 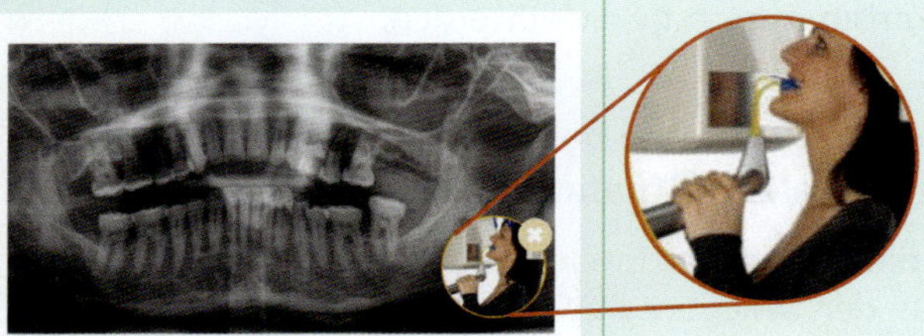	Kopf nach hinten geneigt
Zahnreihe links verlängert und rechts verkürzt 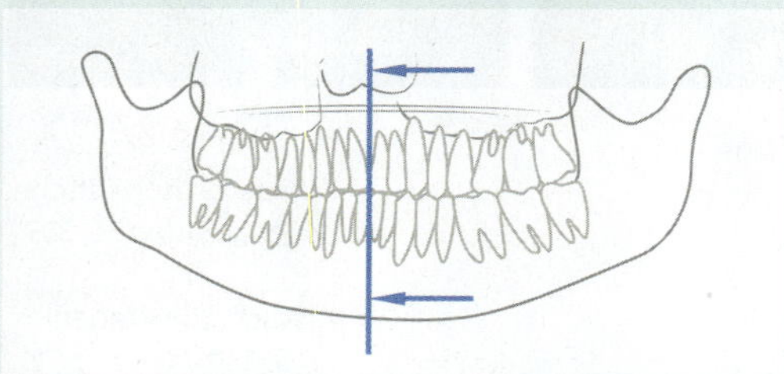	Kopf zu weit rechts
Zahnreihe rechts verlängert und links verkürzt	Kopf zu weit links

Tabelle 12.2 Fehler bei extraoralen Aufnahmen

12.8 Digitale Volumentomographie und Computertomographie

Die Digitale Volumentomographie (DVT) und die Computertomographie (CT) ermöglichen räumliche Darstellungen. Besonders in der Implantologie werden diese Aufnahmen immer wichtiger.

Die digitale Volumentomographie ist ein speziell für die Anwendung in der Zahnheilkunde entwickeltes Verfahren. Sie ähnelt der Computertomographie, ist aber nur für die Darstellung von Knochen geeignet. Bei der Volumentomographie rotiert der Röntgenstrahler um den Schädel und macht bis zu 360 Projektionen aus verschiedenen Winkeln (Bild 12.33). Aus der Vielzahl von Daten kann der Computer alle möglichen Schnittebenen errechnen und darstellen.

Nicht alle Geräte können das Volumen eines Schädels erfassen. Bei einigen Geräten ist die Darstellung auf einen Quadranten begrenzt. Der Vorteil dieser Technik gegenüber der herkömmlichen Computertomografie ist die um ca. 75 % reduzierte Strahlenbelastung. Weiterhin ist der Volumentomograph deutlich preiswerter und darf von Zahnärzten betrieben werden.

Die Computertomographie (CT) wird auch in der Zahnheilkunde genutzt. Es werden viele dicht beieinanderliegende Schichtaufnahmen des Körpers (transversale Schichtbilder) aufgenommen. Der Körper wird dabei vollständig erfasst. Durch die Schichtaufnahmen können bei Bedarf dreidimensionale Oberflächendarstellungen erzeugt werden. Der Vorteil der CT ist die Darstellung des Knochen- und des Weichgewebes, nachteilig ist jedoch die viermal höhere Strahlenbelastung gegenüber der Volumentomograhie und fehlerhafte Bilder z. B. durch metallische Kronen.

transversal (lat.) = quer verlaufend

Tomographie (gr.) = räumliche Darstellung auf der Grundlage von Schichtaufnahmen; Schnittbild

12.9 Qualitätssicherung

Bei Röntgengeräten muss während der gesamten Betriebsdauer sichergestellt sein, dass Qualität und Sicherheit gleichbleiben. Strahlenintensität, Nutzstrahlenfeld und Bildverarbeitung dürfen nur in ganz engem Rahmen vom Ursprungswert abweichen. Um diese Qualität zu sichern, gibt es vier Säulen der Qualitätssicherung, die

- Abnahmeprüfung,
- Sachverständigenprüfung,
- Tätigkeit der zahnärztlichen Stelle,
- Konstanzprüfungen.

Konstanz von constantia (lat.) = Beständigkeit

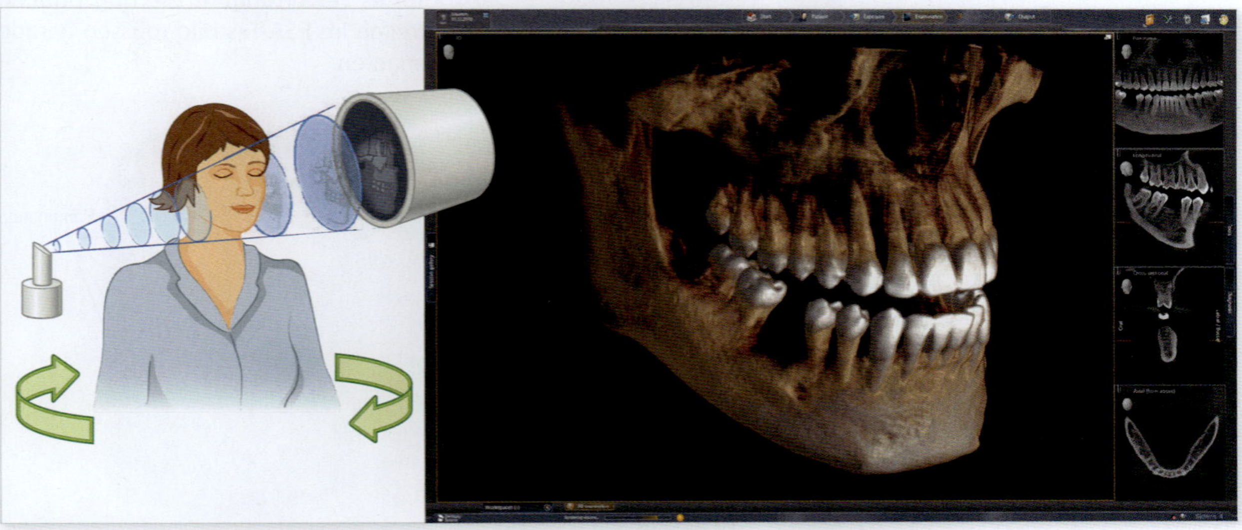

Bild 12.33 Bewegung des Röntgenstrahlers um den Kopf und Darstellung der DVT am Computer

Abnahmeprüfung. Wenn ein Röntgengerät in einer Zahnarztpraxis aufgestellt wird oder technische Veränderungen vorgenommen werden, führt der Hersteller oder Lieferant eine Abnahmeprüfung durch. Im Rahmen dieser Abnahmeprüfung wird das sogenannte Referenzbild (auch „Urbild“) angefertigt. Die später regelmäßig durchgeführten Konstanzprüfungen werden mit dem Referenzbild verglichen.

Referenz:
Bericht, Auskunft;
hier: Bezugswert

Sachverständigenprüfung. Die Abnahmeprüfung muss durch einen Sachverständigen bestätigt werden. Weiterhin wird alle fünf Jahre das Röntgengerät durch einen Sachverständigen überprüft.

Die zahnärztliche Stelle ist eine unabhängige Stelle der jeweiligen Zahnärztekammer. Sie überprüft in Stichproben regelmäßig die Qualität der Konstanzprüfungen. Zusätzlich kann sie Röntgenbilder von Patienten anfordern, um deren Qualität zu begutachten.

12.9.1 Konstanzprüfungen bei digitalen Röntgengeräten

Der Befundmonitor wird mithilfe eines Testbildes geprüft (Bild 12.34).

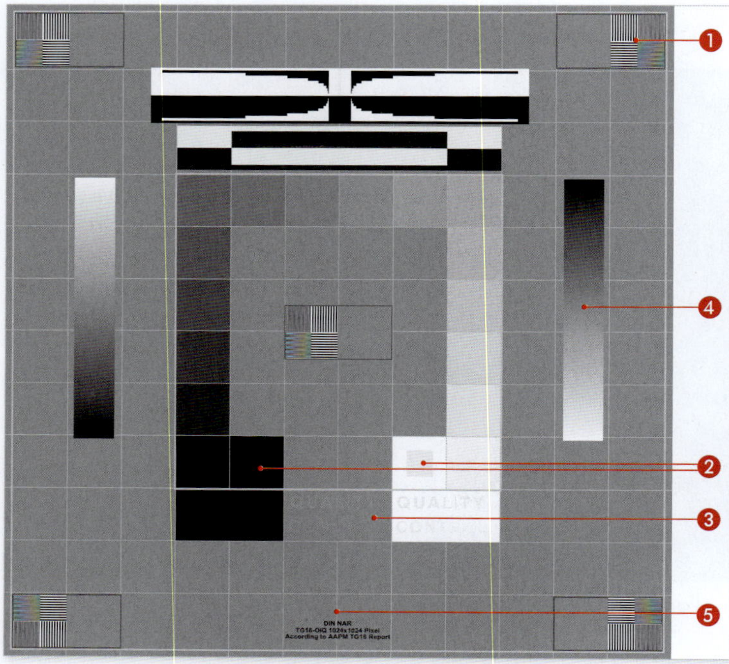

Bild 12.34 Testbild für die Konstanzprüfung des Befundmonitors

Arbeitstäglich wird folgendes geprüft:
1. Sind die Linienpaare erkennbar?
2. Sind die grauen Kästen im schwarzen bzw. weißen Kasten erkennbar?
3. Kann „Quality Controll“ im grauen Bereich gelesen werden?
4. Ist der schwarz-weiße Übergang im Verlaufsbalken kontinuierlich?
5. Sind die Grenzen der Quadrate sichtbar?

Zusätzlich müssen die Leuchtdichte und die Homogenität der Farbe jährlich (Befundungsmonitor am Behandlungsplatz) oder fünfjährlich (Befundungsmonitor im Röntgenraum) geprüft werden.

Digitale Röntgengeräte müssen monatlich überprüft werden. Mit einem Prüfkörper (Bild 12.36, S. 403) für digitale Röntgengeräte wird ein Testbild angefertigt, das auf sechs Prüfkriterien untersucht wird:

1. Stimmt die Auflösung? 5 bzw. 2,5 (PSA) Linienpaare (eine schwarze und eine weiße Linie) pro Millimeter müssen erkennbar sein (Bild 12.35).
2. Stimmt der Kontrast? 4 bzw. 2 (PSA) Bohrungen verschiedener Größe müssen als dunkle Kreise erkennbar sein.
3. Stimmt der Grauwert? Die Grauwertbalken im PSA-Testbild müssen mit denen der Aufnahme aus der Abnahmeprüfung übereinstimmen.
4. Gibt es Verzerrungen? Die horizontalen Streifen im PSA-Testbild müssen gerade verlaufen.

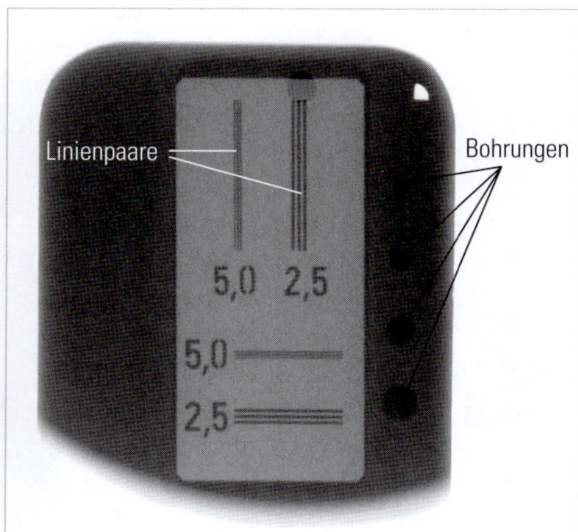

Bild 12.35 Konstanzprüfung bei digitalen Dentalröntgengeräten

5. Stimmt das Nutzstrahlenfeld? Der unbelichtete Rand muss mit dem der Referenzaufnahme übereinstimmen.
6. Ist der Tubus in Ordnung? Der Tubus darf keine Beschädigungen aufweisen.

Zusätzlich wird die Strahlendosis im Nutzstrahlenfeld gemessen; sie darf nicht mehr als 20 % vom Wert der Abnahmeprüfung abweichen.

12.9.2 Konstanzprüfungen bei analogen Röntgengeräten

Die Konstanzprüfungen werden in regelmäßigen Abständen vom Praxisteam durchgeführt, um das Röntgengerät und die Entwicklungsanlage auf Konstanz zu überprüfen.

Dentalröntgengeräte. Bei der Konstanzprüfung für analoge Dentalröntgengeräte wird ein Film in einen Prüfkörper geschoben und eine Aufnahme mit der Filmart und den technischen Daten der Abnahmeprüfung gemacht. Dieses Testbild wird mit dem Referenzbild verglichen hinsichtlich:

- optischer Dichte (Grauwert) und
- Nutzstrahlenfeld (umlaufend nicht belichteter Rand).

Die Bildverarbeitung bzw. die Entwicklung muss wöchentlich überprüft werden, indem die optische Dichte abgeglichen wird. Akzeptabel sind Abweichungen bis zu einer Graustufe (Bild 12.37). Gibt es mehrere Dentalröntgengeräte in der Praxis, wird nur an einem Gerät eine wöchentliche Prüfkörperaufnahme durchgeführt. Weiterhin werden Entwicklertemperatur und Verarbeitungszeit kontrolliert.

Die Überprüfung des Röntgengerätes erfolgt monatlich mit dem Abgleich der optischen Dichte und des Nutzstrahlenfeldes. Beim Nutzstrahlenfeld werden Abweichungen bis zu 2 mm akzeptiert. Alle Röntgengeräte einer Praxis müssen monatlich geprüft werden. Das Prüfintervall von einem Monat kann jedoch mit Zustimmung der zahnärztlichen Stelle auf drei Monate verlängert werden.

Panoramaröntgengeräte. Auch bei dieser Konstanzprüfung wird ein Prüfkörper verwendet und eine Aufnahme mit den technischen Daten der Abnahmeprüfung durchgeführt. Mithilfe des Testbildes müssen monatlich die optische Dichte und das Nutzstrahlenfeld mit dem Referenzbild abgeglichen werden (Bild 12.38). Die Bildverarbeitung muss nicht wöchentlich überprüft werden, wenn dies bei einem in der Praxis vorhandenen Dentalröntgengerät erfolgt ist.

Dunkelkammer. In der Dunkelkammer muss jährlich überprüft werden, ob durch das Dunkelkammerlicht eine Belichtung der Filme erfolgt. Dazu wird ein im Prüfkörper belichteter Film zur Hälfte mit einem lichtundurchlässigen Material (z. B. Metallfolie aus einem Zahnfilm) abgedeckt und dann eine Minute dem Dunkelkammerlicht ausgesetzt. Der dann entwickelte Film darf an der nicht abgedeckten Seite nicht dunkler sein.

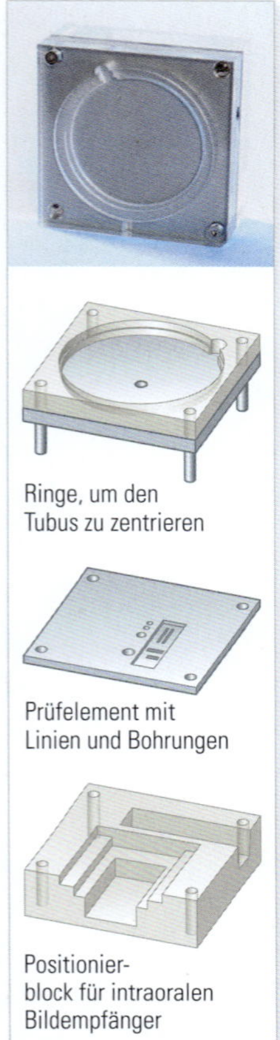

Bild 12.36 Prüfkörper und Aufbau eines Prüfkörpers für Dentalröntgengeräte

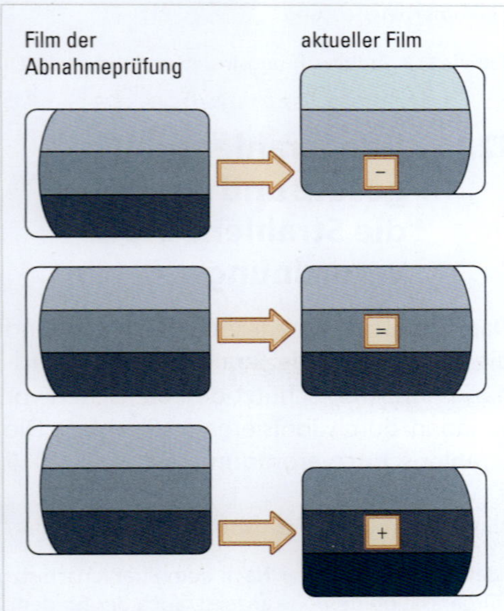

Bild 12.37 Vergleich der optischen Dichte

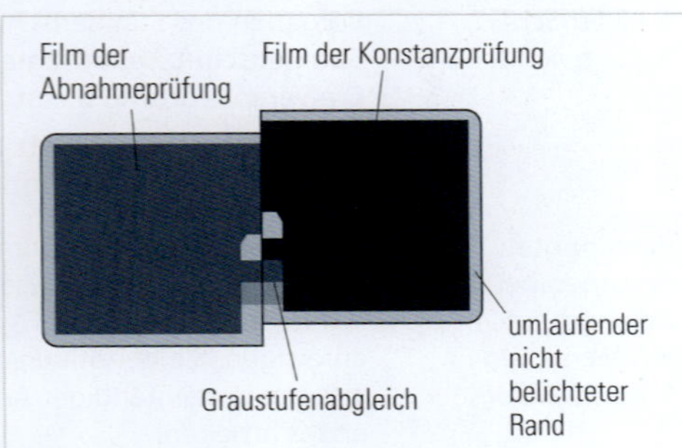

Bild 12.38 Konstanzprüfung bei analogem Panoramaröntgengerät

12.9.3 Dokumentations- und Aufbewahrungspflichten

Alle Prüfergebnisse müssen dokumentiert und aufbewahrt werden (Tabelle 12.3).

Prüfung	dokumentierte Durchführung	Aufbewahrungsfrist
Abnahmeprüfung	bei Installation oder technischen Veränderungen	für die Dauer des Gerätebetriebes bzw. 3 Jahre nach einer erneuten vollständigen Abnahmeprüfung nach technischen Veränderung
Sachverständigenprüfung	nach Abnahmeprüfung und alle 5 Jahre	für die Dauer des Gerätebetriebes
Konstanzprüfung Befundmonitor	arbeitstäglich	10 Jahre
Konstanzprüfung Röntgengerät digital	monatlich bzw. vierteljährlich	10 Jahre
Konstanzprüfung Bildverarbeitung analog	arbeitswöchentlich	10 Jahre
Konstanzprüfung Röntgengerät analog	monatlich bzw. vierteljährlich	10 Jahre
Konstanzprüfung Dunkelkammerbeleuchtung	jährlich	10 Jahre

Tabelle 12.3 Aufbewahrungsfristen im Rahmen der Qualitätssicherung

12.10 Das Strahlenschutzgesetz und die Strahlenschutzverordnung

Das Strahlenschutzgesetz (StrlSchG) und die dazugehörende Strahlenschutzverordnung (StrlSchV) schützt den Menschen vor Schäden durch ionisierende Strahlen. Die Strahlenschutzverordnung ist seit 2019 gültig und löst die alte Strahlenschutzverordnung und die Röntgenverordnung ab. Sie verpflichtet den Betreiber einer Röntgeneinrichtung jede unnötige Strahlenbelastung zu vermeiden und jede Anwendung einer Nutzen-Schaden-Abwägung zu unterziehen.

Sie enthält Schutzvorschriften für den Betrieb des Röntgengerätes und seine Anwendung am Menschen (Tabelle 12.4).

Strahlenschutz in der Zahnarztpraxis	
Betriebliche Organisation des Strahlenschutzes § 69 StrlSchG § 43 – § 46 StrlSchV	Nach dem Strahlenschutzgesetz ist derjenige, der eine Röntgeneinrichtung anzeigt, auch der für den Strahlenschutz verantwortliche. In der Zahnarztpraxis ist es in der Regel der Zahnarzt. Der Zahnarzt ist für die Einhaltung aller Vorgaben des Strahlenschutzgesetzes verantwortlich. Bei Bedarf kann ein Strahlenschutzbeauftragter bestellt werden, der diese Pflichten übernimmt. Die Verantwortung bleibt aber beim Zahnarzt. Das Strahlenschutzgesetz und die Strahlenschutzverordnung müssen in der Praxis zur Einsicht verfügbar sein.
Berechtigte Personen bei der Anwendung am Menschen § 145 StrlSchV	Röntgenbilder dürfen nur von approbierten Ärzten oder Zahnärzten angefertigt werden, wenn sie zusätzlich die erforderliche Fachkunde im Strahlenschutz besitzen. Auch ZFA oder MFAs dürfen nach Anweisung ein Röntgenbild anfertigen. Sie benötigen die erforderlichen Kenntnisse im Strahlenschutz und müssen unter ständiger Aufsicht und Verantwortung des Arztes oder Zahnarztes arbeiten.

Strahlenschutz in der Zahnarztpraxis	
Erforderliche Fachkunde und Kenntnisse im Strahlenschutz § 47–49 StrlSchV	Zahnärzte müssen die erforderliche Fachkunde im Strahlenschutz nachweisen, was durch die zuständige Zahnärztekammer geprüft und bescheinigt wird. Die erforderliche Fachkunde im Strahlenschutz muss mindestens alle fünf Jahre durch eine erfolgreiche Teilnahme an einem anerkannten Kurs aktualisiert werden. ZFA's müssen erforderliche Kenntnisse im Strahlenschutz nachweisen. Hierfür werden entsprechende Kurse von den Zahnärztekammern angeboten. Diese müssen erfolgreich absolviert und alle fünf Jahre aktualisiert werden.
Strahlenschutz-bereiche § 52–55 StrlSchV	Um den Röntgenstrahler werden Strahlenschutzbereiche eingerichtet. Diese Bereiche gelten nur während der Einschaltzeit des Röntgengerätes. Der **Kontrollbereich** ist der Bereich, in denen Personen im Kalenderjahr eine effektive Dosis von mehr als 6 mSv erhalten können. Er befindet sich in einem Abstand von 1,5 m um das Gerät und ist während des Auslösens und der Betriebsbereitschaft mit den Worten „Kein Zutritt – Röntgen" zu kennzeichnen. Die Behörde kann Ausnahmen gestatten, wenn dadurch Einzelne oder die Allgemeinheit nicht gefährdet werden. Dies gilt z. B., wenn das Röntgengerät verschiebbar ist. Der **Überwachungsbereich** ist ein sich anschließender Bereich, in denen Personen im Kalenderjahr eine effektive Dosis von mehr als 1 mSv erhalten können. Maßgebend bei der Festlegung der Grenze von Kontrollbereich oder Überwachungsbereich ist, dass sich eine Person 40 Stunden je Woche und 50 Wochen im Kalenderjahr in dem Bereich aufhält. Grundsätzlich ist nur den Patienten der Aufenthalt im Kontrollbereich erlaubt. Wenn es der Zahnarzt erlaubt und es dringend erforderlich ist, kann zusätzlich eine begleitende Person mit in den Kontrollbereich. Dies sollten aber in jedem Fall Angehörige oder gesetzliche Vertreter sein und nie eine Mitarbeiterin der Zahnarztpraxis. Bei schwangeren Patienten muss sichergestellt sein, dass bestimmte Grenzwerte nicht überschritten werden. Röntgenaufnahmen von schwangeren Patientinnen müssen gesondert dokumentiert und die Dokumentation muss 5 Jahre aufbewahrt werden.
Unterweisung § 63 StrlSchV	Mitarbeiter, die Röntgenaufnahmen anfertigen, müssen vom Zahnarzt über Arbeitsmethoden, mögliche Gefahren und die anzuwendenden Schutzmaßnahmen informiert werden. Diese Unterweisung muss mündlich und in verständlicher Sprache erfolgen und wird mindestens einmal im Jahr wiederholt.
Technische Anforderungen bei der Anwendung am Menschen § 114–117 StrlSchV	Röntgengeräte, die am Menschen angewendet werden, müssen eine Funktion haben, die die erhaltene Exposition des Patienten anzeigt. Wenn diese Funktion nicht vorhanden ist, müssen zumindest die Daten, die eine Berechnung der Strahlenbelastung ermöglichen, angezeigt werden. Seit dem 1.1.2023 müssen alle neuen Dentalröntgengeräte die Strahlenexposition elektronisch aufzeichnen und elektronisch sichern. Bevor ein Röntgengerät in Betrieb genommen wird, muss der Zahnarzt sicherstellen, dass das für die sichere Anfertigung von Röntgenbildern notwendige Personal vorhanden ist. Weiterhin muss er dafür sorgen, dass die Ausrüstungen vorhanden und die Maßnahmen getroffen sind, damit bei den Untersuchungen eine möglichst geringe Exposition erreicht wird und die Qualität der Aufnahmen stimmt. Um dies zu überprüfen, erfolgt immer eine sogenannte Abnahmeprüfung. Im Rahmen dieser Abnahmeprüfung wird auch ein sogenanntes Referenzbild (Urbild) erstellt. Das ist das Vergleichsbild für die späteren Konstanzprüfungen. So kann sichergestellt werden, dass das Röntgengerät auch nach langer Betriebsdauer immer noch die Qualität des Zeitpunktes der Inbetriebnahme hat. Die Aufzeichnungen der Abnahmeprüfung müssen so lange aufbewahrt werden, wie das Röntgengerät in Betrieb ist; bzw. 3 Jahre nach einer erneuten Abnahmeprüfung.

▶

Strahlenschutz in der Zahnarztpraxis	
Rechtfertigende Indikation § 119 StrlSchV	Röntgenaufnahmen dürfen nur angefertigt werden, wenn der Zahnarzt eine rechtfertigende Indikation stellt. Das bedeutet, dass er abwägen muss, ob der gesundheitliche Nutzen der einzelnen Röntgenaufnahme gegenüber dem Strahlenrisiko überwiegt und damit die Strahlenexposition gerechtfertigt ist. Die rechtfertigende Indikation muss dokumentiert werden. Weiterhin muss nach früheren Röntgenuntersuchungen gefragt werden, um abzuwägen, ob eine neuerliche Untersuchung erforderlich ist.
Schutz von besonderen Personengruppen § 120 StrlSchV	Gebärfähige Frauen stehen unter einem besonderen Schutz und müssen vor jeder Röntgenaufnahme nach einer bestehenden bzw. nicht auszuschließenden Schwangerschaft gefragt werden. Patienten unter 18 Jahren sind besonders strahlenempfindlich und bedürfen daher besonderen Schutzes.
Maßnahmen bei der Anwendung § 121 StrlSchV	In einer Zahnarztpraxis müssen für Untersuchungen mit Röntgenstrahlen schriftliche Arbeitsanweisungen erstellt werden. Diese müssen zugänglich für das Personal sein und auf Anforderung der Zahnärztekammer vorgelegt werden.
§ 83 StrlSchG Beschränkung der Exposition und Informationspflichten § 124 StrlSchV Sachverständigenrichtlinie Anlage 3	Grundsätzlich gilt für alle Röntgenaufnahmen: es müssen immer alle Maßnahmen ergriffen werden, um die Exposition der Patienten oder deren Begleitpersonen so gering wie möglich zu halten. Das bedeutet, dass nicht geröntgte Körperteile durch eine Patientenschutzschürze oder einem Patientenschutzschild vor Streustrahlung geschützt werden müssen. Patienten (und deren Begleitpersonen im Kontrollbereich) müssen vor einer Röntgenaufnahme über mögliche Risiken der Strahlenexposition informiert werden.
Aufzeichnungen und Aufbewahrungspflichten § 85 StrlSchG	Folgende Daten müssen zu jeder Röntgenaufnahme dokumentiert werden: • rechtfertigende Indikation • Zeitpunkt und Art der Anwendung • Angaben zur Exposition des Patienten und dessen Begleitperson bzw. die technischen Daten zur Ermittlung der Exposition • erhobener Befund Die Röntgenaufnahmen und die Aufzeichnungen müssen 10 Jahre nach der letzten Untersuchung, bei minderjährigen Patienten bis zum 28. Lebensjahr aufbewahrt werden. Röntgenaufnahmen müssen der untersuchten Person auf deren Wunsch als Abschrift oder Ablichtung zur Verfügung gestellt und einem nachbehandelnden Zahnarzt oder Arzt auf Nachfrage vorübergehend überlassen werden.

Tabelle 12.4 Ausgewählte Themenbereiche aus dem Strahlenschutzgesetz und der Strahlenschutzverordnung

ZUSAMMENFASSUNG

- Röntgenstrahlen sind elektromagnetische Wellen,
  - die feste Stoffe durchdringen,
  - sich mit zunehmendem Abstand abschwächen,
  - lichtempfindliche Schichten belichten,
  - fluoreszierende Stoffe zum Leuchten bringen und
  - Körper- und Keimzellen schädigen können.

  Daher ist jede unnötige Röntgenaufnahme zu vermeiden.
- Röntgenstrahlen werden in einer Röntgenröhre erzeugt.
- Die Strahlenexposition durch zahnmedizinische Untersuchen macht nur einen minimalen Teil der Gesamtexposition des Menschen durch natürliche und zivilisatorische Strahlung aus.
- Es stehen digitale und analoge Röntgensysteme zur Verfügung. Bei digitalen Systemen werden Sensoren oder Speicherfolien als Bildempfänger benutzt. Im analogen Verfahren kommen Röntgenfilme zum Einsatz.
- Bei intraoralen Aufnahmearten befindet sich der Bildempfänger im Mund. Hierzu gehören die laterale Zahnaufnahme, die Aufbissaufnahme und die Bissflügelaufnahme. Bei der lateralen Zahnaufnahme unterscheidet man die Paralleltechnik und die Halbwinkeltechnik. Das Standardverfahren ist die Paralleltechnik mit Halter. Unter bestimmten anatomischen Bedingungen kommt auch die Rechtwinkeltechnik zum Einsatz. Wegen der vestibulär-palatinal liegenden Wurzeln des ersten Prämolaren im Oberkiefer sind hier exzentrische Aufnahmen erforderlich.
- Bei extraoralen Aufnahmearten befindet sich der Bildempfänger außerhalb des Mundes. Dazu zählen:
  - die Panoramaschichtaufnahme,
  - die Fernröntgenseitenaufnahme,
  - die Volumentomographie und
  - die Computertomographie.

  Mit der Handwurzelaufnahme kann an den Wachstumsfugen erkannt werden, ob das Wachstum abgeschlossen ist.
- Durch die Abnahmeprüfung, die Sachverständigenprüfung, die Tätigkeit der zuständigen Stelle und die Konstanzprüfungen, die regelmäßig durchgeführt werden müssen, wird die Qualität und die Sicherheit des Röntgengerätes und der Bildverarbeitung überwacht.
- Das Strahlenschutzgesetz und die Strahlenschutzverordnung beinhalten alle Schutzvorschriften für den Betrieb eines Röntgengerätes und die Anwendung am Menschen.

ZUR WIEDERHOLUNG

1. Zählen Sie die Eigenschaften der Röntgenstrahlen auf.
2. Beschreiben Sie die unterschiedlichen Schäden, die Röntgenstrahlen bei Menschen verursachen können.
3. Welche Auswirkungen haben die Veränderung der Stromstärke und der Stromspannung in der Röntgenröhre auf die entstehenden Röntgenstrahlen und auf das entstehende Bild?
4. Nennen Sie die Bestandteile eines Dentalröntgengerätes.
5. Die Stärke der Strahlenexposition kann auf verschiedene Arten gemessen werden. Welche Einheit ist die aussagekräftigste?
6. Wie setzen sich natürliche Strahlenbelastung und zivilisatorische Strahlenbelastung zusammen?
7. Warum ist der Anteil der Strahlenexposition durch zahnmedizinische Röntgenuntersuchungen trotz der häufigen Durchführung so gering?
8. Erklären Sie die Unterschiede zwischen direkten und indirekten digitalen Röntgensystemen.
9. Warum wird ein im Röntgenbild erkennbarer dunkler Schatten an der Wurzelspitze als „apikale Aufhellung“ bezeichnet?
10. Beschreiben Sie, wie intraorale und extraorale Filme aufgebaut sind und was bei der Entsorgung zu beachten ist.

11. Wie entsteht das Röntgenbild beim analogen Röntgen?
12. Zählen Sie auf, welche intraoralen und welche extraoralen Aufnahmearten es gibt.
13. Arbeiten Sie die Merkmale der Paralleltechnik und der Halbwinkeltechnik heraus. Welche Technik gilt als Standardtechnik und warum?
14. Beschreiben Sie die Eigenschaft einer exzentrischen Aufnahme und erläutern Sie, wann eine exzentrische Aufnahme erforderlich ist.
15. Wozu werden Bissflügelaufnahmen angefertigt?
16. Wozu werden Aufbissaufnahmen angefertigt?
17. Benennen Sie den Fehler, wenn Röntgenbilder
    a) zu hell,
    b) zu dunkel,
    c) verzerrt oder
    d) unscharf sind.
18. Wie muss ein Patient für eine Panoramaschichtaufnahme vorbereitet werden?
19. Welche zusätzlichen Informationen erhält man durch die digitale Volumentomographie oder das CT?
20. Stellen Sie übersichtlich die vier Säulen der Qualitätssicherung dar.
21. Geben Sie an, wie oft welche Konstanzprüfungen bei analogem und bei digitalem Röntgen durchgeführt werden.
22. Fragen zur Strahlenschutzverordnung:
    a) Wer ist Strahlenschutzverantwortlicher, wer -beauftragter?
    b) Wer darf röntgen?
    c) Welche Strahlenschutzbereiche gibt es?
    d) Welche Schutzvorkehrungen müssen vor einer Röntgenaufnahme getroffen werden?
    e) Was ist eine rechtfertigende Indikation?
    f) Welche Daten müssen bei einer Röntgenaufnahme wo dokumentiert werden?
    g) Wie lange müssen Röntgenaufnahmen aufbewahrt werden?

ZUR VERTIEFUNG

1. Erstellen Sie eine Checkliste zur Durchführung der Paralleltechnik bei einer lateralen Zahnaufnahme. Beachten Sie dabei
   - die allgemeine Vorbereitung,
   - die Vorbereitung des Patienten,
   - die Vorbereitung von Haltern und Gerät,
   - das Durchführen der Röntgenaufnahme und
   - was nach der Röntgenaufnahme passiert.
2. Erstellen Sie nach dem gleichen Muster eine Checkliste für eine Panoramaschichtaufnahme.

Lernfeld 13

Arbeitsprozesse organisieren und optimieren

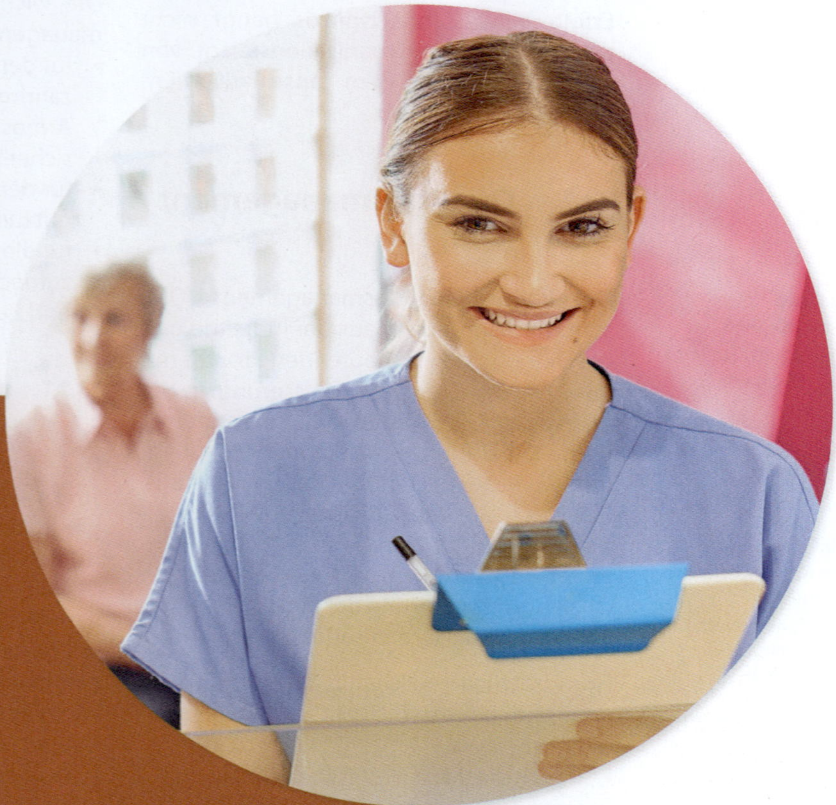

Qualitätsmanagement

Marketing

Personaleinsatzplanung

Ergonomische Arbeitsplatzgestaltung

Haftung

Bewerbung

13 Arbeitsprozesse organisieren und optimieren

Die veränderten Ansprüche der Patienten an die Zahnheilkunde erfordern zunehmend erweiterte Fähigkeiten der ZFA. Der Erfolg einer Zahnarztpraxis hängt nicht zuletzt auch vom Organisationstalent, von der Flexibilität und dem konstruktiven Engagement der ZFA ab.

13.1 Qualitätsmanagement (QM)

Qualität: Beschaffenheit, Eigenschaft, Zustand (von lat. qualitas)

Der Begriff Qualitätsmanagement (QM) stammt ursprünglich aus der Industrie und beschreibt einen fortlaufenden Prozess mit dem Ziel der Qualitätsverbesserung. In der Zahnarztpraxis beinhaltet dies die systematische Durchführung bestimmter Maßnahmen als fester Bestandteil des Praxisalltags. Ziel ist es, alle Praxisabläufe hinsichtlich eines festgelegten Qualitätsanspruchs aufeinander abzustimmen und eine anhaltende Qualitätsverbesserung der Patientenversorgung und Praxisorganisation zu erreichen.

Krinko = Kommission für Krankenhaushygiene und Infektionsprävention (regelt die Anforderungen an die Hygiene)

Medizinproduktegesetz, Unfallverhütungsvorschriften ▸S. 18

G-BA = das höchste Gremium der Selbstverwaltung im Gesundheitswesen. Hauptaufgabe ist es zu entscheiden, auf welcher Leistungen GK-Versicherte Anspruch haben. Darüber hinaus macht der G-BA Vorgaben hinsichtlich der Qualität der Leistungen.

zertifizieren = bescheinigen; **Zertifikat** = Bescheinigung

Grundsätzlich muss man zwischen internem und externem Qualitätsmanagement unterscheiden:

- **Internes QM** ist inzwischen für alle Praxen verpflichtend (z. B. über Praxishandbücher, den nachfolgend erwähnten PDCA-Zyklus, über Zertifizierungen usw.). Die internen Bewertungsmaßstäbe für „Qualität" können sich mit der Zeit ändern. Über das, was in einer Praxis als „Qualität" empfunden wird, muss man sich innerhalb des Teams einigen.
- **Externes QM** beruht i.d.R. auf gesetzgeberischen Maßnahmen (z. B. Krinko-Verordnung, ▸Medizinproduktegesetz, Medizinprodukte-Betreiberverordnung, Unfallverhütungsvorschriften der BGW, Vorgaben zur Qualitätssicherung durch den Gemeinsamen Bundesausschuss (G-BA) etc.).

Über die Rahmenbedingungen des Qualitätsmanagements entscheidet der Praxisinhaber. Er muss seinen Mitarbeitern die Vorteile der QM-Maßnahmen aufzeigen.

Die wichtigsten Vorteile eines Qualitätsmanagements im Praxisalltag sind:

- für den Patienten eine verlässlich gute zahnmedizinische Versorgung und eine Atmosphäre, in der er sich wohl und sicher fühlt,
- für den Kostenträger eine optimale Ausnutzung der finanziellen Möglichkeiten,
- für die Mitarbeiter eine höhere Arbeitszufriedenheit durch klare Strukturen und Zuständigkeiten.

13.1.1 QM-System

Eine ständige Verbesserung der Praxisabläufe sollte von allen Mitarbeitern angestrebt werden. Ein hilfreiches und häufig genutztes Instrument in diesem Prozess ist der PDCA-Zyklus (Bild 13.1) des Amerikaners Deming (auch Deming-Kreis genannt). Dieser Zyklus ist eine Hilfestellung, um strukturiert an Verbesserungswünsche heranzugehen. Der Verbesserungsprozess wird dabei in vier Schritte unterteilt:

- **P**lan (= Planen),
- **D**o (= Umsetzen),
- **C**heck (= Überprüfen),
- **A**ct (= Handeln).

Inzwischen gibt es Anbieter, die sich darauf spezialisiert haben, Zahnarztpraxen bei der Einführung eines QM-Systems professionell zu unterstützen und zu beraten. Ein QM-System, das für Zahnarztpraxen infrage kommt, ist das nach DIN EN ISO 9001.

Zertifizierung. Nach Einführung eines QM-Systems haben Praxen die Möglichkeit, sich zertifizieren zu lassen. Der zertifizierten Praxis wird in einer Urkunde bestätigt, dass sie bestimmte Qualitätskriterien erfüllt.

Damit das Zertifikat ausgestellt werden kann, müssen sämtliche Tätigkeiten, Behandlungsmethoden und Zuständigkeiten standardisiert und in einem Praxis-

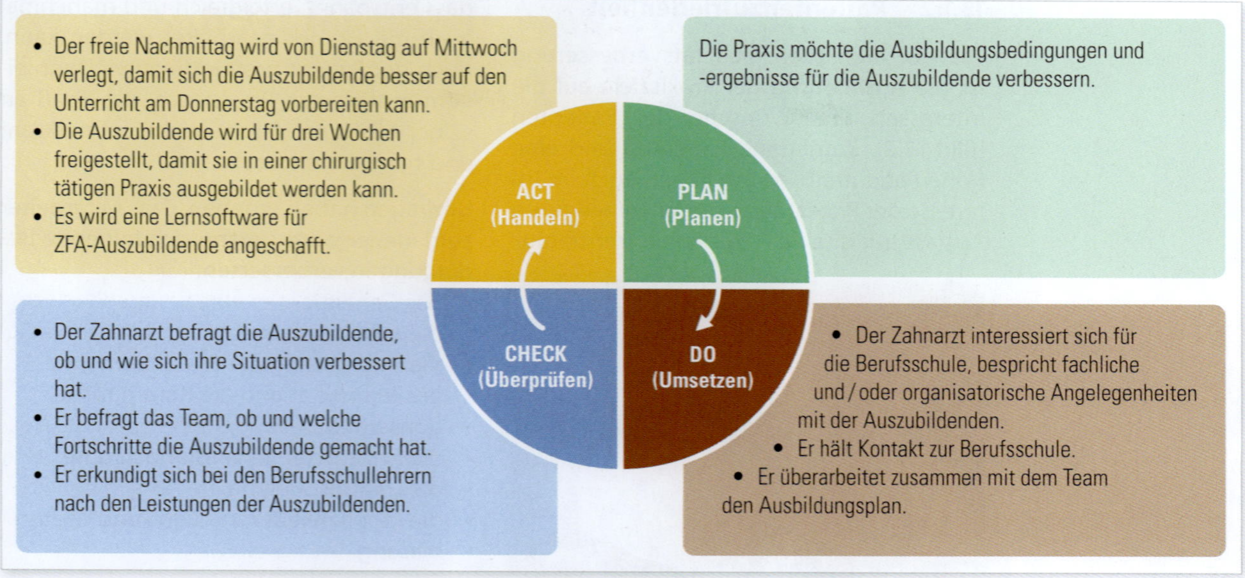

Bild 13.1 PDCA-Zyklus am Beispiel „Verbesserung der Bedingungen für eine ZFA-Auszubildende“

handbuch aufgeschrieben werden. So soll sichergestellt werden, dass die Praxis ein einmal erreichtes Qualitätsniveau einhält und kontinuierlich um weitere Verbesserungen bemüht ist.

Darüber hinaus muss die Praxis einen QM-Beauftragten benennen, der sich eigenverantwortlich um das Qualitätsmanagement kümmert. QM-Beauftragter können die Zahnärztin / der Zahnarzt selbst oder eine Mitarbeiterin sein.

Das QM-Zertifikat gilt für drei Jahre, danach erfolgt eine neue Überprüfung der Praxis und das Zertifikat muss erneuert werden (= Rezertifizierung).

Eine Zertifizierung hat für die Praxis folgende Vorteile:
- sie dient dem Praxismarketing (d. h. allen Maßnahmen, die den Verkauf eines Produkts oder einer Dienstleistung fördern),
- sie wirkt sich größtenteils positiv auf den Teamgeist und die Leistungsbereitschaft der Mitarbeiter aus,
- eine zertifizierte Praxis wird erfahrungsgemäß bei der Kreditvergabe von den Banken bevorzugt behandelt.

Für den Patienten hat die Zertifizierung den Vorteil, dass ihn in dieser Zahnarztpraxis wahrscheinlich eine gleichbleibende, in der Qualität nicht schwankende Dienstleistung erwartet.

Gesetzliche Rahmenbedingungen. Praxen sind zwar nicht zur Zertifizierung verpflichtet, aber jede vertragszahnärztliche Praxis muss nach den Vorschriften des Sozialgesetzbuches (SGB V, § 135 a, Abs. 2) seit 2005 ein Qualitätsmanagement und die damit verbundene Qualitätssicherung durchführen. Hinweis: Qualitätssicherung ist ein Teilbereich des Qualitätsmanagements. Häufig werden die beiden Begriffe aber im gleichen Sinne benutzt.

Bewertung und Überprüfung. Die gesetzten Praxisziele und die dazu durchgeführten Maßnahmen müssen regelmäßig überprüft werden. Intern kann dies mithilfe geeigneter Instrumente (z. B. PDCA-Zyklus) durch den jeweiligen QM-Beauftragten erfolgen.

Extern wird die Einhaltung der Qualitätskriterien durch Praxisbegehungen der zuständigen Behörden überprüft. Bei anlassunabhängigen Praxisbegehungen liegt das Hauptaugenmerk auf der Hygiene. Darüber hinaus gibt es zusätzliche Prüfungen der Kammern, z. B. wird stichprobenartig die Qualität der Röntgenaufnahmen kontrolliert.

13.1.2 Patientenzufriedenheit

Teil der laufenden Qualitätsverbesserung ist die Ausrichtung der Praxisziele auf die Interessen und Wünsche der Patienten (Bild 13.2). Zufriedene Patienten und eine hohe Patientenbindung liegen auch im Interesse der Praxis, denn nur mit einer guten Auslastung ist eine Praxis konkurrenzfähig.

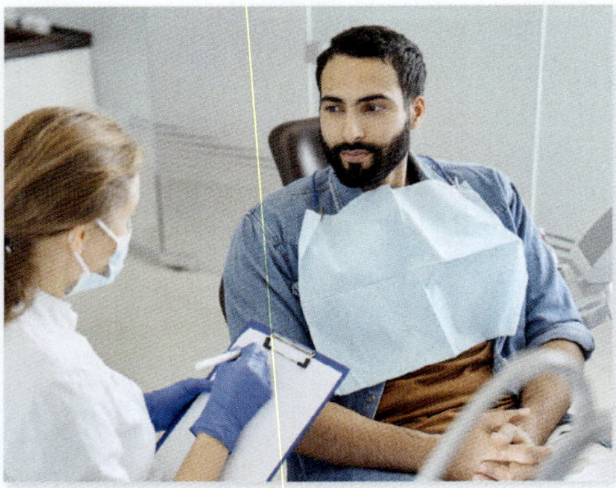

Bild 13.2 Patientenzufriedenheit

Um die Patientenzufriedenheit zu steigern, kann eine anonyme Patientenbefragung hilfreich sein. So kann ermittelt werden, worauf Patienten besonderen Wert legen, was sie stört oder was ihnen gut gefällt. Werden Patientenbefragungen nach einiger Zeit wiederholt, lassen sich Trends erkennen, die tendenzielle Verbesserungen oder Verschlechterungen aufzeigen und somit Auskunft über einen möglichen Handlungsbedarf geben.

Eine Alternative wäre eine Patientenbefragung, bei der die Patienten anonym schriftliche Beschwerden oder Lob und Anregungen einwerfen können. Kritik kann die Mitarbeiter einer Praxis zunächst kränken. Sie ist aber nützlich, weil sie Hinweise auf Verbesserungsmöglichkeiten gibt, auf die das Team möglicherweise nicht gekommen wäre.

13.1.3 Mitarbeiterzufriedenheit

Die Mitarbeiterzufriedenheit ist für den Erfolg einer Zahnarztpraxis wichtig, weil ohne ein motiviertes und professionelles Team keine hochwertige Arbeit geleistet wird. Zufriedene Mitarbeiter machen es möglich, dass entspannt, erfolgreich und manchmal auch mit Humor gearbeitet werden kann. Auch der Patient profitiert davon: Denn einem motivierten Praxisteam, das Spaß an seiner Arbeit hat, fällt es leicht, aufmerksam und serviceorientiert zu sein.

Umfragen haben ergeben, dass Mitarbeiter zufriedener wären, wenn sich folgende Bedingungen verbesserten:
- das Gehalt,
- die Arbeitszeiten,
- die Ausstattung der Sozialräume,
- der Teamgeist und die Kommunikationsstrukturen,
- die Anzahl der Behandlungsräume,
- die Urlaubsplanung,
- die Möglichkeiten zur Fort- und Weiterbildung.

Ein wichtiger Beitrag zur Mitarbeiterzufriedenheit sind regelmäßige ▸Teambesprechungen, in denen Probleme offen angesprochen werden und gemeinsam nach Lösungen gesucht wird.

13.1.4 Praxisorganisation und Aufgabenverteilung

Arbeitsabläufe im Sinne eines guten Qualitätsmanagements können nur funktionieren, wenn ein Personaleinsatzplan erstellt wird, der mit dem Behandlungsplan übereinstimmt. Zeiten des Leerlaufs und Überlastungs- bzw. Wartezeiten müssen vermieden werden.

In kleinen Praxen ist es üblich, dass alle für alles zuständig und verantwortlich sind. In größeren Praxen sind genaue Arbeitsplatz- und Stellenbeschreibungen unerlässlich, damit Dinge nicht doppelt erledigt oder vergessen werden. Arbeitsplatz- und Stellenbeschreibungen legen verbindlich fest, wofür die einzelne ZFA zuständig und verantwortlich ist.

Eine Arbeitsplatzbeschreibung ist ein wichtiger Teil der Unternehmensorganisation. Sie beschreibt personengebunden, was eine Mitarbeiterin tatsächlich macht und welche Aufgabenbereiche und Verantwortlichkeiten einem konkreten Arbeitsplatz zuzuordnen sind.

Genaue Arbeitsplatzbeschreibungen unterstreichen die Verbindlichkeit der Aufgabenverteilung und vermeiden Unsicherheiten hinsichtlich der Zuständigkeit. Für neue Mitarbeiterinnen und bei Urlaubsvertretungen sind sie ebenfalls eine gute Hilfe.

Stellenbeschreibungen bilden die personenunabhängige Grundlage für die Erfüllung einer Gesamtaufgabe. Die Gesamtaufgaben der Praxis werden in Einzelaufgaben unterteilt und anschließend entsprechend den Erfordernissen gebündelt und einer bestimmten Stelle zugewiesen. So wird jede Stelle durch einen bestimmten Aufgabenkatalog beschrieben. Die schriftliche Auflistung dieser Aufgaben und Befugnisse ergibt die Stellenbeschreibung (Bild 13.3).

Aus Stellenbeschreibung und Arbeitsplatzbeschreibung geht hervor, welches die vorausgesetzten oder gewünschten Eigenschaften (Fähigkeiten, Merkmale) eines Mitarbeiters sind.

Stellenbeschreibung
Zahnmedizinische Fachangestellte (ZFA)

Stellenbezeichnung:
Zahnmedizinische Fachangestellte

Formelle Qualifikation:
Abgeschlossene Ausbildung zur Zahnmedizinischen Fachangestellten

Persönliche Voraussetzungen:
- Bereitschaft zur Teamarbeit
- Zuverlässigkeit und Verantwortungsbewusstsein
- Flexibilität und Einsatzbereitschaft
- Konflikt- und Kritikfähigkeit
- Innovationsbereitschaft

Aufgaben und Kompetenzen:
- Vor- und Nachbereitung der Zimmer und der Behandlung
- Behandlungsassistenz
- persönliche Betreuung der Patienten vor, während und nach der Behandlung
- Durchführung der erforderlichen Hygienemaßnahmen
- Sicherstellung eines korrekten und sauberen Erscheinungsbildes der Praxis in den Behandlungszimmern
- Erfüllen wiederkehrender Aufgaben auf Anweisung (z. B. Anfertigen von Röntgenaufnahmen, Erstellen und Ausgießen von Abdrücken)
- Materialbeschaffung und -verwaltung
- aktiver Beitrag zur Unterstützung eines reibungslosen Praxisablaufs und der Einhaltung der QM-Maßnahmen
- aktive Förderung der Patientenzufriedenheit durch persönliches Auftreten und Beraten im eigenen Kompetenzbereich

Bild 13.3 Mögliche Inhalte einer Stellenbeschreibung für ZFA

13.1.5 Fort- und Weiterbildung

Fortbildungen dienen der Vertiefung, Auffrischung oder Erweiterung der in dem Ausbildungsberuf erworbenen Kenntnisse. Die Berufsbezeichnung bleibt nach Abschluss der Fortbildung gleich. Typische Fortbildungen sind Erste-Hilfe-Fortbildungen, Röntgenfortbildungen, Hygienefortbildungen usw.

Weiterbildungen (Aufstiegsfortbildungen) dienen einer beruflichen Veränderung und qualifizieren für höhere Positionen mit mehr Verantwortung. Auch die Berufsbezeichnung ändert sich durch die erfolgreiche Teilnahme an der Maßnahme. Die Voraussetzungen für die einzelnen Weiterbildungen können variieren, denn sie sind nicht bundeseinheitlich geregelt.

Die wichtigsten Weiterbildungen sind:
- Zahnmedizinische Prophylaxeassistentin (ZMP),
- Zahnmedizinische Verwaltungsassistentin (ZMV),
- Fachwirtin für Zahnärztliches Praxismanagement (FZP),
- Dentalhygienikerin (DH).

Die **Zahnmedizinische Prophylaxeassistentin (ZMP)** übernimmt delegierbare Tätigkeiten im Bereich der zahnmedizinischen Vorsorge, Früherkennung, Gesundheitserziehung und -aufklärung. Sie führt die professionelle Zahnreinigung selbständig durch.

Zulassungsvoraussetzung: ein Nachweis einer erfolgreich abgeschlossenen Ausbildung als ZFA und eine daran anschließende zweijährige Berufstätigkeit (abhängig vom Bundesland).

Die **Zahnmedizinische Verwaltungsassistentin (ZMV)** ist überwiegend für Verwaltungsaufgaben zuständig. Sie kümmert sich um die Abrechnung, Terminplanung und den Schriftverkehr. Sie hat Kenntnisse im kaufmännischen Bereich und ist häufig für das Qualitätsmanagement der Praxis zuständig. Als Ansprechpartnerin für die Mitarbeitenden und Expertin für Praxisorganisation übernimmt sie eine Führungsposition im Team.

Zulassungsvoraussetzung: ein Nachweis einer erfolgreich abgeschlossenen Ausbildung als ZFA und eine daran anschließende Berufstätigkeit.

Die **Fachwirtin für Zahnärztliches Praxismanagement (FZP)** hat ähnliche, aber noch weiterreichende Aufgaben, wie die ZMV. Sie hat eine Leitungsfunktion in der Praxis und kümmert sich vor allen Dingen um Verwaltungsaufgaben. Sie ist Expertin für die Bereiche Betriebswirtschaft, Personal, Praxisorganisation, Steuerung, Controlling, Buchführung und Statistik. Sie ist auch Ansprechpartnerin für arbeitsrechtliche Fragen und organisiert den personellen Einsatz. Sie hat eine Schlüsselfunktion bei der Begleitung von Auszubildenden.

potenziell = möglich, denkbar

Zulassungsvoraussetzung: abgeschlossene Ausbildung im Gesundheitswesen und einjährige Berufspraxis oder abgeschlossenes Hochschulstudium und zweijährige Berufspraxis oder fünfjährige Berufspraxis.

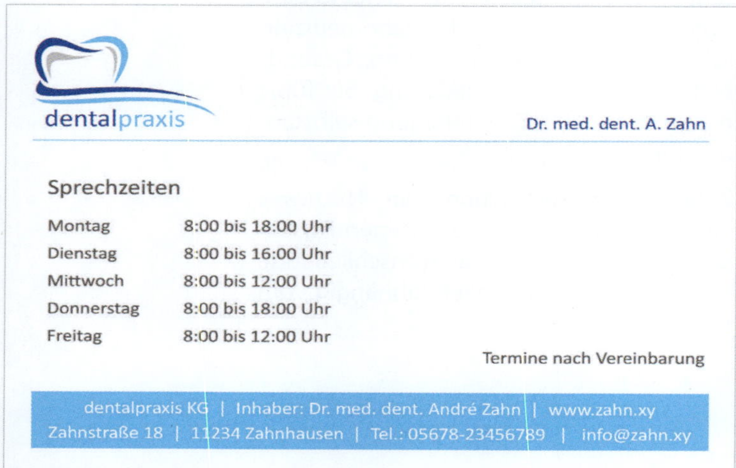

Bild 13.4 Beispiel für eine Visitenkarte

Die **Dentalhygienikerin** bekleidet zusammen mit der FZP die höchste berufliche Ebene für zahnärztliche Mitarbeiterinnen. Die Dentalhygienikerin arbeitet selbstständig und übernimmt delegierbare Aufgaben in der Diagnostik, Beratung und Therapie von Gingivitiden und Parodontitiden. Sie organisiert in Absprache mit dem behandelnden Zahnarzt die Erhaltungstherapie.

Zulassungsvoraussetzung: Weiterbildung zur ZMP und danach mindestens 1-jährige Berufstätigkeit.

13.2 Marketing

Der Begriff Marketing kommt aus dem Englischen und bedeutet so viel wie „auf den Markt bringen“ oder „Vermarktung“. Im engeren Sinne bedeutet es, dass der Zahnarzt seine derzeitigen und potenziellen Kunden (Patienten) auf seine Ware (zahnärztliche Dienstleistung) aufmerksam machen will und sie dauerhaft an seine Praxis binden möchte.

Zahnarztpraxen unterlagen früher einem Werbeverbot, weil man dachte, es sei mit der Berufsethik nicht zu vereinbaren, wenn Zahnärzte das Ziel verfolgten, Gewinne zu erzielen. Stattdessen ging man davon aus, dass es den Zahnärzten nur um das gesundheitliche Wohl der Patienten gehe. Da diese Ansicht nicht mehr zeitgemäß ist, wurde das frühere Werbungsverbot deutlich gelockert und zu einem Recht auf Werbung entwickelt. Dennoch unterliegen Zahnärzte im Vergleich zu anderen Unternehmern strengeren rechtlichen Vorschriften.

Vor allem durch die neuen Möglichkeiten des Onlinemarketings müssen die Grenzen des Zulässigen regelmäßig überprüft und angepasst werden.

Zulässige Instrumente des Praxismarketings sind u. a.:

- beliebig große Praxisschilder mit Zusatzinformationen (z. B. Name und Kontaktdaten der Praxis, Internetadresse, Weiterbildungen und Zusatzqualifikationen der Zahnärzte),

- Zeitungsanzeigen (auch ohne bestimmten Anlass wie Urlaub usw.),
- Rundfunk-, Fernseh-, Kino- und Onlinewerbung sowie Werbung an Fahrzeugen oder Geschäften,
- eigener Internetauftritt (Website),
- Erstellung eines ▸Corporate Designs (= einheitliches Erscheinungsbild einer Praxis, z. B. in Bezug auf verwendete Farben und Schriften für Werbematerialien, eigenes Praxislogo etc.),
- Flyer oder Praxisbroschüre,
- Briefpapier, Visitenkarten (Bild 13.4) usw.,
- Informationsveranstaltungen in den Praxisräumen zu zahnmedizinischen Themen oder „Tag der offenen Tür",
- kleine Geschenke (z. B. Schreibblock, Kalender, Kugelschreiber, Haftnotizen mit Kontaktdaten und Praxislogo usw.).

Unzulässige Instrumente des Praxismarketings sind u. a.:

- anpreisende Werbung (z. B.: „Wir sind führend im Bereich der Prothetik."),
- irreführende Werbung (z. B.: „Garantiert schmerzfreie Behandlung."),
- vergleichende Werbung (z. B.: „Wir fangen dort an, wo andere Zahnärzte nicht mehr weiterwissen."),
- marktschreierische Werbung (z. B.: „Ich bin der Superzahnarzt mit den Superdeals."),
- Werbung mit besonders günstigen Preisen (z. B.: „Wenn Sie kein Geld zu verschenken haben ..."),
- Werbung mit Gutscheinen, Verlosungen und Rabattaktionen (z. B.: „Wenn Sie noch heute einen verbindlichen Termin mit uns verabreden, sparen Sie 30 %."),
- Wartezimmer-TV-Programm mit Produktwerbung (z. B. für eine Ultraschallzahnbürste, die in der Praxis verkauft wird).

Patienten sind Konsumenten einer zahnmedizinischen oder kosmetischen Leistung. Ihnen steht eine große Auswahl an zahnärztlichen Praxen zur Verfügung. Mit zunehmender Wahlmöglichkeit werden Patienten, insbesondere wenn es um zusätzliche Privatleistungen (z. B. Individualprophylaxe, Implantate usw.) geht, wählerischer. Sie wollen genau wissen, wer und was sich hinter der Zahnarztpraxis verbirgt und wie das Kosten-Nutzen-Verhältnis der erhältlichen Dienstleistungen einzuschätzen ist.

Für den Patienten sind die Fach- und Sachkompetenzen (Hard Skills) des Zahnarztes nur schwer zu beurteilen. Umso wichtiger werden die sogenannten Soft Skills und das äußere Erscheinungsbild der Praxis.

Soft Skills umfassen die Persönlichkeitsmerkmale und Eigenschaften von Menschen, die bei der Berufsausübung eingesetzt werden (z. B. gute Umgangsformen, Höflichkeit, Freundlichkeit und sprachliche Kompetenz). Patienten erwarten außer einem reibungslosen Praxisablauf und einer zahnmedizinisch einwandfreien Behandlung ein ihnen zugewandtes Praxisteam. Die Zugewandtheit zeigt sich beim Erstkontakt mit dem Patienten am Telefon, setzt sich im Recall fort und wird ggf. durch Follow-up-Anrufe abgerundet.

Untersuchungen haben ergeben, dass die meisten Kaufentscheidungen getroffen werden, weil die Kunden dem Verkäufer oder Anbieter einer (medizinischen) Dienstleistung vertrauen und sie sich sicher und ernst genommen fühlen.

Erscheinungsbild (Corporate Design). Damit sind die sichtbaren Eigenschaften gemeint, die für ein Unternehmen bzw. die Praxis charakteristisch und stimmig sind. Durch Corporate Design wird die Praxisidentität vermittelt, über die eine bestimmte Zielgruppe angesprochen werden soll (eine KFO-Praxis sollte ein anderes Erscheinungsbild haben als eine Praxis, die sich auf Chirurgie spezialisiert hat).

Das Erscheinungsbild sollte sich wie ein roter Faden durch die Gestaltung von Geschäftspapieren, Anzeigen, Informationsmitteln, Praxiskleidung und Innenausstattung ziehen. Das macht einen professionellen Eindruck und der Patient bekommt das Gefühl, dass in der Praxis nichts dem Zufall überlassen wird.

Corporate Design ▸S. 414

Hard bzw. **Soft Skills** (engl.) = harte (im Sinne von „fachlich") bzw. weiche (im Sinne von „sozialkompetent") berufliche Fähigkeiten

Follow-up (engl.) = Verlaufskontrolle, Nachbeobachtung

Ergonomie: befasst sich mit der Anpassung von Arbeitsmitteln und Arbeitsumgebung an den Menschen (zur Erleichterung der Arbeit)

13.3 Personaleinsatzplanung

Grundsätzlich erfolgt die Einsatzplanung des Personals nach

- den Notwendigkeiten, die sich aus dem Terminplan ergeben,
- der Anzahl der Mitarbeiter sowie deren individueller Arbeitszeitregelung,
- den Kompetenzen der Mitarbeiter,
- den Mitarbeiterwünschen,
- den Vorgaben des Arbeitszeitgesetzes sowie
- den Vorgaben spezieller Arbeitsschutzgesetze (z. B. Mutterschutzgesetz, Jugendarbeitsschutzgesetz).

Dienstplanung. Nicht immer können alle Mitarbeiterwünsche bei der Dienstplangestaltung berücksichtigt werden. Wenn die Mitarbeiter in die Dienstplanung einbezogen werden und Gründe für Entscheidungen transparent gemacht werden, erhöht sich in der Regel die Akzeptanz im Team.

Für kurzfristige Ausfälle, z. B. durch Krankheit, ist ein Notfallplan hilfreich (z. B. Ersatz durch Zeitarbeitskräfte, Aktivierung ehemaliger Kolleginnen, Einsatz einer Zahnmedizinstudentin usw.).

Die Urlaubsplanung sollte möglichst frühzeitig stattfinden. Kleinere Praxen machen üblicherweise Praxisferien und bleiben in dieser Zeit geschlossen. Die größeren Praxen haben meist ganzjährig geöffnet. Die Urlaubszeiten der Angestellten müssen dann in Absprache mit den Zahnärzten genau aufeinander abgestimmt werden. Berücksichtigt wird auch, welche Angestellten an die Schulferien der Kinder oder Betriebsferien des Partners gebunden sind. Auszubildende sollten wenigstens einen Teil ihres Jahresurlaubs während der berufsschulfreien Zeit nehmen.

Die Urlaubszeiten der einzelnen Angestellten und der Zahnärzte werden in einen Jahresplaner (Jahreskalender) eingetragen. In diesen Jahresplaner sollten auch andere wichtige Termine übernommen werden, die Einfluss auf die personelle Besetzung haben (z. B. Kongresse, Prüfungen der Auszubildenden, Fort- und Weiterbildungstermine usw.).

13.4 Ergonomische Arbeitsplatzgestaltung

Rückenprobleme, Unwohlsein, Verspannungen, Kopfschmerzen usw. kennen viele Beschäftigte in Zahnarztpraxen. Als Ursache für die Beschwerden werden immer wieder falsche Haltungen und Überlastung durch einseitige Bewegungen und Stress genannt.

Aus diesem Grund sollten Arbeitsplätze möglichst ergonomisch gestaltet sein. Das bedeutet:

- Der Arbeitsplatz soll hinsichtlich der Körperhaltung, der ggf. erforderlichen Bewegungsabläufe und des Blickfelds (z. B. bei der Assistenz und der Computerarbeit) ein belastungsarmes Arbeiten ermöglichen.
- Die Arbeitsmittel sollen hinsichtlich ihrer ergonomischen Tauglichkeit (z. B. Griffigkeit der Instrumente) überprüft und ggf. ausgetauscht werden.
- Die Einrichtung des Arbeitsplatzes soll wenig körperlichen Stress verursachen (z. B. durch geeignete Büromöbel).
- Die Arbeitsumgebung soll den arbeitenden Menschen möglichst wenig belasten (z. B. durch Verminderung des Lärms, der Schadstoffbelastung und durch gute Beleuchtung).

Darüber hinaus sollten Arbeitsplätze den sonstigen Bedürfnissen des Menschen angepasst und so gestaltet werden, dass die Mitarbeiter sich wohlfühlen.

Eine Reihe von Gesetzen und Vorschriften wie z. B. das Arbeitsschutzgesetz (ArbSchG), das Arbeitssicherheitsgesetz (ASiG), die Arbeitsstättenverordnung (ArbStättV), Berufsgenossenschaftliche Vorschriften (BGV) usw. sollen die ergonomische Gestaltung von Arbeitsplätzen sichern.

Verwaltungsaufgaben nehmen in der Zahnarztpraxis immer mehr zu, entsprechend steigt die Bedeutung des richtigen Sitzens.

Die optimale Tischhöhe ist wichtig, damit Arm- und Rückenmuskulatur während der Schreibtischarbeit geschont werden.

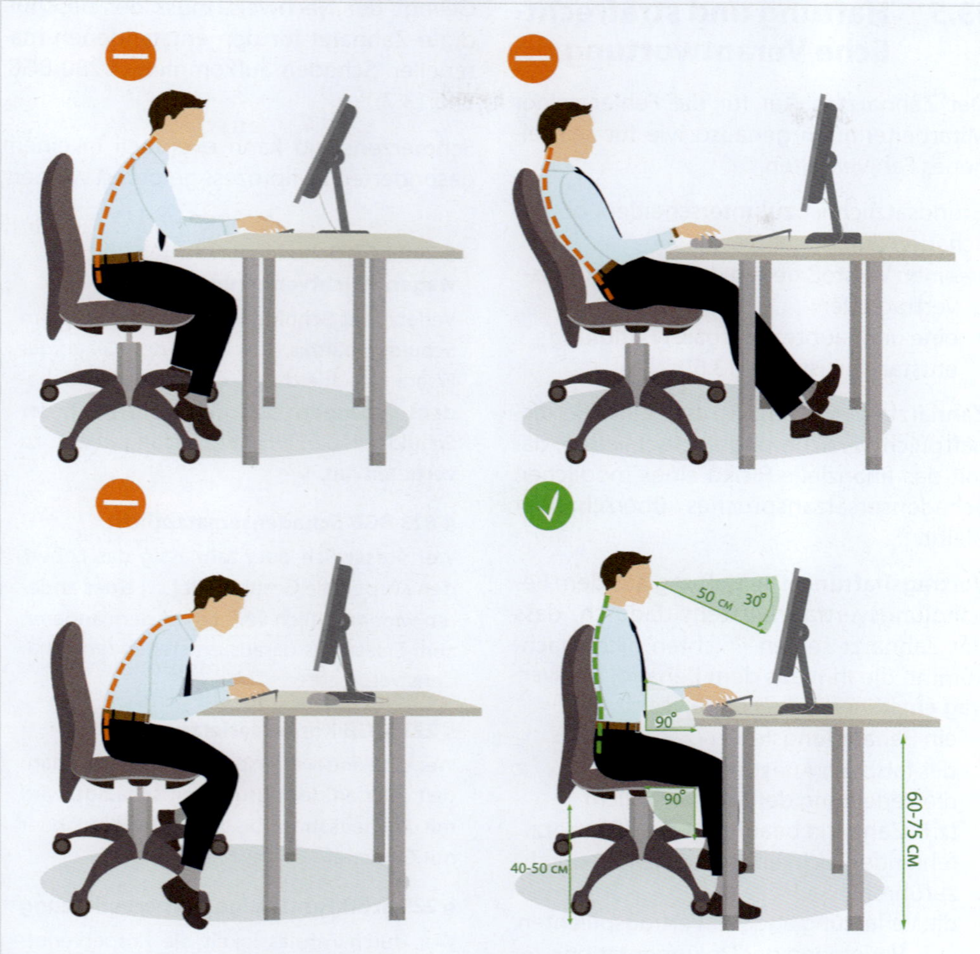

Bild 13.5 Ergonomische Haltung an einem Bildschirmarbeitsplatz

Das soll helfen, Rückenprobleme und Sehnenscheidenentzündungen zu vermeiden. Zu niedrige Tische führen zu Zwangshaltungen, die vor allem die Wirbelsäule belasten (Bild 13.5).

Der Platz unter dem Tisch sollte für die Beine freigehalten werden, denn eine unnatürliche und eingeschränkte Beinhaltung begünstigt die Entstehung von Durchblutungsstörungen und führt möglicherweise zu Schwellungen der Füße und Krampfadern.

Behandlungsassistenz. Meistens wird im Sitzen behandelt und assistiert, während der Patient auf dem Behandlungsstuhl liegt. Häufig ist es so, dass ZFA sich dabei in noch wesentlich unbequemeren Haltungen befinden als die Zahnärzte, weil sie sich diesen anpassen müssen.

Während der Behandlung sollte die ZFA auf folgende Körperhaltung achten:
- aufrecht und nicht verdreht sitzen,
- Oberarme dicht am Körper halten,
- angewinkelte Unterarme aufstützen,
- Füße flach auf den Boden stellen,
- Kopf nur leicht beugen.

Diese Arbeitshaltung ist allerdings nicht in allen Behandlungssituationen zu realisieren. Dennoch sollte die ZFA immer wieder versuchen, einer wenig belastenden Haltung möglichst nahezukommen.

13.5 Haftung und strafrechtliche Verantwortung

Der Zahnarzt haftet für die Fehler seiner Mitarbeiterinnen genauso wie für sein eigenes Fehlverhalten.

BGB = Bürgerliches Gesetzbuch

Grundsätzlich ist zu unterscheiden, ob der Schaden durch
- einen Verstoß gegen den Behandlungsvertrag oder
- eine unerlaubte (strafbare) Handlung

entstanden ist (Bild 13.6).

Zahnärzte sind verpflichtet, eine Berufshaftpflichtversicherung abzuschließen, damit das finanzielle Risiko eines möglichen Schadensersatzanspruches überschaubar bleibt.

vorsätzlich = mit Absicht; **fahrlässig** = unbeabsichtigt

StGB = Strafgesetzbuch

Vertragshaftung. Die Haftung aus dem Behandlungsvertrag entsteht dadurch, dass der Zahnarzt seinen Pflichten nicht nachkommt, die ihm aus dem Behandlungsvertrag entstehen. Dies können sein:
- ein Behandlungsfehler (z. B. Injektion des falschen Anästhetikums),
- die Verletzung der Sorgfaltspflicht (z. B. Zahnarzt beauftragt die ZFA, trotz fehlender Fachkenntnis, eine PZR durchzuführen),
- die Verletzung anderer Vertragspflichten (z. B. Verletzung der Dokumentationspflicht).

Fahrlässigkeit: unabsichtliches Missachten der eigentlich erforderlichen Sorgfalt

Erfüllungsgehilfe: juristischer Begriff für eine Person, die einer anderen Person bei der Erfüllung ihrer Pflichten hilft (hier die ZFA)

Bei Haftung aus dem Behandlungsvertrag muss in der Regel der Patient nachweisen, dass der Zahnarzt oder sein Erfüllungsgehilfe einen Fehler gemacht haben.

Gelingt der Nachweis, muss der beschuldigte Zahnarzt für den entstandenen materiellen Schaden aufkommen (§ 280 BGB; Bild 13.7).

Schmerzensgeld kann eventuell in einem gesonderten Zivilprozess gefordert werden.

§ 280 BGB Schadensersatz wegen Pflichtverletzung

Verletzt der Schuldner eine Pflicht aus dem Schuldverhältnis, so kann der Gläubiger Ersatz des hierdurch entstehenden Schadens verlangen. Dies gilt nicht, wenn der Schuldner die Pflichtverletzung nicht zu vertreten hat.

§ 823 BGB Schadensersatzpflicht

Wer vorsätzlich oder fahrlässig das Leben, den Körper, die Gesundheit […] eines anderen widerrechtlich verletzt, ist dem anderen zum Ersatz des daraus entstehenden Schadens verpflichtet.

§ 223 StGB Körperverletzung

Wer eine andere Person körperlich misshandelt oder an der Gesundheit schädigt, wird mit Freiheitsstrafe bis zu fünf Jahren oder mit Geldstrafe bestraft.

§ 229 StGB Fahrlässige Körperverletzung

Wer durch Fahrlässigkeit die Körperverletzung einer anderen Person verursacht, wird mit Freiheitsstrafe bis zu drei Jahren oder mit Geldstrafe bestraft.

Bild 13.7 Gesetzestexte aus dem BGB und dem StGB (Auszug)

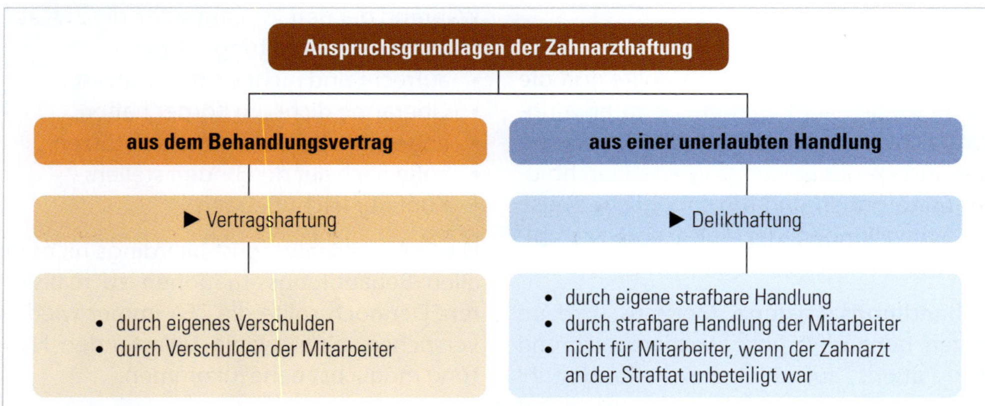

Bild 13.6 Mögliche Anspruchsgrundlagen der Zahnarzthaftung

Delikthaftung. Die Haftung aus unerlaubter Handlung (Delikt) setzt voraus, dass eine Straftat vorliegt (z. B. unterlassene Hilfeleistung, Körperverletzung). Wird dem Beschuldigten (z. B. dem Zahnarzt) die Schuld nachgewiesen, hat er gemäß § 823 BGB für den entstandenen materiellen Schaden Ersatz zu leisten (Bild 13.7, S. 418). Das heißt, er muss ggf. Schmerzensgeld zahlen und wird unter Umständen strafrechtlich belangt. Für unerlaubte berufliche Handlungen der ZFA muss der Zahnarzt ebenfalls haften, wenn er nicht nachweisen kann, dass er bei der begangenen Straftat völlig unbeteiligt war.

Schlichtungsstelle. In den meisten Fällen lassen sich bei Streitigkeiten zwischen Zahnarzt und Patient teure und zeitraubende Prozesse vermeiden, wenn der Patient die Schlichtungsstelle der zuständigen Zahnärztekammer einschaltet. Die Schlichtung ist kostenlos. Auf diesem Weg kann zunächst versucht werden, zu einer für beide Seiten nützlichen Einigung zu kommen.

Haftung der ZFA. Die ZFA ist nicht haftbar zu machen, wenn sie während einer Tätigkeit, die zu ihren Aufgaben gehört, einen Schaden verursacht. Die ZFA muss jedoch selbst haften, wenn sie sich ohne zahnärztliche Anweisung fahrlässig oder vorsätzlich nicht an die Pflichten aus dem Behandlungsvertrag hält, z. B. Nichtbeachten der Hygienevorschriften, unterlassene Hilfeleistung.

13.6 Bewerbung

Laut BBiG können Sie bereits sechs Monate vor Beendigung der Berufsausbildung eine Vereinbarung über eine Weiterbeschäftigung in Ihrer Ausbildungspraxis nach bestandener Prüfung treffen. Ist dies nicht möglich, sollten Sie sich in anderen Praxen bewerben. Hinweise auf freie Stellen bekommen Sie z. B.

- durch Anzeigen in Zeitungen und Fachzeitschriften,
- bei der zuständigen Zahnärztekammer,
- bei der Bundesagentur für Arbeit,
- bei fachbezogenen Jobbörsen im Internet,
- bei Ihren Mitschülerinnen und Kolleginnen oder
- indem Sie selbst eine Anzeige aufgeben.

Schriftliche Bewerbung. Das Bewerbungsschreiben besteht aus mehreren Teilen:

- Bewerbungsanschreiben,
- ggf. Deckblatt mit professionellem Bewerbungsfoto,
- tabellarischer Lebenslauf,
- Schulzeugnisse und Arbeitszeugnisse,
- Bescheinigungen über Praktika oder Zusatzqualifikationen,
- Abschlusszeugnis der Berufsschule,
- Prüfungszeugnis der Zahnärztekammer.

TIPP Originalpapiere sollten Sie nie aus der Hand geben; bewerben Sie sich immer mit guten Fotokopien.

Weisen Sie im Anschreiben sachlich auf Ihre Vorzüge hin und bleiben Sie bei der Wahrheit.

TIPP Überprüfen Sie Ihr Anschreiben anhand einer Checkliste (Bild 13.8, S. 420).

Für die Anfertigung der einzelnen Schriftstücke bieten Ihnen das Internet und die gängigen Textverarbeitungsprogramme Gliederungs- und Formatierungshilfen in Form von Vorlagen an. So kann sich Ihre Bewerbung in unaufdringlicher Weise optisch von anderen abheben. Gleichzeitig wird deutlich, dass Sie keine EDV-Berührungsängste haben.

TIPP

- Benutzen Sie bei einer schriftlichen Bewerbung einheitliches, gutes Papier.
- Verwenden Sie keine Klarsichtfolien.
- Legen Sie alle Unterlagen geordnet in einen Schnellhefter mit Klammer oder in eine vom Handel angebotene Bewerbungsmappe.

BBiG = Berufsbildungsgesetz

Checkliste Bewerbungsanschreiben

✓ Was wird genau verlangt?
✓ Welche Kriterien erfülle ich voll?
✓ Welche Kriterien erfülle ich zum Teil?
✓ Welche Kriterien erfülle ich gar nicht?
✓ Welche Tätigkeit beherrsche ich am besten?
✓ Welche Tätigkeit macht mir am meisten Spaß?
✓ Welche Tätigkeit würde ich gerne in Zukunft ausüben?
✓ Würde ich mich gerne weiter fortbilden?
✓ Welche Fortbildung würde ich am liebsten machen?
✓ Was müsste ich noch lernen, um die geforderten Kriterien voll zu erfüllen?
✓ Zu welchem Zeitpunkt wird jemand gesucht?
✓ Zu welchem Zeitpunkt könnte ich die neue Stelle antreten?

Bild 13.8
Checkliste für ein Bewerbungsschreiben (Beispiel)

Telefonische Bewerbungen haben bereits den Charakter eines Vorstellungsgesprächs. Man wird schon am Telefon Ihre Ausdrucksweise, Ihren Tonfall und Ihr wirkliches Interesse an dieser Stelle überprüfen. Bereiten Sie sich deshalb ebenso gut vor wie auf ein Vorstellungsgespräch.

Die Bewerbung per E-Mail sollten Sie nur wählen, wenn ausdrücklich auf diese Möglichkeit hingewiesen wird. Inhaltlich unterscheidet sich eine E-Mail-Bewerbung nicht von einer Bewerbung per Post. Sie beinhaltet Anschreiben, Lebenslauf und Zeugnisse. Diese Dokumente werden gebündelt in einer PDF-Datei als Anhang zur E-Mail verschickt.

Bei einer Bewerbung per Online-Formular befolgen Sie Schritt für Schritt die Vorgaben der Eingabemaske. Benötigte Dokumente wie Anschreiben, Lebenslauf und Zeugnisse können als PDF-Dateien hochgeladen werden.

Eine Initiativbewerbung ist eine Bewerbung „auf gut Glück". Das heißt, man bewirbt sich bei einem Arbeitgeber, ohne dass dieser aktuell eine Stelle ausgeschrieben hat.

Vorstellungsgespräch. Werden Sie zu einem Vorstellungsgespräch eingeladen, sollten Sie sich immer vor Augen halten, dass es sich dabei um eine Prüfung handelt (Bild 13.9). Wie auf andere Prüfungen auch, sollten Sie sich auf ein Vorstellungsgespräch gut vorbereiten:

- Besorgen Sie sich vor dem Gespräch Informationen über die Praxis (Internet, Informationsbroschüre etc.).
- Kommen Sie ausgeruht, in gepflegter und neutraler Kleidung zum Gespräch.
- Achten Sie auf ein gepflegtes Erscheinungsbild (gepflegte Hände und kurze Fingernägel, gewaschene Haare und eine ordentliche Frisur).
- Der Gesamteindruck wird durch Ihr Auftreten mitbestimmt. Daher sollte Ihre Körperhaltung aufrecht und offen sein.

Mit folgenden sinngemäßen Fragen sollten Sie bei einem Vorstellungsgespräch rechnen:

- Warum haben Sie sich für diesen Beruf entschieden?
- Was gefällt Ihnen (nicht) an diesem Beruf?
- Warum haben Sie sich in unserer Praxis beworben?
- Womit beschäftigen Sie sich in Ihrer Freizeit?
- Welche beruflichen Ziele haben Sie?
- Könnten Sie ggf. auch mal kurzfristig für eine erkrankte Kollegin einspringen?
- Wo sehen Sie Ihre persönlichen Stärken und Schwächen?

Auch Sie dürfen im Vorstellungsgespräch Fragen stellen und damit für sich überprüfen, ob Sie zu der Praxis passen und ob die Praxis auch zu Ihnen passt. Machen Sie sich vorab ein paar Notizen zu möglichen Fragen und bringen Sie diese zum Vorstellungstermin mit. Für Ihren Gesprächspartner wird dadurch sichtbar, dass Ihnen das Gespräch wichtig ist, dass Sie Interesse an der Stelle haben und dass Sie sich gut vorbereitet haben.

Scheuen Sie sich nicht zu fragen, ob Sie für einen Tag zur Probe in der Praxis arbeiten können. Ein Probearbeiten kann oft letzte Zweifel seitens der Praxis und auch Ihrerseits auflösen.

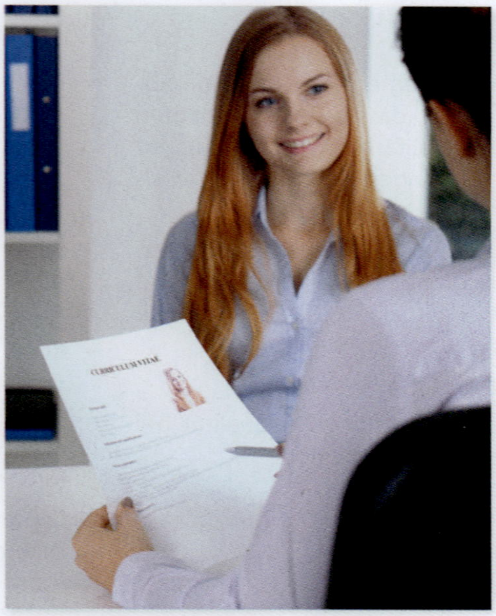

Bild 13.9 Vorstellungsgespräch

ZUSAMMENFASSUNG

- Ziel des Qualitätsmanagements ist es, Praxisabläufe so zu koordinieren, dass für alle Beteiligten (Patienten, Zahnärzte, Mitarbeiter, Kostenträger) möglichst gute Bedingungen und Ergebnisse erzielt werden.
- Praxen **müssen** einen QM-Beauftragten benennen, ein Qualitätsmanagement durchführen und damit sicherstellen, dass die Qualität gleichbleibend gut ist oder sich verbessert.
- Praxen **können** sich zertifizieren lassen.
- Wichtige Voraussetzungen für gute Qualität bei gleichzeitiger Wirtschaftlichkeit sind:
  - Patientenzufriedenheit und
  - Mitarbeiterzufriedenheit.
- Zahnarztpraxen dürfen eingeschränkt Werbung machen.
- Die Entscheidung für oder gegen eine Zahnarztpraxis ist für den Patienten nicht zuletzt auch eine „Bauchentscheidung". Patienten sollten vor, während und nach der Behandlung ein „gutes Gefühl" haben.
- Bei der Personaleinsatzplanung sind viele Aspekte zu beachten (Anzahl der zu behandelnden Patienten/der Zahnärzte, Anzahl und Ausbildung der Mitarbeiter, Fortbildungen, Berufsschule usw.). Außerdem müssen die Vorgaben des sozialen Arbeitsschutzes berücksichtigt werden (JArbSchG, MuSchG, BUrlG, ArbZG usw.).
- Die ergonomische Arbeitsplatzgestaltung findet sich in allen Bereichen der Praxis wieder: belastungsarmes Arbeiten am Behandlungs- oder Bürostuhl, Lärmschutz, gute Beleuchtung usw.
- Der Zahnarzt haftet für seine eigenen und die Fehler seiner Mitarbeiter, sofern letztere die Fehler nicht vorsätzlich oder durch eine strafbare Handlung verursacht haben.
- Kann der Patient nachweisen, dass der Schaden vermeidbar gewesen wäre, muss der Zahnarzt für den entstandenen materiellen Schaden aufkommen (normalerweise über die Berufshaftpflichtversicherung des Zahnarztes gedeckt).
- Spätestens sechs Monate vor Beendigung der Ausbildung sollte sich die Auszubildende Gedanken machen, ob sie in der Praxis bleiben möchte und ggf. mit dem Ausbilder ins Gespräch kommen.
- Wenn sich die Auszubildende eine neue Praxis suchen möchte oder muss, sollte sie sich rechtzeitig bewerben und Berufsschulabschlusszeugnis und Kammerzeugnis ggf. nachreichen.
- Die Bewerbung sollte einen guten, professionellen Eindruck machen und alle benötigten Dokumente (inkl. überzeugendes Anschreiben) enthalten.
- Vorstellungsgespräche oder telefonische Bewerbungen haben den Charakter einer Prüfung. Daher sollte die Bewerberin gut vorbereitet sein.

ZUR WIEDERHOLUNG

1. Nennen Sie Vorteile eines Qualitätsmanagements.
2. Grenzen Sie die Begriffe Qualitätssicherung und Qualitätsmanagement voneinander ab.
3. Was versteht man unter einer Zertifizierung?
4. a) Beschreiben Sie den Begriff „Marketing"?
   b) Nennen Sie jeweils fünf Beispiele für zulässige und unzulässige Marketingmaßnahmen in der Zahnarztpraxis.
5. Worauf muss geachtet werden:
   a) bei der Personaleinsatzplanung?
   b) bei der Urlaubsplanung?
6. Erklären Sie mit eigenen Worten den Begriff „Ergonomie".
7. Beschreiben Sie eine ergonomische Arbeitshaltung während der Behandlungsassistenz.
8. Wie lassen sich Streitigkeiten zwischen Zahnarzt und Patient regeln, ohne dass der Patient hohe Kosten zu befürchten hat?
9. Unterscheiden Sie Vertrags- und Delikthaftung.
10. Nennen Sie die Dokumente, die zu einer Bewerbung gehören.
11. Wie bereiten Sie sich auf ein Vorstellungsgespräch vor?

ZUR VERTIEFUNG

1. Was man täglich sieht, nimmt man nicht mehr wahr. Stellen Sie sich deshalb vor, Sie waren noch nie in Ihrer Praxis und betreten das erste Mal die Räumlichkeiten. Nehmen Sie dabei verschiedene Rollen ein. Stellen Sie sich vor, Sie sind
   a) ein Kind,
   b) ein Jugendlicher/eine Jugendliche,
   c) ein Mensch mit Behinderung,
   d) ein Senior/eine Seniorin,
   e) ein Patient/eine Patientin mit schlechten Deutschkenntnissen,
   f) ein Vater/eine Mutter mit Kind.
   Was fällt Ihnen jeweils auf und wie fühlen Sie sich?
2. Recherchieren Sie im Internet die Paragrafen 136 und 136a im Fünften Buch Sozialgesetzbuch (SGB V) und drucken Sie sie aus. Markieren Sie alle Aussagen farbig, in denen es um zahnärztliche Arbeiten geht und formulieren Sie die wichtigsten Aussagen in eigenen Worten.
3. Halten Sie es für zeitgemäß, dass Zahnärzte nur eingeschränkt Werbung für sich und ihre Praxis machen dürfen? Wo sehen Sie Chancen und wo sehen Sie Risiken, wenn sich das Werbeverbot weiter lockern sollte?
4. a) Wo sehen Sie mögliche Probleme bei der Durchführung von Teambesprechungen?
   b) Legen Sie eine Liste an mit allen Voraussetzungen und Bedingungen für gute und produktive Teambesprechungen.
5. Welche Anforderungen werden an eine ZFA im Praxisalltag gestellt? Unterscheiden Sie in Soft Skills und Hard Skills.
6. Durch Untersuchungen hat man herausgefunden, was sich ZFA wünschen und was zu einer größeren beruflichen Zufriedenheit führen könnte.
   a) Führen Sie in Ihrer Klasse eine ähnliche Umfrage durch. Erarbeiten Sie einen Fragebogen und überlegen Sie, wie die Umfrage durchgeführt werden soll. Denken Sie auch an die Auswertung.
   b) Diskutieren Sie Möglichkeiten, Ihre Arbeitsbedingungen zu verbessern. Machen Sie konkrete Vorschläge.
7. Fertigen Sie für Ihren Ausbildungsplatz eine schriftliche Stellenbeschreibung an.
8. Stellen Sie sich vor, dass in Ihrer Ausbildungspraxis eine neue Auszubildende eingestellt werden soll und Sie ein Mitspracherecht bei der Einstellung hätten:
   a) Worauf würden Sie am meisten achten? Stellen Sie eine Rangfolge auf und vergleichen Sie Ihre Ergebnisse in der Klasse.
   b) Welche Fragen würden Sie der Bewerberin stellen?

Lexikon der Fachbegriffe

A

Abbindezeit	Zeitspanne, die ein Stoff zum Erreichen der erforderlichen Festigkeit benötigt
Abformung	Anfertigung eines Zahnabdrucks mithilfe einer Spezialmasse
Abrasion	Verlust von Zahnhartsubstanz durch mechanischen Abrieb
Abrasivität	Schmirgelwirkung, z. B. von Zahnpasta
absolute Trockenlegung	Trockenlegung mittels ▶ Kofferdam
Absorption	In-sich-Aufnehmen, Aufsaugen
Abszess	umkapselte Eiteransammlung in einer nicht vorgeformten Körperhöhle
Abutment	Aufbaupfosten, Stützpfeiler von Implantaten
Aceton	Lösungsmittel
Addition	chem. Reaktion; Bildung größerer Moleküle durch Anlagerungsreaktion
Adhäsion	Anhaftkraft / Anhangskraft an der Grenzfläche zweier Stoffe
adhäsiv	haftend, anhaftend, (an)klebend
Adhäsivtechnik	▶ Säure-Ätz-Technik
Adrenalin	Hormon der Nebenniere, wirkt u. a. gefäßverengend
Adstringens	entzündungshemmendes und blutstillendes Mittel
aerobe Bakterien	mit Sauerstoff lebende Bakterien
Aerosol	Gemisch aus festen oder flüssigen Schwebeteilchen und Luft
Agar-Agar	pflanzliches Bindemittel aus Algen
Aggregation	Verklumpung der Blutplättchen
AIDS	acquired immune deficiency syndrome = erworbenes Immundefektsyndrom; verursacht durch den ▶ HI-Virus
Air Flow System	Pulverstrahlgerät; Luft-Wasser-Salz-Gemisch zur professionellen Zahnreinigung (▶ Pulverstrahlreinigung)
AIT	antiinfektiöse Therapie
Aktivator	wird zur funktionellen Kieferbruchbehandlung eingesetzt; wirkt auf beide Kiefer gleichzeitig
akut	plötzlich auftretend, rasch und heftig verlaufend
Alginat	Abformmaterial aus Alginsäure (wird von Braunalgen in den Zellwänden gebildet), Füll- und Zusatzstoffen
Aligner	Schienen zum Ausrichten der Zähne
allogen	von einem genetisch anderen Individuum der gleichen Art stammend
alloplastisch	aus körperfremden, künstlichen Materialien bestehend
Alloy	Metallpulvermischung für ▶ Amalgam
Alveolarfortsatz	zahntragender Teil des Ober- bzw. Unterkiefers
Alveole	Lungenbläschen (in der Lunge), auch Zahnfach (im Kiefer)
Amalgam	Verbindung (Legierung) von Metallen mit ▶ Quecksilber
ambulant	nicht stationär bzw. nur zur kurzweiligen Behandlung beim Arzt oder in einem Krankenhaus
Ameloblast	schmelzbildende Zelle
Ampere (A)	Einheit für Stromstärke
anaerobe Bakterien	ohne Sauerstoff lebende Bakterien
Analgetikum, Analgetika	schmerzstillende(s) Arzneimittel
Anamnese	Vorgeschichte einer Krankheit
anaphylaktisch	allergisch
Anästhesie	Betäubung
Anästhetikum, Anästhetika	das / die Betäubungsmittel
Anatomie	Wissenschaft vom Aufbau des Körpers
anatomisch	Aufbau und Struktur des Körpers oder eines Gewebes betreffend
anatomische Abformung	▶ Situationsabformung
Angina pectoris	Herzschmerz; Brustenge aufgrund einer Durchblutungsstörung des Herzens
Anhänger	hier: Teil einer ▶ Brücke, der frei endend einen fehlenden Zahn ersetzt
Anker	hier: ▶ Krone, die eine ▶ Brücke am ▶ Pfeiler befestigt und abstützt
Anode	elektrisch positive Elektrode (Pluspol); Gegensatz: ▶ Kathode
Anodontie	angeborene Zahnlosigkeit
Anomalie	Unregelmäßigkeit, Entwicklungsstörung

Antagonist	Gegenspieler; z. B. gegenüberliegender Zahn, Muskel mit entgegengesetzter Wirkung, Sympathikus und Parasympathikus
Antibiotikum, Antibiotika	gegen bakterielle ▸ Infektionen wirksame(s) Arzneimittel
Antigen	körperfremder Stoff oder Mikroorganismus, der eine Erkrankung verursachen kann
Antihistaminikum	Arzneimittel gegen allergische Reaktionen
Antikörper	Proteinmoleküle, dienen der Abwehr von Krankheitserregern
Antimykotikum, Antimykotika	Medikament(e) gegen Pilzerkrankungen
Antiphlogistikum, Antiphlogistika	entzündungshemmende(s) Arzneimittel
Antisepsis	Maßnahmen zur Verminderung von Keimen (▸ Desinfektion)
Antiseptikum, Antiseptika	Medikament(e) zur Verhinderung einer Infektion / Entzündung
antiseptisch	gegen Keime gerichtet
Antrum	Höhle; Kieferhöhle
Aorta	Körperschlagader
apathogen	nicht krank machend
Aphten	kreisrunder Defekt der Mundschleimhaut, nicht infektiös
API	Approximalraum-Plaque-Index
apikal	an der Wurzelspitze
apikales Delta	Verzweigung des Wurzelkanals an der Wurzelspitze
Apoplex	Schlaganfall
apothekenpflichtig	nur in der Apotheke erhältlich
Applikation, applizieren	(Medikament) auftragen, verabreichen
Approbation	Zulassung zur Berufsausübung bei Ärzten und Apothekern
approximal	zum Nachbarzahn
Approximalkaries	Karies an der Fläche zum Nachbarzahn
Approximalraum	Interdentalraum bzw. Zahnfleischbereich zwischen benachbarten Zähnen
Äquivalentdosis	Strahlendosis unter Berücksichtigung der biologischen Wirkung
Arterien	Blutgefäße, die vom Herzen wegführen
Arterienpumpe	Unterstützung des venösen Blutrückflusses durch benachbarte ▸ Arterien
Arteriolen	kleinste ▸ Arterien
Arteriosklerose	Ablagerung von Blutfetten, ▸ Thromben und Kalk in ▸ Arterien
Articulus	Gelenk
Artikulation	dynamische ▸ Okklusion; Gleitbewegung der Zahnreihen aufeinander beim Kauen
Artikulator	Gerät zum Simulieren (Nachvollziehen) der Kaubewegungen
Asepsis	Maßnahmen zur Beseitigung von Keimen (▸ Sterilisation)
aseptisch	keimfrei bzw. ohne die Beteiligung von Erregern
Aspiration	Ansaugen von Gasen oder Flüssigkeiten; Zurückziehen des Spritzenkolbens
ASS	Acetyl-Salicyl-Säure; Schmerzmittel, das auch die Blutgerinnung hemmt
Asthma bronchiale	Atemwegserkrankung mit anfallsartiger Atemnot
asymptomatisch	ohne Krankheitszeichen
ATG	parodontologisches Aufklärungs- und Therapiegespräch
Atrophie	Gewebeschwund
attached Gingiva	befestigte ▸ Gingiva
Attachment	Anhaftung des Zahnfleisches am Zahn
Aufbaupfosten	▸ Abutment
augmentative Verfahren	Aufbau / Ersatz von Knochen vor Implantationen
Ausgleichselement	zur Stabilisierung von Teilprothesen und zur Verteilung des Kaudrucks (Schubverteilungsarm)
Auskultation	Untersuchung durch Abhören
aut idem	oder das Gleiche (auf Rezeptvordrucken)
autogen	vom genetisch gleichen Individuum stammend
autokatalytisch	von selbst aushärtend
Autoklav	Apparat zum ▸ Sterilisieren von Instrumenten
Autopolymerisation	Selbstaushärtung von Füllungsstoffen
axial	in Achsen- bzw. Längsrichtung

B

bakteriostatisch	bakterienhemmend, bakterieninaktivierend
Bakterium	einzelliges Kleinlebewesen ohne echten Zellkern
bakterizid	bakterientötend

Befund	nach der Untersuchung festgestelltes Ergebnis
Behandlungsassistenz, zahnmedizinische	Begleitung / Unterstützung des Zahnarztes / der Zahnärztin bei ihren täglichen Aufgaben, insbesondere bei der Behandlung von Patienten (▶ Stuhlassistenz)
BEMA	einheitlicher Bewertungsmaßstab für zahnärztliche Leistungen
benigne	gutartig
BEV	Befundevaluation
Bifurkation	Zweigabelung (der Zahnwurzel)
Bikuspidalklappe	Herzklappe (Segelklappe) mit zwei Segeln im linken Herzen; ▶ Mitralklappe
Biofilm	festsitzender Zahnbelag
biofilminduziert	durch Zahnbeläge herbeigeführt
bios	Leben
Bissflügelaufnahme	zahnärztliche Röntgentechnik zur Abbildung der Kronenbereiche der Seitenzähne
Bissnahme	▶ Kieferrelationsbestimmung
Bleaching	hier: künstliche Zahnaufhellung
Blutgerinnung	Bildung eines festen Blutgerinnsels
Blutplasma	flüssiger Teil des Blutes
Blutserum	nicht mehr gerinnbarer flüssiger Bestandteil des Blutes
Blutstillung	Blutpfropfbildung an einer Wunde
Bonding	Haftvermittler für ▶ Kompositfüllungen
Bone-Spreading	Knochenspreizen; Verfahren zum Aufbau von Kieferknochen für das Einbringen von Zahnimplantaten
BoP	Bleeding on Probing = Blutung bei Sondierung
Bracket	festgeklebte, kieferorthopädische Klammer
Bronchialbaum	Gesamtheit aller ▶ Bronchien
Bronchien	Luftröhrenverästelungen
Bronchiole	kleinste Bronchie
Brücke	hier: festsitzender Zahnersatz zur Überbrückung kleinerer bis mittelgroßer Zahnlücken
Brückenglied	Bereich der ▶ Brücke zwischen den ▶ Ankern
Bucca, Buccae	Wange, Wangen
bukkal, buccal	zur Wange
Bulimie	Ess-Brech-Sucht

C

CAD	computer-aided design (rechnerunterstützte Konstruktion und Arbeitsplanung)
CAD / CAM-Methode	rechnerunterstützte Konstruktion und Fertigung (hier: von Zahnersatz)
CAL	▶ klinischer Attachmentverlust
Calciumantagonist	Wirkstoff zur Behandlung von Bluthochdruck und Herzrhythmusstörungen
Calciumhydroxid-Präparat	Medikament zur Anregung der Dentinbildung
Calciumhydroxylapatit	Bestandteil des Zahnhartgewebes
Calor	Überwärmung (von Gewebe)
CAM	computer-aided manufacturing (rechnerunterstützte Fertigung)
Candida albicans	Pilz, Soor-Erreger
Carboxylatzement	Zement aus Zinkoxid und Polyacrylsäure
Caries media	Dentinkaries
Caries profunda	tiefe Karies
Caries superficialis	Schmelzkaries
Cavum oris	Mundhöhle
Cementum	▶ Wurzelzement
CEREC	Ceramic Reconstruction oder Chairside Economical Restoration of Esthetic Ceramics = ▶ CAD / CAM-Methode zur Konstruktion, Herstellung und zum Einsetzen von keramischem Zahnersatz innerhalb einer Sitzung
Cervix	Hals
Cervix dentis	Zahnhals
Chairside	„am Behandlungsstuhl", z. B. Herstellung eines Inlays in einer Sitzung
Chairside-Methode	▶ CEREC
Chemotherapie	medikamentöse Therapie, z. B. bei Krebserkrankungen
Chirurgie	Wissenschaft von der operativen Behandlung von Krankheiten
Chlorhexidinlösung (CHX)	Desinfektionslösung; auch als Mundspüllösung
chronisch	langsam verlaufend; ohne oder mit nur schwach ausgeprägten Krankheitszeichen
CMD	▶ craniomandibuläre Dysfunktion
Compacta	äußere, dichte Knochenschicht

Compliance	Bereitschaft eines Patienten zur aktiven Mitarbeit an therapeutischen Maßnahmen
Condylus, Kondylus	Gelenkköpfchen
Corona dentis	Zahnkrone
coronal, koronal	an der Zahnkrone
Cover-Denture	Deckprothese, d. h., der Prothesensattel überdeckt auch die Befestigungszähne/ -implantate
CPT	chirurgische PAR-Therapie
craniomandibuläre Dysfunktion	Störung des Zusammenspiels von Kaumuskulatur, Kiefergelenk und Verzahnung
Cranium	Schädel

D

Debonding	Entfernen von ▶Brackets
Deckprothese	▶Cover-Denture-Prothese
definitive Füllung	endgültige Füllung
Deformation	Verformung, Fehlbildung
degenerativ	durch Verschleiß bedingt
Dekubitus	Druckgeschwür durch länger anhaltenden Druck z. B. durch eine Prothese
Delegation	eine Tätigkeit an andere übertragen
Demenz	meist altersbedingtes erworbenes geistiges Defizit
Demineralisation	Entkalkung (des Zahnes)
Dendrit	feiner Fortsatz der Nervenzelle
Dens, Dentes	Zahn, Zähne
Dens caninus, Dentes canini	Eckzahn, Eckzähne
Dens incisivus, Dentes incisivi	Schneidezahn, Schneidezähne
Dens molaris, Dentes molares	Mahlzahn, Mahlzähne
Dens prämolaris, Dentes prämolares	Vormahlzahn, Vormahlzähne
Dentin	Zahnbein
Dentinadhäsiv	Haftschicht für Dentin bei der ▶Säure-Ätz-Technik
Dentintubuli	Dentinkanälchen
Dentist	veraltete Bezeichnung für Zahnarzt
Dentitio difficilis	erschwerter Zahndurchbruch
Dentitio praecox	vorzeitiger Zahndurchbruch
Dentitio tarda	verzögerter Zahndurchbruch
Dentition	Zahndurchbruch
dentogingival	den Zahn und die ▶Gingiva betreffend
Desinfektion	Keimreduktion
Desmodont	▶Wurzelhaut
devital	nicht lebend, leblos, abgestorben
Diabetes mellitus	Zuckerkrankheit
Diabetologe	Facharzt für Patienten mit Diabetes mellitus
Diagnose	Erkennen und Benennen der Krankheit
Diagnostik	Gesamtheit aller Maßnahmen zur Erkennung (Diagnose) einer Krankheit
diaplazentar	durch den Gebärmutterkuchen hindurch
Diastema	Lücke zwischen den mittleren Frontzähnen
Diastole	rhythmisches Erweitern des Herzens
Diffusion	Ausgleich von Konzentrationsunterschieden bei Gasen und Flüssigkeiten
Disaccharid	Doppelzucker
Diskonnektierung	Trennung einer bestehenden Verbindung, z. B. Spritze, Kanüle
Diskus	Gelenkscheibe; z. B. im Kiefergelenk
Disposition	Anfälligkeit für eine Erkrankung
distal	von der Mitte des Zahnbogens weg
Distalbiss	nach hinten verlagerter Unterkiefer
Distraktion	Auseinanderziehen von Körperstrukturen durch mechanische Einwirkung von außen (▶Knochendistraktion)
DMF-T	Kariesindex
DNA (DNS)	Desoxyribonukleinsäure; Träger der Erbinformation
Dokumentation	Zusammenstellung und Nutzbarmachung von Informationen zur weiteren Verwendung
Dolor	Schmerz
Dolor post extractionem	Schmerzen nach der Extraktion durch Entzündung in der Alveole
Doppelkrone	Krone zur Befestigung von herausnehmbarem, kombiniertem Zahnersatz; aus ▶Primärkrone und ▶Sekundärkrone bestehend
Doppelmischabformung	Präzisionsabformung; zwei Materialien härten gleichzeitig im Abformlöffel aus; ▶einzeitig-zweiphasig
Dosimeter	Gerät(e) zur Messung der Strahlendosis

Drehmoment	Kraft, die beim Drehen aufgewendet wird
DVT	digitale Volumentomographie; dreidimensionales Röntgenbild
Dysfunktion	Fehlfunktion
Dysgnathie	Abweichungen von der ▶Eugnathie

E

EBA	Ethoxy-Benzoic-Acid; Bestandteil von ▶EBA-Zement
EBA-Zement	Zement aus EBA und ▶Eugenol
EBZ	Elektronisches Beantragungs- und Genehmigungsverfahren Zahnarzt
EBZ-KB/KGL	Elektronisches Beantragungs- und Genehmigungsverfahren Kieferbruch/ Kiefergelenkserkrankungen
EBZ-KFO	Elektronisches Beantragungs- und Genehmigungsverfahren Kiefer-orthopädie
EBZ-PAR	Elektronisches Beantragungs- und Genehmigungsverfahren Parodontal-erkrankungen
EBZ-ZE	Elektronisches Beantragungs- und Genehmigungsverfahren Zahnersatz
eGK	elektronische Gesundheitskarte
eHBA	elektronischer Heilberufsausweis
eHKP	elektronischer Heil- und Kostenplan
Einartikulieren	Einbauen der Modelle in den ▶Artikulator
eingliedrig	▶Brücke mit nur einem ▶Brückenglied
einspannig	▶Brücke, bei der das ▶Brückenglied nur eine Lücke überspannt
einzeitig-zweiphasig	zwei unterschiedliche Materialien härten gemeinsam und gleichzeitig im Mund aus
Elastomer	elastisch verformbare Kunststoffe; als Abformmaterialien: ▶Silikon, Polyether, Polysulfide
Elektrochirurgie	Operationsverfahren, das auf der Anwendung hochfrequenter elektrischer Energie beruht
Elektron	negativ geladenes Elementarteilchen
Elevatorium	stumpfes Handinstrument zum Abheben des Muko-▶Periost-Lappens
Embryo	Entwicklungsstadium des Menschen von der 3. bis zur 11. Schwangerschafts-woche
Empathie	Bereitschaft und Fähigkeit, sich in andere Menschen einzufühlen
Emulsion	fein verteiltes Gemisch zweier Flüssig-keiten, die ineinander nicht löslich sind z. B. Öl-in-Wasser-Emulsion
Enamelum	Zahnschmelz
Endodont	Zahninneres (▶Pulpa)
Endodontie / Endontologie	Wissenschaft von der Behandlung des Zahninneren
Endokarditis	Entzündung der Herzinnenwand
Endometrie	Messung der Wurzelkanallänge mit elektronischem Messgerät
enossal	knöchern
enteral	durch den Verdauungstrakt hindurch
Epidemiologie	Wissenschaft von der Häufigkeits-verteilung von Krankheiten
Epilepsie	Krampfanfälle infolge einer Erkrankung des Gehirns
Epithelgewebe	Deckgewebe
Epithese	Prothese zum Ersatz von Körper- und Gesichtsteilen
Epulis, Epuliden	gutartige Zahnfleischgeschwulst(e)
ERC	European Resuscitation Council
eRezept	elektronisches Rezept
Ergonomie	Wissenschaft von der Anpassung der Arbeitsumgebung an den Menschen
Ernährungs-physiologie	Wissenschaft, die untersucht, welche Lebensmittel und Nährstoffe für eine optimale Versorgung des Organismus notwendig sind
Erosionen	Schädigung der Zahnhartsubstanzen durch Säuren
Erstassistenz	▶steril gekleidete ▶Stuhlassistenz bei zahnärztlich-chirurgischen Eingriffen
Erythritol	Zuckeralkohol, Inhaltsstoff eines Pulvers für das ▶Pulverstrahlgerät
Erythrozyten	rote Blutkörperchen
Eugenol	Hauptbestandteil des Nelkenöls mit pulpaberuhigender Wirkung (▶Pulpa)
Eugnathie	normale Ausbildung und Funktion des Kausystems
Evaluation	sach- und fachgerechte Bewertung
Exkavator	Handinstrument zum Entfernen der ▶Karies
exkavieren	Aushöhlen, ▶Karies entfernen
Exposition	ausgesetzt sein, z. B. Röntgenstrahlen

Exspiration	Ausatmung
exstirpieren	herausziehen, entfernen
Extraktion	Entfernung eines Zahnes
extraoral	außerhalb der Mundhöhle
exzentrisch	außerhalb des Mittelpunktes liegend
Exzision	chirurgische Entfernung von Gewebe

F

Facies	Gesicht
fakultativ	freiwillig, nach eigenem Ermessen
FDI	Internationaler Fachverband der Zahnärzte
Feedback	Rückmeldung oder Bewertung durch eine andere Person
Feilung	Metallpulvermischung für die ▶Amalgamfüllung
Fibrin	unlösliche, stark vernetzte ▶Proteine; Endprodukt der ▶Blutgerinnung
Fibrinogen	gelöste Eiweißmoleküle; inaktive Vorstufe des ▶Fibrins
Fibroblast	bindegewebebildende Zelle
Fibrom	gutartige Geschwulst des Bindegewebes
Finierer	rotierendes Instrument zum Glätten
Fissur, Fissuren	Spalte, Furche, Einschnitt (auf der Kaufläche von Backenzähnen)
Fistel	röhrenförmiger, nicht natürlicher Gang, z. B. zwischen Entzündungsherd und Körperoberfläche
Fluor	chemisches Element
Fluorapatit	Fluorverbindung
Fluoreszenz	Eigenschaft von Stoffen, nach Bestrahlung z. B. mit Licht selbst zu leuchten
Fluoride	chem. Verbindungen mit Fluor; haben karieshemmende Wirkung
Fluoridierung	äußerliche oder innere Anwendung von ▶Fluoriden zur Kariesprophylaxe
Fluorose	Zahnschmelzschaden durch Überdosierung von ▶Fluorid
FMD	▶Full-Mouth-Disinfection
FMT	▶Full-Mouth-Therapie
Foetor ex ore	Mundgeruch
Fokus	Brennpunkt
Follikel	▶Zahnfollikel
Foramen, Foramina	Öffnung, Loch
Foramen apicale	Wurzelspitzenloch
Foramen incisivum	Zwischenkieferloch
Foramen infraorbitale	Unteraugenloch im Oberkiefer
Foramen mandibulae	Unterkieferloch
Foramen mentale	Kinnloch im Unterkiefer
Foramen Palatinum majus	großes Gaumenloch im Gaumenbein
Fötus	Entwicklungsstadium des Menschen ab der 11. Schwangerschaftswoche
Fraktur	Bruch
Fräsator	Behälter für das Bohrerbad
Frenektomie (auch Frenulektomie)	Entfernung des Lippenbändchens
Frenotomie (auch Frenulotomie)	Durchtrennung des Lippenbändchens
Frenulum labii	Lippenbändchen
Frequenz	Häufigkeit, z. B. Herzfrequenz = Herzschläge pro Minute
Friction grip (FG)	Halt durch Reibungskraft
Friktion	(Haft-)Reibung, Widerstand
frontal	von der Vorderseite her
Full-mouth-disinfection	Desinfektion der gesamten Mundhöhle
Full-mouth-Therapie	Parodontalbehandlung der gesamten Mundhöhle innerhalb von 24 Stunden
Functio laesa	gestörte Funktion
fungistatisch	pilzhemmend, pilzinaktivierend
fungizid	pilztötend
Funktionsabformung	für dynamische Abformungen; geben Weichgewebe in der Bewegung wieder
Furkation	bei mehrwurzeligen Zähnen die Gabelung/Teilungsstelle der Wurzeln

G

Gangrän	abgestorbenes und infiziertes Gewebe
Gebühr frei	Befreiung von der Zuzahlung zu Arzneimitteln (auf Rezeptvordrucken)
generalisiert	allgemein
genetisch	die Vererbung betreffend
Germektomie	operative Entfernung eines meist überzähligen, verlagerten Zahnkeims
Geschiebe	Verbindungselement von herausnehmbarem Zahnersatz aus ▶Matrize und ▶Patrize, die ineinander greifen

Gesichtsbogen	Gerät zur Lagebestimmung des Oberkiefers im Verhältnis zu den Kiefergelenken und zur Schädelbasis
Giemen	trockenes, pfeifendes Atemgeräusch, vorwiegend bei verengten Atemwegen
Gingiva	Zahnfleisch
Gingiva propria	▶attached Gingiva
Gingivaextension	Operation zur Verbreiterung der befestigten ▶Gingiva
Gingivahyperplasie	krankhafte Vergrößerung der ▶Gingiva durch Zellvermehrung
gingival	am Zahnfleisch
Gingivalrandschräger	Handinstrument zum Glätten von Schmelzrändern
Gingivektomie, extern	Zahnfleischentfernung mit außen liegender, marginaler Schnittführung
Gingivektomie, intern	Zahnfleischentfernung mit innen liegender, intrasulkulärer Schnittführung
Gingivitis	Entzündung des Zahnfleisches
Glandula oris, Glandulae oris	Speicheldrüse, Speicheldrüsen
Glandula parotis	Ohrspeicheldrüse
Glandula sublingualis	Unterzungenspeicheldrüse
Glandula submandibularis	Unterkieferspeicheldrüse
Glasionomerzement	Zement aus Aluminiumsilicatglas und Polyacrylsäure
Glaukom	„Grüner Star"; erhöhter Augeninnendruck
Glossa	Zunge; siehe auch ▶Lingua
Glycin	Aminosäure, Inhaltsstoff eines Pulvers für das ▶Pulverstrahlgerät
Gnathos	Kiefer
Goldhämmerfüllung	Füllung aus gestopftem Gold
Grading	das Einteilen in Grade bei einer Parodontitis
Gramfärbung	Methode zur differenzierenden Färbung von Bakterien (grampositiv, gramnegativ; benannt nach dem dänischen Bakteriologen Hans Christian Gram (1853–1938))
gramnegativ	bei der ▶Gramfärbung den gebundenen Farbstoff rasch wieder abgebend und in der Gegenfärbung rot werdend
grampositiv	bei der ▶Gramfärbung den (blauen) Farbstoff festhaltend
Granulom (apikales)	durch Entzündung hervorgerufenes gefäßreiches Bindegewebe an der Wurzelspitze
Granulozyten	Abwehrzellen im Blut; kleine Fresszellen
GTR	▶Guided tissue regeneration
Guided tissue regeneration	gesteuerte Geweberegeneration; Operationstechnik zum Wiederaufbau parodontalen Gewebes
Guttapercha	dem Kautschuk ähnliches Material

H

Habits	„dumme" Angewohnheiten
Haftvermittler	Substanz, die die ▶Adhäsionseigenschaften von Oberflächen verbessert (▶Primer)
Halitosis	Mundgeruch
Hämoglobin	roter Blutfarbstoff
Handicap	Nachteil, Behinderung, Vorbelastung, Erschwernis
Hautflora	Gesamtheit aller Mikroorganismen, die die Hautoberfläche besiedeln
HBA	Heilberufsausweis
Headgear	Kopfgestell (am Kopf angebrachtes kieferorthopädisches Gerät)
Hemisektion	Halbierung eines mehrwurzeligen Zahnes, meistens UK-Molaren
Heparin	Stoff, der verhindert, dass das Blut im Körper gerinnt
Hepatitis	Leberentzündung
Herpes labiales	Viruserkrankung mit Bläschenbildung vorwiegend an den Lippen, verursacht durch Herpes simplex Virus Typ 1
Histologie	Wissenschaft von den Geweben des Körpers
HIV (HI-Virus)	human immunodeficiency virus = menschlicher Immunschwäche-Virus; verursacht ▶AIDS
HLW	Herz-Lungen-Wiederbelebung
horizontal	waagerecht
humoral	Körperflüssigkeiten betreffend
Hydrokolloid	Abformmaterial auf ▶Agar-Agar- und ▶Alginatbasis
hydrophob	wasserabweisend, wassermeidend
Hydroxylapatit	aus Calcium-, Phosphat- und Hydroxid-Ionen bestehender Hauptbestandteil der anorganischen Substanz in Knochen und Zähnen

Hygiene	Wissenschaft von der Verhütung von Krankheiten
Hygieneplan	Sammlung verbindlicher Anweisungen zur Einhaltung und Gewährleistung bestimmter Hygienestandards, um Infektionen zu verhindern oder einzudämmen
hygroskopisch	wasseranziehend
Hyperdontie	Zahnüberzahl
Hyperglykämie	erhöhter Blutzuckerspiegel
hyperglykämisches Koma	▶ Koma infolge einer Überzuckerung im Blut
Hyperplasie	Vergrößerung von Organen oder Geweben durch Zellvermehrung, z. B. Gingivahyperplasie
Hyperventilation	übermäßige Steigerung der Atmung
Hyperventilationstetanie	Muskelkrampf infolge einer ▶ Hyperventilation mit typischer Pfötchenstellung
Hypnotikum, Hypnotika	Schlafmittel
Hypodontie	angeborenes Fehlen einzelner Zähne
Hypoglykämie	zu niedriger Blutzuckerspiegel
hypoglykämischer Schock	▶ Schock infolge einer Unterzuckerung
Hypomineralisation	verminderte Mineralisation

I

iatrogen	durch den Arzt / Behandler verursacht
Ikterus	Leberentzündung, Gelbsucht
Immediatprothese	Sofortprothese
immun	für bestimmte Krankheiten unempfänglich; widerstandsfähig
Immunisierung	Erzeugung von Abwehrkräften
Immunreaktion	Reaktion des Körpers auf körperfremde Stoffe
Immunsuppressiva	das Immunsystem unterdrückende Medikamente
Impfung	gezielte Gabe eines Impfstoffes zur Aktivierung des Immunsystems gegen spezifische Krankheitserreger
Implantat	operativ eingepflanztes künstliches Ersatzmaterial
Implantation	Operation zum Einpflanzen eines ▶ Implantats
Index, Indizes (Indices)	aus vielen einzelnen Messwerten gebildete Vergleichs-Maßzahl
Indikation	Umstand, der eine Therapie erforderlich macht (Bei Diagnose „A“ ist die Therapie „B“ indiziert = angebracht.)
Indikator	Hilfsmittel, mit dessen Hilfe eine bestimmte Entwicklung bzw. ein eingetretener Zustand angezeigt wird
Individualprophylaxe	▶ prophylaktische Maßnahmen am einzelnen Patienten
induzieren	veranlassen, herbeiführen, z. B. Biofilm-induzierte Gingivitis
Infektion	Ansteckung durch eingedrungene Krankheitserreger (▶ Mikroorganismen)
Infektionskrankheit	eine durch Erreger (Bakterien, Pilze oder Viren) hervorgerufene Erkrankung
Infektionsquelle	Ausgangspunkt einer ▶ Infektionskrankheit
Infektionsweg	Art und Weise, wie ein ▶ pathogener Erreger sich ausbreitet
Infiltration	Eindringen einer Substanz in Gewebe
Influenza	durch Viren ausgelöste ▶ Infektionskrankheit; auch als (echte) Grippe oder Virusgrippe bezeichnet
Infraktur, Infraktion	unvollständiger Knochenbruch bzw. Einbruch, Riss oder Sprung eines Knochens
Inhalation	Einatmen gasförmiger Wirkstoffe oder ▶ Aerosole
initial	beginnend, z. B. Initialbehandlung
Initialkaries	erstes Stadium der ▶ Karies
Injektion	Einbringen einer Substanz in einen Organismus mithilfe einer Kanüle / Spritze
Inkubation	Einnisten eines Krankheitserregers im Körper
Inkubationszeit	Zeit zwischen der Ansteckung und den ersten Anzeichen einer ▶ Infektionskrankheit
Inlay	starre Füllung
INR	International Normalized Ratio – Laborparameter zur Beurteilung der Blutgerinnung
Insert	kleine, vorgeformte keramische Füllung
Inspektion	körperliche Untersuchung durch Betrachten
Inspiration	Einatmung
Insuffizienz	eingeschränkte Funktionsfähigkeit oder Leistung
Insulin	blutzuckersenkendes Hormon
interdental	zwischen den Zähnen

Interdentalkeile	Holz- oder Kunststoffkeile zum Befestigen von ▶ Matrizen oder zum Trennen des Kontaktpunktes zweier Zähne
Interdentalpapille	Anteil der freien Gingiva, der den Interdentalraum ausfüllt
Interim	vorläufige Regelung, Übergangsregelung, z. B. Interimsprothese (▶ Provisorium)
Interimsprothese	provisorische Prothese
intraligamentär	im ▶ Sharpey'schen Faserapparat der Wurzelhaut
intraoperativ	während der Operation
intraoral	innerhalb der Mundhöhle
intrasulkulär	im ▶ Sulkus befindlich
invasiv	in ein Gewebe eindringen, z. B. mit einem Schnitt bei einem operativen Eingriff
inzisal	an der Schneidekante
Inzision	Einschnitt
Ion	elektrisch positiv oder negativ geladenes Teilchen
Ionisierung	Vorgang, bei dem aus einem Atom ein oder mehrere Elektronen entfernt werden
irreversibel	nicht umkehrbar
i. v.	intravenös

K

KAI-System	System zur Reihenfolge beim Zähneputzen: Kauflächen – Außenflächen – Innenflächen
Kapillaren	kleinste Blutgefäßverzweigungen
kardiogen	herzbedingt
Karies	Fäulnis, Zahnfäule
Kariesdetektoren	Farbstoffe zur Diagnose von ▶ Karies
Kariesmeter	Gerät zur Diagnose von ▶ Karies
kariogen	Karies fördernd, Karies auslösend
Kariogenität	Zahnkaries erzeugende Eigenschaften von Lebensmitteln
Karzinogene	krebsauslösende Stoffe
Karzinom	Krebs; bösartiger ▶ Tumor des Epithelgewebes
Kassenzahnärztliche Vereinigung	organisiert die zahnmedizinische Versorgung gesetzlich versicherter Patienten
Katalysator	Stoff, der eine chemische Reaktion herbeiführt ohne sich zu verändern
Kathode	elektrisch negative Elektrode (Minuspol); Gegensatz: ▶ Anode
Kavität	Hohlraum im Zahn
Kerr	Abformmaterial aus Harzen und Wachsen
KFO	▶ Kieferorthopädie
KHK	Koronare Herzkrankheit
KI	künstliche Intelligenz
Kieferklemme	Kaumuskulatur ist so verkrampft, dass der Mund nicht mehr geöffnet werden kann
Kieferorthopädie	Teilgebiet der Zahnmedizin, das sich mit Fehlstellungen von Kiefern und Zähnen befasst
Kieferrelationsbestimmung	Zuordnung von Unterkiefer und Oberkiefer in vertikaler, horizontaler und sagittaler Richtung (dreidimensionale Bestimmung)
Kiefersperre	Kiefergelenk ist ausgerenkt und der Mund kann nicht mehr geschlossen werden
KIM	Kommunikation im Medizinwesen
Klammer	Befestigungselement für eine ▶ Prothese oder Bestandteil einer aktiven Platte, der aus Draht besteht
klinisch	meist als Kurzform für „klinische Zeichen“ (direkt erkennbare Symptome / Beschwerden); andere Wortbedeutungen: „die eigentliche Patientenbehandlung betreffend“; „den Krankheitsverlauf betreffend“; „in der Klinik“
klinischer Attachmentverlust	Tiefe / Abstand von Schmelz-Zement-Grenze bis Zahnfleisch-Taschenboden
Knochenabbauindex	Knochenabbau in Prozent geteilt durch das Alter des Patienten
Knochendistraktion	kontrollierte Knochendehnung zur dauerhaften Anlagerung von Knochen in der Spreizzone (▶ Distraktion)
Knochenersatzmaterialien	nicht körpereigene Substanzen, die zur Auffüllung von Knochendefekten eingesetzt werden
Knopfsonde	stumpfes, chirurgisches Instrument zum Austasten von Wunden und Gewebegängen
Koagulation	Gerinnung, Zusammenballung
Kofferdam	Spanngummi zur absoluten Trockenlegung
Kokken	kugelförmige Bakterien
Kollagen	Strukturprotein des Bindegewebes
Kollaps	kreislaufbedingte Bewusstseinseintrübung

Kolloid	Teilchen oder Tröpfchen, die in einem anderen Medium verteilt sind
Koma	tiefe, anhaltende Bewusstlosigkeit
Kompakta	Knochenrinde bzw. äußerer, unterhalb des ▸Periosts gelegener, kompakter Teil des Knochens
kompensieren	ausgleichen
Kompomere	Füllungswerkstoff aus ▸Komposit und Aluminiumsilicatglas
Komposit	Füllungswerkstoff aus Kunststoff und Füllkörpern
Kondensation	(1) Verdichten, Stopfen von ▸Amalgam (2) chem. Reaktion; Bildung größerer Moleküle durch Abgabe eines Stoffes (Wasser)
Kondensationsgrad	Grad der Verdichtung
konfektioniert	serienmäßig hergestellt
konisch	kegelförmig
Konizität	Kegelförmigkeit
Konsistenz	Art des Zusammenhalts eines Stoffes
Kontaktinfektion	Übertragung von Krankheitserregern durch direkten Körperkontakt mit einem erkrankten Individuum
Kontamination	Verunreinigung, Verschmutzung
Kontraindikation	Umstand, der eine bestimmte Therapie verbietet (▸Indikation)
Kontraktion	Zusammenziehung
Kontrazeptiva	Verhütungsmittel
Kopfbiss	die Schneidekanten der Frontzähne beißen senkrecht aufeinander
koronal	an der Zahnkrone
Koronararterien	Herzkranzgefäße
Korrekturabformung	Präzisionsabformung; dabei wird ein Vorabdruck durch ein zweites Material nachträglich korrigiert; ▸zweizeitig-zweiphasig
Korrosion	Reaktion eines Metalls mit Sauerstoff und Feuchtigkeit, führt zur Veränderung bzw. Zerstörung des Werkstoffes (z. B. Rosten von Eisen)
Kreuzbiss	„umgekehrte Verzahnung“; der Unterkieferzahnbogen steht außerhalb des Oberkieferzahnbogens
Krone	hier: teilweiser oder vollständiger Ersatz der natürlichen Zahnkrone durch eine Restauration bzw. künstliche Krone
kurative Medizin	medizinische Maßnahmen zur Wiederherstellung der Gesundheit
Kürettage	Auskratzung, Ausschabung
Kürette	Handinstrument zur Beseitigung von Ablagerungen unter dem Zahnfleisch, vorne rund
KZV	Kassenzahnärztliche Vereinigung

L

labial	zur Lippe
Labium oris, Labia oris	Lippe, Lippen
Lactobacillus	Milchsäurebakterium
Läsion	Verletzung eines Organs
lateral	seitlich, von der Seite
Leberzirrhose	Lebergewebe wird durch nicht funktionsfähiges Narbengewebe ersetzt
Leukoplakie	Verhornung der Mundschleimhaut aufgrund chemischer oder mechanischer Reize, ▸Präkanzerose
Leukozyten	weiße Blutkörperchen
Lichtpolymerisation	durch Licht ausgelöste ▸Polymerisation; Lichthärtung von ▸Komposit
Lichtpolymerisationsgerät	Lichtquelle zum Aushärten von Kunststoffen
Ligamente	Bänder; dehnbare, faserartige Bindegewebsstränge
Lingua	Zunge; siehe auch ▸glossa
lingual	zur Zunge
Lipide	Fette
Lippen-Kiefer-Gaumenspalte	Fehlbildung mit unvollständigem Zusammenwachsen der Kiefer
Lokalanästhesie	örtliche Betäubung
lokalisiert	örtlich
Luxation	Aus- / Verrenkung; hebelnde / kippende Bewegung
lymphatisch	zum Lymphsystem gehörend
Lymphozyten	Abwehrzellen im Blut; hauptsächlich aus den Lymphbahnen in das Blut abgegebene weiße Blutkörperchen
LZK	Landeszahnärztekammer

M

M.	Abkürzung für Muskel
M. masseter	Kaumuskel
M. temporalis	Schläfenmuskel
Makrodontie	übergroße Zähne

Makrofüller	große Füllstoffe im ▶Komposit
Makrognathie	großer Kiefer
Makrognathie, mandibuläre	Unterkiefer im Verhältnis zum Oberkiefer überentwickelt, also zu groß
Makrognathie, maxilläre	Oberkiefer im Verhältnis zum Unterkiefer überentwickelt, also zu groß
maligne	bösartig
Mandibula	Unterkiefer
Mandibularkanal	Nervkanal im Unterkieferknochen
Manifestation	Sichtbarwerden
marginal	am Rand liegend
marginale Gingiva	freie, nicht befestigte, direkt am Zahnhals liegende ▶Gingiva
Matrix	Substanz zwischen den Zellen
Matrize	Gegenstück zur ▶Patrize bzw. Hohlform in einem ▶Geschiebe; oder: dünnes Metall- oder Kunststoffband zum Nachbilden einer Zahnwand für die Füllungstherapie
MAV	Mund-Antrum-Verbindung / Mund-Kieferhöhlen-Verbindung
Maxilla	Oberkiefer
Medizinprodukt	Gegenstand, der für medizinische Zwecke eingesetzt wird; kein Arzneimittel
mehrgliedrig	▶Brücke mit mehreren ▶Brückengliedern
mehrspannig	▶Brücke, bei der mehrere von ▶Pfeilern abgestützte Bögen mehrere Lücken überspannen
Melanom	„schwarzer Hautkrebs“, bösartige Geschwulst der Haut
mesial	zur Mitte des Zahnbogens hin
Metastasen	Tochtergeschwulste bei Krebserkrankungen
MHU	individuelle Mundhygieneunterweisung
MIH	Molaren-Inzisiven-Hypomineralisation; spezielle Form der Schmelzbildungsstörung
mikro	klein
Mikrobiologie	Wissenschaft von den Kleinstlebewesen (Mikroorganismen)
mikrobiologisch	die ▶Mikrobiologie betreffend
Mikrobiom	Gesamtheit der Mikroorganismen, die ein Lebewesen natürlicherweise besiedeln, ohne eine Krankheit auszulösen
Mikrodontie	zu kleine Zähne
Mikrofüller	kleine Füllstoffe im ▶Komposit
Mikrognathie	kleiner Kiefer
Mikrognathie, mandibuläre	Unterkiefer im Verhältnis zum Oberkiefer unterentwickelt, also zu klein
Mikrognathie, maxilläre	Oberkiefer im Verhältnis zum Unterkiefer unterentwickelt, also zu klein
Mikroorganismus	mikroskopisch kleiner, einzelliger pflanzlicher oder tierischer Organismus
Mimik	Regungen im Gesicht durch Bewegungen der Gesichtsmuskulatur
minimal-invasiv	wenig verletzend, möglichst viel Zahnsubstanz erhaltend
Mitralklappe	Herzklappe; ▶Bikuspidalklappe
mm Hg	Millimeter Quecksilbersäule; Einheit für den Blutdruck
Mobilisierung	Beweglichmachen festgewachsener Organe
modifiziert	abgewandelt
Molar, Molaren	Mahlzähne, große Backenzähne
monofil	aus einem Faden
Monosaccharid	Einfachzucker
Monozyten	Abwehrzellen im Blut; große Fresszellen
Morphologie	Wissenschaft von der Gestalt und Form, vom Aussehen
morphologisch	der Form, Struktur, Gestalt nach
motorisch	die Bewegung betreffend z. B. motorische Nerven
MPG	Medizinproduktegesetz
MTA	Mineraltrioxidaggregate, Zemente, besonders für die ▶Pulpotomie
Mucosa, Mukosa	Schleimhaut
Mukogingivallinie	hier geht die ▶attached Gingiva in die ▶Mukosa (bewegliche Mundschleimhaut) über
Mukoperiostlappen	Gewebelappen aus Schleimhaut und Knochenhaut
mukös	schleimig, zähfließend
Mukosa	Mundschleimhaut
Mukositis	Schleimhautentzündung der Mundhöhle oder des Verdauungstraktes
Multiresistenz	Unempfindlichkeit (Resistenz) von Krankheitserregern gegenüber mehreren medikamentösen Wirkstoffen (z. B. Antibiotika, Virostatika, Antimykotika)
Muskel	Muskelarten siehe unter ▶M.

Muskelpumpe	Unterstützung des venösen Blutrückflusses durch benachbarte Muskeln
mutiert	genetisch verändert; entartet
Mykose	Pilzerkrankung
Myofibrille	zusammenziehbare Faser des Muskelgewebes

N

N.	Abkürzung für Nervus
N. alveolaris inferior	Ast des Unterkiefernervs, verläuft im ▶ Mandibularkanal
N. facialis	Gesichtsnerv; motorische Versorgung der Gesichtsmuskulatur
N. mandibularis	Unterkiefernerv
N. maxillaris	Oberkiefernerv
N. ophthalmicus	Augennerv
N. trigeminus	Drillingsnerv, hauptsächlich sensible Versorgung des Gesichtes
Narkotikum, Narkotika	betäubende(s) Arzneimittel
Natriumhypochlorid-Lösung (NaOCl)	desinfizierende Spüllösung, z. B. bei Wurzelbehandlung
Nebenwirkungen	nicht beabsichtigte oder erwünschte Wirkungen eines Medikamentes
Nekrose	abgestorbenes Gewebe
nekrotisierend	abgestorbenes Gewebe (Nekrose) herbeiführend
Neoplasie	Neubildung von Gewebe
Nerv	Nervenarten siehe unter ▶ N.
Nervensystem, animales	Teil des Nervensystems, der dem Willen unterliegt
Nervensystem, peripheres	motorische und sensible Nerven im Körper
Nervensystem, vegetatives	Teil des Nervensystem, der unwillkürlich körperinnere Vorgänge steuert
Nervensystem, zentrales	Nerven im Gehirn und Rückenmark
Neuralgie	Nervenschmerz
Neurit	langer Fortsatz einer Nervenzelle; leitet Impulse weiter
Neuron	Nervenzelle
Nitroglycerin-Spray	Medikament mit dem Wirkstoff Nitroglycerin beim Angina Pectoris Anfall
noctu	nachts (auf Rezeptvordrucken)

O

obligat	unerlässlich, erforderlich
Ödem	Schwellung durch Flüssigkeitsansammlung im Gewebe
Odontoblast	dentinbildende Zelle
OK	Oberkiefer
okklusal	auf der Kaufläche
Okklusion	Verschluss, Zusammenbiss; Aufeinandertreffen der Zahnreihen bei Kieferschluss
Okklusionsanomalie	Fehlbiss
Okklusionsfolie	färbende Folie zu Überprüfung des Bisses auf Störkontakte (▶ Okklusion)
Oligodontie	angeborenes Fehlen mehrerer Zähne
One-bottle-System	selbstätzende Adhäsive („Ein-Flaschen-System“)
Onlay	starre Füllung unter Einbeziehung der Höckerspitzen
Operateur	Arzt, der eine Operation durchführt
oral	zur Mundhöhle
Ormocere	Organically modified ceramic; Füllungswerkstoff
orthograd	von der Krone aus
Orthopantomogramm (OPG)	Panoramaschichtaufnahme; röntgenologische Darstellung des kompletten Unterkiefers, großer Teile des Oberkiefers, des Kiefergelenks und der angrenzenden Gebiete
orthoradial	senkrecht auf den Zahnbogen treffend
Osteom	gutartiger Knochenwulst lingual im Unterkiefer
Osteomyelitis	Knochenmarkentzündung
Osteotom	Handinstrument zum Durchtrennen und Bearbeiten von Knochen
Osteotomie	operative Zahnentfernung
Ostitis	Knochenentzündung
Oszillation	Schwingung
Overlay	starre Füllung unter Einbeziehung der Höcker
Ozon	Sauerstoffmolekül mit drei Sauerstoffatomen; hat desinfizierende Wirkung

P

palatinal	zum Gaumen
Palatum	Gaumen
Palatum durum	harter Gaumen

Palatum molle	weicher Gaumen
palliative Medizin	lindernde Behandlung ohne Aussicht auf Heilung
Palpation	Untersuchung durch Abtasten
Pandemie	kontinentübergreifende Ausbreitung einer Krankheit
Papillom	gutartige Geschwulst des Epithelgewebes
para	neben
Parafunktionen	Neben-, Fehlfunktionen (des Kiefers)
Parasit	Organismus, der sich von anderen Lebewesen (Wirt) ernährt oder diese zur Fortpflanzung befällt
Parasympathikus	Teil des ▶vegetativen Nervensystems, der Ruhebedürfnis und Stoffwechsel verstärkt
parenteral	unter Umgehung des Verdauungstraktes
parodontal	neben oder um den Zahn befindlich; den Zahnhalteapparat (Parodontium) betreffend
Parodontalabszess	▶Abszess durch tiefe Zahnfleischtasche
Parodontaler Screening Index	Untersuchung zur Früherkennung von Erkrankungen des Zahnhalteapparates
Parodontalspalt	Spalt zwischen Zahn und ▶Alveolarfortsatz, in dem sich die Wurzelhaut befindet
Parodontitis	Entzündung(en) des Zahnhalteapparates
Parodontitis, aggressive	akute, schwer verlaufende Parodontitisform
Parodontitis, chronische	langsam verlaufende Parodontitisform
Parodontium	Zahnhalteapparat
Parodontometer	Messsonde(n) zur Bestimmung der ▶Taschentiefe
Parotispad	stark saugfähiges Pad zur Trockenlegung am Ausführungsgang der Ohrspeicheldrüse
Parotisrolle	große Watterolle, wird vor dem Ausführungsgang der Ohrspeicheldrüse platziert
Partsch I und II	Therapieverfahren zur Zystenbehandlung nach dem dt. Chirurgen Carl Partsch, ▶Zystektomie, ▶Zystostomie
pathogen	krank machend
Pathologie	Wissenschaft von den Krankheiten
Patrize	Gegenstück zur ▶Matrize bzw. Positivform in einem ▶Geschiebe
PBI	Papillen-Blutungs-Index

PDCA-Zyklus	Modell zur Optimierung des ▶Qualitätsmanagements in Unternehmen
Pellikel	Schmelzoberhäutchen
Perforation	Durchbruch, Durchbohren eines Organs
perforieren	durchstoßen, durchlöchern
peri	um, herum
Periost	Knochenhaut
Periostitis	Knochenhautentzündung
Periotom	dünnes, scharfes Handinstrument zum Durchtrennen der Fasern im ▶Parodontalspalt
peripher	in den äußeren Zonen des Körpers (liegend)
Perkussion	Untersuchen durch Abklopfen
perkutan	durch die Haut hindurch
permanentes Gebiss	bleibendes Gebiss
Pfeiler	hier: beschliffener Zahn, der eine Krone aufnimmt
Pharynx	Rachen
Phenytoin	Wirkstoff zur Dauerbehandlung von ▶Epilepsie
Phlegmone	eitrige, sich schrankenlos ausbreitende Infektionen der Weichteile
Phonetik	Wissenschaft von den Vorgängen beim Sprechen
Phosphorsäure	Säure zur Herstellung von Zinkphosphatzement
pH-Wert	Maß für die Stärke der sauren bzw. basischen Wirkung
Physiologie	Wissenschaft von den normalen Lebensvorgängen des Organismus
Physiotherapie	„Krankengymnastik"
physisch	den Körper betreffend
Piezochirurgie	Operationsverfahren in der Kiefer- und Oralchirurgie mit schwingenden Instrumenten
Pilz	ein- oder vielzelliges Lebewesen mit Zellkern und Zellwand; z. T. Erreger bestimmter ▶Infektionskrankheiten (▶Mykosen)
Plaqueretentionsstellen	schlecht zu reinigende Stellen, an denen Biofilm haften bleibt
Plaquerevelatoren	Biofilmanzeiger, Biofilmenthüller
Pleura	Brustfell
Pleuralspalt	flüssigkeitsgefüllter Spalt zwischen Lungen- und Rippenfell

Plugger	Handinstrument, Stopfer für Wurzelkanalfüllungen
PMMA	Polymethylmethacrylat
Polyether	chemische Verbindung, die zu den ▸Elastomeren gehört
polyfil	aus mehreren Fäden
Polymerisation	chemische Reaktion beim Aushärten von ▸Komposit
Polymerisationslampe	Lampe zum Aushärten von ▸Komposit
Polymerisationsschrumpfung	Schrumpfung während des Abbindens (▸Polymerisation)
Polysaccharid	Vielfachzucker
Porosität	Messgröße für Vorliegen von Hohlräumen in einem Stoff / Material
Postexpositionsprophylaxe	Maßnahmen, die nach einem möglichen Kontakt mit Krankheitserregern eingeleitet werden
postoperativ	nach der Operation
ppm	parts per million (Anteile pro Million)
Prädilektionsstellen	Stellen, an denen bevorzugt ▸Karies entsteht
Präkanzerose	Vorstufe eines Krebs
Prämedikation	medikamentöse Vorbehandlung
Prämolar, Prämolaren	Vormahlzähne, kleine Backenzähne
Prämolarisierung	▸Hemisektion, aus einem zweiwurzeligen Unterkieferzahn werden zwei einwurzelige Zähne gemacht
präoperativ	vor der Operation
Präparation	Vorbereitung des Zahnes durch Beschleifen
Präprothetik, präprothetische Chirurgie	chirurgische Maßnahmen zur Verbesserung des Prothesenlagers im Vorfeld der Eingliederung von Zahnersatz
Prävention	Vorbeugende Maßnahmen; sollen verhindern, dass sich der Gesundheitszustand eines Menschen verschlechtert
Präzisionsabformung	▸Korrekturabformung, ▸Doppelmischabformung
Primärdentin	bis zum Zahndurchbruch gebildetes ▸Dentin
Primärkrone	Teil einer ▸Doppelkrone, der fest auf den tragenden Zahnstumpf zementiert wird
Primer	Grundierung für ▸Dentin zur Vorbereitung einer ▸Kompositfüllung
Prion	in menschlichen und tierischen Organismen vorkommendes ▸Protein, das in der ▸pathogenen Variante als Auslöser bestimmter Gehirnerkrankungen gilt
Prodromalstadium	Früh- oder Vorstadium im Verlauf einer Krankheit, in dem uncharakteristische Vorzeichen oder auch Frühsymptome (sog. Prodrome) auftreten
Prognathie	Kiefer im Vergleich zum anderen Kiefer zu weit vorne/vorverlagert
Prognathie, mandibuläre	Unterkiefer vorverlagert, aber normal groß
Prognathie, maxilläre	Oberkiefer vorverlagert, aber normal groß
Prognose	Vorhersage, Aussicht
Prophylaxe	▸Prävention
Protein(e)	Eiweißmolekül(e)
Prothese	künstlicher Ersatz für verlorene Organe oder Körperteile; hier: herausnehmbarer Zahnersatz
Prothesensattel	Teil der ▸Prothese, der dem Kieferknochen aufliegt
Prothetik	Wissenschaft, die sich mit der Entwicklung bzw. Herstellung von ▸Prothesen beschäftigt
Protozoon	einzelliges Lebewesen, das als ▸Parasit lebt
provisorische Füllung	vorübergehende Füllung, die wieder entfernt wird
Provisorium	vorübergehende Zwischenlösung; hier: Zahnersatz für einen begrenzten Zeitraum
PSA	Persönliche Schutzausrüstung
pseudo	unecht
Pseudotaschen	Zahnfleischtaschen, die nur durch Schwellung des Zahnfleisches entstehen
PSI	▸Parodontaler Screening Index
psychisch	die Seele betreffend
Psychopharmakon, Psychopharmaka	symptomatisch auf die Psyche wirkende(s) Arzneimittel
Pufferung	Neutralisation von Säuren oder Basen
Pulpa	Zahnmark, Gewebe im Inneren des Zahnes
Pulpahörner	Teil der ▸Pulpa unterhalb der Zahnhöcker
Pulpitis	Entzündung der ▸Pulpa
Pulpotomie	Entfernung der lebenden Kronenpulpa

Pulverstrahlreinigung	Zahnreinigung durch ein Gemisch aus Wasser, Luft und Salzen, das mit Hochdruck aufgetragen wird
putty	Kitt, Spachtelmasse
PZR	professionelle Zahnreinigung

Q

Quadrant	hier: ein Abschnitt im Gebiss
Qualifikation	z. B. durch Ausbildung und Fortbildung erworbene Befähigung zu einer bestimmten Tätigkeit
Qualitätsmanagement (QM)	organisatorische Maßnahmen zur qualitativen Verbesserung von Prozessen und Strukturen
Quecksilber	bei Raumtemperatur flüssiges Metall; Dämpfe sind giftig; Bestandteil von ▶Amalgam
Quigley-Hein-Index	Biofilm-Index
Quick-Wert	Wert zur Beurteilung der Blutgerinnung

R

radikulär	an der Wurzel
Radix dentis	Zahnwurzel
Raspatorium	scharfes Handinstrument zum Ablösen des Muko-▶Periost-Lappens
RDA	radioaktive (oder: relative) Dentin-Abrasion = Maß für die abtragende Wirkung (▶Abrasivität) von Stoffen auf das ▶Dentin (z. B. bei Zahnpasta)
Reattachment	Wiederanhaftung des Zahnfleisches an den Zahn
Recall	Rückruf; das regelmäßige Einbestellen von Patienten
Referenz	Bezugswert
Reflux	Rückfluss, Rücksog
regenerativ	wiedergewinnend, wiederherstellend
Rehabilitation	Wiedereingliederung in den Alltag
Rekonvaleszenz	Genesung, Gesundung
relative Trockenlegung	Trockenlegung mittels Watterollen
Remineralisation	Wiedereinlagerung von Mineralien in den Zahn
Resektion	operative Entfernung von Gewebe oder Organen
Resilienz	Eigenschaft (der Schleimhaut), nach Ende einer Belastung wieder in den Ausgangszustand zurückzufedern; Anpassungsfähigkeit
Resistenz	Widerstandsfähigkeit
Resorption	Aufnahme gelöster Stoffe
Restauration	Wiederherstellung z. B. des Zahnes durch Füllungen oder Kronen
Retainer	Halter, Spannbügel
Retention	Zurückhaltung, Verhalt, Verankerung bestimmter Stoffe oder Flüssigkeiten, z. B. ▶Plaqueretentionsstellen
Retentionsleisten	überhängende Wülste an den Abformlöffeln
retinierter Zahn	nicht durchgebrochener Zahn
Retraktionsfäden	werden vor der Abformung um die Zähne gelegt, damit die Präparationsgrenze gut erkennbar ist
Retrognathie	Kiefer befindet sich in einer Rücklage oder Rückverlagerung
Retrognathie, mandibuläre	Unterkiefer im Verhältnis zum Oberkiefer in einer Rücklage, aber normal groß
Retrognathie, maxilläre	Oberkiefer im Verhältnis zum Unterkiefer in einer Rücklage, aber normal groß
retrograd	von apikal
Revelator	Enthüller, Offenbarer, z. B. Biofilmfärbemittel zur Sichtbarmachung ▶supragingivaler Zahnbeläge
reversibel	umkehrbar
rezeptfrei	in einer Apotheke ohne Vorlage eines ärztlichen Rezepts erhältlich
Rezeptoren	nehmen Reize auf
Rezession	Schwund, Rückgang des Zahnfleisches
Rezidiv	Rückfall, Wiederauftreten einer Krankheit
reziprok	wechselseitig
RKI	Robert Koch-Institut
RNA (RNS)	Ribonukleinsäure; überträgt Erbinformationen oder übersetzt sie in ▶Proteine
Root-Planing	Wurzelglättung
Rubor	Rötung

S

Saccharide	Zucker; Kohlenhydrate
Sägeschnittmodell	mehrteiliges Arbeitsmodell aus Gips zur Herstellung von festsitzendem Zahnersatz
sagittal	parallel der Mittelachse des Körpers
Saliva	Speichel
Sarkom	bösartige Geschwulst des Bindegewebes, Knochens oder der Muskeln
SARS-CoV-2	Virusinfektion durch Tröpfchen/Aerosole (Severe acute respiratory syndrome coronavirus type 2)
Saumepithel	Teil der Gingiva, die mit Saugnäpfen an dem sauberen und glatten Zahn hält
Säure-Ätz-Technik	Füllungsbefestigung mittels Ätzung und Haftvermittler bei Kompositfüllungen
SBI	Sulkus-Blutungs-Index
Scaler	Handinstrument zur Entfernung ▸von supragingivalem ▸Zahnstein, überstehender Füllungsränder und anderer Unebenheiten, vorne spitz
Scaling	Entfernung weicher und harter ▸subgingivaler Beläge
scharfer Löffel	löffelartiges Handinstrument zum Auskratzen von Gewebe
Schlotterkamm	Abbau des knöchernen Kieferkamms und als Folge davon eine verschiebbare, „schlotternde" Form von Bindegewebe
Schmelz-Dentingrenze	Bereich des Übergangs vom Schmelz zum ▸Dentin
Schmierinfektion	indirekte Übertragung von Krankheitserregern durch Berührung eines mit infektiösen Körpersekreten verunreinigten Gegenstandes
Schock	lebensgefährlicher Zustand mit schnellem, schwachem Puls, erniedrigtem Blutdruck und einer starken Verminderung der peripheren Durchblutung zugunsten der Hirndurchblutung
Screening	systematisches Test- und Prüfverfahren, z. B. PSI
Sealer	Versiegler
Sedativum, Sedativa	beruhigende(s), ruhigstellende(s) Arzneimittel
Sekretion	Abgabe von Stoffen durch Körperzellen in Form von Flüssigkeit
Sekundärdentin	nach dem Zahndurchbruch gebildetes ▸Dentin
Sekundärinfektionen	zusätzliche Infektion mit einem anderen Erreger
Sekundärkaries	erneut entstandene ▸Karies
Sekundärkrone	Teil einer ▸Doppelkrone, der in die Zahnprothese gelötet, geklebt oder eingearbeitet wird
sensibel	auf Wahrnehmung bezogen, z. B. sensible Nerven
Sensibilitätsprüfung	Provokationstest zur Untersuchung der Zahnempfindlichkeit
separieren	Trennen des Kontaktes von Zähnen mittels Keilen oder Bohrer
Septum, Septen	Trenn- / Scheidewand (-wände)
serös	dünnflüssig, wässrig
Sextant	ein „Sechstel" (z. B. des Gebisses)
Sharpey'sche Fasern	kollagene Faserbündel in der Wurzelhaut
Siebbeinzellen	Hohlräume im Siebbein, gehören zu den ▸Nasennebenhöhlen
Sievert (Sv)	Einheit für die Strahlendosis
Silan	Chemischer Stoff, der zwei unterschiedliche Enden hat. Das eine Ende verbindet sich mit Keramik, das andere Ende mit Kunststoff.
Silikon, Silicon	siliciumhaltige Kunststoffe; Abformmaterial für ▸Korrekturabformungen und ▸Funktionsabformungen
Sinusitis	Entzündung der ▸Nasennebenhöhlen
Sinusknoten	elektrischer Taktgeber des Herzens
Sinuslift	Anhebung der Kieferhöhlenschleimhaut und Einbringen von Knochen(ersatz)material
Situationsabformung	Zähne werden mit dem umgebenden Gewebe in Ruhe (statisch) wiedergegeben; für Studienmodelle oder Gegenkiefermodelle
Skalpell	chirurgisches Messer
SMC-B	elektronischer Praxisausweis; Security Module Card Typ B
somatisch	körperlich
Sondierung	Tasten mit einer Sonde
Soor	Pilzerkrankung von Schleimhäuten, z. B. der Mundhöhle durch ▸Candida albicans
spezifische Abwehr	auf spezielle Krankheitserreger gerichtete Abwehr des Immunsystems
Spongiosa	schwammartiges Knochengewebe
Spore	besonders widerstandsfähige Dauerform eines ▸Bakteriums

sporizid	tötet Bakteriensporen ab
Spreader	Handinstrument, Spreizer für die Wurzelfüllung
Stäbchen	stäbchenförmige Bakterien
Staging	das Einteilen in Stadien bei einer Parodontitis
Steg	hier: Element zur Verankerung und Abstützung von herausnehmbarem Zahnersatz
Stegkonstruktion	Verankerung einer Vollprothese auf Implantaten, die über einen Steg miteinander verbunden sind
Stents	Abformmaterial aus Harzen und Wachsen
steril	keimfrei bzw. frei von allen lebenden Mikroorganismen und ihren Ruhestadien (z. B. Sporen)
Sterilgut	Medizinprodukt, das in einen keimfreien (▸ sterilen) Zustand gebracht werden soll
Sterilisation	Verfahren, durch das Materialien und Gegenstände von allen lebenden Mikroorganismen, einschließlich ihrer Ruhestadien (z. B. Sporen), befreit werden
Stiftaufbau	Verankerung im Kanal eines wurzelbehandelten Zahnes mit einem Glasfaser- oder Titanstift
Streptococcus mutans	Kugelbakterium, ist u. a. für die Kariesentstehung verantwortlich
Stuhlassistenz	Begleitung / Unterstützung des Zahnarztes / der Zahnärztin am Patientenstuhl bei der Behandlung von Patienten
Stützstiftregistrat	Registrierung der ▸ Kieferrelation (OK zu UK) im zahnlosen Gebiss: Aufzeichnung der Vor- und Seitwärtsbewegungen des Unterkiefers in horizontaler Ebene als Pfeil mithilfe von Schablonen (Wachswällen) sowie einem intraoralen zentralen Stützstift
sub	unter
subgingival	unterhalb des Zahnfleisches
Substantia admantina	Zahnschmelz
Sulkus, Sulcus	natürliche Vertiefung / Furche am Übergang vom Zahnfleisch zum Zahn
supra	über
supragingival	oberhalb des Zahnfleisches
Sympathikus	Teil des ▸ vegetativen Nervensystems, der Leistungssteigerung bewirkt („Flucht oder Angriff")
Symptom	Anzeichen
symptomatisch	auf Krankheitszeichen bezogen
Synapse	Kontaktstelle zwischen Nervenzellen bzw. Nerven- und anderen Zellen
systemisch	ein ganzes Organsystem betreffend (z. B. systemische Therapie: über das Blut im ganzen Körper wirkend)
Systole	rhythmisches Zusammenziehen des Herzens

T

Tags	Zapfen, die sich in den geöffneten Dentintubuli verankern
Tamponadenstopfer	Instrument zum Einbringen von Tupfern oder Streifen in Wunden
Taschentiefe	Tiefe der sog. Zahnfleischtasche
Teilprothese, Teilprothesen	herausnehmbarer Zahnersatz einzelner Zähne, der an den verbleibenden Zähnen befestigt wird
Telematikinfrastruktur	digitales, verschlüsseltes Kommunikationssystem für den Austausch von Daten zwischen Zahnärzten, Ärzten, Apotheken, Krankenhäusern und Krankenkassen
Teleskopkrone	▸ Doppelkrone, bei der sich Primär- und Sekundärkrone teleskopartig ineinanderschieben und dadurch den gewünschten Halt geben
temporär	zeitlich begrenzt
temporäres Gebiss	Milchgebiss
teratogen	Fehlbildungen bewirkend
Tertiärdentin	Reizdentin (durch medikamentöse Anregung gebildetes ▸ Dentin)
Tetanie	Muskelkrampf, Starrkrampf
Therapie	Heilung, Behandlung
thermoplastisch	bei höheren Temperaturen erweichbar und verformbar, z. B. Kunststoffe für ▸ Abformungen
Thrombozyten	Bluttplättchen
Thrombus, Thromben	das / die Blutgerinnsel; Blutpfropf
TI	Telematikinfrastruktur
Tinnitus	Ohrgeräusche
Tomes'sche Fasern	Fortsätze der dentinbildenden Zellen in den Dentinkanälchen
Tomographie	räumliche Darstellung auf der Grundlage von Schichtaufnahmen

Tonsilla palatina, Tonsillae palatinae	Gaumenmandeln
Totalprothese	▶ Vollprothese
Toxine	Schadstoffe; Gifte
Tranquilizer	Arzneimittel gegen Angstzustände
Transmitter	Überträgerstoff
Transplantat	Organ oder Gewebe, das verpflanzt (transplantiert) wird
transversal	quer verlaufend
traumatisch	durch einen Unfall / eine Verletzung entstanden
traumatisierend	Verletzungen verursachend
Trepanation	Eröffnung einer Körperhöhle, z. B. der Pulpahöhle
Trifurkation	Dreigabelung (der Zahnwurzel)
Trikuspidalklappe	Herzklappe; Segelklappe mit drei Segeln im rechten Herzen
Trituration	Vermischen von Stoffen (Mischen von ▶ Amalgam)
Tröpfcheninfektion	Übertragung von Krankheitserregern über feinste Speichel- oder Schleimtröpfchen beim Sprechen, Husten und Niesen
Tuber maxillae	„Höcker des Oberkiefers"; knöcherne Vorwölbung hinter dem letzten Molaren im Oberkiefer
Tuberkulum	Zahnhöckerchen
Tubus	Röhre
Tumor	Größenzunahme von Gewebe durch Schwellung oder Gewebsneubildung

U

Übertragungsbogen	▶ Gesichtsbogen
UK	Unterkiefer
Ulkus/Ulcus, Ulzera/Ulcera	Geschwür
Ulzeration	Geschwürbildung
ulzerierend, ulcerierend	ein Geschwür (Ulkus) herbeiführend
unspezifische Abwehr	generelle Abwehr von Krankheitserregern
Unterfüllung	Füllung, meist ein Zement, unter der ▶ definitiven Füllung
Unterfütterung	Auftragen von Kunststoff auf eine Prothesenbasis zur Anpassung der Prothese an veränderte Kieferverhältnisse
unterminieren	untergraben
Unterschnitt	Gebiet unter dem größten Umfang; unterhalb der dicksten Stelle eines Zahnes oder einer Krone / Brücke liegender Bereich
untersichgehende Stelle	▶ Unterschnitt
UPT	unterstützende PAR-Therapie
Uvula	Zäpfchen
UVV	Unfallverhütungsvorschriften

V

Vakuum	luftleerer Raum
Validierung	Bestätigung durch objektiven Nachweis, dass die Anforderungen für eine bestimmte Anwendung oder einen bestimmten Gebrauch erfüllt sind
Vasokonstriktion	Gefäßverengung durch Zusammenziehen der Gefäßwand
Vasokonstringentium, Vasokonstringentien	gefäßverengende(s) Mittel
Vena-Cava-Kompressionssyndrom	Kreislaufprobleme durch Druck auf die untere Hohlvene in der Schwangerschaft
Veneer	hauchdünne Verblendschale aus Keramik
Venen	Blutgefäße, die zum Herzen hinführen
Venolen	kleinste ▶ Venen
Verblendung	hier: zahnfarbene Beschichtung aus Keramik oder Kompositen, um eine möglichst natürliche Ästhetik zu erzielen
verschreibungspflichtig	nur gegen ärztliche Verschreibung erhältlich
vertikal	senkrecht, von oben
vestibulär	zum Mundvorhof
Vestibulum oris	Mundvorhof
Vestibulumhaken	Handinstrument zum Abhalten der Wangen und Lippen
Vestibulumplastik	operative Vertiefung des Mundvorhofs
virostatisch	virenhemmend, vireninaktivierend
Virulenz	Grad der krankmachenden Wirkung (Gefährlichkeit) eines Erregers
Virus	infektiöse, organische Struktur, die aus einem Strang Erbmaterial (▶ DNA oder ▶ RNA) und einer Eiweißhülle besteht und zur Vermehrung auf eine Wirtszelle angewiesen ist

Virustatikum, Virustatika	Medikament(e) zur Behandlung von Viruserkrankungen
viruzid	virentötend
viskös	dickflüssig, zähflüssig, leimartig
vital	lebend
Vitalexstirpation	völlige Entfernung der lebenden Pulpa
Vitalfunktionen	lebenswichtige Körperfunktionen (Bewusstsein, Atmung, Kreislauf)
Vitalität	Lebendigkeit
Vitalitätsprobe	▶ Sensibilitätsprüfung
VMK	Verblend-Metall-Keramik
Vollprothese	herausnehmbarer Zahnersatz, der das komplette Gebiss ersetzt
Volt (V)	Einheit für Stromspannung
Volumentomographie	Röntgentechnik, die dreidimensionale Bilder und vielfältige Schnittebenen ermöglicht

W

Wartung	Überprüfung technischer Geräte durch Fachkräfte
Wasserstoffperoxid-Lösung (H_2O_2)	Desinfektionslösung oder zur Blutstillung
Wax-up	zukünftige zahntechnische Arbeit aus Wachs auf einem Gips-Modell
Wechselwirkungen	gegenseitige Beeinflussung bei Einnahme mehrerer Medikamente
white spot	kreidig aussehender Fleck, erstes Stadium der ▶ Karies
WHO	World Health Organisation = Weltgesundheitsorganisation
Windkesselfunktion	Fähigkeit großer ▶ Arterien, Blutdruckspitzen aufzufangen
WSR	▶ Wurzelspitzenresektion
Wurzelamputation	vollständige Entfernung einer Zahnwurzel zum Erhalt des Zahnes bei mehrwurzeligen Zähnen
Wurzelhaut (Desmodont)	die Zahnwurzel umgebendes Bindegewebe, das aus kollagenen Fasern besteht, in die Blutgefäße, Lymphgefäße und Nerven eingebettet sind
Wurzelspitzenresektion	operative Entfernung der Wurzelspitze; dient dem Erhalt wurzelbehandelter Zähne
Wurzelzement (Cementum)	mineralisierte Hartsubstanz, die die Zahnwurzel und den Zahnhals umgibt und der Verankerung der ▶ Sharpey'schen Fasern des Zahnhalteapparats dient

X

xenogen	von einer fremden Art stammend
Xylit	Zuckeraustauschstoff mit kariesreduzierenden Eigenschaften

Z

Zahnärztekammer	berufsständischer Zusammenschluss der Zahnärzte
Zahnfistel	röhrenförmiger, nicht natürlicher Gang, hier zwischen Entzündungsherd und Körperoberfläche
Zahnfollikel	Zahnsäcken bzw. Bindegewebe, das die Zahnanlage bei der frühen Zahnentwicklung umgibt
Zahnluxation	traumatische Lockerung eines Zahnes
ZEG	Zahnsteinentfernungsgerät
zellulär	die Zellen betreffend
Zementoblast	zementbildende Zelle
zentral	hier: auf das Innere des Körpers zu, zur Körpermitte hin, z. B. zentral wirksame Analgetika
Zertifizierung	Verfahren, mit dessen Hilfe die Einhaltung bestimmter Standards und Richtlinien nachgewiesen wird
zervikal	am Zahnhals
Zinkoxid-Eugenol-Zement	Zement aus Zinkoxid und ▶ Eugenol
Zinkoxid-Phosphat-Zement	Zement aus Zinkoxid und Phosphorsäure
ZMVZ	Zahnmedizinisches Versorgungszentrum
Zweitassistenz	unterstützt als (unsteriler) „Springer" ▶ Operateur und ▶ Erstassistenz bei zahnärztlich-chirurgischen Eingriffen
zweizeitig-zweiphasig	zwei unterschiedliche Materialien härten einzeln nacheinander aus
Zwischenglied	▶ Brückenglied
Zyste	Blase; krankhafter, von einem „Zystenbalg" umschlossener Hohlraum
Zystektomie	operative Entfernung einer Zyste (Methode Partsch II)
Zystostomie	operative Eröffnung einer Zyste (Methode Partsch I)
Zytologie	Wissenschaft von den Zellen
Zytoplasma	Zellflüssigkeit

Sachwortverzeichnis

Bildquellenverzeichnis

3M Oral Care/3M Deutschland GmbH, Seefeld: S. 142/2; 350; 352/2
A. Schweickhardt GmbH & Co. KG, Seitingen-Oberflacht: S. 39/2,3a-c,4; 127/2,3; 136/1-4; 143/3a-f,4a-c; 187/1-9,11-14; 188/1-11; 189/1-10; 190/2,5,6; 268/2b; 281/1a,b,2a,b,2c-e
Aesculap AG – Part of the B. Braun Group, Tuttlingen: S. 96/2; 106/2; 190/1; 191/1-4
Aktion Zahnfreundlich e. V., Berlin: S. 313
Alamy Ltd., Oxon, Großbritannien: S. 340/1 (PATTARAWIT CHOMPIPAT/RF)
Alfred Becht GmbH, Offenburg: S. 101
AOK-Bundesverband, Berlin: S. 33/1,2
berliner fortbildungen, Berlin: S. 89/1-8
Berner International GmbH, Elmshorn: S. 91
BGW Berufsgenossenschaft für Gesundheitsdienst und Wohlfahrtspflege, Hamburg: S. 11; 84
BODE Chemie GmbH, Hamburg: S. 92
Boger-Zahntechnik GmbH &Co KG, Reutlingen: S. 373/1; 374
Bundesanstalt für Arbeitsschutz und Arbeitsmedizin, Dortmund: S. 13
Bundeszentrum für Ernährung (BZfE) in der Bundesanstalt für Landwirtschaft und Ernährung, Bonn: S. 304/2,3,4 (Quelle: Netzwerk Gesund ins Leben)
CAMLOG Vertriebs GmbH, Wimsheim: S. 375/1
Carl Martin GmbH, Solingen: S. 187/8,10
Charité Centrum 3 für Zahn-, Mund- und Kieferheilkunde, Berlin (Dr.Uwe Blunck): S. 121/2
Coltène/Whaledent AG, Altstätten, Schweiz: S. 131/1,2
Cumdente GmbH, Tübingen: S. 167/2
DATAMED Computerservice ltd., München: S. 315
de Cassan, Dr. Klaus, Rickenbach-Altenschwand: S. 120; 204/2; 268/3; 270/1-5; 304/1; 331/7,8,13; 339; 358
Defib Deutschland GmbH, Düsseldorf: S. 251/1
dentalline GmbH & Co. KG, Birkenfeld: S. 340/2
dentalpictures24.com: S. 264/1
Dentsply Sirona Deutschland GmbH, Bensheim: S. 9/2; 36/1,2; 103/1; 147/1; 169/1a; 172/2; 174; 175/2; 191/6; 388/1; 398/2,3; 399/1; 400/4,6; 401/2
Deppeler SA © 2015, Rolle, Suisse: S. 276/3b-e
Deutsche Arbeitsgemeinschaft für Jugendzahnpflege e. V. (DAJ), Bonn: S. 147/2
Deutsche Gesetzliche Unfallversicherung (DGUV), Berlin: S. 18/1
DGZMK – Deutsche Gesellschaft für Zahn-, Mund- und Kieferheilkunde, Düsseldorf (Foto: Prof. Dr. Krämer): S. 322/1,2
DIN Deutsches Institut für Normung e. V., Berlin: S. 16/1 (w009); 251/ 2 (E010)
DMG Dental-Material Gesellschaft mbH, Hamburg: S. 140/7
doc stock eine Marke der F1online digitale Bildagentur GmbH, Frankfurt am Main: S. 86/2 (Maskot); 285/5 (CMSP)
dpa-Picture-Alliance GmbH, Frankfurt am Main: S. 5 (Infografik); 6/1 (Berliner Verlag/Archiv); 79 (Infografik); 319 (Frank Rumpenhorst); 356/1 (chromorange)
Dr. Andreas Messmer, Hamburg: S. 184/1 (Zdravinjo)
DÜRR DENTAL SE, Bietigheim-Bissingen: S. 96/1; 97/2; 98/2; 391/1; 402/2
E.M.S. Electro Medical Systems S.A., Nyon, Schweiz (PERIOFLOW® Nozzle von EMS): S. 277
EURONDA Deutschland GmbH, Altenberge: S. 96/3
Fachpraxis für Parodontologie & Ästhetische Zahnmedizin Dr. Gregor Gutsche – DGParo-Spezialist für Parodontologie ®, Koblenz: S. 271/2
Garrison Dental Solutions, Uebach-Palenberg: S. 135/4
Gebr. Brasseler GmbH & Co. KG, Lemgo: S. 123; 125/1-10; 126/1-11; 127/1; 169/2; 172/3a-c; 190/3,4
Geistlich Biomaterials Vertriebsgesellschaft mbH, Baden-Baden: S. 280/1
Grafische Produktion Neumann, Rimpar: S. 9/1; 16/2; 20/1,2; 21/1,2; 49; 50; 52; 53/1,2; 54; 55; 56/1-3; 57/1-3; 58/1,2; 59/1-4; 60/1,2; 67; 68/1,2; 69; 70/1,2; 71/1,2; 72; 74/1,2; 75; 81/1,2; 90; 95/1; 103/2; 112/1,2; 113/1,2; 114; 115; 116; 117; 118/1,2; 121/3; 122/1,5; 128; 129/1,2; 132/1-8; 141/1,2; 145; 155/1,2; 157/1-3; 159/1-4; 160; 161; 162/2,3; 163/2,4; 164/2; 168/1,2; 171/1,2; 173/3,4b; 176/1,2; 177; 182/1; 183; 186; 197; 199/1,3,4; 200/1,2; 201/1a,b,2a,b; 203/2; 204/1,4a-d; 206/2,4; 208/1,2a-c; 209/1,2; 211/2,7,9-12; 213; 226; 227/1,2; 229/1,2; 231/1,2; 232/1,2; 233/1; 234/1-3; 235; 236/1,2; 239; 240/1,2; 241/1; 242/1-3; 243/1,2a,b,d,e; 245; 251/3a-d; 252/2; 263/1,2; 265; 267/1a,b; 268/1,2a; 269/2; 275/3a-c; 276/3a,4a; 279/1-11; 280/2a-d; 281/1c,3a,b; 282/3a-e; 284/1-3; 286/1,2; 287; 288/1a-c,2,3; 289; 290; 298/1,2a-c; 299/1,2; 301/1a-d,2-4; 308; 320; 331/1,2,4,6,10,12; 332/1,2; 335/1,2; 337/1,4; 345/1a-d,2a-c; 355/2; 356/3; 359; 360/1; 361/1-3; 363; 366; 367/1-3,4a-c; 368/1; 369/1 a-j,2,4; 370/2; 385/2; 387; 388/2; 389/1,2b; 390/1,2; 391/3; 392; 393/1,2; 394/1-4; 395/1-3; 396/1a,2a,3a; 398/1,4; 400/1-3,5,7; 401/1; 403/2
Haase, Prof. Dr. Dr. med. Stephan – Universitätsklinikum Ulm, Klinik für Mund-, Kiefer- und Gesichtschirurgie: S. 182/2; 184/2,3; 198/1,2; 199/2,5; 202/1-3; 206/3; 207/1,2; 211/1,3; 211/4-6,8
Hager & Werken GmbH & Co. KG, Duisburg: S. 78/1,2; 133/2; 143/1; 353/5,6
Hain Lifescience GmbH, Nehren: S. 271/1
Halimeter, Kalifornien, USA: S. 303/2
hawo GmbH, Obrigheim: S. 97/3; 98/1
Helmholtz Zentrum München: S. 389/2a
Hu-Friedy Mfg. Co., LLC., European Headquarters, Frankfurt am Main: S. 259; 267/2c
Initiative proDente e. V., Köln: S. 207/3a-e
iStockphoto, Berlin: S. 29 (Ikonoklast_Fotografie); 181 (Lorado); 217/1d (AndreyGorulko); 217/1e (micut); 264/2 (watanyou); 409 (sturti)
Ivoclar Vivadent GmbH, Ellwangen: S. 314
Kassenärztliche Vereinigung Nordrhein, Düsseldorf: S. 219
Kassenzahnärztliche Bundesvereinigung, Köln: S. 272; 273; 379
Kassenzahnärztliche Vereinigung Nordrhein, Düsseldorf: S. 324
Kaufmann, Dr. Manfred, Gemeinschaftspraxis Kaufmann & Dellwig, Ammersbek: S. 135/1-3,5,6; 140/1-6; 162/1,4; 163/1,3,5,6; 164/1; 349/2; 352/1a-d; 365/1-10; 385/1; 396/1b,2b,3b
KaVo Dental GmbH, Biberach a. d. Riss: S. 10/2; 121/1; 122/2-4; 124/1-5; 129/3,4; 139; 143/2
Kern, Prof. Dr. Matthias – Universitätsklinikum Schleswig-Holstein, Klinik für Zahnärztliche Prothetik, Propaedeutik und Werkstoffkunde, Campus Kiel: S. 362/2,3
Krausen, Scott, Mönchengladbach: S. 233/2; 243/2 c,f; 317/1-5

Kruse, Jörn, Lüchow (www.joern-kruse.de) – mit Unterstützung durch Ose Zahntechnisches Labor GmbH, Grönwohld: S. 39/1; 131/3; 146/1; 165/1; 169/1b; 173/1; 246/1,2; 248/1-5; 249/1-7; 250/1a-d; 252/1; 267/2a,b; 269/1; 276/1,2; 300/1; 336/1; 344; 349/1; 353/1,2; 354/2; 355/1; 357; 360/2-4; 362/1; 368/2; 370/1,3; 371; 375/2,3; 391/2; 393/3
mauritius images GmbH, Mittenwald: S. 228 (Science Source/Dee Breger)
mectron Deutschland Vertriebs GmbH, Köln Dellbrück: S. 191/5
MEDICE Arzneimittel Pütter GmbH & Co. KG, Iserlohn: S. 206/1
MELAG Medizintechnik OHG, Berlin: S. 97/1; 99
Miele & Cie. KG, Gütersloh: S. 93
Mobil KRANKENKASSE, Hamburg: S. 43/2 (Research Industrial Systems Engineering (RISE) GmbH)
notfallkoffer.de Med. Geräte GmbH, Bad Iburg: S. 247
OKAPIA KG Michael Grzimek & Co., Frankfurt am Main: S. 77/1 (Vincent Zuber/CMSP)
perimed Fachbuch Verlag Dr. med. Straube GmbH, Fürth: S. 192
Permadental GmbH, Emmerich am Rhein: S. 369/3
Plum Deutschland GmbH, Cuxhaven: S. 83
Poliklinik für Kieferorthopädie / Department of Orthodontics, Zentrum für Zahn-, Mund- und Kieferheilkunde, Giessen: S. 337/5
Procter & Gamble Germany GmbH & Co Operations oHG, Schwalbach am Taunus: S. 295/1; 296/1,2
Quart GmbH, Zorneding: S. 403/1
Risolva GmbH, Metzingen: S. 15/2
Schierhorn, Monika, Hamburg: S. 36/3
Schülke & Mayr GmbH, Norderstedt: S. 87
Science Photo Library – Ein Unternehmensbereich der StockFood GmbH, München: S. 194 (PHANIE/BURGER)
Septodont, Niederkassel: S. 165/2
Shutterstock Images LLC, New York, USA: S. 1 (Olena Yaroshenko); 6/2 (CandyBox Images); 10/1 (Lucky Business); 15/1 (rikkyall); 18/2 (marilyn barbone); 23 (Trueffelpix); 24 (Antonio Guillem); 37 (Garnet Photo); 45 (RomanR); 62/2 (Pop Paul-Catalin); 65 (Romaset); 80 (sruilk); 82 (Alexander Raths); 95/2 (NajnaN); 106/1 (RJ22); 111 (pathdoc); 118/3 (Lighthunter); 118/4 (Sergii Kuchugurnyi); 118/5 (schankz); 133/1 (Romaset); 142/1 (Janthiwa Sutthiboriban); 144/7 (Nor Gal); 146/2 (highto-wernrw); 151 (milosljubicic); 158 (SpeedKingz); 172/1 (Wichien Tepsuttinun); 173/4a (faustasyan); 175/1 (MAKOVSKY ART); 196 (wavebreakmedia); 203/1 (m.jrn); 217/1a (VanderWolf Images); 217/1b (Anthony DiChello); 217/1c (Valentyn Volkov); 221/1 (Lubo Ivanko); 221/2 (Dragana Eric); 225 (StudioByTheSea); 237 (Sopotnicki); 238 (kalewa); 260 (dr.kenan); 262/1 (CooperP); 262/2 (dr.kenan); 266 (N.R.A. Seno Aji); 275/1 (Sergii Kuchugurnyi); 275/2 (ArisaraPunyawi); 276/4b (zlikovec); 285/1 (C.PIPAT); 285/3 (Levent Konuk); 285/4 (sruilk); 293 (ZaitsevMaksym); 295/3 (Mau Horng); 295/4 (MediaGroup_BestForYou); 297 (PCP13); 300/4 (wk1003mike); 303/3 (sasimoto); 305/2 (Algirdas Gelazius); 311 (Hlornet); 329 (John Leung); 330 (Santiago Cornejo); 331/3,5 (Oasis66); 331/9 (Stocksnapper); 331/11 (Jiri Vaclavek); 333 (Oasis66); 334 (Wichien Tepsuttinun); 335/3 (GraphicPhotoArt); 336/2 (vvoe); 336/3 (John Leung); 337/2 (vvoe); 337/3 (Oasis66); 338/1 (izzzy71); 338/2 (John Steel); 343 (Lighthunter); 356/2 (pixs4u); 373/2 (daniiD); 375/4 (Dreamsquare); 376/1 (Ikonoklast Fotografie); 376/2 (Ikonoklast Fotografie); 383 (Romaset); 399/2 (Panyawatt); 399/3 (Wichien Tepsuttinun); 412/(stockfour); 414 (Winner Studio); 417 (Inspiring); 421 (Photographee.eu)
Stegherr, Dr. Anke, Albstadt: S. 185/; 201/3; 204/3
Stericop GmbH & Co. KG, Wölfersheim: S. 98/3
stock.adobe.com: S. 61 (alex_tsarik); 62/1 (jovannig); 295/2 (Yvonne Weis); 295/5 (overthehill); 354/1 (Michael Tieck)
Südwestdeutsche Salzwerke AG, Heilbronn: S. 305/1
TePe D-A-CH GmbH, Hamburg: S. 300/2,3
TMD Gesellschaft für transfusionsmedizinische Dienste mbH, Kassel (Dr. Matthias Eberhardt): S. 144/1-6
Ungerer, O., Prof. Dr., Kirchheim: S. 86/1
United Nations Economic Commission for Europe (www.unece.com): S. 17/1-9
USTOMED INSTRUMENTE – Ulrich Storz GmbH & Co. KG, Tuttlingen: S. 353/3,4
VDW GmbH, München: S. 167/1; 171/3; 173/2
wikipedia.org/dr.Mohamed HAMZE (https://commons.wikimedia.org/wiki/File:Ulcerative_necrotizing_gingivitis.jpg) S. 261
Zahnmedizinische Kliniken der Universität Bern – Klinik für Rekonstruktive Zahnmedizin, Bern: S. 285/2

ISBN 978-3-582-95680-4 Best.-Nr. 5861

Verlag Handwerk und Technik GmbH,
Lademannbogen 135, 22339 Hamburg; Postfach 63 05 00, 22331 Hamburg – 2023
E-Mail: info@handwerk-technik.de – Internet: www.handwerk-technik.de

Satz und Layout: PER MEDIEN & MARKETING GmbH, 38102 Braunschweig
Umschlagmotiv: Shutterstock.com: Bild 1 (wavebreakmedia); Bild 2 (YAKOBCHUK VIACHESLAV); Bild 3 (Kseniya Oniskevych); Hauptbild (ZaitsevMaksym)
Druck: appl druck GmbH, 86650 Wemding

Zahnmedizinische Terminologie

Jede Fachsprache enthält Fachwörter (lat. Termini). In der Einzahl heißt es: ein Terminus (ein Fachwort). Als Terminologie bezeichnet man die Gesamtheit aller Termini einer Fachsprache.

Herkunft und Schreibweise der zahnmedizinischen Fachwörter

Der größte Teil der medizinischen und zahnmedizinischen Fachausdrücke stammt aus dem Griechischen und dem Lateinischen. Einige wenige Begriffe kommen aus dem arabischen, italienischen oder französischen Sprachbereich. Neue Entwicklungen in der (Zahn)medizin werden häufig mit englischen Begriffen belegt.

Die lateinische Sprache kennt kein „K" und kein „Z", stattdessen wird ein „C" verwendet. Es gibt im Lateinischen auch keine Umlaute, stattdessen werden „ae", „ue" und „oe" geschrieben. Viele Begriffe sind im Laufe der Zeit eingedeutscht worden. So ist z.B. aus dem lateinischen Wort „caries" das eingedeutschte Wort „Karies" entstanden. Allerdings handelt es sich dann nicht mehr um einen echten Terminus im engeren Sinne.

Die medizinischen Begriffe griechischen Ursprungs werden so behandelt, als stammten sie aus dem Lateinischen. Häufig verwendet werden die ersten Buchstaben des griechischen Alphabets: α = alpha, β = beta, γ = gamma, Δ = delta (z.B. α-Amylase oder apikales Delta).

Die englischen Begriffe werden nicht eingedeutscht, sondern so ausgesprochen wie im Englischen (z.B. white spot, light body, multitufted, Reattachment, Root planning, Scaling).

Manchmal werden auch lateinische, griechische und englische Begriffe zu einem Fachbegriff kombiniert.

Beispiel:

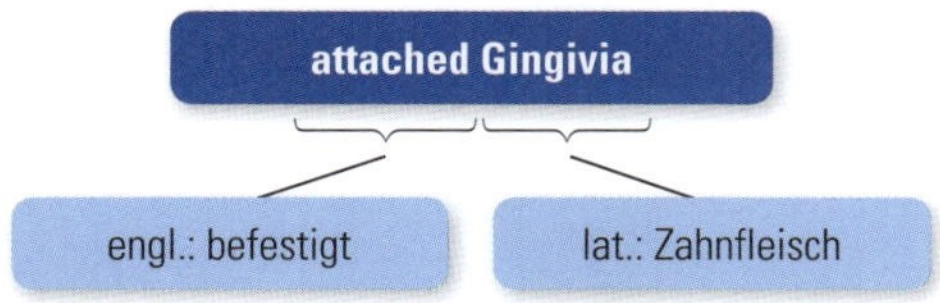

Übersetzung: Befestigtes Zahnfleisch; der mit Fasern unverschiebbar am Kieferknochen befestigte Teil der Gingiva.

Viele Begriffe haben in der Fachliteratur eine unterschiedliche Schreibweise: coronal oder koronal; Kalzium oder Calcium; Silikon oder Silicon usw.

Ein häufiger Fehler von Berufsanfängern ist die Verwechslung von Einzahl und Mehrzahl: Zur Schmerzausschaltung wird dem Patienten vor der Behandlung kein „Anästhetika", sondern ein „Anästhetikum" gespritzt. Anästhetika ist nämlich die Mehrzahl von Anästhetikum.

Aufbau der Fachbegriffe

Medizinische Fachbegriffe können aus einer Vorsilbe (Präfix), einem Wortstamm und aus einer Nachsilbe (Suffix) aufgebaut sein.

Die Vor- und Nachsilben wiederholen sich häufig. Zusammen mit dem Wortstamm geben sie dem Fachbegriff seine spezifische Bedeutung. Dies sollen die nebenstehenden Beispiele zeigen.

Vorsilbe	Wortstamm	Nachsilbe
Paro-	dontium	
entlang / neben	von dens = Zahn	
Alles, was neben dem Zahn ist = Zahnhalteapparat		
Paro-	dont-	itis
entlang / neben	von dens = Zahn	Entzündung
= Entzündung des Zahnhalteapparates		
Endo-	donto-	logie
innen/innerhalb	von dens = Zahn	von logos = Lehre
= Lehre vom Zahninneren		